LEÇONS CLINIQUES

SUR

LA SYPHILIS

PARIS. — IMPRIMERIE EMILE MARTINET, RUE MIGNON, 2.

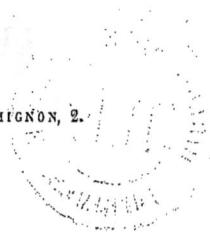

LEÇONS CLINIQUES

SUR

LA SYPHILIS

ÉTUDIÉE PLUS PARTICULIÈREMENT CHEZ LA FEMME

PAR

ALFRED FOURNIER

PROFESSEUR A LA FACULTÉ DE MÉDECINE DE PARIS, MÉDECIN DE L'HOPITAL SAINT-LOUIS,
MEMBRE DE L'ACADÉMIE DE MÉDECINE.

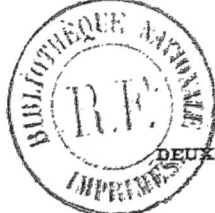

DEUXIÈME ÉDITION, REVUE ET AUGMENTÉE

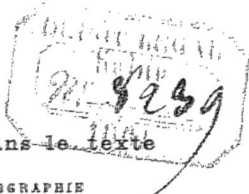

Avec figures intercalées dans le texte

ET 8 PLANCHES EN CHROMOLITHOGRAPHIE

PARIS

ADRIEN DELAHAYE et ÉMILE LECROSNIER, ÉDITEURS

PLACE DE L'ÉCOLE DE MÉDECINE

1881

LEÇONS CLINIQUES

SUR LA

SYPHILIS

ÉTUDIÉE PLUS PARTICULIÈREMENT

CHEZ LA FEMME

PREMIÈRE LEÇON

LOIS QUI PRÉSIDENT
A L'ÉCLOSION ET AU DÉVELOPPEMENT DE LA SYPHILIS

SOMMAIRE. — Programme général du cours. — Comment débute la syphilis chez la femme; opinions contradictoires à ce sujet; nécessité pour éclairer la question de l'étudier d'abord chez l'homme. — Des syphilis expérimentales; critérium offert à la clinique par l'expérimentation.

Des lois qui président *chez l'homme* à l'éclosion et au développement de la syphilis. — Première loi : La syphilis n'a pas de genèse spontanée; elle résulte toujours de l'introduction dans l'organisme d'une matière virulente spéciale. — Deuxième loi : Incubation. — Résultats absolus fournis par l'expérimentation. — Données cliniques. — Une application pratique des notions précédentes. — Quelques faits rares d'incubation très prolongée. — Troisième loi : le premier accident de la maladie se produit toujours là où a pénétré le virus, là exclusivement et non ailleurs. — Quatrième loi : l'accident primitif reste pour un temps le phénomène unique par lequel s'accuse la maladie. — Cinquième loi : Explosion consécutive des accidents généraux. — Ceux-ci diffèrent essentiellement de l'accident primitif en ce qu'ils ne sont pas localisés comme lui au point où s'est exercée la contagion.

La syphilis obéit-elle aux mêmes lois *chez la femme?* — Induction rationnelle fournie par la pathologie générale. — Examen direct. — Discussion. — Difficultés spéciales relatives à l'incubation chez la femme. — Faits cliniques. — Faits expérimentaux. — Conclusion : l'influence du sexe ne modifie en rien les lois générales qui président à l'éclosion et au développement de la maladie.

Objections. — Syphilis prétendues irrégulières, anomales. — Syphilis générales d'emblée. — Discussion; réfutation.

Résumé. — Drame de la vérole se divisant en une série d'actes et d'entr'actes successifs.

FOURNIER.   1

La syphilis affecte-t-elle une évolution identique dans tous les cas possibles, invaria
blement? — Deux exceptions bien déterminées : 1° Exception relative à la syphilis
héréditaire; 2° Exception relative à la syphilis transmise *in utero* du fœtus à la mère.
— Caractère spécial de ces deux exceptions qui n'infirment en rien les lois précédentes.

Dernier mot sur ces lois. — Dérivées de faits expérimentaux, elles en comportent
l'exactitude et la rigueur.

MESSIEURS,

C'est de la syphilis que je viens vous entretenir dans le cours
de ces Conférences.

Placé ici dans un hôpital de femmes, j'aurai en vue, non pas
exclusivement, mais d'une façon plus spéciale, la syphilis du *sexe
féminin*. Je m'attacherai surtout à vous montrer ce que cette
maladie présente de particulier chez la femme, ce en quoi elle se
rapproche ou diffère de la syphilis chez l'homme.

Pour l'année présente, je limiterai cet enseignement à l'étude
de la *syphilis primitive*, expression initiale de l'action du virus
sur l'économie, et de la *syphilis secondaire*, ensemble des accidents qui suivent à courte échéance les premiers symptômes d'infection. Quant à la syphilis tertiaire, elle sort du cadre que je me
suis tracé pour ces leçons, et je compte lui consacrer une autre
série de conférences.

Bien que restreint de la sorte, notre programme actuel ne
laisse pas d'être encore considérable. Il comprend une foule de
questions aussi diverses qu'importantes : questions de symptômes
et de pure clinique; — questions de diagnostic; — questions de
thérapeutique; — questions médico-légales; — questions de doctrines; — et surtout questions de pratique, de pratique journalière, sur lesquelles j'aurai spécialement à cœur d'arrêter votre
attention.

J'essayerai d'aborder devant vous ces nombreux et difficiles
problèmes. J'essayerai surtout, et c'est là mon but principal, de
vous montrer, au milieu de ce dédale de controverses et d'opinions contradictoires qui encombrent la pathologie vénérienne,
ce que la science exacte compte d'acquisitions définitives, et ce
qu'elle ne doit au contraire accepter encore qu'au titre de propo-

sitions à l'étude, de conceptions théoriques, d'hypothèses à vérifier.

Je voudrais aussi, dans ces conférences — et ce n'est pas là, certes, la moindre ambition de mon programme — vous présenter la syphilis sous un côté médical trop négligé, ce me semble, jusqu'à ce jour. Longtemps la syphilis n'a été étudiée que d'une façon presque exclusivement chirurgicale. Longtemps elle n'a paru consister qu'en des manifestations extérieures, visibles et tangibles, telles qu'ulcérations, éruptions, tumeurs, etc.; tandis qu'au contraire, depuis le jour où elle a été plus intimement analysée dans ses symptômes, elle a été surprise influençant *dès la période secondaire* les systèmes intérieurs, troublant les fonctions splanchniques, retentissant jusque sur les viscères les plus profonds, et déterminant en un mot une foule de désordres dont l'étude rentre dans le domaine de la médecine proprement dite. Médecin, je m'attacherai à étudier la syphilis en médecin, et à vous la décrire sous un aspect encore trop peu connu.

. Me plaçant à ce point de vue, je consacrerai plusieurs des réunions qui vont suivre à vous convaincre d'une importante vérité que beaucoup de mes confrères considéreront comme un paradoxe, à savoir : que la syphilis secondaire est pour le moins aussi *viscérale* dans ses manifestations que la syphilis tertiaire; qu'elle n'est pas confinée, comme on le croit généralement, dans ce cadre banal de symptômes extérieurs où la restreint une aveugle routine; que tout au contraire elle a pour habitude, et cela chez la femme plus particulièrement, d'étendre son action aux systèmes intérieurs et d'influencer activement la vie splanchnique.

Combattre et ruiner, si je puis y parvenir, nombre d'erreurs et quantité de préjugés répandus sur la syphilis des femmes; — affermir et propager quelques vérités acquises et rigoureusement démontrées; — ajouter au faisceau des notions communes un certain nombre de faits nouveaux que m'a révélés l'étude attentive de la maladie; tel est, en définitive, Messieurs, le programme que je me suis tracé pour ces conférences, et que, dans la mesure de mes forces, je vais essayer de remplir, comptant à la fois, pour me soutenir dans cette tâche, et sur l'intérêt même du sujet et sur votre bienveillance.

Je vous disais à l'instant que l'étude à laquelle nous allions nous livrer serait féconde en questions difficiles, débattues, controversées. Eh bien, dès notre premier pas, dès notre entrée en matière, nous rencontrons une de ces questions, et l'une à coup sûr des plus intéressantes comme des plus essentielles à résoudre. C'est la suivante : *Comment débute la syphilis chez la femme?* Quels sont les *symptômes initiaux* qui en accusent la pénétration dans l'organisme?

Toutes les solutions possibles, imaginables, ont été données à ce grave et difficile problème. Vous allez en juger.

Pour les uns, la syphilis de la femme, comme celle de l'homme, n'a qu'un symptôme de début, qu'un exorde possible, le chancre. Pour d'autres, elle s'annonce bien toujours par un chancre, mais par un chancre quelconque, induré ou non induré, chancre huntérien ou chancre simple. Pour d'autres encore, elle peut reconnaître indifféremment pour origine soit un chancre, soit une blennorrhagie. Pour d'autres enfin, représentants de toutes les vieilles erreurs réunies, elle est susceptible de succéder également à n'importe quelle forme d'accidents vénériens, chancre, blennorrhagie, végétations, balanite, bubon, etc. Et ce n'est pas tout encore. Car parmi ceux-là même qui proclament hautement l'individualité de la syphilis en tant qu'espèce nosologique et différencient soigneusement cette maladie des autres affections vénériennes, l'accord est loin d'être fait sur la question particulière qui nous occupe actuellement : les uns professant que le chancre est la forme exclusive sous laquelle se présente la vérole à son début, les autres admettant que son invasion peut tout aussi bien s'annoncer par des phénomènes très différents, tels que la plaque muqueuse, les éruptions cutanées, les adénopathies, les douleurs rhumatoïdes, etc.

Ouvrez vos livres, Messieurs, et dites-moi si vous n'y trouvez pas formulées toutes ces opinions contradictoires, dites-moi si j'exagère en rien le tableau de ces divergences.

Mais ne vous effrayez pas. Il n'est pas impossible de sortir de ce chaos. J'espère vous en convaincre avant la fin de cette conférence.

Une étude préalable pourra tout d'abord nous fournir d'utiles lumières pour la solution du problème que nous agitons actuellement. Recherchons — et ceci ne sera qu'une digression apparente au programme que je vous traçais il n'y a qu'un instant — recherchons, dis-je, comment la syphilis procède à son début *chez l'homme.* D'une part, en effet, chez l'homme, les phénomènes cliniques de la contagion sont bien plus facilement saisissables et interprétables que chez la femme. Et, d'autre part, s'il nous était démontré que chez l'homme la maladie procède à son origine de telle façon et non de telle autre, nous aurions par cela seul de fortes raisons de croire qu'elle doit être soumise chez la femme aux mêmes lois d'évolution.

Or, chez l'homme, Messieurs, la chose est jugée, la vérité est conquise. Nous savons aujourd'hui, d'une façon que je puis dire péremptoire et définitive, comment se gouverne la syphilis à son début chez l'homme, quels en sont les phénomènes initiaux, quel en est le mode d'évolution primitive.

Cela, nous le savons, grâce d'abord à l'observation clinique; mais nous le savons aussi, et d'une façon qu'à dessein je qualifie une seconde fois de péremptoire, de par les données positives de *l'expérimentation.* Je m'explique.

Pour se soustraire aux erreurs possibles de la contagion commune, quelques médecins se sont avisés de créer de toutes pièces des *syphilis expérimentales,* qu'ils faisaient éclore sous leurs yeux et dont ils surveillaient à loisir le développement. A parler net, ils ont inoculé la vérole à des sujets sains, choisis comme sujets d'expérience.

Si j'avais à juger ici la moralité de tels actes, je vous dirais énergiquement ce que j'en pense; mais je n'ai pas heureusement à me placer sur ce terrain, et je me sens plus à l'aise pour rendre hommage au dévouement d'autres médecins, expérimentateurs

d'un genre tout différent, qui, voulant pénétrer le secret de certaines questions relatives à la syphilis, se sont choisis eux-mêmes
pour sujets d'observation, ont porté la lancette sur eux-mêmes,
se sont inoculé à eux-mêmes la vérole. Honneur à ces derniers,
honneur au courage de ces véritables curieux de la science!

D'une façon ou d'une autre, l'homme servant ainsi de sujet à
expérience, on lui a communiqué la vérole, et cela, Messieurs,
de toutes les manières possibles, par tous les procédés imaginables. D'une part, on lui a inoculé différents liquides empruntés
à des sujets vérolés, pus de chancre, de plaques muqueuses, de
condylomes, de tubercules ulcérés, de pustules secondaires,
d'acné; — lymphe de papules sèches; — sang de malades syphilitiques, etc. D'autre part, afin de mieux assurer l'absorption et la
pénétration du virus dans l'économie, on a varié le plus ingénieu-
sement du monde les procédés d'inoculation : piqûre à la lancette,
incision, scarification du derme qu'on recouvrait ensuite de charpie bien imprégnée du liquide en expérience, vésicatoire, grattage,
abrasion de la peau, voire injections sous-cutanées!

De la sorte s'est trouvée constituée une véritable collection de
faits qui, recueillis dans des conditions spéciales, à l'abri des incertitudes et des causes d'erreur de l'observation commune, peuvent être utilement et sûrement consultés pour la solution de divers
problèmes. De la sorte s'est trouvé réuni, pour nous servir de
guide dans les questions que nous aurons à débattre, un ensemble
de données précises et positives, assez chèrement acquises pour
être désormais irrécusables et servir de base à une saine doctrine
de l'évolution naturelle de la syphilis.

Or, Messieurs, pour en venir au sujet que nous avons actuellement à discuter, de par les données de ces cas de syphilis expérimentale, comme aussi de par les résultats d'une saine observation
clinique, il est acquis aujourd'hui, et cela bien définitivement, que
la syphilis, chez l'homme du moins, obéit dans son éclosion et
dans son développement général à de certaines règles fixes, auxquelles on pourrait, sans trop de prétention, donner le nom de LOIS.

Ces lois, si vous me permettez de les appeler ainsi, je vais essayer de vous les formuler, d'abord, puis de les justifier à vos yeux par une discussion méthodique.

C'est à l'exposé de ces lois que je consacrerai notre première conférence; car, de cet exposé résultera immédiatement pour vous une idée d'ensemble sur l'évolution de la maladie, sur son allure, sa physionomie générale, ses phases diverses et successives.

Voici ces lois :

I. La syphilis n'a pas de genèse spontanée, actuellement du moins. Elle résulte toujours d'une contagion, d'une inoculation, de la pénétration matérielle d'une substance virulente spéciale dans l'organisme.

II. Le premier phénomène appréciable qui résulte de cette contagion, de cette pénétration du virus dans l'organisme, ne se manifeste jamais qu'après un laps de temps plus ou moins long, constituant une incubation véritable.

III. Le premier phénomène appréciable qui résulte de la contagion ou de l'introduction artificielle de la matière virulente dans l'organisme, se manifeste toujours au lieu même où a pénétré cette matière, en ce lieu et non ailleurs.

IV. L'accident primitif résultant _in situ_ de la contagion reste toujours isolé, solitaire, pour un certain temps, temps pendant lequel il constitue ou paraît constituer l'expression unique qui trahit la maladie.

V. Ce n'est qu'au delà de ce temps qu'à cet accident d'apparence toute locale succède une explosion d'autres symptômes multiples et variés, lesquels diffèrent essentiellement de l'accident initial en ce qu'ils ne sont plus localisés comme lui au point même où s'est exercée la contagion, mais disséminés en divers points, et susceptibles d'affecter tous les tissus, tous les organes.

Exprimées ainsi d'une façon abstraite et magistrale, ces lois peuvent vous sembler obscures en certains points. Quelques com-

mentaires suffiront, comme vous allez le voir, à vous les rendre
des plus claires.

I. — La première est ainsi conçue :

« La syphilis n'a pas de genèse spontanée, actuellement du
moins. Elle résulte toujours d'une contagion, d'une inoculation, de
la pénétration matérielle d'une substance virulente spéciale dans
l'organisme. »

Il est certain, Messieurs, qu'il y a eu autrefois un *premier syphilitique,* lequel n'a pu gagner la syphilis d'un autre syphilitique.
Comment cela s'est-il fait? Nous n'en savons rien, absolument
rien. Mais ce qui n'est pas moins certain, c'est qu'aujourd'hui les
choses ne se passent plus de même, et l'on peut regarder comme
un axiome la proposition suivante :

*Quand on gagne la syphilis, c'est qu'on l'a prise de quelqu'un,
et de quelqu'un en puissance de syphilis.*

La syphilis, en effet, n'est pas de nos jours le résultat de causes
morbifiques *individuelles;* elle n'est pas élaborée primitivement
dans l'économie; elle ne résulte pas de prédispositions latentes,
d'excès fonctionnels, d'usure d'organes, de détérioration de systèmes, de vices constitutionnels se préparant lentement et sourdement dans l'organisme; elle ne s'abat pas sur le malade à l'instar d'une tuberculisation pulmonaire, d'un cancer, d'une dartre,
d'une hémorragie cérébrale succédant à des lésions vasculaires, d'un infarctus viscéral, etc., etc. Non : elle est toujours, dans
tous les cas, le résultat d'une cause accidentelle *de provenance
extérieure, le dérivé d'une contagion.* Cela n'est pas douteux; l'expérience journalière, commune, générale, le confirme, et il serait
vraiment superflu d'insister sur ce point.

Or, c'est là simplement, Messieurs, ce qu'exprime notre première loi.

II. — La seconde est tout aussi simple, comme vous allez le
voir :

« Le premier phénomène appréciable qui résulte de la contagion ne se manifeste jamais qu'après un laps de temps plus ou moins long, constituant une *incubation véritable*. »

En d'autres termes, lorsqu'un sujet s'est exposé à la contagion, ce n'est pas immédiatement qu'il en ressent les effets, mais bien après un temps plus ou moins long. — Précisons par un exemple.

Voici un sujet qui s'expose le 1er janvier, je suppose, et qui, ce jour, contracte la vérole. Est-ce immédiatement, est-ce [après quelques heures, quelques jours, qu'il présentera les premiers symptômes de son mal? Nullement. Sera-ce le 2, le 3, le 5 janvier? Examinez-le à ces dates successives, vous le trouverez parfaitement sain. Sera-ce le 6, le 7, le 8? Pas davantage encore. Bref, ce n'est que plus tardivement, le 15, le 20, le 25, le 30 janvier, et peut-être même plus tard, que vous verrez quelque chose de morbide apparaître sur lui; puis ce quelque chose deviendra les jours suivants une lésion évidente, laquelle sera le premier indice sensible de la maladie et constituera ce qu'on appelle l'*accident primitif* ou le *chancre*.

Donc, dans ce cas, un certain espace de temps, voire assez long, aura séparé la contagion du moment où se seront révélées les premières manifestations de la maladie. — Eh bien, c'est à ce laps de temps qu'on donne, en langage technique, le nom d'*incubation*.

Cette incubation est réelle et constante. Pour vous le démontrer, je pourrais invoquer ici la clinique et vous citer cent observations de malades qui, s'étant exposés à une contagion de date connue et ne s'étant plus exposés ultérieurement, n'ont vu paraître sur eux les premiers rudiments de leur mal que quelques semaines plus tard, et cela malgré un examen quotidien des plus minutieux. Mais je ne veux pas faire intervenir ici la clinique, toujours sujette à caution en matière aussi délicate. J'ai mieux d'ailleurs que des observations cliniques à vous produire; j'ai de meilleures pièces à conviction par devers moi. J'ai ces faits de syphilis expérimentale dont je vous ai entretenus au commencement de cette leçon. Consultons-les. Ils vont nous donner sur ce point la vérité vraie, l'observation la plus strictement rigoureuse; car tout y est nettement déterminé : d'une part, l'heure, l'instant même où la matière virulente a été introduite dans l'organisme; — et, d'autre part, l'heure, l'instant même où s'est produite la première apparition des premiers phénomènes morbides.

Que nous apprennent donc les faits en question? Ceci : c'est que toujours et dans tous les cas (sans exception, notez-le bien) il s'est écoulé un laps de temps plus ou moins considérable entre le moment où l'on a pratiqué l'inoculation et celui où la première lésion est apparue. Or ce temps, quel a-t-il été exactement? Voici les chiffres précis :

10 jours dans un seul cas; et dans les autres : 15, 17, 18, 18, 20, 21, 23, 24, 25, 25, 25, 27, 28, 28, 28, 29, 34, 35, 39, 42 jours, etc.; ce qui donne une moyenne de vingt-cinq jours environ.

Jamais — jamais, j'insiste à dessein — la lésion première n'est apparue immédiatement, ni le lendemain, ni le surlendemain, ni le troisième ou le quatrième jour de l'inoculation, ni même dans la première semaine. Parfois, à la suite de l'inoculation, il s'est bien produit quelques phénomènes locaux de nature inflammatoire, résultat naturel de la piqûre du derme, de l'introduction dans la peau d'un liquide étranger virulent; mais ces accidents de traumatisme s'effaçaient rapidement; et ce n'est que plus tard qu'apparaissait la première lésion syphilitique, après un stade d'élaboration silencieuse plus ou moins prolongé. Toutes les observations, je vous le répète encore, concordent sur ce point.

Qu'est-ce que cela, Messieurs, sinon une vérité mathématiquement démontrée?

Cette démonstration faite de par les données irréfutables de l'expérimentation, consultons actuellement la contagion clinique.

Toujours, à la suite de cette contagion, il s'écoule un certain temps pendant lequel *rien ne se produit*, pendant lequel le futur syphilitique a le droit de se croire indemne. Et ce temps, remarquez bien cela, est le *même* que dans les cas de syphilis expérimentale : le même, en ce qu'il peut osciller d'un sujet à un autre en de certaines limites; le même aussi comme durée moyenne habituelle.

Il est variable, ai-je dit, d'un sujet à un autre. Quelquefois, en effet, assez court (dix, douze jours), il atteint plus souvent une

durée de vingt, vingt-cinq, vingt-huit jours, et se prolonge même
parfois jusqu'à trente, trente-cinq et quarante jours. — Ici donc,
comme dans toute affection virulente, il est des conditions inconnues qui augmentent ou diminuent la durée de l'incubation.

En second lieu, la durée moyenne *habituelle* de cette incubation
est la même que dans les cas d'inoculation artificielle, c'est-à-dire
de trois à quatre semaines environ. C'est à ce chiffre que sont
arrivés la plupart des observateurs contemporains, et c'est à ce
chiffre que j'ai abouti moi-même dans mes recherches. Ce n'est
donc que *trois ou quatre semaines* après s'être exposé à la contagion que le malade verra un premier accident, le chancre, se développer sur lui. — Voilà un fait certain, et un fait qu'à divers
égards il importe de connaître pour la pratique.

Pour la pratique, en effet, il dérive de là un enseignement que
je ne veux pas négliger de vous faire connaître.

Nombre de fois il vous arrivera d'être interrogés par des clients
qui, ayant des soupçons sur un coït aventureux, viendront se faire
examiner par vous et réclamer de vous un bill d'immunité. C'est
là, par exemple, l'éternelle histoire des voyageurs en tournée ou
des maris en vacances : ils ont commis quelques peccadilles à
Paris, donné quelques coups de canif dans le contrat ; la veille de
leur départ ils accourent chez un médecin, pour savoir s'ils n'ont
rien à craindre et s'ils peuvent rentrer en toute assurance au logis
conjugal.

Consultés dans de telles conditions, je suppose, vous examinez
votre client, et vous ne trouvez rien sur lui. Il est sain, au moins
en apparence, parfaitement sain. Cela constaté, qu'allez-vous lui
dire? Allez-vous le rassurer absolument et lui délivrer une patente
nette? Agir ainsi, Messieurs, serait une légèreté coupable, serait
même une faute grave qui pourrait avoir les plus déplorables résultats. Car, fort de votre assurance, ledit consultant rentrerait
chez lui en pleine sécurité, se croyant à l'abri de toute crainte ; et
si, quelques jours, quelques semaines plus tard, une lésion légère
(ce qu'est toujours le chancre à son début) venait à se manifester sur
lui, il pourrait n'y pas prendre garde, la taxer d'érosion insignifiante, « d'échauffement, d'herpès, d'écorchure, » la considérer en

un mot comme non contagieuse, et par suite *s'exposer à la communiquer.*

Ainsi se produisent très communément, n'en doutez pas, les contagions syphilitiques dans le mariage. J'ai déjà vu bien des cas de ce genre pour ma seule part, et c'étaient invariablement après le mal accompli, après la contamination transmise, les mêmes doléances de la part du mari : « Aurais-je pu m'attendre à cela ? Il y avait trois, quatre, six semaines que je n'avais vu de femme ; j'étais allé d'ailleurs, avant mon départ, me faire visiter par un médecin, lequel m'avait dit que *je n'avais rien*, que j'étais absolument sain. C'est ce médecin qui est coupable et non moi. S'il m'avait averti, je n'aurais pas donné la vérole à ma femme ; etc. ».

Ne tombez pas dans cet écueil, Messieurs. Consultés pour des cas semblables, et vous le serez souvent, sachez répondre ce que vous devez répondre, ce que vos notions actuelles sur l'incubation vous permettent seulement de répondre, et dites à votre client : « Oui, quant à présent vous n'avez rien. Mais les accidents syphilitiques se déclarent quelquefois *tardivement*, plusieurs semaines après la contagion. Donc, ne vous croyez pas absolument à l'abri ; observez-vous, et si le moindre phénomène, *quelque léger qu'il pût être*, venait à se manifester, *abstenez-vous*, car il pourrait y avoir pour votre femme danger de contagion. »

Cette réponse ne sera peut-être pas du goût de vos clients, mais elle sera dictée par la prudence, elle sera légitimée par une saine notion de la maladie. Et, mettant votre responsabilité à couvert, elle préviendra plus d'une fois, soyez-en sûrs, de bien regrettables accidents.

Un mot encore pour compléter l'histoire de l'incubation.

La durée de l'incubation syphilitique peut certainement dépasser les moyennes que je vous ai données précédemment comme étant les plus communes. D'abord, elle est *souvent* de trente jours, comme j'en pourrais citer de très nombreux exemples. — En second lieu, elle dépasse parfois ce terme pour atteindre trente-trois, trente-cinq et quarante jours. — Je crois même avoir observé un cas où elle atteignit le terme prodigieux de deux mois et demi [1] ;

1. *Recherches sur l'incubation de la syphilis.* Paris, 1864.

et M. A. Guérin en a cité un autre où, suivant toutes probabilités, elle fut de soixante et onze jours[1].

Mettons de côté, si vous voulez, ces deux derniers cas, qui sont véritablement exceptionnels et auxquels on pourrait reprocher l'absence de garanties suffisantes d'authenticité. Toujours est-il — et c'est là le point que je signale à votre attention — que parfois l'incubation atteint un terme variable entre *trente* et *quarante* jours; ce qui est énorme, relativement à la durée qu'on lui attribue généralement, ce qui surtout est en contradiction flagrante avec ce que professaient, il y a quelques années encore, les médecins les plus autorisés.

III. — Notre troisième loi est très importante cliniquement. Je vous la rappelle :

« Le premier phénomène appréciable qui résulte de la contagion ou de l'introduction artificielle de la matière virulente dans l'organisme, se manifeste toujours *au lieu même* où a pénétré cette matière, en ce lieu et non ailleurs. »

C'est là, en d'autres termes, ce que disait M. Ricord sous une forme plaisante : « En fait de vérole, on est puni d'abord par où l'on a péché. » Si l'on s'est exposé par la verge et par elle seule, c'est à la verge que l'on est frappé. Si l'on s'est exposé par la bouche ou par l'anus, c'est à la bouche ou à l'anus que se manifestent les premiers accidents. Voyez les nourrices : elles s'exposent par le sein, c'est au sein que tout d'abord elles sont affectées. Et de même pour tant d'autres exemples qu'il serait superflu de citer.

Tels sont de même les résultats fournis par les expérimentations qui ont été tentées sur l'homme. Dans ces expériences, l'inoculation a été faite sur diverses régions : bras, avant-bras, cuisse, nuque, verge, etc. Eh bien, c'est invariablement *au lieu même de l'inoculation*, quel qu'il fût, que se sont produits les premiers phénomènes morbides; toujours là, là seulement, et jamais ailleurs.

Voilà donc encore, Messieurs, une vérité que je puis vous donner

1. *Maladies des organes génitaux externes de la femme.* Paris, 1864.

comme péremptoirement démontrée, au-dessus de toute contestation possible.

IV. — Quatrième loi :

« L'accident primitif résultant *in situ* de la contagion reste toujours isolé, solitaire, pour un certain temps, temps pendant lequel il constitue ou paraît constituer l'*expression unique* qui trahit la maladie. »

Ici encore la clinique et l'expérimentation se prêtent un mutuel concours pour établir cette vérité.

Voici un malade qui a contracté la syphilis tout récemment, il y a quelques jours, une quinzaine, je suppose. Que présente-t-il? Un accident, un chancre, au point où s'est exercée la contagion. Et quoi de plus? Rien, rien autre absolument; il a un chancre, et c'est tout. Examinez-le de la tête aux pieds; auscultez-le, percutez-le, interrogez toutes ses fonctions, vous ne trouverez sur lui rien autre de pathologique. Le chancre est donc, à cette époque, la manifestation *unique* de la contagion; il constitue alors ou paraît constituer à lui seul *toute* la maladie [1]. N'était notre expérience, qui nous permet de préjuger l'avenir, nous pourrions croire que ce malade en sera quitte pour un chancre, sans autre manifestation ultérieure.

De même les observations de syphilis expérimentale nous montrent la maladie constituée originairement par une lésion au point inoculé, sans autres phénomènes. Et il en est ainsi dans tous les cas, sans exception.

Donc, règle absolue, l'accident local de contagion ou d'inoculation reste pendant un certain temps le phénomène unique par lequel se traduit la maladie.

Ce temps, quel est-il? J'aurai à le discuter plus tard. Dès aujourd'hui, je puis vous dire par avance qu'il est de quelques semaines, de quarante-cinq jours environ, au moins le plus habituellement.

V. — Mais, passé ce temps, les choses changent de face, et la

---

1. Je ne parle pas ici du *bubon*, qui n'est qu'une dépendance, qu'une annexe du chancre, pour ainsi dire.

maladie tend à se généraliser comme phénomènes, ainsi que nous
l'avons dit dans notre cinquième loi :

« Ce n'est qu'au delà de ce temps qu'à cet accident primitif,
d'apparence toute locale, succède une explosion d'autres symptômes multiples et variés. Ceux-ci diffèrent essentiellement de
l'accident initial en ce qu'ils ne sont plus localisés comme lui au
lieu même où s'est exercée la contagion, mais disséminés en divers
points et susceptibles d'affecter tous les tissus, tous les organes. »

On verra donc, après un délai de quelques semaines, se joindre
à l'accident local de contagion d'autres manifestations très variées
et de forme et de siège, à savoir : éruptions à la peau (syphilides);—érosions ou ulcérations des muqueuses buccale, vulvaire,
anale, etc.; — douleurs en divers points (membres, articulations,
tête, etc.); — engorgements ganglionnaires; — lésions diverses
des tendons, des muscles, du périoste;—chute des cheveux; — et
cent autres phénomènes que j'aurai bientôt à vous décrire.

Quels qu'ils soient d'ailleurs, ces accidents nouveaux ont tous
un caractère commun; tous ils diffèrent essentiellement de l'accident primitif en ce qu'ils ne sont pas comme lui localisés au point
où s'est exercée la contagion. Loin de là, ils se portent partout. Ils
sont disséminés, éparpillés sur les divers systèmes de l'économie.
Le corps entier semble être leur domaine, et leur multiplicité n'a
d'égal que leur infinie variété de formes et d'expressions. Affectant
ou pouvant affecter tous les tissus, tous les organes, ils semblent
témoigner par leur liberté d'expansion d'une sorte de généralisation de la maladie à tout l'être vivant, d'une imprégnation totale
de l'organisme par un principe infectieux, par un levain morbide
partout présent. Somme toute, ils ont le droit de se produire
partout, tandis que la lésion initiale n'a que la faculté de se produire en un point. Aussi, pour les distinguer de celle-ci, leur a-t-on
donné de vieille date la dénomination d'accidents généraux.

Telles sont, Messieurs, les lois primordiales auxquelles est
assujettie — chez l'homme du moins — l'évolution de la syphilis
à son début. Ces lois, je vous les donne pour certaines, pour absolues et définitives, car elles reposent, d'une part, sur l'observation

clinique la plus rigoureuse, et, d'autre part, sur les données incontestables et incontestées de l'expérimentation.

Cela posé, rentrons actuellement dans notre sujet, et examinons
si les choses se passent de la même façon *chez la femme;* recherchons si, chez la femme, l'infection syphilitique primitive affecte
une évolution identique.

A *priori*, que pouvons-nous inférer de la question d'après les
données de la pathologie générale?

Interrogeons à ce propos les maladies virulentes. Voyons-nous
ces maladies se modifier dans leur évolution *suivant le sexe?* La
variole, par exemple, présente-t-elle chez la femme une autre
marche que chez l'homme? Nullement. La rougeole de la femme
est-elle différente dans son processus morbide de la rougeole de
l'homme? Pas davantage. Observons-nous que dans la scarlatine
il y ait interversion des symptômes, ou absence de tel ou tel phénomène essentiel, suivant que la maladie affecte un sexe ou l'autre? Il n'en est rien. Et la vaccine, et la rage, et la diphthérie, et
tant d'autres espèces pathologiques que je pourrais citer, nous
offrent-elles à constater une éclosion et une évolution dissemblables suivant qu'elles se produisent sur la femme ou sur l'homme?
Vainement je consulte nos meilleurs classiques à ce sujet, je ne
trouve mention nulle part d'une symptomatologie sensiblement
modifiée par les conditions sexuelles. De telle sorte qu'à tenir
compte seulement de l'analogie clinique, nous aurions presque le
droit de préjuger le résultat de l'enquête à laquelle nous allons
nous livrer, et de dire : « Il doit en être de la syphilis comme des
autres affections virulentes ; les conditions sexuelles doivent être
impuissantes à la modifier dans son évolution, du moins en ce que
cette évolution a d'essentiel, de caractéristique ; et, si cette maladie obéit chez l'homme à de certaines règles fixes d'éclosion et
de développement, il est vraisemblable, il est presque certain *à
priori* qu'elle doit être assujettie aux mêmes lois chez la femme. »
Mais analogie n'est pas raison en science, Messieurs. Les faits
seuls peuvent juger la question en litige; ne demandons qu'aux
faits la solution du grave problème que nous étudions.

Nous savons que chez l'homme l'infection syphilitique primitive est soumise à certaines lois primordiales dont je vous ai donné la formule et la démonstration. Eh bien, reprenons une à une ces diverses lois et voyons si la syphilis de la femme leur obéit également.

I. — De la première je n'ai qu'un mot à vous dire, parce qu'elle ne souffre pas contestation.

Chez la femme comme chez l'homme, la syphilis ne résulte jamais d'une élaboration spontanée; elle est toujours le résultat d'une contagion, de l'importation accidentelle d'un virus spécifique dans un organisme sain. Cela est d'évidence notoire; et si par impossible — par impossible, je devrais supprimer ce mot, car le cas s'est vu — si, dis-je, une de nos malades nous disait avoir gagné un chancre vulvaire en se livrant aux seules occupations d'une pudique Lucrèce, nous mettrions en doute à juste titre et sa sincérité et sa vertu; nous tiendrions tous pour absolument dérisoire cette genèse d'une vérole immaculée.

Que les femmes le sachent donc bien : chez elles, pas plus que chez l'homme, la syphilis n'a d'éclosion spontanée.

II. — En revanche, bien plus délicate et plus difficile à résoudre se présente, chez la femme, la question de l'*incubation*.

Pour déterminer en effet la réalité d'une incubation, il faut de toute nécessité deux dates précises : date où s'est exercée la contagion, et date où les premiers phénomènes morbides se sont produits. Or, l'une et l'autre sont presque également difficiles, impossibles même à obtenir des femmes en général, et plus particulièrement encore du genre de femmes que nous soignons ici.

Demandez aux malades de nos salles de vous fixer le jour où elles ont subi la contagion; elles ne pourraient vous répondre, même alors qu'elles auraient la bonne volonté de vous éclairer à ce sujet. C'est que toutes en effet, ou presque toutes, ont eu des rapports multiples dans un court délai; c'est qu'elles ont eu commerce avec plusieurs hommes jusqu'à la veille, jusqu'au matin même de leur entrée à l'hôpital. Qui leur a transmis « leur mal », elles l'ignorent le plus souvent; quand ce mal leur a-t-il été transmis, elles le savent moins encore.

Mêmes difficultés, d'autre part, pour déterminer la date exacte où sont apparus les premiers accidents. On n'obtient presque invariablement sur ce point que des assertions très incertaines, très vagues, la plupart du temps même manifestement erronées. Quelle confiance, par exemple, accorder à ces malades qui, venant réclamer nos soins pour des lésions évidemment anciennes, nous disent s'en être aperçues la veille ou le jour même de leur admission à l'hôpital?

Ici ou ailleurs, interrogez cent femmes sur ce sujet délicat de l'incubation, je mets en fait que vous en trouverez à peine une seule qui vous répondra catégoriquement : « J'ai reçu le mal tel jour, et c'est tel autre jour que j'en ai ressenti les premières atteintes. »

Il est certains cas, toutefois, dans lesquels l'incubation a pu être surprise et déterminée d'une façon exacte : ceux, par exemple, où un seul rapport avait préludé à la maladie; — ceux où des femmes, effrayées d'une faute, sont venues se soumettre à la surveillance assidue d'un médecin; — ceux où les premières manifestations spécifiques se sont produites à la suite d'une incarcération, d'une maladie aiguë, d'un séjour dans un hôpital; à la suite encore d'un attentat à la pudeur, d'un viol commis sur une jeune fille, etc.; — toutes circonstances spéciales qui permettent de fixer la chronologie des accidents. Or, dans tous les cas de ce genre, il est un fait presque généralement remarqué par les observateurs, c'est qu'un laps de temps plus ou moins long, de quelques semaines en moyenne, a toujours séparé l'époque de la contagion de celle où s'est révélée la maladie. Telle est, pour ne vous en citer qu'un exemple, l'observation suivante que j'emprunte à M. Clerc[1] :

Une jeune femme, affectée d'uréthrite purulente, est internée à Saint-Lazare le 17 novembre. Le 15 décembre suivant, elle présente à la bouche, sur la lèvre supérieure, une excoriation qui ne tarde pas à devenir un chancre induré et qui plus tard est suivie d'accidents constitutionnels. Pressée de questions sur les circonstances qui ont pu déterminer ce chancre, cette femme finit par en confesser la honteuse origine, laquelle remontait à deux ou trois jours avant l'incarcération 1.

1. *Traité des maladies vénériennes*, p. 48. Paris, 1866.

Dans ce cas donc, *un mois* environ s'était écoulé entre la contagion et l'apparition du chancre.

De même, pour ma part, j'ai eu l'occasion plusieurs fois de voir éclore à l'hôpital des chancres syphilitiques sur des femmes qui avaient été amenées ici par d'autres accidents. Je puis vous donner pour certain que cinq de nos malades, admises à Lourcine pour des vaginites ou des végétations, n'ont commencé leur syphilis *sous nos yeux* que treize, quinze, seize, dix-huit et dix-neuf jours après leur entrée, c'est-à-dire après une incubation nécessairement supérieure au laps de temps exprimé par ces chiffres.

Mais voici des faits plus précis.

J'ai été appelé deux fois à surveiller la santé de jeunes femmes, pour lesquelles il y avait crainte d'une contamination syphilitique. Ces deux femmes étaient absolument saines quand elles me furent présentées tout d'abord. Je les examinai presque journellement. Or, les premiers signes de la contagion ne se révélèrent sur elles que *trois semaines* pour l'une, et *vingt-quatre jours* pour l'autre, à la suite du rapport infectieux.

Autre cas non moins authentique : une jeune et jolie veuve résiste aux séductions d'un sien cousin, mais pas assez complètement pour que ses seins ne soient touchés par les lèvres de son trop amoureux parent. Pendant trois semaines entières rien ne se produit; mais au delà commencent à poindre sur les seins quelques insignifiants boutons, qui se convertissent en de véritables chancres indurés et deviennent l'origine d'une syphilis constitutionnelle des moins douteuses. Informations prises, ledit cousin était affecté depuis quelques mois d'une syphilis pour laquelle il recevait les soins de M. Ricord, et présentait à cette époque même des ulcérations secondaires des lèvres, de la langue et de l'arrière-gorge.

De même, les faits de syphilis transmise aux nourrices par leurs nourrissons démontrent encore d'une façon très positive la réalité de l'incubation chez la femme. Dans bon nombre de ces cas, on voit les lésions du sein ne se produire qu'un temps assez long après l'apparition des accidents buccaux chez l'enfant. Il y a plus, et ceci est aussi péremptoire que possible : c'est que parfois l'infection n'a commencé à se manifester chez les nourrices qu'un certain laps de temps *après la mort* du nourrisson. Telle est, comme exemple, l'observation suivante, dont j'ai suivi toutes les phases avec mon distingué collègue et ami le docteur Siredey :

Une jeune femme met au monde un enfant sur lequel ne tardent pas à se manifester des accidents syphilitiques aussi multiples que graves, notamment, en ce qui nous intéresse, un coryza purulent et des ulcérations buccales. La nourrice à laquelle on avait confié cet enfant est avertie par nous du danger qui la menace ; elle persiste néanmoins à continuer l'allaitement. Tout va bien pour elle pendant quelques semaines. L'enfant meurt. La nourrice, dont on fait passer le lait immédiatement, reste alors au service de la mère et est attentivement surveillée par nous. Or, ce n'est que *quinze jours après la mort de l'enfant* qu'un bouton commence à poindre sur l'un des seins ; ce bouton devient un chancre qui s'indure, et des accidents constitutionnels lui succèdent[1].

Je pourrais, Messieurs, multiplier encore ces exemples et mettre sous vos yeux une série d'observations cliniques suffisantes à établir que chez la femme, comme chez l'homme, les effets de la contagion syphilitique ne se révèlent qu'après une incubation plus ou moins longue. Mais je n'insisterai pas davantage sur les faits de cet ordre, parce que j'en ai de meilleurs à vous présenter, de plus probants encore ; et ceux-ci je vais les emprunter à l'inoculation expérimentale.

Six femmes ont été inoculées dans un but de recherches scientifiques, trois avec du pus de chancre infectant, deux avec la sécrétion ou la substance même de plaques muqueuses, une avec du sang syphilitique.

Or, le premier accident qui, chez ces femmes, a succédé à l'inoculation et a marqué le début de la maladie, ne s'est produit qu'*après une incubation qui a varié de quinze à vingt-huit jours.*

Voici du reste le détail de ces six expériences :

---

1. Dans un mémoire des plus intéressants, M. le Dʳ Dron (de Lyon) a réuni 17 cas de ce genre relatifs à des nourrices qui furent contagionnées par des nourrissons syphilitiques et chez lesquelles le chancre ne se manifesta qu'un certain temps (de trois jours à un mois) après la mort de l'enfant ou après la cessation de l'allaitement. (Voy. *Annales de Dermatologie et de Syphiliographie*, année 1870, t. II, p. 161 et suiv.)

	INOCULATION PRATIQUÉE AVEC :	DURÉE DE L'INCUBATION
Premier fait (Lindwurm)	Sécrétion de chancre induré.	15 jours.
Deuxième fait (Lindwurm)	Sécrétion de chancre induré (deux inoculations successives).	{ 19 jours. { 24 jours.
Troisième fait (Bærensprung)	Sécrétion de chancre induré.	28 jours.
Quatrième fait (Bærensprung)	Sécrétion de plaque muqueuse	28 jours (au moins)
Cinquième fait (Lindwurm)	Fragment détaché d'une plaque muqueuse et appliqué sur le derme dénudé.	24 jours.
Sixième fait (Lindwurm)	Sang de sujet syphilitique.	28 jours.

De tels faits sont assez significatifs pour dissiper tous les doutes, et nous pouvons en tirer cette conclusion légitime, à savoir, que : chez la femme comme chez l'homme, le premier accident appréciable qui résulte de l'introduction de la matière syphilitique dans l'organisme ne se manifeste qu'après un laps de temps plus ou moins long, constituant une *incubation* véritable.

III. — Jusqu'ici donc, Messieurs, tout procède chez la femme comme chez l'homme. Mais poursuivons ce parallèle et voyons si cette identité de phénomènes va se continuer sur toute la ligne.

La troisième loi que nous avons à légitimer se formule de la façon suivante : le premier accident appréciable qui résulte de la contamination syphilitique se produit *au lieu même* où s'est exercée cette contamination, en ce lieu seulement et non ailleurs.

Cette loi, nous l'avons amplement vérifiée pour l'homme. Elle s'applique également à la femme; quelques mots suffiront à l'établir.

Une femme s'expose, dans un commerce intime, au contact d'un homme affecté de lésions syphilitiques de la verge; c'est aux organes sexuels qu'elle sera contagionnée, si elle doit l'être; c'est là qu'apparaîtront les premiers accidents de la maladie. Cela n'est douteux pour personne; cela ressort de l'observation journalière.

Une autre expose sa bouche à la contagion, comme la malade dont je vous parlais précédemment [1]; c'est à la bouche que se montrent les premiers phénomènes.

Une troisième encourt la chance d'une contagion par le sein,

---

1. Voy. p. 18 (observation de M. Clerc).

comme la jeune veuve dont je vous ai raconté l'histoire; c'est le sein qui reçoit l'infection et en présente les premiers indices.

Une sage-femme accouche une femme syphilitique affectée d'accidents secondaires à la vulve; c'est à la main qu'elle prend la contagion.

Une nourrice (et ici les exemples pourraient se compter par centaines) allaite un enfant syphilitique; c'est au sein qu'elle est atteinte; c'est sur le mamelon que se déclarent les manifestations initiales de la maladie.

Puis viennent enfin les faits de syphilis expérimentale, qui confirment pleinement ces données de l'observation clinique. Dans les six expériences que je vous ai citées, les inoculations ont été pratiquées sur des sièges divers : au bras, à la cuisse, à la nuque, sur le dos, etc. Eh bien, c'est au bras, à la cuisse, à la nuque, sur le dos, que se sont développés les premiers accidents.

Et dans tous les cas, dans *tous* (notez-le bien), toujours et invariablement les premiers phénomènes apparents de l'infection se sont produits là où s'est introduit le virus, là seulement et non ailleurs.

IV et V. — En dernier lieu, Messieurs, nous avons vu que, chez l'homme, l'accident de contagion ou d'inoculation, après s'être produit, restait un certain temps isolé, solitaire, à l'état de manifestation unique de la maladie; puis, qu'après ce temps seulement, des déterminations morbides d'un caractère [différent venaient s'ajouter à lui et continuer sous une autre forme l'évolution de la diathèse.

Or, en est-il de même chez la femme?

Oui, encore; oui, de par l'observation clinique et de par l'expérimentation.

Pour l'observation clinique, voici ce qu'elle apprend. Lorsqu'une femme, qui vient de contracter la syphilis et qui en ressent les premières atteintes, [se présente *immédiatement* à un médecin et se soumet à une surveillance assidue, ce que l'on constate invariablement est ceci :

1° Sur un point quelconque, à la vulve le plus souvent, une ou plusieurs petites lésions, circonscrites en général, érosives ou ulcéreuses;

2° Dans la région ganglionnaire afférente à ces lésions, une ou plusieurs glandes engorgées, constituant ce que je vous décrirai plus tard sous le nom d'adénopathie symptomatique ou primitive.

Et *rien autre!* Rien autre, car si, à ce moment, vous soumettez cette malade à l'examen le plus complet, à l'investigation la plus minutieuse, vous trouverez tous ses organes, toutes ses fonctions dans un état d'intégrité absolue. Vainement à cette époque vous inspecterez la peau et les muqueuses; vainement vous explorerez les régions où la syphilis développe ses manifestations les plus habituelles et les plus précoces; vainement vous interrogerez les systèmes qu'elle affecte le plus communément. De tout cet inventaire il ne sortira rien, et vous resterez en face d'une lésion locale constituant, quant à présent, l'expression *unique* de la maladie.

Et, si vous répétez cet examen à plusieurs reprises, pendant la seconde, la troisième, la quatrième, la cinquième semaine suivante, toujours et invariablement il vous fournira le même résultat : une lésion en un point; mais ailleurs rien, absolument rien.

Ce n'est que plus tardivement, vers la sixième semaine environ, que les choses changent de face. Alors seulement à cette lésion locale (ou pour mieux dire d'*apparence* locale, je vous expliquerai plus tard ce correctif) s'ajoutent d'autres accidents. Des manifestations nouvelles se produisent sur divers points, en dehors de la sphère où s'étaient circonscrits les premiers phénomènes; des expressions morbides aussi multiples que variées surgissent de toutes parts; il semble que la maladie, primitivement restreinte au point où s'était exercée la contagion, prenne à ce moment une force d'expansion subite pour se généraliser dans tout l'organisme.

Telle se présente, Messieurs, la syphilis chez la femme, lorsqu'on peut en suivre *ab ovo* le développement complet. — Et ne croyez pas que l'occasion de constater cette évolution *intégrale* soit exceptionnelle, comme on l'a dit. Elle est commune dans la clientèle privée, où les malades réclament de bonne heure les soins du médecin. Plus rare dans la pratique nosocomiale, elle s'y présente néanmoins de temps à autre; et ici même, dans cet hôpital où cependant les femmes n'arrivent qu'à regret et le plus tard possible, elle ne fait pas défaut.

Enfin, s'il fallait à ces résultats de l'observation clinique le contrôle de l'expérimentation, nous le trouverions encore dans ces mêmes faits dont je vous ai parlé tant de fois et auxquels nous revenons sans cesse comme à notre critérium par excellence. Que s'est-il produit en effet dans les six cas où des femmes ont été inoculées? Exactement les mêmes phénomènes que dans les inoculations faites sur l'homme, exactement les mêmes phénomènes que vient de nous offrir la clinique, à savoir : développement au point où le virus a pénétré d'une lésion qui reste locale en apparence, et qui pendant un certain temps constitue toute la maladie; — puis, au delà, explosion d'accidents divers, se produisant en dehors de la région inoculée et semblant attester la dissémination de la matière spécifique dans tout l'organisme.

La clinique donc et l'expérimentation se prêtent, ici encore, un mutuel appui pour témoigner que *la syphilis procède chez la femme comme chez l'homme, et que les conditions sexuelles n'en modifient en rien l'évolution*.

« Mais, nous objectera-t-on, il s'en faut de beaucoup que les faits d'observation journalière se prêtent aux règles qui précèdent. Il s'en faut de beaucoup que l'on constate chez toutes les femmes syphilitiques cette succession régulière d'accidents, cette évolution méthodique et compassée. La maladie affecte parfois une bien autre liberté d'allure. C'est d'abord l'accident local d'infection qui fait très souvent défaut; — c'est ensuite le stade intermédiaire entre l'accident initial et les symptômes consécutifs qui est le plus souvent impossible à saisir dans l'évolution pathologique; — très communément aussi les premières manifestations qui marquent le début de la diathèse sont de l'ordre de celles que vous considérez comme secondaires. Nombre de véroles débutent ainsi d'emblée par des déterminations multiples et générales, sans suivre la filière méthodique que vous prétendez leur assigner. Et, en somme, si quelques syphilis procèdent comme vous le dites, il en est d'autres qui s'écartent de ce type, pour affecter une évolution toute différente. »

Il est incontestable, en effet, Messieurs, que nombre de cas de syphilis, chez la femme spécialement, *semblent* se soustraire aux lois que je viens de vous tracer; et cela, nous sommes ici mieux placés que d'autres pour le savoir. Il ne se passe guère de mois, en effet, où des malades, entrant dans nos salles pour des accidents de vérole *secondaire*, ne prétendent que « ce sont bien là les *premiers* phénomènes dont elles se sont aperçues, les *premières* manifestations de leur maladie ». Vainement les pressons-nous de questions pour leur faire dire qu'avant ces accidents elles en ont eu d'autres, que l'origine de leur mal remonte à une époque plus éloignée ; que quelques semaines, quelques mois plus tôt, elles ont été affectées de boutons à la vulve, de lésions isolées quelconques, siégeant çà ou là, etc. Nos instances sont vaines, et imperturbablement ces femmes nous répondent que c'est bien là « leur première maladie », qu'elles ne se sont jamais « aperçues de rien auparavant », qu'elles n'ont contracté la contagion que peu de temps avant leur entrée à l'hôpital, et qu'en définitive ce qu'elles ont actuellement est bien « le seul et unique mal » qu'elles aient jamais éprouvé. De sorte que, si nous acceptions leur dire, il nous audrait croire : que la syphilis n'a pas ou peut ne pas avoir d'accident local de contagion ; — qu'elle peut débuter d'emblée par des manifestations générales ; — que son mode d'éclosion et d'évolution initiale est essentiellement variable et capricieux, puisque, s'annonçant chez tel sujet par une lésion locale qui sert de prélude à des déterminations ultérieures, elle s'épanouit du premier coup chez tel autre par des symptômes d'un stade plus avancé.

C'est à de telles conclusions qu'ont été conduits certains médecins par des faits de ce genre. Et ce sont de tels faits qu'ils nous opposent en formulant contre nous l'objection que je discute actuellement.

Or, Messieurs, ces faits démontrent-ils réellement ce qu'ils paraissent démontrer? Ont-ils la signification qu'on leur prête? Devons-nous les accepter tels qu'ils se présentent, tels qu'ils nous sont offerts par nos malades? Sommes-nous autorisés surtout à en déduire des conséquences doctrinales que nous puissions mettre en balance avec les résultats bien autrement certains d'observations plus complètes et d'expériences irréfragables?

Non, mille fois non, répondrons-nous, et cela pour des raisons que vous avez déjà pressenties.

Non, tout d'abord, parce que de tels faits n'ont pas de valeur scientifique réelle. Sur quoi reposent-ils au total? Sur de simples allégations de malades. Une femme se présente avec tel ou tel accident et déclare « n'avoir rien eu » au préalable; son dire fera-t-il foi? Tout est là. Mais cette femme, à la croire même sincère, ne peut-elle pas se tromper? N'a-t-elle pu méconnaître ou laisser inaperçu quelque phénomène antérieur, surtout si ce phénomène (comme c'est le cas ici) n'a peut-être eu qu'une importance minime? Est-elle donc compétente à juger une question clinique? Son témoignage est-il suffisant à asseoir une doctrine, et fait-on de la science avec des propos de malades?

Non, en second lieu, nous n'acceptons pas les faits qu'on nous oppose, parce qu'ils sont souvent surpris en flagrant délit d'inexactitude et ramenés sous la loi commune, lorsqu'on vient à les analyser en détail. Exemple : journellement nous recevons ici des malades qui, affectées de lésions manifestement consécutives, prétendent n'avoir jamais présenté au préalable le moindre symptôme d'infection, le moindre phénomène suspect; puis, quand nous soumettons ces femmes à un examen scrupuleux, nous découvrons parfois sur elles des témoignages non équivoques d'accidents antérieurs, tels qu'une cicatrice, une macule, une induration persistante, une adénopathie significative, etc.

Non, enfin et surtout, nous n'acceptons pas les faits qu'on invoque contre nous, parce qu'ils sont absolument condamnés par l'observation clinique et par l'expérimentation tout à la fois; — par l'observation clinique, qui nous montre la syphilis, dans tous les cas où elle a pu être surprise *ab ovo*, suivant toujours et invariablement ces phases successives et cette évolution méthodique que je vous ai signalées; — par l'expérimentation, dont les données rigoureuses s'élèvent au-dessus de toute discussion et doivent être consultées en dernier ressort pour fixer les incertitudes de notre science. Reportons-nous encore aux observations de syphilis expérimentale. En est-il une seule qui nous montre la maladie commençant par des accidents généraux, par une éruption cutanée, par un exanthème des muqueuses, par une céphalée, par une gomme, par une exostose, etc.? Non, pas une, pas une seule! Cela est péremptoire, cela juge et clôt le débat.

Que sont donc les cas dans lesquels on a vu, dit-on, la syphilis débuter par des accidents généraux? Que sont les exceptions qu'on nous oppose et sur lesquelles on a voulu édifier la doctrine de la *syphilis d'emblée?* A n'en plus douter, ce ne sont là, Messieurs, que des faits mal observés, incomplets, tronqués, *décapités*—passez-moi l'expression; — des faits dont l'exorde a passé inaperçu, dont l'histoire initiale, pour une raison ou pour une autre, est restée méconnue. Laissons-les pour ce qu'ils valent; il n'y a pas lieu d'en tenir compte.

Pour nous, en conséquence, comme pour tous ceux qui sont amis de la science exacte, la doctrine de la syphilis d'emblée est non avenue; c'est là une erreur condamnée. Ce que nous enseignent en effet, sans parler de l'observation clinique, les faits expérimentaux que nous pouvons invoquer comme un critérium infaillible, c'est que toujours et invariablement la syphilis reconnaît comme symptôme de début un accident local de contagion, accident auquel ne font que succéder les manifestations générales. Voilà, Messieurs, ce qui est certain, voilà ce qui est définitivement acquis à la science aujourd'hui. Et c'est là, dois-je ajouter, car il y aurait véritablement injustice à l'oublier ici, c'est là ce qu'a répété si souvent un maître dont j'aurai quelquefois à discuter et même à combattre respectueusement certaines opinions, mais dont je serai bien heureux d'affirmer énergiquement les doctrines chaque fois qu'elles seront en harmonie avec ce que nous ont appris les progrès de la science; c'est là ce que disait M. Ricord dans son langage imagé :

« La syphilis ne pénètre jamais dans l'économie sans effraction. Elle n'envahit jamais l'organisme *sans faire son trou* quelque part; elle a toujours une *porte d'entrée.* Ce trou, cette porte d'entrée, c'est l'accident de contagion, cet accident qui prélude à

tous les autres, qui en est toujours séparé par un intervalle plus
ou moins long, et qui sert en quelque sorte d'exorde indispensable à la maladie. »

Résumons-nous, Messieurs, car la route que nous avons parcourue est déjà assez longue.

Je vous ai montré que chez l'homme l'éclosion et l'évolution de
la syphilis sont assujetties à certaines lois primordiales, lois que
vous connaissez actuellement.

J'ai recherché si, chez la femme, l'infection syphilitique primitive reste soumise aux mêmes lois; et un parallèle rigoureusement
institué vous a convaincus, je l'espère, qu'il existe d'un sexe à
l'autre, sur ce point, *parité de phénomènes* et *identité d'évolution*.
L'analogie pathologique faisait prévoir ce résultat; la clinique et
l'expérimentation le confirment.

Donc, chez la femme comme chez l'homme, l'éclosion et le développement de la syphilis procèdent d'une façon méthodique et
composent, si je puis ainsi parler, une sorte de *drame* qui se
divise en une série d'*actes* et d'*entr'actes* successifs, de la façon
suivante :

Premier acte : *Contamination*. Le virus pénètre par un procédé
quelconque dans l'organisme.

Premier entr'acte : *Repos apparent de l'organisme, incubation.* —
Rien d'appréciable ne trahit encore l'infection.

Second acte : Production au point où a pénétré le virus, en ce
point même et non ailleurs, d'une *lésion* dite *primitive*, laquelle
constitue à ce moment l'expression unique de la maladie.

Second entr'acte : *Nouveau repos apparent de l'organisme*[1]. — La
lésion primitive continue à rester le seul phénomène par
lequel s'accuse la maladie.

Troisième acte : *Explosion de symptômes multiples et disséminés,
en dehors du siège où s'est exercée la contagion* (symptômes dits
consécutifs, ou *constitutionnels*, ou *généraux*). — Période de généralisation apparente de la maladie.

1. C'est à cette période que certains auteurs ont donné le nom de *seconde incubation.*

Cela posé, Messieurs, une dernière question nous reste à discuter.

La syphilis affecte-t-elle invariablement et *dans tous les cas possibles* la marche que nous venons d'indiquer? N'existe-t-il aucune exception aux lois qui précèdent?

Eh bien, oui, Messieurs, il existe à ces lois quelques exceptions. Mais ces exceptions sont peu nombreuses. Il en est deux au plus, ou plutôt il en est de deux ordres. Et, de plus, ces exceptions ne se produisent pas au hasard; elles sont prévues, déterminées; elles appartiennent à ce genre d'exceptions qui n'infirment pas la règle, comme vous allez le voir.

L'une est certaine, positive; l'autre n'existe encore qu'à l'état d'hypothèse rationnelle et probable.

La première est relative aux cas de *syphilis héréditaire*. Vous savez que la syphilis jouit du triste privilège de se transmettre par hérédité. C'est là un fait bien connu, dont nous n'avons ici que de trop nombreux exemples. Or, chez ces malheureux petits êtres qui héritent de la vérole de leurs ascendants la syphilis ne procède pas comme elle procède alors qu'elle est acquise par contamination personnelle. Elle ne débute pas par un accident local, pour arriver ensuite à cet ordre de phénomènes que nous avons appelés constitutionnels. Tout au contraire, elle débute d'emblée par ce dernier ordre de phénomènes. Ainsi, ce que l'on remarque tout d'abord chez ces enfants, ce sont des éruptions, des syphilides muqueuses, du coryza, des lésions osseuses ou viscérales, etc. Et cela se conçoit. Car ces enfants n'ont pas la syphilis par le fait d'une contagion; ils la reçoivent de leurs parents *par hérédité*, comme un germe morbide quelconque, comme une ressemblance physique ou morale; ils la reçoivent de leurs ascendants à la période où ceux-ci l'ont actuellement; ils la prennent d'eux *toute faite*, si je puis ainsi dire, à la période des manifestations généralisées. Ce sont donc des manifestations de cet ordre qu'ils présentent tout d'abord, sans recommencer la diathèse, sans remonter le cours de la maladie jusqu'à ses phases initiales, jusqu'à son accident primitif, lequel est, par essence, un accident de contagion.

La seconde exception est tout aussi spéciale. Je l'ai qualifiée d'hypothétique [1], parce que les faits qui la concernent ne sont pas encore absolument et péremptoirement démontrés. On a dit qu'un enfant procréé syphilitique par un père syphilitique peut communiquer la syphilis à sa mère *pendant son séjour dans l'utérus*. Entendons-nous bien sur ce point délicat. Voici, je suppose, un homme syphilitique qui a épousé une femme saine. Cette femme devient enceinte, et son enfant est syphilitique, comme on en aura la preuve plus tard. Eh bien, cet enfant, ce fœtus peut, dit-on, réagir sur sa mère *in utero*, et lui communiquer la maladie qu'il tient héréditairement de son père. C'est là du moins ce qu'ont prétendu, ce que prétendent encore certains auteurs; et il faut reconnaître, en vérité, que ce mode de transmission n'a rien de contraire aux lois physiologiques de la contagion, ni d'irrationnel en soi. Je suis tout disposé à l'admettre, pour ma part, car j'ai par devers moi un certain nombre de faits qui ne me paraissent pas susceptibles d'une interprétation différente.

Or, pour en revenir à ce qui nous intéresse actuellement, dans les cas de ce genre la syphilis débuterait sur la mère, non pas par un accident local, par un chancre, mais bien d'*emblée* par des accidents généraux. C'est là ce qui ressort des faits cités à l'appui de ce mode de transmission.

Et rien encore d'extraordinaire à cela, Messieurs; car ce qui se produirait dans ces conditions, ce serait non pas une contagion à proprement parler, une contagion semblable à celle de l'acte vénérien, mais bien une transmission s'opérant de l'enfant à la mère par les échanges placentaires, transmission tout à fait identique à celle qui s'opère plus habituellement de la mère au fœtus. Et, par suite, de même que chez l'enfant héritant de la syphilis maternelle ce sont des accidents généraux qui inaugurent la diathèse, de même chez la mère recevant *in utero* la syphilis de son enfant,

1. J'ai cru ne pas devoir modifier ici le texte de ma première édition. Mais je serais aujourd'hui bien autrement affirmatif sur l'authenticité de cette syphilis *par conception*. Et, en effet, depuis que j'ai écrit ce qu'on vient de lire, il m'a été donné d'observer un grand nombre de faits qui ne me laissent plus de doutes sur la transmission possible de la syphilis du fœtus à la mère *in utero*. Ma conviction s'est faite avec l'expérience, je puis le dire. Au reste, j'ai eu l'occasion de m'expliquer sur ce point dans une publication récente à laquelle je me permets de renvoyer le lecteur (*Syphilis et mariage*, Leçons professées à l'hôpital Saint-Louis, Paris, 1879).

ce seraient des accidents de cet ordre qui marqueraient le début de la maladie.

Mais, je vous le répète, ce mode de transmission est encore à l'étude; et, partant, je ne puis vous donner que sous toutes réserves cette dérogation aux lois communes d'évolution que je vous ai formulées.

Telles sont, en définive, Messieurs, les seules exceptions que souffrent ces lois. Elles sont relatives toutes deux, comme vous l'avez vu, à des cas tout spéciaux. A ce titre donc, elles n'infirment en rien les lois précédentes, lesquelles, s'appliquant à la contagion commune, subsistent dans leur intégrité la plus absolue.

Un dernier mot. N'allez pas, Messieurs, prendre pour un système, considérer comme une théorie plus ou moins hypothétique l'ensemble des propositions que je viens de développer devant vous, relativement à la genèse et à l'évolution de la syphilis. Remarquez, je vous en prie, que, dans toute cette conférence, ce sont des *faits d'expérimentation* dont je vous ai entretenus et auxquels j'ai toujours subordonné la clinique. Les lois que j'en a déduites n'en sont que la traduction, l'expression condensée. Or, ces faits sont incontestables, incontestés; ils ne sauraient être interprétés de façons différentes. Les conséquences qui en dérivent sont donc inattaquables; je ne crains pas de démenti pour elles, et je vous les donne, sans arrière-pensée, comme des vérités acquises, absolument démontrées.

Chez la femme, comme chez l'homme, Messieurs, la lésion première qui trahit la présence de la syphilis dans l'économie a reçu le nom de *chancre*. C'est du chancre, en conséquence, que je vous entretiendrai dans notre prochaine réunion.

DEUXIÈME LEÇON

DU CHANCRE

SOMMAIRE. — Du chancre. — Critique de cette dénomination. Comment il importe de la conserver, tout imparfaite qu'elle puisse être.

Question de la *fréquence* réelle du chancre chez la femme. — Le chancre syphilitique est-il rare chez la femme, comme on le dit généralement? — Réfutation de ce préjugé. — Statistiques.

Siège du chancre. — Question préalable : quelles sont pour la femme les *sources de la contagion syphilitique?* — I. Contagions provenant de l'homme (de beaucoup les plus fréquentes). — II. Contagions provenant de la femme. — Syphilis transmises aux sages-femmes dans la pratique des accouchements. — Syphilis contractées par la succion du mamelon et le façonnement du bout de sein. — Épidémie de Condé. — III. Contagions transmises par des intermédiaires inanimés. — Exemples. — Intérêt qui se rattache à la connaissance de ces contagions insolites. — IV. Source de contagion *spéciale* à la femme : Allaitement. — Syphilis transmises aux nourrices par les nourrissons. — Fréquence de cet ordre de contaminations. — Autres sources hypothétiques de contagion : 1° par le sperme : — 2° par le fœtus dans l'accouchement. — Contagion par le fœtus *in utero*. — Discussion.

I. Le chancre syphilitique peut s'observer sur toute l'étendue de l'enveloppe tégumentaire, cutanée ou muqueuse. — II. Son siège le plus habituel est la région génitale. — III. Chez la femme plus souvent que chez l'homme, le chancre est *extra-génital*. — Pourquoi? — Intérêt clinique se rattachant à ce dernier point. — Un mot de médecine légale à propos du chancre de l'anus.

Des *chancres génitaux*. — Fréquence relative des chancres génitaux de divers sièges. — Du chancre *utérin*. — Sa fréquence réelle. — Ce chancre est infiniment plus commun qu'on ne le croit en général. — Du chancre du *vagin*. — Excessive et inexplicable rareté de ce dernier accident.

Chez la femme comme chez l'homme, les lésions de la syphilis primitive sont toujours *discrètes* et souvent solitaires. — Cependant, fréquence plus grande des chancres multiples chez la femme que chez l'homme. — Identité numérique des chancres extra-génitaux d'un sexe à l'autre.

Je vous disais, Messieurs, en terminant notre dernière conférence, que la lésion initiale de la syphilis, celle qui succède la première à l'introduction de la matière syphilitique dans l'organisme, avait reçu la dénomination de *chancre*.

Si l'on eût choisi à dessein, pour qualifier cette lésion, le nom qui lui convînt le moins, on n'aurait certes pas mieux rencontré que cette appellation de chancre.

Qui dit *chancre* en effet dit, de par l'étymologie même de ce mot, *plaie rongeante, ulcère qui dévore*. Qui dit chancre appelle aussitôt à l'esprit l'idée d'un ulcère de mauvais aspect, de tendance extensive, et plus spécialement encore d'un ulcère creux, à bords taillés à pic, décollés ou renversés, à fond anfractueux ou irrégulier, à suppuration abondante, à pus auto-inoculable, etc., d'une plaie en un mot de caractère *malin*, à progrès menaçants, à durée plus ou moins longue, à opiniâtreté particulière.

Or, de tous ces caractères que l'esprit et le langage rattachent par habitude à ce vieux terme de chancre, il n'en est aucun — aucun, entendez-le bien — qui appartienne à la lésion que je vais vous décrire. Ces caractères sont ceux que précisément *il n'a pas*. Si bien, contraste curieux, qu'après vous avoir dit : « C'est le chancre qui constitue l'expression initiale de la syphilis », je suis forcé d'ajouter aussitôt : « N'attribuez à cette dénomination de chancre aucun des caractères qu'elle peut, qu'elle doit même éveiller dans vos esprits ». Car, plus une plaie se rapprochera par ses attributs du type vulgairement dit chancreux, plus il y aura de chances pour qu'elle ne soit pas un chancre, du moins un chancre syphilitique. Plus une lésion prendra la physionomie, l'allure de ce qu'on appelait autrefois le chancre, plus elle sera différente de l'accident spécial que je vais vous décrire comme manifestation primitive, comme exorde de la syphilis.

Aussi bien ne serait-il pas sans avantage peut-être de délaisser cette dénomination surannée de *chancre* et de lui substituer un néologisme quelconque, mieux approprié à la qualification de l'accident. Cette réforme serait d'autant plus légitime que, pour comble de confusion, le mot *chancre* se trouve désigner aujourd'hui deux lésions très-différentes : l'une qui est le symptôme initial de la syphilis, et l'autre qui constitue une maladie étrangère à la syphilis, le *chancre simple*. Toutefois, il faut le reconnaître, une modification dans la nomenclature généralement acceptée soulèverait aujourd'hui bien des résistances. Si convenable qu'elle pût être, une dénomination nouvelle serait bien

difficile à introduire dans le langage, alors surtout que ce vieux
terme de chancre se rattache à tant d'écrits anciens et modernes,
à tant de travaux, à tant de débats. L'usage a implanté profondément ce mot dans la science; d'illustres maîtres l'ont consacré;
ne serait-ce qu'en leur souvenir, en leur honneur, conservons-le.
Mais conservons-le, en nous disant bien ceci tout d'abord : c'est
là un mot qui se dépouillera pour nous de son acception étymologique ou vulgaire; c'est là un mot qui perdra pour nous sa signification ancienne, banale, et qui n'aura d'autre sens que celui-ci :
accident initial de la syphilis, lésion primitive de contamination
syphilitique.

Cela entendu et convenu entre nous, abordons actuellement le
sujet qui doit nous occuper aujourd'hui.

Si le chancre, ainsi que je vous l'ai dit, constitue chez la femme
comme chez l'homme la lésion initiale de la syphilis, il faut de
toute nécessité qu'il s'observe sur la femme avec un certain degré
de fréquence. Cela est évident, n'est-ce pas? Car, en admettant
même que, pour des raisons faciles à concevoir, bon nombre de
femmes ne se décident à venir réclamer nos soins qu'à une époque
plus ou moins avancée de leur mal, il doit forcément s'en trouver
quantité d'autres qui, plus soigneuses de leur santé, moins pudi-
ques ou plus souffrantes, accourent vers nous dès les premiers
symptômes d'une contagion redoutée. S'il n'en était pas ainsi,
si le chancre, d'une façon générale, restait à l'état de *rareté* dans
le sexe féminin, s'il constituait ici, dans cet hôpital, un phénomène exceptionnel, cela seul pourrait éveiller quelques soupçons
et donner à penser que la syphilis fait son éclosion chez la femme
d'une autre façon que chez l'homme, c'est-à-dire qu'elle s'écarte
chez elle de ces lois d'évolution à l'exposé desquelles j'ai consacré
notre première conférence.

Or, messieurs, c'est une croyance commune que le chancre est
rare, très rare chez la femme. C'est une opinion très répandue que
dans cet hôpital, spécialement consacré, comme vous le savez, au
traitement des vénériennes, le chancre ne s'observe que d'une
façon exceptionnelle. Vous trouverez signalée par beaucoup

d'auteurs cette prétendue rareté du chancre féminin. Un de mes très estimés collègues me disait récemment n'avoir rencontré ici même que *trois* chancres syphilitiques dans le cours d'une année. Un élève de cet hôpital donnant, dans une thèse intéressante à divers titres [1], le relevé des observations recueillies dans le service de notre regrettable prédécesseur, M. Legendre, pendant l'année 1852, parle seulement de *cinq* chancres « sûrement infectants » sur un total de 348 malades.

Trois chancres en une année, cinq chancres sur 348 malades quelle infime proportion, messieurs! Pas n'est besoin de commentaires pour faire ressortir la signification de tels chiffres.

Et beaucoup d'entre vous, j'en suis certain, sont entrés ici avec cette opinion que le chancre était une lésion exceptionnelle dans cet hôpital. « On ne voit pas de chancres à Lourcine », dit-on. Cela se répète, cela s'imprime; c'est chose convenue actuellement. Or rien, messieurs, rien n'est plus faux; rien n'est en opposition plus flagrante avec l'observation journalière. Je ne veux pas que vous sortiez d'ici avec ce préjugé dans l'esprit, et je ne réussirais pour aujourd'hui qu'à effacer de vos croyances cette étrange et regrettable erreur, que le résultat de cette conférence ne serait perdu ni pour vous ni pour moi.

Non seulement en effet le chancre n'est pas rare chez la femme en général et chez nos malades de Lourcine en particulier, mais il est, je puis dire, d'observation *commune.* Quelques chiffres vont vous convaincre.

Dans une période de deux années, 908 malades sont entrées dans nos salles pour des affections diverses, vénériennes presque toutes [2]. Sur ce nombre 599 étaient amenées à l'hôpital par des manifestations syphilitiques.

1. Leroux, *une Année à l'hôpital de Lourcine*, thèse de Paris, 1855, page 22.
2. Voici le détail de la statistique à laquelle ces chiffres sont empruntés :
Malades entrées dans nos salles pendant une période de deux années : 908.

Répartition par nature de symptômes :

Chancres simples.. 53 malades.
Chancres syphilitiques (sans manifestations secondaires)....... 81 —
Chancres probablement mixtes............................. 4 —
Chancres de nature restée douteuse........................ 9 —
Chancres syphilitiques et accidents secondaires............. 50 —
Accidents secondaires..................................... 398 —

Or ces 599 malades se sont présentées à nous avec les accidents suivants :

398 affectées de lésions secondaires ;

11 — d'accidents tertiaires ;

10 — de syphilis latente, sans manifestations actuelles ;

30 affectées d'accidents syphilitiques secondaires associés à des chancres simples, résultat d'une contagion ultérieure ;

15 affectées d'accidents syphilitiques dont il n'a pas été possible de déterminer la nature primitive ou secondaire ;

Et 135 (135, notez bien ce chiffre) affectées soit *d'accidents primitifs*, de CHANCRES, *sans autres manifestations*, soit de *chancres* associés à des manifestations consécutives.

C'est-à-dire, en somme, que :

1° Sur un chiffre de 908 malades admises dans nos salles comme le hasard nous les présentait, nous en avons rencontré 135 affectées de chancres syphilitiques. — Proportion : *un chancre sur 7 malades environ*.

2° Sur un chiffre de 599 malades syphilitiques, nous en avons trouvé 135 affectées de chancres. — Proportion : *un chancre sur 4 ou 5 malades syphilitiques*.

Ces chiffres portent leur signification avec eux. Ils témoignent aussi péremptoirement que possible de la fréquence du chancre

Accidents tertiaires..	11	malades.
Syphilis latente (sans accidents actuels).....................	10	—
Accidents syphilitiques dont il n'a pas été possible de déterminer la nature primitive ou secondaire.......................	15	—
Accidents secondaires et chancres simples ultérieurs........	30	—
Cas où la syphilis, bien que probable, est restée douteuse ...	11	—
Affections blennorrhagiques..............................	82	—
Herpès...	22	—
Ulcérations ou lésions diverses restées douteuses............	18	—
Végétations...	42	—
Adénite simple....................................	1	—
Bubons chancreux..................................	2	—
Affections utérines, vulvaires, vaginales, etc. (non vénériennes).	47	—
Lésions diverses, affections vulgaires....................	22	—
Total......	908	—

Je dois dire qu'une autre statistique portant sur un total de cinq années nous a fourni des résultats presque identiques, dans lesquels toutefois la fréquence du chancre se trouve quelque peu abaissée (1 chancre sur 8 entrées à l'hôpital ; 1 chancre sur 5 malades syphilitiques).

chez la femme dans la pratique nosocomiale. Ils sont donc en opposition formelle avec l'opinion généralement répandue qui présente le chancre de la femme comme un accident d'observation exceptionnelle.

Mais ce n'est pas tout. De cette première statistique, recueillie à l'hôpital, permettez-moi d'en rapprocher une autre empruntée à la pratique privée.

Un médecin de mes intimes, qui s'occupe de ces matières et qui a l'habitude de consigner en quelques notes tout ce qu'il observe, m'a remis les chiffres suivants qui résument, pour une certaine période, le relevé des cas qui se sont présentés à sa consultation particulière.

171 femmes sont venues réclamer ses soins pour des affections syphilitiques ou des chancres simples. Or, d'après la nature de leurs accidents, ces malades pouvaient être exactement réparties de la façon suivante :

Accidents de syphilis secondaire........................ 105 malades.
Accidents de syphilis tertiaire........................ 18 —
Chancres simples.. 6* —
Chancres de nature restée douteuse..................... 3 —
Chancres syphilitiques................................. 39 —

Total............ 171

C'est-à-dire, 39 chancres sur 162 femmes syphilitiques, ou, en chiffres ronds, 1 chancre sur 4 malades environ.

Remarquez, je vous prie, que cette seconde statistique reproduit presque exactement la proportion numérique que nous avait fournie la première. L'une confirme l'autre par conséquent.

Donc, messieurs, contrairement à ce qui se dit, à ce qui s'imprime, à ce qui s'est professé jusqu'à ce jour, le chancre est d'observation *commune* chez la femme. Si on l'a jugé rare, c'est où bien

* Remarque incidente, curieuse à signaler, bien qu'elle soit étrangère au sujet qui nous occupe actuellement : le chancre simple ne figure dans cette statistique que pour 6 cas contre 162 qui reviennent à la syphilis. C'est qu'en effet, dans la clientèle de ville, le chancre simple est infiniment moins fréquent que le chancre syphilitique. Très-commun parmi les gens du peuple, dans la basse classe, il devient de plus en plus rare à mesure qu'on s'élève dans l'échelle sociale. Je me suis expliqué ailleurs sur les raisons de cette différence. (Voy. *Nouveau Dictionnaire de médecine et de chirurgie pratiques*, t. VII, p. 67).

qu'on ne l'a pas recherché avec une attention suffisante, ou bien que tout en le recherchant on l'a méconnu.

Et sur ce point, messieurs, pas de compromis, pas de moyen terme. Entre certains médecins affirmant la rareté du chancre chez la femme, et moi affirmant au contraire la fréquence de cet accident, il n'est pas d'accord ou de rapprochement possible. Il faut qu'il y ait erreur d'un côté ou de l'autre. Où ces médecins se trompent et méconnaissent le chancre sous les diverses formes qu'il peut revêtir, c'est ce dont je me permets de les accuser ; — ou bien c'est moi qui m'abuse et qui vois le chancre là où il n'est pas. Le dilemme est formel. A vous et à l'avenir de juger si dans cette question la vérité est avec ou contre moi.

Où siège le chancre chez la femme? Quelles localisations affecte-t-il chez elle de préférence?

La réponse à cette question résulte des prémisses que nous avons posées. Puisque, en effet, le premier accident de la syphilis se produit toujours et invariablement au point même où le virus a pénétré dans l'organisme, le chancre qui constitue ce premier accident doit se manifester là, et là seulement, où s'est exercée la contagion.

Le siège du chancre est donc subordonné au mode suivant lequel se fait la contamination.

Conséquemment, voyons tout d'abord comment se produit la contagion chez la femme; cela nous conduira à déterminer par avance les localisations diverses dont le chancre est susceptible sur elle.

De qui et dans quelles conditions la femme reçoit-elle le contagium syphilitique? — Sur ce premier point, nous allons constater une différence importante entre les deux sexes.

L'homme ne tient guère la syphilis que de l'une des trois sources suivantes :

1° *De la femme* (c'est le cas habituel, presque général, celui qui se présente au moins 98 fois sur 100) ;

2° *De l'homme* (c'est l'exception, la très-rare exception, disons-le à l'honneur des mœurs contemporaines) ;

3° *D'intermédiaires inanimés* qui transmettent le virus dans des conditions diverses. Inutile de vous rappeler à ce propos ces transmissions de la syphilis par des instruments malpropres, par des objets d'usage domestique, des cuillers, des pipes, des vêtements, des éponges, des ustensiles de travail (tels, par exemple, que la *canne* des souffleurs de verre); des jouets, voire par un rasoir [1], par une dragée passant de bouche en bouche [2], etc., etc.

Parallèlement, la femme peut recevoir la syphilis :

1° *De l'homme* (c'est de même pour elle le cas de beaucoup le plus habituel);

2° *De la femme* (cela également est assez rare, mais moins rare assurément que la contagion d'homme à homme);

3° *D'intermédiaires inertes* servant de véhicule au virus.

Mais ce n'est pas tout. Il existe encore pour la femme une quatrième source de contagion, et cette source qui lui est propre, cette source active et féconde, c'est l'enfant, c'est le *nourrisson*.

Dans quelles conditions s'exercent sur la femme ces divers ordres de contagions? Quelques mots vont suffire à l'indiquer.

1° De l'homme, la femme reçoit la syphilis dans les rapports sexuels, ou, d'une façon plus générale, dans tous les contacts qui peuvent résulter du commerce vénérien, naturel ou déréglé.

2° De la femme, elle la reçoit dans des rapports ou des attouchements que je n'ai pas à dire. Rappelez-vous, comme exemple, le fait de M. Clerc relatif à cette femme qui tenait d'une compagne de prison un chancre labial. J'ai vu de même, sur une *jeune fille*, un chancre digital dériver comme provenance d'accidents vulvaires syphilitiques développés sur une autre femme.

Mais en certains cas cette contagion de femme à femme reconnaît une origine tout autre et un processus très moral.

Les sages-femmes, par exemple, peuvent contracter la syphilis et la contractent même *fréquemment*, plus fréquemment qu'on ne le pense, en touchant ou en accouchant des femmes syphilitiques. J'ai déjà, pour ma part, observé nombre de contaminations de ce genre.

Autre mode de contagion: Une nourrice dont l'enfant ne tette

1. *Gazette médicale de Lyon*, 1866, p. 209.
2. Observation de M. le professeur Hardy (*Gazette des hôpitaux*, 1865, p. 445).

pas suffisamment se fait teter par une femme ; celle-ci, portant à la bouche des lésions syphilitiques, inocule un chancre au sein de la nourrice.

A ce propos je dois vous dire que cette pratique de la *succion du sein par un adulte* a été cause de contagions fréquentes et parfois même de véritables épidémies de syphilis. Voici comment. En province, et dans les campagnes spécialement, certaines femmes ont pour « profession » de *dégorger le sein des nourrices* ou de *faire le mamelon* des nouvelles accouchées. Que l'une de ces singulières praticiennes vienne à être affectée de syphilis, elle ne manque pas de transmettre la contagion à un certain nombre de ses clientes ; puis celles-ci, à leur tour, ignorant le mal dont elles sont atteintes, s'exposent à le communiquer à d'autres sujets ; ces derniers en infectent d'autres, et ainsi de suite. N'est-ce là, comme vous pourriez le croire, qu'un danger imaginaire, qu'une conjecture faite à plaisir ? Eh bien, écoutez ceci :

« Dans une ville de province, à Condé, une femme prêtait son ministère, soit pour former par la succion le mamelon des nouvelles accouchées, soit pour dégorger leur sein d'une surabondance de lait... Cette femme vint à contracter la syphilis et fut affectée, entre autres accidents, d'ulcérations buccales... Mandée à cette époque près d'une dame récemment accouchée, qui était affectée d'une fissure au sein et dont les mamelles étaient distendues par une grande quantité de lait, elle exerça la succion sur elle plusieurs jours de suite. La fissure au sein ne tarda pas alors à se transformer en un ulcère rebelle, qui emporta le mamelon ; puis quelques semaines plus tard se manifestèrent des symptômes non douteux d'une syphilis plus avancée... Une autre dame qui, également affectée d'une fissure au sein, avait fait appeler la même femme pour se débarrasser de son lait, fut affectée d'ulcères aux mamelons et plus tard d'éruptions pustuleuses de la peau, d'ulcérations de la gorge, etc... Mes doutes sur l'origine de ces deux infections s'étant changés en certitude par le rapprochement de ces deux faits, et sachant que cette femme était très répandue dans la ville et aux environs de Condé pour donner des soins aux nourrices, je crus devoir donner à la découverte que je venais de faire toute la publicité possible, afin de donner l'éveil aux per-

sonnes qui s'en serviraient et à celles qui auraient pu la faire
appeler. Il était temps de prendre cette mesure; car j'avais à
peine fait connaître tout ceci que *huit* nourrices se présentèrent
presque au même instant chez moi. Toutes avaient souffert que
cette femme appliquât ses lèvres impures sur leurs seins, et toutes
avaient été plus ou moins contagionnées. Appelé dans quelques
maisons, je fus à même de voir que la contagion ne s'était pas
arrêtée à la quantité de personnes que je viens d'indiquer. Je puis
porter au nombre de *douze* ou *quatorze* les femmes qui ont été
infectées par la succion des seins; six ou huit autres échappèrent
à la contagion. »

Et ce n'est pas tout; car, ajoute le médecin auquel j'emprunte
ce récit, « 1° presque toutes les femmes qui gagnèrent ainsi la
syphilis la communiquèrent à leurs *enfants;* — 2° quelques-uns de
ces enfants transmirent le mal, avant qu'il fût découvert, à des
nourrices auxquelles on les avait confiés; — 3° plusieurs de ces
nourrices gâtèrent également leurs propres *enfants* à qui elles don-
naient le sein concurremment avec le nourrisson infecté; — 4° bien
plus, enfin, les enfants sains qui se servirent des vases que les
nouveau-nés infectés touchèrent de leurs lèvres, contractèrent
également cette dégoûtante maladie [1]. » — Et notez encore que
toutes ces syphilis d'origine non suspecte durent avoir très certainement bien d'autres *ricochets* qui restèrent ignorés du médecin témoin de cette petite épidémie.

De tels faits méritent d'être connus. Ils peuvent se présenter
en pratique et dérouteraient certes, au grand détriment de la
société, le médecin qui ignorerait la possibilité de contagions de
cet ordre. J'ajoute, et vous n'en doutez pas, qu'ils présentent un
haut intérêt médico-légal.

3° En troisième lieu, messieurs, la femme peut, comme
l'homme, recevoir la contagion d'*intermédiaires inanimés*, et
cela dans des circonstances totalement étrangères à l'acte vénérien.

---

1. Extrait d'un mémoire trop peu connu du Dr F. Bourgogne, ayant pour titre :
*Considérations générales sur la contagion de la maladie vénérienne des enfants trouvés
à leurs nourrices, suivies de la relation d'une affection syphilitique communiquée à plusieurs femmes par la succion du sein,* Lille, 1825.

Nous possédons dans la science nombre d'observations de femmes contagionnées par des instruments souillés de pus syphilitique, par des linges malpropres, par des latrines, par des canules d'irrigateurs, par des éponges, par des objets d'usage domestique, etc. Ici, sans aucun doute, nous transmettrions fréquemment la syphilis d'une femme à une autre si nous n'avions un soin extrême de nos instruments, si nous n'exigions spécialement que nos spéculums soient nettoyés sous nos yeux, lavés à plusieurs eaux, et convenablement essuyés à la suite de chaque examen. Et je soupçonne fort qu'en dépit de toute notre surveillance de telles contagions doivent parfois se produire. Déjà l'on avait signalé ici même, il y a quelques années, un cas de contamination par une de ces canules de caoutchouc qui servent d'ajutage aux appareils d'injections vaginales. Deux cas semblables se sont encore produits l'année dernière dans cet hôpital.

Le *cathétérisme de la trompe d'Eustache* a été l'occasion d'accidents de même nature. J'en ai sous les yeux actuellement le plus déplorable exemple. Une jeune fille, une enfant plutôt, fut contagionnée de la sorte, il y a quelques années, par le trop célèbre spécialiste auquel tant de malheurs de ce genre sont restés imputables. La maladie, méconnue d'abord (cela devait être) et négligée plus tard, vient d'aboutir au développement d'un énorme ulcère du pharynx, à l'affaissement du nez et à la perte complète du voile du palais !

Autres exemples de contagions de même ordre, empruntés à différents auteurs :

Une femme de mœurs absolument irréprochables contracta un chancre labial pour s'être servie à plusieurs reprises de la même cuiller que sa cuisinière, laquelle, moins irréprochable, paraît-il, était affectée d'une éruption confluente de plaques muqueuses buccales [1].

Une vieille femme, peu suspecte en raison de ses soixante-cinq ans, était chargée de la garde d'un enfant syphilitique, lequel déjà avait infecté sa nourrice et présentait à la bouche de nombreuses

---

1. Cas cité par M. Rollet, *Études cliniques sur le chancre produit par la contagion de la syphilis secondaire* (*Archives générales de médecine*, 1859, t. I, p. 399). — J'ai observé, ces dernières années, un cas exactement identique.

ulcérations. Faisant manger l'enfant et ayant l'habitude de goûter chaque cuillerée d'aliments qu'elle lui présentait, elle contracta de la sorte un chancre labial qui fut l'exorde d'une syphilis assez sérieuse.

M. Rollet a même cité le cas plus extraordinaire encore d'une femme qui, « buvant et mangeant après un enfant syphilitique qu'elle avait reçu en sevrage, contracta de lui un chancre primitif de chaque amygdale[1]. »

Remarquez-le bien, messieurs, la connaissance de ces contagions insolites, excentriques, extraordinaires, n'est pas seulement affaire de curiosité ; elle comporte un intérêt sérieux, un intérêt véritablement clinique, car elle donne l'explication de certains cas qui, sans elle, pourraient rester incompris, incompréhensibles, et qui, par cela même, risqueraient d'aboutir à de funestes conséquences.

4° Ces trois premiers modes de contagion sont communs aux deux sexes. Mais un quatrième dont il me reste à vous parler est spécial à la femme : c'est l'*allaitement*.

L'allaitement est pour la femme une source active et puissante d'infection. Et cela pour des raisons diverses : parce que d'abord la syphilis infantile est malheureusement fréquente, plus fréquente certes qu'on ne serait tenté de le croire ; — parce qu'en second lieu cette syphilis infantile compte au nombre de ses manifestations les plus habituelles le jetage nasal et les ulcérations de la bouche, deux ordres d'accidents qui exposent le sein des nourrices à une contagion directe ; — parce qu'enfin cette contagion trouve pour s'exercer tout un ensemble de conditions des plus favorables : contact répété et prolongé des lèvres de l'enfant avec le sein ; humectation des parties par la salive ; structure érectile et délicate du mamelon ; prédisposition de cet organe aux fissures, aux excoriations, aux gerçures, lesquelles ouvrent une porte d'entrée au virus, etc. ; à tel point que les chances d'inoculation sont certes bien mieux réalisées par l'allaitement que par le coït. On échappe fréquemment, comme le démontre l'expérience journalière, à la contagion du commerce vénérien ; je

---

1. *Traité des maladies vénériennes*, p. 617.

n'ai vu que bien peu de nourrices éviter l'infection après avoir allaité un certain temps des nourrissons syphilitiques.

Aussi rencontrons-nous et rencontrerez-vous dans la pratique, messieurs, quantité de femmes infectées de la sorte par leurs nourrissons. Et c'est pitié, en vérité, de voir tant de malheureuses nourrices contracter une détestable maladie dans l'exercice d'une fonction honnête par excellence [1].

Indépendamment des sources de contamination précitées, il en existerait, dit-on, trois autres encore, spéciales toutes trois à la femme, à savoir :

1° La contagion par le sperme ;

2° La contagion par le fœtus dans le travail de l'accouchement ;

3° La contagion par le fœtus dans le sein maternel.

Quelques développements à ce triple propos.

1° Pour le *sperme*, on a prétendu qu'il pouvait transmettre la contagion de deux façons différentes : 1° à la façon et à l'égal d'une sécrétion virulente, c'est-à-dire en déterminant un chancre *in situ*, au point même où il se trouve déposé ; — 2° d'une façon toute spéciale, en inoculant d'emblée la diathèse sans développer d'accident local de contamination. De telle sorte qu'une femme contagionnée par la semence d'un homme syphilitique aboutirait du premier coup aux accidents consécutifs de la vérole sans passer par la filière de l'infection primitive.

Sur le premier point, la science est fixée actuellement, de par

---

1. Il n'est pas que les nourrices qui soient exposées à recevoir la contagion d'un enfant syphilitique. On a vu plus d'une fois la contagion se transmettre d'un enfant syphilitique aux personnes chargées de lui donner des soins, à des bonnes, à des gardes, à des parents (autres que le père et la mère), voire à des enfants, etc. Comme exemple, je citerai le fait d'un grand-père et d'une grand'mère que je traite actuellement et qui tous deux ont reçu la syphilis de leur petite-fille qui était confiée à leur garde. — J'avais dans mon service de Saint-Louis, l'année dernière, une vieille femme de soixante-cinq ans qui avait contracté un *chancre du menton* d'un enfant syphilitique à qui elle servait de garde et dont les lèvres, la bouche, le visage, etc., étaient couverts de syphilides ulcéreuses. — Et ainsi de tant et tant d'autres cas analogues que je pourrais citer.

L'élevage d'un enfant syphilitique est donc chose éminemment périlleuse pour toutes personnes appelées à se trouver en contact assidu avec lui. Or, comme cette tâche incombe naturellement à des femmes, c'est là pour le sexe féminin une source fréquente de contagions.

les données de l'observation clinique et de par les résultats de l'expérimentation. L'observation clinique a nettement démontré que le sperme d'un sujet syphilitique n'est pas susceptible de développer un chancre sur les tissus avec lesquels il est mis en contact. Ne voit-on pas journellement des individus syphilitiques avoir des rapports répétés soit avec leur femme, soit avec leurs maîtresses, sans leur transmettre le moindre accident? D'autre part, l'expérimentation s'est prononcée dans le même sens. On a *inoculé* à des sujets sains du sperme provenant de sujets syphilitiques, et, comme on devait s'y attendre, cette inoculation est restée absolument et invariablement négative dans tous les cas [1].

Quant à l'opinion qui attribue au sperme la faculté de développer la diathèse de toutes pièces, et cela sans déterminer d'accident local de contagion, ce n'est là qu'une simple hypothèse, une conception théorique qui ne repose sur aucune base, qui ne peut invoquer en sa faveur aucun fait précis. Laissons-la donc pour ce qu'elle vaut, sans même ouvrir à son sujet une discussion superflue.

2° La possibilité d'une *contagion par le fœtus* dans le travail de la parturition n'offre rien que de rationnel théoriquement. Affecté de lésions contagieuses, un enfant reste en contact, pendant un temps assez long, avec les parties de sa mère, distendues, éraillées, le plus souvent même déchirées ; quoi d'étonnant à ce qu'il puisse inoculer ces parties? Mais où sont les faits qui démontrent que cette contagion *se soit jamais produite?* Vainement vous en chercheriez de nature à vous satisfaire et vous convaincre. Je n'ai jamais rien observé de semblable pour ma part, et je crois être en mesure d'affirmer qu'il n'existe pas dans la science *une seule* observation témoignant d'une façon authentique qu'une mère ait été contaminée de la sorte par son enfant. Donc je n'insisterai pas davantage et me bornerai à vous dire ceci : un tel mode de transmission ne serait pas absolument *impossible* à la rigueur; mais il n'a pas encore été vérifié cliniquement, même une seule fois.

1. V. Mireur, *Recherches sur la non-inoculabilité syphilitique du sperme*, publiées dans les *Annales de dermatologie et de syphiligraphie*, t. VIII, 1876-77, p. 423. — D⁻ X..., communication orale.

3° Bien plus important à déterminer serait le dernier mode de contagion dont il me reste à vous entretenir et que j'ai eu l'occasion de signaler incidemment dans notre dernière réunion. Est-il vrai qu'un fœtus, procréé syphilitique par le fait de son père, puisse, dans le sein maternel, transmettre l'infection à sa mère? Est-il vrai, en d'autres termes, qu'une femme saine puisse devenir syphilitique parce qu'elle porte dans son sein un enfant héritier d'une vérole paternelle? Quelques auteurs ont résolu cette question par l'affirmative. D'autres ont nié la possibilité d'une telle transmission. A ne parler que des faits écrits, que trouvons-nous dans la science qui puisse fixer notre jugement? Des observations en certain nombre se résumant toutes à peu près en ceci : « Une femme devient enceinte au contact d'un époux syphilitique et procrée un enfant syphilitique; saine jusqu'alors, elle présente tout à coup, soit pendant sa grossesse, soit quelque temps après son accouchement, des accidents non douteux de syphilis secondaire. » Donc, dit-on, la syphilis de la mère est une conséquence de la syphilis de l'enfant, et la contagion s'est transmise *in utero* de l'enfant à la mère. Il est possible certes que cette interprétation soit juste, et je suis tout disposé à la bien accueillir, pour ma part; mais que d'objections, que de fins de non-recevoir peuvent lui être adressées! Est-il bien certain que dans les faits de ce genre la femme ait reçu l'infection de son enfant? N'a-t-elle pu être contagionnée par son mari? N'a-t-elle pu contracter de ce dernier, soit avant, soit pendant sa grossesse, un accident qui soit resté méconnu? Ne voit-on pas journellement des femmes, en dehors de la gestation, présenter des manifestations secondaires dont l'origine est impossible à découvrir, etc., etc.? Toutefois, il faut le reconnaître, ce mode de transmission n'a rien d'irrationnel théoriquement, et les observations sur lesquelles il s'appuie méritent considération. Réservons donc quant à présent tout jugement à son égard. C'est là un point à l'étude, auquel nous ne sommes pas en mesure de donner une solution actuelle [1].

1. Inutile de répéter ce que j'ai dit plus haut (page 30). Depuis l'époque où ces leçons ont été professées, l'expérience a fait mon éducation sur ce point spécial, et je suis absolument convaincu aujourd'hui de l'indéniable authenticité de cette syphilis transmise *in utero* de l'enfant à la mère (syphilis dite *par conception*).

Tel est, messieurs, l'état de la science contemporaine sur les origines de la contagion syphilitique chez la femme.

Cela connu, abordons actuellement une autre question qui n'est, comme vous le verrez, qu'un corollaire de la précédente; je veux parler des localisations qu'affecte le chancre dans le sexe féminin.

Négligeant les détails secondaires, je puis vous résumer en trois propositions très simples ce que présente de plus important le sujet que nous allons étudier :

1° Chez la femme comme chez l'homme, le chancre syphilitique peut s'observer sur toute l'étendue du système tégumentaire, cutané ou muqueux, accessible à notre investigation;

2° Chez la femme comme chez l'homme, le siège le plus habituel du chancre est la région génitale;

3° Mais, chez la femme bien plus souvent que chez l'homme, le chancre peut être *extra-génital* ou, en d'autres termes, affecter tel ou tel siège autre que la région sexuelle.

Justifions en quelques mots ces trois propositions.

I. *Le chancre, ai-je dit tout d'abord, peut se rencontrer sur toute l'étendue de l'enveloppe tégumentaire, cutanée ou muqueuse.*

Cela était facile à prévoir théoriquement. Car, si la contagion peut porter partout, sur tous les points de la peau ou des muqueuses accessibles au virus, il est nécessaire que le chancre, qui la traduit là où elle s'exerce, doive s'observer *partout*, ne connaisse pas d'exclusion possible.

Aussi bien est-ce là ce que démontre la clinique. Ainsi, l'on a rencontré le chancre, chez la femme comme chez l'homme, sur *toutes* les régions du corps, de la tête aux pieds, si je puis ainsi dire. Non seulement on l'observe d'une façon très commune sur les parties sexuelles et les téguments du voisinage, sur le périnée, sur le mont de Vénus, sur la partie supérieure des cuisses, à l'anus, à la marge de l'anus, aux lèvres buccales, à la langue, etc.; non seulement on le surprend encore assez souvent sur le sein, et de temps à autre sur les doigts, aux gencives, à la face, etc. ; mais de plus on le voit parfois affecter des localisations insolites et surprenantes, telles par exemple que le cou, le tronc, les membres, les paupières, les amygdales, le palais, l'oreille, l'arrière-gorge, etc. !

Cette faculté singulière que possède le chancre de s'accommoder à tout siège, à tout terrain, ressort d'ailleurs des faits de syphilis expérimentale dont je vous ai si souvent entretenus. La lancette a été portée par les inoculateurs sur les points du corps les plus divers, tant chez la femme que chez l'homme; et sur tous les points le chancre s'est développé avec l'ensemble des caractères qui lui sont propres.

Bien vrai donc est le mot de M. Ricord : « Le chancre syphilitique est une graine qui peut germer partout, sur tous les terrains où le hasard la dépose. »

De là, messieurs, ce précepte de pratique : Un cas de syphilis étant donné, si vous avez à en déterminer l'origine, ne vous contentez pas d'explorer les régions où le chancre a coutume de se produire le plus communément, c'est-à-dire les régions génitales. Si vous ne trouvez pas le chancre en ce point, cherchez-le ailleurs, puis ailleurs, puis ailleurs encore, bref cherchez-le *partout*, car il peut être là où vous soupçonneriez le moins sa présence. — Ce précepte, comme vous le verrez bientôt, trouve surtout son application chez la femme.

II. Second point : *Chez la femme comme chez l'homme, le siège le plus habituel du chancre est la région génitale.*

Cette proposition ne soulève pas le moindre doute. Elle est la conséquence naturelle et nécessaire de ce que nous avons établi précédemment, à savoir : que, de toutes les sources de la contagion syphilitique, la plus féconde, pour la femme comme pour l'homme, est le *commerce vénérien.*

A lui seul, donc, le chancre génital est plus commun que tous les autres dans une proportion considérable. Jugez-en par les quelques chiffres suivants.

Deux statistiques, que j'emprunte à MM. Clerc et Carrier, nous montrent que, sur un total de 238 chancres :

178 siégeaient aux parties génitales ou dans leurs environs;

19 à l'anus;

41 sur divers points éloignés des parties génitales.

C'est-à-dire, en chiffres ronds, trois chancres génitaux contre un chancre extra-génital. — Et cette proportion, notez-le bien, est certainement *très inférieure à la vérité clinique;* car, pour des raisons diverses, les chancres génitaux sont souvent méconnus ou négligés, tandis que, grâce à leur singularité, les chancres extra-génitaux sont remarqués et accueillis avec un empressement curieux dans nos services hospitaliers. Je suis arrivé, pour ma part, à une moyenne bien supérieure, et je crois, d'après mon expérience personnelle, qu'on observe *au moins* six chancres des parties sexuelles contre un chancre situé en dehors de ces régions.

III. Troisième proposition, celle-ci plus importante au point de vue spécial qui nous occupe et méritant toute votre attention :

Chez la femme bien plus souvent que chez l'homme le chancre syphilitique est de siège extra-génital. En d'autres termes, il est bien plus fréquent chez la femme que chez l'homme de rencontrer le chancre sur des points éloignés des régions sexuelles. Vous allez en juger.

Il est d'observation que, chez l'homme, les chancres dits extra-génitaux se présentent, par rapport aux chancres des parties génitales, dans une proportion de 5 à 6 contre 94 ou 95 environ.

Plus simplement, si vous prenez 100 malades (hommes) affectés de chancres, vous en trouvez 94 au moins qui portent leurs chancres aux parties sexuelles, contre 6 tout au plus dont les chancres sont situés sur d'autres points.

Or, très-différente est cette proportion chez la femme. Dans les deux statistiques que je vous citais à l'instant, nous voyons les chancres extra-génitaux figurer pour une moyenne de plus de 25 pour 100 ; c'est-à-dire que sur 100 femmes il y en aurait plus de 25 qui contracteraient leurs chancres par d'autres voies que les régions sexuelles.

Tout en fournissant une moyenne inférieure, que je crois plus vraie, ma statistique personnelle ne laisse pas de témoigner dans le même sens. Ainsi, sur un total de 203 chancres observés chez la femme, j'en ai trouvé :

171 qui siégeaient sur la vulve, et 32 qui occupaient diverses autres régions.

Moyenne approximative : sur 100 chancres, 16 chancres extra-génitaux.

Mais laissons ces chiffres, car peu nous importe en l'espèce une précision rigoureusement mathématique. L'essentiel, le fait intéressant pour nous, c'est que, chez la femme, le chancre s'observe en dehors des régions sexuelles d'une façon bien plus commune que chez l'homme, bien plus commune qu'on ne serait tenté de le croire et qu'on ne le croit généralement. Veuillez remarquer cette particularité, messieurs, car c'est là un des traits distinctifs de la syphilis de la femme, au point de vue de ses origines.

J'ajouterai que de là dérive un enseignement clinique : c'est que chez la femme, bien plus que chez l'homme, l'accident initial court risque de passer inaperçu ou de rester méconnu dans sa nature, en raison des localisations insolites qu'il peut affecter.

Corollaire pratique : chez la femme, bien plus encore que chez l'homme, le chancre doit être recherché en dehors des régions sexuelles, sur tous les points qui peuvent donner accès à la contagion.

Et que cette fréquence relative du chancre extra-génital chez la femme ne vous étonne pas, messieurs. Il est à cela une raison des plus simples que voici : c'est qu'il existe pour la contagion, dans le sexe féminin, des voies qui, dans le nôtre, ne lui sont pas ouvertes, ou qui ne s'ouvrent pour elle que d'une façon rare, tout exceptionnelle; c'est que certains chancres de la femme n'ont pas, au moins comme fréquence, leurs correspondants chez l'homme.

De ces voies de contagion plus spéciales à la femme, trois surtout sont à signaler : le *sein*, l'*anus* et les *régions péri-génitales*.

1° Pour le *sein*, l'évidence est formelle.

Dérivant, pour la très grande majorité des cas, d'une contagion par l'allaitement, le chancre de cette région est presque spécial à la femme. C'est à tort toutefois qu'on l'a nié chez l'homme. Car, sans citer d'autres exemples, nous trouvons dans les *Lettres* de M. Ricord *sur la syphilis* l'observation d'un malade à qui un chancre du mamelon fut communiqué par les lèvres de sa maîtresse [1].

---

1. *Lettres sur la syphilis*, 2° édit., p. 167.

2° Si les *régions péri-génitales* (périnée, face supéro-interne des cuisses, plis génito-cruraux, etc.) sont bien plus fréquemment affectées de chancres chez la femme que chez l'homme, cela encore se conçoit facilement. Chez elle, en effet, ces parties risquent bien plus que dans notre sexe d'être souillées par le pus virulent. Le périnée de la femme, par exemple, s'offre naturellement à la contagion, parce qu'il est situé immédiatement en arrière de la vulve, et que tout ce qui s'écoule de la vulve se répand sur lui. Le périnée de l'homme encourt-il des dangers analogues?

3° Enfin, quant à l'*anus*, vous me dispenserez de vous dire les raisons qui l'exposent chez la femme, bien plus fréquemment que chez l'homme, à devenir le siège du chancre syphilitique. Ces raisons, vous les devinez. Elles sont telles que l'accident primitif de l'anus, presque exceptionnel ou du moins très rare chez l'homme, est au contraire assez commun chez la femme[1]. Les

---

1. Voici en effet ce que fournit la comparaison des deux statistiques suivantes, relevées sur les observations qui me sont personnelles :

1° HOMMES :	Nombre de cas observés......................	471
—	Chancres de diverses régions................	465
—	Chancres de la région anale ou péri-anale....	6
	Moyenne : 1 chancre de la région anale ou péri-anale sur 78 chancres de toutes régions.	
2° FEMMES :	Nombre de cas observés......................	203
—	Chancres de diverses régions................	189
—	Chancres de la région anale ou péri-anale....	14
	Moyenne : 1 chancre de la région anale ou péri-anale sur 14 chancres de toutes régions.	

A ce propos, une remarque incidente doit trouver place ici.

A très juste titre le chancre anal a mauvais renom. Chez l'homme, en effet, il est l'indice *presque* certain d'une contagion directe. A-t-il chez la femme une signification aussi positive? Non. Si, chez elle, il dérive souvent d'un contact obscène, il peut résulter aussi du contact le plus normal; il peut être produit *par le simple écoulement sur le périnée et l'anus des liquides vaginaux servant de véhicule au pus contagieux.* — Mais, dans ce cas, dira-t-on, les parties génitales et l'anus doivent être contaminés à la fois. — Quelquefois oui, répondrai-je; mais quelquefois non, et l'anus seul est affecté. Car les choses peuvent se passer de la façon suivante : une femme s'expose à la contagion dans un rapport normal; elle se lave, elle prend une injection; elle déterge et protège ainsi la vulve et le vagin; mais ce qu'elle ne peut protéger au même degré par des ablutions de ce genre, c'est l'anus dont les plis rayonnés et l'infundibulum normal sont disposés à merveille pour servir de refuge au

statistiques de MM. Clerc et Carrier en contiennent 19 cas sur 238 chancres de toutes régions; la mienne en mentionne 14 sur 203 malades.

Les chancres génitaux, vous ai-je dit, messieurs, sont, chez la femme comme chez l'homme, les plus communs de tous et de beaucoup. A ce titre, ils méritent de nous occuper en détail. Étudions-les d'abord au point de vue de leur siège, c'est-à-dire de leur répartition proportionnelle sur les divers départements des organes génitaux.

Un simple coup d'œil jeté sur le tableau suivant vous montrera la fréquence relative de leurs diverses localisations :

RELEVÉ DE 249 CAS DE CHANCRES SYPHILITIQUES OBSERVÉS CHEZ LA FEMME.

Chancres des grandes lèvres	114 cas.
— des petites lèvres	55
— de la fourchette	38
— du col utérin	13
— de la région clitoridienne	10
— de l'entrée du vagin	9
— du méat urinaire ou de l'urètre	7
— de la commissure supérieure de la vulve...	2
— du vagin (proprement dit)	1 (?).

De ces chiffres qui concordent sur la plupart des points, mais non sur tous, avec les résultats obtenus par d'autres observateurs, il ressort ceci :

1° Que les chancres des *grandes lèvres* sont de beaucoup les plus

pus virulent. Et si, dans le coït, ces parties ont été souillées indirectement, il peut se faire que, la vulve et le vagin restant indemnes, l'anus soit contagionné sans avoir *mérité* de l'être.

Je m'excuse d'avoir à parler de telles choses; mais, si je n'en parlais ici, dans cet hôpital dont une salle sinistre est consacrée aux victimes d'attentats criminels, je ne sais trop où les jeunes médecins feraient sur ces tristes matières une éducation que les tribunaux réclament souvent d'eux. — Je poursuis donc, et je dis que l'expert, constatant sur une femme ou sur une jeune enfant un chancre anal, n'a pas le droit d'affirmer que ce chancre dérive d'un contact direct. Il ne peut que soupçonner un attentat spécial; *il n'en a pas la démonstration formelle.* S'il allait au delà du soupçon, s'il concluait sans réserves, il dépasserait les limites des données scientifiques exactes et rigoureuses. Or, trop souvent, dans les cas de ce genre et d'autres analogues, la médecine légale a commis ce que j'appellerai des abus de science, en affirmant ce qu'elle aurait dû laisser douteux. Il importe que ses allégations, notamment dans ces questions spéciales et peu connues, soient contenues dans la stricte limite des faits positifs et des vérités cliniques incontestables.

fréquents, et cela dans une proportion considérable (114 sur 249 cas);

2 Qu'au second rang, mais à longue distance, se placent les chancres des *petites lèvres;* — et au troisième, pour un chiffre quelque peu inférieur, ceux de la *fourchette;*

3° Qu'après ces trois localisations qu'on peut dire habituelles, les chancres qui affectent d'autres départements des organes sexuels ne figurent plus que pour une moyenne relativement très basse;

4° Qu'au quatrième rang (remarquez ceci) se placent les chancres du *col;*

5° Au cinquième, pour un nombre à peu près égal, ceux de la *région clitoridienne,* de l'*entrée du vagin,* du *méat urinaire* et de l'*urètre;*

6° Au sixième, ceux de la *commissure supérieure* de la vulve;

7° Au dernier, ceux du *vagin.*

Mais de ce tableau il ressort encore deux particularités très intéressantes, sur lesquelles je dois appeler votre attention. C'est, en premier lieu, la *fréquence des chancres du col;* — c'est, en second lieu, l'*excessive rareté des chancres du vagin.*

Quelques mots à ce double point de vue.

Le chancre du col passe pour une rareté pathologique. M. Clerc, dans sa statistique, n'en mentionne qu'un seul cas sur un total de 113 chancres de diverses régions. M. Carrier ne le cite même pas dans la sienne. Les traités de gynécologie s'en préoccupent à peine, et certains même le passent sous silence. Bref, de l'aveu général, le chancre utérin serait une lésion véritablement exceptionnelle.

Je proteste énergiquement pour ma part et contre ces statistiques et contre cette croyance commune. Si je consulte en effet mes souvenirs, je suis bien certain d'avoir rencontré le chancre utérin d'une façon assez fréquente. Et, si je m'en rapporte à mes notes, je trouve, sur un total de 249 chancres génitaux, 13 cas de chancres du col; ce qui donne une proportion d'un chancre du col contre 18 chancres d'autres régions. Dans le tableau que je viens de placer sous vos yeux, le chancre utérin figure en quatrième ligne par ordre de fréquence, immédiatement après le chancre de la fourchette et *avant* ceux du clitoris; de l'entrée du vagin, du méat, de l'urètre, etc.

D'après moi, donc, le chancre utérin est un chancre bien plus commun qu'on ne le suppose généralement. S'il n'est pas d'observation journalière, comme celui des grandes ou des petites lèvres, il se rencontre du moins avec une certaine fréquence. Il ne se passe guère de trimestre où nous n'en ayons au moins un exemple dans nos salles. Dès aujourd'hui je vous en montrerai deux cas à la fin de cette conférence.

Et j'ajoute : la fréquence *réelle* de ce chancre est certainement bien supérieure à sa fréquence *apparente*. Sans aucun doute, en effet, c'est là une lésion qui doit passer inaperçue en un très grand nombre de cas, et cela pour deux ordres de raisons que voici : parce que d'abord elle n'est ni visible, ni sensible pour la femme, parce qu'elle ne détermine aucune souffrance et qu'elle ne donne l'éveil par aucun symptôme; — parce qu'en second lieu, comme je vous le dirai plus tard, elle a pour caractère de se modifier spontanément et de guérir spontanément avec une rapidité merveilleuse. Il faut, pour la constater, arriver juste à point et la surprendre dans sa courte période d'existence; sinon, ou bien elle n'a plus déjà de caractères suffisants pour permettre de la reconnaître, ou bien même c'en est fait, déjà elle n'existe plus.

Second point. Un fait a dû vous surprendre, messieurs. En vous énumérant les localisations si multiples et si diverses dont est susceptible le chancre, je ne vous ai pas encore parlé du *vagin*. C'est qu'en effet, de l'aveu de tous les observateurs, le chancre du vagin (j'entends du vagin proprement dit) est excessivement rare, voire tout à fait exceptionnel. Jetez les yeux, pour vous en convaincre, sur le tableau qui résume nos observations. Sur un total de 249 chancres vous ne trouvez mentionné qu'un seul cas de chancre vaginal. Encore ce cas nous a-t-il paru assez suspect, assez incertain, pour que nous l'ayons marqué d'un point de doute [1].

---

1. De même dans la statistique de M. Clerc il n'est pas fait mention d'un seul cas de chancre vaginal. — Le relevé de M. Carrier signale 12 chancres de *l'entrée* du vagin, mais pas un seul chancre des portions moyenne ou supérieure de cet organe.

Cela n'est-il pas extraordinaire? Il semblerait qu'en raison de sa forme, de son étendue, de ses fonctions, le vagin dût être très fréquemment affecté par le chancre; — en raison de sa forme, qui est celle d'un cylindre rétréci dans sa portion inférieure, et tout au contraire évasé supérieurement de façon à constituer une ampoule qui favorise la stagnation des liquides; — en raison de son étendue qui est considérable; déplissée, sa muqueuse offrirait une surface dix fois supérieure à celle de toute la vulve; — en raison enfin et surtout de ses fonctions. N'est-ce pas lui qui embrasse la verge dans l'acte sexuel et qui, à ce moment, se trouve en contact immédiat avec les parties qui chez l'homme sont le siège le plus habituel des lésions contagieuses? — A tous ces titres c'est lui qui, semble-t-il, devrait recevoir le plus fréquemment la contagion. Eh bien, chose bizarre, c'est lui qui la reçoit le plus rarement. Il n'est guère affecté jamais que dans sa portion la plus inférieure, au niveau de ce qu'on appelle l'anneau vaginal, c'est-à-dire en un point où le chancre est tout aussi bien vulvaire que vaginal, à proprement parler. Très rarement, très exceptionnellement on le trouve atteint dans son ampoule supérieure. Enfin, pour ma part, je n'ai *jamais* constaté le chancre dans toute l'étendue de sa portion moyenne, quelque soin que j'aie pris à le chercher là.

Quel est le secret de cette étonnante immunité? Faut-il la rapporter à quelque condition anatomique, telle que la résistance de la muqueuse vaginale, laquelle, comme vous le savez, est formée d'un tissu conjonctif très dense, très riche en fibres élastiques, et doublée en outre d'un épithélium très épais? Faut-il l'attribuer à ce que le vagin est moins exposé aux froissements et aux déchirures que la vulve et le détroit vulvaire? Peut-on supposer encore que les liquides de provenance utérine ou vaginale qui baignent habituellement cet organe constituent pour lui un enduit protecteur, ou bien que les sécrétions de l'acte sexuel contribuent par elles-mêmes à déblayer le vagin des produits virulents qu'elles entraînent vers la vulve, etc.? Tout cela est bien hypothétique et peu satisfaisant, en vérité. Mais, si l'explication nous manque, le fait n'en est pas moins réel, et cette excessive rareté du chancre vaginal est une particularité des plus curieuses que je signale à votre attention.

Une dernière question nous reste à traiter avant d'aborder la symptomatologie du chancre; c'est le *nombre* des lésions par lesquelles se traduit chez la femme l'infection syphilitique primitive. Ici encore, je l'espère, vous allez trouver quelques considérations dignes d'intérêt.

Vous savez que, chez l'homme, l'infection syphilitique se fait toujours par un très petit nombre de lésions, le plus souvent même par un accident unique, isolé. « C'est le propre du chancre induré d'être le plus habituellement *solitaire* », a dit M. Ricord; et cette assertion, confirmée par l'expérience, ne compte plus d'opposants aujourd'hui. Pour ma part, je trouve dans mes relevés que, sur 556 cas de chancres syphilitiques observés sur l'homme, 402 fois le chancre était unique, « solitaire », suivant l'expression consacrée, et multiple seulement 154 fois; ce qui donne en chiffres ronds cette proportion : 3 cas d'infection à chancre unique contre un cas d'infection à chancres multiples.

Ne prenez pas cela, messieurs, pour une simple curiosité de statistique. Un intérêt diagnostique très sérieux se rattache à ce fait du petit nombre habituel ou de l'unicité fréquente des lésions syphilitiques primitives. C'est qu'en effet, si le chancre de la syphilis est le plus souvent solitaire, le chancre simple, le chancre non syphilitique, au contraire, est le plus communément multiple. Vous concevez aussitôt le parti que nous pouvons tirer en clinique de ces caractères opposés, parti tel que très souvent, d'après la seule constatation *numérique* des lésions, le diagnostic différentiel des deux variétés du chancre peut être sûrement établi.

Or, si les choses se passent ainsi chez l'homme, en est-il de même chez la femme?

Oui; — mais avec de certaines réserves, comme vous allez le voir.

Oui, chez la femme comme chez l'homme, l'infection syphilitique primitive ne se traduit en général que par un *petit nombre de lésions*. Ainsi, ce que nous observons le plus communément chez nos malades, c'est l'existence d'un ou de quelques chancres,

2 ou 3 parfois, et bien plus rarement 4, 5, 6 au plus. Mes relevés sont formels à cet égard[1].

Oui encore, chez la femme comme chez l'homme, l'infection syphilitique primitive se différencie du chancre simple par le nombre bien moindre de ses lésions. A ce point de vue même l'opposition entre ces deux maladies est bien autrement tranchée dans le sexe féminin que dans le nôtre. Sans le moindre doute, en effet, le chancre simple est plus souvent multiple chez la femme que chez l'homme, et multiple surtout à un degré parfois surprenant. Il n'est pas rare, par exemple, ici spécialement, de rencontrer des malades affectées d'une pléiade de chancres simples aussi confluente que possible, composée de 15, 20, 25 ulcérations indépendantes; quelquefois même nous en avons observé un nombre plus considérable encore, jusqu'à 30, 40, 45 et 75[*].

Mais, les analogies reconnues, ne négligeons pas les différences.

D'une façon générale, on peut dire que le chancre syphilitique est *plus souvent multiple* chez la femme que chez l'homme. Cela résulte du rapprochement des statistiques. Ainsi, tandis que chez l'homme le chancre syphilitique est solitaire environ 3 fois sur 4, chez la femme il ne l'est guère que 2 fois sur 3.

Distinguons toutefois. Nous venons de voir que les chancres infectants multiples sont, dans une certaine proportion, plus fréquents chez la femme que chez l'homme. Or, cette dernière remarque ne s'applique qu'aux chancres génitaux. Car sur tout autre siège l'infection syphilitique primitive est le plus habituellement *discrète* chez la femme comme chez l'homme. C'est dire que chez elle, comme dans notre sexe, les chancres extra-génitaux sont communément ou solitaires ou très peu nombreux. Ils ren-

---

1. Relevé de 203 cas de chancres syphilitiques observés chez la femme, au point de vue du nombre des lésions :

Malades affectées d'un seul chancre	134 cas.
— de 2 chancres	52
— de 3 chancres	9
— de 4 chancres	4
— de 5 chancres	3
— de 6 chancres	1

*. Voir à ce sujet un intéressant mémoire publié par un de mes élèves, le docteur Barié (*de la Multiplicité du chancre simple chez la femme*, Annales de dermatologie et de syphiligraphie, 1873-74, t. V, p. 356).

trent à ce point de vue dans la caractéristique usuelle du chancre
syphilitique.

Telles sont, messieurs, les notions préliminaires — un peu
arides, un peu techniques sans doute — que j'avais à vous présenter avant d'aborder l'étude symptomatique du chancre, étude
qui fera le sujet de notre prochaine réunion.

TROISIÈME LEÇON

DU CHANCRE

SOMMAIRE. — I. Du chancre produit par l'inoculation expérimentale. — Caractéristique
de la lésion. — Deux phénomènes essentiels : 1° infiltration néoplasique du derme,
constituant un épaississement local, une induration; — 2° processus érosif de la
surface tégumentaire.

II. Du chancre de contagion (chancre clinique). — Période initiale, embryonnaire.
— Le chancre à cette période est une érosion sans caractères. — Erreurs fréquentes
commises à son sujet. — Période d'augment. — Chancre à maturité. Sa caractéristique à cette période. — Indolence remarquable de la lésion. Le chancre ne devient
douloureux que sous l'influence d'irritations locales surajoutées. — Étendue. — Forme
graphique. — Aspect général. — La vieille formule du chancre répond-elle à l'aspect réel du chancre syphilitique? — Loin d'être un ulcère creux, le chancre syphilitique est presque toujours une érosion plate, parfois même une érosion proéminente
(chancre papuleux). — État du fond. — État des bords. Le chancre syphilitique n'a pas
de bords à proprement parler; il n'a qu'un contour qui se continue de plain-pied
avec les tissus voisins, qui parfois même est légèrement exhaussé. — Sécrétion. —
Coloration. — Est-il, comme on l'a dit, une coloration pathognomonique du chancre?
— Deux teintes plus habituelles : 1° teinte grisâtre, diphthéroïde ; — 2° teinte dite
chair musculaire. — Variétés nombreuses. — Aspect spécial du chancre de la grossesse (chancre livide, violacé). — État de la base : néoplasme sous-chancreux ; induration. — Rénitence spéciale caractérisant l'induration chancreuse. — Deux
formes d'induration : 1° forme profonde (induration noueuse, calleuse, etc.); —
2° forme superficielle ou lamelleuse. — Cette dernière comporte deux degrés :
1° induration parcheminée ; — 2° induration foliacée ou papyracée.

Résumé. — Ensemble des caractères qui constituent le chancre.

Évolution ultérieure. — Période d'état. — Réparation. — Deux phénomènes marquent le passage du chancre à la période de réparation : modification de la teinte,
exhaussement du fond. — Cicatrisation. — Résorption progressive de l'induration.
— Survie variable de l'induration après la cicatrisation du chancre. — Le chancre
syphilitique ne laisse pas après lui de cicatrice permanente; souvent même il s'efface en quelques semaines d'une façon complète et absolue.

Durée. — Moyenne habituelle. — Variétés. — Exemple d'un chancre ayant accompli toute son évolution en quatorze jours.

Un fait majeur résume et domine la symptomatologie du chancre : Importance
minime et bénignité singulière de la lésion, d'un bout à l'autre de sa courte durée.

— Comment les femmes appellent usuellement l'accident initial de leur maladie. — Conclusion.

MESSIEURS,

C'est du chancre considéré en tant que lésion, que je vous parlerai aujourd'hui.

Pour rester fidèle à mon programme, j'interrogerai tout d'abord les faits expérimentaux, leur demandant de nous fournir le type parfait, accompli, du chancre. Puis, je rapprocherai de ce chancre expérimental le chancre de contagion, celui que nous offre la clinique, et je vous montrerai l'identité de ces deux lésions.

I

Si nous consultons, au point de vue qui nous intéresse actuellement, les données fournies par ces expériences d'inoculation dont je vous ai si souvent parlé, nous constatons d'abord ceci : c'est que les phénomènes observés ont toujours été absolument les mêmes pour l'un et l'autre sexe. Que l'inoculation ait été pratiquée sur un homme ou sur une femme, toujours les mêmes accidents se sont produits, dans le même ordre et avec une parfaite identité de caractères. Cela devait être, cela est.

Quelle est, en second lieu, la symptomatologie du *chancre expérimental?* Quelques mots suffiront à la résumer dans ses caractères principaux.

Après une incubation de plusieurs semaines en moyenne, le premier phénomène pathologique qui se révèle à l'observateur consiste en l'apparition au point inoculé d'une petite *saillie rougeâtre*, saillie qui a été qualifiée de la sorte par les divers expérimentateurs : « petite papule, tache ou élevure rougeâtre, rougeur cuivrée devenant une élevure papuleuse, papule cuivrée, saillie tuberculeuse, etc. »

Puis, cette papule se couvre de squames, devient écailleuse ou croûteuse, s'exfolie en un mot, et aboutit à une *érosion superfi-*

cielle; érosion qui tantôt reste à découvert, comme une plaie, en fournissant un léger suintement, et tantôt se couvre de croûtes plus ou moins persistantes.

En même temps cette papule se développe; sa base s'étend en surface, *s'épaissit* et *durcit* à la fois. A cette époque, la lésion est qualifiée par les observateurs des dénominations « de condylome dur, de tubercule, de plaque noueuse, de *papule indurée* ».

Tel est le stade initial de la lésion. Il se résume donc en ces trois phénomènes successifs :

1° Production d'une saillie ou *papule* rougeâtre au point inoculé;

2° *Érosion* superficielle de cette papule ;

3° Épaississement, rénitence croissante, *induration* de la papule érodée.

Poursuivons. — Ultérieurement, cette lésion papuleuse s'accroît; elle s'élargit et s'épaissit en même temps; elle augmente à la fois de volume et de rénitence; elle devient alors « un condylome épais et résistant, un tubercule dur, une plaque indurée, un véritable tubercule plat avec induration de sa base, etc. »

Simultanément, sa surface primitivement sèche ou squameuse se convertit en une érosion, en une ulcération superficielle, laquelle s'étend, s'élargit excentriquement, suppure à découvert, ou bien se couvre de croûtes.

A cette époque, la lésion est parvenue à son plein développement.

Ce second stade — stade de maturité du chancre, si je puis ainsi parler — n'est, à vrai dire, que la continuation, sous la même forme, des phénomènes initiaux. Car il ne se caractérise, au total, que par ces deux phénomènes: ampliation de la papule primitive, d'une part; et, d'autre part, développement centrifuge de l'érosion.

Constituée de la sorte, la lésion reste un certain temps stationnaire, sans modifications bien appréciables. Il devient évident qu'elle s'est limitée. Puis, les bords de l'érosion ne tardent pas à être envahis par un travail cicatriciel; la plaie se ferme peu à peu. Finalement, il ne reste bientôt plus de la lésion qu'une plaque d'un rouge brunâtre surmontant des tissus encore épaissis et rénitents. Cette induration locale persiste quelque temps, puis s'atténue, s'efface, et tout est dit.

Tel est, messieurs, le chancre expérimental.

Vous voyez qu'en somme ce chancre est une lésion minime et de peu d'importance, une lésion se limitant à une petite étendue, ne faisant qu'intéresser les tissus superficiellement, évoluant avec rapidité et disparaissant en un temps assez court.

Et si vous recherchez en quels éléments essentiels consiste cette lésion, vous la trouvez simplement constituée par ceci :

1° Une *infiltration* du derme produisant un épaississement local, une nodosité circonscrite d'une rénitence particulière;

2° A la surface de cette nodosité, une *érosion* ou une légère *exulcération.*

Au total, voilà, messieurs, ce qu'est le chancre expérimental; il est cela, et rien autre, rien de plus.

II

Or le chancre de contagion, celui que nous observons en pratique, répond-il à ce type? Est-il l'analogue de la lésion que nous venons de décrire? C'est là ce que nous devons maintenant étudier en détail.

Vous comprenez sans peine combien doit être rare l'occasion de surprendre, chez la femme, le chancre au début même de son début, si je puis ainsi parler. Car une femme, quelle qu'elle soit, ne se détermine à consulter un médecin que si elle y est invitée par quelque phénomène sensible, appréciable. Or, si le chancre de contagion débute, comme le chancre d'inoculation, par une simple rougeur sèche ou par une petite papule, il *n'est pas perçu* à cette époque, il ne peut l'être; on ne sent pas une rougeur, on ne souffre pas d'une insensible papule. Ce n'est donc que d'une façon exceptionnelle et toute fortuite qu'on pourrait assister à l'éclosion même du chancre de contagion. De là notre ignorance sur les formes de cet accident à sa période embryonnaire. Nous ne savons pas, nous ne pouvons dire si sa lésion originelle consiste, comme pour le chancre inoculé, en une rougeur ou en une papule sèche qui met quelques jours à desquamer. Il est probable, certes, qu'il procède de la sorte; d'une part, l'analogie porte à le croire, et, d'autre part, en deux ou trois cas on a constaté, dit-on, cette papule *sèche* initiale comme premier rudiment du chancre. Mais ce qui n'est pas moins vraisemblable, c'est que, si les choses se passent ainsi, cette rougeur ou cette papule sèche initiale doit être bien éphémère sur la muqueuse des organes génitaux. Car, sur cette région, il est de notion commune que les éruptions sèches deviennent très facilement humides et s'exfolient presque immédiatement.

Quoi qu'il en soit, nous sommes forcés de nous en tenir à ce qu'il nous est donné de constater *de visu*, à ce que nous montre la clinique. Et ce qu'elle nous montre comme premier rudiment du chancre de contagion, c'est presque invariablement une *érosion*, un *bouton érosif*.

Or, quels sont les caractères de ce bouton initial? Question bien essentielle que celle-ci, bien importante et digne de toute votre attention, messieurs. Car plus d'une fois vous aurez à la juger dans le cours de votre pratique; plus d'une fois vous verrez des femmes se présenter à votre cabinet, anxieuses, affolées de terreur, réclamant de vous un arrêt sur la nature d'une érosion naissante; et, si vous n'étiez suffisamment éclairés sur les difficultés du problème à résoudre, vous risqueriez de commettre des erreurs qui, je vous l'assure, ne vous seraient que difficilement pardonnées.

Qu'est donc le chancre à sa période initiale? Si peu de chose que je puis sans exagération le qualifier de la façon suivante : *la plus petite, la plus superficielle, la plus bénigne, la plus insignifiante de toutes les érosions possibles*. Ce n'est pas quelque chose, pour ainsi dire; c'est *moins que rien*. A ce point que, la première fois ou les premières fois qu'on est appelé à constater le chancre sous cette forme et à cet âge, *on y est toujours trompé*. — Et il est impossible qu'on ne s'y trompe pas. — Du reste, vous allez en juger.

Ce qu'on voit en effet, à cette époque, c'est une érosion rudimentaire, très limitée comme surface, de l'étendue d'une petite lentille, d'un grain d'orge, d'un grain de blé; — érosion quelquefois arrondie ou même parfaitement circulaire, d'autres fois ovalaire, allongée, fissuraire, etc.; — érosion plane, de niveau avec les parties voisines, sans arête circonférencielle et sans bords, par conséquent; — érosion rouge ou rougeâtre généralement, mais n'offrant d'ailleurs aucune coloration spéciale; — érosion fournissant à peine un imperceptible suintement séreux; — érosion enfin à base insignifiante ou tout au plus très légèrement épaissie. Quelquefois peut-être, en palpant très soigneusement, en roulant entre les doigts les téguments sur lesquels repose cette lésion, parvient-on à percevoir la sensation d'une certaine rénitence circonscrite; mais ce signe est tellement minime qu'il n'y a guère à s'y arrêter et qu'on n'en saurait déduire rien de certain.

Et voilà tout. C'est là tout ce qu'on voit, ce qu'on perçoit; aucun autre phénomène ne se présente à constater.

De sorte que, si l'on voulait appliquer au diagnostic de cette lésion l'ancienne formule du « chancre creux, à fond grisâtre, à bords taillés à pic, à suppuration sanieuse, etc. », on serait à cent lieues de considérer comme chancre un tel accident; on affirmerait que cet accident n'est pas et ne peut être un chancre. Et en effet, c'est à cette conclusion qu'on est conduit le plus souvent. *Neuf fois sur dix, le chancre naissant est méconnu;* neuf fois sur dix on se trompe sur sa véritable nature. Et savez-vous *comment on se trompe* alors, savez-vous à quel diagnostic faux on est amené? L'erreur est instructive et mérite bien d'être connue; la voici.

De deux choses l'une : ou bien l'on prend pour un *herpès* l'accident en question; — ou bien, ce qui est plus commun encore, on le considère comme une érosion insignifiante, comme une simple desquamation épithéliale, comme une écorchure, une égratignure, *un rien*. Dans l'un et l'autre cas, on s'empresse de rassurer les malades, on les congédie en leur garantissant une sécurité complète. Puis vient l'heure de la déception amère, laquelle a bien aussi pour le médecin son côté désobligeant.

Tel est, messieurs, à son début, le chancre de contagion. Suivons-le actuellement dans son évolution ultérieure.

Deux phénomènes principaux marquent le progrès du chancre. D'une part, l'érosion s'accroît et s'étend en surface excentriquement, mais en restant toujours superficielle, ou tout au moins en n'attaquant que les couches les plus extérieures du derme. D'autre part, l'épaississement initial de la région devient de plus en plus manifeste; les tissus qui sous-tendent l'érosion prennent une consistance morbide; il semble qu'il se forme là une infiltration intra-dermique, un dépôt plastique, une *néoplasie* qui, nettement circonscrite à l'aire de la lésion, constitue sous cette lésion une sorte de base ou d'assise résistante.

Ces deux phénomènes marchent généralement d'un pas égal, à quelques exceptions près. Lorsque l'un et l'autre sont accomplis, le chancre est constitué.

Prenons donc le chancre à cette époque de maturité pour en analyser les caractères. De tous les sujets que nous aurons à traiter dans le cours de ces conférences, c'est là sans contredit l'un des plus intéressants et des plus essentiels à approfondir.

Premier caractère, négatif celui-ci, mais non moins important pour cela : Chez la femme comme chez l'homme, le chancre syphilitique naît, se développe et s'éteint d'*une façon remarquablement indolente.* — Nul doute, nulle contestation possible à cet égard. Interrogez toutes nos malades affectées de chancres, elles vous répondront invariablement qu'*elles ne souffrent pas* des lésions qu'elles portent, qu'elles n'en ont jamais souffert, que « lorsqu'elles se lavent ou lorsqu'elles se pansent, seulement, cela les pique bien un peu, mais qu'à part cela elles ne ressentent aucune douleur ».

Le chancre ne devient véritablement sensible et douloureux que sous l'influence de certaines conditions locales de fâcheuse influence, telles que les suivantes, par exemple : lorsqu'il est situé de façon à être le siège de frottements dans la marche; — lors-qu'il est agacé par des pansements irritants, par la malpropreté, par des écoulements vagino-utérins, par des cautérisations in-tempestives, etc.; — lorsqu'il est irrité par la fatigue, le travail, le coït, les excès alcooliques, le contact de l'urine ou des matières fécales; — lorsque enfin, pour une raison quelconque, il vient à s'enflammer, complication que nous étudierons plus tard.

Mais, en dehors de ces conditions particulières, je ne crains pas de vous le répéter encore, le chancre est une lésion essen-tiellement indolente. Aussi fort souvent passe-t-il inaperçu, *parce qu'il n'est pas senti*. Que de fois, pour ma part, n'ai-je pas décou-vert chez les femmes de cet hôpital des chancres qu'elles ne nous avaient pas accusés « parce qu'elles n'en souffraient pas ! » Que de fois aussi, reconnaissant les traces non équivoques d'un chan-cre vulvaire ou autre, puis interrogeant les malades sur l'histoire antérieure de cet accident, n'ai-je pas obtenu d'elles des réponses comme celles-ci : « Vous dites que j'ai eu un chancre là, docteur; c'est singulier, je ne m'étais aperçue de rien en cet endroit; je n'ai jamais rien senti là »; ou bien encore : « C'est vrai, j'ai eu là un bouton il y a quelque temps; mais ce n'était rien, je vous as-sure, car cela ne m'a jamais fait le moindre mal. »

Comme *étendue*, le chancre de la femme est certainement assez variable. On peut dire cependant que ses dimensions habituelles sont celles d'une pièce de 20 ou de 50 centimes, d'un haricot, d'un noyau de prune. Quelquefois plus petit, restreint par exemple aux proportions d'une lentille, il est d'autres fois notablement plus grand, large comme une amande, comme une pièce d'un franc. Rarement il lui arrive de dépasser ces dernières limites.

Comme *forme graphique*, il n'est pas moins sujet à de nom-breuses variétés, en relation avec le siège qu'il occupe. Le plus communément il est arrondi d'une façon plus ou moins régulière, ou bien ovale, oblong, elliptique. Quelquefois il est allongé, fis-suraire. D'autres fois il devient tout à fait irrégulier, en s'adaptant aux configurations variées des régions qu'il affecte.

Son *aspect général* est ce qu'il y a de plus essentiel à bien déter-

miner. Vous connaissez la vieille caractéristique du chancre :
« Ulcère creux, à bords taillés à pic, décollés et renversés, à fond
anfractueux, déchiqueté, pseudo-membraneux, à suppuration
ichoreuse, à tendance extensive et menaçante, etc. » Or, cette formule est-elle applicable à la lésion qui nous occupe ? Allons-nous
retrouver ici cet ensemble de caractères ? Nullement, et c'est là
le point sur lequel j'ai le plus à cœur de fixer votre attention.
Non seulement le véritable chancre — et cela n'est pas moins vrai
pour la femme que pour l'homme — ne se présente pas avec ces
attributs que persiste à lui assigner une aveugle routine; mais il
en offre d'autres qui sont absolument opposés; comme vous allez
le voir.

Est-ce d'abord un *ulcère creux?* Non, tant s'en faut. C'est bien
plutôt une *érosion plate.* C'est même, assez souvent, une érosion
en saillie, bombée, proéminente, papuleuse.

Mais entrons dans les détails.

Le plus habituellement, chez la femme, le chancre *n'est pas un
ulcère* à proprement parler. Ce n'est qu'en certains cas, relativement rares, qu'il pourrait être dit ulcéreux, alors qu'il entame
ou semble entamer l'épaisseur du derme. Mais huit fois sur dix,
pour le moins, il est constitué par une *érosion,* par une érosion
qui n'intéresse le derme que superficiellement, dans ses couches
les plus extérieures. Nous verrons même que souvent il ne consiste qu'en une simple exfoliation épidermique, une véritable desquamation épithéliale.

Aussi, loin d'être creux et excavé, le chancre de la femme est-il
le plus habituellement *plat* et de niveau avec les tissus sains périphériques.

S'il présente parfois une dépression légère, en forme de godet,
plus souvent encore il affecte une disposition inverse. Il est
alors plus ou moins saillant, exhaussé, bombé en forme de
papule. Il constitue de la sorte un petit mamelon discoïde,
proéminent, qui dépasse le niveau des parties voisines. C'est à
cette variété de lésion qu'on a donné le nom de chancre bombé,
de chancre condylomateux, d'*ulcus elevatum*, etc. Plus simplement
nous l'appelons ici *chancre papuleux.*

Par son *fond* et par ses *bords* la lésion dont nous poursuivons l'étude répond-elle mieux au type classique du chancre?

Pas davantage, et de cela voici la preuve :

Loin d'être irrégulier, anfractueux, déchiqueté, etc., son *fond* est au contraire remarquablement lisse, égal et uni ; tellement uni même, en bon nombre de cas, qu'il en devient comme poli, irisé, reluisant. On croirait presque qu'on a passé sur lui un *vernis* brillant.

Et ses *bords?* Rencontrons-nous ici les fameux bords « à pic », abrupts, escarpés, décollés, renversés, etc. ? Nullement encore.

Ses bords, je ne sais en vérité comment vous les décrire, messieurs, car *ils n'existent pas*. Le véritable chancre syphilitique *n'a pas de bords;* il se continue sans ressaut, sans arête circonférencielle, avec les tissus qui l'environnent; il est, comme je vous l'ai dit déjà, de niveau et de plain-pied avec eux.

Et même, loin d'être dessiné par un méplat, son contour s'exhausse souvent en forme de couronne ou de crête. De sorte qu'alors sa circonférence est plus élevée que son centre, et que la lésion totale prend la forme d'une petite cupule ou d'un godet.

Enfin, comme dernier trait, la *sécrétion* du chancre n'est nullement cette suppuration abondante et ichoreuse qu'on lui attribue bien à tort.

D'une part, le chancre sécrète peu. Assurément il suppure moins qu'une plaie ordinaire, qu'une plaie, par exemple, résultant d'un traumatisme ou [consécutive à l'application d'un caustique. Souvent même sa sécrétion est *minime* et comparable à celle de l'érosion la plus superficielle, d'un herpès, d'une exfoliation épithéliale de balanite, etc.

D'autre part, sa sécrétion est moins du pus véritable que de la sérosité mêlée de pus. C'est un liquide grisâtre ou gris jaunâtre, ténu, louche, non lié, qui ne ressemble en rien au pus « louable » des chirurgiens.

Il n'est guère que le chancre ulcéreux qui fournisse du véritable pus.

Ainsi, messieurs, plus nous avançons dans cette étude, plus

nous voyons le chancre s'éloigner du type conventionnel auquel
on l'a si longtemps assujetti. Cela justifie amplement ce que je
vous disais dans notre précédente réunion et ce que je vous rappelle aujourd'hui : « Une ulcération étant donnée, plus elle se
rapprochera par l'ensemble de ses caractères de ce qu'on appelle
communément le chancre, plus il y aura chance pour qu'elle ne
soit pas un chancre, j'entends un chancre syphilitique. » Cela
explique aussi comment le véritable chancre a été si fréquemment méconnu chez la femme, considéré comme exceptionnel,
et confondu, ainsi que je vous le démontrerai plus tard, avec certaines formes de manifestations secondaires.

Mais laissons ces questions, qui nous entraîneraient loin du
sujet actuel, et poursuivons notre étude clinique.

La *coloration* du chancre a beaucoup préoccupé les syphiliographes. S'il fallait en croire certains auteurs, le chancre se dis-
tinguerait facilement de tout autre accident rien que par la teinte
de son fond, que l'on a comparée soit à la couleur du jambon,
soit à celle du cuivre. Je passerais encore condamnation sur la
teinte *jambon* dont, à la rigueur, le ton du chancre se rapproche
quelquefois. Mais quant à celle du *cuivre*, je m'insurge, je me révolte. Soit dit incidemment, on a singulièrement abusé du cuivre
dans la symptomatologie de la vérole; « on en a mis partout ».
Éruptions cutanées, lésions diverses des muqueuses, ulcérations
secondaires ou tertiaires, chancre lui-même, tout cela a été comparé au cuivre, a été taxé d'aspect cuivreux. Or, pour ne parler
que du chancre actuellement, je nie que jamais, au grand jamais,
soit chez la femme, soit chez l'homme, il ait présenté le ton du
cuivre; cette nuance si spéciale n'est pas de celles qu'il affecte, et
on l'en a doté bien gratuitement.

Ce qu'il y a de vrai sur ce point, c'est, d'abord, que le chancre
n'a pas de coloration qui lui soit absolument spéciale et qui puisse
le faire reconnaître du premier coup d'œil; c'est ensuite qu'il est
susceptible de teintes variées, et cela suivant des conditions
diverses qui sont loin de nous être toutes connues.

Chez la femme et à la région génitale, il se présente le plus
souvent sous l'un des deux aspects suivants:

1° Tantôt il offre une coloration *grisâtre*, d'un gris sale, terne ou légèrement ardoisé, rappelant soit la nuance de certaines productions diphthéritiques, soit la coupe de ces tumeurs qu'on appelait autrefois des squirres, soit mieux encore l'aspect terne du vieux *lard* qui commence à rancir.

Cette coloration est due à un exsudat pelliculaire ou pseudo-membraneux, mince et demi-transparent, qui tapisse le fond de la plaie et qui lui adhère assez intimement pour n'en pouvoir être détaché. Comme cet exsudat ne couvre en général que les portions centrales du chancre sans se continuer jusqu'à ses bords, il arrive le plus souvent que le centre seul de la lésion présente la teinte grise dont je viens de parler, tandis que la zone circonférencielle conserve une coloration rouge ou rougeâtre, laquelle n'est autre que celle de l'érosion chancreuse.

Voici un bel exemple de ce premier aspect du chancre. Cette jeune femme présente sur la face interne de la petite lèvre gauche un type de chancre syphilitique. Examinez soigneusement la lésion au point de vue qui nous occupe et vous remarquerez ceci : Au centre de l'érosion et dans les trois quarts de son étendue, une surface absolument grise, ardoisée, empruntant évidemment cette teinte à l'enduit pelliculaire qui la recouvre; — en dehors de cette surface, une zone circulaire qui lui sert de bordure et qui s'en distingue par une coloration d'un rouge vif; c'est là l'érosion même du chancre, vue à découvert avec la teinte qui lui est propre.

2° Tantôt, et d'une façon plus commune encore peut-être, le chancre de la femme se présente avec une coloration tout autre, qu'on peut définir d'une façon assez juste en la comparant à celle de la *chair musculaire*, à celle du muscle fraîchement disséqué.

J'appelle votre attention, messieurs, sur cet aspect peu connu du chancre. Il est très fréquent. Je n'oserais vous le donner comme caractéristique; mais ce que je puis vous affirmer, c'est qu'il est assez frappant en bon nombre de cas pour fournir au diagnostic une utile donnée.

Je vais en placer un exemple sous vos yeux. Cette femme, qui est entrée depuis hier seulement dans nos salles, offre un accident d'une disposition assez curieuse : c'est un chancre qui, partant

du gland du clitoris, se divise sur la face interne des petites lèvres
en deux languettes horizontales et symétriques. Quel est l'aspect
de cette lésion? Celui d'une surface érosive, absolument rouge,
d'un rouge brun et sombre, tout à fait comparable à la teinte de
la chair musculaire, au ton du muscle incisé ou disséqué.

En d'autres circonstances vous verrez le chancre affecter des
colorations différentes, une teinte rouge jaunâtre ici, là rouge
livide, ailleurs encore jaune sombre, etc.

Parfois aussi vous trouverez sa surface semée d'un *piqueté brun*
constitué par de petits exsudats sanguins, par de petites apoplexies
miliaires. Cet aspect (fort bien reproduit sur cette belle pièce due
au talent de M. Jumelin[1]) ne se rencontre guère qu'avec le chancre syphilitique, et je crois pouvoir vous le donner comme un
signe presque pathognomonique en l'espèce.

D'autres fois encore, mais bien plus rarement, vous observerez
le chancre *multicolore*, c'est-à-dire présentant une série de zones
concentriques de tons différents, ce qui lui donne l'aspect d'une
cocarde (chancre dit *en cocarde*).

Enfin, et ceci est plus important, la grossesse imprime au
chancre des modifications toutes spéciales; elle le rend livide,
brunâtre, et parfois même très exactement *violet*, d'un violet noir
qui rappelle tout à fait le ton de cette belle fleur de nos jardins
qu'on appelle vulgairement la *pensée*.

En dernier lieu, nous arrivons à un autre caractère du chancre,
caractère presque aussi important à lui seul que tous ceux qui précèdent, à savoir l'*induration*.

Nous avons vu précédemment, à propos du chancre expérimental, que toujours, au lieu même où l'inoculation avait été pratiquée, il se produisait un certain épaississement des tissus; qu'il
se formait là, par le fait d'une sorte d'infiltration du derme, une
nodosité, une plaque rénitente, laquelle servait, pour ainsi dire,
de doublure à l'érosion chancreuse et lui constituait une sorte de
lit, de base, de socle ou d'assise.

1. Pièce déposée au musée de l'hôpital Saint-Louis (collection particulière de l'auteur, n° 217).

Eh bien, le même phénomène s'observe aussi pour le chancre
de contagion, et cela chez la femme comme chez l'homme.

Cette infiltration, cette néoplasie *sous-chancreuse*, si je puis
parler ainsi, fournit, quand elle est suffisamment accusée, un
signe diagnostique des plus précieux, connu en clinique sous le
nom d'*induration*.

Si donc, un chancre syphilitique étant donné, vous venez à en
palper attentivement la base, d'après certaines règles que je vous
formulerai bientôt, vous sentirez là quelque chose que vous ne
sentiriez pas sous une plaie simple. Au-dessous d'une plaie simple
les téguments restent souples ; ou bien, si cette plaie s'enflamme,
ils offrent une rénitence particulière, décrite sous les noms d'empâtement, d'engorgement, d'œdème inflammatoire. Or, tout autre
est la sensation que vous fournira la base du chancre. Vous percevrez là une résistance, une dureté *spéciale*, et spéciale à deux titres
surtout qu'il importe de déterminer nettement :

Spéciale, d'une part, *par sa circonscription* : elle existe là où
existe le chancre, ne le débordant au plus que d'un ou de quelques
millimètres ; elle cesse brusquement là où se termine le chancre,
sans se continuer, sans se perdre par degrés insensibles dans les
tissus voisins[1] ;

Spéciale, en second lieu, *par la sensation qu'elle fournit.* Elle
offre au toucher une résistance propre, qui n'est ni celle de
l'œdème, ni celle de l'empâtement inflammatoire. C'est une dureté *sèche*, *élastique*, presque *sui generis*, qu'il est à peu près impossible de définir, et que l'on a comparée avec plus ou moins
d'exactitude à celle du carton, du parchemin, du cartilage, etc.
On a dit encore avec assez de justesse qu'elle donne aux doigts
« la sensation d'un corps étranger résistant introduit sous les téguments. »

Cette induration ne se rencontre pas toujours avec les mêmes

---

1. C'est là ce qu'avait très-bien indiqué Hunter en disant : «... Il survient un épaississement local, qui, d'abord et tant qu'il est *de nature vraiment vénérienne*, est *très
circonscrit*, ne se perd point d'une manière graduelle et insensible dans les parties environnantes, mais se termine *brusquement*, etc... (Trad. de Richelot, du Chancre,
ch. I.)

M. Ricord a de même insisté sur ce signe en divers passages. — Voyez, comme
exemple, *Leçons sur le chancre*, deuxième édit., p. 126.

caractères. Je crois qu'il est essentiel, chez la femme, de lui reconnaître deux formes qui sont les suivantes :

1° INDURATION NOUEUSE, CALLEUSE, OU PROFONDE. — Celle-ci se présente sous forme d'une nodosité plus ou moins volumineuse, qui s'enfonce à une certaine profondeur dans les tissus sous-jacents. Elle donne aux doigts la sensation d'un véritable *calus* situé sous le chancre, d'un noyau dur et épais implanté dans les chairs jusqu'à une certaine profondeur[1].

2° INDURATION EN SURFACE, OU INDURATION LAMELLEUSE. — Très différente de la première, elle consiste en une infiltration tout à fait superficielle des tissus affectés par le chancre. C'est une induration qui *s'étale en surface*, pour former au-dessous du chancre une sorte de *lamelle* mince et aplatie comme une pièce de monnaie, comme une feuille de papier.

Cette forme comporte deux variétés ou plutôt deux degrés.

Si la lamelle rénitente qui sert d'assise au chancre présente une certaine épaisseur, une certaine rigidité, elle fournit au toucher une sensation que M. Ricord a très bien définie, en la comparant à celle d'un *parchemin* qu'on essaye de ployer entre les doigts. Il est positif en effet que le chancre qui s'indure suivant ce mode semble doublé d'une lamelle de parchemin. Si vous venez à exercer sur lui une légère pression, en le prenant aux deux extrémités d'un de ses diamètres, vous sentez très-nettement qu'il résiste sous vos doigts, exactement comme ferait un parchemin dans les mêmes conditions.

C'est à cette première variété de l'induration lamelleuse qu'on a donné — ou, pour parler plus justement, que M. Ricord a donné — le nom d'*induration parcheminée*[2].

Mais il s'en faut que l'induration lamelleuse, chez la femme spécialement, se présente toujours aussi fortement accentuée. Souvent elle est moindre, moindre comme lésion, et moindre aussi conséquemment comme expression morbide, comme signe sensible. Souvent, chez la femme, l'infiltration néoplasique qui se

1. Les anciens ont très bien connu cette première forme d'induration, cette induration *noueuse*, à *calus* sous-chancreux. (Voyez sur ce point ma *Collection choisie des anciens syphiliographes*, et notamment *Jean de Vigo, du Mal français.* Avant-propos, p. 20 et 21.)
2. Voy. *Leçons sur le chancre*, deuxième édit., p. 129.

produit sous le chancre n'atteint que des proportions rudimentaires. Étalée en surface, elle constitue alors une lamelle d'une
excessive minceur, comparable à ce que serait une feuille de papier
doublant l'érosion chancreuse. La sensation qu'elle fournit dans
ce cas n'est plus perceptible qu'à un toucher attentif et minutieux.
Cette sensation n'est plus celle d'une feuille de parchemin; c'est
moins que cela; c'est tout au plus celle d'une rénitence légère,
analogue à la rénitence d'une *feuille de papier*, d'une feuille d'arbre
qu'on presserait entre les doigts. — On donne à ce degré atténué
de l'induration lamelleuse le nom d'*induration foliacée* ou *papyracée*.

Ne vous effrayez pas, messieurs, de ces dénominations techniques. Elles sont très simples en somme et ne font que traduire des
choses plus simples encore, avec lesquelles en quelques jours de
pratique on est bientôt familiarisé.

Donc, en résumé, l'induration chancreuse se présente sous
deux formes :

1° Forme profonde (induration noueuse, calleuse; grosse induration, induration massive);
2° Forme superficielle (induration étalée en surface, induration
lamelleuse).

Et celle-ci, à son tour, reconnaît deux degrés :

1° Degré bien accentué : induration parcheminée;
2° Degré plus ou moins atténué : induration foliacée ou papyracée.

A l'induration chancreuse se rattachent, chez la femme notamment, nombre de questions importantes, essentielles à discuter.
Mais ces questions nous entraîneraient loin de notre étude
actuelle. Réservons-les pour notre prochaine réunion, et poursuivons notre sujet.

III

Jusqu'ici, messieurs, nous n'avons fait qu'étudier isolément chacun des attributs du chancre. De l'analyse passons à la synthèse. Nous venons de démembrer, pour ainsi dire, le type du chancre et d'envisager à part chacun de ses éléments; reconstituons-le actuellement, et considérons-le dans son ensemble.

D'après ce que nous avons vu, le chancre syphilitique de la femme consiste en ceci :

A son début, c'est une *érosion*; — une érosion très limitée, superficielle, plate, rougeâtre, doublée parfois d'un très léger épaississement des tissus sur lesquels elle repose, n'offrant aucun caractère spécial, bénigne d'aspect et presque insignifiante.

A sa période de maturité complète, c'est encore le plus habituellement une *érosion* ou tout au plus une ulcération superficielle, effleurant plutôt qu'entamant les tissus;

Érosion indolente pendant toute sa durée, à moins de complications éventuelles;

Érosion limitée comme étendue, offrant en général les dimensions d'une pièce de 20 ou de 50 centimes;

Érosion communément arrondie ou ovalaire, mais pouvant affecter toutes les formes possibles;

Érosion plate et de niveau avec les parties voisines, souvent même soulevée, bombée, papuleuse, rarement au contraire creuse et excavée;

Érosion à fond lisse, égal et uni;

Érosion sans bords véritables, sans arête circonférencielle, à contours se continuant de plain-pied avec les tissus sains périphériques;

Érosion n'offrant pas de coloration spéciale, mais se présentant le plus souvent sous l'aspect soit d'une plaie rouge, de couleur chair musculaire, soit d'une plaie à centre gris et à zone périphérique rougeâtre;

Érosion suppurant peu, et sécrétant de la sérosité purulente plutôt que du véritable pus;

Érosion enfin reposant sur une base rénitente à des degrés

divers et offrant l'une des trois variétés d'induration dites induration noueuse, parcheminée ou foliacée.

Tel est, messieurs, le chancre de la femme. Tel du moins il se
présente le plus communément à l'observation, reproduisant ainsi
trait pour trait, comme vous avez pu le voir, le chancre d'expérimentation que je vous décrivais au début de cette conférence.

Est-il besoin d'ajouter actuellement que ce type n'est pas invariable? Vous le pressentez bien. Toute maladie a ses formes et ses
variétés; le chancre ne fait pas exception à cette loi. En tant
qu'espèce morbide, il est susceptible de modifications nombreuses
que j'aurai à vous signaler plus tard. Mais, quelque altéré qu'il
puisse être dans ses attributs, toujours par ses caractères les plus
essentiels il se rattache au type primordial que nous venons d'é-
tudier et que je devais à ce titre vous décrire tout d'abord.

IV

Après avoir envisagé le chancre à ses périodes de début, d'augment et de maturité, il nous reste à le suivre dans son évolution
ultérieure.

Une fois constitué, avec l'ensemble des caractères que nous
lui avons reconnus, le chancre reste toujours stationnaire un
certain temps, sans présenter ni tendance à s'accroître, ni tendance à se réparer. C'est à ce stade d'immobilité apparente, de
statu quo temporaire, que l'on donne communément le nom de
période d'*état*.

Puis, après un temps variable, un travail de réparation se manifeste. Il s'accuse généralement par les deux phénomènes que
voici :

1° *Modification de teinte* de la surface du chancre, laquelle se
déterge de sa couche pseudo-membraneuse et, de grise ou de
rouge foncé qu'elle était, devient rougeâtre, rosée, semblable
comme aspect à une plaie simple en voie de cicatrisation;

2° *Exhaussement* léger du fond de l'érosion ou de l'ulcération.

Ce fond s'élève, devient en général quelque peu proéminent et comme légèrement papuleux.

Bientôt les bords de la lésion sont envahis par une fine cicatrice, qui constitue d'abord à la circonférence du chancre une sorte de collerette grisâtre. Cette cicatrice s'étend de jour en jour en suivant une marche centripète, à mesure que l'érosion se rétrécit d'autant; finalement, elle se complète, et cela d'une façon toujours assez rapide, très rapide même dans la plupart des cas.

En même temps que se produit le travail de cicatrisation, l'induration chancreuse subit en général une régression parallèle. Elle se réduit comme volume et s'assouplit comme consistance. Elle tend évidemment à se résorber. Peu à peu en effet elle semble fondre sur place, ne donnant plus aux doigts que la sensation d'un noyau pâteux; puis elle finit par s'effacer et disparaître complètement.

Il s'en faut toutefois que le retrait, la *résorption* de l'induration chancreuse marche d'un pas égal à celui du processus cicatriciel. Généralement, le chancre se cicatrise en laissant après lui ce qu'on appelle une *induration persistante*, laquelle lui survit un certain temps. — Un exemple entre mille. Voici une femme qui est entrée ici il y a quelques semaines pour un chancre induré du sein; ce chancre s'est fermé il y a une douzaine de jours. Or, explorez la cicatrice, vous la trouverez encore sous-tendue par une lamelle parcheminée très résistante, élastique, d'une dureté cartilagineuse. Il est probable, il est même certain, que cette induration ne disparaîtra pas avant plusieurs semaines.

La *survie* de l'induration, à la suite de la cicatrisation du chancre, est très variable comme durée. Tantôt elle ne dépasse pas quelques jours; souvent, le plus souvent, elle atteint 2, 3, 4, 5 semaines; quelquefois elle se prolonge plusieurs mois. — Naturellement elle est proportionnelle au développement acquis par le néoplasme qui constitue l'induration. C'est ainsi que les indurations volumineuses, les gros calus chancreux sont généralement longs à se résoudre, tandis que les indurations minces, lamelleuses, parcheminées ou foliacées, se dissipent d'une façon infiniment plus rapide. Ces dernières en particulier n'ont souvent qu'une durée éphémère, et peuvent même s'effacer (cela, il est vrai, n'est qu'une exception rare) avant que la cicatrisation du chancre se soit accomplie.

Toutes choses égales d'ailleurs, la survie de l'induration à la suite de la cicatrisation du chancre est généralement moindre chez la femme que chez l'homme. Est-ce là le résultat d'une influence sexuelle? Je ne saurais le dire. Cela toutefois me paraît être plutôt la conséquence d'un fait que je vous signalerai bientôt, à savoir que chez la femme les indurations en surface, dites lamelleuses, sont plus communes, plus habituelles que les indurations à noyau, dites hémisphériques ou profondes.

Voilà le chancre cicatrisé. Cicatrisé, laisse-t-il après lui une cicatrice, un stigmate permanent, comme fait un traumatisme, comme fait une pustule de variole, une brûlure, un ecthyma, etc.?

Eh bien, non, messieurs. Règle presque générale, le chancre syphilitique ne laisse pas trace de son passage; quarante-cinq fois sur cinquante, d'après mes notes, il disparaît entièrement, absolument, *sans cicatrice*, sans macule consécutive. Une tache rougeâtre lui succède naturellement dans les premiers temps qui suivent le travail cicatriciel; mais au delà cette tache s'atténue, s'efface et disparaît complètement. Elle disparaît même d'une façon si complète et si rapide en bien des cas qu'un mois, voire une quinzaine après la cicatrisation, il est impossible de retrouver l'emplacement occupé par le chancre. — Un exemple : la malade que je vous présente en ce moment a eu un chancre à la vulve il y a quelques semaines, et ce chancre est fermé depuis une vingtaine de jours; dites aujourd'hui où il a siégé; je défie ceux d'entre vous qui ont les meilleurs yeux de trouver le moindre stigmate de la lésion.

C'est qu'en effet, messieurs, ainsi que je l'ai déjà signalé plusieurs fois, le chancre de la femme — et je puis dire le chancre syphilitique en général — n'est le plus habituellement qu'une érosion, une érosion qui intéresse à peine les couches les plus superficielles du derme et leur permet de se réparer intégralement, sans déperdition de substance, partant sans cicatrice. C'est qu'en effet, alors même qu'il est ou semble être ulcéreux, l'entamure qu'il produit s'effectue le plus souvent non pas au préjudice des tissus normaux, mais aux dépens de son induration même, c'est-à-dire aux dépens du tissu morbide qui lui sert d'assise, du néoplasme qui en constitue la base.

De là, messieurs, l'explication d'un fait qui se présente souvent en pratique. Il n'est pas rare qu'examinant des femmes à une période même peu avancée de l'infection secondaire on ne trouve plus trace du chancre. Ce chancre cependant a bien existé ; il a existé forcément, nécessairement ; parfois même il est avoué, signalé par les malades, et néanmoins *on n'en constate pas vestige.* C'est donc qu'il a disparu, et disparu intégralement, sans laisser à sa suite le moindre stigmate. Jugez d'après cela si l'on est autorisé à nier le chancre parce qu'on n'en découvre pas la cicatrice.

A ce point de vue, toutefois, il est une différence à signaler entre le chancre de la peau et le chancre des muqueuses. Ce dernier a pour caractère de disparaître d'une façon relativement rapide et de s'effacer d'une façon absolue. C'est donc à lui surtout que s'applique ce que je viens de dire. Le chancre cutané, au contraire, s'efface plus lentement, en général du moins. Pendant quelque temps il laisse à sa suite une tache rougeâtre, d'un rouge sombre, puis une macule brunâtre, un peu pigmentée, laquelle peut persister plusieurs mois, voire plusieurs années. Il est rare qu'un stigmate permanent lui succède ; cela cependant est moins exceptionnel pour lui que pour le chancre des muqueuses. Comme exemple, je vous citerai le fait d'une jeune femme de mes clientes qui, affectée d'un chancre labial il y a dix ans, présente encore aujourd'hui sur la peau de la lèvre, un peu au-dessous de la muqueuse, une cicatricule blanchâtre de la largeur d'une petite lentille. De même vous voyez sur la cuisse de cette jeune femme une petite cicatrice arrondie, légèrement déprimée, grisâtre, pigmentée laquelle est le dernier vestige d'un chancre syphilitique remontant à dix-huit mois.

Dernière question : Quelle est la *durée* du chancre ?

Variable en de certaines limites, cette durée présente ceci de particulièrement remarquable : sa *brièveté.*

Le plus habituellement, en effet, elle ne dépasse pas quatre à cinq semaines. — Quelquefois elle atteint six, sept, huit semaines, mais cela déjà est bien plus rare. — Il faut des complications réelles pour la prolonger davantage. — Quelquefois aussi elle est plus courte et descend à une vingtaine de jours. — Dans un cas, enfin, j'ai vu un chancre, que j'ai observé et suivi assidûment *depuis son début embryonnaire jusqu'à sa terminaison,* évoluer complètement, c'est-à-dire naître, progresser et se cicatriser en l'espace de *quatorze jours.* Cinq ou six jours plus tard il n'en restait même plus vestige, au point qu'il me fut impossible d'en retrouver le siège !

La durée du chancre est du reste subordonnée à diverses conditions, telles que les suivantes, par exemple : dimensions et caractères de la lésion (les grands chancres guérissent plus lentement que les petits ; les chancres érosifs se réparent plus vite que les chancres ulcéreux) ; — influences de siège (le chancre du col utérin, par exemple, se cicatrise avec une rapidité surprenante, comme nous le verrons plus tard ; inversement, les chancres du méat uréthral ou de l'anus, irrités par l'urine ou déchirés par les matières fécales, ont toujours une durée relativement longue) ; — absence de traitement et d'hygiène ; — irritations locales, complications inflammatoires, etc. — Mentionnons aussi la grossesse, qui a pour effet constant d'entretenir toutes les lésions vulvaires et d'en retarder la cicatrisation ; le chancre, tout naturellement, n'échappe pas à cette influence.

Tel est, messieurs, le chancre syphilitique envisagé d'une façon générale.

Et maintenant, après avoir analysé dans ses détails la symptomatologie qui précède, si nous venons à la considérer dans son ensemble, il est impossible que nous ne soyons pas frappés d'un fait majeur qui la domine et la résume. Ce fait, c'est la *bénignité* du chancre à toutes ses périodes, c'est l'*importance minime* du chancre en tant que lésion, d'un bout à l'autre de sa courte durée.

Voyez plutôt.

Qu'est le chancre à son début ? La plus insignifiante des érosions, une écorchure, une égratignure, un rien.

Qu'est-il plus tard? Une petite érosion reposant sur une base épaissie.

Et plus tard encore, à son summum de développement? Une plaie limitée, en général simplement érosive, indolente, sans tendance à s'étendre non plus qu'à se creuser; quelque chose comme un herpès élargi; quelque chose comme le plus superficiel et le plus bénin des traumatismes.

Puis, enfin, cette érosion se répare, se cicatrise. — Et tout est dit. C'est là toute la lésion. Le chancre est cela et rien de plus.

Ainsi, cette lésion, loin de s'étendre, se limite à des proportions exiguës; — loin de se creuser, reste superficielle, effleurant plutôt qu'entamant les tissus; — loin de traîner en longueur, se juge avec une rapidité surprenante; — loin d'être menaçante et rebelle, ne demande qu'à s'effacer, qu'à disparaître, qu'à guérir; et cela, même livrée à son impulsion propre, même en dehors de toute intervention curative. Ah! qu'elle répond mal, cette lésion, à sa dénomination étymologique! Qu'elle répond mal aux idées anciennes, aux idées généralement répandues dans le public et encore agréées de certains médecins, qui représentent le chancre comme un ulcère, comme un ulcère rongeur, à tendance destructive, comme un ulcère de physionomie sinistre, de curation longue et difficile, de nature essentiellement rebelle et maligne!

Aussi, messieurs — et ceci est un détail confirmatif que je ne dois pas vous laisser ignorer, — aussi les femmes de cet hôpital, pas plus que celles de la ville du reste, ne traitent-elles jamais de *chancre* l'accident qui a servi d'exorde à leur maladie. Elles se garderaient bien de l'appeler ainsi; le nom de chancre est celui qu'elles lui donnent le moins, qu'elles ne lui donnent jamais. Elles l'appellent toutes, invariablement, « un bouton ». Et quand elles nous entendent le qualifier de chancre, elles se récrient, elles protestent. « Ce n'est pas un chancre que j'ai eu, nous disent-elles, *car cela n'était rien, car cela a guéri tout seul.* » Double raison très significative à leurs yeux; double raison que vous retrouverez dans la bouche des gens du monde et que tous vos clients vous répéteront. Eh bien, loin d'être autant d'arguments contre le caractère chancreux d'une lésion, ce double fait « qu'elle

n'était rien » et « qu'elle a guéri seule », cette absence de gravité, cette symptomatologie anodine, sont au contraire autant
de témoignages suspects, autant de présomptions en faveur
du chancre. Car le chancre syphilitique, en définitive, n'est que cela,
messieurs : une lésion minime qui guérit toute seule, fort peu de
hose au total, et, passez-moi l'expression, un *bobo* plutôt qu'une
maladie.

Si l'exposé qui précède a pu vous donner une telle opinion du
chancre, je serai heureux d'avoir fait pénétrer dans vos esprits
une vérité pratique des plus importantes, des plus essentielles, et
malheureusement, je dois l'ajouter, des plus méconnues encore,
même de nos jours.

QUATRIÈME LEÇON

DE L'INDURATION CHANCREUSE

SOMMAIRE. — De l'induration chancreuse chez la femme. — La perception de ce signe spécial, l'induration, exige un certain apprentissage, une certaine *éducation des doigts.* — L'induration en effet n'est pas toujours une lésion considérable qui s'impose à l'observateur ; c'est souvent un signe minime qui peut échapper. — Quelques règles nécessaires à connaître pour procéder méthodiquement à la recherche de l'induration. — Les grosses indurations, les indurations à noyau, ne sauraient être méconnues. — Les indurations en surface doivent être cherchées pour être perçues. — Comment? — Détails pratiques à ce sujet.

Un vieux préjugé. — L'induration est-elle rare et exceptionnelle chez la femme, comme on le dit généralement? — Discussion. — Indurations secondaires, plus fréquentes chez la femme que chez l'homme. — Indurations primitives ou chancreuses. — Parallèle, au point de vue de l'induration, des chancres homologues d'un sexe à l'autre. — Examen, au même point de vue, des chancres spéciaux à la femme. — Chancres indurés des grandes lèvres. — Chancres indurés des petites lèvres. — Chancres indurés du clitoris, du capuchon, de l'urèthre, du méat, du col. — Sur une région limitée de l'infundibulum vulvo-vaginal, l'induration est en général ou mal accentuée ou difficilement appréciable. — Raisons locales rendant difficile ou même impossible en ce point la recherche de l'induration. — Résumé, conclusions.

Deux particularités relatives à la forme de l'induration chancreuse chez la femme : 1° Forme noueuse ou profonde plus rare que chez l'homme ; — 2° Forme lamelleuse plus fréquente. — Variété foliacée ou papyracée. — Importance clinique de cette dernière.

L'induration est-elle un signe constant du chancre chez la femme? — Importance factice attribuée à cette question, en vue de préoccupations doctrinales. — En tant que signe clinique, l'induration n'est pas un caractère absolument constant du chancre syphilitique. — Rien d'étonnant à ce qu'un symptôme même important et habituel vienne à manquer dans une maladie. — L'induration n'est qu'un signe, lequel peut faire défaut sans que pour cela le chancre soit modifié dans sa nature et son essence. — Le chancre n'est pas syphilitique parce qu'il est induré ; il est induré parce qu'il est syphilitique.

Un jeu de mots introduit dans la pathologie. — Le chancre *non induré* est-il un chancre *mou?* — Échafaudage doctrinal basé sur l'assimilation factice du chancre mou au chancre syphilitique non induré. — Discussion. — Bien que dépourvu parfois de son induration habituelle, le chancre syphilitique n'en reste pas moins

chancre syphilitique, et ne saurait être confondu avec le chancre simple, espèce no
sologique absolument distincte.

Conclusion pratique. — Cent cas de chancres syphilitiques observés chez la femme
et analysés au point de vue de l'induration. — Sans être absolument constante, l'induration du chancre est tellement habituelle chez la femme qu'on peut taxer d'exceptionnels les cas où elle fait défaut.

MESSIEURS,

En vous traçant la caractéristique du chancre dans notre précédente conférence, je vous ai déjà parlé de l'induration comme
de l'un de ses attributs les plus essentiels et les plus importants.
C'est encore l'induration dont je vais vous entretenir aujourd'hui.

Il est peu de questions qui, dans la syphilis des femmes, aient
soulevé autant de débats et de controverses que celle dont nous
allons aborder l'étude ; il en est peu sur lesquelles plus d'erreurs
et de préjugés soient communément répandus.

I

Un point de pratique nous occupera tout d'abord. C'est le suivant : Comment rechercher l'induration ? Comment s'y prendre
pour la percevoir.

Vos livres classiques sont muets sur ce point. Ils vous disent
bien : « Le chancre est ou n'est pas induré ; il importe de constater
s'il présente ou non de l'induration, etc. » ; mais ils ne vous disent
pas comment il convient de procéder pour rechercher ce précieux
signe. Ce ne serait pas là cependant un soin superflu, car l'induration n'est pas toujours chose facile à constater ; elle ne s'impose
pas toujours à l'observation comme un phénomène d'évidence
patente. Chez la femme spécialement, elle est en maintes occasions
très difficile à percevoir, et, si l'on ne procède à sa recherche
suivant de certaines règles, on court grand risque de la méconnaître.

Il en est du toucher de l'induration, surtout chez la femme,
comme du toucher du col dans la grossesse et l'accouchement. La
première ou les premières fois, par exemple, qu'on introduit le

doigt dans les parties génitales d'une femme en travail, on ne sent rien; on est, pour ainsi dire, perdu dans le vagin, et l'on cherche vainement le col alors qu'on l'a sous le doigt. De même pour le chancre : la première fois qu'on en palpe la base, on ne sait trop ce que l'on sent, et, à moins que par un heureux hasard on n'ait affaire à l'un de ces gros calus chancreux qui sont aussi visibles que tangibles, on ne perçoit pas l'induration. La constatation de ce signe exige, comme toute chose, un certain apprentissage. Chercher l'induration, la percevoir quand on l'a sous le doigt, la forcer à se révéler quand elle ne se manifeste pas du premier coup, tout cela est affaire d'éducation pour la main, et ce qu'une main, novice ne sentira pas, une autre plus habituée saura le découvrir.

Il ne sera donc pas sans intérêt que je vous formule ici quelques règles pratiques qui pourront vous servir de guide pour la recherche de ce signe important. Ces règles sont des plus simples, comme vous allez le voir; mais, si simples qu'elles soient, elles ne s'imposent pas à priori, elles ne dérivent que de l'expérience.

Il importe avant tout, pour percevoir l'induration, de bien savoir ce que l'on cherche et ce que l'on peut trouver.

Beaucoup d'élèves ou de jeunes médecins se font, comme j'ai pu m'en convaincre souvent, une idée très fausse et très exagérée de l'induration chancreuse. Ils se la représentent comme une lésion considérable qui doit — pardon de l'expression — sauter aux yeux et aux doigts du premier coup; ils s'attendent toujours à trouver sous le chancre une véritable nodosité, une callosité volumineuse; quelque chose de massif et de résistant comme un caillou ou un bloc de cartilage. Or si l'induration se présente quelquefois sous cette forme grossière, elle est loin, tant s'en faut, d'être aussi importante et aussi évidente dans tous les cas. Ce qu'il faut savoir, bien savoir, c'est qu'elle est souvent peu de chose, très peu de chose; c'est qu'en maintes occasions elle n'est constituée que par une lésion véritablement *minime*, qui, loin de s'imposer à l'observateur, est merveilleusement faite pour lui échapper, qui ne devient manifeste que si on la recherche, qui se dérobe parfois et qu'il faut forcer à se traduire par un examen minutieux. Tel est le cas de ces indurations parcheminées qui s'éta-

lent en surface sans faire de relief ni constituer de noyau; tel est
le cas bien plus encore de ces indurations foliacées ou papyracées
qui sont toujours méconnues par les doigts novices, et qui même
restent souvent douteuses pour les mains expérimentées.

Donnez à palper un chancre de cet ordre, parcheminé ou
foliacé, à un élève qui fait ses premières armes en syphiliographie,
vous pouvez être sûrs d'une chose, c'est qu'après avoir touché ce
chancre il n'en aura pas senti l'induration. Mais insistez alors,
définissez bien nettement à l'élève ce qu'il doit sentir, répétez-lui
que la sensation qu'il doit chercher est celle d'une très légère
résistance en surface, analogue simplement à la résistance d'une
feuille de parchemin ou de papier; ah! alors, après quelques
essais infructueux, cet élève percevra le signe qui lui avait échappé
tout d'abord, et il vous dira ce que me disent tous les jeunes étu-
diants de mon service lorsque je fais leur apprentissage à ce sujet
dans les premiers mois de l'année: « J'apprécie très bien maintenant cette induration, mais je ne l'avais pas perçue tout d'abord,
parce que je cherchais quelque chose autre, quelque chose de plus
gros, de plus dur, de plus important, etc... »

Reconnaître et diagnostiquer l'induration serait chose facile, si
elle se présentait toujours sous la forme dite noueuse ou profonde.
Les grosses callosités chancreuses, en effet, ne sauraient échapper
à un observateur tant soit peu attentif. On les voit souvent presque
aussi bien qu'on les sent, et, de quelque façon qu'on s'y prenne
pour les toucher, on ne risque guère de les méconnaître. Mais il
n'en est plus de même pour les deux autres variétés d'induration
que nous avons décrites; celles-ci demandent à être cherchées
pour être perçues. Il faut, pour les trouver et les sentir, procéder
à leur recherche d'une certaine façon. Comment? C'est ce que je
vais vous dire.

Premier point: Ces deux variétés d'indurations (indurations
parcheminée et foliacée) ne sont perceptibles qu'à l'aide d'un
toucher pratiqué *parallèlement aux téguments*, ou, ce qui revien[t]
au même, dans la direction du plan du chancre.

Cela se conçoit. Car ces indurations étant étalées en surface ne peuvent fournir qu'une sensation de rénitence *en surface.* Pour obtenir cette sensation, il faut de toute évidence presser le chancre de l'un à l'autre de ses bords, suivant un de ses diamètres, parallèlement à son plan.

Une comparaison vous fera comprendre ma pensée. Si vous vouliez apprécier la résistance d'une feuille de parchemin, la *force* d'un papier, comment vous y prendriez-vous? Saisissant ce parchemin ou ce papier entre deux doigts, vous exerceriez sur lui une certaine pression d'un de ses bords à l'autre, *dans la direction de sa surface.* Toute autre façon de procéder ne vous donnerait pas la sensation que vous cherchez. Eh bien, il en est du chancre comme du parchemin. Il faut le saisir de même, exactement, pour en apprécier la résistance, résistance qu'on appelle en l'espèce *induration.*

Seconde règle : *Saisir le chancre aux extrémités mêmes d'un de ses diamètres, tout près de sa circonférence,* et non pas, comme font habituellement les novices, à une certaine distance de ses bords.

Cela est important. Car, si l'on saisit le chancre trop en dehors de sa circonférence, ce n'est plus sa rénitence propre qu'on perçoit, mais bien celle des parties périphériques. Or, l'induration restant toujours circonscrite à la base même du chancre, si vous la cherchez en dehors de cette base, vous ne la trouverez plus; ou vous risquerez du moins de la laisser échapper, masquée, dissimulée qu'elle sera par la souplesse des tissus sains.

Troisième règle : *Saisir le chancre superficiellement, comme si l'on voulait le soulever, le détacher, pour ainsi dire, des parties sous-jacentes.*

Telle est, en effet, la seule façon de bien isoler le chancre des tissus qui le supportent et d'en apprécier la résistance propre.

Dans les régions où la peau glisse librement sur un tissu cellulaire plus ou moins lâche, on peut facilement soulever le chancre au-dessus des parties sous-jacentes, et l'explorer ainsi *isolément.*

Quatrième règle : *Le chancre* étant saisi de la sorte, *exercer sur* lui une certaine pression, d'une extrémité à l'autre d'un de ses diamètres, en recherchant si dans cet effort d'opposition des doigts, on perçoit une résistance anormale. Cette sensation de résistance est, en effet, ce qui constitue cliniquement l'induration.

Après avoir procédé de la sorte, vous reste-t-il quelque doute sur la sensation que vous avez pu percevoir, répétez la même manœuvre sur un point voisin ou sur un point symétrique des téguments sains. Cette *contre-épreuve* vous donnera la notion exacte de la rénitence propre à la région et vous permettra de mieux apprécier *par comparaison* la rénitence morbide des tissus affectés.

Un mot encore. La sensation d'induration est si faible, si légère en certains cas, qu'on peut ne pas parvenir à la déceler par la seule opposition des doigts. Un mode différent d'exploration permet alors quelquefois de l'apprécier. Celui-ci consiste à *rouler* entre les doigts la portion de peau ou de muqueuse qui supporte l'érosion chancreuse, de la même façon que vous me voyez en ce moment rouler entre mes doigts un pli des téguments de la face dorsale de ma main. Parfois on obtient de la sorte une sensation de rénitence que ne fourniraient pas les procédés usuels ; mais ce n'est là qu'une méthode d'exception qui n'est pas applicable à tous les cas.

Telles sont, messieurs, les règles à suivre dans la recherche de l'induration. Qu'elles ne vous effrayent pas, car toutes les petites manœuvres que je viens de vous décrire sont en somme des plus simples. Elles ne réclament qu'un peu d'attention et d'exercice. Bien conduites, elles révèlent l'induration aux doigts les plus inexpérimentés, alors qu'un examen fait sans méthode la méconnaît le plus habituellement.

Ces notions pratiques vous seront, je l'espère, d'un utile secours. Elles vous permettront de reconnaître un signe clinique des plus importants, et cela dans des conditions où, non prévenus, vous auriez pu le laisser échapper. Elles vous préserveront aussi de ces erreurs, de ces préjugés qui ont pénétré dans la science relativement à l'induration chancreuse de la femme et dont je dois vous entretenir actuellement.

II

Nul doute, messieurs, que vous n'ayez entendu plus d'une fois répéter ceci : « Le chancre ne s'indure pas chez la femme ; il n'est aucune parité de fréquence ou de degré à établir d'un sexe à l'autre au sujet de l'induration chancreuse, etc... »

Eh bien, messieurs, c'est là un de ces préjugés qui, de naissance et de paternité inconnues, importés dans la science on ne sait par qui, ne réussissent pas moins à faire leur chemin, se transmettent de génération en génération, et finissent par s'imposer au même titre que les vérités les mieux démontrées. Je ne connais pas dans toute la pathologie d'erreur plus radicale. C'est là une hérésie monstrueuse, anticlinique. Je dois donc m'arrêter à la combattre ; je veux la poursuivre devant vous pied à pied, je veux m'acharner contre elle et la déraciner de vos esprits, si par hasard elle y avait pénétré.

« L'induration ne se produit pas chez la femme, dit-on ; elle ne se rencontre chez elle que d'une façon très rare, presque exceptionnelle ». A cette allégation j'oppose le démenti le plus formel, et je réponds, au nom de l'observation clinique, au nom des faits que nous constatons ici tous les jours, par la proposition suivante :

L'induration est *commune chez la femme ;* elle est même chez la femme *bien plus commune que chez l'homme ;* elle est si commune ici, dans cet hôpital, que nous l'y rencontrons quotidiennement et qu'elle constitue pour nous une difficulté diagnostique d'un genre spécial dont j'aurai plus d'une fois à vous parler.

L'induration, en effet, n'est pas seulement un caractère, un signe de l'infection syphilitique primitive ; elle n'appartient pas seulement au chancre ; elle est aussi, — et plus souvent peut-être — une manifestation, une expression de la syphilis parvenue à un stade plus avancé de son évolution régulière. Ainsi, dans l'une de nos prochaines conférences, j'aurai à vous décrire toute une

série d'accidents, très communs chez la femme, consistant en des indurations qui accompagnent ou compliquent certaines lésions consécutives de la diathèse (*indurations secondaires*). Assez rares chez l'homme, ces indurations secondaires sont d'une *excessive fréquence* chez la femme. A ce point que notre embarras principal, ici, dans le cas où nous avons à porter un jugement sur des ulcérations *indurées*, est de déterminer si ces ulcérations sont des chancres indurés ou des syphilides doublées d'une induration secondaire. Il ne se passe pas de semaine où, sur quelqu'une de nos malades, nous ne soyons arrêtés par cette difficulté diagnostique toute particulière. De sorte que, loin d'avoir à juger exceptionnellement de l'induration, nous sommes appelés chaque jour à la constater, et notre préoccupation continuelle est de nous tenir en garde contre les erreurs auxquelles elle pourrait nous conduire.

Les cas d'indurations primitives ou secondaires chez la femme sont tellement fréquents que je pourrais en placer des centaines d'observations sous vos yeux. Nos cahiers de notes en regorgent. Déjà j'ai eu l'occasion de vous en présenter plusieurs exemples, et cette occasion, soyez-en sûrs, se répétera presque à chacune de nos réunions.

Mais laissons ces indurations secondaires sur lesquelles j'aurai bientôt à revenir, et ne parlons pour l'instant que de l'*induration chancreuse primitive*.

« Celle-ci, dit le vieux préjugé que je combats, est très-rare chez la femme ; elle ne se produit pas chez elle comme elle se produit chez l'homme. » Voyons ce que vaut une telle assertion. Et, pour cela, ne craignons pas de descendre aux détails. Suivons le chancre féminin dans toutes les localisations qu'il peut affecter, et recherchons scrupuleusement s'il se présente, sur chacun des sièges où nous aurons à le considérer, exempt ou pourvu de l'induration spécifique.

I. Tout d'abord, il est des chancres *de siège commun* dans les deux sexes. En d'autres termes, il est des chancres chez la femme qui ont leurs représentants, leurs homologues chez l'homme :

chancres des lèvres, de la langue, de la face, des paupières ; chancres des doigts, des bras, des cuisses, du tronc, etc. Or, pour ce premier groupe d'accidents, une comparaison rigoureuse peut être instituée d'un sexe à l'autre, au point de vue qui nous occupe. Voyons ce qu'un tel parallèle nous fournira.

Que trouvons-nous ? C'est d'une part que, dans toutes les observations relatives aux chancres *extra-génitaux* de la femme, l'induration figure invariablement signalée comme un des attributs caractéristiques de la lésion. Partout il est précisé de la façon la plus explicite que les lésions réputées chancres présentaient une base « indurée, résistante, cartilagineuse, etc. » C'est même, en beaucoup de cas, la présence de cette induration sous une lésion vulgaire, banale d'aspect, qui a conduit les observateurs à suspecter d'abord, puis à reconnaître et à diagnostiquer le chancre.

Et, d'autre part, consultons notre criterium habituel, je veux dire les faits d'inoculation expérimentale. Dans le récit des six cas où la lancette a été portée sur la femme et portée en divers points (cuisse, bras, nuque, dos), nous trouvons mentionnée cinq fois la présence de l'induration au-dessous des chancres inoculés ; et tout se passe, dans ces six cas, exactement comme chez l'homme ; aucune différence n'est signalée par les expérimentateurs quant à l'aspect et aux caractères de la lésion.

Il y a plus, c'est que, pour certains de ces chancres extra-génitaux, on a cru remarquer que l'induration s'accusait parfois d'une façon plus forte, plus accentuée chez la femme que chez l'homme. Vous allez vous récrier et croire à un parti pris, à une exagération de ma part. Eh bien, pour être plus sûr de vous convaincre, je vais céder la parole à d'autres observateurs.

Écoutez d'abord M. Clerc : « ... Les chancres des autres régions que les parties génitales (chez la femme) se sont présentés à notre observation aussi fréquemment indurés que les chancres homologues de l'homme... *Il est même chez la femme certaines régions dans lesquelles l'induration est souvent plus forte, plus marquée, que chez l'homme. Ainsi, le chancre des lèvres* est souvent plus volumineux, plus épais, *plus induré*enfin, que chez l'homme. Nous en dirons autant des chancres de l'orifice de l'urètre, etc... [1]. »

De même M. Rollet, à propos des chancres du sein chez la femme, a écrit ce qui suit :

« L'induration de ces chancres est en général bien marquée, quelquefois chondroïde, d'autres fois simplement parcheminée. Il y a des observations où elle a persisté après la cicatrisation du chancre ; en sorte qu'on peut dire que *le sein est une des régions où l'induration se formule le mieux* [2]. »

Je n'insisterai pas davantage. De l'aveu général, l'induration des chancres *extra-génitaux* [3] est égale d'un sexe à l'autre, si ce n'est même, au dire de quelques observateurs, « supérieure chez la femme pour les chancres de certaines régions ». — Voilà un premier point acquis au débat.

II. Venons en second lieu aux *chancres génitaux*. C'est à eux très certainement que s'applique le déni d'induration dont je poursuis actuellement la critique. Eh bien, débattons cliniquement une question clinique ; examinons en particulier chacun de ces chancres génitaux, et voyons quelles formes habituelles revêt chacun d'eux au point de vue spécial qui nous occupe actuellement.

1° Sur les *grandes lèvres*, le chancre syphilitique est toujours induré, et presque toujours fortement induré. C'est même là que, d'après la plupart des observateurs, l'induration se traduit de la façon la plus accentuée. C'est là qu'il n'est pas rare de rencontrer des indurations profondes constituant des nodosités, des *callosités* véritables, offrant la résistance du cartilage, je dirais presque la dureté du bois. En dépouillant mes notes à ce sujet, je

---

1. *Traité pratique des maladies vénériennes*, Paris, 1866, p. 68.
   Traité des maladies vénériennes, Paris, 1865.
3. C'est à dessein que je n'ai pas parlé ici des chancres de l'anus. Chez la femme, en effet, comme chez l'homme, l'induration de ces chancres est très-difficile, impossible même souvent à percevoir, ce qui tient à des conditions toutes locales : tension des téguments, rénitence propre du sphincter, situation du chancre qu'on ne parvient pas à saisir, à isoler, et dont la base se dérobe à une exploration suffisante, etc. Ce qu'on peut dire de ces chancres, à propos de la question que nous débattons actuellement, c'est que leur induration est ou semble être à peu près égale chez la femme et chez l'homme, et qu'à ce point de vue il n'est pas de différences à établir d'un sexe à l'autre.

trouve plus de trente observations rédigées par mes internes, dans lesquelles des chancres des grandes lèvres sont qualifiés de la façon suivante : « Chancre offrant une *induration ligneuse;* — chancre doublé d'une induration énorme, constituant un bloc d'une dureté comparable à celle du *cartilage ;* — chancre d'une induration telle qu'on croirait sentir sous les doigts un véritable *caillou* (sic), etc., etc. » Que penseront de ces qualificatifs les partisans de la non-induration du chancre chez la femme ?

2° Sur les *petites lèvres*, l'induration du chancre n'est pas moins habituelle, mais elle affecte là le plus souvent une autre forme, la forme étalée, lamineuse, dite parcheminée ou foliacée. Il est assez commun toutefois que toute la petite lèvre participe à l'induration chancreuse et se présente sous l'aspect d'une lamelle rigide, résistante, d'une dureté singulière. En voici un exemple.

Cette jeune femme est entrée dans nos salles, il y a quelques jours, affectée d'un chancre de la petite lèvre gauche, avec pléiade inguinale correspondante. Voyez tout d'abord cette petite lèvre qui fait saillie hors de la vulve fermée ; j'entr'ouvre la vulve, et aussitôt apparaît le chancre, qui occupe la face interne de la petite lèvre. Cette lèvre offre un aspect bizarre ; elle se tient droite, érigée, déplissée, comme si nous exercions une traction sur elle ; c'est qu'en effet elle est distendue outre mesure par une induration exubérante. Touchez-la, vous serez étonnés de la trouver aussi dure ; elle offre une *dureté de cartilage*, sans exagération. Elle serait faite en cartilage qu'assurément elle n'offrirait pas un degré de résistance plus accentué.

3° Sur le *capuchon* et sur le *gland du clitoris*, le chancre n'est quelquefois, il est vrai, qu'une érosion à peine parcheminée ou foliacée. Mais en d'autres cas aussi, qui sont loin d'être rares, nous observons là des indurations profondes, des indurations en masse, en bloc, convertissant toute la région en nodosités ligneuses. Vous allez en juger.

Cette autre malade présente un chancre qui, recouvrant tout le gland du clitoris, envahit en outre le capuchon et une partie du sommet des petites lèvres. Le capuchon et les petites lèvres offrent déjà une résistance fortement parcheminée. Mais ce n'est

pas tout : saisissez le capuchon et roulez-le entre vos doigts ; vous
sentirez au-dessous de lui quelque chose d'excessivement dur,
donnant la sensation d'une tige d'acier, d'une « baguette de fusil »,
suivant la comparaison d'un de mes élèves. Cette tige, cette baguette si singulièrement résistante, c'est le clitoris induré d'une
façon extraordinaire.

4° Les chancres de l'*urètre* et du *méat urinaire* ne présentent
pas une induration moins accentuée. C'est d'eux que M. Clerc a
dit ceci : « ... Ces chancres sont souvent plus volumineux, plus
épais, *plus indurés* enfin, chez la femme que chez l'homme... *Les
plus beaux types d'induration des chancres de cette région appartiennent, suivant nous, à la femme.* »

5° Pour les chancres du *col utérin*, leur situation les rendant
inaccessibles ne permet pas, en général, d'apprécier exactement
l'état de leur base. En certains cas, toutefois, j'ai remarqué d'une
façon très positive que la portion du col sur laquelle ils reposaient
était épaissie, volumineuse, saillante et déformée, comme si elle
était distendue par une infiltration exubérante ; et, de plus, le doigt
porté sur l'organe donnait la sensation d'une dureté très appréciable. M. Ricord a eu l'occasion d'observer un de ces chancres
sur une femme affectée de prolapsus utérin ; le col, dans ces
conditions, pouvait être saisi entre les doigts et aussi délicatement
exploré que le sommet du gland. Eh bien, la base de ce chancre
présentait, dit notre maître, une induration toute spéciale, *chondroïde, presque ligneuse*, qui se détachait et se différenciait très
manifestement de la rénitence propre au col utérin.

6° Enfin j'arrive, dans cette revue, à un groupe de chancres
dont l'induration, il faut en convenir, est souvent ou mal accentuée ou difficilement appréciable. Ce sont les chancres de la fourchette, de la fosse naviculaire, du vestibule, des caroncules hymé-
néales, de l'entrée du vagin, ou, d'une façon plus abrégée, les
chancres de l'*infundibulum vulvo-vaginal*.

A la *fourchette*, l'induration s'accuse rarement sous la forme
de noyau ; le plus souvent elle est étalée, lamelleuse, parcheminée
ou même foliacée. Elle est malaisément appréciable, parce que la
région, contrairement à ce qu'on pourrait croire, se prête mal à
l'exploration. Là cependant elle peut encore, avec un peu de soin

et d'habitude, être suffisamment constatée, sinon toujours, du moins dans la plupart des cas.

Mais les difficultés d'exploration vont croissant et l'induration devient de moins en moins appréciable à mesure que des parties extérieures de la vulve on s'avance vers le vagin. Au niveau de cette portion de la vulve qui est située au delà des petites lèvres (la région péri-urétrale exceptée), au niveau de la fosse naviculaire, de l'anneau vaginal et plus spécialement encore des caroncules myrtiformes, il est rare qu'on rencontre des indurations nettement et fortement accentuées. Les chancres de ces parties sont habituellement remarquables à plusieurs titres : en ce qu'ils sont restreints le plus souvent à une faible étendue ; — en ce qu'ils sont presque toujours simplement érosifs, desquamatifs plutôt qu'ulcéreux ; — en ce qu'ils ont une évolution rapide et une durée courte ; — enfin, au point de vue qui nous intéresse actuellement, en ce qu'ils sont simplement doublés d'une lamelle très mince d'induration, et d'induration tout au plus parcheminée. C'est sur ces régions, sans aucun doute, que le néoplasme syphilitique d'où résulte l'induration est constitué le plus parcimonieusement, si je puis ainsi parler.

Or, pour comble d'embarras, c'est sur ces régions aussi que la recherche de l'induration est entourée des difficultés les plus grandes, et cela pour des raisons toutes locales que vous allez comprendre. D'abord, on est mal à l'aise pour saisir ces chancres et pour en explorer la base ; puis, veut-on les palper, ils *fuient*, ils glissent sous les doigts ; on ne parvient pas à les isoler, à les détacher des tissus sous-jacents ; ils *se dérobent* véritablement à l'examen. Bref, il y a là, je le répète, des difficultés telles d'exploration qu'avec la meilleure volonté du monde on est forcé souvent de renoncer à se rendre compte du signe que l'on recherche. Cela est tellement vrai que, dans bon nombre de nos observations recueillies au lit des malades, je trouve signalé ce fait dans les termes suivants : « Chancre de l'anneau vaginal ; *il nous est impossible d'en apprécier la base ;* — chancre des caroncules *à base inexplorable ;* — chancre de la fosse naviculaire ; *nous ne parvenons pas à en saisir la base,* etc., etc. »

Ainsi, deux conditions se réunissent ici pour que l'induration,

en tant que signe diagnostique, échappe à l'examen : 1° c'est en
ces points que le néoplasme syphilitique se manifeste le plus
pauvrement, sous sa forme la moins accentuée ; — 2° c'est en ces
points que des dispositions toutes locales rendent difficiles au plus
haut degré, souvent même impossibles, la recherche et la perception de ce signe important.

Voilà terminée, messieurs, cette longue revue dans laquelle
j'ai cherché à mettre en parallèle les indurations syphilitiques de
l'un et de l'autre sexe. Résumons en quelques mots ce qu'elle
nous a fourni :

1° L'induration se produit chez la femme comme chez l'homme ;
— et même elle est plus fréquente chez la femme si l'on réunit
aux indurations primitives ou chancreuses les indurations secondaires, qui, très communes sur elle, sont relativement rares dans
notre sexe ;

2° A ne parler que de l'induration primitive, les chancres extra-
génitaux, qui fournissent une base de comparaison rigoureuse
d'un sexe à l'autre, sont indurés chez la femme au même degré
et de la même façon que chez l'homme ;

3° Les chancres spéciaux à la femme présentent, pour la très
grande majorité, une induration égale, quelquefois même supérieure, à celle des chancres propres à l'homme ;

4° Il n'est qu'un département limité des organes génitaux de la
femme (l'infundibulum vulvo-vaginal) où l'induration s'accuse
d'une façon inférieure à ce qu'on observe chez l'homme. Et c'est
en ce point d'ailleurs que des conditions locales la rendent plus
difficilement accessible à l'exploration.

Jugez d'après ce parallèle, messieurs, si j'étais autorisé à taxer
d'hérésie anticlinique l'opinion singulière qui dénie l'induration
au chancre de la femme. Jugez s'il y avait intérêt à déblayer la pathologie de ce vieux et ridicule préjugé.

Toutefois n'exagérons rien, et, après avoir réfuté une erreur,
ne dépassons pas nous-mêmes en sens inverse les données de la
clinique.

Bien que l'induration puisse se présenter et se présente chez la

la femme, dans bon nombre de cas, d'une façon absolument équi-
valente et identique avec ce qu'on observe chez l'homme, il n'est
pas moins vrai qu'elle offre d'un sexe à l'autre quelques différences d'ordre secondaire.

De ces différences, deux surtout sont à noter, et c'est par elles
que je terminerai en quelques mots ce qui a trait à cette importante question.

1° Les grosses indurations, les indurations *noueuses* ou profondes, bien qu'assez communes chez la femme, sont certainement moins fréquentes chez elle que chez l'homme. Cela ressort
de l'observation, et c'est là sans doute ce qui a fait dire « que le
chancre s'indure moins souvent chez la femme que dans notre
sexe », comme si, pour être induré, il avait besoin d'être doublé
d'une nodosité volumineuse ou d'un véritable calus.

Comme remarque secondaire, j'ajouterai que les indurations
noueuses *bien circonscrites* sont notablement plus rares chez la
femme que chez l'homme. A ce point de vue même il est une différence curieuse à signaler entre les deux sexes. Chez l'homme, le
calus chancreux est presque toujours très-exactement limité à la
base du chancre et constitue un noyau bien isolé, bien défini,
qui contraste avec la souplesse normale des tissus ambiants.
Chez la femme, au contraire, l'induration primitive déborde assez
souvent le chancre et se répand sur les parties voisines ; ou ces
parties, pour mieux dire, s'engorgent autour du chancre et lui
forment une sorte de zone ou d'atmosphère d'induration périphérique. C'est ainsi que plusieurs fois déjà j'ai eu l'occasion de
vous montrer des chancres qui, même limités et superficiels,
avaient provoqué l'induration en totalité de toute une nymphe,
l'induration en bloc de toute une grande lèvre. Nous reviendrons
du reste sur ce point, que je me contente de vous signaler pour
l'instant.

2° A l'inverse de la variété précédente, les indurations *en surface* sont notablement plus communes chez la femme que chez
l'homme. C'est chez la femme surtout — plus souvent que dans
notre sexe — qu'on rencontre ces indurations étalées, lamelleuses, comparables à des disques aplatis, à des palets, à des
pièces de monnaie, à des rondelles de parchemin, etc.

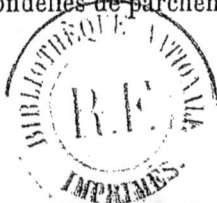

Des deux variétés de cette forme lamelleuse de l'induration, c'est la variété dite parcheminée qu'on observe le plus fréquemment. Quant à celle que je vous ai décrite sous le nom d'induration foliacée ou papyracée, bien que moins habituelle, elle n'est pas moins remarquable et constitue même d'un sexe à l'autre une différence essentielle à signaler. Rare chez l'homme, elle se rencontre chez la femme d'une façon bien plus commune relativement. Pourquoi? Je ne saurais vous le dire; c'est là un fait à enregistrer simplement, sans en comprendre la raison. Cliniquement, en tout cas, cette forme atténuée, rudimentaire, de l'induration est très-importante à connaître, car c'est elle qui donne à certaines lésions, dont la nature pourrait n'être pas suspecte, une signification particulière; c'est elle qui permet parfois d'affirmer le caractère chancreux de certaines érosions de la vulve en apparence les plus inoffensives du monde, les plus bénignes, les plus vulgaires. C'est elle aussi, je dois le dire, qui est le plus souvent méconnue, parce que c'est elle qui demande le plus de soin, de méthode et d'expérience pour être découverte et appréciée. Je la recommande donc à toute votre attention.

III

Autre question, non moins controversée que la précédente et demandant comme elle à être sérieusement débattue : *l'induration est-elle un signe constant du chancre syphilitique chez la femme?* En d'autres termes, n'y a-t-il, chez la femme, que des chancres *indurés* qui préludent aux manifestations constitutionnelles de la vérole?

S'il ne se rattachait à cette question qu'un intérêt purement clinique, elle serait depuis longtemps résolue comme elle doit l'être; car elle est très-simple en somme et ne comporte pas grandes difficultés d'examen. Mais on l'a compliquée d'éléments étrangers et de débats théoriques. On l'a grandie et obscurcie comme à plaisir pour les besoins de telle ou telle cause. On lui a prêté surtout une importance toute factice, une importance

qu'elle n'a pas et ne saurait avoir, en l'associant mal à propos à
des controverses doctrinales. Ne commettons pas cette faute.
C'est d'un fait clinique qu'il s'agit ici simplement; étudions-le et
jugeons-le comme tel.

A la question posée comme je viens de le dire : « L'induration est-elle un signe constant du chancre syphilitique chez la
femme ? », je n'éprouve pour ma part aucune hésitation ni aucun
embarras à répondre :

« Non, l'induration, en tant que signe clinique, n'est pas un
caractère *absolument constant* du chancre syphilitique chez la
femme ;

« Oui, l'on observe parfois chez la femme des chancres syphilitiques sous la base desquels il est impossible cliniquement de
percevoir l'induration. »

Mais je m'empresse d'ajouter aussitôt :

« Chez la femme comme chez l'homme, l'induration est un
signe presque constant du chancre syphilitique; c'est même assurément, de tous les signes qui en composent la caractéristique,
l'un des moins variables, l'un des moins sujets à faire défaut. »

Au total, chez la femme comme chez l'homme, *le chancre syphilitique non induré est une exception rare;* et cette absence d'induration, dans les cas où elle est réelle, reste le plus souvent
imputable à des conditions locales qui masquent le symptôme, le
dérobent, le rendent inaccessible à l'exploration. En dehors de
ces conditions, le chancre syphilitique non induré est, je vous le
répète, une anomalie des plus exceptionnelles, une véritable
curiosité pathologique par sa rareté.

C'est là ce que démontre la clinique, comme vous le savez
déjà, Messieurs, et comme je l'établirai numériquement tout
à l'heure.

Au surplus, quel intérêt a donc ce fait que l'induration,
chez la femme ou chez l'homme, puisse faire défaut en tant que
symptôme du chancre? Quoi d'étonnant, quoi d'insolite à cela ?
Et pourquoi tant de débats soulevés à ce propos? L'induration,
en somme, n'est qu'un signe, et rien de plus. C'est l'expression

sensible du néoplasme syphilitique initial, suffisamment développé
pour se révéler au clinicien par un phénomène appréciable. Or,
est-il beaucoup de signes en pathologie qui soient absolument
constants et que l'on rencontre à coup sûr dans tous les cas
d'une affection donnée? N'est-ce pas, au contraire, le sort commun de toutes les maladies de se présenter souvent à l'observation sous des formes plus ou moins incomplètes, sous des
formes *frustes*, comme on les appelle? La crépitation, par exemple, est-elle constante dans toutes les fractures? Certes, non.
Peut-elle manquer, manque-t-elle même souvent? Certes, oui.
De même, toutes les pneumonies s'accusent-elles invariablement
par le râle crépitant, leur signe essentiel, propre? Pas davantage.
— N'a-t-on pas signalé de même, dans bon nombre de maladies, l'absence possible de certains de leurs symptômes les plus
importants et les plus habituels, des taches lenticulaires dans
la fièvre typhoïde, des vomissements et de la céphalée dans les
tumeurs cérébrales, de la fièvre dans les affections le plus communément fébriles, de la diarrhée dans le choléra, etc.? N'a-
t-on pas même parlé de fièvres éruptives sans éruption? Et
ainsi de cent autres exemples qu'il serait superflu de vous énu-
mérer.

Donc, de par l'analogie, de par le bon sens, l'induration peut
manquer dans la symptomatologie du chancre, tout comme tel
autre signe dans telle autre maladie, *sans que pour cela le chancre soit modifié dans sa nature et son essence.*

Ce n'est pas, en effet, remarquez bien ceci, ce n'est pas l'induration qui constitue le chancre, pas plus que ce n'est la crépitation qui constitue la fracture.

Ce n'est pas l'induration qui donne au chancre les qualités
syphilitiques ; c'est l'essence syphilitique du chancre qui lui imprime le caractère *induration*.

Le chancre, en un mot, *n'est pas syphilitique parce qu'il est
induré ; il est induré*, au contraire, *parce qu'il est syphilitique.*
— Et il est syphilitique *sans induration* comme il le serait en
l'absence de tout autre de ses caractères les plus habituels.

Jusqu'ici rien que de très-simple, n'est-ce pas? Et il ne semblerait guère qu'une telle question pût soulever de grands débats.

Eh bien, détrompez-vous. Nous touchons en ce moment à l'un des points de la syphiliographie qui a donné lieu aux controverses les plus vives, qui a été le plus fréquemment et le plus ardemment discuté. Et — le croiriez-vous ? — c'est à l'aide d'un syllogisme, je dirai plus, d'un véritable *jeu de mots*, qu'on a porté l'obscurité dans cette question si simple. Vous allez en juger.

Il est certain que l'induration du chancre syphilitique peut, comme je viens de le dire, faire cliniquement défaut en certains cas. S'emparant de cette proposition comme d'un argument à leur convenance, certains auteurs ont raisonné de la façon suivante :

« La syphilis, de l'aveu commun, peut succéder à un chancre non induré ; — or, un chancre qui n'est pas induré, *c'est un chancre mou ;* — donc, le chancre mou peut servir de prélude à la vérole.

Et, conséquents avec ces prémisses, les mêmes auteurs ont ajouté :

« Puisque le chancre mou prélude parfois à la vérole au même titre que le chancre induré, c'est qu'évidemment il est identique à ce dernier comme nature. Il n'en diffère que par un symptôme en moins, l'induration ; mais il est susceptible des mêmes accidents ultérieurs et dérive en conséquence du même virus. Donc, c'est une illusion de considérer le chancre induré et le chancre mou comme deux maladies indépendantes, étrangères l'une à l'autre ; ce ne sont là que des expressions différentes d'une seule et même maladie, la vérole. »

Voyez à quelles conséquences doctrinales aboutit cette argumentation !

Mais, si vous avez bien suivi ce raisonnement, Messieurs, vous en avez déjà saisi le défaut. Toute la série des déductions qui le composent reconnaît pour base cette affirmation contenue dans les prémisses : « *un chancre non induré est un chancre mou.* » Que ce terme du syllogisme soit erroné, tout l'échafaudage des propositions subséquentes s'écroule aussitôt. Or, ce n'est que par un étrange abus de langage qu'on assimile ici deux choses essentiellement différentes, à savoir : le chancre non induré et le chancre mou ; et cet artifice grossier ne saurait surprendre votre jugement.

Que, dans le langage vulgaire, ces deux mots de chancre non induré et de chancre mou représentent à l'esprit la même idée, je ne vais pas à l'encontre. Mais la clinique a aussi sa langue à elle ; elle a ses mots, ses termes, auxquels, bons ou mauvais, elle rattache un certain sens convenu. Or, en clinique, cette dénomination de chancre mou est appliquée, non pas à tout chancre dont la base reste molle et dépourvue d'induration, mais à une espèce particulière de chancre, à une maladie spéciale, caractérisée par un ensemble de symptômes et de signes qui lui appartiennent en propre. Pour nous, médecins, un chancre mou n'est pas seulement un chancre dont la base est molle, mais un chancre s'affirmant en plus par tels ou tels autres attributs, et constituant une espèce pathologique d'un ordre donné. Qu'un chancre d'une espèce différente présente par aventure une base molle, ce ne sera pas pour cela un chancre mou, et nous n'aurons pas le droit de le désigner comme tel, sous peine de tomber dans une déplorable cacologie. Ce chancre, en dépit de sa base molle, sera toujours un chancre d'une espèce différente, de même qu'une pneumonie restera toujours une pneumonie malgré l'absence d'un de ses signes habituels ou l'existence d'un symptôme insolite la rapprochant d'une autre maladie. — D'après cela, un chancre syphilitique, qui ne présente pas à sa base l'induration usuelle, ne saurait être dit un chancre mou ; c'est un chancre syphilitique à base molle, à base non indurée, et voilà tout. L'assimiler à un chancre mou par cela seul que sa base est souple, c'est oublier, d'une part, qu'il peut être syphilitique par d'autres caractères que ceux de sa base ; c'est méconnaître, d'autre part, que le chancre mou n'est pas sans présenter accidentellement une assise plus ou moins résistante. — Bref, dire qu'un chancre non induré n'est autre chose qu'un chancre mou, c'est commettre un étrange abus de langage en clinique ; c'est *jouer sur les mots ;* c'est, à la faveur d'une ambiguïté de termes, confondre à plaisir des choses très-différentes et introduire dans la science, sous le couvert d'une synonymie captieuse, la plus regrettable confusion.

Cela compris, si le chancre syphilitique non induré n'est pas identique avec un chancre mou, que deviennent les déductions qu'on a cru pouvoir tirer de l'assimilation factice de ces deux espèces morbides dans l'argumentation paradoxale que je combats? Naturellement elles ont le sort des conclusions d'un syllogisme à prémisses erronées. Elles s'écroulent d'elles-mêmes, n'ayant plus de base; elles sont non avenues, elles n'ont pas de raison d'être. D'une identité artificiellement établie *par abus de langage* entre le chancre syphilitique non induré et le chancre mou on a voulu conclure à une identité de nature entre ces deux chancres et, par suite, à l'existence d'un virus unique susceptible de manifestations morbides différentes. Que reste-t-il de cela? Rien absolument. Chancre non induré et chancre mou sont choses très-différentes, comme nous venons de le dire; donc, il n'est aucune induction à tirer de ce caractère particulier, état de la base, rénitence ou souplesse de l'assise chancreuse, pour ou contre l'identité de nature de ces deux lésions, le chancre syphilitique et le chancre mou. Voilà ce que dit le simple bon sens et voilà ce que démontre la clinique à sa suite.

Tout cela du reste, Messieurs, n'a qu'une importance bien plutôt doctrinale que pratique. Et je regretterais de vous avoir arrêtés sur ces considérations théoriques, si je n'avais tenu à vous mettre en garde par la discussion qui précède contre une confusion des plus communes, contre un véritable piège tendu à votre bonne foi. Pratiquement, en effet, vous ne serez que bien rarement aux prises, je vous le répète encore, avec cette difficulté spéciale du chancre syphilitique non induré. Chez l'homme, tout d'abord, l'induration chancreuse s'offrira à vos doigts d'une façon manifeste et patente, sinon toujours, du moins dans l'énorme majorité des cas. Et chez la femme même ce précieux signe diagnostique ne vous fera défaut que d'une façon bien rare, pour peu que vous le recherchiez avec attention, avec méthode, et suivant les règles que je vous ai formulées précédemment. — Voulez-vous, pour vous en convaincre, une preuve numérique? Je vous la fournirai comme conclusion de ce long exposé.

Je prends au hasard cent cas de chancres syphilitiques observés

chez la femme, ici même, dans cet hôpital. Sur ce nombre, combien de fois nous a-t-il été permis, à mes élèves et à moi, de constater l'induration et de la consigner dans nos notes? Combien de
fois s'est-elle au contraire dérobée à notre examen? Le voici, très-
scrupuleusement :

Sur ces cent faits — *pris au hasard*, je vous le répète, et comme
ils me sont tombés sous la main — je trouve que quatre-vingt-
sept fois l'induration s'est présentée à nous d'une façon soit très-
manifeste, soit suffisante pour un diagnostic certain. Treize fois,
au contraire, elle nous a fait défaut.

Notez d'abord cette proportion : quatre-vingt-sept fois contre
treize. N'est-ce pas là déjà un chiffre significatif?

Mais allons au fond des choses. Analyse faite de ces treize cas
exceptionnels, je trouve que, pour huit d'entre eux, l'induration
n'a pas été perçue parce que la base du chancre n'était pas *explo-*
rable, parce qu'elle ne pouvait être saisie entre les doigts, parce
qu'elle se dérobait à notre investigation. Ces huit cas, en effet, sont
relatifs à des chancres du col, de l'anus et de l'entrée du vagin,
toutes régions où, comme je vous l'ai déjà dit, le chancre se prête
mal ou ne se prête pas à une appréciation suffisante de l'état de
sa base. Un signe qu'on n'a pas la liberté de rechercher ou d'apprécier ne saurait être considéré comme un signe absent ; donc,
en toute justice, il nous faut défalquer de notre statistique ces
huit faits d'un ordre tout spécial.

Restent donc au total *cinq cas* sur cent dans lesquels l'induration n'a pas été constatée par nous. — Et ces cinq cas se répartis-
sent comme il suit :

Quatre dans lesquels l'induration était assez faiblement accusée
pour demeurer douteuse ;

Un seul dans lequel nous n'avons pu absolument percevoir le
moindre indice d'une rénitence sous-chancreuse.

En somme, cinq fois sur cent cas — *cinq fois seulement*, remarquez bien cela, Messieurs, — l'induration nous a fait défaut, en
tant que signe clinique, pour servir d'élément au diagnostic que
nous cherchions à établir.

De tels chiffres n'ont pas besoin de commentaires. Et, sans

insister davantage sur ce sujet, je termine cette conférence en
vous disant que l'observation clinique la plus rigoureuse — d'accord sur ce point avec les faits d'expérimentation — permet
d'établir comme une vérité des mieux démontrées et des plus
incontestables la proposition que voici :

*Sans être absolument constante, l'induration du chancre syphi-
litique chez la femme est tellement habituelle, tellement commune,
qu'on peut taxer d'exceptionnels les cas où elle fait défaut.*

CINQUIÈME ET SIXIÈME LEÇONS

DU CHANCRE

VARIÉTÉS. — COMPLICATIONS. — TRAITEMENT.

— Chancres *du col utérin*. — Fréquence réelle de cette lésion. — Siège. — Nombre.
— Étendue. — Aspect. — Couleur. — Bords. — Sécrétion. — Indolence absolue.
— Par l'ensemble de ses caractères, cette lésion est merveilleusement faite pour
passer inaperçue. — État de la base — Le toucher du col ne fournit en général
que des résultats négatifs au point de vue de l'induration. — En certains cas cependant il permet de constater soit un certain degré d'hypertrophie du col avec dureté
morbide, soit des indurations partielles, circonscrites. — Cas de M. Ricord, observé
sur une femme affectée de prolapsus utérin. — Le chancre du col n'est guère remarquable en somme que par son état habituel de *lésion papuleuse* et par sa teinte
d'un *gris lardacé*. — Particularité curieuse relative à l'évolution de ce chancre. Même
abandonné à sa marche naturelle, en dehors de toute intervention thérapeutique, le
chancre du col se modifie, se répare et se cicatrise avec une rapidité souvent extraordinaire — Modifié, ce n'est plus qu'une plaie simple, vulgaire d'aspect, aussi inoffensive que possible en apparence. — Erreurs auxquelles expose le chancre sous cette
dernière forme. — Conséquences pratiques; conséquences doctrinales. — Période
ultime. — Cicatrisation et absence de stigmate ultérieur. — Disposé à guérir spontanément, le chancre du col ne réclame qu'une thérapeutique des plus simples.

Chancres de l'*anus*. — Division : 1° Chancre *péri-anal*. — Deux formes : forme
étalée; forme fissuraire. — Comment le chancre, sous cette dernière forme, peut se
dérober à l'examen et risque de passer inaperçu. — 2° Chancre *intra-anal*. — Siège.
— Aspect. — État de la base. — Conditions matérielles s'opposant à ce que l'induration puisse être perçue sur ce point. — Cas spéciaux dans lesquels l'induration peut
devenir appréciable. — Du chancre dit *en feuillet de livre*.

COMPLICATIONS. — Le chancre syphilitique, qui n'a que peu de complications chez
l'homme, en a moins encore chez la femme. — Origine éventuelle et nature simplement inflammatoire de ces complications. — Du chancre enflammé. — Accidents
périphériques. — Vulvite partielle. — Œdème. — Induration *scléreuse*. — Phagédénisme. — Le phagédénisme n'est le plus souvent qu'une menace, qu'une imminence
morbide, sans devenir un accident réel.

TRAITEMENT. — Question du traitement dit *abortif*. — En détruisant le chancre naissant prévient-on par cela seul l'infection constitutionnelle? — Opinions anciennes.
— Opinion de M. Ricord. — Discussion. — Une analogie défectueuse. — Le chancre est-il à la vérole ce que la morsure du chien enragé est à la rage? — Faits cliniques. — Que penser des prétendus chancres syphilitiques cautérisés dans les quatre
premiers jours de la contagion? — Est-il possible d'établir le diagnostic du
chancre syphilitique dans les quatre premiers jours de la lésion? — Résultats fournis par la cautérisation alors qu'on cautérise de véritables chancres. — Conclusion :
le chancre n'est que le premier phénomène de la vérole confirmée, et l'on n'anéantit
pas la vérole en détruisant le chancre.

De la cautérisation destructive comme méthode thérapeutique du chancre. —
Inutilité et désavantages de cette méthode.

Traitement usuel. — Axiome expérimental : moins on fait au chancre, mieux il s'en
trouve et mieux il guérit. — Soins hygiéniques, bains, lotions, pansements, etc. —
Excellents résultats fournis par l'hygiène, l'eau froide et la charpie. — Exigence
des gens du monde réclamant un traitement pharmaceutique. — Traitement du
chancre douloureux, enflammé. — Médications diverses préconisées contre le chancre. Leurs succès faciles contre une lésion qui guérit seule. — Quelques remèdes
notablement nuisibles. — Abus des cautérisations au nitrate d'argent dans le traitement du chancre. A quelles indications répond seulement l'emploi de ce caustique.

Des indurations qui survivent au chancre. — Méthodes chirurgicales proposées
contre elles. — Déplorable résultat fourni par l'excision d'une induration chancreuse.
— Inutilité de toute intervention active contre une lésion destinée à se résoudre et à
guérir par les seules forces de la nature.

Dans nos précédentes conférences, Messieurs, je vous ai décrit le chancre de la femme sous son type le plus commun, le plus complet. Or, il en est du chancre comme de toute maladie. Le chancre ne se présente pas toujours sous le même aspect et avec une physionomie invariablement identique. Loin de là; il est susceptible au contraire de *variétés* nombreuses, soit que l'un de ses caractères vienne à s'exagérer, à s'atténuer, à faire défaut, soit que plusieurs de ses caractères subissent à la fois des modifications d'ordres divers.

Ces variétés du chancre nous occuperont tout d'abord aujourd'hui.

I

Des nombreux attributs du chancre il n'est pas un seul, à part le processus érosif, qui soit absolument constant et que l'on retrouve à coup sûr dans tous les cas possibles. Déjà je vous ai montré que l'un des plus importants, des plus essentiels en pratique, est sujet à des variétés nombreuses. Déjà vous avez vu l'induration, très-accentuée chez certaines malades, s'atténuer sur d'autres au point de n'être plus que difficilement perceptible, au point même de ne plus pouvoir servir au diagnostic. Eh bien, ce que je vous ai dit de l'induration, je pourrais presque vous le répéter à propos de chacun des autres signes du chancre. Étendue, configuration, état des bords, état du fond, coloration, aspect, etc., tout cela n'est pas moins variable. Sur chacun de ces points, quand on descend à une analyse minutieuse, on rencontre des différences multiples d'un cas à un autre.

Il y a plus, Messieurs. C'est qu'en certains cas — rares, exceptionnels même, je l'accorde — plusieurs ou même la plupart des signes qui constituent la caractéristique du chancre s'altèrent, s'atténuent à la fois, et même peuvent faire *simultanément* défaut. Le chancre alors, pour ainsi dire, n'est plus un chancre, quant à son aspect du moins, quant à ses apparences. Il se dépouille à ce point de ses caractères, de son masque habituel, si je puis parler de la sorte, qu'il n'offre plus de physionomie spéciale. Ce n'est plus, à le juger *de visu*, qu'une plaie simple, qu'une érosion vulgaire. Il est vraiment méconnaissable sous cette forme; et, n'était son induration (celui de ses attributs qui l'abandonne le moins), n'était aussi son adénopathie fidèle qui lui conserve une signification propre, on n'aurait aucun droit à le considérer pour ce qu'il est, c'est-à-dire pour un accident spécifique, pour un chancre.

Ai-je besoin de vous dire si ce chancre *sans caractères* expose le clinicien à de véritables surprises? Il est fait à plaisir en vérité pour dérouter le diagnostic. Et ne croyez pas que j'exagère, que je force ici la note pour créer des difficultés qui n'existent pas, qu'on ne rencontre pas en pratique. Nullement. Ce chancre se présentant sous l'aspect d'une plaie simple, ce chancre dénué de tout ou partie de ses signes habituels, n'est pas une chimère; il s'observe parfois; et de cela voici la preuve.

Une jeune femme arrive tout effrayée à notre consultation un des jours de cet été. Elle vient d'apprendre, nous dit-elle, que son amant « est malade », et elle craint « d'avoir gagné son mal ». Nous l'examinons très-attentivement, et nous ne trouvons sur elle pour tout symptôme qu'une très-petite érosion vulvaire, du diamètre d'une lentille. Cette érosion est absolument superficielle; c'est une simple desquamation épithéliale; sa coloration est celle du derme mis à nu, rouge par conséquent; sa forme est oblongue; son fond est lisse, sans enduit, sans revêtement pseudo-membraneux; ses bords n'ont rien de spécial, ou plutôt elle n'a pas de bords, elle se continue sans ressaut avec les tissus ambiants; sa sécrétion est insignifiante, etc.... En un mot, c'est une plaie minime, sans importance, *sans caractères;* c'est une plaie *ressemblant à toute plaie simple*, à toute exfoliation épithéliale, inflammatoire, traumatique, herpétique ou autre. Mais nous palpons avec un soin minutieux la base de cette érosion, et nous reconnaissons une rénitence foliacée non douteuse. Mais nous explorons les ganglions et nous trouvons une adénopathie bien formulée. Tout aussitôt de par ces deux caractères, cette plaie, si innocente d'aspect, prend une signification spéciale; c'est un *chancre,* c'est sûrement un chancre qui va préluder à une explosion prochaine d'accidents généraux. Et quelques semaines plus tard, en effet, ces accidents se manifestent.

Autre exemple identique : Une femme entre dans nos salles pour une vagino-uréthrite. Pendant onze jours elle ne présente rien autre chose que les phénomènes communs de cette maladie. Puis, vers le douzième jour, nous voyons poindre à la vulve trois érosions minimes, qui s'élargissent assez rapidement et prennent les proportions de petites lentilles. En quoi consistent ces érosions? Nous les observons chaque jour, et nos notes de chaque jour les qualifient invariablement de la façon suivante : « Érosions superficielles, constituées par de simples exfoliations épithéliales, rondes ou ovalaires, rouges ou rougeâtres, planes, à fond lisse et non recouvert d'exsudats membraneux, sans bords, indolentes, etc., ne présentant en somme *aucun caractère* qui permette de s'établir *de visu* un diagnostic formel ». Il est donc impossible, de par les signes extérieurs, de préciser la nature de ces lésions. Mais, comme dans le cas précédent, un moment arrive où nous surprenons sous la base de ces érosions une induration manifeste; puis l'adénopathie inguinale achève de nous éclairer. Nous portons le diagnostic de chancres infectants, et ce jugement se trouve vérifié quelques semaines plus tard par l'explosion à point nommé de manifestations secondaires.

Ces deux faits et d'autres semblables que je pourrais vous citer établissent donc d'une façon catégorique que le chancre se dépouille parfois de tous ses attributs extérieurs pour prendre l'aspect d'une plaie simple, ou plus exactement ne revêt aucun signe spécial, propre à le différencier d'érosions vulgaires. Comment, en effet, sur ces deux malades avons-nous été conduits à suspecter et à diagnostiquer des chancres? Par l'induration et par l'adénopathie. Mais l'induration n'est pas un des traits de la *physionomie* du chancre; mais l'adénopathie n'est pour le chancre qu'un élément de diagnostic *indirect*. Les deux lésions dont je viens de vous parler étaient bien des chancres, et vous n'en sauriez douter; cependant elles n'avaient en rien l'aspect, le *facies* du chancre, et l'on eût pu les confondre avec l'érosion la moins spécifique. Voyez donc jusqu'à quel point, Messieurs, peut s'atténuer, s'effacer, la caractéristique extérieure, objective, de l'accident spécial qui sert d'exorde à la vérole.

II

Je ne vous arrêterai pas, Messieurs, à la description minutieuse des variétés infinies dont est susceptible chez la femme l'accident initial de la diathèse. De ces variétés je vous signalerai seulement les plus importantes, les plus essentielles à connaître en pratique.

I. Un mot d'abord sur les variétés d'étendue, de proportions. Le chancre, vous ai-je dit, affecte une étendue moyenne qui peut être comparée à une pièce de vingt ou de cinquante centimes, à une amande d'abricot, à un noyau de prune, à un pépin de potiron, etc. Or, il se peut qu'il dépasse ces limites habituelles, il se peut aussi qu'il reste en deçà.

Dans le premier cas, nous avons affaire à ce qu'on appelle de *grands* chancres, présentant les dimensions d'une pièce d'un ou de deux francs, d'une amande recouverte de sa coque ligneuse, d'une datte, etc. En voici trois exemples que j'ai fait représenter par un habile dessinateur.

Le premier est un chancre de la région péri-anale, large, régulièrement circulaire, exhaussé en forme de plateau, et tout à fait comparable comme dimension à une pièce de deux francs.

Le second est un chancre du pli génito-crural. Étrange de forme, allongé comme une cosse de pois, il occupe toute la hauteur de ce pli, sur une étendue de six à sept centimètres, avec une largeur bien moindre, celle du doigt environ.

Le troisième offre des proportions encore supérieures. C'est un chancre érosif, intertrigineux, qui s'étale sur presque toute la surface d'une grande lèvre œdématiée. Il est long comme le pouce, avec un diamètre transversal de 3 à 4 centimètres. — Inutile d'ajouter que les chancres de cette étendue sont excessivement rares; ce dernier notamment est une véritable curiosité.

Inversement, et ceci est bien plus curieux, le chancre en certains cas reste circonscrit à une très-petite étendue. Il est alors *petit*, petit comme une lentille, comme un ongle d'enfant. Parfois même il se restreint encore et devient véritablement *minime*. Il faut savoir, en vérité, qu'il peut se réduire de la sorte pour reconnaître sous une lésion aussi exiguë l'accident initial d'une maladie e que la syphilis. Si je ne craignais d'abuser des termes pittoresques, j'appellerais ces chancres aussi petits des *chancres nains*.

Je possède dans mon petit musée de Lourcine[1] trois spécimens de ces chancres rudimentaires. Les voici. Notez qu'ils ont été représentés à la période de leur développement *maximum*; notez aussi que leur qualité de chancre a toujours été démontrée par l'évolution morbide, par l'adénopathie concomitante, par l'explosion ultérieure d'accidents secondaires, etc.

Le premier est un chancre de l'entrée du vagin; chancre de forme ovalaire, superficiel, érosif, d'un rouge vif rappelant la teinte dite chair musculaire. Sa base était doublée d'une induration lamelleuse, papyracée, nettement appréciable. Comme étendue, l'érosion mesure 6 à 7 millimètres dans son grand axe, sur 3 à 4 transversalement. (Soit dit incidemment, ce chancre a été l'origine d'une syphilis *grave*, dont la malade est loin d'être quitte encore aujourd'hui, après cinq ans de rudes épreuves : cela à l'adresse de certaine doctrine dont nous parlerons plus tard et dont la prétention est de mesurer la gravité de la vérole sur le patron de son accident originel.)

Deuxième cas : chancre érosif situé au niveau de la fourchette, identique d'aspect avec le précédent. Dimensions exactes : celles d'une petite lentille.

Troisième cas : érosion chancreuse occupant la face interne d'une petite lèvre. Forme et dimensions : celles d'un pépin de poire, d'un bec de plume.

Dernièrement encore, nous observions dans nos salles un chancre qui, situé dans le sillon latéral du tubercule de l'urètre, se présentait sous forme d'une simple fissure allongée, mesurant 4 à 5 millimètres de long, sur 2 ou 3 au plus en largeur.

[1]. Ces trois pièces sont actuellement déposées au musée de l'hôpital Saint-Louis (Collection particulière).

Sachez donc bien, Messieurs, que le chancre syphilitique peut en certains cas, chez la femme surtout, se réduire à des proportions véritablement extraordinaires comme exiguïté.

II. Variétés d'un autre ordre, suivant la forme anatomique de la lésion.

A ce point de vue, les différences multiples que présente le chancre peuvent se ranger sous quatre chefs, en constituant une série de *types*, auxquels sont applicables les dénominations suivantes : -

1° Chancre *érosif*, desquamatif;

2° Chancre *exulcéreux;*

3° Chancre *ulcéreux;*

4° Chancre *papuleux.*

Ces dénominations s'expliquent d'elles-mêmes sans commentaires.

Le chancre érosif est celui qui consiste simplement en une desquamation épidermique ou épithéliale, se bornant à dénuder le derme sans l'entamer. — Le chancre exulcéreux est celui qui attaque superficiellement le derme, qui l'effleure plutôt qu'il ne l'entame véritablement. — Le chancre ulcéreux est au contraire creux d'aspect, excavé, entaillé. Il fait ou paraît faire ulcère. Nous verrons dans un instant que le plus souvent il ne fait ulcère qu'aux dépens de son néoplasme propre et non au détriment des tissus normaux. — Enfin, le chancre papuleux ou en plateau (*ulcus elevatum*) est celui qui, surélevé au-dessus des téguments, bombé, proéminent, figure une sorte de petit disque ou de papule, tout à fait analogue à la lésion que je vous décrirai plus tard sous le nom de papule secondaire.

Quelques détails sur ces diverses formes du chancre.

Les deux premières sont de beaucoup les plus communes. Huit fois sur dix, *au moins*, chez la femme, le chancre se présente sous la forme érosive ou exulcéreuse, c'est-à-dire ne consiste qu'en une érosion tout à fait superficielle, qui ou bien se borne à dénuder simplement le derme, ou bien ne fait que l'attaquer dans

FOURNIER.   8

ses couches les plus extérieures, l'*effleurer* seulement à l'instar
d'un herpès, d'une égratignure, du traumatisme le plus léger, le
plus bénin. Rappelez-vous bien cela, Messieurs, car le chancre
érosif est le *type habituel du chancre féminin.*

En quelques cas cependant, le chancre syphilitique de la femme
affecte ou paraît affecter la forme ulcéreuse. En voici un bel
exemple. Voyez ce chancre situé à la partie supérieure de la petite
lèvre gauche; il est évidemment *creux*, car son fond est de
deux millimètres environ au-dessous du niveau des parties
voisines. Il semble donc *ulcéreux;* d'aspect, on croirait qu'il a dû
détruire, ronger en profondeur deux millimètres de tissus sains.
A-t il rien détruit, a-t-il rongé autre chose que son tissu morbide propre? Je ne le crois pas; j'affirmerais même le contraire,
et vous verrez que ma prédiction sera vérifiée par l'absence
de toute cicatrice [1]. Comment donc se présente-t-il avec cette
forme excavée, s'il n'entame pas les tissus sains? Je vais vous le
dire.

Dans la plupart des cas où le chancre syphilitique affecte la
forme creuse, l'excavation qu'il constitue se fait *aux dépens du*
néoplasme sous-chancreux, c'est-à-dire de l'induration chancreuse. C'est ce néoplasme qui se ronge, qui se détruit lui-même,
sinon en totalité, du moins partiellement et superficiellement.
Presque toujours le travail ulcéreux se borne à attaquer la production morbide, en respectant les tissus sains. — Comment savez-vous cela? me direz-vous peut-être. — Nous le savons, d'a-
bord, parce que nous le voyons; cela n'est pas un mystère, cela se
voit, se touche. Il suffit de considérer le chancre avec attention
pour bien se rendre compte que son ulcération intéresse un noyau
dur, de formation nouvelle, et laisse indemnes les parties normales sous-jacentes. Nous le savons ensuite parce que le chancre
ulcéreux se cicatrise presque invariablement sans déperdition
de substance, voire sans stigmate, ce qu'il ne ferait pas évidemment si, au lieu de n'affecter qu'un tissu morbide épigé-

---

1. Cette facile prophétie s'est réalisée de tous points. Quelques semaines plus tard
le chancre en question était cicatrisé, ne laissant à sa suite qu'une macule rougeâtre
laquelle même s'effaça bientôt d'une façon complète.

nétique, il ulcérait, il détruisait le derme cutané ou muqueux.

Lorsque le chancre se présente sous la forme ulcéreuse, il offre généralement des bords relevés, saillants, un peu moins rouges que les tissus voisins (en raison de la tension de la muqueuse sur un noyau d'induration exubérant). Ces bords sont adhérents et se raccordent presque toujours sans interruption, sans ressaut, sans arête, avec le fond de l'ulcération; ils s'abaissent vers ce fond par une pente insensible, de façon que la lésion totale représente plus ou moins une sorte de godet, de cupule, de lampion (chancre dit *cupuliforme*). — Très-commune chez l'homme, cette forme du chancre ne se rencontre chez la femme que d'une façon bien plus rare.

Ce qui, en revanche, est d'une observation habituelle, courante, chez la femme, c'est la forme *papuleuse* du chancre, que déjà je vous ai signalée dans l'une de nos précédentes réunions. Il est très-fréquent dans le sexe féminin que les chancres érosifs, voire les chancres ulcéreux, proéminent à un moment donné de leur existence, surtout à leur période de bourgeonnement terminal. Ils deviennent alors bombés, saillants, en forme de petits plateaux discoïdes, presque identiques d'aspect avec la lésion dite communément *papule muqueuse, syphilide papulo-érosive, syphilide papuleuse humide*, etc.

III. Venons en troisième lieu aux variétés relevant du siège.

La condition du *siège* est une de celles qui influent le plus activement sur la forme et la physionomie du chancre. Cela est si vrai que plusieurs chancres coexistant sur le même sujet sont souvent très-dissemblables d'aspect lorsqu'ils n'occupent pas la même région; cela est si vrai qu'un chancre situé sur les confins de deux départements anatomiques différents est parfois divisé en deux segments d'un aspect très-opposé. Voyez plutôt. Voici une femme affectée d'un chancre labial, lequel siège à la fois sur la peau et sur la muqueuse de la lèvre inférieure. Dans son segment muqueux, ce chancre consiste en une *érosion*; dans son segment cutané, il est représenté par une *croûte*. Quelle différence entre les deux moitiés d'une même lésion !

Cette influence de siège est particulièrement remarquable pour le chancre *de la peau*. — Quelques mots à ce sujet.

Lorsque le chancre syphilitique se produit sur une surface cutanée, il affecte assez souvent une forme *spéciale* que n'offre jamais, que ne saurait jamais offrir le chancre des muqueuses. Il se présente sous l'aspect d'une lésion croûteuse, d'une *croûte* plus ou moins analogue à celle de l'ecthyma. On le qualifie alors du nom de *chancre ecthymateux;* mauvais mot, dénomination vicieuse, qui donnerait à supposer que ce chancre procède comme l'ecthyma, c'est-à-dire débute par une pustule pour aboutir plus tard à une croûte, ce qui est radicalement faux. Le chancre, en effet, qui devient croûteux, le devient à sa façon, et d'une façon autre que l'ecthyma ; il s'encroûte simplement parce que sa sécrétion se concrète à sa surface [1]. Aussi serait-il plus convenable et plus juste de l'appeler simplement chancre *croûteux*.

Ce chancre croûteux peut se produire sur tous les points de la peau. Chez la femme on l'observe surtout sur le bord libre ou sur la face cutanée des grandes lèvres, sur les fesses, sur les cuisses, au mont de Vénus, aux lèvres de la bouche, au sein, etc.

D'aspect, il se présente sous les apparences d'une *croûte;* — croûte généralement isolée et circonscrite, large en moyenne comme une amande, comme une pièce de vingt ou de cinquante centimes; — croûte habituellement brunâtre ou brune, d'un brun sombre et parfois tacheté de stries ou de reflets verdâtres; — croûte peu épaisse, mesurant tout au plus en épaisseur un demi-millimètre, un à deux millimètres ; — inégale comme surface; — peu adhérente en général, se laissant facilement soulever par l'ongle, et se détachant en quelques heures sous l'influence d'onctions huileuses, de cataplasmes, de bains, etc.

Cette croûte n'est qu'un *masque* à la surface du chancre. Détachée, elle laisse à nu une *surface érosive* qui est le type accompli du chancre syphilitique, du chancre avec son fond plat ou légère-

---

1. Cela explique pourquoi le chancre *croûteux* ne se rencontre jamais sur les muqueuses. Sur les muqueuses, en effet, toute exsudation de la nature de celles qui pourraient former croûte est incessamment balayée et emportée par la sécrétion propre de ces membranes. Le chancre des muqueuses reste donc toujours à découvert et n'est pas susceptible de prendre la forme dite ecthymateuse.

ment bombé, avec sa teinte rouge de ton chair musculaire, avec
son assise parcheminée, etc.

La variété croûteuse du chancre ne présente donc qu'une particularité intéressante et spéciale, celle de son enduit, de son revêtement croûteux, qui lui donne l'air d'une dermatose ou d'une
lésion vulgaire. Cette apparence trompeuse est dans l'espèce une
source commune d'erreurs, parce qu'on ne s'attend guère en général à rencontrer le chancre sous un tel aspect. Il y a là *matière*
à surprise. Conséquemment, Messieurs, tenez-vous pour avertis
sur ce point, et ne vous laissez pas abuser par cette forme insidieuse du chancre.

Parmi les chancres qui affectent le plus volontiers la forme
croûteuse, je vous signalerai le *chancre du sein*. De celui-ci il faut
que je vous parle en détail, car c'est essentiellement un chancre
féminin. C'est de plus un accident qui comporte un intérêt des
plus sérieux, en raison d'abord de sa fréquence, en raison aussi
des questions médico-légales qu'il soulève à chaque instant.

Le chancre mammaire, je n'hésite pas à le dire, n'a été bien
étudié que dans ces derniers temps, depuis les importants travaux qu'a suscités la question de contagiosité des lésions secondaires. Si vous vous reportez, en effet, à quelques années en
arrière, vous ne trouverez sur cet accident que des notions con-
fuses, erronées, défectueuses. Le professeur Velpeau, par exemple, de si vénérée et si regrettable mémoire, dans l'ouvrage important qu'il a consacré aux maladies du sein, donnait pour toute
caractéristique du chancre de cet organe « l'aspect nummulaire,
la teinte cuivrée de la peau, le fond gris ou excavé des ulcères,
leurs bords aigus, la matière sanieuse, aqueuse, d'odeur nauséeuse, qui en suinte, etc. [1]... » Or, malgré tout le respect que
nous devons à l'une des gloires de la chirurgie française, il est
impossible aujourd'hui d'accepter pour la lésion qui nous occupe
la symptomatologie que vous venez d'entendre. Ce n'est certes ni
à l'aspect nummulaire, ni à la teinte cuivrée, ni aux bords aigus et
au fond excavé de l'ulcère, ni moins encore à son odeur, que vous

---

1. *Traité des maladies du sein.* Paris, 1858.

reconnaîtrez le chancre du sein. Ce chancre a une physionomie tout autre ; il a surtout d'autres signes que je vais vous dire.

Mais quelques mots au préalable sur son origine, sur son siège habituel, sur le nombre des lésions par lesquelles s'accuse généralement en ce point l'infection primitive.

Comme *origine*, d'abord, le chancre mammaire peut dériver, cela va sans dire, de toute cause ayant pour résultat un contact entre le sein et la matière virulente. Vous savez déjà qu'il résulte quelquefois d'une contagion transmise par l'adulte, et cela soit dans un attouchement érotique, soit dans une pratique des plus morales, telle que le dégorgement du sein chez les nouvelles accouchées, le « façonnement du bout de sein » chez la femme enceinte, etc. Rappelez-vous à ce propos l'épidémie de Condé dont je vous parlais dans l'une de nos dernières réunions. Mais ce n'est là que l'exception. Presque toujours, dix-neuf fois sur vingt environ, le chancre du sein dérive du nourrisson et est transmis dans l'allaitement.

Comme *nombre*[1], en second lieu, ce chancre est plus souvent

---

1. Dans un cas absolument exceptionnel et que je citerai simplement à titre de curiosité scientifique, j'ai observé VINGT-TROIS chancres mammaires développés sur une femme infectée par un nourrisson syphilitique. Ces vingt-trois chancres étaient répartis de la façon suivante : sept sur l'aréole du mamelon gauche, et seize sur l'aréole du mamelon droit.

Voici ce cas extraordinaire, dont j'ai tenu à conserver la reproduction par le moulage et dont on pourra se rendre un compte très-exact en examinant la belle pièce, due à M. Jumelin, qui se trouve déposée au musée de l'hôpital Saint-Louis, sous le numéro 275 (collection particulière).

« D... A..., âgée de 26 ans, est admise à l'hôpital Saint-Louis (salle Saint-Thomas n° 21), le 4 août 1877.

Femme de constitution moyenne. — Santé habituelle excellente. — Aucune autre maladie depuis l'enfance que des indispositions passagères.

Cette femme est accouchée le 14 janvier 1876. Son enfant est vivant et jouit d'une santé parfaite.

Le 8 mars 1876, elle prit un nourrisson qu'elle allaita en même temps que son enfant. Ce nourrisson s'est toujours très-bien porté. En ce qui nous concerne, un certificat émané du médecin qui accoucha la femme D . constate que « cette femme n'a jamais présenté d'accidents syphilitiques, non plus que son propre enfant ni l'enfant qui lui a été confié. Ce n'est donc que postérieurement au sevrage de ces deux enfants que la syphilis a pu être contractée. »

Le 24 mars 1877, la femme D..., voulant utiliser son lait, prend un nouveau nourrisson. « Celui-ci, dit le certificat du même médecin, après avoir eu un *coryza* assez prononcé et une conjonctivite catarrhale d'une durée assez longue, a présenté sur le-

unique que multiple [1], mais cela dans une proportion numérique assez faible. Un de mes élèves a trouvé, dans un relevé fait sur cinquante-six cas :

> 30 cas de chancres mammaires uniques, et
> 26 cas de chancres mammaires multiples.

Ces chancres multiples du sein — ou des seins, pour mieux dire — sont en général au nombre de deux ou trois. Parfois cependant on a observé quatre, cinq, six, et jusqu'à huit érosions chancreuses groupées en cercle à la base des mamelons.

membres inférieurs et sur le siège des *éruptions* caractéristiques de syphilis; peu après, il est survenu autour des lèvres buccales des érosions ayant tout à fait le caractère des *plaques muqueuses* » L'enfant fut alors soumis à un traitement hydrargyrique et parut en éprouver une amélioration notable pour un certain temps. Plus tard, il dut être sevré, et *mourut* quinze jours après que sa nourrice eut cessé de lui donner le sein.

Ce fut en juillet que les premiers symptômes de contagion se manifestèrent sur la malade. Elle fut affectée à cette époque de « boutons » nombreux sur les deux seins. Elle montra ces boutons à un médecin qui, dit-elle, « en méconnut la nature mauvaise », la rassura et lui dit qu'elle pouvait continuer à donner le sein. Le mal persistant, elle alla trouver alors un autre médecin, le docteur G..., qui lui conseilla de cesser aussitôt l'allaitement et me l'adressa.

Je la vis vers la fin de juillet et reconnus sur elle, d'une façon incontestable, l'existence de la syphilis. Sur mes instances, elle se décida à entrer à l'hôpital, où elle fut admise le 4 août.

4 août, *état actuel :* Santé générale satisfaisante. — Intégrité des grandes fonctions. Apyrexie. — L'affection, exclusivement locale (en apparence, bien entendu), consiste dans une série de lésions mammaires se présentant sous l'aspect suivant :

Sur l'aréole du mamelon gauche, *sept* petites érosions, les unes couvertes de minces croûtelles brunâtres, les autres (en moins grand nombre) privées de croûtes et se présentant sous forme d'éraillures ou d'écorchures superficielles.

Sur l'aréole du sein droit, *seize* lésions absolument semblables, la plupart couvertes de croûtelles brunâtres, de couleur chocolat foncé, d'autres à l'état d'érosions à vif.

Toutes ces lésions sont remarquables par leur circonscription bien nette en même temps que par leur petit diamètre. Ce sont, d'une part, des érosions de forme régulière, la plupart arrondies, quelques-unes ovalaires, très-distinctes les unes des autres quoique situées à une faible distance réciproque. D'autre part, ce sont, au moins pour la plupart, des lésions véritablement *minimes*, quelques-unes comparables à une petite lentille, d'autres, en plus grand nombre, inférieures à l'aire d'une lentille et ne mesurant guère que 2 à 3 millimètres de diamètre. Une seule, située sur le sein gauche et résultant selon toute probabilité de la fusion de deux érosions originairement contiguës, offre les dimensions et la forme d'un petit haricot.

Ces érosions sont toutes remarquablement superficielles, et aucune ne mériterait véritablement le qualificatif d'ulcération. Elles effleurent plutôt qu'elles n'entament le derme. Quelques-unes, plus creuses à leur centre que sur leur partie circonférencielle, présentent l'aspect dit cupuliforme. D'autres sont absolument plates, planes, de niveau avec les tissus sains périphériques.

Leur fond est lisse, uni, poli; ce qui, joint à l'aspect naturellement humide de toute érosion, leur donne une apparence *vernissée.*

Ce fond est uniformément rouge, de couleur *chair musculaire.*

VARIÉTÉS DE SIÈGE.

La contagion peut porter sur un sein ou sur les deux [1], et presque indifféremment sur l'un ou sur l'autre [2]. Quant au point pré-

Explorée à sa base, chacune de ces lésions fournit la sensation d'une rénitence lamelleuse sous-tendant la surface érodée. Plusieurs peuvent être dites, suivant l'expression consacrée, *parcheminées* de base; d'autres n'offrent que la variété rudimentaire d'induration dite *foliacée* ou *papyracée*.

Ces petites lésions suintent plutôt qu'elles ne suppurent. Elles ne fournissent qu'une quantité minime de sérosité trouble, tachant la chemise en gris jaunâtre.

Dans les aisselles, plusieurs ganglions durs, indolents, roulant sous le doigt. A gauche, un de ces ganglions atteint le volume d'une petite noix.

Rien à la peau; rien sur les diverses muqueuses, et notamment (ce qui était essentiel à constater en l'espèce) aucune trace d'accidents syphilitiques à la vulve, dans le vagin, sur le col. — Vulve absolument saine. — Urètre sain. — Pas de développement des ganglions inguinaux.

Sans aucune hésitation, nous portons le diagnostic : *Chancres syphilitiques des deux seins*, simplement remarquables par leur multiplicité extraordinaire. — Adénopathies axillaires symptomatiques.

Traitement : Pansement avec pommade au calomel. — Bains tièdes tous les deux ou trois jours. — Une pilule de proto-iodure de 5 centigrammes.

Réparation et cicatrisation très-rapides des lésions mammaires. — Quelques-unes sont guéries dès la première semaine. — D'autres se cicatrisent dans le courant de la semaine suivante. Deux ou trois persistent plus longtemps. — Cicatrisation complète et définitive vers le 24 août.

Toutes ces lésions laissent après cicatrisation quelques petites macules brunâtres, légèrement papuleuses, et parcheminées de base. Pendant plusieurs semaines, cette induration survit d'une façon très-nette et très-facilement appréciable.

Le diagnostic des lésions locales était assez formel pour que nous pussions annoncer l'invasion prochaine d'accidents secondaires. Et, en effet, cette facile prédiction ne tarda pas à se réaliser. Trois semaines après l'entrée à l'hôpital, le corps de la malade se couvrait de roséole. Et, plus tard, diverses manifestations de même ordre se produisaient, à savoir : éruptions croûteuses du cuir chevelu; alopécie, ganglions cervicaux; — poussée nouvelle de syphilide papuleuse, rendue discrète très-certainement par l'influence du traitement; syphilides papulo-érosives vulvaires; — céphalée; — syphilides érosives des amygdales; — fièvre syphilitique, etc.

Aujourd'hui, 23 novembre, la malade, en bon état, reste en observation dans le service. — On peut encore retrouver sur les seins quelques vestiges de l'affection primitive sous forme de petites taches brunes, dont plusieurs conservent un certain degré de rénitence au palper. »

(V. *Deux cas rares de chancres syphilitiques mammaires*, Note lue à la Société médicale des hôpitaux de Paris. — *Union médicale* 1878, t. I., p. 193).

1. Une statistique dressée par M. le Dr Audoynaud fournit les résultats suivants :

Nombre de cas observés	51
Cas où les deux seins furent affectés	24
Cas où un seul sein fut affecté	24
Cas à siège indéterminé	3
Total	51

2. Résultats extraits de la même statistique :

Sur 24 cas { le sein droit fut affecté ... 12 fois / le sein gauche ... 12 fois

(Audoynaud, *Étude sur la syphilis communiquée par l'allaitement*. Thèse de Paris, 1869).

cis qu'elle affecte le plus souvent, c'est, d'après mes statistiques,
la *base même du mamelon*, dans le sillon qui sépare le bout
de sein proprement dit de la mamelle. — Par ordre de fréquence, viennent ensuite les chancres du mamelon, puis ceux
de l'aréole, et en dernier lieu (ceux-ci de beaucoup les plus
rares) les chancres situés sur le globe mammaire en dehors de
l'aréole.

Sur le sein comme ailleurs, le chancre est à son début une lésion essentiellement *indolente*, essentiellement insidieuse par son
extraordinaire bénignité. Il s'annonce par « *un bouton* », c'est-à-
dire par une élevure rougeâtre légèrement érosive, ou par une
excoriation insignifiante « en forme de gerçure, de crevasse ». Ce
bouton initial est si peu de chose, au dire de toutes les nourrices, qu'on n'y prend pas garde pour un certain temps, d'autant
qu'à l'inverse de certaines fissures ou de certains traumatismes
qui se produisent d'une façon commune dans l'allaitement, « il
ne fait pas souffrir », ou n'excite au plus qu'une douleur minime
quand l'enfant prend le sein.

Cependant ce bouton persiste ; il augmente de diamètre, s'é-
largit, devient plus important, en un mot. C'est alors seulement
qu'il commence à éveiller l'attention ; c'est alors seulement qu'il
est soumis à l'examen du médecin. J'ai déjà vu, Messieurs, bien
des chancres du sein, une soixantaine pour le moins ; eh bien, je
n'en ai pas vu sur ce nombre plus d'une demi-douzaine avant la
période de maturité complète, et je doute fort que, grâce à l'im-
prévoyance commune des malades, vous soyez sur ce point plus
heureux que moi. Souvent même cet accident reste, sinon inaperçu, du moins *méconnu quant à sa nature*, et le médecin ne le
constate qu'à l'état de cicatrice, d'induration, voire de simple
commémoratif, quand il est mandé à une époque ultérieure, lors
de l'invasion des accidents secondaires.

A sa période de complet développement, le chancre mammaire
se présente sous l'une ou l'autre des deux formes que voici : 1° une
lésion érosive, papulo-érosive, ou, dans un nombre de cas bien
moindre, légèrement ulcéreuse ; — 2° une lésion croûteuse, ecthy-

mateuse d'aspect, analogue à ce que serait un ecthyma vulgaire, une croûte de furoncle ou de gale, par exemple.

Je ne crois pas que ces deux formes se produisent indifféremment.

Chez les femmes qui n'allaitent pas ou qui, pour une raison ou pour une autre, ont cessé de donner le sein, le chancre revêt en général la physionomie de l'ecthyma, parce que la croûte qui tend à se former à sa surface n'a pas de raison pour tomber. Chez celles qui nourrissent, au contraire, il se présente toujours ou presque toujours à découvert, sous forme d'une plaie vive; car, si dans de telles conditions une croûte venait à se constituer sur le mamelon, elle serait presque nécessairement détachée par les lèvres de l'enfant.

Quand il affecte la *forme ecthymateuse*, le chancre du sein est simplement constitué en apparence par une croûte; — croûte d'étendue variable et sans forme précise, large en moyenne comme l'ongle de l'auriculaire, quelquefois plus grande, quelquefois aussi plus petite (du diamètre d'une lentille, par exemple, d'un pépin de melon, d'un grain de blé); — croûte assez adhérente, peu épaisse, brunâtre, analogue en un mot, comme aspect, à celle de tous les chancres cutanés. — Détachée, elle laisse voir au-dessous d'elle l'érosion chancreuse, identique avec celle que nous allons décrire à propos de la seconde forme de ce chancre.

Au contraire, lorsque la surface du chancre reste *à découvert*, elle se présente avec les caractères suivants :

Comme *étendue*, d'abord, variétés nombreuses; le plus habituellement le chancre mammaire offre le diamètre d'une pièce de vingt ou de cinquante centimes; — quelquefois il atteint les proportions d'une pièce d'un franc (cela est assez rare); — bien plus souvent, il est petit, lenticulaire, souvent même il ne consiste qu'en une sorte de crevasse, de gerçure, de fissure plus ou moins allongée et ne mesurant en largeur que deux, trois ou quatre millimètres environ.

Comme *configuration*, variétés parallèles, soumises de même à une influence de siège : sur le sein et sur l'aréole, où il a toute liberté de s'étaler en surface, le chancre est généralement régulier, arrondi ou ovalaire; — sur le mamelon et à sa base, il est au contraire irrégulier, allongé en forme de fissure, de crevasse, parfois même linéaire, ou divisé en deux segments que sépare un sillon ulcéreux. Souvent encore il contourne le mamelon en forme de croissant, de demi-lune. On l'a vu aussi encadrer tout le bout du sein, en constituant autour de lui une sorte de couronne érosive ou croûteuse.

Comme caractères, comme *physionomie* de lésion[1], il peut affecter toutes les formes dont est susceptible le chancre : forme érosive, exulcéreuse, ulcéreuse, papuleuse, etc. En général, il est ou simplement érosif ou plutôt encore *papulo-érosif*, consistant de la sorte en une saillie discoïde à surface excoriée. Quant à son fond, à ses bords, à sa coloration et aux détails de son aspect général, je ne m'arrêterai pas à vous les décrire longuement. Un mot suffira. Par l'ensemble de ses caractères, le chancre du sein répond au type que je vous ai tracé de l'érosion syphilitique primitive : fond lisse, égal, verni et comme irisé ; — teinte rougeâtre, d'un rouge chair musculaire ; ou bien coloration grise au centre avec zone périphérique d'un rouge vif ; — contour se continuant sans arête, sans ressaut, sans bords, avec les tissus voisins, le plus habituellement même quelque peu surélevé en forme de couronne ; — sécrétion pyoïde, très-peu abondante, inodore, absolument inodore, quoi qu'on en ait pu dire, et se concrétant souvent sur les bords ou même sur toute l'étendue de la lésion ; — enfin, *base indurée*, et indurée presque toujours d'une façon bien manifeste, bien accentuée. Le sein, en effet, comme l'ont remarqué plusieurs syphiliographes, est une des régions où l'induration spécifique se formule le mieux chez la femme. Elle s'y accuse en général sous la forme lamelleuse, parcheminée, plus rarement sous la forme noueuse, profonde. Pour ne rien omettre toutefois, je dois ajouter qu'en certains cas exceptionnels l'induration foliacée est la seule qu'on y constate.

En sa qualité de chancre cutané, le chancre mammaire laisse communément à sa suite une *tache* d'un rouge sombre, laquelle se

1. Voir au musée de l'hôpital Saint-Louis, dans ma collection particulière, une série de moulages reproduisant es divers types du chancre mammaire (Pièces n°⁵ 9, 109, 156, 243, 163, 110, 223, 275, etc).

convertit après un certain temps en une *macule* bronzée ou brunâtre, puis s'efface complètement, absolument, sans stigmate ultérieur. Vainement en chercheriez-vous trace quelques semaines plus tard; aucune cicatrice ne lui survit en général, réserves faites toutefois pour les cas rares où il revêt la forme ulcéreuse, comme aussi pour les cas (ceux-ci tout à fait exceptionnels) où il subit le processus phagédénique [1].

1. Le phagédénisme du chancre mammaire ne s'observe que d'une façon absolument exceptionnelle. Je crois donc utile, à titre d'exemple, de citer ici le cas suivant que j'ai observé il y a quelques années et dont les lésions ont été reproduites d'une façon très-fidèle par un habile artiste, M. Baretta (musée de l'hôpital Saint-Louis, pièce n° 469.)

« La nommée H. N... est admise, le 28 juin 1877, à l'hôpital Saint-Louis (salle Saint-Thomas, n° 26).

C'est une femme de 27 ans, de constitution moyenne, un peu pâle et amaigrie. Elle dit avoir toujours joui d'une bonne santé jusqu'à ces derniers temps. Elle n'a éprouvé depuis son enfance aucune maladie sérieuse. — Pas d'antécédents et pas de stigmates de scrofule. — Pas de tuberculose dans sa famille.

Mariée il y a quatre ans et demi, elle a eu deux enfants, le dernier en janvier 1875. — Ces deux enfants, qu'elle a nourris, sont, affirme-t-elle, en très-bon état.

Après avoir allaité son enfant, elle prit un nourrisson qu'elle rendit le 25 avril dernier. — Ce même jour, elle alla se présenter au bureau de nourrices de la rue de la Victoire, et là reçut un second nourrisson qui devait lui transmettre la syphilis.

Ce dernier enfant, dit-elle, lui parut suspect dès le premier instant où elle le vit. « Il avait le bas du corps, de la ceinture aux pieds, couvert de rougeurs, de boutons enflammés et suppurant; çà et là, sur les fesses, les cuisses, les pieds, il présentait des taches grisâtres et rondes comme un centime. » Aux observations qu'elle fit sur la santé de ce nourrisson il lui fut répondu « qu'il avait été mal soigné par sa première nourrice, qui était sale et buveuse, et qu'on avait dû congédier pour cela. » Elle se contenta de cette réponse, accepta l'enfant et partit avec lui pour Levallois-Perret, où elle habitait avec son mari.

Tout alla bien pendant quelque temps. Mais, vers le 10 mai, la femme N... remarqua que l'enfant avait mal à la bouche. Elle le conduisit alors chez un médecin, qui prescrivit « quelques lotions buccales alcalines et une petite dose d'eau de Vals. »

Aucune amélioration ne s'étant produite sous l'influence de ce traitement, elle consulta, le 14 mai, le docteur Guéneau. Cet honoré confrère lui prescrivit alors formellement de cesser de donner le sein et d'élever l'enfant au biberon. En même temps, il formula pour l'enfant un traitement composé comme il suit : Sirop de Gibert, une cuillerée à café chaque jour; frictions quotidiennes avec onguent napolitain; bains, etc...

Les jours qui suivirent furent marqués par une aggravation considérable des accidents. L'enfant dépérissait à vue d'œil. Sa bouche devenait de plus en plus malade. Les boutons des fesses et des membres inférieurs s'ouvrirent, s'ulcérèrent, et quelques-uns même, dit la femme N..., se creusèrent « au point qu'on y aurait entré le bout du doigt. » Effrayée, elle ramena l'enfant chez sa mère, le 18 au matin. Celle-ci, tout aussitôt, conduisit l'enfant et la nourrice chez M. le docteur Ricord, lequel reconnut la nature syphilitique des accidents, « annonça que l'enfant était menacé d'une mort très-prochaine, et que la nourrice serait très-probablement infectée de la même maladie. »

Mais ce qui survit longtemps au chancre mammaire, dans la presque totalité des cas, c'est d'une part son induration, c'est encore son adénopathie, d'autre part. Laissons de côté pour l'instant cette adénopathie dont je vous entretiendrai en son temps, et

Cette prédiction devait se réaliser à bref délai. Le soir du même jour, l'enfant succombait. Et, de plus, *neuf jours* exactement après la mort du nourrisson, le 27 mai, la nourrrice voyait apparaître sur ses seins plusieurs « *rougeurs* ou *boutons* », premiers rudiments des lésions actuelles. Ces boutons, affirme-t-elle, « ne parurent pas plus tôt que le 27 ; elle en est parfaitement sûre ; car, très-inquiète de ce qu'avait dit M. Ricord, elle s'observait les seins avec grand soin, plusieurs fois par jour. »

A cette époque, la femme N... était en province. De retour à Paris, elle alla retrouver, le 19 juin, M. Ricord qui porta le diagnostic suivant sur les lésions du sein : *Chancres infectants des deux mamelons ; adénopathies axillaires symptomatiques*, et prescrivit un traitement mercuriel.

Cependant les dites lésions, qui déjà présentaient un caractère menaçant, ne firent que s'aggraver. Elles s'accrurent d'étendue et se creusèrent beaucoup. De sorte que, quelques jours plus tard, M. Ricord donnait le conseil à la malade d'entrer dans un hôpital et voulait bien me l'adresser.

État actuel, 28 juin. — Pâleur du visage. — Amaigrissement général. — Apyrexie, mais pouls rapide et petit. — Langue un peu blanche ; inappétence.

Comme lésions locales, je constate : *deux vastes chancres mammaires, de forme manifestement phagédénique*. Tous deux ont une forme hémicerclée, comparable à un fer à cheval, et encadrent les mamelons dans la moitié ou les trois quarts de leur contour. Celui de droite, plus petit, mesure 6 centimètres en largeur, sur un diamètre vertical de 2 centimètres environ. Celui de gauche, qui forme une bande presque circulaire autour du mamelon, occupe toute l'aréole ; sa grande circonférence atteint de 9 à 10 centimètres. L'un et l'autre offrent à un très-haut degré l'aspect des plaies de mauvaise nature. Leur fond est inégal, couvert d'enduits pultacés, bourbillonneux, escarrifiés ; d'un gris jaunâtre et blafard dans la plus grande partie de son étendue, il présente ailleurs des îlots d'un rouge sombre ou d'un noir verdâtre, etc. Circonscrit par des bords relevés et saillants, en forme de crêtes, il est plus ou moins déprimé suivant les points où on l'observe. A droite, l'ulcération n'est pas très-creuse, et même, soulevée par l'engorgement des tissus, elle domine comme niveau, au moins sur quelques points, les téguments périphériques. Mais, à gauche, la lésion entame plus profondément. Non seulement (comme du côté opposé) elle a détruit toute la peau et attaqué le tissu cellulo-adipeux, mais en outre elle a rongé la couche adipeuse dans une grande épaisseur. Si bien qu'en certains points l'excavation creusée de la sorte mesure jusqu'à 1 centimètre, 1 centimètre et demi, voire 2 centimètres de profondeur. C'est là, en un mot, un type de chancre *térébrant*.

Ces deux lésions sont encadrées par une auréole inflammatoire étendue, formant autour d'elles une zone rouge de 4 à 5 centimètres de diamètre. Elles reposent sur des tissus engorgés en masse, rénitents au toucher et légèrement douloureux. Au milieu de cet empâtement général, il est très-difficile, presque impossible même, de distinguer l'induration chancreuse proprement dite. Cette induration n'est guère appréciable que sur la circonférence même des lésions, c'est-à-dire au niveau de la crête périphérique que nous avons mentionnée précédemment.

Adénopathies axillaires spécifiques, à ganglions durs et indolents. — Bien accusé à gauche, cet engorgement glandulaire est moindre à droite, où l'on ne trouve qu'un seul ganglion du volume d'une noisette environ.

Rien sur la peau. — Rien à la bouche, non plus qu'aux parties génitales. — Aucun signe de syphilis généralisée.

ne parlons actuellement que de l'induration. Celle-ci presque toujours persiste après la cicatrisation pendant un laps de temps proportionnel au développement qu'a présenté le néoplasme, quelques semaines en moyenne, parfois même plusieurs mois. Exemple cette nourrice qui, affectée d'un chancre du sein en février dernier, porte encore aujourd'hui (8 juin) un noyau d'induration parfaitement net, très-accusé, très-significatif, lequel certes ne sera pas encore évanoui de sitôt.

Eh bien, Messieurs, cette *survie habituelle de l'induration* est un signe des plus précieux en pratique pour certains diagnostics délicats, pour certaines constatations médico-légales, et voici comment : La plupart des femmes qui sont contagionnées par le sein ne se présentent guère à notre observation, comme je vous l'ai dit, qu'à l'époque des manifestations secondaires, et à propos de cet

Diagnostic : *Chancres syphilitiques des seins; forme de phagédénisme térébrant.*

Traitement : Cataplasmes de fécule, renouvelés toutes les trois heures; bains quotidiens, d'une heure au minimum; — lotions émollientes; — sirop d'iodure de fer, cinq cuillerées. — Repos absolu.

Une huitaine de jours de ce traitement produit une modification notable dans l'état des parties. Si les chancres sont restés ce qu'ils étaient comme étendue et comme profondeur, en revanche l'état inflammatoire s'est amendé; l'aréole pseudo-érysipélateuse qui les circonscrivait s'est rétrécie considérablement et circonscrite à une sorte de liséré mesurant 2 à 3 millimètres. Le fond des ulcérations est encore blafard, bourbillonneux, presque semblable à celui d'une gomme en voie d'élimination ; mais il offre déjà cependant un aspect meilleur sur quelques points.

On cesse les cataplasmes. — Pansements quotidiens avec la poudre d'iodoforme, dont on recouvre abondamment toute l'étendue des parties ulcérées. — Bains tous les deux jours. — Sirop d'iodure de fer.

Du 10 au 15 juillet, une amélioration surprenante se produit. Le fond des ulcérations change absolument d'aspect. Il se déterge, élimine ses enduits pultacés, et offre l'aspect d'une plaie rougeâtre, bourgeonnante.

Le même traitement est continué. — En plus, on commence l'administration du proto-iodure d'hydrargyre, aux doses de 5 à 10 centigrammes par jour.

Ultérieurement, l'état des ulcérations ne fait plus que s'amender d'une façon très-active. Les deux plaies bourgeonnent rapidement, s'exhaussent et se comblent. Le processus réparateur se continue, et une cicatrisation définitive est obtenue dans les derniers jours du mois.

A cette même époque commencent à se manifester des phénomènes d'ordre secondaire : lassitude générale, maux de tête, taches érythémateuses du thorax. — La malade néanmoins, se jugeant guérie, veut absolument nous quitter. Nous essayons vainement de la retenir, et elle sort de l'hôpital le 28 juillet.

J'ai appris, depuis lors, qu'au mois de septembre cette femme était rentrée dans un autre service de l'hôpital avec des accidents graves de syphilis, notamment avec une syphilide ulcéro-croûteuse couvrant toute la face et le crâne.

(V. *Deux cas rares de chancres syphilitiques mammaires,* note lue à la Société médicale des hôpitaux de Paris, *Union médicale,* 1878, t. I, p. 193).

ordre de manifestations. Or, à cette époque, le chancre est déjà cica-trisé; il n'existe plus, du moins en général. Mais à son défaut l'induration persiste, et c'est l'induration qui (sans préjudice de l'adénopathie) nous met sur les traces de la voie suivie par l'infection, sur la piste de la région où le virus a pénétré dans l'organisme. C'est elle, à ce moment, qui remplace le chancre pour le diagnostic. C'est elle qui, le chancre éteint, l'atteste encore après coup, lui servant de la sorte de témoignage *posthume*, pour ainsi dire.

Tel est en abrégé, Messieurs, le chancre mammaire, qui n'offre en somme, vous le voyez, rien de bien spécial comme symptômes, mais qui ne se recommande pas moins à l'attention par son siège, sa fréquence et son intérêt médico-légal.

Aux régions sexuelles, la physionomie du chancre se modifie quelque peu suivant les points qu'il affecte.

Sur le *mont de Vénus*, comme du reste sur toutes les portions cutanées de la vulve et notamment sur les parties recouvertes de poils, le chancre prend souvent la forme ecthymateuse ou croûteuse.

Aux *grandes lèvres*, il est en général assez régulier comme configuration, arrondi ou plus souvent ovalaire, allongé verticalement suivant le grand axe de la région. Érosif ou exulcéreux en général, rarement ulcéreux, il aboutit presque toujours en ce point à la forme papuleuse, surtout à un terme avancé de son évolution. Sa base est habituellement indurée d'une façon très-nette, très-aisément appréciable; il n'est même pas rare que sur cette région l'induration exubérante semble déborder le chancre et infiltrer les tissus voisins.

Aux *petites lèvres*, le chancre siège soit sur l'une ou l'autre de leurs faces, soit sur leur bord libre, soit sur leur bord adhérent. Il est en général érosif, superficiel; — simplement *desquamatif* en bon nombre de cas; — rouge foncé, de ton chair musculaire; — parcheminé comme base ou foliacé. Son induration est parfois minime, rudimentaire; pour bien la percevoir alors, il est souvent

nécessaire de saisir toute la petite lèvre (de haut en bas plutôt
que transversalement) et de la rouler entre les doigts. En d'autres
cas inversement, la petite lèvre est infiltrée en totalité, épaissie,
fortement parcheminée dans toute son étendue; elle constitue
alors une sorte de crête rigide, d'une dureté surprenante et comparable à celle du carton ou du cartilage.

Sur le *clitoris* et son capuchon, le chancre est de même presque
toujours érosif, rouge, parcheminé. —Parfois, sous son influence,
toute la région clitoridienne semble s'hypertrophier, s'infiltrer en
masse, et constitue alors une nodosité d'une résistance extraordinaire, presque cartilagineuse.

Au *méat urétral* et dans la région avoisinante, le chancre présente communément une double particularité. D'une part, il est
doublé d'une forte induration; d'autre part, il est rebelle, persistant; il ne se répare et ne se cicatrise qu'avec une lenteur insolite, irrité et entretenu qu'il est par le passage de l'urine à sa
surface. — Lorsqu'il siège exactement sur le méat, en se prolongeant ou non dans l'urètre, l'orifice du canal se présente bour-
soufflé, béant, rouge, saignant à la pression, et offrant au toucher
une induration circonscrite des plus accentuées.

Mais c'est surtout au *col utérin*, Messieurs, qu'il nous faut envisager le chancre. Là, en effet, il a été peu étudié ou incomplètement étudié jusqu'à ce jour, et j'ai à cœur de vous donner sur
cette localisation particulière du chancre des notions plus étendues
et plus précises que celles dont nos classiques semblent se satisfaire. Arrêtons-nous donc sur ce sujet avec les développements
qu'il comporte.

Vous savez déjà que le chancre du col est loin d'être aussi rare
qu'on le dit généralement. La statistique qui m'est personnelle
en contient treize cas bien authentiques, et elle en aurait contenu
au moins le double, si je n'en avais rigoureusement exclu toutes les
observations pouvant laisser le plus léger doute. C'est donc un
chancre qu'on rencontre avec un certain degré de fréquence. Si
on l'a cru rare jusqu'à ce jour, c'est ou bien qu'on l'a méconnu
(erreur facile à commettre, comme vous allez le voir), ou bien
plutôt qu'on ne l'a pas suffisamment recherché.

Cela dit, analysons en détail la caractéristique de cet accident[1].

Siège. — Le chancre du col est central ou excentrique par rapport à l'orifice de l'organe. — Central, il confine à cet orifice, dont il occupe l'une ou l'autre lèvre, souvent même l'une et l'autre à la fois. — Excentrique, il affecte des points très divers, de préférence cependant la lèvre inférieure.

Il se prolonge parfois dans la cavité du col. Sur l'une de nos malades dont l'orifice utérin était lâche et dilatable, j'ai vu le chancre se continuer très distinctement dans la cavité cervicale. On conçoit qu'il pourrait être exclusivement limité à la cavité du col; néanmoins, si la démonstration du chancre simple *intra-utérin* a pu être acquise par l'inoculation[2], l'existence du chancre syphilitique de même siège reste à l'état d'hypothèse, à l'état de fait possible, rationnellement acceptable, mais non encore vérifié par la clinique.

Nombre. — Le chancre du col est le plus souvent, presque toujours même, *unique*. Deux fois seulement nous l'avons trouvé double[3], sur treize cas.

Forme. — Rien de spécial. Le chancre excentrique est généralement arrondi ou ovalaire transversalement. Le chancre central décrit le plus souvent un cercle incomplet autour de l'orifice du col; quelquefois il l'encadre complètement; d'autres fois il n'est que

---

1. Je me permettrai ici de recommander au lecteur l'examen d'une nombreuse série de pièces moulées sur nature et déposées au musée de l'hôpital Saint-Louis (Collection particulière). — Toutes ces pièces sont relatives à des chancres utérins de diverse nature (chancres syphilitiques ou chancres simples) et de caractères objectifs assez variés.

2. « Vers la fin de mars 1840, la nommée J... B..., âgée de 22 ans, fut visitée par le professeur Lallemand, et cela par tous les moyens d'investigation connus. Rien ne décela chez elle aucun symptôme syphilitique. Cependant cette visite avait été faite sur l'invitation d'un officier qui se plaignait d'avoir été infecté par cette femme. Plusieurs plaintes analogues ayant été portées, cette personne fut dirigée sur le dépôt de police, et, en présence d'un assez grand nombre d'élèves, M. Delmas la soumit à un examen très exact... Le col parut sain; mais, en le pressant avec le spéculum, il en sortit un liquide muco-purulent avec lequel on pratiqua quatre *inoculations* sur la cuisse de la malade, inoculations qui revêtirent la forme de *quatre chancres* bien caractérisés ». (Delmas et Combal).

3. Je dois dire toutefois que, dans un cas, nous avons rencontré sur le col *cinq* érosions lenticulaires, grises, pseudo-membraneuses, papuleuses, etc., érosions que, d'aspect au moins, nous avons prises pour des chancres. Malheureusement ce cas est resté douteux, la malade ayant quitté l'hôpital prématurément. — Ce cas n'est pas compris dans notre statistique.

tangent à cet orifice et latéral par rapport à lui. — Comme forme
je le trouve comparé dans nos observations « à une amande, à un
croissant, à une feuille de trèfle, etc. », sans autre configuration
plus distinctive.

Étendue. — En moyenne, celle d'une amande, d'un noyau d'a-
bricot, d'un haricot, etc.; — quelquefois moindre (celle d'une
lentille); — rarement supérieure.

Aspect, couleur. — Le chancre du col se présente sous forme
d'une lésion *plate* ou *papuleuse.* Débutant par une érosion absolument plane, il aboutit le plus souvent à former une *papule,*
c'est-à-dire un petit mamelon à sommet aplati, légèrement exhaussé
au-dessus du niveau des parties voisines. Cet état papuleux de la
lésion est nettement démontré par le moulage, comme vous pourrez
vous en convaincre par l'examen des diverses reproductions en
cire que je vais faire passer sous vos yeux.

L'érosion ou la papule chancreuse du col est *lisse* et *unie* à sa
surface.

Détail plus caractéristique : elle se présente presque toujours
avec une *teinte grise,* d'un gris lardacé tout à fait comparable à la
coupe des tumeurs dites squirrheuses, teinte qui, je n'ai pas besoin
de le dire, tranche fortement sur la coloration physiologique des
parties ambiantes.

Plusieurs fois j'ai vu cette teinte grise virer au blanc grisâtre ou
même au blanc mat (en deux cas). — D'autres fois la surface du
chancre se présente avec une couleur gris jaunâtre ou chamois,
semée d'un pointillé rougeâtre. — Mais bien plus habituellement,
je le répète, le chancre du col est gris, gris blanchâtre, gris opalin,
gris lardacé; coloration qu'il semble devoir à une sorte d'enduit
pseudo-membraneux qui tapisse son fond et qui lui adhère assez
intimement.

Bords. — Pas plus que le chancre syphilitique d'autre siège, le
chancre du col n'a de bords, à proprement parler. Ou bien il se
continue de plain-pied avec les tissus voisins, quand il est plat;
ou bien il se raccorde avec eux en pente douce quand il est légèrement exhaussé. — Son contour est dessiné habituellement par une
sorte de *collerette rouge, purpurine,* que rend d'autant plus manifeste le ton blanchâtre, pâle, des parties centrales de la lésion.

Sécrétion. — Très minime et passant toujours inaperçue, en se mêlant aux sécrétions habituelles de l'utérus et du vagin. — Elle est même si minime en quelques cas qu'on trouve à peine sur le col de quoi pratiquer une inoculation. — Pour le dire immédiatement, toutes les inoculations (au nombre de sept) que j'ai pratiquées avec cette sécrétion sont restées invariablement négatives, ce qui devait être, ce qui confirmait la nature syphilitique de la lésion.

Indolence. — Soit spontanément, soit au toucher, le chancre du col est d'une indolence absolue. Il ne détermine aucune sensation, il ne donne en rien l'éveil sur son existence. Dans tous les cas que nous avons observés les malades ne se plaignaient d'aucun trouble ; dans tous les cas elles avaient été conduites à l'hôpital par une raison autre que le chancre : celle-ci par un herpès vulvaire[1], celle-là par une vaginite, telle autre par des végétations, telle autre enfin par des lésions secondaires. Et ces femmes, notez cela, étaient fort étonnées quand nous leur apprenions qu'elles portaient une plaie sur la matrice, plus étonnées encore quand nous leur disions que cette plaie était un chancre.

C'est donc *par hasard* qu'on découvre le chancre du col, retenez bien cela, Messieurs ; c'est là un chancre *qu'il faut chercher* pour le découvrir.

Dans un seul cas (et cas resté douteux, comme vous allez le voir) le chancre du col s'est révélé à mon attention par des phénomènes douloureux. Une jeune femme de la ville était venue me consulter pour quelques douleurs abdominales ; ne trouvant pas la raison de ces douleurs, je pratiquai l'examen au spéculum, et je ne fus pas peu surpris de trouver sur le col un large chancre,

---

1. Sur cinq de mes malades, affectées de chancres utérins, j'ai observé coïncidemment des éruptions d'*herpès vulvaire* et *périvulvaire* plus ou moins confluentes. N'est-ce là qu'une coïncidence, je ne saurais le croire. L'herpès vulvaire, en effet, se produit très souvent comme manifestation symptomatique d'affections générales ou locales. On l'observe fréquemment en relation avec l'uréthrite, la vaginite, les chancres de la vulve, voire avec la simple congestion menstruelle. Pourquoi, dans l'espèce, ne pourrait-il être symptomatique d'un chancre du col ? C'est là toutefois une question que je réserve, n'ayant pas encore par devers moi assez de faits pour la résoudre. — Je dois dire en tout cas que l'herpès vulvaire m'a plusieurs fois conduit à chercher et à découvrir des chancres du col, et il n'est pas sans intérêt, je pense, d'appeler l'attention sur cette particularité.

qui occupait les deux lèvres de l'orifice et se prolongeait dans la
cavité cervicale. Les douleurs accusées par la malade prove-
naient-elles de ce chancre? Je ne trouvai pas d'autre explication à
leur donner ; mais je serais loin toutefois d'affirmer que telle en
était l'origine.

Réservant donc ce cas, resté unique pour moi, j'affirme que le
chancre utérin est une lésion essentiellement indolente. — Raison majeure pour qu'il ait toute chance de passer inaperçu.

État de la base, état du col. — Inutile de vous dire, Messieurs,
qu'ici des conditions anatomiques rendent extrêmement difficile,
impossible même l'exploration de la base de la lésion. D'une
part, le col est naturellement dur ; or, comment sentir une dureté
morbide sur un organe déjà dur physiologiquement? De plus,
pour bien percevoir l'induration spécifique, il faudrait introduire
deux doigts dans le vagin jusqu'à la hauteur du col, ce qui (sauf
exception) est presque toujours impossible. On est donc réduit à
pratiquer le toucher avec un doigt ; mais un doigt ne donne pas
la sensation délicate de l'induration en surface ; tout au plus
pourrait-il révéler l'induration en profondeur, les gros noyaux
d'induration. En l'espèce, que fournit le toucher pratiqué de la
sorte? *Rien, en général.* Quelquefois cependant (quatre fois sur
treize, dans mes notes), il permet de constater soit un certain degré d'*hypertrophie avec dureté* du col utérin, soit des *indurations
partielles* de cet organe. Précisons nettement ces deux points.

Sur deux de nos malades, affectées de chancres utérins, nous
avons noté d'une façon très positive une ampliation générale, une
véritable hypertrophie du col (et cela en l'absence de toute affection utérine, antérieure ou actuelle, autre que le chancre) ; de
plus, le col hypertrophié présentait au toucher une dureté spéciale, une dureté « sèche, cartilagineuse », paraissant résulter
d'un exsudat superficiel, d'un néoplasme infiltrant les tissus, et
rappelant tout à fait comme consistance ces gros noyaux d'induration qu'il est si commun chez l'homme de rencontrer à la base
du gland.

En deux autres cas le col n'offrait pas d'exagération de volume ;
mais le toucher faisait facilement reconnaître, au niveau même
du point occupé par le chancre, un noyau circonscrit, « d'une

dureté propre, nettement distincte de la rénitence physiologique de l'organe, » et semblant dû à une infiltration néoplasique sous-jacente.

Je ne suis pas le seul d'ailleurs à avoir constaté de tels faits. Plusieurs auteurs ont signalé bien avant moi l'induration chancreuse sur le col utérin. Bennett, par exemple, a relaté l'observation d'une malade chez laquelle un chancre syphilitique produisit « une *induration* graduelle de la lèvre antérieure du col, laquelle finit par prendre la dimension d'une petite noix.[1] ». M. Ricord a produit un fait plus démonstratif encore : « J'ai eu l'occasion, raconte-t-il[2], d'observer un chancre (syphilitique) du museau de tanche sur une femme affectée de prolapsus utérin ; le col pouvait, dans de telles conditions, être aussi facilement saisi entre les doigts et aussi délicatement exploré que l'extrémité de la verge. Eh bien, la base de ce chancre présentait une *induration toute spéciale*, chondroïde, presque ligneuse, qui se détachait très distinctement de la dureté propre à l'organe sur lequel s'était développée la lésion. »

Toutefois, Messieurs, je vous le répète, il est rare qu'on puisse percevoir l'induration sur le col. Ne comptez donc pas sur ce signe ; il vous ferait défaut — et vous savez pourquoi — dans la plupart des cas.

Tels sont, étudiés isolément, les caractères cliniques du chancre du col. Rassemblons-les actuellement, pour en reconstituer l'ensemble, et résumons-nous en disant :

Le chancre du col peut siéger sur tous les points de cet organe ; — il est le plus souvent unique, rarement multiple ; — généralement limité et n'affectant pas de forme spéciale, il n'est guère remarquable que par son état de *lésion papuleuse* et par sa *teinte gris lardacé;* — sécrétant peu et toujours indolent, il a toutes chances de passer inaperçu ; — sa base enfin est habituellement inexplorable ; exceptionnellement, le toucher révèle à son niveau

---

1. *Traité pratique de l'inflammation de l'utérus, de son col et de ses annexes;* Paris, 1850.

2. *Leçons sur le chancre*, 2ᵉ édit.; Paris, 1860.

soit une hypertrophie générale du col avec dureté, soit une induration partielle de cet organe.

Cela posé, suivons le chancre dans son évolution ultérieure. Ici
va se présenter une particularité des plus curieuses, des plus intéressantes cliniquement, et sur laquelle — chose assez rare en
syphiliographie — sont tombés d'accord tous les observateurs qui
ont étudié cette lésion.

Je ne saurais certes vous dire ce que dure le chancre utérin, et
cela pour la bonne raison qu'il ne m'a jamais été donné d'assister
à sa naissance, de le suivre dans toute son évolution. Mais ce que
je puis vous affirmer et ce que je dois signaler à votre attention,
c'est que *ce chancre, même spontanément, se modifie, se répare et
se cicatrise avec une rapidité extraordinaire*. Il se modifie parfois
d'un jour à l'autre au point de n'être plus reconnaissable. Vous
le découvrez aujourd'hui, je suppose, avec l'ensemble des caractères que je viens de tracer, avec son enduit pseudo-membraneux,
avec son aspect de papule couenneuse, avec sa teinte gris lardacé, etc. Quelques jours plus tard vous venez à le rechercher;
c'en est fait, changement à vue; tous les attributs précédents se
sont effacés : plus de couenne, plus de papule, plus de coloration
lardacée; le chancre, en tant que caractères objectifs, a disparu,
et ce que vous trouvez à sa place, c'est une érosion, une érosion
rougeâtre, superficielle, n'offrant plus aucun signe distinctif, absolument simple et *innocente* d'aspect, absolument identique avec
les érosions les plus communes et les plus vulgaires. Si bien qu'à
ce second examen il vous serait impossible (impossible, je maintiens le mot) de croire que, il y a quelques jours seulement, un
chancre a existé là; si bien que tout autre observateur, voyant
cette érosion pour la première fois, la prendrait pour la lésion la
plus inoffensive du monde, la moins spécifique, la moins contagieuse, *la moins chancreuse*, etc. Et je n'exagère rien, croyez-le.
La plupart de nos observations témoignent de cette *brusque* ou
rapide transformation spontanée du chancre utérin. Cinq fois elle
s'est opérée sous nos yeux, de la façon la plus inattendue, dans un
laps de temps variable de huit à deux jours. Nos notes d'hôpital
attestent ce fait avec une naïveté significative; permettez-moi de

vous en citer une au hasard : « Aujourd'hui, 4 avril, nous ne
trouvons plus trace du chancre, qui cependant, il y a quatre jours,
était encore gris, lardacé et couenneux; nous ne voyons plus
qu'une plaie simple, plate, rouge, sans enduit ; *nous verrions cette
plaie pour la première fois qu'elle ne nous paraîtrait pas suspecte ;*
nous la prendrions pour une érosion catarrhale ou inflammatoire du col, etc... »

Eh bien, ce fait, Messieurs, n'est pas seulement remarquable
comme détail de symptomatologie; il est très intéressant et très
important à deux autres points de vue, au point de vue doctrinal et au point de vue pratique. Comment? Vous allez me comprendre.

Supposez qu'au lieu d'arriver à temps pour surprendre le chancre utérin avec l'ensemble des caractères qui peuvent le faire reconnaître, vous ne l'observiez qu'à l'époque où il est modifié, où il
a perdu ses caractères distinctifs. Que trouverez-vous alors sur le
col? Une plaie qui vous semblera simple, qui ne vous inspirera
aucun soupçon, aucune crainte. Donc, première conséquence :
ne jugeant pas cette plaie syphilitique, la croyant inoffensive,
comme elle le paraît d'aspect, vous pourrez ne pas interdire les
rapports, et vous permettrez ainsi à la malade de transmettre
une contagion redoutable. Voilà pour la pratique, et je vous laisse
juges de la gravité du fait. — Venons à la doctrine. A l'époque
où paraîtront les manifestations secondaires, quelle filiation don-
nerez-vous à la maladie? Quelle origine lui assignerez-vous, son
accident initial étant resté méconnu? L'occasion sera belle ici
pour faire intervenir la syphilis d'emblée. Et, en effet, croyez-moi,
Messieurs, le chancre utérin, ignoré ou méconnu, a défrayé
plus d'une fois la fausse doctrine de la vérole d'emblée, de
là vérole faisant soi-disant son exorde par des manifestations
générales.

Mais laissons cela et poursuivons notre sujet. — Une fois modifié d'aspect, le chancre du col n'est plus, comme vous venez de
le voir, qu'une érosion sans caractères, qu'une plaie *simple*, d'apparence tout au moins. Arrivé à cette période, il se répare en général assez rapidement, puis se cicatrise. Parfois cependant je l'ai
vu rester stationnaire, sous forme d'érosion rougeâtre, pendant un

certain temps. — La cicatrisation faite, reste une rougeur locale,
qui bientôt disparaît, et tout est fini. Tout est fini, car la lésion
ne laisse après elle ni cicatrice, ni stigmate. Dans tous les cas que
j'ai observés, la muqueuse du col est restée intacte à la suite du
chancre. Une seule fois j'ai constaté sur elle une très légère dépression blanchâtre, inodulaire d'aspect. Ce stigmate a-t-il été
persistant? Je l'ignore, la malade ayant quitté prématurément
nos salles.

Conséquence naturelle de ce qui précède : si telle est la tendance du chancre utérin à se modifier et à se réparer spontanément, il est peu de chose à faire pour en obtenir la guérison. En
effet, Messieurs, ce chancre guérit seul, et on peut l'abandonner
à son évolution propre. C'est ce que nous avons fait en certains
cas, nous bornant à prescrire quelques injections, quelques soins
de propreté, et tout a marché le mieux du monde. La thérapeutique est donc ici et doit être des plus simples, puisqu'à la rigueur
l'expectation et l'hygiène suffisent amplement. Par excès de prudence cependant, nous avons coutume de panser le col avec une
poudre isolante (telle que le tan, l'oxyde de zinc, le sous-nitrate
de bismuth, etc.), poudre qu'on maintient en contact avec la plaie
à l'aide d'un tampon d'ouate. Il est bon encore, si la cicatrisation paraît languir (chose assez rare), de l'activer par quelques
attouchements légers au nitrate d'argent. Mais, à cela près,
toute intervention plus active est vraiment superflue.

Enfin, Messieurs, pour compléter cette revue des chancres spéciaux à la femme ou plus communs chez elle que dans notre
sexe, il me reste à vous parler du chancre *de l'anus*.

Pour celui-ci, deux variétés de siège assez distinctes, à savoir :

Chancre *péri-anal*, situé sur la marge de l'anus ;

Chancre *intra-anal*, ou chancre anal proprement dit, occupant
l'orifice même de l'anus.

I. Le chancre *péri-anal* se présente parfois avec la configuration habituelle de l'accident primitif, c'est-à-dire sous la forme
d'une lésion étalée, arrondie ou ovalaire. Remarquons simplement que dans ce cas il affecte fréquemment l'aspect d'une papule légèrement ulcéreuse. — D'autres fois, et plus souvent il offre

une configuration différente. Logé dans les plis rayonnés de l'anus et s'étendant suivant leur direction, il est constitué par une simple *fissure* allongée, étroite, effilée, rougeâtre et d'un rouge vineux, à contours érosifs et à fond ulcéré, sanguinolent. Cette fissure chancreuse, lorsqu'elle est minime, peut même se dérober à la vue, masquée qu'elle est par le boursouflement des plis ; *on ne la découvre alors qu'en prenant soin de déplisser la région péri-anale*, ce dont il importe d'être bien averti pour ne pas laisser passer inaperçue la lésion. — En certains cas encore, sous l'influence du défaut de pansements et d'hygiène, le chancre de cette région se complique de phénomènes inflammatoires. Toute la marge de l'anus se couvre alors d'un véritable intertrigo érosif, d'un rouge sombre ; les plis rayonnés se tuméfient, s'engorgent et forment de gros bourrelets durs, saillants, parfois contournés d'une façon bizarre. Dans de telles conditions le chancre disparaît, pour ainsi dire, au milieu de ces lésions complexes et risque souvent d'être méconnu ; tout au moins devient-il assez difficile à distinguer.

II. Pour le chancre *intra-anal*, de deux choses l'une : ou bien il déborde l'orifice de l'anus et peut être apprécié à première vue ; — ou bien il reste interne et larvé ; auquel cas, pour le découvrir, il faut tendre et dilater fortement la région avec les doigts, ou même introduire dans l'anus un instrument dilatateur (spéculum anal, dilatateur à trois branches de Ricord, petite valve de Sims, etc.).

Presque toujours unique, ce chancre est situé le plus souvent à la partie antérieure de l'anus (aussi, pour mieux le mettre à découvert, convient-il d'examiner la femme couchée sur le ventre, les cuisses fléchies) ; plus rarement il occupe les parties postérieures ou latérales. — Variable d'étendue, il est fréquemment assez étroit ou même fissuraire. — Irrité par le fait même du froncement de sa surface, irrité plus encore par les matières fécales et souvent déchiré dans la défécation, il est presque toujours violacé, vineux, livide et excorié à son fond, tout en restant érosif et superficiel dans la plus grande étendue de sa surface. — Il ne provoque que très peu de douleurs ; dans la plupart des cas il est même indolent d'une façon absolue, détail curieux par opposition avec certaines fissures qui s'accompagnent d'effroyables souffrances.

Quant à percevoir en ce point l'induration spécifique, il n'y faut guère compter. Là, en effet, existent des conditions matérielles qui s'opposent à ce que la base du chancre puisse être explorée d'une façon suffisante. En y procédant même avec le plus de soin et de *résignation* possible, on ne parvient pas à isoler cette base, à la saisir entre les doigts. On est gêné par la disposition des parties, gêné par la tension naturelle de la région, gêné plus encore par la rigidité du sphincter, qui se contracte au moindre attouchement. Le plus souvent il n'y a rien à tirer, au point de vue diagnostique, d'un tel examen; l'induration existerait-elle, même bien formulée, qu'on ne la percevrait pas, qu'il serait impossible de s'en rendre compte.

Il est certains cas toutefois dans lesquels l'induration peut être perçue sur cette région. C'est lorsque le chancre déborde quelque peu l'anus en constituant un bourrelet extérieur qui se présente sous forme d'une crête saillante. Ce bourrelet même offre souvent une disposition assez curieuse. Il est composé par deux segments adossés qui, lorsqu'on dilate l'anus, s'écartent l'un de l'autre à la façon d'un livre qu'on ouvre, pour revenir en contact réciproque lorsqu'on cesse de distendre le sphincter (chancre dit *en feuillet de livre*). Or, le rebord extérieur de ce bourrelet, appréciable à la vue et au toucher, est en général induré; parfois même il offre une rénitence presque cartilagineuse [1].

III

J'ai terminé, Messieurs, tout ce qui est relatif à la symptomato-

1. Je dois placer ici toutefois une double réserve : 1° cette configuration singulière du chancre en *feuillet de livre* n'est pas spéciale au chancre syphilitique; elle s'observe également avec le chancre simple de la même région; 2° la dureté du bourrelet extérieur n'est pas toujours due à un néoplasme spécifique; elle est souvent le résultat d'une simple infiltration phlegmasique. J'ai vu plus d'une fois le chancre simple enflammé présenter à l'anus une dureté semblable, une base véritablement indurée et bien propre à donner le change sur la qualité de la lésion.

logie du chancre. Il me reste, pour achever l'histoire de cet accident, à vous dire quelques mots de ses complications et de son
traitement.

Si le chancre syphilitique n'a que peu de complications chez
l'homme, il en compte moins encore chez la femme, et cela pour
une double raison. C'est en effet que, d'abord, toutes choses
égales d'ailleurs, le chancre est souvent chez la femme une lésion
d'importance moindre que chez l'homme ; c'est ensuite qu'il
n'existe pas chez elle certaines dispositions anatomiques qui sont
l'occasion dans notre sexe d'accidents plus ou moins sérieux, tels
que le phimosis, le paraphimosis, la balano-posthite par réten-
tion du pus, la balano-posthite phlegmoneuse, érésipélateuse,
gangréneuse, etc.

Que sont, au total, les complications dont le chancre est susceptible chez la femme? Des accidents *inflammatoires*, presque
toujours; accidents qui affectent soit le chancre lui-même, soit
plus souvent les parties qui l'avoisinent; accidents qui ont leur
origine bien moins dans une tendance spontanée de la lésion que
dans des causes d'irritation *accidentelles* et surajoutées.

Ces causes d'irritation éventuelle, vous les avez devinées à l'a-
vance. Ce sont tantôt des écarts d'hygiène, ou même une absence
absolue d'hygiène et de traitement (malpropreté, incurie, défaut
de pansements, fatigues, marche, danse, etc.); — tantôt des excès
de divers genres, excès vénériens, excès alcooliques (le chancre,
sachez cela, est particulièrement sensible à l'influence de l'alcool);
— tantôt des applications irritantes, des cautérisations intempestives ou répétées mal à propos; etc., etc.

Lorsque le chancre s'enflamme, il se tuméfie, se boursoufle,
s'entoure d'une aréole hyperémique, devient douloureux, sensible
spontanément et sensible plus encore à la pression. Sa surface en
même temps change d'aspect : elle prend une teinte d'un rouge
foncé, livide, *vineux;* elle sécrète plus abondamment; quelquefois encore elle devient pultacée, noirâtre ou ecchymotique par
places, voire gangréneuse en certains points.

Lorsque ce sont, au contraire, les parties voisines du chancre sur
lesquelles retentit l'inflammation, les phénomènes qu'on observe
se rapportent à ceux d'une vulvite, mais d'une *vulvite partielle*, cir-

conscrite. Ces phénomènes n'ont absolument rien de spécial. Ils
consistent en ceci : rougeur, chaleur morbide, tuméfaction, endolorissement, tension inflammatoire de la région qui avoisine le
chancre; parfois aussi œdème plus ou moins accusé. Cet *œdème*
vient-il à être tant soit peu considérable, il déforme étrangement
les parties : les grandes èvres prennent les dimensions de deux ou
trois quartiers d'orange, d'un œuf, d'une moitié de citron ; — les
petites lèvres, doublées, triplées, quintuplées de volume, pendent
en dehors de la vulve, en formant de gros bourrelets rosés et
demi-transparents, quelquefois tordus, tortillés sur eux-mêmes,
et affectant alors des configurations assez bizarres pour qu'on ne
sache, au premier coup d'œil, quel organe se présente ainsi
transfiguré. — Dans les cas de ce genre, le phénomène accessoire
devient la lésion essentielle aux yeux des malades ; le chancre
initial ne les avait pas effrayées ; la complication seule les tire de
leur quiétude, et c'est pour elle, pour elle seule, qu'elles viennent
consulter le médecin.

Ces divers accidents, quels qu'ils soient, n'ont en général *aucune gravité*. Ils s'atténuent et se dissipent en quelques jours
sous l'influence d'une bonne hygiène et d'un traitement des plus
simples, tel que le suivant : repos; bains tièdes, répétés au besoin
tous les jours; propreté minutieuse; fomentations émollientes;
pansements méthodiques, etc.

En d'autres circonstances il se produit à la vulve, comme
complication du chancre, un phénomène assez singulier dont
nous n'avons pas encore l'interprétation anatomique. La grande
lèvre (plus rarement la petite) se tuméfie et semble s'infiltrer en
masse d'un exsudat néoplasique qui lui communique une *dureté*
particulière. Elle présente alors une rénitence qui n'est ni celle
de l'engorgement inflammatoire, ni celle de l'empâtement œdémateux. Les parties affectées de la sorte offrent une dureté sèche,
parcheminée, qui ne cède pas sous le doigt et qui rappelle assez
bien la sensation fournie par le *sclérème*. Aussi avons-nous pris
l'habitude ici de désigner cet état singulier, faute d'une dénomination meilleure, sous le nom d'*induration scléreuse*.

Cette induration scléreuse est toujours assez persistante. Elle

dure bien plus longtemps qu'un simple œdème, qu'une tuméfaction inflammatoire vulgaire. Les antiphlogistiques n'en font pas
justice comme de ces derniers accidents. J'ai essayé contre elle
divers moyens en pure perte ; ce qui m'a le moins mal (je ne dis
pas le mieux) réussi, c'est l'emploi de bains répétés, de poudres
isolantes, du pansement ouaté, et, dans une période ultérieure,
de badigeonnages légers à la teinture d'iode.

En quoi consiste cette lésion ? L'anatomie pathologique ne nous
a encore rien révélé à son sujet. Je la crois constituée par une
lymphangite en nappe du réseau dermique ou muqueux ; mais
cela n'est qu'une hypothèse par analogie, et le siège précis de ces
ndurations scléreuses reste encore à déterminer.

Enfin, Messieurs, pour achever ce qui a trait aux complications
du chancre, quelques mots me restent à ajouter relativement au
phagédénisme.

Vous savez ce qu'est le phagédénisme. On qualifie de ce terme
toute plaie dépassant d'une façon considérable ses limites habituelles, offrant une tendance extensive et destructive relativement
ou absolument rebelle aux agents thérapeutiques, affectant une
durée toujours plus ou moins longue et susceptible même d'une
chronicité indéfinie, comportant en conséquence, pour ces raisons
diverses, un caractère manifeste de malignité particulière [1].

Or, cette complication redoutable s'observe-t-elle avec le chancre syphilitique chez la femme ? Quelquefois oui, et je viens précisément de vous en montrer un exemple ce matin, dans nos
salles. Rappelez-vous la malade couchée au lit n° 21 de la salle
Saint-Clément. Cette femme présente un chancre vulvaire qui,
doublement sollicité à s'étendre par une malpropreté insigne et
des excès alcooliques habituels, a couvert toute l'étendue d'une
grande lèvre démesurément hypertrophiée. — De même nous
avons eu dans le service, l'année dernière, une malade chez laquelle un chancre vulvaire a pris une extension considérable,
s'est déversé sur les parties voisines et a envahi le mont de Vénus,

---

1. Voy. article PHAGÉDÉNISME. *Nouveau Dictionnaire de médecine et de chirurgie
pratiques*, t. XXVII, p. 48 et suiv.

où il s'est largement étalé dans une étendue de surface comparable à la paume de la main. — Voyez encore ces deux chancres
mammaires reproduits par un beau moulage de M. Baretta [1]. Tous
deux certes sont assez étendus, assez larges et assez profonds pour
mériter, dans toute l'acception du terme, la qualification de chancres phagédéniques.

Mais des cas de ce genre sont absolument *rares*. Le phagédénisme, surtout chez la femme, ne constitue qu'une complication
exceptionnelle pour le chancre syphilitique. Non pas que ce
chancre ne présente de temps à autre une certaine tendance soit
à s'élargir, soit à s'excaver, soit à dépasser de telle ou telle façon
ses limites habituelles ; mais ce n'est là presque toujours qu'une
imminence, qu'une menace qui ne se réalise pas ; ce n'est là,
passez-moi le mot, qu'un orage qui passe sans éclater. Car presque invariablement les chancres qui donnent de telles alarmes
sont bien vite modifiés par un traitement convenable et ne tardent
pas à rentrer dans les voies communes. De sorte qu'en définitive,
je le répète, il est bien peu de ces chancres qui aboutissent réellement au phagédénisme, et cette complication ne se rencontre
chez la femme qu'au titre d'une rareté absolument exceptionnelle.

IV

En dernier lieu, Messieurs, venons au traitement.

Première et très importante question : Peut-on faire *avorter* le
chancre ? Et, si on le peut, si l'on arrive assez à temps pour détruire, pour supprimer le chancre naissant, prévient-on ainsi la
syphilis, supprime-t-on ainsi du même coup le chancre et la
vérole ?

Oui, sans doute, Messieurs : on peut faire avorter le chancre à
son origine, de même que le supprimer plus tard en tant que lésion. Il suffit pour cela de l'attaquer avec un caustique, avec un
caustique puissant, tel que le vitriol. Un coup de ciseaux rendrait
au besoin le même office.

1. Pièce déposée au musée de l'hôpital Saint-Louis, n° 469.

Mais là n'est pas la question. Le chancre éteint, supprimé, prévient-on par cela même la vérole? Voilà le problème intéressant, essentiel, pratique, considérable, qu'il s'agit de résoudre.

De tout temps depuis le xve siècle [1] jusqu'à nos jours, on a espéré pouvoir « supprimer le mal en l'étouffant dans son berceau ». De tout temps, il s'est trouvé des médecins pour croire qu'en attaquant et en détruisant le chancre à l'état d'embryon, non seulement on le supprimait en tant que lésion locale, mais encore en tant qu'origine des accidents à venir. Du même coup, disait-on, on peut *tuer* ainsi le chancre et la vérole.

Cette opinion a encore été affermie dans notre siècle par l'homme illustre qui a le mieux étudié la syphilis, qui a le plus largement et le plus utilement servi notre science. « Le chancre, professait M. Ricord, n'est jamais en naissant qu'une *lésion locale* [2]. Alors même qu'il doit infecter, son influence est primitivement bornée à la région qu'il affecte. L'infection générale n'est pas un résultat immédiat et instantané; c'est un accident consécutif au développement du chancre et qui demande un certain temps pour se produire…. En détruisant un chancre à son début, un chancre qui va s'indurer, du même coup vous pourrez tarir la source d'une infection constitutionnelle… ». — Et il ajoutait encore : « De tous les chancres que j'ai vu cautériser ou que j'ai cautérisés moi-même du premier au quatrième jour de la contagion, AUCUN n'a été suivi des symptômes propres à l'infection constitutionnelle [3]. »

Cette doctrine était des plus consolantes. Elle offrait une ressource inestimable contre les conséquences d'une redoutable contagion. Malheureusement, elle a été condamnée par l'expérience d'une façon complète et absolue.

1. On retrouve le germe de la médication abortive dans les plus anciens auteurs qui ont écrit sur la syphilis. Dès les premiers temps de l'apparition du mal français en Europe, on a exprimé l'espoir qu'on pourrait prévenir l'infection constitutionnelle par la destruction immédiate de l'accident primitif. (Voy. à ce sujet ma *Collection choisie des anciens syphiliographes*.)

2. C'est ce qu'avait dit de même Hunter : « Le chancre est une *maladie locale*… Il y a peu de danger d'infection pour l'économie, si le chancre a été détruit presque après son apparition et à une époque où l'on peut raisonnablement supposer que l'absorption n'a pas eu le temps de se faire. » (*Du chancre*, ch. III, § 1.)

3. *Leçons sur le chancre*, 2° édit., p. 286 et suiv.

Elle s'appuyait d'une part sur l'analogie, et d'autre part sur les faits cliniques. L'analogie était fausse et les faits cliniques mal interprétés. Je vais, au reste, vous en rendre juges.

On disait : « Le chancre est à la vérole ce que la morsure du chien enragé est à la rage. Cautérisez cette morsure, vous prévenez la rage ; cautérisez le chancre, vous prévenez la vérole. »

Or, cette comparaison pèche par la base, et vous en comprendrez immédiatement le défaut, Messieurs, si vous vous rappelez ce que je vous ai dit dans mes précédentes Conférences de l'*incubation* constante du chancre infectant. L'individu sur lequel éclôt un chancre et l'individu qui vient d'être mordu par un chien enragé ne sont nullement dans des conditions identiques au point de vue de la réception du virus. Ils sont, au contraire, dans des conditions diamétralement opposées. Celui qui vient d'être mordu vient *à l'instant même* d'être exposé à l'action du virus. Celui sur lequel éclôt le chancre a reçu le germe de ce chancre *il y a plusieurs semaines* (puisque, comme vous le savez, l'éclosion du chancre est toujours séparée de l'époque de la contagion par une incubation plus ou moins longue). Ce qui est l'analogue de la morsure du chien, dans la vérole, *c'est le coït*, c'est la contamination dans le coït, et non pas le chancre, qui n'est qu'une *conséquence éloignée* de la contagion. Pour établir une assimilation thérapeutique exacte entre l'individu porteur d'un chancre naissant et l'individu qui vient d'être mordu par un chien affecté de rage, il faudrait ou que le premier se fît cautériser immédiatement après le coït, ou que le second attendît plusieurs semaines avant de faire cautériser sa morsure ; alors seulement les termes de la comparaison seraient justes, et les résultats pourraient être mis en parallèle.

Le chancre, en réalité, est à la vérole non pas ce que la morsure est à la rage, mais ce que le premier phénomène rabique est à cette dernière maladie. Le chancre, c'est déjà, pour ainsi dire, la rage en action, c'est la rage déclarée, confirmée.

Or, quand la rage est déclarée, vous n'avez que faire pour la prévenir de cautériser la morsure. Quand le chancre est éclos, vous n'avez que faire de le cautériser pour prévenir la vérole : *la vérole est née avec le chancre ;* très certainement même elle est née *avant lui*, avec l'absorption du virus dans la contagion.

Mais je n'insiste pas, car en science comparaison n'est pas raison ; et je consulte les faits cliniques.

On a dit qu'en cautérisant des chancres tout récents, en les cautérisant du premier au quatrième jour à la suite de la contagion, on prévenait de la sorte l'infection constitutionnelle. Eh bien, où sont les faits confirmatifs de cette opinion, et que valent ceux, en bien petit nombre, qu'on a produits ?

D'abord, le chancre syphilitique ne naît pas de « un à quatre jours après la contagion ». Rappelez-vous ce que nous apprennent à ce propos *tous* les faits d'inoculation expérimentale. Ils nous montrent invariablement que le *premier* phénomène qui succède à la piqûre ne se manifeste jamais qu'après un laps de temps plus ou moins long, de dix jours au minimum, de vingt-cinq jours comme moyenne habituelle. Et tous les faits cliniques bien observés déposent identiquement dans le même sens. Le chancre ou l'accident qui se produit dans les *quatre premiers jours* d'une contagion n'est donc pas, ne peut jamais être un chancre syphilitique ; c'est un chancre simple, c'est un herpès, c'est une érosion quelconque qui succède au coït à aussi bref délai ; c'est ceci ou cela, peu importe ; mais ce n'est pas à coup sûr un chancre syphilitique. Sur ce point la démonstration est acquise ; sur ce point les erreurs du passé sont bien et dûment condamnées.

En second lieu, lorsqu'on a cautérisé « un chancre naissant », sur quelles bases a-t-on établi le diagnostic de la lésion ? S'est-on occupé d'établir la filiation du chancre, d'en rechercher l'origine, c'est-à-dire d'instituer une confrontation entre le sujet contaminé et le sujet contaminant ? Non, dans la plupart des cas ; et presque toujours ce critérium manque à l'observation. Mais ce n'est pas tout. Sur quels caractères s'est-on basé pour affirmer la nature syphilitique de la lésion ? « C'était un chancre », dit-on. Pourquoi « un *chancre* » ? Est-ce que de son premier à son quatrième jour le chancre syphilitique a des attributs tels qu'il puisse être sûrement reconnu ? Qu'est donc le chancre à cette période tout à fait initiale, qu'est donc le chancre naissant ? Je vous l'ai décrit, Messieurs, et j'ai longuement insisté près de vous pour vous convaincre qu'à cet âge le chancre consiste en *la plus insignifiante des érosions*, en une érosion *sans caractères propres*, sans physionomie spéciale, absolument dépourvue de tout signe suffisant à la différencier d'une érosion vulgaire. Comment donc à cette époque affirmer que *ce qu'on cautérise est un chancre?* Comment légitimer un pareil diagnostic? Je nie, pour ma part, que ce diagnostic puisse être fait ; je refuse au plus habile syphiliographe, s'appelât-il Hunter ou Ricord, le droit de formuler un jugement sur une lésion embryonnaire, de prononcer un arrêt sur une lésion à peine éclose.

Donc, à mon sens, quand on a cautérisé « un chancre naissant », *on n'a jamais su au juste ce qu'on cautérisait;* on n'a jamais été autorisé à dire qu'on ait cautérisé un véritable chancre et prévenu par là l'infection ultérieure.

D'autre part, nombre de médecins, sur la foi des maîtres, ont cautérisé des chancres naissants. J'en ai cautérisé moi-même plusieurs avant le quatrième jour, et cela par les méthodes le plus énergiquement destructives. Or, que fait-on et qu'obtient-on de la sorte? On supprime le chancre, cela est vrai, on l'éteint sur place. Bien. Mais après ? Après, *la vérole, quand elle doit se développer, se développe exactement comme si l'on n'avait rien fait,* comme si l'on eût laissé subsister le chancre en pleine liberté. Dès le 45e ou le 50e jour les accidents secondaires se manifestent, et la diathèse suit son évolution la plus normale.

Il y a plus, mais ceci n'est qu'un détail : par la cautérisation la plus énergique on ne parvient pas toujours à tuer le chancre *tout entier.* On le tue en tant qu'ulcère, oui ; mais au-dessous de la cicatrice se manifeste parfois l'*induration* chancreuse, le noyau néoplasique sous-chancreux, exactement comme si le chancre subsistait, comme si on lui eût permis de suivre ses phases habituelles. Ainsi la cautérisation ne prévient même pas toujours l'induration spécifique locale, tout en supprimant le chancre !

Concluons : la cautérisation, la destruction du chancre, en tant que méthode préventive, abortive, de la vérole, est purement illusoire. *Supprimer le chancre n'est pas supprimer la diathèse.* La diathèse est acquise quand le chancre se produit, et le chancre,

en définitive, n'est que le premier phénomène de la vérole confirmée. — Voilà, bien malheureusement, ce qui de nos jours n'est
que trop démontré.

Seconde question, mais celle-ci très accessoire par rapport à la
précédente : le chancre une fois développé, y a-t-il avantage à le
supprimer violemment, à le détruire *en tant que lésion*, soit par
une cautérisation énergique, soit même par une excision ?

Nullement, et vous savez pourquoi. En tant que lésion, le
chancre est un accident essentiellement bénin, limité, érosif,
n'ayant aucune tendance à détruire, évoluant avec rapidité, se
cicatrisant sans stigmate, inoffensif en somme et ne demandant
qu'à guérir. Quel avantage y aurait-il donc à lui substituer, au
prix d'une opération ou d'une cautérisation douloureuse, une
autre lésion qui ne serait guère plus bénigne, qui ne guérirait
guère plus hâtivement, que suivrait à coup sûr une cicatrice, un
stigmate indélébile, et sous laquelle même peut-être se reprodui-
rait l'induration ? — Donc, il n'est aucun bénéfice à attendre
de la méthode destructive contre le chancre; et le mieux, quand
le chancre est déclaré, est de le laisser vivre le peu de temps qu'il
doit vivre, tout en s'efforçant, par des moyens que je vais vous
dire, d'en restreindre les progrès et d'en abréger le cours.

Quel traitement en somme appliquer au chancre ? Le plus simple possible. Le plus simple est le meilleur ; car, de par l'expérience journalière, on peut poser ceci comme axiome : *Moins
on fait au chancre, mieux il s'en trouve et mieux il guérit.*
Moins on lui fait, j'entends moins on le tourmente; moins on
l'irrite par des topiques mal choisis, par des cautérisations inop-
portunes, etc. ; mais cela ne veut pas dire, assurément, que le
chancre doive se trouver mal d'être soumis à une bonne hygiène
et à des soins intelligents.

En quelques mots, résumons ce qui lui convient chez la femme.
Avant tout et en première ligne, les soins hygiéniques, à savoir :
1° La *continence*. Prescrire la continence a un double intérêt :
intérêt pour la malade, intérêt pour autrui. Et ne croyez pas,
Messieurs, ce conseil superflu. Car le chancre est souvent *si peu*

de chose aux yeux des malades qu'ils n'y attachent aucune impor-
tance et que de bonne foi ils ne croient guère au danger de transmettre quoi que ce soit avec une aussi insignifiante lésion. Les
femmes surtout ont une confiance étonnante à ce point de vue.
Quand vous leur faites la recommandation classique « d'être
sages, absolument sages », elles vous répondent le plus souvent :
« A quoi bon ? J'ai souvent eu des *boutons* comme celui que j'ai
en ce moment, *et je n'ai jamais donné de mal.* » Donc, vous le
voyez de reste, la recommandation est bonne à ne pas oublier.

2° Proscrire du régime tous les excitants qui peuvent retentir
sur le chancre d'une façon fâcheuse : alcooliques forts et surtout
alcooliques en excès, eau-de-vie, absinthe, liqueurs, café, etc.

3° Sans exiger le repos (ce qui serait inutile d'abord et ce qui
pourrait de plus devenir préjudiciable à la santé), recommander
d'éviter les fatigues, les marches forcées, les veilles, la danse, etc.

Puis, localement :

Des soins minutieux de propreté ; — des lotions fréquemment
répétées (surtout si le chancre est exposé à être souillé par l'urine ou les matières fécales) ; et pour ces lotions l'eau fraîche
n'est pas le liquide le plus mauvais, soyez-en sûrs ; — des bains
locaux ; — mieux encore des bains généraux, tièdes, tous les trois
ou quatre jours, ou même plus fréquemment si le chancre a quelque tendance à s'irriter ou à enflammer les parties voisines.

Enfin, comme moyen de protection destiné à éviter les contacts
et les frottements, des pansements avec de la charpie sèche, renouvelés trois ou quatre fois par jour et maintenus en place soit
à l'aide d'un bandage en T, soit avec une simple serviette.

Et c'est tout. Cela suffit amplement. *Avec de l'hygiène, de
l'eau et de la charpie, on guérit facilement et rapidement le
chancre syphilitique* ; ou plutôt on le laisse ainsi guérir, et l'on n'a
guère autre chose à faire, car sa tendance est de guérir tout seul,
spontanément.

Mais vous êtes déjà, Messieurs, assez praticiens pour savoir
qu'un tel traitement ne serait guère du goût des malades, des
femmes en particulier, et qu'un médecin qui se bornerait à prescrire de pareilles choses, qui se permettrait de guérir ses clients

avec de la charpie et de l'eau, serait un homme déconsidéré, ridi
cule. Le public est ainsi fait, il veut absolument goûter du pharmacien. Eh bien, soit! Sans cesser d'être utiles, vous pouvez
satisfaire à ces exigences. Prescrivez donc alors :

Soit ce que nous ordonnons ici usuellement, à savoir des
lotions avec la liqueur de Labarraque coupée d'eau, suivies de
pansements avec une poudre isolante (telle que l'oxyde de zinc),
qu'on recouvre ensuite d'ouate ou de charpie ;

Soit des lotions avec de l'eau aromatisée par un alcoolat quelconque, avec la décoction de feuilles de noyer ou de roses de
Provins, avec le vin aromatique étendu d'eau, avec tel ou tel
agent détersif et *inoffensif* qu'il vous plaira de choisir.

Tout cela est également bon, ou également *indifférent*, pour
mieux dire.

Si le chancre est légèrement douloureux, recommandez alors :
un repos relatif ; — des bains répétés ; — des lotions avec l'eau
de guimauve ou, au besoin, avec de l'eau de laitue additionnée
d'opium ; — des pansements avec un corps gras (pommade au calomel, cérat opiacé, etc.). Les corps gras, si nuisibles au chancre
simple, sont bien tolérés au contraire par le chancre syphilitique ; ils lui sont même manifestement utiles lorsqu'il a quelque
tendance à s'enflammer.

On a préconisé encore mille autres pansements contre le chancre : pansements à la solution de nitrate d'argent ; — à la solution de tartrate de fer ; — à la solution de chlorure de zinc ; — à
l'acide phénique ; — au phénol ; — au guaco ; — à la teinture
d'iode étendue ; — au sublimé ; — à l'iodoforme, etc., etc., etc...
Tous ces topiques comptent de grands succès, dit-on. Je le crois
sans peine, car la tendance naturelle du chancre est de se réparer
spontanément, et il ne faut jamais oublier que, comme beaucoup
d'autres maladies du reste, le chancre peut guérir en dépit des
remèdes qu'on lui prodigue.

Mais, puisque nous avons l'embarras du choix, sachons au
moins nous abstenir de ce qui pourrait réellement nuire au chancre, à savoir, de certains topiques et de cautérisations intempes-

tives; — de certains topiques très irritants que nos malades mettent souvent en usage sur la foi d'empiriques ou de commères (poudre d'alun, sulfate de cuivre, pierre divine, perchlorure de fer, cendre de pipe, tabac, poudre de chasse, urine même (!), etc., etc.); — de *cautérisations* intempestives qui ne font qu'exciter, enflammer le chancre, sans le moindre profit. En général, on abuse étrangement du crayon de nitrate dans le traitement du chancre. Les cautérisations, à mon sens, ne sont avantageuses que dans deux conditions :

1° Comme moyen de modifier le chancre quand il tarde à se déterger, quand il reste opiniâtrément pseudo-membraneux, couenneux; le crayon alors est souvent utile, mais à la condition de n'y recourir que de temps à autre, tous les cinq jours au plus, et en surveillant l'effet produit;

2° Comme moyen d'activer la cicatrisation, lorsqu'à sa période ultime le chancre languit ou bourgeonne avec exubérance.

En dehors de ces deux indications, les cautérisations ne sont plus qu'inutiles et deviennent même souvent nuisibles. Trop répétées, elles irritent, elles entretiennent une réaction locale essentiellement défavorable, elles *durcissent* et *enflamment* le chancre; somme toute, elles ne font rien de bien et risquent de faire mal.

Enfin, un dernier conseil, conseil négatif, mais ayant bien son importance, comme vous allez le voir.

Il arrive le plus souvent qu'après la guérison du chancre l'induration persiste. Parfois même (cela est, à la vérité, bien moins commun chez la femme que chez l'homme) le chancre laisse à sa suite de gros noyaux d'induration qui subsistent longtemps, qui conservent longtemps leur rénitence et leur volume. — Que faire en pareil cas?

On s'est avisé parfois de cautériser ces noyaux d'induration. On les a même excisés, notamment quand ils occupaient une partie en relief, telle que la petite lèvre; en un mot, on s'est efforcé de les supprimer chirurgicalement.

Gardez-vous bien d'une telle pratique, Messieurs. Rien n'est plus inutile, rien n'est moins justifié. Ce qu'il faut faire en pareille occurrence est très simple : RIEN. Attendre. Et attendre quoi? La guérison *naturelle* qui ne tardera pas à se faire, la résorption *spontanée* qui ne tardera pas à se produire, qui ne peut manquer de se produire. Dans quelques semaines, dans quelques mois au plus tard, ces gros noyaux indurés disparaîtront d'eux-mêmes, et les malades seront délivrés par les seules forces de la nature. Quel intérêt, quel avantage y aurait-il donc à intervenir par une opération?

Ajoutez d'ailleurs que cette opération pourrait bien n'être pas inoffensive; — qu'elle laisserait sûrement, sinon une difformité, tout au moins une marque, un stigmate, un témoignage, lequel n'est pas du goût des malades, lequel vexe et mortifie les femmes tout particulièrement; — et enfin qu'elle ne remédie même pas toujours à la lésion, car on voit parfois, sous une induration excisée, une autre induration renaître et se reconstituer de plus belle comme auparavant.

Au surplus, pour vous dégoûter à tout jamais d'une opération de ce genre, laissez-moi vous raconter le fait suivant :

Un jeune homme, qui venait d'être affecté d'un chancre syphilitique de la rainure glando-préputiale, conservait en ce point un très gros noyau d'induration. Ce noyau, du volume d'une petite noix et d'une dureté cartilagineuse, tourmentait fort le malade. M. Ricord, consulté à ce sujet, prescrivit, bien entendu, de ne rien faire localement, ordonna un traitement général et renvoya ledit jeune homme, lui promettant qu'en quelques semaines son induration aurait spontanément disparu. Dépité, le malade alla visiter plusieurs médecins, qui, tous, lui répétèrent « qu'il n'y avait qu'à attendre », que le temps et le traitement mercuriel feraient promptement justice de cette induration. Il vint chez moi : même conseil, mêmes recommandations de n'avoir recours à aucun procédé chirurgical pour se débarrasser de « ce malheureux noyau ». Finalement, il rencontra je ne sais quel médicastre qui consentit à une opération de complaisance et extirpa tout le néoplasme sous-cicatriciel. Survint dans la journée même une hémorragie épouvantable, dans laquelle le malade perdit « plusieurs litres de sang » et qui ne put être arrêtée que par trois applications de fer rouge ! Et ce n'est pas tout. Ayant eu l'occasion

de revoir le patient une quinzaine plus tard, je constatai à cette
époque qu'une induration *supérieure en volume à l'induration
précédente* s'était reproduite au même siège, sous la cicatrice.
Cette induration nouvelle était-elle due à un néoplasme spécifique,
ou bien devait-elle être simplement imputée aux cautérisations? Je
ne saurais le dire. Toujours est-il qu'elle persista très longtemps,
plusieurs mois, avant de se résoudre. Mais cela n'est qu'un détail.
L'important, la véritable *morale* de ce fait, si je puis ainsi parler,
c'est que ce jeune homme perdit — de par l'opération malencon-
treuse qu'on pratiqua sur lui — un bon morceau de la verge, et
cela pour une lésion des plus inoffensives, lésion qu'eût certainement guérie sans cicatrice l'expectation pure et simple[1]!

A tous égards, Messieurs, je vous le répète encore, l'intervention chirurgicale est aussi inutile, aussi déplacée que possible,
contre les indurations chancreuses persistantes. Elle est très
heureusement remplacée par l'*expectation*, aidée ou non du traitement général. Sachez donc, en pareil cas, ne pas agir. Sachez
résister à votre propre impatience comme à celle de vos clients,
que ces nodosités persistantes inquiètent parfois d'une étrange
façon. Laissez le temps faire son œuvre; laissez la nature délivrer
les malades; elle s'en chargera seule, et elle s'en acquittera seule
mieux que nous, sans mutilation, sans difformité, sans cicatrice
permanente. En un mot, *abstenez-vous*. Car, si le premier précepte
de l'art est de ne pas nuire (*primum non nocere*), le second, à
coup sûr, est de ne rien faire d'inutile, de ne rien faire qui puisse
être sûrement et heureusement accompli par les seules forces de
la nature.

1. J'ai déjà relaté ailleurs un fait absolument identique au précédent. (Voy. *Étude
clinique sur l'induration syphilitique primitive*, Archives gén. de médecine, novembre
1867.)

SEPTIÈME LEÇON

BUBON SYMPTOMATIQUE DU CHANCRE

ADÉNOPATHIE PRIMITIVE.

SOMMAIRE. — Le bubon n'est pas pour le chancre une complication; c'est un accident nécessaire, obligé, à la suite du chancre. Il fait partie intégrante du groupe de manifestations par lesquelles s'accuse l'infection syphilitique primitive.

Fréquence clinique du bubon à la suite du chancre. — Statistique.

SIÈGE. — Où se produit le bubon symptomatique du chancre? — Tableau synoptique des chancres de divers sièges et de leurs bubons correspondants. — Bubon du chancre utérin.

ÉPOQUE D'APPARITION HABITUELLE — Cours du second septénaire. — Forcément l'éclosion réelle du bubon doit être plus précoce, mais elle nous échappe cliniquement.

SYMPTÔMES. — Induction rationnelle sur l'importance et la gravité du bubon syphilitique. — Comment cette induction reçoit de la réalité clinique un démenti formel. — De toutes les adénopathies, celle du chancre infectant est à coup sûr la plus bénigne. — Aussi reste-t-elle souvent ignorée, *latente*. — Caractéristique sommaire de cette adénopathie. — Développement moyen ou minime. — Indolence. — Caractère aphlegmasique. — Ganglions restant libres, mobiles, indépendants, distincts. — Deux autres attributs moins constants : 1° Dureté. Valeur moindre de ce signe. 2° Multiplicité des glandes affectées (bubon *polyganglionnaire*). — Pléiade spécifique. — Caractères des ganglions qui composent la pléiade. — Ganglion direct ou anatomique de la pléiade. — Trois pièces anatomiques relatives au bubon symptomatique du chancre infectant. — Fait nouveau résultant de l'examen de ces trois pièces : le retentissement du chancre ne s'arrête pas au premier groupe ganglionnaire que rencontre le virus sur son passage. — Pléiades iliaques coïncidant avec les pléiades inguinales. — Importance sémiologique du bubon polyganglionnaire.

Évolution ultérieure : 1° Persistance du bubon syphilitique pendant un temps toujours assez long; 2° Résorption spontanée.

Un fait majeur résume et domine la symptomatologie de ce bubon : c'est le caractère *aphlegmasique*. — En dehors de complications éventuelles, le bubon du chancre syphilitique ne suppure jamais. — Statistiques à ce sujet. — Conclusion pratique : Quelle est la signification d'un bubon suppuré dans les commémoratifs d'un malade?

Cas exceptionnels de suppurations ganglionnaires à la suite du chancre syphilitique. — Interprétation de ces faits. — Le bubon syphilitique n'est pas exempt des
complications vulgaires qui peuvent retentir sur lui, non plus que des influences
diathésiques qui peuvent en modifier le caractère. — Quand ce bubon suppure, comment suppure-t-il ? — Peut-il jamais se convertir en abcès chancreux ?

VARIÉTÉS. — I. Différences de degré dans le volume du bubon. — Petits bubons, gros
bubons. — II. Bubon douloureux, enflammé. — Résorption possible du bubon syphilitique devenu fluctuant. — III. Le bubon syphilitique n'est pas toujours polyganglionnaire. — IV. Bubon polyganglionnaire à ganglions cohérents, agglomérés. —
V. Dégénérescence strumeuse. — Bubon syphilo-strumeux, écrouelle syphilitique inguinale, etc..

Lymphangites symptomatiques du chancre infectant.

TRAITEMENT — Médications diverses proposées contre le bubon syphilitique. — Leurs
succès infaillibles. — Résultats non moins favorables fournis par l'expectation et
l'hygiène. — Traitement des complications.

Parallèle du bubon d'un sexe à l'autre.

RÉSUMÉ. — Tout l'intérêt du bubon est dans les indications sémiologiques qu'il fournit. — Chez la femme surtout le bubon sert plus utilement le diagnostic que le
chancre lui-même. — Du bubon comme témoin posthume du chancre. — Comment
le bubon met fréquemment sur la voie de chancres méconnus, ignorés ou dissimulés.

MESSIEURS,

Vous avez remarqué sans doute qu'en vous parlant, dans notre
dernière réunion, des complications du chancre, je n'avais
pas prononcé le nom du bubon. C'est qu'en effet le bubon —
dont je me propose de vous entretenir aujourd'hui — n'est
pas, à proprement parler, une complication du chancre. Il n'a
rien d'éventuel dans sa production; son développement n'est pas
livré au hasard. Loin de là; c'est au contraire un accident qui accompagne le chancre d'une façon *nécessaire*, qui fait partie intégrante et obligée de l'infection syphilitique primitive.

Le bubon constitue avec le chancre l'ensemble des accidents
qui trahissent l'introduction du virus syphilitique dans l'organisme. C'est une manifestation *fatale*, comme l'a dit M. Ricord, à
la suite du chancre. « Le bubon suit le chancre comme l'ombre
suit le corps. »

Sur ce premier point — l'association du bubon au chancre
comme symptôme intégrant de l'infection syphilitique primitive —

la science n'est plus à faire; elle est faite et fixée par de nombreux travaux. De l'aveu général, le bubon se produit à la suite
du chancre d'une façon pour ainsi dire constante, et les cas dans
lesquels il fait défaut sont infiniment rares, absolument exceptionnels. Jugez-en au surplus par les chiffres suivants :

Sur 265 malades (*hommes*)[1] affectés de chancres syphilitiques,
260 fois j'ai rencontré le bubon. Et, sur les cinq cas où il a échappé
à mon observation, deux fois les malades offraient un embonpoint
tel, qu'il était impossible aux doigts d'arriver jusque sur les gan-

---

1. Voici le détail de ce relevé, fait sur 265 observations très soigneusement étudiées
à ce point de vue spécial :

« Sur 265 cas de chancres indurés, suivis d'accidents non douteux de syphilis constitutionnelle, j'ai constaté :

229 fois l'adénopathie classique que nous allons décrire, très nettement formulée ;

15 fois des adénopathies médiocrement accusées, non douteuses, mais peu significatives au point de vue sémiologique ;

5 fois des adénopathies de développement moindre et sans valeur sémiologique véritable ;

9 fois des adénopathies à dégénérescence strumeuse ;

2 fois des bubons suppurés à la suite de phénomènes inflammatoires et de dégénérescence strumeuse.

Cinq fois seulement, sur 265 cas, le bubon fit défaut ou ne put être constaté. — Or,
ces 5 cas sont curieux à analyser :

1° Dans l'un, le malade était affecté d'un chancre phagédénique de la verge, horrible,
monstrueux; il ne présentait aucun développement ganglionnaire dans les régions
inguinales. (C'est un fait d'observation que le chancre infectant phagédénique n'exerce
parfois aucun retentissement sur les ganglions. M. Ricord a fait cette remarque, qui
m'a frappé également plusieurs fois.).

2° Dans deux autres cas, les malades offraient un embonpoint tel qu'il était fort difficile, pour ne pas dire impossible, d'explorer l'état des ganglions. Peut-être l'adénopathie s'était-elle développée et n'était-elle que masquée par la surabondance du tissu
adipeux; en tout cas, elle ne put être constatée.

3° Le quatrième fait est relatif à un jeune homme qui présentait sur la rainure
glando-préputiale un chancre d'étendue moyenne, reposant sur un énorme noyau
d'induration cartilagineuse. Je ne pus saisir dans les aines le moindre développement ganglionnaire.

4° Dans le dernier cas, au contraire, le début de l'infection se fit par des érosions
herpétiformes aussi limitées et aussi superficielles que possible, offrant à peine à leur
base un très léger degré de rénitence. Ces érosions, que je pris tout d'abord pour
des herpès, ne s'accompagnaient d'aucun engorgement des ganglions; elles n'en
devinrent pas moins l'origine d'une syphilis des mieux caractérisées.

Au total donc, sur 265 cas, j'ai rencontré 260 fois l'adénopathie. Cinq fois elle ne
put être constatée, mais *trois fois seulement* elle fit défaut d'une façon certaine.

Cette proportion est assez significative pour n'avoir pas besoin de commentaires.
Il est peu de symptômes donnés en pathologie comme constants qui présentent un
pareil degré de fréquence. »

(*Nouveau Diction. de médec. et de chirur. pratiques*, article BUBON, t. V, p. 774.)

glions. Déduisant ces deux cas qui ne sauraient entrer en ligne de compte, il ne reste que trois cas sur 265 où le bubon ait fait défaut. Trois cas sur 265 ! Autant dire *jamais*, ou bien peu s'en faut.

En est-il de même chez la femme ? Oui. Deux de mes élèves, dans ces derniers jours, ont bien voulu dépouiller à ce sujet les observations recueillies dans mon service depuis six années, et ils sont arrivés aux résultats suivants :

Sur 223 cas de chancres syphilitiques (observés *chez la femme*), 220 fois le bubon a été constaté coïncidemment avec le chancre. — Trois fois seulement il a fait défaut.

De tels chiffres sont significatifs par eux-mêmes et ne réclament pas de commentaires. Il est peu de symptômes donnés en pathologie comme constants qui présentent un égal degré de fréquence.

On peut donc accepter comme démontrée cette proposition de mon ancien maître : *Le bubon est le compagnon fidèle du chancre. Pas de chancre syphilitique sans bubon.*

Siège. — Où se produit le bubon symptomatique du chancre ?

Réponse précise : là où se rendent les lymphatiques de la région affectée ; dans les ganglions qui sont les aboutissants anatomiques de la partie où réside le chancre.

Et *là seulement*, rien que là, jamais ailleurs.

Ainsi, le chancre siège-t-il aux parties génitales, ce sont les ganglions de l'aine qui sont affectés ; et, coïncidemment, ceux de toute autre région, les glandes sous-maxillaires, par exemple, restent absolument indemnes ; — le chancre affecte-t-il la bouche, ce sont les glandes sous-maxillaires qui se prennent ; et, coïncidemment, tous les autres ganglions, ceux de l'aine par exemple, restent intacts et indifférents.

Il est très important, au point de vue clinique et pratique, de préciser d'une façon exacte, anatomique, le siège du bubon par rapport aux différentes localisations que peut affecter le chancre. Le tableau suivant vous renseignera à ce propos :

SIÈGE DU CHANCRE :	BUBON CORRESPONDANT :
Chancres génitaux (c'est-à-dire chancres des grandes lèvres, des petites lèvres, de la fourchette, du méat urinaire, de l'urèthre, de l'entrée du vagin, etc.)....	Ganglions inguinaux.
Chancres péri-génitaux (chancres du périnée, des régions génito-crurales, du mont de Vénus, de la cuisse, des fesses, etc.).	Ganglions inguinaux.
Chancres de l'anus, de la marge de l'anus.	Ganglions inguinaux.
Chancres des lèvres, du menton..........	Ganglions sous-maxillaires.
Chancres de la langue..............	Ganglions sus-hyoïdiens.
Chancres des paupières.............	Ganglion pré-auriculaire.
Chancres des doigts..............	Ganglion épitrochléen. — Ganglions axillaires.
Chancres du bras.................	Ganglions axillaires.
Chancres du sein......	Ganglions axillaires (quelquefois ganglions sous-pectoraux).
Chancres du col utérin.............	Ganglions pelviens (théoriquement). — En général, rien dans les aines. Exceptionnellement, bubon inguinal.

Pour nous, ici, le siège précis de deux bubons est particulièrement essentiel à déterminer.

1° Le chancre du *sein* fait son bubon *dans l'aisselle*. Parfois cependant on trouve, avec ce chancre, un ou plusieurs ganglions engorgés sous le grand pectoral, un peu en avant du creux axillaire.

2° Le chancre du col utérin doit faire *théoriquement* son bubon dans les ganglions pelviens. Mais ce bubon pelvien n'a jamais été constaté, et cela pour une bonne raison, parce qu'il n'est pas accessible, appréciable. Deux fois cependant, particularité curieuse, j'ai trouvé, coïncidemment avec le chancre du col, une adénopathie inguinale bien accusée. Cette adénopathie était-elle explicable par ce fait qu'un chancre aurait existé à la vulve et se serait évanoui assez hâtivement pour échapper à l'examen? Je ne le crois guère, et, hypothèse pour hypothèse, je préfère celle qui expliquerait ce bubon par une anastomose entre les lymphatiques du col et ceux de la partie antérieure du vagin, lesquels, comme vous le savez, ont pour aboutissants normaux les ganglions de l'aine.

Époque d'apparition. — Quand se manifeste le bubon symptomatique du chancre?

Quelquefois, dans les derniers jours du premier septénaire; bien plus souvent, dans le *cours du second septénaire* qui suit l'apparition du chancre. .

Notez toutefois qu'en fixant cette date à l'éclosion de l'adénopathie, nous exprimons simplement ce qu'il nous est possible de constater, c'est-à-dire l'époque où la lésion ganglionnaire devient *appréciable* au toucher. Il est possible, il est certain même que cette lésion débute *plus tôt;* car, bien évidemment, elle ne saurait être appréciable dès le premier instant où elle se produit. Mais quant à fixer le terme exact, le terme vrai où les ganglions commencent à être affectés par la maladie, nous ne saurions le faire, et pour cause, n'ayant sur ce point aucun renseignement nécroscopique.

Il se peut encore que les progrès de cette adénopathie soient assez lents pour qu'elle ne devienne bien manifeste que plus ou moins tardivement. Cela se voit en certains cas, mais cela est en somme assez rare pour qu'on puisse poser comme règle que le *bubon suit de très près l'apparition du chancre.*

Symptômes. — En quoi consiste cette adénopathie? Par quels signes se caractérise-t-elle?

Raisonnant *à priori,* on serait tenté de croire que le bubon symptomatique du chancre infectant doit être une adénopathie sérieuse, importante comme volume, comme accidents, comme douleurs, comme complications possibles, etc. Car, à maladie grave correspondent rationnellement des manifestations graves. On serait tenté de croire, par exemple, que ce bubon doit être bien autrement sérieux que celui du chancre simple, affection mille fois moins redoutable que la syphilis, ou que celui d'un traumatisme, d'une brûlure, d'une inflammation légère. Or, il n'en est rien, et c'est précisément le contraire qui a lieu.

De toutes les adénopathies possibles, l'adénopathie symptomatique du chancre infectant est à coup sûr une des plus légères, une des moins importantes comme accidents, une des plus pauvres en complications; au total, une des plus bénignes, des plus inoffensives, des plus anodines, à ce point qu'elle peut passer complètement inaperçue. C'est même, en nombre de cas, un symptôme *latent* dont les malades n'ont pas conscience. — Et si cela est vrai pour l'homme, cela est encore plus vrai pour la femme. La plupart des femmes qui entrent ici avec un bubon symptomatique, avec le bubon que nous allons décrire, ne savent même pas qu'elles sont affectées d'un bubon; ou, si elles le savent, elles ne s'en inquiètent guère, parce que d'une part cet accident leur paraît « peu de chose », parce que d'autre part il ne leur cause aucune douleur. C'est ce dont vous rendra compte l'exposé qui va suivre.

La caractéristique du bubon symptomatique du chancre infectant peut se formuler de la façon que voici : *une intumescence ganglionnaire, minime ou moyenne comme développement, indolente et aphlegmasique, souvent dure, très habituellement polyganglionnaire, évoluant avec lenteur et se terminant par résolution spontanée.*

Légitimons les différents termes de cette définition.

1° « Ce bubon, avons-nous dit, est une *intumescence ganglionnaire*. » — Cela va de soi. Au voisinage du chancre, les ganglions qui lui correspondent se présentent gonflés, augmentés de volume, hypertrophiés, *tuméfiés* en un mot.

2° « C'est une intumescence ganglionnaire *minime ou moyenne comme développement*. » — Règle presque générale, en effet, les ganglions affectés par le chancre ne sont guère que doublés ou triplés de volume. Ils offrent les dimensions d'une noisette, d'une olive, d'une demi-noix au plus, mais c'est tout. Il est rare qu'ils atteignent un développement plus considérable.

Or, à ce point de vue, constatons une différence frappante entre le bubon symptomatique du chancre et les bubons d'un autre ordre, tels par exemple que :

L'*adénite simple*, qui, dans l'aine, prend habituellement le volume d'une noix, voire d'un œuf ou d'un citron;

L'*adénite du chancre mou*, laquelle affecte des proportions au moins égales à celles de l'adénite purement inflammatoire;

Le bubon du *cancer*, souvent considérable, surtout relativement;

Le bubon *strumeux*, qui constitue communément dans l'aine des tumeurs énormes occupant toute la région inguinale et même la fosse iliaque;

Le bubon de l'*adénie*, susceptible de proportions colossales, etc.

Donc, par l'exiguïté seule ou les proportions moyennes de son développement, le bubon du chancre syphilitique se différencie de nombre d'autres variétés de bubons.

3° « C'est un bubon *indolent*. » — Autre caractère d'une importance clinique majeure. Ce bubon se produit, se développe et se termine *sans douleur*. D'abord il n'est pas sensible spontanément; il ne donne lieu à aucun élancement, à aucune gêne, ni dans les mouvements, ni dans la marche. En second lieu, il n'est même pas sensible au palper, à l'exploration, à la pression.

Sous ce rapport, voyez encore, Messieurs, quelle différence sépare ce bubon, et de l'adénite simple, et de l'adénite du chancre mou, lesquelles, toutes deux, éveillent des douleurs spontanées, lesquelles, toutes deux, sont singulièrement sensibles dans la marche, dans les mouvements, au palper, etc., et pour lesquelles, en somme, la douleur constitue un élément essentiel, caractéristique, constant.

Je ne veux pas dire assurément que cette indolence soit un attribut pathognomonique de la variété d'adénopathie que nous étudions en ce moment. Il est en effet d'autres bubons indolents (exemples : celui du cancroïde, celui du cancer, celui de l'adénie, celui même de la scrofule dans sa première période). Mais ce caractère n'est pas moins précieux, précieux en l'espèce surtout, car c'est un des signes les plus importants pour le diagnostic différentiel du chancre infectant et du chancre simple. — Nous aurons, du reste, à revenir en détail sur ce point.

C'est à coup sûr cette *indolence* remarquable qui explique comment le bubon du chancre syphilitique passe souvent inaperçu des malades. N'étant pas *senti*, il reste ignoré en bon nombre de cas. De cela voulez-vous la preuve? Demandez aux femmes qui se présentent ici avec un chancre si elles ont un bubon : huit fois sur dix elles vous répondront négativement. Palpez alors les aines, et vous trouverez infailliblement l'adénopathie, « compagne fidèle du chancre infectant ». — Donc les femmes n'ont pas notion, en général, du bubon qu'elles portent. — Est-ce assez dire s'il faut se méfier de leurs assertions et explorer les régions où l'on doit trouver l'adénopathie ?

4° « C'est un bubon *aphlegmasique*, » c'est-à-dire absolument dépourvu de phénomènes inflammatoires.

Déjà l'indolence dont nous venons de parler témoigne de l'absence de phénomènes inflammatoires, puisque la douleur est un des signes les plus constants de l'inflammation. Mais le processus aphlegmasique de la lésion s'accuse encore par d'autres caractères négatifs que voici.

D'abord, les téguments qui recouvrent les ganglions engorgés ne présentent *ni chaleur, ni rougeur*. Jamais ils n'offrent, sauf complications, cette teinte rouge ou rosée qu'on observe dans l'adénite inflammatoire ou dans le bubon du chancre simple. Rien, absolument rien, extérieurement, ne trahit le bubon syphilitique.

En second lieu, la tuméfaction est strictement limitée aux glandes qui constituent le bubon. Comprenez bien ceci : Lorsqu'une glande s'enflamme, elle ne tarde pas à s'entourer d'un engorgement diffus de voisinage. De plus, si cette glande est superficielle, la peau qui la recouvre lui adhère bientôt par l'intermédiaire du tissu cellulaire phlegmasié et semble faire corps avec elle, s'immobiliser sur elle. Et, enfin, si plusieurs glandes viennent à être affectées de la sorte simultanément, on les voit se souder ensemble et se fondre en une seule masse qu'englobe l'empâtement circonvoisin. — Or, rien de semblable ne se produit dans le bubon symptomatique du chancre infectant. D'abord, le ganglion tuméfié *ne s'entoure pas d'une atmosphère d'engorgement périphérique;* les tissus ambiants restent à son voisinage ce qu'ils étaient au préalable, ce qu'ils sont normalement. De plus, ce ganglion ne contracte, ni avec les parties qui l'entourent, ni avec la peau qui le recouvre, *aucune adhérence morbide;* il glisse librement sur ces parties, et la peau glisse librement sur lui. Il reste donc indépendant, mobile. — Et, en troisième lieu, lorsque plusieurs glandes de la même région s'engorgent côte à côte sous l'influence

du chancre, ces glandes, au lieu de se souder ensemble, de se
réunir en un seul bloc, restent distinctes les unes des autres et
composent autant de *petites tumeurs isolées*, qui figurent sous la
peau comme les grains d'un chapelet.

Donc, en somme, le bubon syphilitique est une adénopathie
qui se développe à froid, sans le moindre signe de réaction locale.

Proportions minimes ou moyennes, indolence absolue, absence
complète de tout phénomène inflammatoire, tels sont, Messieurs,
les caractères les plus constants, les plus essentiels et les plus
généraux du bubon qui se produit à la suite du chancre syphilitique.

Mais ce n'est pas tout. Deux autres caractères donnent encore à
ce bubon une physionomie spéciale et méritent d'être soigneusement consignés ici. J'ai dû toutefois, dans cette description, les
reléguer au second plan pour la double raison suivante : parce
que l'un deux n'est pas toujours facilement appréciable, et parce
que l'autre, bien que très-habituel et très-significatif, ne se produit pas également avec les adénopathies de tout siège. Ce qui va
suivre vous expliquera plus clairement ma pensée.

1° Le bubon symptomatique du chancre infectant est souvent remarquable par sa *dureté*. Prenez entre les doigts la glande affectée, vous la trouverez en général dure, et dure à la façon de
l'assise du chancre induré. Ce que vous sentirez sera, sinon toujours, du moins assez communément, une rénitence *sui generis*,
sèche, élastique, chondroïde, rappelant tout à fait l'induration
chancreuse. « On croirait, a dit M. Ricord, l'induration chancreuse
transportée dans un ganglion. »

Mais il s'en faut que dans tous les cas on perçoive bien distinctement cette rénitence spéciale. De plus, alors même que le bubon
syphilitique est *dur*, il ne se distingue en somme des autres bubons durs que par une différence de degré, différence qu'il n'est
pas toujours facile d'apprécier sûrement. De sorte qu'en définitive ce signe n'a qu'une valeur séméiologique très-inférieure à
celle des précédents. On l'a beaucoup trop exalté, suivant moi.

Quand il existe d'une façon bien nette, certes il a son prix. Mais quand il n'existe pas ou quand il est douteux, son absence ne suffit pas à contre-indiquer la nature spécifique de l'adénopathie. N'insistons donc pas davantage et passons à un autre caractère bien autrement précieux pour le diagnostic.

2° Le bubon du chancre syphilitique « est très-habituellement *polyganglionnaire.* »

C'est-à-dire qu'au lieu de trouver au voisinage de ce chancre un seul ganglion affecté de la façon que je viens de spécifier, on en trouve généralement *plusieurs;* plusieurs, depuis deux jusqu'à quatre, cinq, six, et même davantage en certains cas.

Cette multiplicité des glandes affectées par le chancre ne s'observe, bien entendu, que dans les régions riches en ganglions (l'aine, par exemple); et, nécessairement aussi, elle fait défaut dans les régions où un seul ganglion est l'aboutissant exclusif d'un département tégumentaire. Cela va sans dire, car la syphilis ne saurait créer de toutes pièces des ganglions au sein du tissu cellulaire; elle ne fait que développer ceux qui y existent normalement.

Lorsque plusieurs ganglions voisins sont ainsi affectés simultanément sous l'influence du chancre, ils composent ce que M. Ricord a appelé d'une façon très-pittoresque une PLÉIADE. Dénomination heureusement trouvée et devenue classique de nos jours.

La *pléiade ganglionnaire* est donc un groupe de ganglions voisins engorgés spécifiquement et offrant, chacun en ce qui le concerne, l'ensemble des caractères précités.

Tous les ganglions qui composent cette pléiade ne sont pas égaux en volume. Il en est de gros, et il en est de petits relativement. Presque toujours aussi, comme l'a très-bien signalé M. Ricord, il en est un notablement plus développé que les autres. C'est celui auquel aboutissent directement la plupart des lymphatiques provenant du département cutané ou muqueux affecté par le chancre. On l'appelle le ganglion *direct* ou *anatomique* de la pléiade.

Ce qui est plus important à noter, c'est que tous les ganglions de la pléiade présentent comme caractères communs une indolence absolue, une absence absolue de phénomènes inflamma-

toires. Ils sont indépendants les uns par rapport aux autres. Ils
ne sont pas moins indépendants et de la peau et du tissu cellulaire sous-jacent. Ils restent libres et mobiles, en sorte qu'avec le
doigt on parvient aisément à les circonscrire, à les compter, à les
faire rouler sous les téguments. Telle est, en général, leur indolence, telle est leur indépendance réciproque, telle est aussi leur
mobilité singulière, qu'on a pu les comparer « à des corps étrangers sous-cutanés, à un groupe de noisettes introduites sous
la peau ».

C'est à l'aine, vous le savez de reste, Messieurs, qu'on observe
surtout la pléiade chancreuse. Et il est à cela une double raison :
c'est, d'une part, que les chancres génitaux ou péri-génitaux
sont, de tous, les plus communs, et de beaucoup ; c'est, d'autre
part, que l'aine est une région des plus riches en glandes lymphatiques.

J'ai eu déjà et j'aurai encore de nombreuses occasions de vous
montrer, de vous faire palper la pléiade chancreuse sur le vivant.
Mais je puis aussi vous la montrer anatomiquement. La voici.

Les trois pièces que je mets sous vos yeux en ce moment sont
des pléiades chancreuses recueillies sur le cadavre. Trois femmes,
affectées de chancres syphilitiques vulvaires, ont succombé dans
cet hôpital à des maladies intercurrentes. Nous avons soigneusement disséqué sur elles les régions inguinales, de façon à bien
isoler les groupes ganglionnaires que je vous présente [1].

1. Ces trois pièces sont déposées au musée de Lourcine. — Voici la description
complète qu'en a donnée mon interne actuel, M. Clermont.
« Première pièce. — Celle-ci, fixée sur une planche de liège, montre les pléiades
inguinales et iliaques dans leurs rapports avec les vaisseaux ilio-fémoraux. L'arcade
crurale y est conservée et sépare en deux séries très distinctes les groupes ganglionnaires. Le groupe ganglionnaire inférieur, reposant sur une masse de tissu graisseux,
se compose de sept ganglions. Deux de ces ganglions, plus petits que les autres, sont
comparables chacun à un gros noyau de cerise ; un autre représente, comme volume
et comme forme, un haricot ; trois ont la proportion d'une olive ; le plus interne est
gros comme une petite noix ; c'est celui-ci qui évidemment constituait le ganglion
direct de la pléiade. Ces divers ganglions recouvrent les vaisseaux, qu'ils débordent
latéralement, surtout du côté interne.
» Au-dessus de l'arcade fémorale se trouvent quatre ganglions, étagés le long des
vaisseaux iliaques sur une hauteur de 4 à 5 centimètres. Ces ganglions présentent,

Voyez celui-ci tout d'abord. Au-dessous du ligament de Fallope, dans le triangle de Scarpa, au devant, en dedans et en dehors des vaisseaux, vous apercevez une pléiade ganglionnaire, composée de *sept* glandes, toutes tuméfiées, toutes offrant un excès de volume bien manifeste. Deux de ces glandes, plus petites que les autres, sont comparables à de gros noyaux de cerise ; une autre représente un haricot ; trois ont la proportion d'une olive ; la plus interne, enfin, a le volume d'une petite noix. Cette dernière, bien évidemment, constitue ici le ganglion *direct*, le ganglion anatomique de la pléiade.

Seconde pièce. — Au-dessous de l'arcade crurale, pléiade composée de *six* ganglions. Cinq de ces ganglions, situés en dehors et au-devant des vaisseaux fémoraux, présentent le volume de

au bas mot, le volume de grosses noisettes et recouvrent l'artère iliaque externe.

» *Seconde pièce* (conservée dans l'alcool). — Cette seconde pièce présente l'ensemble des vaisseaux iliaques et fémoraux, depuis l'origine de l'artère iliaque externe jusqu'aux origines des artères musculaires superficielles issues de la fémorale. Le long de ces vaisseaux sont échelonnés en grand nombre des ganglions lymphatiques hypertrophiés, que l'arcade de Fallope divise naturellement en deux séries. La série supérieure, située dans la fosse iliaque, comprend *neuf* ganglions disposés comme il suit : cinq, avoisinant l'arcade crurale, recouvrent les vaisseaux iliaques ; ils sont juxtaposés, mais distincts et indépendants ; — trois sont situés au côté interne de la veine, sur un plan supérieur aux précédents ; — un autre, tout à fait supérieur et détaché, occupe le niveau d'origine de l'artère hypogastrique ; il est à cheval sur l'artère et la veine iliaques. — Ces ganglions sont gros en moyenne comme des noisettes.

» La série inférieure est composée de *six* ganglions. Cinq d'entre eux, du volume de grosses noisettes, recouvrent les vaisseaux fémoraux au-devant desquels ils sont situés. Ils forment un petit groupe quadrangulaire, dépassant légèrement ces vaisseaux de chaque côté, surtout en dehors. En dedans de la veine on voit un autre ganglion bien plus volumineux que tous autres, gros comme une noix. Celui-ci est le ganglion direct de la pléiade.

» *Troisième pièce* (conservée dans l'alcool). — Mêmes dispositions générales que dans la pièce précédente. L'arcade fémorale divise également en deux séries les groupes ganglionnaires. — La série supérieure ou iliaque est formée de *cinq* ganglions gros comme des amandes ou des olives, recouvrant à des hauteurs diverses l'artère et la veine iliaques. Deux de ces ganglions sont adhérents et presque fusionnés. — La série inférieure ou inguinale ne compte pas moins de *onze* ganglions, étagés en séries verticales le long des vaisseaux fémoraux, qu'ils débordent en dedans et en dehors. Inégaux de volume, ces ganglions sont comparables comme proportions, les uns à des noyaux de dattes ou à des amandes, d'autres à des noisettes, d'autres à de petites olives, etc. Deux, supérieurs et externes, sont soudés ensemble et décrivent une arcade à concavité inférieure. Deux autres, internes, placés l'un au-dessus de l'autre comme deux grosses perles de boucles d'oreilles et plus volumineux que tous les autres, correspondent sans doute aux ganglions directs de la pléiade, mais d'une façon moins manifeste que dans les pièces précédentes. »

grosses noisettes. Le sixième, plus interne et situé en dedans de
la veine fémorale (ganglion direct), est gros comme une noix.

Troisième pièce. — Ici, pléiade plus riche, ne comptant pas
moins de *onze* ganglions. Ces ganglions sont étagés en séries verticales le long des vaisseaux fémoraux, qu'ils débordent en dedans
et en dehors. Inégaux en volume, ils sont comparables pour
quelques-uns à des noyaux de dattes ou à des amandes, et pour
d'autres à des noisettes, à de petites olives, etc. Deux, supérieurs
et externes, apparaissent comme soudés ensemble, fusionnés, et
décrivent une arcade à concavité inférieure. Deux autres, internes,
placés l'un au-dessus de l'autre comme deux grosses perles de
pendants d'oreilles et plus volumineux que tous les autres, figurent sans doute les ganglions directs de la pléiade, mais d'une
façon moins manifeste que sur les pièces précédentes.

Telle est, Messieurs, la pléiade ganglionnaire du chancre.

Mais ce n'est pas tout. Puisque vous avez sous les yeux ces
trois pièces anatomiques, remarquez encore une autre particularité très-intéressante qu'elles démontrent nettement et qui
va droit à l'encontre d'une opinion généralement acceptée, devenue presque classique.

On dit communément que le retentissement du chancre sur le
système lymphatique s'arrête « au *premier groupe* de ganglions
correspondant à ce chancre ». En d'autres termes, ce premier
groupe *seul* serait affecté par le virus, tandis qu'au delà le
système lymphatique resterait indemne, ne serait pas touché par
l'influx spécifique. Or, les trois pièces que vous tenez entre les
mains donnent un démenti formel à cette opinion. Elles témoignent, en effet, que non seulement les ganglions inguinaux se
sont affectés à la suite du chancre, mais que de plus les ganglions
iliquues ont été touchés de la même façon, à un degré presque
égal. Voyez plutôt :

Sur cette première pièce, au-dessus de l'arcade fémorale, se
trouvent *quatre ganglions*, étagés le long des vaisseaux iliaques
sur une hauteur de 4 à 5 centimètres. Ces ganglions présentent,
au bas mot, le volume de grosses noisettes.

Sur celle-ci, *cinq ganglions*, gros comme des amandes, comme des olives, recouvrent à des hauteurs diverses l'artère et la veine iliaques.

Sur la troisième, vous ne comptez pas moins de *neuf ganglions* depuis l'arcade de Fallope jusqu'au niveau d'origine de l'artère hypogastrique, à savoir : cinq un peu au-dessus de l'arcade crurale, recouvrant les vaisseaux iliaques; trois au côté interne de la veine iliaque, sur un plan plus élevé que les précédents; un dernier, tout à fait supérieur, situé exactement sur l'artère hypogastrique. Tous ces ganglions sont à peu près égaux comme développement à ceux du triangle de Scarpa.

Donc ces pièces vous montrent, Messieurs, de véritables *pléiades iliaques*, tout à fait comparables aux pléiades inguinales comme nombre, comme disposition, comme développement de ganglions. Donc, dans ces trois cas, le retentissement du chancre avait dépassé les ganglions de l'aine *pour s'exercer presque au même degré sur les ganglions iliaques*. — Veuillez bien noter cela, Messieurs; car c'est là, je vous le répète, un fait nouveau, un fait en désaccord avec ce qu'enseignaient nos classiques jusqu'à ce jour. — Inutile d'ajouter que l'influence spécifique s'était arrêtée aux ganglions de la fosse iliaque, dans ces trois cas. Au delà, les autres ganglions étaient sains; et c'est pour cette raison qu'ils n'ont pas été conservés sur ces pièces.

Pratiquement, ces pléiades *iliaques*, accompagnant les pléiades inguinales du chancre, n'ont pas grande importance; car elles sont trop profondes pour pouvoir être perçues le plus habituellement. Serait-il possible d'ailleurs de les percevoir, elles n'ajouteraient rien à la signification déjà si précise des pléiades inguinales. Tout au plus sont-elles curieuses en ce qu'elles rendent compte de certains engorgements iliaques d'apparence strumeuse qu'on voit parfois se produire à l'occasion et à la suite du chancre infectant.

Mais, *doctrinalement*, elles comportent un intérêt réel en montrant la réaction exercée par le virus sur le système lymphatique, et peut-être aussi les voies suivies par ce virus dans sa pénétration et sa migration à travers l'organisme. Certes, il est fort remarquable de voir les ganglions lymphatiques s'affecter ainsi de

proche en proche à la suite du chancre. Jusqu'où se continue ce
rayonnement d'influence? Après les ganglions iliaques, les ganglions lombaires sont-ils pris à leur tour, et après ceux-ci d'autres
encore? Cela, nous l'ignorons, et nous ne pouvons rien affirmer à
ce sujet. Mais convenez que nous aurions quelque droit à supposer que les choses se passent de la sorte, d'après cet engorgement des ganglions iliaques vraisemblablement consécutif à l'engorgement des ganglions de l'aine. Et, s'il en était ainsi, ne
serions-nous pas alors admis à croire que l'irradiation du virus
dans l'économie se fait par le canal des lymphatiques? — Mais ne
nous égarons pas dans les hypothèses, et n'allons pas au delà de
ce que nous voyons, de ce que nous savons d'une façon certaine.
Toute induction à part, souvenons-nous seulement de ce fait
incontestable, à savoir : qu'au lieu de se limiter, comme on le
croyait, au *premier* groupe de ganglions correspondant au
chancre, l'infection syphilitique peut retentir sur les ganglions
situés au delà, par exemple sur ceux de la fosse iliaque à propos
d'un chancre vulvaire, et constituer ainsi des pléiades iliaques *en
aval*, pour ainsi dire, des pléiades inguinales. Ce seul fait, n'aurait-il d'autres conséquences, est essentiel à connaître, intéressant
à enregistrer.

Cela dit, je ferme cette parenthèse et je reprends mon sujet.
Je viens de vous montrer que le chancre syphilitique détermine
habituellement à son voisinage des engorgements ganglionnaires
remarquables à divers titres, et remarquables notamment par la
multiplicité des ganglions affectés. Eh bien, je dois appeler toute
votre attention, Messieurs, sur ce caractère *polyganglionnaire*
du bubon syphilitique. C'est là, en effet, un caractère distinctif,
presque pathognomonique, quand il est bien accusé, bien formulé. Par cette particularité seule le bubon syphilitique se différencie radicalement et de l'adénite inflammatoire commune, qui
n'affecte en général qu'un ganglion, ou bien qui fond en une
seule masse les ganglions qu'elle affecte; — et du bubon symptomatique du chancre simple, presque toujours monoganglionnaire;
— et du bubon strumeux qui, polyganglionnaire de fait, ne constitue en apparence qu'une tumeur unique, parce qu'il englobe et

confond en un seul bloc toutes les glandes qui le composent, etc.

Avec les attributs cliniques que nous lui avons assignés (attributs d'indolence, d'état aphlegmasique, de dureté, de mobilité, d'indépendance réciproque des ganglions, etc.), la *pléiade* constitue certes un des meilleurs signes de l'infection syphilitique primitive. C'est un signe *pratique*, d'un secours énorme pour le diagnostic; un signe que nous interrogeons constamment ici, et qui nous fournit les indications séméiologiques les plus sûres, les plus précieuses.

Tel est, Messieurs, le bubon syphilitique, à l'époque de son complet et entier développement. — Mais nous n'en avons pas fini avec lui; suivons-le maintenant dans son évolution ultérieure, qui va nous offrir encore des particularités dignes du plus haut intérêt.

Cette évolution ultérieure se résume en deux points :

1° *Persistance* du bubon pendant un temps toujours assez long, et cela sous la même forme, avec les mêmes caractères cliniques;

2° *Résorption progressive et spontanée.*

Quelques détails.

La persistance du bubon est chose fort curieuse. Après avoir atteint son apogée, l'adénopathie du chancre reste ce qu'elle est pendant un temps variable, mais toujours assez long, quelques semaines au minimum, deux mois en moyenne, trois, quatre, cinq mois en quelques cas. De sorte que, règle absolue, elle *survit au chancre* et coexiste avec les premières poussées secondaires. Puis, au delà, elle diminue, mais *lentement;* si bien qu'il n'est pas rare, qu'il est habituel même de la rencontrer encore, à des degrés de plus en plus atténués, dans le quatrième, le cinquième, le sixième mois de la maladie, voire au delà.

Or, comparez encore à ce point de vue, Messieurs, le bubon syphilitique et certaines autres adénopathies. Quelle différence, par exemple, entre ce bubon si persistant et l'adénite vulgaire si fugace, si hâtive dans son évolution, si rapidement effacée! Quelle différence entre ce bubon et l'adénite du chancre simple, essentiellement aiguë et transitoire, du moins dans ses formes les plus communes!

En second lieu, l'adénopathie syphilitique a pour caractère de se résoudre *spontanément*. Et comment se fait cette résolution? Le plus simplement du monde. Sans autres phénomènes, sans incidents nouveaux, sans complications d'aucun genre, les ganglions affectés diminuent de volume, s'amoindrissent, perdent leur dureté morbide, reviennent peu à peu à leurs conditions normales, puis disparaissent. Et c'est tout; c'en est fait ainsi du bubon, qui meurt de la sorte comme il est né et comme il a vécu, sous forme d'une lésion indolente, aphlegmasique, insensible, souvent même latente et ignorée.

Et maintenant, Messieurs, connaissant dans ses détails l'histoire pathologique de ce bubon, veuillez, je vous prie, l'envisager dans son ensemble. N'êtes-vous pas frappés d'un fait majeur, d'un fait qui domine et résume toute cette évolution morbide, à savoir : le caractère APHLEGMASIQUE de ce bubon, de ce bubon qui naît, se développe et se termine à froid, qui d'un bout à l'autre de sa longue durée n'offre aucun phénomène inflammatoire, aucune tendance à se compliquer d'accidents hyperémiques. C'est que tel est, en somme, le bubon du chancre infectant, un *bubon froid* par excellence. C'est moins, comme on l'a dit, une adénite qu'une sorte d'adénopathie plastique. C'est moins un bubon qu'une induration ganglionnaire. Le bubon du chancre syphilitique, pour reprendre le mot de M. Ricord, c'est tout simplement « *l'induration chancreuse transportée dans les ganglions* ».

Corollaire tout naturel : la terminaison fréquente des adénites simples, la terminaison habituelle de l'adénite du chancre mou, c'est-à-dire la suppuration, l'*abcès*, est pour le bubon syphilitique une terminaison presque inconnue.

Livré à lui-même, non excité par des provocations étrangères, non sollicité par des influences diathésiques, le bubon du chancre syphilitique *ne suppure jamais*.

Consultez à ce sujet les observations de syphilis expérimentale. Dans aucune d'elles vous ne trouverez mention ni d'adénite suppurée, ni même d'état inflammatoire des ganglions.

Consultez la clinique. Elle vous répondra de même : le bubon suppuré, comme accident du chancre syphilitique, est un fait aussi rare, aussi exceptionnel que possible. — C'est là, Messieurs, ce qu'a eu le mérite, le grand mérite, d'établir comme loi pathologique le maître illustre dont j'ai reçu les leçons. « *Par lui-même et en dehors de toute excitation étrangère*, a dit M. Ricord, *le bubon symptomatique du chancre infectant ne suppure jamais.* » Cela, tous les syphiliographes le répètent aujourd'hui ; tous sont d'accord pour regarder comme absolument exceptionnelle la suppuration de l'adénopathie qui se produit à la suite du chancre infectant. Les statistiques sont formelles à ce propos et déposent toutes dans le même sens. Ainsi :

1° Sur 265 chancres indurés, observés chez l'homme, *trois fois* seulement l'adénopathie symptomatique du chancre a abouti à un abcès. Et, dans ces trois cas, la suppuration ne s'est produite qu'à la suite d'une dégénérescence strumeuse des ganglions.

2° Sur 204 chancres syphilitiques observés sur la femme, 5 fois seulement nous avons noté des suppurations ganglionnaires.

3° M. A. Guérin dit même « qu'en quatre années passées à l'hôpital de Lourcine il n'oserait pas affirmer avoir vu *un seul* bubon symptomatique du chancre infectant donner lieu à un abcès » [1].

Etc., etc.

Et rien d'étonnant à ce que le bubon symptomatique du chancre infectant ne suppure pas. Puisque ce bubon est une adénopathie essentiellement froide et aphlegmasique, il ne saurait aboutir à la suppuration, laquelle est l'expression ultime et le terme le plus élevé du processus inflammatoire.

En somme, ce dont il importe, Messieurs, que vous restiez bien convaincus, c'est que le bubon suppuré ne fait pas partie du cor-

1. *Maladies des organes génitaux externes de la femme*, Paris, 1864, p. 88. — Je dois mentionner toutefois ici qu'une statistique produite par M. Rollet donne une proportion notablement différente de celles qui précèdent, à propos du bubon suppuré symptomatique du chancre infectant. Sur 320 cas de chancres syphilitiques, M. Rollet dit avoir observé 17 cas de suppuration ganglionnaire. Je ne saurais discuter cette statistique, n'en connaissant pas les éléments ; mais je puis dire que les résultats m'en paraissent excessifs. Certes l'on n'observe pas, en général, plus de deux ou trois fois sur 100 cas le bubon suppuré à la suite du chancre syphilitique. Y a-t-il eu dans les cas de M. Rollet des circonstances particulières (complications inflammatoires, prédispositions strumeuses, etc.) qui ont influé sur la terminaison du bubon ? Cela me paraît plus que probable, pour expliquer le chiffre élevé de ces suppurations ganglionnaires.

tège habituel de la syphilis. Car, ainsi que je vous le disais au début
de notre réunion de ce jour, en vertu de cette tendance qui porte
à attribuer des manifestations graves à des maladies graves, on
accepte trop facilement en général cette double idée répandue
dans le public, à savoir : que la syphilis doit s'accompagner de
bubons sérieux, importants, volumineux, suppuratifs, chancreux,
etc. ; — et que, réciproquement, un bubon de ce genre doit appeler à sa suite d'autres symptômes d'un pronostic proportionnel,
témoigner d'une infection profonde et préluder à des accidents
redoutables. Or, ces deux idées, ces deux inductions rationnelles
sont également et absolument fausses. La vérité sur l'un et l'autre
de ces points, c'est d'abord : que la syphilis ne produit presque
jamais que des bubons essentiellement *bénins*, plus que bénins
même, *anodins*, si j'ose ainsi dire, et souvent ignorés, latents ; —
c'est ensuite que le bubon qui suppure, n'appartenant pas à la syphilis quatre-vingt-dix-sept fois sur cent en moyenne, ne présage
rien pour l'avenir ; que, loin d'être une menace, un indice alarmant, un bubon de ce genre constitue tout au contraire, en général du moins, une sauvegarde, une garantie.

Donc, Messieurs, conclusion pratique (et c'est là que j'en voulais venir) : si, interrogeant un malade sur des antécédents vénériens que vous avez intérêt à connaître, vous trouvez dans les
commémoratifs un bubon *suppuré*, ne concluez pas de là, comme
on le fait souvent, au soupçon d'une syphilis antérieure. Loin
d'attester la syphilis, en effet, ce bubon témoigne énergiquement
contre elle. Si, à propos d'un chancre, il s'est produit une suppuration ganglionnaire, il y a tout lieu de croire, il y a 97 à parier
contre 3, que ce chancre n'était pas de nature syphilitique. Vos
malades vous diront : « J'ai eu la vérole, puisque j'ai eu un bubon
suppuré. » Dites-leur inversement : « Il y a toute chance pour que
vous n'ayez pas eu la vérole (de par ce bubon toutefois), puisque ce
bubon a suppuré. » Car, sinon jamais, du moins *presque jamais*
la vérole ne produit de bubon qui suppure.

Il est des cas, toutefois, où le chancre syphilitique s'accompagne d'adénites inflammatoires qui peuvent aboutir et qui abou-

tissent parfois à un abcès[1]. Mais ces cas sont extrêmement rares ; ils constituent l'exception minime. On n'en compte guère plus d'un à trois exemples sur cent malades. Si rares cependant qu'ils puissent être, ces cas existent, et il faut en tenir compte. C'est qu'en effet, si l'adénopathie du chancre syphilitique n'a pas de tendance par elle-même à s'enflammer et à suppurer, elle n'est pas exempte pour cela des *complications vulgaires* qui peuvent retentir sur elle et y déterminer un processus phlegmasique. Il ne lui est pas défendu de s'enflammer sous l'influence d'une provocation quelconque, telle que marche, fatigue, danse, pansements irritants, cautérisations intempestives, etc. Il ne lui est pas défendu non plus de subir la réaction de l'organisme sur lequel elle s'est développée, de dégénérer, par exemple, en une adénopathie strumeuse chez des sujets lymphatiques ou scrofuleux. Puis, il est des natures chez lesquelles tout est prétexte à suppuration, chez lesquelles le moindre accident provoque la formation du pus. Et enfin nous ne savons pas, nous n'oserions dire si la syphilis n'est pas apte par elle-même, en quelques circonstances données, à déterminer la suppuration de ses adénopathies. Quoi qu'il en soit, il est certain, je vous le répète, que le bubon du chancre peut, en certains cas exceptionnels, aboutir à un abcès.

Et alors, quand il suppure, *comment suppure-t-il* ? Ici encore nous allons enregistrer une particularité curieuse qui différencie ce bubon de l'adénite propre au chancre simple. — Remarquez bien ceci :

1. Tel est le cas pour les *adénopathies sous-maxillaires* symptomatiques du chancre des lèvres, de la face, du menton. J'ai remarqué plus d'une fois que ces adénopathies peuvent se présenter avec un processus inflammatoire plus ou moins accentué (ganglions volumineux, douloureux à la pression, avec empâtement périphérique, tension de la peau, menace de suppuration, etc.). Presque toujours, il est vrai, cette tendance phlegmasique n'est qu'éphémère et cède rapidement à quelques antiphlogistiques (bains, cataplasmes, etc.). Mais elle n'en est pas moins remarquable, en raison du fait exceptionnel qu'elle constitue. Quant à l'explication de ce fait, j'avoue qu'elle m'échappe absolument.

Au reste, qu'on ne se méprenne pas sur la remarque qui précède. Je suis bien loin de donner comme habituelle cette tendance inflammatoire des adénopathies sous-maxillaires, laquelle en somme n'est qu'assez rare. Je dis seulement que, proportions gardées et relativement aux bubons d'autre siège, ces adénopathies sous-maxillaires se présentent *quelquefois* avec un cortège de phénomènes subaigus qu'on n'a pas l'habitude d'observer en compagnie du chancre syphilitique.

Quand ce bubon suppure, il suppure à *la façon d'une adénite simple*. Il forme un abcès; cet abcès s'ouvre ou est ouvert par le chirurgien; il s'évacue, puis il se ferme. Et tout est dit, tout est fini. Rien de plus ne se manifeste. C'est là tout le bubon syphilitique suppuré.

Détail négatif, très-essentiel à spécifier ici : Jamais ce bubon ne suppure à la façon de certains bubons qui, après avoir constitué une collection et après s'être ouverts, s'ulcèrent largement, se creusent, sécrètent un pus qui s'inocule aux parties saines, et se convertissent finalement en un clapier chancreux, lequel tend à persister ou même parfois à envahir par destruction progressive une vaste étendue des tissus ambiants. Non, jamais, au grand jamais, le bubon syphilitique ne suit cette marche, n'affecte cette allure. D'abord, le pus qu'il sécrète *n'est pas auto-inoculable*. Ce pus a été inoculé plus d'une fois et toujours sans succès[1]. De plus, l'abcès qui le fournit se ferme toujours sans la moindre tendance à s'élargir, à s'irradier, à se convertir en un foyer chancreux. Ce qu'on appelle l'*abcès chancreux* des ganglions, le *chancre ganglionnaire*, est un accident tout spécial dont n'est pas susceptible le bubon du chancre syphilitique; c'est un accident qui appartient *en propre* à une autre maladie, c'est un accident qui est l'*apanage exclusif du chancre simple*, lequel, *seul*, peut déterminer une complication de ce genre. Le véritable bubon chancreux ne saurait s'observer avec le chancre syphilitique, pas plus qu'on n'observe l'angine de la scarlatine avec la rougeole, pas plus qu'on ne rencontre la pustulation variolique dans la scarlatine, etc.

Sachez bien cela, Messieurs, et quand vous rencontrerez un bubon de cette espèce, un bubon converti en une plaie chancreuse, largement ouvert, creux, ulcéreux, béant, s'irradiant sur les parties voisines, ou phagédénique à plus forte raison, ne vous

---

1. M. Ricord a même dit que le pus de l'adénopathie syphilitique « est un pus simple, phlegmoneux, vulgaire, et sans mélange de virus ». Cela peut être, mais cela n'est pas démontré. Je ne sais et personne ne sait encore ce que produirait l'inoculation de ce pus à un sujet sain. Il est bien possible que, résultant d'une inflammation simple ou d'une dégénérescence strumeuse de la glande, cette suppuration soit innocente et dépourvue de toute spécificité. Cependant, sécrétée par un organisme infecté, fournie par une glande qui s'est abcédée à l'occasion, sinon par l'effet d'un chancre, elle pourrait à bon droit, ce me semble, être tenue pour suspecte. En tout cas, l'expérience n'a pas été faite, et elle est assez périlleuse pour qu'on se garde de l'instituer.

laissez pas aller à l'erreur commune qui, jugeant de la maladie par la gravité du symptôme, rapporte un tel accident à la syphilis. Affirmez en pleine assurance (vous y êtes autorisés) qu'un bubon de ce genre ne dépend pas de la vérole, qu'il n'a pu être provoqué par la vérole, car ce n'est pas là un symptôme qu'elle ait le droit de produire, car cet accident lui est tout aussi étranger que le serait une pneumonie ou une variole. Affirmez qu'une autre maladie est cause de ce bubon ; et cette maladie, que vous pouvez spécifier sans hésitation, c'est le chancre simple.

A chaque espèce morbide ses manifestations propres. Au chancre simple le bubon chancreux, le grave, le terrible bubon chancreux, susceptible d'ulcérer toute l'aine et de déverser ses ravages sur les régions voisines. — A la syphilis, le bubon froid, indolent, aphlegmasique, le bubon ne suppurant que d'une façon très-exceptionnelle et ne suppurant jamais qu'à la façon de l'adénite la plus simple, le bubon en un mot inoffensif et anodin.

Tel est, messieurs, le bubon du chancre syphilitique dans sa forme la plus commune, sous son type le plus usuel. — Pour en compléter le tableau, laissez-moi vous dire actuellement quelques mots sur les modifications qu'il peut subir, sur les variétés d'importance secondaire qu'il peut présenter.

I. — Il est d'abord des différences *de degré* dans le développement du bubon.

Ainsi, le bubon peut s'accuser faiblement, ne consister qu'en une tuméfaction ganglionnaire de volume presque minime. — Cela n'est pas très-rare chez la femme.

Inversement, et ceci est plus commun, l'intumescence ganglionnaire dépasse parfois les proportions que nous lui avons assignées comme habituelles, pour prendre par exemple le volume d'une noix, d'un petit œuf, d'un œuf de poule, etc. On dit même avoir rencontré des bubons syphilitiques plus considérables encore ; mais il est probable que, dans ces cas exceptionnels, le développement excessif de l'adénopathie résultait de complications inflammatoires ou d'une dégénérescence strumeuse des ganglions.

Notons incidemment, à ce propos, qu'il n'est pas de relation fixe à établir entre la tuméfaction ganglionnaire d'une part, et, d'autre part, l'étendue ou l'induration du chancre. Si parfois on observe un bubon volumineux avec un chancre assez large ou fortement induré, parfois aussi on rencontre un bubon moyen ou petit avec un chancre dépassant la moyenne habituelle comme étendue et comme induration, ou inversement. Il n'est rien de régulier, d'absolu à cet égard.

II. — *L'indolence et l'absence de phénomènes inflammatoires ne sont pas toujours absolues.* — Il n'est pas rare que le bubon syphilitique devienne légèrement douloureux et tende à prendre le caractère de l'adénite, lorsqu'il est soumis à des causes d'irritation, telles que la marche, la fatigue, l'excitation du chancre par la malpropreté, par l'urine, par des cautérisations intempestives, par des topiques qui ne lui conviennent pas, ou bien encore lorsque avec le chancre coexistent des accidents inflammatoires de vulvite, d'uréthrite, d'intertrigo, etc. Mais le plus souvent ce processus phlegmasique est aussi léger qu'éphémère et cède en quelques jours à de très-simples soins (repos, bains répétés, cataplasmes, pansements méthodiques, hygiène, etc.).

Il y a plus, et ceci est bien digne de remarque. J'ai vu en certains cas le bubon syphilitique, soumis aux influences d'excitation que je viens de dire, aboutir à un abcès, devenir fluctuant, se ramollir, puis, chose curieuse, *ne pas s'ouvrir*, rester fluctuant pendant plusieurs jours, diminuer, se concentrer, se résoudre et disparaître. Ce bubon semblerait donc constituer de la sorte un abcès *susceptible de résorption spontanée*. Plusieurs fois j'ai été témoin de faits de ce genre. J'avais cru tout d'abord m'être laissé abuser par un sentiment de fausse fluctuation; mais, dans les cas ultérieurs qui se sont présentés à moi et que j'étudiai avec une attention minutieuse, j'ai constaté dûment une fluctuation très-manifeste, ne pouvant laisser de doute sur l'existence d'un abcès ou du moins d'une collection liquide, et j'ai très-positivement vu cet abcès, cette collection disparaître sans s'ouvrir, se résorber d'une façon spontanée.

III. — Le bubon syphilitique *n'est pas toujours polyganglion-*

naire. Et cela, non pas seulement dans les régions pauvres en
ganglions, mais là même où les ganglions abondent, à l'aine par
exemple. Sur quelques-unes de nos malades, nous n'avons pu
constater dans les régions inguinales qu'une *seule* glande engorgée
par le fait du chancre. — C'est là, je dois le dire, un fait rare,
presque exceptionnel.

IV. — Quand le bubon est polyganglionnaire, les ganglions qui
composent la pléiade *ne sont pas toujours isolés et indépendants.*
Parfois ils se groupent, deviennent cohérents et semblent se fondre en une seule masse. Ils forment alors une tumeur unique
(mais composée), plus ou moins volumineuse, qui fait dans l'aine
une saillie marquée, globuleuse, ovoïde, à grand axe parallèle au
pli de la cuisse.

M. Bassereau, qui a eu l'occasion de disséquer quelques-uns de
ces bubons à tumeur unique, les a trouvés constitués par des ganglions cohérents, que réunissaient les uns aux autres de gros
vaisseaux lymphatiques indurés et des couches épaissies de tissu
cellulaire.

V. — Le bubon syphilitique, enfin, peut subir la *dégénérescence
strumeuse.*

Cette déviation du bubon syphilitique (permettez-moi de la
qualifier ainsi) n'est pas rare chez la femme. Elle s'observe non
pas seulement chez les malades manifestement scrofuleuses, mais
chez les jeunes femmes à tempérament lymphatique, à constitution affaiblie, à chairs blanches et molles, à tendance scrofuleuse latente.

Quand elle se produit, le bubon spécifique perd ses caractères
pour prendre ceux de l'engorgement strumeux. Les ganglions
augmentent de volume; ils se réunissent, ils se soudent les uns
aux autres et deviennent cohérents, de façon à ne plus constituer
qu'*une seule masse;* de plus ils contractent adhérence avec le tissu
cellulaire périphérique et même avec la peau qui s'immobilise à
leur surface. La dureté spécifique fait place alors à un empâtement diffus. Plus tard la tumeur devient mollasse, fongueuse, se

ramollit et suppure, en suivant l'évolution propre aux engorgements ganglionnaires de la scrofule.

C'est là ce qu'on appelle le bubon *syphilo-strumeux;* syphilo-
strumeux, parce que, né et développé par le fait de la syphilis, il
subit plus tard l'influence de la scrofule, qui s'en empare, pour
ainsi dire, qui se l'approprie et lui imprime les caractères, la physionomie, le mode pathologique de ses adénopathies spéciales. Ce
bubon mixte n'est plus alors qu'une sorte de produit métis de
deux diathèses. — Règle presque absolue, il aboutit à suppuration, et à une forme de suppuration froide, lente, chronique, qui
crée des fistules, des clapiers souterrains à suintement presque
intarissable. — Quelques auteurs ont donné, non sans raison, à
cette dernière variété d'adénopathie les noms d'*humeurs froides
vénériennes,* d'*écrouelles syphilitiques* inguinales, etc.

Mais passons sur ces variétés comme sur d'autres encore d'importance moindre dont je pourrais vous entretenir, et achevons
ce qui a trait au retentissement du chancre sur le système lymphatique par quelques mots au sujet des *lymphangites.*

Les ganglions ne sont pas les seuls départements de ce système
sur lesquels s'exerce l'influence du chancre. Les vaisseaux lymphatiques sont également affectés par lui en quelques circonstances, et cela chez la femme comme chez l'homme. Mais il n'est
aucune parité de fréquence à établir entre ces lymphangites, accident *éventuel* du chancre, et l'adénopathie, symptôme constant,
manifestation obligée de l'infection primitive. — Voici un bel
exemple de ces lymphangites symptomatiques du chancre.

La jeune femme que vous voyez en ce moment porte à la dernière phalange du doigt indicateur un chancre syphilitique en voie
actuelle de réparation. Ce chancre s'accompagne d'une adénopathie axillaire bien accusée, que vous pouvez facilement sentir.
Mais ce n'est pas tout; promenez vos doigts sur la face interne du
bras, et dans les trois quarts supérieurs du membre vous percevrez
sous la peau la sensation d'un cordon dur, rénitent, tout à fait
analogue comme forme et comme volume à ce qu'est le canal
déférent exploré à travers les bourses. Ce cordon suit tout le bord
interne du membre et se perd dans l'aisselle. Nul doute qu'il ne

soit constitué par un lymphatique induré, allant aboutir aux ganglions axillaires. C'est donc là, messieurs, une *lymphangite* symptomatique du chancre digital.

Aux régions sexuelles il n'est pas rare de sentir, entre le chancre et le bubon, les lymphatiques intermédiaires tuméfiés et indurés d'une façon spéciale. Ils forment sous les téguments de petits cordons du volume et de la forme d'une *ficelle*, mobiles, déplaçables sous le doigt, très-durs et d'une dureté comparable à celle de la base du chancre, quelquefois enfin noueux et moniliformes sur certains points de leur trajet.

C'est le plus habituellement dans la région génito-crurale qu'on rencontre ces lymphangites. Elles suivent la direction du pli de la région, à un centimètre environ au-dessus ou au-dessous de ce pli, et figurent comme des cordons, des *ficelles* situées sous la peau. Plusieurs de ces petits cordons semblent parfois se réunir pour former un ruban aplati de 2 à 3 millimètres de largeur. — Inappréciables à la vue et perceptibles seulement par un palper délicat, ces lymphangites, lorsqu'elles sont très-accusées, se dessinent quelquefois par un très-léger relief à la surface des téguments; ce dernier cas cependant est des plus rares.

Parfois encore ces lymphangites s'observent au niveau du mont de Vénus. Elles forment là des tumeurs plus volumineuses, des espèces de renflements ou de nodosités semblables à un pois, à un haricot, nodosités très-dures, qu'en raison même de leur dureté on distingue facilement au milieu du pannicule graisseux de la région.

Les lymphangites symptomatiques du chancre infectant n'ont pas plus de gravité que le bubon. Elles sont absolument indolentes et passent le plus habituellement inaperçues. Elles n'offrent aucune tendance à s'enflammer. Spontanément elles se résorbent en quelques semaines, quelquefois même d'une façon plus hâtive, sans donner jamais lieu à la moindre complication. Le seul symptôme qui en révèle parfois l'existence est un certain degré d'*œdème dur* des grandes ou des petites lèvres.

De sorte qu'en définitive *toutes* les manifestations du système

lymphatique qui se produisent au voisinage et à l'occasion du
chancre sont doublement remarquables : 1° par leur excessive
bénignité d'un bout à l'autre de leur évolution ; — 2° par leur
tendance à la résorption spontanée.

Aussi, conséquence naturelle, ces accidents ne donnent-ils
guère d'embarras en ce qui concerne le traitement à leur opposer, traitement dont il faut que je vous entretienne actuellement.

On a préconisé contre l'adénopathie symptomatique du chancre
infectant quantité de médications et de méthodes thérapeutiques.
Et toutes ces médications, toutes ces méthodes, au dire de leurs
inventeurs, ont été couronnées de succès éclatants ; elles ont
toutes « fait merveille ». Je l'admets sans peine et n'en suis pas surpris. Le bubon syphilitique est de nature, en effet, à préparer des
triomphes faciles à tous les remèdes, à tous les procédés qu'on
met en œuvre contre lui, et cela pour une bonne raison, c'est
qu'il guérit seul, sans qu'on lui fasse rien. Aussi l'expectation,
aidée de l'hygiène, fournit-elle des succès égaux à ceux de toute
thérapeutique, et c'est à elle qu'il faut s'en tenir sagement dans
la presque totalité des cas. Dix-neuf fois sur vingt, pour le moins,
ce bubon ne réclame *aucune intervention de l'art*, parce qu'il ne
gêne en rien les fonctions, parce qu'il n'offre aucune tendance à
s'enflammer, à se compliquer, parce qu'enfin il se résout seul et
sûrement en un temps donné.

Dans l'énorme majorité des cas, la conduite à tenir se résume
donc en ceci : s'abstenir de toute médication locale ; — recommander simplement aux malades d'éviter la fatigue, les marches
forcées, la danse, et toutes causes d'excitation qui pourraient
retentir sur l'engorgement ganglionnaire.

Se manifeste-t-il une légère tendance inflammatoire dans les
ganglions, quelques soins d'hygiène en auront promptement
raison : repos, bains répétés, cataplasmes émollients, etc. — Si
l'inflammation devenait plus intense, alors seulement il y aurait
lieu de recourir à des antiphlogistiques plus actifs et de mettre
en œuvre le traitement de l'adénite aiguë ; mais ce cas ne se présente que très rarement.

Lorsque après s'être enflammée, la tumeur (ce qui est plus rare encore) se ramollit et suppure, elle doit être ouverte et évacuée comme un abcès. Toutefois, même dans ce cas, l'incision n'est pas toujours indispensable ; car cette variété de bubon, ainsi que nous l'avons dit précédemment, est encore susceptible de se résoudre après avoir offert des signes non douteux de suppuration. Si donc le foyer ne paraît pas considérable, s'il n'y a pas menace de décollements étendus, on peut *attendre* et différer l'ouverture. J'ajouterai que, dans ce cas, l'application d'un large vésicatoire sur la tumeur m'a semblé n'être pas sans avantage pour favoriser la résorption du pus.

Enfin, la dégénérescence strumeuse, qui complique parfois le bubon syphilitique, donne lieu à des indications d'un ordre spécial. Elle appelle l'intervention d'un traitement général destiné à combattre l'élément scrofuleux : iodiques, huile de foie de morue, ferrugineux, toniques, amers, bains salés ou sulfureux, bains de mer, alimentation reconstituante, campagne, aération, etc.

Et maintenant, Messieurs, après vous avoir décrit chez la femme le bubon symptomatique du chancre, si nous venions à le comparer à ce qu'il est chez l'homme, quels résultats nous fournirait ce rapprochement ?

Un premier fait, un fait saillant et principal ressortirait aussitôt de ce parallèle. C'est que le bubon de la femme est presque absolument calqué sur celui de l'homme. Identité de phénomènes sur toute la ligne : même époque d'apparition à la suite du chancre ; même début insidieux et ignoré ; mêmes caractères de l'adénopathie à l'époque de son développement complet (indolence, multiplicité, dureté, processus aphlegmasique, etc.) ; même évolution ultérieure, même absence habituelle de complications, même bénignité générale, etc.

Tout au plus ce rapprochement nous fournirait-il quelques différences de détail, quelques *nuances* entre ces deux bubons. Ainsi :

1° Toutes choses égales d'ailleurs, le bubon syphilitique est souvent moins apparent, moins manifeste chez la femme que chez l'homme; conséquemment, il a chez elle plus de chances de passer inaperçu, de rester ignoré. — Cela peut tenir et tient même certainement à ce que les ganglions sont masqués chez la femme par la surabondance du tissu cellulo-adipeux. Il en est du bubon de la femme comme du bubon des hommes très-gras, chez lesquels les ganglions disparaissent dans un pannicule graisseux considérable, ou du moins sont difficilement accessibles à l'exploration.

2° A part cela, il est certain que le bubon reste parfois chez la femme, plus souvent que chez l'homme, au-dessous de son développement moyen, habituel. C'est là une remarque que j'ai eu l'occasion de faire plusieurs fois. A quoi cela peut-il tenir? Je l'ignore.

3° Il est positif aussi que le bubon persiste moins longtemps, en général, chez la femme que chez l'homme, qu'il se résorbe chez elle un peu plus rapidement. Pourquoi? Cela n'est peut-être qu'un corollaire de cet autre fait que vous connaissez déjà, à savoir la disparition plus hâtive chez la femme de l'induration chancreuse, du néoplasme spécifique qui se produit sous l'accident de contagion. Quoi qu'il en soit, la raison de ces deux faits nous échappe absolument.

Mais, à ces quelques détails près, l'adénopathie du chancre se produit dans l'un et l'autre sexe avec une identité complète de phénomènes et d'évolution. — A priori, cela devait être; de par la clinique, cela est.

II

Par lui-même, en tant que lésion, le bubon n'offrirait qu'un intérêt médiocre; car en somme, c'est un symptôme sans gravité, c'est un accident qui ne réclame pas d'intervention thérapeutique. On pourrait le méconnaître que le mal ne serait pas grand en vérité. Mais ce qui fait son importance, ce qui m'a engagé à insister sur lui avec tant de détails, c'est qu'il constitue pour la syphilis un élément séméiologique d'une valeur énorme, d'une utilité clinique des plus incontestables. Le bubon est un *agent de*

diagnostic par excellence, si je puis ainsi parler. C'est un signe
que nous avons à consulter chaque jour et dont nous tirons invariablement le plus utile profit. C'est un signe d'une utilité égale à
celle du chancre pour le diagnostic de la syphilis ; — que dis-je,
égale! je me reprends, — d'une utilité *supérieure* à celle du
chancre, bien supérieure chez la femme spécialement. Jugez-en
au surplus par les trois considérations suivantes :

1° Le chancre, chez la femme, est souvent un accident minime,
assez dépourvu de caractères pour ne pas permettre d'instituer
un jugement. — Or, inversement, chez la femme comme chez
l'homme, le bubon est presque toujours formulé d'une façon bien
plus précise, bien plus saisissable, bien autrement positive. Il
vient donc en aide au diagnostic ; il apporte un appoint ; alors que
le chancre dit peu, lui, bubon, il dit ou peut dire beaucoup.
Somme toute, c'est lui qui fait la lumière dans plus d'un cas indécis, en donnant au chancre une signification particulière.

2° Le chancre chez la femme disparaît souvent d'une façon rapide, hâtive, et cela sans laisser de traces. — L'adénopathie, au
contraire, est bien autrement persistante. Elle survit toujours au
chancre. Elle est encore là comme un *témoin posthume du
chancre*, qui le révèle, qui l'atteste alors qu'il a disparu, qui en
accuse même à la fois et l'existence et le siège. De la sorte elle
permet souvent certains diagnostics qui sans elle, convenez-en,
resteraient pour le moins obscurs, si ce n'est impossibles.

3° Le chancre enfin, chez la femme, passe fréquemment inaperçu, pour des raisons que je vous ai dites. — Le bubon,
au contraire, grâce à ses caractères plus accentués, risque
moins d'échapper au médecin. Lorsque le chancre a été méconnu, c'est l'adénopathie seule qui peut mettre sur ses traces.
Aussi, est-ce l'adénopathie qui révèle souvent l'existence
de chancres ignorés ou dissimulés, qui dit : « Un chancre a
existé là, voici la porte d'entrée de la vérole ». Plus d'un cas
obscur ou extraordinaire d'infection syphilitique n'a reçu son
explication naturelle que grâce aux données fournies par les ganglions. Le plus souvent en effet (je pourrais presque dire toujours), la nature d'un chancre situé en dehors de la région génitale est méconnue par les malades ; et, lorsque ce chancre a

disparu, il ne reste plus que les ganglions pour en attester le passage. J'ai eu l'occasion, par exemple, de voir trois jeunes gens qui, présentant des accidents syphilitiques non douteux, soutenaient de la meilleure foi du monde n'avoir jamais eu de chancres. Ce fut l'état des ganglions épitrochléens ou axillaires qui me conduisit, dans ces trois cas, à découvrir que l'infection reconnaissait pour origine des chancres *digitaux*. Les faits de ce genre abondent dans la science. M. Ricord notamment en a cité plusieurs des plus curieux[1]. Ces derniers jours encore, j'ai eu l'occasion d'en observer un tout semblable, qui peut-être vous intéressera. Le voici :

Une jeune sage-femme présentait des accidents non douteux de syphilis secondaire, mais elle ne savait, et l'on ne savait quelle pouvait avoir été l'origine de l'infection. Le mari de cette femme était sain; elle-même n'avait jamais été affectée, d'après son dire, de la moindre lésion aux organes génitaux, et l'examen de ces parties, fait avec le plus grand soin, ne fournissait aucun signe suspect, aucune cicatrice, aucune macule. D'où pouvait être née cette syphilis? On se mit en quête des ganglions. Dans l'aisselle droite, je découvris un gros ganglion, dur, indolent, mobile, du volume d'une noix. Plus de doute. Le chancre devait avoir affecté ou le sein, ou le bras, ou l'avant-bras, ou les doigts. Et, en effet, cette jeune femme, rassemblant alors ses souvenirs, nous raconta que deux à trois mois auparavant elle avait souffert d'un « singulier mal de doigt »; que ce mal, qui siégeait à l'index droit, au pourtour de l'ongle, avait duré longtemps « sans vouloir se cicatriser »; qu'elle l'avait considéré comme « un *panaris* », puis comme une insignifiante « *tourniole* », et ne s'en était pas occupée davantage. Elle se rappelait aussi que, quelque temps avant d'être affectée de ce mal, elle avait accouché deux femmes syphilitiques, dont l'une notamment « avait la vulve toute couverte de boutons ulcérés au moment du travail », etc. Bref, ce prétendu panaris, cette prétendue tourniole n'avait été rien autre qu'un chancre, et bien manifestement la malade avait reçu l'infection *par le doigt*. L'origine de cette syphilis se trouvait donc ainsi découverte, mais décou-

1. Voy. *Lettres sur la syphilis*, passim.

verte comment? Grâce au bubon qui avait, pour ainsi dire, dénoncé le chancre digital.

Autre cas que j'ai entendu plusieurs fois raconter par M. Ricord. Un jeune docteur présentait une roséole et quelques autres symptômes attestant une syphilis récente. Il soutenait toutefois n'avoir jamais eu de chancre. Et, en effet, ses organes génitaux étaient sains, ses aines étaient exemptes de tout engorgement suspect, etc. Piqué au vif par ce cas extraordinaire qui semblait faire échec à ses doctrines, M. Ricord demanda à ce confrère de se laisser examiner complètement; il se mit alors « *à la chasse* des ganglions », et découvrit sous l'un des côtés de la mâchoire une glande olivaire, dure, indolente, aphlegmasique. Nul doute; un chancre devait avoir passé dans les environs. Renseignements pris, il se trouva en effet que le malade avait été affecté quelques semaines auparavant d'un bouton érosif *de la joue*, bouton dont on retrouva la macule encore indurée dans les favoris. Ce bouton donc n'avait été qu'un chancre, cela n'était pas contestable. Or, ce chancre, quel indice l'avait révélé? Encore une adénopathie.

Aussi, ne saurais-je assez, Messieurs, vous répéter ce précepte de mon ancien maître, précepte qui trouve son application fréquente en pratique : « Lorsqu'un malade syphilitique se présentera à vous en niant toute espèce d'antécédent suspect, ne négligez jamais de *courir sus aux ganglions*. L'adénopathie est pour le chancre l'effet qui suit la cause. Eh bien, remontez à la cause par l'effet; remontez au chancre par le bubon... Le bubon est le fil d'Ariane qui permet de retrouver la porte d'entrée de la vérole. » C'est ainsi qu'en maintes occasions vous serez amenés à suspecter ou à retrouver un chancre du sein de par le bubon axillaire; — un chancre du bras ou des doigts de par ce même bubon de l'aisselle ; — un chancre buccal ou facial de par le bubon sous-maxillaire ; — un chancre de l'anus de par le bubon inguinal; etc., etc. Et de même pour tant d'autres accidents primitifs à siège plus ou moins insolite, plus ou moins extraordinaire, plus ou moins immoral, accidents dont les malades peuvent ignorer l'existence, dont ils ont pu méconnaître la nature, ou que parfois encore ils cherchent à dissimuler.

Telle est, Messieurs, la signification du bubon ; tel est l'intérêt clinique qui s'y rattache.

Je me résume en disant :

Le bubon est un *agent de diagnostic* pour la syphilis. Tantôt il *confirme* le diagnostic en s'ajoutant aux données fournies par le chancre ; — et tantôt il *fait à lui seul le diagnostic*, ou tout au moins il lui fournit des présomptions voisines de la certitude, alors que le chancre n'est plus là pour attester la contagion.

C'est à ces deux titres que le bubon exigeait de nous une attention scrupuleuse et les développements que nous avons accordés à son étude.

HUITIÈME LEÇON

DIAGNOSTIC GÉNÉRAL DU CHANCRE

SOMMAIRE. — Diagnostic du chancre *naissant*. — Peut-on reconnaître, est-on autorisé à diagnostiquer le chancre dès les premiers jours de son développement?

Diagnostic du chancre *à maturité*. — Les erreurs auxquelles expose le diagnostic du chancre varient suivant la forme qu'affecte cet accident. — Nécessité d'envisager tour à tour le chancre sous chacune des formes dont il est susceptible.

I. FORME ÉROSIVE OU EXULCÉREUSE. — Diagnostic différentiel du chancre et des *érosions* vulgaires, non spécifiques. — Le chancre est souvent confondu avec des lésions d'importance médiocre et même nulle. — L'erreur la plus commune est celle qui le confond avec l'*écorchure*. — Deux éléments de diagnostic seuls valables pour éviter de telles méprises : 1° Induration; 2° adénopathie. — Des indurations *artificielles*. — Comment elles peuvent simuler au plus haut degré l'induration spontanée, spécifique.

Diagnostic différentiel de l'*herpès* et du chancre. — Quelles formes de l'herpès sont susceptibles d'être confondues avec le chancre? — Éléments d'un diagnostic différentiel. — Présomptions fournies par l'ardeur locale, le *feu* initial de l'herpès. et la multiplicité, l'étendue, les caractères de la lésion. — Trois signes seuls démonstratifs : 1° État des ganglions; — 2° induration; — 3° tracé circonférenciel de la lésion. — Contour *polycyclique* de l'herpès. — Critérium définitif : évolution ultérieure.

Coexistence fréquente de l'herpès et du chancre. — Digression sur l'herpès en général et sur l'herpès symptomatique en particulier. — Erreurs auxquelles expose la coïncidence de l'herpès et du chancre.

Tableau résumant le diagnostic différentiel de l'herpès et du chancre.

Diagnostic différentiel du chancre et de la *vulvite érosive*. — Cas spéciaux dans lesquels la vulvite peut simuler le chancre. — Des ulcérations purement inflammatoires peuvent revêtir accidentellement la physionomie du chancre. — Exemple clinique à méditer. — Réserve imposée au médecin légiste dans l'appréciation de tels cas.

II. FORME ULCÉREUSE. — Sous cette forme, c'est du *chancre simple* que le chancre syphilitique se rapproche le plus. — Importance considérable qui se rattache au diagnostic de ces deux lésions. — Quelle est la difficulté réelle de ce diagnostic? — Quels en sont les éléments? — 1° Nombre des lésions. — 2° Physionomie de l'accident. — 3° État de la base. — 4° État des ganglions. — Contraste frappant entre l'adénopathie du chancre simple et celle du chancre syphilitique. — Comment il est possible de diagnostiquer la nature du chancre par le seul examen des ganglions. — Une expérience clinique, curieuse à répéter. — 5° Critérium expérimental: *inoculation*. — Inconvénients et dangers de l'inoculation. — Ressources éventuelles fournies au diagnostic par la notion d'*incubation* et par la *confrontation* des malades. — Tableau résumant le diagnostic différentiel des deux chancres.

L'*évolution ultérieure* juge le diagnostic en dernier ressort. — C'est pour tous les cas, clairs ou obscurs, le critérium absolu, formel, irrécusable. — C'est pour certains diagnostics spéciaux un contrôle indispensable, obligé. — Diagnostic médico-légal du chancre. — Sur quelles bases ce diagnostic doit être institué.

Difficultés diagnostiques résultant de l'association des deux chancres sur le même malade. — Exemple clinique. — Les deux chancres peuvent, mais exceptionnellement, être réunis, combinés dans la même lésion. — Observation. — Pourquoi de telles associations pathologiques sont moins rares chez la femme que chez l'homme. — Exemples de plusieurs affections vénériennes réunies sur la même femme. — Quels indices peuvent donner l'éveil sur ces maladies associées?

Diagnostic spécial de certains chancres. — I. Chancre *mammaire*. — Difficultés variables suivant le siège. — Deux éléments séméiologiques importants : 1° induration; — 2° bubon axillaire.

II. Chancre du *col utérin*. — Impossibilité absolue de reconnaître et de diagnostiquer ce chancre à la période de réparation. — A la période d'état, trois signes importants : 1° circonscription de la lésion; — 2° état plat ou papuleux de l'érosion; — 3° teinte opaline, pseudo-membraneuse. — En dépit de ces signes, réserve expresse à apporter dans ce diagnostic. — Diverses lésions peuvent simuler le chancre syphilitique du col. — Diagnostic différentiel : 1° avec les syphilides du col; — 2° avec l'herpès utérin; — 3° avec les érosions inflammatoires ou catarrhales; — 4° avec le *chancre simple*. — Cas faciles, cas difficiles. — Peu d'indications à attendre du siège, de la forme, de l'étendue, du nombre même des lésions. — Signes meilleurs fournis par la *teinte* des lésions et l'*état de leur surface*. — Signe véritablement pratique fourni par l'*examen de la vulve* et la *nature des accidents vulvaires concomitants*. — Tableau résumant la caractéristique différentielle des deux chancres sur le col utérin.

MESSIEURS,

Dans le cours de nos conférences précédentes, je vous ai longuement entretenus des deux symptômes par lesquels s'accuse l'infection syphilitique primitive, le *chancre* et le *bubon*. Nous voici donc en mesure actuellement d'aborder une des questions les plus importantes de notre programme, à savoir le *diagnostic* du chancre syphilitique.

Ce diagnostic est un problème tantôt facile, tantôt difficile à résoudre, suivant les cas; mais c'est toujours un problème grave, car de sa solution dérivent et un pronostic des plus sérieux et des indications thérapeutiques des plus importantes.

Attachons-nous donc à cette question avec tout le soin qu'elle réclame.

Un mot d'abord sur le diagnostic du *chancre naissant*, du chancre observé à une époque tout à fait voisine de son début.

Peut-on reconnaître le chancre à sa période embryonnaire? Certes la question nous est souvent posée dans la pratique. Cent fois vous verrez accourir près de vous, anxieux, affolés de peur, des malades, hommes ou femmes, qui viendront vous montrer des érosions nées d'hier, nées du jour même, et qui réclameront impérieusement de vous un diagnostic sur ces lésions. Ce diagnostic, pourrez-vous le faire? Serez-vous autorisés à le faire? — Non.

Qu'est-ce, en effet, que le chancre syphilitique dans ses premiers jours? C'est, nous l'avons vu, la plus insignifiante des érosions; c'est une érosion ressemblant à toutes les érosions possibles. Le chancre, à cette époque, n'a pas *un seul caractère propre*, pas un seul trait qui puisse, sûrement du moins, le différencier de la lésion la plus vulgaire, d'une égratignure, d'une écorchure, d'un léger traumatisme, d'une desquamation très-limitée, accidentelle, inflammatoire ou autre. Comment pourriez-vous, sous cette forme, le reconnaître, le distinguer? De même qu'il est impossible à un botaniste, devant une plante sortant à peine de terre, de désigner l'espèce de cette plante d'après les premiers épanouissements de ses cotylédons, de même il nous est impossible, il ne nous est pas permis, à nous cliniciens, de reconnaître le chancre naissant d'après ses manifestations embryonnaires.

Sachez donc en pareil cas, Messieurs, ne pas risquer un jugement à l'aventure; sachez résister aux sollicitations de vos clients, comme à votre tentation propre d'instituer un diagnostic, et répondez simplement à vos malades la seule chose que vous puissiez leur répondre : « J'ignore aujourd'hui ce que vous avez; je ne pourrai le savoir et vous le dire que dans quelques jours. Il faut attendre. »

Mais voici le chancre plus avancé, ayant acquis son plein et complet développement. Alors nous sommes dans l'obligation d'instituer un jugement, de donner à nos malades un diagnostic précis.

Ce diagnostic est quelquefois des plus simples et des plus faciles. C'est qu'alors le chancre présente réunis tous les caractères que nous lui connaissons; il est *typique*, il ne peut être méconnu, ni confondu avec aucune autre lésion.

Malheureusement, il n'en est pas ainsi dans nombre de cas, et le diagnostic du chancre syphilitique est loin de s'imposer toujours au clinicien. Nous savons déjà, en effet, que la physionomie du chancre est susceptible de variétés nombreuses; nous avons vu que quelques-uns de ses signes les plus habituels peuvent lui faire défaut. Ajoutons actuellement que d'autres lésions peuvent lui emprunter tout ou partie de ses caractères, de sa physionomie propre, à ce point que les cliniciens les plus habiles y soient trompés ou se voient dans la nécessité de suspendre toute appréciation, tout jugement. Je n'exagère rien, car il n'est pas d'exagération possible sur les difficultés excessives, inattendues, extraordinaires, que présente parfois, comme vous le verrez bientôt, le diagnostic du chancre syphilitique.

II

Les erreurs auxquelles on peut être conduit dans l'appréciation du chancre syphilitique varient nécessairement suivant la forme qu'il affecte, sous laquelle il se présente.

Il est évident que, si le chancre est érosif, ce n'est pas avec le chancre simple (lésion ulcéreuse) qu'on pourra le confondre; et qu'inversement, s'il est ulcéreux, ce n'est pas avec l'herpès (lésion érosive) qu'une méprise sera possible. Envisageons donc le chancre sous chacune des formes dont il est susceptible, et voyons à quelles erreurs le clinicien est exposé pour chacune d'elles.

I. — Sous la *forme érosive* ou exulcéreuse, le chancre risque surtout d'être confondu soit avec une *érosion* simple, traumatique, inflammatoire ou autre, soit avec un *herpès*.

Parlons d'abord des érosions.

N'est-il pas étrange, Messieurs, qu'à propos d'une maladie aussi grave que la vérole nous ayons à mettre une de ses manifestations capitales, essentielles, en parallèle avec des choses aussi insignifiantes que celles-ci : une érosion simple pouvant résulter d'une écorchure, une égratignure survenue dans le coït, une érosion dérivant d'une inflammation locale minime? Eh bien, si étrange que cela soit, cela est ; et, dans bon nombre de cas, c'est avec des lésions d'importance nulle ou médiocre qu'il nous faut agiter le diagnostic différentiel du chancre. Le vrai, comme vous le voyez, peut quelquefois en clinique n'être pas le vraisemblable.

J'insiste à dessein et je produis mes preuves.

Lorsqu'on s'est mépris sur la nature d'un chancre, savez-vous comment on s'est trompé, savez-vous à quel diagnostic faux on a été conduit neuf fois sur dix? — Neuf fois sur dix on a pris le chancre pour une ÉCORCHURE, pour une lésion insignifiante quelconque, et l'on a congédié le malade en lui affirmant « qu'il n'avait rien, qu'il en serait quitte pour la peur ». Écoutez les doléances des clients qui viennent après coup se plaindre à vous de ce qu'on a méconnu l'accident originel de leur maladie. C'est invariablement le même thème, la même phrase stéréotypée qu'ils vous répètent tous : « Le premier médecin que j'ai vu, vous disent-ils, m'a affirmé que *je n'avais rien*, que je m'étais simplement *écorché* avec une femme. Plus tard seulement on s'est aperçu que j'avais un chancre. »

Ainsi, c'est le diagnostic « *écorchure* » qui est le plus souvent émis à la place du diagnostic « *chancre* ». Rappelez-vous bien cela, Messieurs, et tenez-vous en méfiance. C'est qu'en effet, je ne saurais trop vous le répéter, le chancre n'est souvent, très-souvent, surtout chez la femme, qu'une érosion en tous points semblable à ce que serait une écorchure, une desquamation épithéliale, une bagatelle, un insignifiant « bobo ».

Quels sont en pareil cas les éléments diagnostiques qui peuvent être invoqués pour différencier et reconnaître le chancre?

Il en est *deux*, deux bons, et deux seulement, bien démonstratifs : l'*induration* et l'*adénopathie*. Tous les autres signes que l'on a invoqués comme pouvant servir utilement à ce diagnostic et que l'on a empruntés à la physionomie de la lésion, à son contour, à sa forme, à la teinte et au revêtement de sa surface, etc., etc., tous ces signes n'ont rien de constant, rien de fixe. Il est illusoire de s'y arrêter, et à dessein je ne vous en parlerai pas. Deux signes seulement, je vous l'affirme, peuvent guider le clinicien en pareille occurrence et éclairer son jugement sans crainte d'erreur. Ce sont les suivants :

1° Palpez soigneusement, d'après les règles que je vous ai formulées, la *base* de la lésion. Avez-vous affaire à un chancre, presque infailliblement vous constaterez sous sa base une certaine rénitence, une certaine dureté. Si faible que soit cette rénitence, c'est un indice, c'est un signe majeur, propre tout au moins à éveiller le soupçon. A *fortiori*, si cette rénitence est bien formulée, si elle se présente à vos doigts avec les caractères propres à l'induration chancreuse, serez-vous autorisés à soupçonner un chancre; car les érosions vulgaires ne s'accompagnent jamais de cette rénitence si spéciale qui constitue l'induration.

2° Interrogez les ganglions : si vous ne trouvez aucun engorgement ganglionnaire (à une époque où la lésion est bien déclarée et vieille au minimum d'un à deux septénaires), vous pouvez hardiment vous prononcer contre le chancre. Car, avec le chancre, ainsi que je vous le disais dans notre dernière conférence, avec le chancre âgé d'un à deux septénaires, l'adénopathie est constante, nécessaire, *fatale*, suivant le mot de M. Ricord.

Que si, au contraire, vous rencontrez une adénopathie présentant les caractères du bubon primitif, si vous rencontrez une *pléiade*, presque à coup sûr alors vous pouvez affirmer le chancre, car il n'est que lui pour provoquer un retentissement de cet ordre et de ce degré sur les ganglions.

C'est grâce à ces deux signes (induration et adénopathie) que vous pourrez, sinon toujours, du moins dans la plupart des cas, instituer un diagnostic entre le chancre et les érosions vulgaires.

Mais, avant de passer outre, laissez-moi vous signaler à ce propos une particularité des plus importantes dans la pratique, vous indiquer un *piège* auquel chacun se laisse prendre et dont il faut vraiment être prévenu pour l'éviter. On n'offrira pas toujours à votre diagnostic, Messieurs, des lésions vierges de tout traitement; loin de là. Très fréquemment, au contraire, les lésions sur lesquelles on sollicitera votre jugement auront déjà été traitées, cautérisées, soumises à divers remèdes. Or, sous l'influence de certains topiques, tels que l'alun, le sublimé, le tanin, l'alcool, etc., et plus spécialement encore à la suite des cautérisations pratiquées avec le nitrate d'argent, le nitrate acide de mercure, la cendre de pipe, etc., les érosions les plus vulgaires s'indurent parfois d'une façon surprenante, et s'indurent au point de simuler les indurations syphilitiques les plus accentuées, au point de tromper les médecins les plus experts. C'est ainsi, pour n'en citer qu'un exemple, que des indurations très manifestes, simulant à s'y méprendre l'induration chancreuse, succèdent à la cautérisation des végétations par le nitrate acide de mercure.

Si donc le médecin n'est pas prévenu du traitement antérieur subi par la lésion à diagnostiquer, il court risque de prendre une *induration artificielle* pour une induration spontanée syphilitique; et vous comprenez, sans que j'aie besoin de vous les dire, les conséquences regrettables d'une telle erreur.

Aussi, pour éviter des surprises de ce genre, faut-il s'imposer comme règle absolue, une érosion étant donnée à diagnostiquer, d'adresser aux malades, avant toute investigation, la question suivante : « Cette lésion a-t-elle été traitée, et comment? Cette lésion a-t-elle été cautérisée? » En cas de réponse affirmative, il n'est plus aucun compte à tenir de l'induration perçue sous la base de la lésion. Car cette induration peut n'être qu'un résultat des traitements antérieurs subis par le malade; elle n'est plus bonne qu'à donner le change; elle n'a plus en tout cas de signifi-. cation pour le diagnostic[1].

II. — Il est une seconde lésion avec laquelle le chancre érosif court risque d'être souvent confondu; c'est l'*herpès*.

S'il est rare qu'on prenne un herpès pour un chancre, il est plus fréquent qu'on prenne un chancre pour un herpès. Cela vient de l'idée de bénignité qu'on accorde à l'herpès, tandis qu'on se fait souvent du chancre une idée fausse, en se figurant qu'une affection aussi grave que la syphilis ne peut débuter que par une lésion locale d'importance proportionnelle. En tout cas, le diagnostic différentiel de ces deux lésions est souvent assez délicat et assez difficile pour qu'il m'incombe le devoir de l'étudier minutieusement devant vous.

Ce diagnostic, il faut l'avouer, se trouve formulé d'une façon assez étrange dans la plupart de nos livres classiques, où il est dit à peu près ceci : « Le chancre se distingue de l'herpès parce qu'il est constitué par une *ulcération*, tandis que l'herpès est une lésion primitivement *vésiculeuse*, s'offrant à l'examen sous forme soit d'une série de petites vésicules groupées, soit plus tard d'érosions miliaires. » C'est là, Messieurs, presque une naïveté. Si l'herpès, en effet, consistait toujours en cela (vésicules ou érosions miliaires), il ne serait jamais pris pour un chancre, et il n'y aurait que les aveugles, en vérité, qui pourraient se méprendre à des choses si dissemblables. Si donc on le confond avec le chancre, et cela d'une façon commune, journalière, c'est vraisemblablement qu'il se présente sous certaines formes qui s'éloignent de son type normal pour se rapprocher de la physionomie du chancre. Et telle est, en effet, la véritable difficulté qui s'impose souvent au clinicien.

L'herpès susceptible d'être confondu avec le chancre, ce n'est

1. De signification actuelle, bien entendu; car, si cette induration persiste, si elle résiste à un traitement antiphlogistique au delà de plusieurs jours, alors elle reprend sa valeur sémiologique et atteste le chancre infectant. L'induration spontanée, en effet, la véritable induration syphilitique est très habituellement persistante; elle dure au moins ce que dure le chancre et lui survit même presque toujours. Les indurations phlegmasiques ou artificielles, au contraire, sont relativement très promptes à s'atténuer et à se dissiper complètement.

ni l'herpès vésiculeux, ni l'herpès à petites érosions miliaires consécutives à la rupture de vésicules isolées; c'est l'herpès plus ou
moins *confluent*, formant des groupes, des bouquets d'érosions
contiguës, lesquelles à un moment donné se réunissent, se fusionnent et aboutissent ainsi à constituer une érosion assez large;
— c'est aussi l'herpès *creux*, qui va au delà de l'épiderme, qui attaque superficiellement le derme, comme fait le chancre; — c'est
l'herpès *à longue durée*, exigeant plusieurs semaines pour son évolution complète; — c'est encore l'herpès *solitaire*, forme assez
rare, mais très réelle, constituée par une érosion unique, souvent
assez étendue; — c'est, en un mot, l'herpès qui, sous des formes
diverses, se rapproche assez du chancre pour avoir mérité la qualification significative d'*herpès chancriforme*, et qui, disons-le
immédiatement, s'en rapproche à ce point en quelques circonstances que, de l'aveu des maîtres de l'art, de M. Ricord en particulier, « il n'est pas de diagnostic possible à établir à première vue
ou pendant un certain temps entre le chancre et lui ».

Or, Messieurs, lorsqu'on a affaire à ces variétés d'herpès, comment les distinguer du chancre? Quels signes nous permettent
d'établir entre elles et le chancre un diagnostic différentiel?

Je pourrais vous dire en premier lieu, à l'instar de la plupart
des auteurs, « que l'herpès est habituellement plus multiple et
plus confluent que le chancre, que ses érosions sont habituellement moins étendues en surface que celles du chancre, qu'elles
sont aussi plus superficielles, etc. ». Mais ces divers signes n'ont
que fort peu de valeur; ils n'ont d'ailleurs rien de constant, car
il est des herpès peu confluents, voire solitaires comme le chancre,
et il est aussi des herpès plus étendus ou plus creux que certains
chancres, etc. Laissons donc ces prétendus signes différentiels
et cherchons-en de meilleurs.

Voici déjà un signe qui a plus de valeur que les précédents. Le
plus habituellement (je ne dis pas toujours) l'herpès s'accompagne, soit avant son explosion, soit à son début, d'une excitation, d'une ardeur locale, d'un *feu* local, que nos malades de cet hôpital accusent parfois très bien en nous disant : « Cela me dévorait;
j'avais le feu à la matrice ». Or, rien de semblable ne se produit
avec le chancre, lésion essentiellement indolente, lésion *aprurigi-*

neuse par excellence. — Mais ce signe est encore bien sujet à caution, et je ne vous le donne que pour ce qu'il vaut. C'est là en effet un signe purement subjectif, complètement livré à l'appréciation des malades. Or il n'est jamais prudent en clinique d'instituer un jugement sur de simples-sensations de malades. Le critérium diagnostique que nous cherchons n'est donc pas là.

Trois signes bien plus sérieux et bien autrement significatifs sont les suivants, sur lesquels en somme nous baserons le diagnostic différentiel du chancre et de l'herpès :

1° L'état des *ganglions;*

2° L'*induration;*

3° Le *tracé circonférenciel de la lésion.*

Quelques mots sur ces divers signes.

1° *État des ganglions.* — Avec le chancre, adénopathie constante que vous connaissez, indolente, dure, persistante et le plus habituellement polyganglionnaire (*pléiade*);

Avec l'herpès, ou bien (c'est là de beaucoup le cas le plus fréquent) aucun retentissement ganglionnaire, ou bien, tout au plus, très légère tension subinflammatoire des ganglions [1].

2° *Base de la lésion.* — Avec le chancre, induration constante ou presque constante, à des degrés divers, sous les formes diverses que nous avons décrites précédemment;

Avec l'herpès, état souple de la base, ou tout au plus légère rénitence inflammatoire qui ne donne pas aux doigts la sensation sèche, nette, de l'induration spécifique.

3° *Tracé circonférenciel de la lésion.* — C'est là, d'après moi, Messieurs, un des signes les plus pratiques pour servir au diagnostic différentiel de l'herpès et du chancre, signe minutieux peut-être, mais très réel et très distinctif. Voici ce en quoi il consiste :

Si vous examinez le contour d'un chancre, vous le trouvez représenté soit par un cercle d'un certain diamètre, soit par un ovale plus ou moins régulier, soit par une forme quelconque non géométrique, irrégulière.

Si vous examinez le contour d'un large herpès, vous le voyez

---

1. Il n'est question ici, bien entendu, que de l'herpès *discret;* car, pour peu qu'il soit confluent, l'herpès ne laisse pas de réagir assez fréquemment sur les ganglions.

au contraire curieusement figuré par une série de circonférences incomplètes; tout au moins vous reconnaissez sur un ou plusieurs points de son contour un ou plusieurs petits *segments de circonférence* très régulièrement dessinés.

Cette disposition, cette forme *polycyclique* qu'affecte le pourtour de l'herpès, n'est pas le fait du hasard ; elle tient à ce que la plaie totale de l'herpès résulte de la fusion de plusieurs petites plaies absolument circulaires. Elle ne se rencontre pas avec le chancre, où elle n'a pas raison d'être, puisque le chancre se développe isolément et non en groupe, puisque le chancre n'est pas une lésion *composée*. Elle ne se rencontre pas davantage avec n'importe quelle autre variété d'ulcérations, de sorte qu'elle est *pathognomonique* de l'herpès.

J'ai recherché ce signe en un très grand nombre de cas, et je puis vous certifier que je l'ai observé très souvent d'une façon assez nette pour servir à distinguer sûrement le chancre de l'herpès chancriforme. Je crois donc, je vous le répète, que c'est là un des meilleurs caractères distinctifs de l'herpès.

Pour vous en convaincre, veuillez jeter les yeux sur la figure que voici. J'ai fait relever par un dessinateur le tracé circonféren-

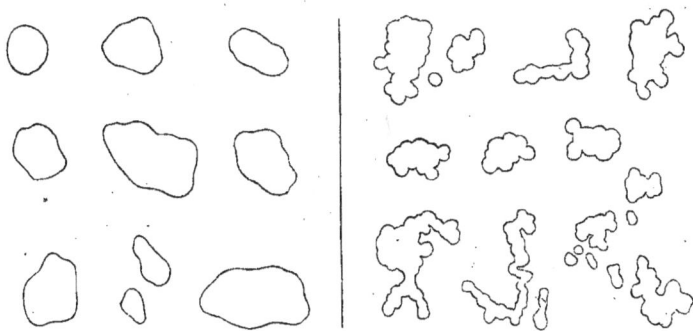

ciel d'un certain nombre de chancres et d'herpès. A gauche sont les chancres, et à droite les herpès. Or, n'êtes-vous pas frappés, au premier coup d'œil, de la différence de ces deux ordres de tracés ? Remarquez de plus, à l'analyse de la figure, combien les segments de cercle qui composent le contour de l'herpès sont nettement accusateurs et véritablement pathognomoniques, au moins pour certains cas.

En somme, Messieurs, c'est à l'aide de ces trois signes (état des ganglions, base de la lésion, tracé du contour) que vous parviendrez le plus souvent à établir d'une façon sérieuse et scientifique le diagnostic différentiel de l'herpès et du chancre, à l'établir d'emblée, s'entend; car, si vous vous donnez la latitude de confirmer votre diagnostic par la considération de ce qui va suivre, vous trouverez dans l'*évolution ultérieure* des lésions un signe diagnostique bien autrement important que les précédents.

L'évolution ultérieure est ici le critérium par excellence. S'il s'agit d'un herpès, la lésion ne tardera pas à se réparer, à se cicatriser d'une façon hâtive, et rien autre ne se produira à sa suite. S'il s'agit d'un chancre, la durée sera bien plus longue, au moins dans la grande généralité des cas. Ce chancre s'étendra, quelque peu du moins, ou bien restera stationnaire un certain temps; il prendra des caractères de plus en plus tranchés, et son adénopathie propre ne tardera pas à se formuler d'une façon non équivoque. Ajoutons enfin que toute incertitude, s'il pouvait en subsister quelqu'une, sera levée quelques semaines plus tard par l'apparition des accidents généraux.

Telles sont les bases sur lesquelles repose, à mon sens, le diagnostic clinique de l'herpès et du chancre[1].

---

1. A dessein j'ai passé sous silence, dans ce diagnostic différentiel, deux signes *équivoques* auxquels certains auteurs attachent une valeur que je considère pour ma part comme très contestable, à savoir :

1° Les antécédents d'herpès;

2° L'existence, au voisinage de la lésion, de vésicules ou d'érosions de nature herpétique bien manifeste.

Les antécédents d'herpès n'ont aucune valeur. Car rien n'empêche que le sujet le plus prédisposé aux herpès ne soit affecté à un moment donné d'un chancre syphilitique. Récuser le chancre parce que le malade a été affecté préalablement d'herpès est presque une naïveté. Laissons aux malades trop confiants un argument de ce genre, n'en faisons pas un signe clinique.

L'existence, au voisinage de la lésion principale, de vésicules ou d'érosions herpétiques, a certes plus de valeur. Elle donne quelque droit à supposer que cette lésion est de même nature. Ce signe toutefois est loin d'être probant. Nous allons voir en effet, dans un instant, que l'herpès se produit parfois au voisinage du chancre comme

Toutefois, Messieurs, avant de passer outre, je dois vous entretenir encore d'une particularité très importante, véritable pierre
d'achoppement sur laquelle on vient souvent échouer parce qu'on
n'en soupçonne pas l'existence, parce que cet écueil de bien des
diagnostics mûrement et sagement institués n'est signalé nulle
part.

Alors même que, de par l'ensemble des signes précédents, vous
vous croiriez suffisamment autorisés à conclure pour ou contre le
chancre, pour ou contre l'herpès, il est encore une réserve que
vous devez apporter dans votre diagnostic, encore une erreur
possible à commettre, encore un piège des plus insidieux où peut
faillir votre jugement. Ce piège, c'est la *coexistence possible des
deux lésions* que vous cherchez à distinguer, la coexistence de
l'herpès et du chancre sur le même sujet, au même siège, dans le
même temps.

Coexistence possible, ai-je dit. Peut-être aurais-je mieux fait de
dire coexistence *fréquente* ou tout au moins assez commune. Chez
la femme surtout, en effet, la coïncidence du chancre et de l'herpès est loin d'être rare. Nombre de fois, depuis que mon attention
a été plus spécialement attirée sur ce point, j'ai vu des malades
nous arriver avec des chancres syphilitiques au pourtour desquels rayonnait une poussée d'herpès, ou bien avec des herpès disséminés, confluents, au milieu desquels, sur un point quelconque,
on distinguait — non sans quelque peine — un véritable chancre.

A ce propos, une courte digression doit trouver place ici.

L'herpès, Messieurs, est une affection singulière, singulière
surtout par l'étiologie qui préside à son développement. Tantôt
elle apparaît au titre d'une affection incontestablement essentielle, c'est-à-dire qui n'est subordonnée à aucune autre, qui a
son existence, son individualité propre. Tantôt, au contraire, elle
descend au rang d'une affection évidemment symptomatique; ce
n'est plus alors une maladie, c'est seulement un *symptôme*, le
symptôme d'une autre maladie, d'un état morbide quelconque

symptôme associé, comme manifestation concomitante (herpès dit *symptomatique* du
chancre). On s'abuserait donc, en maintes occasions, si l'on considérait comme herpès
toute lésion au pourtour de laquelle rayonne une poussée d'herpès.

auquel il obéit, dont il n'est plus qu'une expression subalterne, accessoire, mineure. Or, cet *herpès symptomatique* s'observe dans deux ordres de cas :

1° Ou bien il se manifeste à propos d'une maladie générale ou d'un trouble *général* de l'économie ;

2° Ou bien il se produit à propos d'un état morbide *local*, et au voisinage de la région qui est le siège de ce trouble morbide.

Précisons. — J'ai dit que, dans un premier groupe de cas, l'herpès se manifeste comme symptôme d'une maladie générale ou d'un trouble général de l'économie. Tel est, par exemple, l'*herpès fébrile*, celui qui se produit si communément, aux lèvres surtout ou ailleurs, dans le cours de la fièvre synoque, de la fièvre éphémère ou d'autres fièvres. — Tel est encore le fameux et singulier *herpès pneumonique*, qui prélude à la pneumonie ou se produit pendant sa durée. — Tel est de même l'*herpès critique*. — Tel est aussi l'herpès qui se montre comme phénomène *prémonitoire* dans un certain nombre d'états morbides. Il y a quelques mois, une jeune femme entrait ici avec un herpès énorme, monstre, couvrant toute la vulve. J'annonçai à mes élèves que, vraisemblablement, une telle lésion n'était que le prélude d'un trouble violent de la santé, de quelque maladie grave devant se révéler bientôt. Cinq à six jours plus tard, en effet, se manifestaient chez cette femme des symptômes non équivoques d'une fièvre typhoïde. — Comme dernier type, enfin, je citerai l'herpès dit *émotif*, celui qui succède à une émotion, à une impression un peu vive, à une secousse morale quelconque. Il est notoire que certains sujets ne peuvent subir une émotion quelque peu violente sans présenter une éruption d'herpès sur les lèvres, sur la verge ou ailleurs.

Dans un second groupe de cas, ai-je ajouté, l'herpès se manifeste à propos d'un état morbide ou d'un trouble fonctionnel local, et généralement alors il se produit au voisinage de la région affectée. Tel est l'*herpès blennorrhagique* de la verge, que j'ai observé d'une façon très commune en coïncidence avec la blennorrhagie. Il est des malades qui sont affectés d'herpès à chacune de leurs chaudepisses, et qui en demeurent exempts tant que leur urètre reste à l'état sain. — De même, ici, nous observons très fréquemment l'herpès vulvaire en relation avec la vaginite, la vulvite, l'uréthrite. — Et d'ailleurs n'est-il pas de notion commune que la simple congestion menstruelle suffit à déterminer bien souvent des poussées d'herpès vulvaire (herpès dit *périodique* ou *menstruel*)? Il est même certaines femmes qui, régulièrement, invariablement, sont prises d'herpès à chaque apparition de leurs règles.

Eh bien, Messieurs, ce que fait la blennorrhagie, ce que fait la vaginite, ce que font les règles, le chancre aussi le produit en maintes occasions. C'est vous dire que l'apparition d'un chancre sur la vulve ou sur les régions génitales est souvent l'occasion d'une poussée d'herpès qui se produit aux environs. Le fait n'est pas rare. J'en ai observé déjà plus d'une centaine de cas. — Quelques-uns de ces cas m'ont paru assez curieux pour être conservés par le dessin. Les voici[1]. Ce sont des témoignages irrécusables à l'appui de la thèse que je soutiens.

Or, Messieurs, pour revenir à notre sujet, voyez quelle source d'erreurs, voyez quel piège (je reprends ce mot à dessein), quel piège tendu à la bonne foi de l'observateur par cette coïncidence au même siège et dans le même temps de deux maladies aussi distantes comme nature, mais aussi rapprochées quelquefois comme attributs extérieurs. Alors que l'une d'elles seulement se présente à notre observation, on est souvent fort embarrassé pour la taxer d'herpès ou de chancre. Plus grand encore sera nécessairement l'embarras lorsque toutes deux seront réunies et coexisteront au même point. Sans doute, le chancre ne risquera guère de faire méconnaître l'herpès; mais ce sera l'herpès qui fort souvent fera méconnaître, négliger, oublier le chancre. Aussi l'erreur *par omission du chancre*, si je puis ainsi parler, est-elle très communément commise en pareil cas. Et comment ne le serait-elle pas Il faut, pour l'éviter, être prévenu de la possibilité d'une telle coïncidence, et nos classiques restent muets sur ce point. J'ajouterai même que, prévenu, on se laisse encore aller quelquefois à prendre le change, tant est insidieuse la particularité sur laquelle je viens d'appeler votre attention.

1. Pièces et dessins déposés au Musée de l'hôpital Saint-Louis.

Pour résumer actuellement toute cette discussion sur le diagnostic différentiel de l'herpès et du chancre, je placerai sous vos yeux le tableau suivant, dans lequel je me suis efforcé de présenter d'une façon méthodique les divers signes cliniques qui permettent de distinguer ces deux affections :

DIAGNOSTIC DIFFÉRENTIEL DU CHANCRE SYPHILITIQUE ET DE L'HERPÈS.

	Herpès.	Chancre.
Trois signes différentiels presque constants.	1° Pas de retentissement ganglionnaire ;	1° Adénopathie constante (indolente, dure, persistante, généralement polyganglionnaire);
	2° Base souple, sans induration ;	2° Base indurée ;
	3° Contour *polycyclique* de l'érosion, constitué par des *segments réguliers de petites circonférences.*	3° Contour ne présentant jamais les segments réguliers de petites circonférences propres à l'herpès.
Évolution.....	1° Limitation rapide ;	1° Limitation moins rapide ;
	2° Cicatrisation hâtive.	2° Cicatrisation plus lente (en général).
Signes non constants, de valeur moindre.	1° Lésion prurigineuse (ardeur, feu local au début);	1° Lésion absolument indolente, *aprurigineuse* ;
	2° Érosions habituellement multiples ;	2° Lésion souvent unique, ou multiple à un degré moindre que l'herpès ;
	3° Érosions d'étendue minime, souvent miliaires ;	3° Lésion en général plus étendue que l'herpès ;
	4° Érosions généralement plus superficielles que le chancre.	4° Lésion en général moins superficielle que l'herpès.

Cause d'erreur à éviter : *Coïncidence possible de l'herpès et du chancre.*

III. — Vous entretenant ici plus particulièrement de ce qui a trait à la syphilis chez la femme, je dois mettre encore en parallèle avec le chancre érosif une lésion quelquefois confondue avec lui, la *vulvite érosive.*

La vulvite érosive, que l'on observe à tout âge, mais plus fréquemment dans l'enfance, se distingue en général assez facilement du chancre. Elle se traduit en effet par des érosions à la fois multiples et superficielles, superficielles au point de consister seulement en de simples desquamations épidermiques ou épithéliales. Elle offre de plus un ensemble de caractères habituellement très accentués et patents : rougeur générale des parties; tuméfaction œdémateuse des lèvres; suppuration abondante, d'aspect blennorrhagique; endolorissement de la région, etc... Il est bien vrai qu'en quelques circonstances le chancre détermine un certain degré de vulvite à son voisinage; mais cette vulvite symptomatique et secondaire n'est jamais que *partielle* et circonscrite, ce qui la différencie aisément de la vulvite essentielle, primitive.

Cependant, il est des cas où la vulvite simple peut donner le change. Lorsqu'au lieu de s'accuser par des érosions confluentes et desquamatives elle détermine des lésions à la fois plus discrètes et plus creuses, plus importantes comme aspect, d'un rouge vif ou d'un gris pultacé, elle court risque d'en imposer pour le chancre. Je l'ai plusieurs fois observée sous cette forme, et je ne crains pas de dire qu'en pareil cas ses lésions simulent parfaitement le chancre syphilitique, le simulent même à ce point qu'il n'est guère de diagnostic possible à établir, au moins immédiatement, entre ces deux maladies, si différentes cependant comme physionomie habituelle et surtout comme conséquences.

Un cas qui s'est présenté à nous ici même, l'année dernière, est un exemple frappant de cette variété de vulvite ulcéreuse *chancriforme*. Je tiens à vous citer ce cas et à vous le citer avec détails, car il est instructif à deux points de vue. Non seulement il vous montrera que des ulcérations simples, inflammatoires, peuvent accidentellement revêtir la physionomie du chancre; mais de plus il vous convaincra incidemment de l'excessive réserve qui doit présider au diagnostic *médico-légal* de cet accident.

Une jeune enfant de six ans est conduite à cet hôpital et nous est présentée comme affectée de « chancres syphilitiques ». Un attentat a été commis sur elle, nous dit-on, par un individu qui vient d'être écroué à Mazas.

Nous examinons avec soin cette enfant, et nous constatons ceci : D'abord, vulvite intense (grandes lèvres tuméfiées, grosses comme des quartiers d'orange, œdémateuses, rouges, endolories; suppuration abondante, etc.); — de plus, intertrigo érosif des régions périvulvaires (plis génito-cruraux, face supéro-interne des cuisses, régions inguinales) ; — enfin, et ceci est le plus intéressant, sur l'une des grandes lèvres trois ulcérations, l'une de l'étendue d'une amande d'abricot, les deux autres larges et circulaires comme une lentille. Ces lésions sont grisâtres et couenneuses ; elles entament superficiellement le derme ; elles sont plates de fond, et même la surface de deux d'entre elles est un peu saillante, un peu papuleuse ; elles sont indolentes ; leur base, enfin, est assez résistante. — Comme dernier renseignement, adénopathie assez fortement accusée dans les deux aines, où se trouvent plusieurs ganglions libres, indépendants, roulant sous le doigt, gros comme de petites noisettes, à peine douloureux.

En face de cet ensemble symptomatologique, j'avoue que, d'emblée et sans hésitation, je me rangeai à l'avis du premier médecin qui avait examiné l'enfant et je diagnostiquai : Vulvite *avec chancres syphilitiques.* — L'expert commis par le tribunal, M. Bergeron, visita la petite malade le lendemain et posa exactement le même diagnostic que moi.

Or, on demandait un rapport médico-légal. Le juge d'instruction réclamait (comme d'usage) une affirmation immédiate.

L'hésitation, je vous le répète, ne me paraissait guère possible, tant les choses se présentaient simplement. Toutefois, en vertu d'un principe formellement arrêté par moi vis-à-vis de moi comme règle de conduite en pareil cas — principe que je vous exposerai en son temps et que je légitimerai pleinement à vos yeux, je l'espère, — je refusai de signer le certificat qu'on réclamait de nous administrativement, et je fus assez heureux pour faire partager mon refus par l'expert. D'un commun accord, nous voulûmes attendre et nous attendîmes.

Et bien nous prit, Messieurs, de n'avoir pas précipité notre jugement, de n'avoir pas, par l'affirmation d'un diagnostic qui paraissait cependant des plus clairs, aggravé la terrible situation du prévenu. Qu'advint-il en effet? C'est d'abord que, sous l'influence de quelques soins et en quelques jours, la vulvite et l'intertrigo disparurent ; c'est ensuite que l'adénopathie polyganglionnaire (cette adénopathie que nous avions considérée comme une

pléiade spécifique) se dissipa comme par enchantement dès que
l'inflammation vulvaire eut cédé ; c'est enfin que les chancres
ou les prétendus chancres se mirent à se déterger, à se réparer
avec une rapidité plus que suspecte et se cicatrisèrent en une huitaine. Et au delà? Et plus tard? Au delà, plus tard, *rien ne se pro
duisit*. La syphilis que nous avions prévue tout d'abord, mais que
déjà nous n'attendions plus, ne se manifesta pas, pour la bonne
raison qu'elle n'avait pas à se manifester. Plusieurs mois l'enfant
resta sous nos yeux dans cet hôpital, quotidiennement et minutieusement inspectée par nous. Pas le plus léger signe d'infection ne se
révéla sur elle! — Et d'autre part, pour en finir avec cette histoire, les charges qui primitivement s'étaient élevées contre le
prévenu furent reconnues, paraît-il, insoutenables ; les poursuites
furent abandonnées pour des raisons extramédicales que je n'ai
pas à dire ; bref, la conclusion de toute cette affaire fut que,
très certainement, l'enfant n'avait jamais été atteinte que d'une
vulvite simple, spontanée, ne résultant en rien d'un viol, vulvite
de forme ulcéreuse et à ulcérations simulant d'aspect le chancre
syphilitique.

Donc, nous nous étions tous trompés, et trompés radicalement,
absolument, trompés sans hésitation, sans arrière-pensée d'une
erreur possible, trompés dans un cas qui nous semblait très simple, dans un cas où l'affirmation immédiate d'une syphilis nous
paraissait aussi certaine qu'élémentaire. Ces prétendus chancres
n'étaient pas des chancres ; ce que nous avions pris comme tels
n'était que des ulcérations inflammatoires de vulvite, et de vulvite simple, spontanée !

Une telle erreur commise par des médecins attentifs et habitués
à ce genre de diagnostics est instructive à divers titres. Loin de la
taire, loin de la dissimuler, j'ai considéré comme un devoir de
m'en accuser, de la faire connaître, et nous nous sommes promis,
M. Bergeron et moi, de la publier. C'est qu'en effet elle comporte
deux enseignements :

1° Elle démontre d'abord qu'en certains cas des lésions simples,
purement inflammatoires, peuvent prendre à ce point le masque,
le cachet du chancre, qu'elles s'imposent comme chancres à l'observateur ;

2° Elle témoigne de plus que le diagnostic médico-légal du chancre ne doit pas être institué sur la constatation seule d'une lésion réputée chancre, mais bien sur un ensemble de signes se confirmant les uns les autres, sur une évolution *totale* et complète, évolution comprenant comme premier terme le *chancre*, accident initial de la maladie, et comme second terme, plus probant et plus essentiel, les *manifestations diathésiques secondaires*, survenant à point nommé, à échéance fixe et significative.

Aussi, Messieurs, vous disais-je il y a quelques instants que je m'étais imposé comme règle de conduite invariable et inflexible de *ne jamais diagnostiquer le chancre par le chancre*, alors que de mon diagnostic pouvait dériver une application médico-légale. Appelé en justice pour un cas semblable à celui dont je viens de vous entretenir, je me refuserais absolument à formuler une opinion, si je n'avais pour légitimer mon jugement qu'une lésion locale, cette lésion me semblât-elle le chancre le plus typique, le plus accompli. Je demanderais à attendre ; je voudrais voir ce qui va suivre ; car, instruit par l'expérience, je sais qu'on peut se laisser abuser par les cas les plus simples en apparence ; car je me suis trop souvent trompé sur le compte du chancre syphilitique pour m'exposer devant un tribunal *au risque d'une erreur pouvant compromettre un prévenu.* — C'est, là du reste, un point sur lequel je compte revenir, comme *morale* de tout cet exposé, dans le cours de notre conférence d'aujourd'hui.

III

Nous ne nous sommes occupés jusqu'ici du diagnostic du chancre syphilitique que sous la forme érosive, desquamative, de la lésion. Prenons le chancre actuellement sous sa forme *ulcéreuse*, et voyons avec quels accidents il court risque d'être confondu, alors qu'il affecte cet autre aspect, cette physionomie nouvelle.

Lorsque le chancre syphilitique se creuse quelque peu, lorsqu'il s'exulcère ou s'ulcère, c'est du *chancre simple* surtout qu'il se rapproche comme aspect général. C'est en tout cas de cette dernière affection qu'il importe le plus, doctrinalement et pratiquement, de le différencier.

L'importance d'un tel diagnostic, Messieurs, ne saurait vous échapper. Elle est majeure, capitale. Un malade, en effet, qui est affecté d'un chancre simple ne porte qu'une lésion temporaire, toute locale, laquelle, une fois guérie, sera entièrement et définitivement guérie, laquelle n'infecte pas, ne crée pas de diathèse, ne réclame pas de traitement général, *ne comporte pas de conséquences d'avenir*. Un malade, au contraire, qui vient de contracter un chancre syphilitique est un malade qui commence une affection grave ; il est empoisonné, infecté, *diathésé ;* il doit être pour longtemps soumis à un traitement sévère ; c'est un malade non seulement pour le présent, mais encore pour l'avenir. Or, le chancre étant l'exorde, l'accident initial de sa maladie, voyez quel intérêt il y a pour lui, comme pour le médecin, à ce que la nature de cet accident soit rigoureusement reconnue et déterminée.

On a beaucoup exagéré les difficultés que comporte le diagnostic différentiel des deux chancres. Sans doute il est des cas où ce diagnostic est assez délicat, en raison de circonstances diverses ; sans doute il en est encore un certain nombre où, après mûr examen, il n'est permis de se prononcer qu'avec réserve ; et j'ajouterai même qu'il en est aussi où, par suite de conditions particulières, il peut y avoir impossibilité absolue de formuler un jugement immédiat sur la nature de la lésion. Mais, en somme, le nombre des cas difficiles, obscurs, complexes, est de beaucoup inférieur à celui des cas simples, évidents, faciles ; et, tout compte fait, je me crois autorisé à dire que le diagnostic différentiel du chancre syphilitique et du chancre simple peut, en général, être assez aisément institué. C'est un diagnostic que nous faisons ici d'une façon courante et sans grand mérite, je vous l'assure, car il ne demande qu'un peu d'instruction spéciale, d'habitude et d'attention.

Quelles sont les bases, quels sont les éléments de ce diagnostic ? Les caractères différentiels qui distinguent cliniquement (je dis

cliniquement et non doctrinalement) les deux chancres peuvent
être rangés, ce me semble, sous les cinq chefs suivants ·

1° Nombre des lésions ;

2° Physionomie de la lésion ;

3° État de la base de la lésion ;

4° État des ganglions correspondants ;

5° Résultats fournis par le critérium expérimental, l'inoculation.
Étudions successivement chacun de ces points.

1° *Nombre des lésions.* — Très différent, en général, d'une espèce
à l'autre.

Règle presque absolue, l'infection syphilitique primitive est
discrète quant au nombre de ses accidents. Fort souvent on ne
rencontre qu'*un* chancre syphilitique. En existe-t-il plusieurs, le
nombre en est encore fort restreint ; on en trouve 2, 3, 4 au plus,
bien rarement davantage. Presque jamais, en tout cas, on n'en
constate 10, 15, 20 et au delà[1].

Règle presque absolue, d'autre part, le chancre simple est *multiple.* C'est une rareté extrême, *chez la femme* spécialement, de
ne rencontrer qu'un chancre simple ; c'est même une rareté de
n'en trouver que 2, 3 ou 4. Le plus habituellement on en compte
5, 6, 7, 8, et au delà. Il est commun d'en observer un nombre bien
plus considérable, de 10 à 20 par exemple. Cette confluence peut
même s'exagérer encore jusqu'au chiffre presque incroyable de 30
à 40. Enfin, je ne serai qu'un narrateur exact en vous disant que
certaines femmes entrent à cet hôpital avec un nombre prodigieux
de chancres simples[2], nombre que dans quatre de nos observations
nous avons vu s'élever à 53, 65, 72 et 75.

Entre le chancre syphilitique et le chancre simple il est une opposition telle, au point de vue du nombre des lésions, que cette
considération numérique *seule* suffit en maintes occasions à instituer du premier coup le diagnostic différentiel. Exemple : Une

---

1. J'ai relaté, il y a quelques années, l'observation d'un malade qui fut affecté de
dix-neuf chancres syphilitiques. De même on a vu cité précédemment (p. 118) le
fait d'une nourrice qui portait *vingt-trois* chancres syphilitiques sur les deux seins.
Mais ce ne sont là que des cas *extraordinaires*, absolument exceptionnels.

2. Voy. le mémoire déjà cité du docteur Barié (*Annales de dermatologie et de syphi lographie*, Vᵉ année, 1873-74).

femme se présente-t-elle à vous avec un chancre unique, *presque* à coup sûr et avant tout autre examen vous pouvez affirmer qu'il s'agit d'un chancre syphilitique. Telle autre femme est-elle affectée de vingt, trente ulcérations chancreuses : sans crainte vous pouvez conclure à la nature simple, non syphilitique, de ces chancres, car le chancre syphilitique n'offre jamais une telle confluence. — De sorte qu'en certains cas, je vous le répète (et ces cas sont loin d'être rares), la question diagnostique peut être tranchée d'un seul coup d'œil, à première vue.

2° *Physionomie de la lésion.* — Ce que nous appelons physionomie de la lésion ne peut être évidemment que la résultante d'un certain nombre de signes, de même que la physionomie d'un individu est la résultante d'un certain nombre de traits, de caractères, de particularités objectives. Or la physionomie du chancre simple est toute différente de celle du chancre syphilitique, comme vous allez le voir.

Détaillons.

Le chancre simple est un *ulcère*, dans toute l'acception du mot, c'est-à-dire une plaie creuse et excavée; c'est une perte de substance dans les tissus, semblable à celle que ferait un emporte-pièce. Ses bords sont taillés à pic, abrupts, aigus, découpés « en falaise » et souvent décollés.

Le chancre syphilitique, au contraire, est une *érosion* bien plus souvent qu'une ulcération ; — même dans sa forme ulcéreuse, il est habituellement moins creux que le chancre simple ; — il n'a pas de bords; il n'a qu'un contour adhérent, souvent élevé en couronne, et formant une sorte de bourrelet circulaire autour de l'érosion centrale.

Le fond du chancre simple est *inégal*, vermoulu, déchiqueté, anfractueux, alvéolaire; — sa coloration est *jaunâtre*, d'un ton clair, vif, animé; — sa sécrétion est abondante; et c'est du pus, du pus véritable qu'il fournit.

Le fond du chancre syphilitique, au contraire, est *lisse*, tellement lisse qu'en bon nombre de cas il semble comme verni, luisant, irisé; — sa coloration est ou grisâtre, ou d'un brun rouge que nous avons comparé à la teinte de la *chair musculaire*. Cette coloration est toujours plus sombre, plus foncée que celle du chancre simple. — Quant à la sécrétion que fournit ce chancre, elle est le plus habituellement minime, séro-sanieuse plutôt que purulente. C'est seulement lorsqu'il est devenu ulcéreux, pour une raison ou pour une autre, que le chancre syphilitique sécrète du pus véritable.

De part et d'autre cette réunion de caractères constitue un ensemble qui donne à chacun des chancres une physionomie différente ; différente à ce point que, pour un œil quelque peu habitué, le diagnostic se fait assez aisément, au moins dans la plupart des cas, par le seul aspect des lésions.

3° *État de la base.* — La base du chancre simple est celle d'une plaie vulgaire ; c'est dire qu'elle reste habituellement souple et molle.

Il n'est pas rare, toutefois, que les tissus qui entourent et sous-tendent ce chancre s'épaississent et s'engorgent pour une raison quelconque. Ils présentent alors aux doigts une certaine rénitence, une certaine dureté. Mais cette dureté n'offre jamais d'autres caractères que ceux d'un engorgement inflammatoire : c'est une dureté *pâteuse,* œdémateuse, rappelant celle, par exemple, de la base d'un furoncle. De plus, c'est une dureté *diffuse,* étendue sur une certaine surface et non circonscrite exactement à la base, à l'assise même du chancre. Tous caractères qui différencient de la véritable induration syphilitique cette *dureté* phlegmoneuse et accidentelle du chancre simple.

Avec le chancre syphilitique, au contraire, *base indurée,* indurée à des degrés divers et sous ces formes variées que je vous ai décrites précédemment, à savoir : 1° induration en profondeur ou induration noueuse, à noyau, à calus sous-chancreux ; 2° induration en surface ou lamelleuse, comportant deux degrés : induration parcheminée et induration papyracée, foliacée. — De plus, induration spéciale à deux titres : spéciale d'abord *par sa circonscription,* c'est-à-dire exactement limitée à la base même du chancre ou ne la débordant que de quelques millimètres, existant là où existe le chancre, mais cessant brusquement et sans transition là où le chancre n'est plus, sans se perdre par degrés dans les tissus voisins; — induration spéciale ensuite par la sensation qu'elle fournit d'une rénitence propre, *sui generis*, rappelant la dureté sèche du carton, du parchemin, du cartilage, etc., et très différente en tous cas de la dureté pâteuse de l'inflammation ou de l'engorgement œdémateux (Ricord).

4° *État des ganglions.* — Caractère meilleur encore que tous ceux qui précèdent.

Avec le chancre syphilitique, adénopathie *constante*, nécessaire, « fatale ». — De plus, adénopathie de forme tout à fait spéciale, consistant en ceci : intumescence ganglionnaire moyenne comme développement, indolente, aphlegmasique, souvent dure, et généralement polyganglionnaire (*pléiade*).

Avec le chancre simple, de deux choses l'une : ou bien *absence complète de tout retentissement ganglionnaire;* — ou bien *bubon aigu,* violemment aigu même le plus souvent, et s'accompagnant en conséquence de tous les caractères propres aux adénites inflammatoires; — bubon *monoganglionnaire;* — bubon destiné le plus souvent à suppurer, suppurant même assez fréquemment d'une façon nécessaire, et se convertissant alors, après ouverture, en un véritable chancre ganglionnaire (Ricord).

Que de différences, Messieurs! quel contraste entre ces deux adénopathies du chancre simple et du chancre syphilitique! Aussi, *par la seule inspection de l'état des ganglions,* le clinicien peut-il, dans la plupart des cas, instituer le diagnostic différentiel du chancre sans même se préoccuper du chancre, sans même régarder la lésion. Et comment cela? Très simplement, de la façon suivante :

Voici, je suppose, un malade affecté d'un chancre à la verge. Ce chancre, ne le regardons pas; pour n'avoir pas la tentation de le voir, jetons un voile sur les parties génitales. Mais portons notre examen sur les aines et cherchons à résoudre, de par l'état des ganglions *seulement*, la question diagnostique de la nature du chancre.

Dans les aines, que pouvons-nous trouver? Trois choses seulement, rien que trois : 1° ou bien aucun développement ganglionnaire; absence complète de toute adénopathie; — 2° ou bien un bubon aigu, inflammatoire; — 3° ou bien enfin une adénopathie froide, indolente, aphlegmasique, à ganglions durs et généralement multiples.

Or, dans chacun de ces trois cas — les seuls possibles avec un chancre, je vous le répète, — l'état des ganglions a sa signification précise qui atteste la nature du chancre et permet de diagnostiquer le chancre *sans le voir.* —Exemple :

Première alternative : Rien dans les aines, absence de tout développement ganglionnaire. Que signifie cela? Chancre simple *seul* possible; car il n'est que le chancre simple qui puisse exister sans adénopathie, tandis qu'avec le chancre syphilitique, au contraire, l'adénopathie est constante, fatale, ne fait jamais défaut.

Donc : pas de ganglions, chancre simple.

Seconde alternative : Bubon aigu, inflammatoire. — Presque à coup sûr, l'existence d'un bubon aigu, nettement et franchement inflammatoire, accuse le *chancre simple;* — car l'adénopathie du chancre infectant est essentiellement aphlegmasique, froide, indolente; elle ne devient inflammatoire qu'au cas de complications surajoutées, et elle ne le devient guère plus d'une fois sur vingt.

Donc : bubon aigu, chancre simple.

Troisième alternative : Adénopathie froide, indolente, aphlegmasique, à ganglions durs, mobiles, indépendants, multiples (pléiade). — Ici, la signification d'un tel bubon est plus précise encore. Un bubon de cet ordre accuse presque certainement, presque infailliblement, un *chancre syphilitique,* car il n'est que le chancre syphilitique qui s'accompagne d'une pléiade; la pléiade n'existe pas pour le chancre simple.

Vous voyez en conséquence que, dans chacun de ces trois cas, le diagnostic du chancre peut être déterminé par l'état des ganglions, et déterminé d'une façon très sûre, très clinique, très positive. C'est qu'en effet, de tous les signes du chancre, l'un des plus fidèles, le meilleur à consulter, celui qui fournit au médecin les indices les moins trompeurs, nous est offert sans contredit par le bubon.

Cette expérience dont je viens de vous parler, le diagnostic du chancre par la considération *exclusive* des ganglions, cette expérience, dis-je, je l'ai faite mille fois pour mon instruction propre, et je la fais chaque jour répéter à mes élèves. Or, je puis vous affirmer qu'elle est très significative, qu'elle fournit dans la plupart des cas des renseignements très exacts sur la nature du chancre, qu'elle suffit *seule* bien souvent au diagnostic, ou qu'elle lui apporte tout au moins un appoint de la plus haute valeur, d'une importance clinique considérable [1].

5° *Criterium expérimental, inoculation.* — En dépit de cette multiplicité d'éléments diagnostiques, vous reste-t-il un doute? Alors l'inoculation, Messieurs, se présente en dernière analyse pour éclairer votre jugement. Inoculez.

S'agit-il d'un chancre simple, votre inoculation (si tant est qu'elle ait été pratiquée dans les conditions convenables) vous donnera à coup sûr, infailliblement, ce qu'on appelle la *pustule spécifique*, et cela dans les vingt-quatre ou quarante-huit heures en général, rarement plus tard. Déchirez cette pustule; au-dessous d'elle vous trouverez un chancre simple, un petit chancre simple, naissant, embryonnaire, mais dont les caractères cependant seront assez nettement accusés, dans la plupart des cas, pour ne pas vous laisser le moindre doute sur le résultat de votre expérience.

S'agit-il, au contraire, d'un chancre syphilitique, votre inoculation restera stérile; elle ne sera suivie d'aucun phénomène; elle sera, comme on dit en langage technique, *négative*.

Les résultats fournis par l'inoculation sont donc des plus catégoriques, des plus certains, et je dirai même des plus séduisants. On est tenté bien souvent d'avoir recours à la lancette pour éclairer des cas obscurs, pour apporter au diagnostic une lumière que lui refusent parfois les éléments cliniques. Eh bien, à ce propos, laissez-moi, Messieurs, vous donner un conseil de *pratique*. Soyez sobres, très sobres, de ce procédé expérimental. C'est d'abord un procédé qui plaît peu aux malades et qu'on a quelque peine à leur faire accepter. C'est de plus une expérience qui, sans être dange-

---

1. J'ai longuement insisté dans un autre travail sur les caractères différentiels de l'adénopathie syphilitique primitive et du bubon symptomatique du chancre simple. (Voy. article. BUBON du *Nouveau dictionnaire de médecine et de chirurgie pratiques* t. V, p. 785.)

reuse, comporte cependant des inconvénients sérieux et qui
même, en certains cas impossibles à prévoir, expose à des dangers
véritables. Que fait en somme l'inoculation, alors qu'elle fait
quelque chose? Un chancre, un chancre que l'expérimentateur
ajoute volontairement à ceux que présentait déjà le malade. Or,
ce chancre nouveau comporte les accidents possibles de tout
chancre : il peut s'étendre, s'enflammer, déterminer des lymphangites, des bubons, des érésipèles, etc. ; il peut enfin et surtout
aboutir au phagédénisme. J'accorde que ces accidents soient assez
rares, si rares même que les inoculateurs (et cela bien à tort) ne
s'en préoccupent guère en général ; mais ces accidents sont possibles : ils se sont produits, il en existe de terribles exemples dans
la science. Il y a donc lieu d'en tenir compte et de ne pas perdre
de vue qu'ils incombent au médecin, qu'ils chargent singulièrement sa responsabilité vis-à-vis des malades.

Donc, règle absolue, ne faites l'inoculation que si elle vous paraît légitimée *par un intérêt sérieux afférent au malade;* ne la
faites encore que du libre et plein consentement du malade.

Et j'ajoute : l'inoculation pratiquée, *surveillez-la* avec le plus
grand soin ; puis, dès qu'elle vous a donné ce que vous pouvez en
attendre, *sacrifiez-la* sans tarder. A-t-elle produit un chancre :
hâtez-vous d'en finir avec ce chancre, détruisez-le, anéantissez-le.
Dès le second jour en général, dès le troisième ou le quatrième
au plus tard, vous savez à quoi vous en tenir sur le résultat de
votre expérience; le chancre est produit : ne le laissez pas s'é-
tendre et se développer. Vite le caustique, le caustique destruc-
teur! Pas n'est besoin, en effet, de laisser à ce nouveau chancre
la liberté de s'élargir, la possibilité de s'enflammer, de retentir
sur les ganglions, etc. Il faut l'éteindre *ab ovo;* il faut, comme disait M. Ricord, le *tuer sur place,* immédiatement, à l'aide d'une
cautérisation énergique [1].

Tels sont, Messieurs, sans vous parler de considérations d'un

1. Pour tous ces détails de pratique, je renvoie le lecteur à l'article spécial que j'ai
consacré à l'INOCULATION dans le *Nouveau dictionnaire de médecine et de chirurgie pratiques,* t. XIX.

autre ordre [1], qui peuvent en quelques cas apporter leur appoint
à la solution du problème que nous débattons actuellement, tels
sont, dis-je, les éléments *cliniques* qui vous permettront, sinon

1. Deux ordres de considérations peuvent encore, en certains cas, contribuer au
diagnostic différentiel du chancre syphilitique et du chancre simple, à savoir :
 1° Considérations tirées de l'*incubation;*
 2° Considérations fournies par la *confrontation* des malades.
 Quelques mots sur ces deux éléments de diagnostic auxiliaires.
 I. — L'existence ou la non-existence d'une période d'*incubation* préludant au
chancre peut éclairer sur la nature de l'accident de contagion. Voici comment :
 Le chancre syphilitique incube, comme nous l'avons vu, et incube longuement en
général. Le chancre simple, au contraire, n'a pas d'incubation; il succède presque aussitôt à la contagion. (Voyez, à ce propos, mon Mémoire portant pour titre : *Recherches
sur l'incubation de la syphilis;* Paris, 1865.)
 Or, supposez sur un malade un accident douteux, douteux sinon comme chancre,
du moins comme *qualité* de chancre. Les commémoratifs sur l'incubation offrent une
ressource en pareil cas pour fixer le diagnostic. Le chancre a-t-il incubé ou non? tel
est le point à établir. S'il a succédé presque immédiatement à la contagion, s'il a suivi
le coït à quelques jours de date, dans l'espace d'une semaine par exemple, sans nul
doute c'est un chancre simple qui est en cause, c'est un chancre simple dont est affecté
le malade; car le chancre simple *seul* se produit à aussi courte échéance. — Que si,
au contraire, plusieurs semaines se sont écoulées à la suite du rapport contagieux sans
que rien se soit manifesté; si une *incubation* véritable a séparé l'époque de la
contagion de l'apparition première du chancre, de là sans hésitation vous pouvez conclure à la nature syphilitique du chancre; car il n'est que le chancre syphilitique qui
incube de cette manière.
 Malheureusement, en pratique il est rare que les choses se présentent d'une façon
aussi simple. Il est rare, conséquemment, qu'on puisse faire servir les données de
l'incubation au diagnostic du chancre, et cela parce que le plus souvent plusieurs rapports ont précédé la contagion et qu'on ne sait auquel rapporter l'origine du chancre.
Pour tirer parti de ce signe il faut de toute nécessité des renseignements formels
sur la date de la contagion, et les malades ont en général d'excellents motifs pour
manquer de précision à cet égard.
 II. — La *confrontation* des malades offre un recours meilleur au diagnostic; mais
encore ne l'offre-t-elle qu'en certains cas, alors que le malade n'a eu rapport pendant un temps donné qu'avec une seule femme, ou bien alors qu'on a la possibilité
d'examiner les différents sujets desquels la contagion peut dériver (chose bien plus
rare encore et bien plus délicate en pratique).
 Vous ignorez si tel chancre est simple ou syphilitique, s'il doit ou non être suivi
d'infection constitutionnelle; eh bien, la confrontation vous offre un moyen de le savoir. Remontez à la *source* de la contagion. L'accident *d'origine* témoignera de la nature de l'accident transmis, et le diagnostic du chancre douteux pourra se faire *par
la maladie constatée sur le sujet de qui dérive ce chancre.*
 C'est qu'en effet d'innombrables confrontations ont établi la loi pathologique que
voici : *la nature d'un chancre est subordonnée à la nature de la maladie dont il dérive.* Tel sujet s'expose à la contagion d'un chancre simple : c'est un chancre simple
qu'il contracte. Tel autre s'expose à la contagion d'un accident syphilitique : c'est la
syphilis qu'il reçoit. Le chancre transmis est toujours identique de nature avec la source
dont il dérive. La syphilis se transmet comme syphilis, et le chancre simple comme
chancre simple; c'est là, aujourd'hui, un véritable axiome de pathologie vénérienne.

toujours, du moins dans la presque totalité des cas, d'instituer un
diagnostic différentiel entre le chancre syphilitique et le chancre
simple.

Ces éléments, que, pour les besoins de l'analyse et de la discussion, j'ai dû tenir jusqu'ici désunis et dissociés, permettez-moi

En certaines circonstances, la recherche de la source originelle d'une contagion
éclaire immédiatement sur la nature de la maladie. Tel est le cas des nourrices, par
exemple, alors qu'elles sont infectées par leurs nourrissons. Soit, sur le sein d'une
nourrice, une lésion douteuse, dont le caractère n'a pu être cliniquement déterminé.
Examinez l'enfant. Si chez l'enfant vous constatez la vérole, vous avez tout à craindre
pour la nourrice; c'est, suivant toute vraisemblance, un chancre qui se développe sur
elle, et l'évènement ne fait en général que confirmer cette présomption.

De même, pour la contagion d'adulte à adulte, la confrontation des malades éclaire
souvent certains diagnostics que les seuls caractères objectifs des lésions pourraient
laisser douteux. Plus de cent fois déjà, pour le moins, j'ai eu recours en pratique à ce
procédé, et jamais il ne m'a fourni que des notions très sûres, très formelles; jamais
il ne m'a trompé jusqu'à ce jour dans les indications que j'y ai puisées. Inutile de produire ici des pièces justificatives qui ne seraient pas à leur place; je ne ferai que
citer comme exemple l'observation suivante.

Un ancien camarade de collège vint un jour me demander mon avis sur une lésion
qu'il portait à la verge et qui l'inquiétait d'autant plus qu'il était sur le point de se
marier. Il me raconta qu'à la suite d'un banquet que lui avaient offert ses amis « pour
enterrer sa vie de garçon », il s'était laissé aller à avoir rapport avec une ancienne
amie « de la santé de laquelle il se croyait sûr »; que, trois semaines plus tard, il
avait vu naître sur sa verge un bouton; qu'effrayé de ce bouton, il l'avait cautérisé
à maintes reprises. Dans cet état il était allé consulter plusieurs médecins dont
il avait reçu des avis différents et dont l'un, le plus autorisé en pareille matière,
lui avait dit qu'un diagnostic ne pouvait être porté sur cette lésion, transfigurée qu'elle
était par les caustiques. J'examinai ledit bouton et le considérai comme un chancre;
mais, vu l'état inflammatoire des parties, je ne pus déterminer à quelle espèce de
chancre j'avais affaire. Dans l'une des aines existait bien une adénopathie composée de
deux ganglions indolents, durs, aphlegmasiques, analogues à ceux qui accompagnent
le chancre infectant; mais, pour comble d'embarras, le malade affirmait qu'il portait ces glandes depuis fort longtemps et qu'elles étaient antérieures à la lésion actuelle.

Dans de telles conditions, tout diagnostic était évidemment impossible. Il fallait
attendre pour formuler une opinion. — Pressé néanmoins par le malade de lui donner
une réponse immédiate sur son état, j'eus recours aux indications que pouvait fournir
une confrontation, et je demandai à visiter la femme inculpée. — Cette femme me
fut amenée le jour même. Je constatai sur elle, à la vulve, une macule rougeâtre, cica-
tricielle, reposant sur des tissus fortement indurés; de plus, une adénopathie inguinale
bien accusée, à ganglions multiples, durs et indolents; et enfin une syphilide érythémateuse assez confluente. Nul doute, cette femme était affectée de syphilis, et c'était
la syphilis qu'elle avait dû transmettre. J'annonçai donc à mon pauvre camarade que
le chancre dont il était affecté était certainement de nature infectieuse, et que ce
chancre ne tarderait guère à être suivi d'accidents généraux. Je lui formulai un traitement, et surtout je le décidai à renoncer pour l'instant à tout projet de mariage. —
Quelques semaines, en effet, ne s'étaient pas écoulées qu'une roséole, une angine
spécifique et divers autres symptômes confirmaient mon diagnostic et mes prévisions.

maintenant de les rassembler et de vous les présenter en groupe dans le tableau suivant :

DIAGNOSTIC DIFFÉRENTIEL DU CHANCRE SYPHILITIQUE ET DU CHANCRE SIMPLE

	Chancre simple.	Chancre syphilitique.
I. Nombre des lésions............	Presque toujours multiple, souvent même confluent.	Souvent unique, rarement multiple, jamais confluent.
II. Physionomie de l'ulcère.........	1° Ulcère vrai, creux, excavé ;	1° Lésion habituellement plate, souvent élevée et papuleuse, rarement ulcéreuse ;
	2° Bords à pic, abrupts, décollés ;	2° Pas de bords ; contour adhérent, souvent élevé en couronne ;
	3° Fond inégal, anfractueux, vermoulu ;	3° Fond lisse, verni, luisant, irisé ;
	4° Teinte jaunâtre, d'un ton clair, animé ;	4° Teinte grise ou rouge (chair musculaire), d'un ton sombre, foncé ;
	5° Sécrétion abondante de pus véritable.	5° Sécrétion minime, séro-sanieuse plutôt que purulente.
III. État de la base.	Base molle, ou ne présentant qu'une rénitence inflammatoire diffuse.	Base indurée à des degrés divers.
IV. Ganglions.....	Pas de bubon, ou bubon inflammatoire (simple ou chancreux).	Bubon constant (indolent, non inflammatoire, le plus souvent polyganglionnaire).
V. Criterium expérimental........	Pus inoculable au malade.	Pus non inoculable au malade.

Enfin, Messieurs, si par exception, et par exception des plus rares, le diagnostic n'a pu être éclairé par aucun des signes qui précèdent, il ne reste plus qu'à en appeler à l'*évolution ultérieure*. L'évolution ultérieure, c'est le voile levé sur le caractère de la lésion primitive. Cette lésion était-elle un chancre syphilitique : quelques semaines ne s'écouleront pas sans que des manifestations nouvelles viennent fixer votre diagnostic. N'était-elle qu'un chancre simple, rien ne se produira à sa suite, et cette absence d'accidents consécutifs ne sera pas moins significative.

L'évolution ultérieure est, pour les cas douteux, le seul élément qui apporte la lumière. C'est aussi, pour les cas les plus clairs, pour *tous les cas* sans exception, le criterium absolu, formel, irrécusable auquel reste soumis le diagnostic initial, et qui s'impose

à nous comme confirmation ou infirmation de tout jugement porté
primitivement sur la nature du chancre.

Et j'ajouterai même (ce qui ne sera pas une surprise pour vous,
après ce que je vous ai dit tant de fois des formes multiples et insidieuses du chancre), j'ajouterai même : cette notion de l'évolution ultérieure sera, *pour certains diagnostics spéciaux*, le contrôle indispensable, obligatoire, du jugement porté sur la nature
de l'accident primitif. Voici ce à quoi je veux faire allusion.

Il est des cas (trop nombreux, hélas!) où la constatation du
chancre est la base de débats judiciaires ou d'imputations crimi-
nelles. C'est la base, par exemple, de ces procès si communs que
soulève la transmission de la syphilis de nourrissons à nourrices
ou de nourrices à nourrissons. C'est la base d'une foule d'enquêtes
médico-légales dans les accusations de viol, d'attentat, de transmission de maladies vénériennes, etc. Or le médecin qui, chargé
d'expertises aussi délicates et aussi graves, aurait l'audace de
diagnostiquer le chancre par le chancre *seul*, sans attendre de
l'évolution ultérieure prochaine la consécration de son jugement,
ce médecin commettrait, à mon sens, une imprudence des plus
blâmables, une témérité qui ne pourrait avoir pour excuse qu'une
ignorance inconsciente des maladies syphilitiques ; ce médecin,
eût-il l'autorité de MM. Ricord et Tardieu, commettrait un *abus
de science*, car il affirmerait ce qu'il n'a pas le droit d'affirmer.

Assez d'erreurs, en effet, assez de regrettables confusions sont
déjà consignées dans nos annales pour que nous ayons le devoir
d'être circonspects. Je n'en finirais pas si je voulais vous signaler
toutes les méprises auxquelles a donné lieu le diagnostic du
chancre syphilitique. Tantôt on a méconnu ce chancre alors qu'il
existait réellement ; tantôt on a voulu le voir alors qu'il n'existait
pas, et l'on a pris pour lui ce qui était un chancre simple ; — ce
qui était un herpès ; — ce qui était une érosion inflammatoire,
un traumatisme quelconque ; — ce qui était une fissure simple ; —
ce qui était une fistule ou l'orifice induré d'un abcès vulvaire,
péri-vulvaire, péri-anal, etc. ; — ce qui était un épithélioma
ulcéré ; — ce qui était une lésion tuberculeuse de la bouche ; —
ce qui était une scrofulide ; — ce qui était une ulcération vulgaire
de rougeole, etc., etc., etc... Et toutes ces confusions, notez-le

bien, n'ont pas toujours été commises par des médecins novices, inexpérimentés; elles ont été le fait bien souvent de cliniciens instruits, habiles, attentifs, voire de maîtres consommés dans ce genre de diagnostic!

De telles erreurs, Messieurs, doivent être une leçon pour nous. Sachons en profiter. Et concluons en disant :

1° Que le diagnostic du chancre par le chancre seul, chez la femme spécialement, expose, même entre les mains des maîtres de l'art, à trop de surprises, à trop d'erreurs, pour être formulé sans réserve, sans appel;

2° Que le diagnostic absolu du chancre (et tel doit être le diagnostic *médico-légal* de cette lésion) ne peut et ne doit être établi que sur les deux bases suivantes : le *chancre*, d'une part; et, d'autre part, l'*évolution ultérieure*, c'est-à-dire les accidents généraux qui succèdent au chancre à courte échéance.

IV

Bien longue encore, Messieurs, serait notre conférence de ce jour, si je vous énumérais une à une toutes les difficultés imprévues que peut présenter en pratique le diagnostic du chancre. De ces difficultés, toutefois, il en est une que je ne puis passer sous silence et dont il importe que vous soyez prévenus, car c'est chez la femme surtout, bien plus souvent que chez l'homme, qu'on se trouve aux prises avec les embarras spéciaux dont je vais vous parler.

Cette difficulté — d'un ordre tout particulier, comme vous allez le voir, — c'est la *coïncidence* possible des deux espèces de chancres; ou la coïncidence du chancre syphilitique avec d'autres affections vénériennes sur le même sujet, au même siège, et dans le même temps.

Parfois, en effet, le chancre syphilitique et le chancre simple coexistent ou se succèdent à court intervalle sur une même malade. De telle sorte qu'examinant cette malade à un moment donné, ce n'est pas une lésion que vous observez sur elle, mais

bien *deux* ordres de lésions, de lésions très différentes comme
nature, sinon toujours comme caractères extérieurs, voire de
lésions opposées coïncidant au même siège, associées côte à côte,
évoluant d'une façon parallèle.

Un exemple. — Voici une jeune femme qui est entrée dans nos
salles, il y a six semaines environ, pour une série aussi confluente
que possible de chancres simples vulvaires, *chancres simples* typiques, sur la nature desquels il ne pouvait s'élever aucun doute.
Soumis à un traitement méthodique (pansements à la solution de
nitrate d'argent, bains, lotions, etc.), ces chancres se sont rapidement modifiés; la plupart sont actuellement en voie de réparation, et quelques-uns même sont déjà guéris. Mais ce n'est pas
tout. Il y a trois semaines, une lésion *nouvelle* est apparue à la
vulve, au niveau de la fourchette. Cette lésion, sur le compte de
laquelle nous étions fort indécis tout d'abord, s'est élargie,
agrandie, développée de jour en jour; bref, elle est devenue ce
que vous la voyez aujourd'hui, c'est-à-dire un *chancre syphilitique*, un chancre syphilitique bien manifeste, avec son fond lisse
et verni, avec sa teinte chair musculaire, avec sa doublure indurée,
avec sa pléiade caractéristique. — Donc, Messieurs, vous avez là
sous les yeux une malade chez laquelle simultanément se trouvent
développés aujourd'hui, d'une part, des chancres simples et, d'autre part, un chancre syphilitique. — Inutile d'insister sur ce fait
qui est frappant, qui semble avoir été commandé à plaisir pour les
besoins de notre réunion de ce jour.

Il y a plus, Messieurs, —ceci toutefois devient tout à fait exceptionnel — les deux chancres peuvent non-seulement coexister
côte à côte sur le même sujet, mais aussi coexister sur le même
siège, au même point, *dans la même lésion*, se superposer l'un à
l'autre, si j'ose ainsi parler. On a vu de la sorte le chancre syphilitique s'inoculer sur un chancre simple, ou réciproquement le
chancre simple s'inoculer sur un chancre syphilitique. Et rien
d'étonnant à cela, rien que de très naturel. Le chancre en effet
est une plaie, et une plaie est une porte d'entrée ouverte à l'absorption d'un virus quelconque. Il est moins surprenant certes
de voir un chancre s'inoculer sur un chancre que de voir (ce qui

se produit chaque jour) un chancre s'inoculer sur une muqueuse saine.

A ce propos et comme confirmation je vous citerai le cas suivant :

Un jeune homme était affecté depuis quelques semaines d'un chancre syphilitique situé sur la verge, au niveau de la rainure du gland, chancre typique, doublé d'une induration cartilagineuse et flanqué d'une pléiade bi-inguinale caractéristique. Il commençait à guérir quand, dans cet état, il eut rapport avec une femme, laquelle à ce moment portait à la vulve trois chancres simples. Quelques jours plus tard il présentait à la verge des lésions nouvelles, à savoir un chancre simple du fourreau et plusieurs chancres simples du prépuce. De plus, l'ancien chancre s'était complètement métamorphosé d'aspect. De lisse, de plat, de rougeâtre qu'il était avant le dernier rapport, il était devenu creux, inégal, jaunâtre, ulcéreux; il s'était en outre notablement élargi. C'était d'aspect un chancre simple, et c'était bien en réalité un *chancre simple greffé sur un chancre infectant* dont subsistait l'assise indurée. Ici donc, sur le même siège, sur la même lésion, nous trouvions réunis et combinés, pour ainsi dire, le chancre syphilitique et le chancre simple.

Certes, de telles associations pathologiques sont rares, exceptionnelles même. Mais elles sont possibles, elles existent, et il faut les connaître.

Elles sont très rares chez l'homme. Elles le sont moins chez la femme; elles le sont moins encore chez les femmes d'une certaine classe, chez celles, par exemple, qui forment le public de nos salles. Cela se conçoit, et cette différence d'un sexe à l'autre a sa raison d'être. Car, somme toute, on court d'autant plus de chances de contracter plusieurs contagions dans un temps donné que l'on s'expose davantage, et, de toute évidence, les dangers de contamination sont en raison directe des contacts que l'on brave. Or, un homme, quelque ardent ou quelque vaillant qu'on le suppose, n'a jamais rapport dans l'espace de plusieurs semaines qu'avec un nombre de femmes limité; partant il ne s'expose qu'à un nombre limité de contagions. Une femme,

au contraire, qui fait commerce d'elle-même et qui vit de sa
beauté, a forcément rapport dans le même temps avec un nombre
d'hommes relativement considérable ; partant elle s'expose à un
nombre considérable de contagions. Une prostituée, par exemple,
voit plus d'hommes en un jour qu'un Lovelace de profession ne
voit de femmes en un mois. Il est donc tout naturel que les
femmes d'une certaine classe puissent rencontrer, dans un laps de
temps plus ou moins court, deux hommes affectés l'un de syphilis,
l'autre de chancres simples, et contracter de la sorte deux maladies qui évoluent simultanément. — Rationnellement cela doit
être ; de par la clinique cela est.

Ce n'est même pas seulement l'association de deux affections
vénériennes que l'on observe parfois chez la femme ; c'est l'association de trois, de quatre, de cinq de ces maladies. Nous voyons
ainsi de temps à autre arriver à nos consultations de malheureuses
filles sur lesquelles nous constatons simultanément : 1° la syphilis ;
— 2° des chancres simples ; — 3° l'uréthrite blennorrhagique ;
— 4° la vaginite ; — 5° des lésions variées du col ; — 6° de l'herpès ; — 7° des végétations ; — sans parler encore de la gale, des
pédiculi et autres agréments de même genre qui complètent le
tableau. Ces femmes sont, sans exagération, de véritables musées
de pathologie vénérienne et parasitaire.

Lorsque plusieurs affections vénériennes se trouvent ainsi réunies sur le même sujet, c'est grâce seulement à une analyse minutieuse des symptômes qu'on parvient à débrouiller ce chaos. Lorsque notamment les deux chancres coexistent sur la même malade,
il faut un examen des plus attentifs pour reconnaître une à une
les diverses lésions et les rattacher à tel ou tel type pathologique.
Cette tâche est toujours délicate, elle est souvent très ardue, très
difficile, surtout si les caractères objectifs des lésions sont déjà
modifiés.

L'essentiel, en pareil cas, est que l'attention soit éveillée sur
la possibilité d'une coïncidence ; l'essentiel est que le médecin soit
invité par quelque signe à soupçonner sur sa malade l'existence

de deux maladies. Or, comment peut-il être conduit à un tel soupçon? Le voici, d'une façon sommaire :

1° Par la réunion au même siège de lésions *disparates*, disparates par quelques caractères, quelques attributs opposés. Exemple : des lésions creuses, ulcéreuses, inégales de fond, abruptes de contour, à côté de lésions plates, érosives, unies, sans bords, etc.; — des lésions à base souple, molle, à côté de lésions à base résistante, indurée, etc.

2° Par l'*opposition de certains caractères cliniques*, appartenant ceux-ci à tel type morbide et ceux-là à tel autre type. Exemple : des chancres simples coexistant avec une pléiade; — des chancres simples reposant sur une base indurée, etc., etc.

Le soupçon une fois éveillé, c'est affaire ensuite à un examen clinique minutieux et approfondi d'analyser les caractères de chaque lésion observée isolément, de comparer ces caractères à ceux des lésions voisines, et de conclure soit à l'identité des accidents, soit à leur différence de nature, c'est-à-dire en d'autres termes, soit à l'existence d'une maladie unique, soit à la coïncidence de plusieurs maladies.

Notons-le bien toutefois, il est rare que des diagnostics de ce genre puissent, en l'espèce, être institués avec une sécurité parfaite. Ils réclament une expérience consommée. Et, quelque habile d'ailleurs que soit le médecin auquel ils incombent, ils demandent toujours, pour être acceptés sans conteste, à être confirmés soit par les données de l'inoculation, soit par le contrôle de l'évolution consécutive.

Au surplus, ce ne sont là, Messieurs, que des *raretés*, de la possibilité desquelles il est bon d'être prévenu, mais qui ne sauraient nous occuper davantage sans porter préjudice à d'autres questions plus essentielles que nous devons aborder aujourd'hui.

V

Après ces données générales sur la séméiotique du chancre, quelques mots seulement me restent à ajouter relativement au diagnostic de certaines localisations qu'affecte cet accident chez la femme, et qui sont en pratique l'occasion d'erreurs assez fréquentes.

I. — Sur le sein[1], le chancre sera facilement reconnu lorsqu'il siègera en dehors du mamelon. Vous savez, en effet, comment il se présente alors qu'il occupe le globe mammaire proprement dit. Il consiste, dans ce cas, en une érosion ou une papule érosive assez largement étalée, découverte ou encroûtée, arrondie ou ovalaire, reposant sur une base fortement parcheminée. Grâce à ces caractères, il ne saurait donner le change à un observateur quelque peu attentif. — Vient-il, au contraire, à affecter le mamelon et surtout à se circonscrire à la base même de cet organe, il offre alors des difficultés diagnostiques tout autres. Irrégulier de forme, souvent petit ou minime, fissuraire même parfois, masqué par une croûte, etc.; il peut être et il est fréquemment confondu avec des lésions vulgaires, telles qu'une gerçure, un furoncle, une érosion commune, un eczéma circonscrit, une morsure, ou un traumatisme quelconque résultant de l'allaitement. Il faut être prévenu, en effet, que souvent le chancre du mamelon se présente sous l'aspect d'un accident des plus bénins, des plus inoffensifs, et aussi des moins spécifiques comme attributs extérieurs, comme physionomie. Deux signes alors et deux signes seulement peuvent, avant les manifestations secondaires, attester la véritable nature de la lésion. Ce sont :

1° L'*induration*, laquelle est assez nette en général, toujours suffisante au moins, sinon pour permettre le diagnostic, du moins pour éveiller le soupçon ;

2° L'*adénopathie axillaire*, avec ses caractères de bubon aphlegmasique, dur, indolent, etc. ; l'adénopathie axillaire, qui confirme les données de l'induration, qui ne manque jamais, et qui constitue en somme le meilleur signe, le témoignage par excellence du chancre infectant mammaire. — Inutile d'ajouter qu'ici, en maintes circonstances, le diagnostic pourra tirer le plus utile profit de l'examen du nourrisson.

---

1. Voy. au musée de l'hôpital Saint-Louis (collection particulière de l'auteur), toute une série de chancres mammaires. — Pièces nos 110, 163, 223, 243, 348, 156, 275, etc.

II. — Bien plus délicat et plus difficile est le diagnostic du *chancre utérin.*

Tout d'abord, établissons nettement un fait : c'est que le chancre utérin, dès qu'il commence à se réparer (et vous savez s'il se modifie, s'il se répare hâtivement), *n'est plus possible à diagnostiquer.* Il n'offre plus alors, en effet, aucun signe qui permette de le différencier sûrement d'une plaie vulgaire, d'une de ces érosions qu'il est si fréquent de rencontrer sur le col. Il a déposé, si je puis ainsi dire, tous ses attributs de chancre, il a perdu toute physionomie propre, il n'est plus qu'une lésion commune. Le voyant pour la première fois, jamais ni vous ni moi ne le prendrions pour un chancre; jamais nous ne songerions qu'une érosion aussi banale d'aspect pût recéler un germe de spécificité[1]. Pour cet accident, d'ailleurs, le secours du bubon n'est plus à invoquer, car le bubon de ce chancre doit se faire, s'il se fait, dans les ganglions pelviens, et nous ne pouvons aller le chercher là. — Donc, pas de diagnostic possible du chancre utérin à l'époque où ce chancre a commencé à se déterger, à se modifier : voilà ce qui ressort de la pratique, voilà ce que démontrent toutes les observations dans lesquelles nous avons pu suivre ce chancre depuis sa période d'état jusqu'à ses phases ultérieures.

1. Tout au plus est-il, en certains cas, un soupçon à concevoir sur la nature spécifique de l'érosion d'après sa *configuration arrondie* et son *siège excentrique* par rapport à l'orifice du col. — Dernièrement, une jeune femme entrait dans cet hôpital pour quelques végétations vulvaires. En l'examinant au spéculum, nous découvrîmes sur le col utérin une érosion assez singulière, située sur la lèvre inférieure en dehors de l'orifice du museau de tanche, présentant une forme ovalaire bien accentuée, rougeâtre, superficielle et très nettement circonscrite. La forme, la situation, l'aspect général de cette lésion nous inspirèrent de forts soupçons, et nous diagnostiquâmes sous toutes réserves un *chancre infectant* du col à la période de réparation. Si ce diagnostic était fondé, les accidents secondaires ne devaient pas tarder à apparaître. Et, en effet, dix jours ne s'étaient pas écoulés que cette femme commença à se plaindre de lassitude générale, de douleurs de tête, d'accès fébriles nocturnes, de pleurodynie, avec sensibilité très vive à la pression d'une côte (*ostéalgie* ou *périostite costale*); puis une syphilide érythémato-papuleuse fit bientôt explosion. — Dans ce cas, donc, nous avons pu diagnostiquer ou, pour mieux dire, suspecter un chancre utérin d'après les seules considérations de la *forme* et du *siège excentrique* de la lésion. Mais de tels signes, il faut en convenir, sont bien équivoques et bien insuffisants pour fonder sur eux un jugement de quelque valeur. Il n'est pas que le chancre d'ailleurs qui revête sur le col la forme arrondie et qui affecte une situation excentrique par rapport à l'orifice utérin. J'ai vu plusieurs fois, et tout le monde a vu, des érosions inflammatoires communes se présenter sur le col avec une configuration plus ou moins cerclée, comme aussi siéger plus ou moins loin de l'orifice du museau de tanche, notamment sur les parties déclives de la lèvre inférieure.

Inversement, le chancre utérin, à sa période d'état, peut être diagnostiqué ou pour le moins suspecté dans la plupart des cas, grâce aux caractères cliniques qu'il affecte et que je vous ai décrits précédemment, grâce surtout à ses trois attributs : 1° de *lésion circonscrite;* — 2° de *lésion plate* ou plus souvent *papuleuse;* — 3° d'érosion à *teinte opaline,* grisâtre, gris bleuâtre, pseudo-membraneuse.

Encore dois-je bien spécifier que, même avec cet ensemble de caractères, même avec cet aspect en apparence si spécial, il offre de grandes difficultés diagnostiques et exige du clinicien la plus minutieuse attention, les plus expresses réserves. Nombre d'affections en effet peuvent le simuler, ou réciproquement; nombre de lésions, spécifiques ou vulgaires, peuvent être confondues avec lui, comme il peut être pris pour elles. Citons comme telles les syphilides muqueuses du col, l'herpès, les érosions de métrite muqueuse, le chancre simple, etc., sans parler même de certaines lésions encore indéterminées et innommées[1] que révèle souvent la pratique et sur le compte desquelles la science reste encore à faire.

Quelques mots sur les éléments du diagnostic différentiel à instituer entre le chancre et ces diverses affections.

I. — Je ne ferai que vous signaler pour l'instant les *syphilides du col.* Ce sont là des lésions très curieuses dont je me réserve de vous parler en leur temps. Ces syphilides, sous leurs formes érosives, ou papuleuses simulent parfois le chancre d'une façon telle qu'il est vraiment bien délicat, pour ne pas dire impossible, de les en différencier sûrement.

II. — L'*herpès utérin*[2] est une affection assez rare. Il constitue parfois sur le col des érosions plus ou moins larges, plates, super-

1. Ne serait-ce par exemple que cette lésion singulière et indéterminée qui se présente sur le col sous forme de petites taches blanches, pseudo-membraneuses, diphthéroïdes, et que certains médecins considèrent comme un *psoriasis* du col. — Voyez, comme exemple de cette lésion, une observation présentée à la Société des hôpitaux par mon collègue et ami le docteur Dumontpallier. — Deux pièces relatives à cette curieuse affection sont déposées au musée de l'hôpital Saint-Louis.
2. Voy. au Musée de l'hôpital Saint-Louis (collection particulière) les pièces n°s 54, 206, 4, 124, 211, 226, 34, 263, 165, etc.

ficielles, rougeâtres, ou rendues opalines par le détachement incomplet et la macération de l'épithélium. Sous cette forme, il se rapproche assez du chancre pour être confondu parfois avec lui. On l'en distinguera cependant, dans la plupart des cas, en tenant compte des deux particularités suivantes : 1° tracé *polycyclique* du contour de l'érosion (c'est là, comme vous le savez, l'attribut presque pathognomonique de l'herpès) ; — 2° existence fréquente, au pourtour de l'érosion principale, d'autres *érosions miliaires*, arrondies, circonscrites, de nature herpétique bien manifeste.

III. — Les érosions de *métrite muqueuse*, inflammaoire ont catarrhale, ont pour caractères habituels de rayonner de l'orifice utérin, de se prolonger surtout sur la lèvre inférieure du col, et de pénétrer le plus souvent dans la cavité cervicale. Elles sont rougeâtres, fréquemment granuleuses, et ne se revêtent que très rarement d'enduits grisâtres, pseudo-membraneux. Elles s'accompagnent communément d'un certain degré de tuméfaction du col, de douleurs utérines avec irradiations inguinales ou lombaires, d'écoulement catarrho-purulent, de troubles menstruels, etc. Ces divers attributs les différencient du chancre utérin, lequel s'irradie moins régulièrement de l'orifice du col, occupe même assez souvent une situation excentrique par rapport à cet orifice, ne se prolonge que très exceptionnellement dans la cavité cervicale, se présente sous forme d'une papule grise, opaline, et ne détermine ni douleur, ni suintement appréciable. — En pratique, toutefois, le diagnostic différentiel de ces deux ordres de lésions est moins facile qu'on ne serait tenté de le croire, et cela parce que, d'une part, ces divers signes ne fournissent parfois que peu d'indications précises ; parce que, d'autre part, le chancre du col est souvent associé à des lésions de métrite muqueuse, *greffé sur elles*, si je puis ainsi dire, et combiné avec elles de façon à fournir des symptômes mixtes, qui sont à la fois et ceux du chancre et ceux d'une affection vulgaire.

IV. — Comment enfin, sur le col, différencier le *chancre simple* du chancre syphilitique ?

Il est d'abord des cas faciles. Tels sont ceux où le chancre simple se présente sous la forme ulcéreuse en dessinant sur le col des entamures très circonscrites, plus ou moins profondes, à bords entaillés, à fond jaune, à suppuration crémeuse, etc. Tels se présentent encore ceux où les lésions sont multiples, multiples sur le col et au voisinage. Exemple cette belle pièce, où vous verrez des chancres simples typiques occuper d'une part le museau de tanche, au nombre de trois, et d'autre part la paroi inférieure du vagin au nombre de douze.[1] Ici l'erreur serait impossible, n'est-il pas vrai? De telles lésions sont bien sûrement et ne peuvent être rien autre que des chancres simples.

Mais il s'en faut que les choses se présentent toujours de la sorte. D'abord le chancre simple du col peut être unique; unique, soit parce qu'il occupe à lui seul la presque totalité du museau de tanche, soit parce qu'il s'est fusionné avec d'autres chancres voisins, de façon à ne plus constituer qu'une seule plaie au moment où on l'a sous les yeux. Ce chancre, en second lieu, *prend souvent sur le col la forme papuleuse*, particularité très intéressante, très peu connue, et particularité très insidieuse en ce qu'elle donne à la lésion l'aspect et la physionomie d'une papule secondaire, d'une papule spécifique. J'aurai longuement à insister sur ce point, quand je vous tracerai, dans une autre série de conférences, la symptomatologie du chancre simple sur les divers sièges qu'il est susceptible d'affecter.

Or, en pareille occurrence, quels signes peuvent être invoqués pour un diagnostic différentiel?

L'unicité de la lésion ne fournit qu'une donnée de peu de valeur, une présomption, et rien de plus. — L'étendue de la lésion n'a non plus qu'une signification très relative, car le chancre syphilitique du col, bien qu'habituellement restreint comme étendue, peut égaler comme proportions le chancre simple. — L'état de la surface et la coloration sont assurément de meilleurs signes. Le chancre simple, en effet, quoique souvent papuleux sur le col, offre parfois des *inégalités de surface*, des dépressions, des anfractuosités qu'on n'observe pas sur le chancre syphilitique. Sa coloration aussi est habituellement *jaune* plutôt qu'opaline, et

1. Musée de l'hôpital Saint-Louis, collection particulière, pièce n° 120. — Voy. aussi les pièces n°ˢ 194, 120, 218, 121, 127, 119, 196, 19, 116, 118, etc.

d'un ton plus vif, plus animé, plus *gai*, que la teinte gris pâle ou blanchâtre de ce dernier.

Toutefois, il faut en convenir, de pareils signes sont bien insuffisants en général, et le diagnostic resterait plus d'une fois incertain, si l'on n'avait pour l'établir que la seule considération des symptômes objectifs et si l'on se bornait à consulter la physionomie des lésions. Nombreux en effet sont les cas dans lesquels il n'existe entre le chancre simple et le chancre syphilitique du col que des différences d'aspect à peine appréciables, sur lesquelles on ne saurait baser un jugement. Pour vous en convaincre, Messieurs, veuillez examiner en détail, au musée de Saint-Louis, une des vitrines de ma collection particulière (Chancres utérins). Vous verrez là quelques spécimens de lésions qui, bien que très différentes comme nature (puisqu'il s'agit de chancres simples et de chancres infectants), sont néanmoins à peu près identiques comme caractères, comme attributs, comme particularités de symptomatologie objective.

Fort heureusement, en clinique, le diagnostic différentiel de ces deux lésions peut être souvent institué d'une façon indirecte par d'autres signes qu'il me reste à vous faire connaître.

Le meilleur de ces signes, le signe *pratique* par excellence, est tiré de l'examen de la région vulvaire.

S'agit-il d'un chancre syphilitique du col, de deux choses l'une : ou bien on ne trouvera rien à la vulve, et cette *absence d'accidents vulvaires* sera par elle seule un indice d'une grande valeur, car il n'est guère que le chancre syphilitique qui s'isole ainsi sur le col; presque invariablement, au contraire, le chancre simple du col s'accompagne d'autres chancres vulvaires de même espèce ; — ou bien on trouvera à la vulve d'autres chancres, mais quels chancres? Des chancres indurés, dont la nature syphilitique sera plus aisément constatable, et ceux-ci (à ne pas tenir compte de l'hypothèse exceptionnelle d'une double contagion) attesteront d'une façon presque indiscutable la nature syphilitique du chancre utérin.

A-t-on affaire inversement à un chancre simple du col : presque toujours, presque nécessairement, on rencontrera d'autres chancres de même espèce soit dans l'ampoule vaginale, soit surtout *à la vulve*. Or que signifieront ces chancres vulvaires? De même que dans le cas précédent, ils témoigneront que cette lésion est, comme eux, un chancre simple.

Voulez-vous un exemple clinique à l'appui de ce qui précède? Je puis vous le fournir immédiatement.

Cette jeune femme présente sur le col une lésion papuleuse, de l'étendue d'une pièce d'un franc environ, érosive, jaunâtre, légèrement excavée çà et là. D'aspect cette lésion ressemble assez bien au chancre simple du col sous son type le plus habituel; mais convenez que, si vous deviez vous en tenir à elle seule pour établir un diagnostic, vous pourriez conserver quelques doutes. Or, maintenant examinez la vulve. A la fourchette vous voyez une large ulcération, creuse, à bords déchiquetés, à fond irrégulier, jaune, à base souple; nul doute, ceci est bien un chancre simple. Sur les grandes lèvres et au périnée vous constatez encore d'autres lésions qui de toute évidence sont des chancres de même nature. N'êtes-vous pas rassurés actuellement, Messieurs, sur votre premier jugement? Ces chancres de la vulve ne vous ont-ils pas pleinement édifiés sur la nature de l'accident du col? Et que voulez-vous de plus confirmatif en l'espèce pour légitimer votre diagnostic, pour le confirmer?

Donc, dans la plupart des cas, l'état de la vulve, c'est-à-dire ou bien l'absence d'accidents vulvaires ou bien la présence à la vulve d'accidents de nature plus aisément déterminable, éclairera sur la qualité de la lésion utérine et permettra de porter sur cette dernière un diagnostic sûr, d'une précision rigoureuse [1].

L'inoculation, en dernière analyse, pourrait être invoquée pour lever tous les doutes. Mais il est bien rare qu'elle soit nécessaire, et voici pourquoi. Si le chancre du col est d'essence syphilitique, l'absence d'accidents vulvaires est significative par elle-

1. Le tableau suivant résume la caractéristique différentielle des deux chancres sur le col utérin.

Signes équivoques.	CHANCRE SYPHILITIQUE :	CHANCRE SIMPLE :
	I. Habituellement *unique* sur le col, très rarement multiple.	1. *Unique* ou *multiple* (souvent *unique* par *fusion* de plusieurs chancres voisins).
	II. Habituellement *restreint* comme étendue.	II. Souvent *assez étendu*.

même et dispense presque d'avoir recours à la lancette. Ce chancre est-il de nature simple, au contraire, c'est la nature qui presque toujours se charge de l'inoculer à la vulve, et il serait superflu d'ajouter une inoculation de plus à celles qui déjà se sont produites spontanément.

Résumons cet exposé en disant :

1° Que le diagnostic différentiel du chancre simple et du chancre syphilitique sur le col utérin reçoit peu d'indications significatives du siège, de la forme, de l'étendue, du nombre même des lésions, etc. ;

2° Que des signes déjà meilleurs lui sont fournis par les considérations tirées de la *teinte* des lésions et de *l'état de leur surface;*

3° Que ce diagnostic enfin trouve sa confirmation et son meilleur élément dans l'*examen de la vulve* et la *nature des accidents vulvaires concomitants.*

CHANCRE SYPHILITIQUE :	CHANCRE SIMPLE :
III. Toujours *érosif* ou *papulo-érosif;* — jamais ulcéreux.	III. Parfois *ulcéreux*, entaillé; — souvent aussi papuleux; — quelquefois *inégalités de surface*, dépressions, anfractuosités.
IV. Offrant une teinte *opaline*, grise, pseudo-membraneuse.	IV. Offrant une coloration *jaune* ou *jaunâtre*, d'un ton plus vif, plus animé, plus gai que la teinte gris sombre du chancre syphilitique.
V. Coïncidemment, à *la vulve :* ou bien *absence de toute lésion;* — ou bien *chancres syphilitiques.*	V. Coïncidemment : *à la vulve*, et cela d'une façon presque infaillible, *chancres simples* plus ou moins nombreux. En certains cas même, chancres simples dans l'ampoule vaginale, au voisinage du col.

Signes de probabilité. / *Signes certains.*

(Réserve faite pour le cas possible, mais très exceptionnel, d'une double contagion.)

| VI. *Auto-inoculation* négative. | VI. *Auto-inoculation* reproduisant un chancre simple. |

NEUVIÈME LEÇON.

PÉRIODE SECONDAIRE.—DE L'ÉTAT GÉNÉRAL DURANT CETTE PÉRIODE.

SOMMAIRE. — Deuxième incubation ou période muette succédant au chancre et préludant à l'explosion des symptômes secondaires. — Durée habituelle de cette période. — Variétés.

Manifestations consécutives. — Quels caractères les différencient des phénomènes primaires ? — 1° Caractère chronologique de lésions postérieures au chancre; — 2° Caractère clinique de phénomènes disséminés, généralisés.

Méthode chronologique présidant à l'évolution de ces manifestations consécutives. — De ces manifestations, les unes sont naturellement appelées à se produire de bonne heure, d'autres plus tard, d'autres plus tard encore. — Différentes chronologiquement, les manifestations de divers âges diffèrent encore entre elles par d'autres caractères, caractères de siège, de forme, de gravité, etc.

Nécessité d'une *classification* à introduire dans les symptômes multiples de la maladie. — Essais d'une époque éloignée. — Classification de M. Ricord. — En dépit des reproches qu'on peut lui adresser, cette dernière classification, modifiée dans quelques-uns de ses termes, est très suffisante en pratique, et surtout très conforme à l'esprit de la maladie. — Division de la syphilis en trois étapes ou périodes : période *primitive;* — période *secondaire;* — période *tertiaire.* — Caractères des accidents propres à chacune de ces périodes.

Début de la période secondaire. — Chez l'homme l'entrée dans la période secondaire se fait en général d'une façon uniforme et inconsciente; chez la femme elle est *plus complexe* et *moins larvée.* — Quels accidents la signalent le plus habituellement?

Coup d'œil d'ensemble sur la période secondaire. — La syphilis se borne-t-elle, comme on l'a dit, à n'affecter que les tissus superficiels pendant cette période? — Vieille erreur à réformer à ce sujet. — La syphilis, même jeune, même secondaire, peut influencer tous les tissus, tous les organes. — Elle est même aussi souvent *viscérale* à cette époque qu'à la période tertiaire.

Revue rapide des accidents qui composent la période secondaire. — Différences d'un sexe à l'autre sur ce point. — Trois ordres de phénomènes, sans être spéciaux à la femme, s'observent chez elle d'une façon bien plus commune que chez l'homme, à savoir : 1° *Douleurs*. Il est habituel que la femme *souffre* plus que l'homme de la syphilis secondaire; — 2° *Troubles nerveux;* — 3° *Troubles généraux*. — La syphilis s'en prend plus souvent à la *santé* chez la femme que chez l'homme. — Quatrième ordre d'accidents spéciaux à la femme : troubles utérins, avortement, etc. — En somme, la période secondaire est, dans le sexe féminin, bien *plus complexe* et *plus viscérale* que chez l'homme.

De l'état général des femmes syphilitiques pendant la période secondaire. — A ce point de vue, variétés et même dissemblances entre les diverses malades. — Tolérance absolue de certaines femmes pour la syphilis. — Pour d'autres, la syphilis crée à des degrés divers un véritable état de maladie. — Comment la santé est-elle atteinte par la syphilis? — Deux modes d'influence de la diathèse sur l'état général : 1° Type *chloro-anémique*. Ses caractères. — 2° Deuxième type : *Asthénie* ou *langueur* syphilitique. — Quels symptômes constituent ce type et le différencient du précédent? — Asthénie générale de l'organisme. — Asthénie spéciale de chaque fonction.

La débilitation générale qu'apporte la syphilis dans l'organisme peut être grave de deux façons : 1° grave par elle-même; — 2° grave par ses conséquences indirectes. — Elle diminue la résistance de l'individu aux causes morbifiques qui peuvent l'atteindre. — Elle excite ou favorise le développement de certaines diathèses, de certains germes morbides en puissance : scrofule, tuberculose, dartre, herpès, etc; — Incitation fréquente de la scrofule sous l'influence de la vérole. — De la phtisie d'origine syphilitique. — La vérole devient surtout grave dans le cas où elle agit sur l'organisme de façon à le déprimer, à l'appauvrir. — Sur quelles bases doit être formulé le pronostic véritable de la maladie?

Conséquence pratique : nécessité de traiter la vérole non pas seulement pour elle-même, mais en prévision des dangers *indirects* auxquels elle expose.

Messieurs,

Le chancre et le bubon, que je vous ai décrits jusqu'ici, composent ce qu'on appelle la *syphilis primitive*.

Ainsi que je vous l'ai dit dans l'une de nos précédentes Conférences, ces deux accidents restent pour un certain temps les *seules* manifestations par lesquelles se traduit la maladie. Pour un certain temps rien autre ne se produit, rien autre n'accuse la présence du virus dans l'organisme.

Puis, au delà de ce temps, se fait une explosion d'autres phénomènes morbides, dits accidents *généraux* ou *constitutionnels*. — Ainsi procède, comme nous l'avons vu, la diathèse syphilitique.

Or, avant d'aborder l'étude de ce second ordre d'accidents, une question se présente à résoudre : quelle est exactement la *durée* de cette période silencieuse qui s'étend depuis l'éclosion du chancre jusqu'à l'apparition des symptômes conséculifs?

On a beaucoup discuté à ce propos. Sans m'arrêter à vous reproduire de longs débats, je vous dirai simplement que, de l'aveu de la plupart des syphiliographes contemporains :

1° La durée moyenne de cette période est de *quarante à cinquante jours*, au moins le plus habituellement;

2° Cette durée peut osciller entre certaines limites, s'abaisser de quelques jours, d'une semaine ou deux tout au plus, ou s'élever au contraire dans une proportion quelque peu supérieure.

Pour ma part, il résulte de mon observation personnelle que la durée de cette *seconde incubation* (c'est ainsi qu'on appelle ce stade intermédiaire au chancre et aux accidents généraux) est en moyenne de 45 jours. Je l'ai vue descendre à 40, à 35; je l'ai vue monter à 50, 55, 60. Elle ne m'a guère paru que très exceptionnellement subir, dans un sens ou dans l'autre, d'écarts plus considérables.

Donc, le plus habituellement, c'est un stade de *six à sept semaines* qui s'interpose entre l'éclosion du chancre et la première apparition des accidents généraux. Et ce stade, je le répète encore, n'est marqué par la production d'aucun phénomène morbide intercalaire.

Après cette période en quelque sorte muette, après ce temps de repos apparent, la maladie reprend son essor et s'accuse par une série plus ou moins nombreuse de manifestations.

Ces manifestations *consécutives*, vous savez déjà, Messieurs, ce en quoi elles diffèrent toutes, quelle qu'en soit la forme, des symptômes primitifs et du chancre notamment, qui est l'accident principal, essentiel, de la période primitive. En deux mots je vais vous le rappeler.

D'abord elles sont *consécutives*, par rapport au chancre; elles lui sont *postérieures* chronologiquement; elles ne se manifestent jamais qu'après lui, à sa suite. Cela est fatal, et jamais cet ordre d'évolution n'est interverti. Jamais on ne voit, par exemple, la syphilis débuter par des symptômes généraux pour aboutir plus tard à un chancre. Cela n'est pas dans la nature, cela ne peut être, pas plus qu'on ne voit en botanique la fleur succéder au fruit.

En second lieu, ces manifestations consécutives diffèrent essentiellement de l'accident primitif en ce qu'elles ne sont plus localisées comme lui en un point, au point même où s'est exercée la contagion. Tout au contraire elles jouissent et elles n'abusent que trop du privilège de se *disséminer partout*, de s'étendre partout. Tandis que le chancre n'a que le droit de se produire en un point et *semble* réduit au rôle de lésion locale, celles-ci inversement ont la faculté de se répandre en tout lieu, dans tous les départements de l'organisme, à la surface comme dans la profondeur de l'être vivant.

Voyez donc quelle différence de caractères distingue ces deux ordres de phénomènes morbides, le premier constitué par une lésion d'apparence toute *locale*, le second par une série de déterminations éparpillées dans l'économie, semblant témoigner et témoignant en effet d'une infection *générale*.

Or les manifestations consécutives de la vérole, qui sont — vous le savez de reste, Messieurs, — essentiellement multiples et variées de formes, de caractères, de localisations, etc., peuvent-elles se produire indistinctement dès que la carrière leur est ouverte, pour ainsi parler, c'est-à-dire dès que la période intercalaire qui sépare le chancre des accidents généraux se trouve épuisée? Et le cinquantième jour d'une syphilis, par exemple, peut-il *indifféremment* être signalé par l'éclosion d'un de ces accidents *quelconques*, d'une roséole ou d'une exostose, d'une papule muqueuse ou d'une gomme? Non, Messieurs, non. Sur ce point l'observation s'est prononcée, et nous savons aujourd'hui d'une façon certaine que, loin d'être livrée au hasard, l'évolution des divers phénomènes qui composent la syphilis consécutive est soumise à une véritable *méthode chronologique*. Nous savons que parmi ces phénomènes il en est qui sont appelés à se produire de bonne heure, d'autres plus tard, d'autres plus tard encore, et que tous, quels qu'ils soient, *ont leur temps marqué*, leur date propre dans le calendrier de la vérole. Pour parler sans figure, de ces accidents les uns ont pour caractère de succéder au chancre à bref délai, à courte échéance, dès les premiers mois de la maladie; — d'autres ne viennent qu'à la suite de ceux-là et ne font guère leur apparition que vers la fin de la première année ou dans le cours de la seconde; — d'autres enfin tiennent l'arrière-garde et ferment la marche, ne se produisant qu'à un âge avancé de la diathèse, lorsque cette diathèse a vieilli, lorsqu'elle compte pour le moins plusieurs années d'existence.

De plus, une observation attentive de la maladie, pénétrant les caractères de ces divers accidents précoces ou tardifs, démontre cet autre fait, à savoir : que ces accidents ne diffèrent pas seulement entre eux par leur coordination chronologique; — qu'ils diffèrent aussi et surtout par le siège qu'ils affectent, par la forme morbide sous laquelle ils se présentent, par leur physionomie, leur allure, leurs caractères généraux; — qu'ils ne diffèrent pas moins par leur gravité intrinsèque; — qu'ils diffèrent même enfin par l'influence curative qu'exercent sur eux les divers agents de la médication antisyphilitique.

Aussi s'est-on préoccupé de tout temps — et cela devait être — de *classer* ces accidents, de les distribuer en groupes naturels suivant leurs affinités réciproques et surtout suivant l'ordre dans lequel ils se succèdent. De nombreux essais ont été faits dans ce sens, même à une époque très éloignée de nous [1]. Il n'entre dans

---

1. Citons comme exemple le remarquable passage suivant, emprunté à Thierry de Héry :

« Les symptômes ou accidents communs de cette maladie (maladie vénérienne ou vérolle) sont plusieurs, desquels *les uns précèdent, les autres suivent, les autres surviennent*. Ceux qui précèdent sont ulcères de diverse nature en la verge, ardeur d'urine ou pisse-chaude, bubons ou poulains..., lesquels servent quasi d'*avant-coureurs*. Les autres que nous appelons *suivans* ou *consécutifs* sont pustules et ulcères naissants par tout le corps, principalement aux parties honteuses, au siège, à la bouche, à la gorge, à la teste, au front et aux émonctoires. Pareillement cheute de poil, communément dite pelade, douleurs articulaires, souvent mobiles aussi, mais peu souvent tophes ou nodositez. Les derniers, que nous appelons *survenans* ou extraordinaires..., sont douleurs fixes de toute la teste ou d'une partie d'icelle, des bras, des jambes, principalement avec nodositez, où souvent sont les os cariez et corrompus, ulcères virulents et phagédéniques, communément dits ambulatifs, scissures ou dartres aux mains, pieds et autres parties du corps, vice provenant de chacune des concoctions avec marasmation et amaigrissement d'iceluy, etc... » (*La méthode curatoire de la maladie vénérienne vulgairement appelée grosse vérolle*, p. 133)

mon sujet ni de les reproduire ici, ni d'en établir la critique. Qu'il me suffise de vous dire simplement ceci : De toutes les classifications qui ont été proposées, aucune à coup sûr n'est parfaite, et je crois qu'il ne saurait en exister jamais qui soit parfaite, parce que l'absolu n'est guère dans la nature vivante et moins encore dans la nature malade. Mais il en est une très simple qui, sans échapper à des critiques légitimes, réalise cependant ce que nous cherchons *en pratique*, c'est-à-dire une appréciation d'ensemble des diverses étapes de la vérole. Cette classification, qui non seulement est devenue classique aujourd'hui, mais qui a passé dans la langue commune, vous la connaissez déjà, Messieurs; elle est due à M. Ricord, et elle partage ainsi l'évolution totale de la diathèse :

I. — Période primitive : chancre, avec son satellite fidèle, le bubon. — Cette période est celle dont nous avons traité jusqu'à présent.

II. — Période secondaire, constituée par l'ensemble des accidents qui succèdent au chancre à courte échéance (c'est-à-dire dans le cours des premiers mois, de la première, de la seconde ou au plus de la troisième année), et qui ont pour caractère habituel de n'intéresser les tissus que d'une façon superficielle et relativement bénigne.

III. — Période tertiaire, constituée par les accidents qui ont pour habitude de ne se manifester qu'à un âge plus ou moins avancé de la maladie, et pour caractère d'intéresser les tissus d'une façon profonde et grave.

Je vous le répète, cette classification est passible d'objections nombreuses; mais, telle qu'elle est, telle que je viens de la formuler (après avoir pris soin d'en élaguer certains caractères[1] que

---

Voyez de même Jacques de Béthencourt (*Nouveau carême de pénitence*), Jean de Vigo, etc... — Je crois avoir montré dans ma *Collection des anciens syphiliographes* que la hiérarchie qui préside à l'évolution des diverses manifestations de la maladie n'avait pas échappé aux premiers auteurs qui virent éclore et décrivirent le mal français.

1. M. Ricord, par exemple, donnait comme caractère de la période primitive d'être la seule à recéler le *virus inoculable;* — et comme caractère de la période secondaire de n'*affecter que les tissus superficiels*, la vérole tertiaire ayant pour attribut opposé d'*affecter les tissus profonds*.

Or, ce sont là des erreurs que la science actuelle a réformées. Elles ne sauraient

M. Ricord y avait introduits à tort autrefois), je la crois très suffisante aux besoins de la pratique et surtout très conforme à l'*esprit* général de la maladie. Il est positif, en effet, Messieurs, que la syphilis consécutive procède de la façon suivante : *d'abord*, par des manifestations qui sont ou bien de simples troubles fonctionnels ou bien des lésions n'intéressant les tissus que d'une façon superficielle et relativement bénigne; — *plus tard*, par des accidents qui affectent les parties d'une façon plus profonde, plus sérieuse, plus importante organiquement, et en somme bien plus grave. — Souvent même de l'un à l'autre de ces deux derniers stades de la syphilis, stade secondaire et stade tertiaire, il existe un contraste si prononcé, voire une opposition si manifeste, que le troisième semble véritablement, par rapport au second, *constituer une autre maladie*. Le mot est de Hunter et n'a rien, je crois, d'exagéré.

Or cette opposition, ce contraste, se trouve représenté dans la classification de M. Ricord par les termes mêmes de période *secondaire* et de période *tertiaire*. Conservons donc ces termes expressifs, imagés, simples et commodes en pratique; conservons-les comme traduisant d'une façon générale une évolution morbide que légitimera l'exposé qui va suivre; conservons-les enfin parce qu'ils sont dans la bouche de tout le monde et qu'ils sont compris de tout le monde dans leur juste acception, en dépit même des légitimes critiques qui pourraient leur être opposées.

II

C'est, vous le savez, Messieurs, à l'étude des accidents qui composent la période secondaire de la syphilis que seront consacrées

en conséquence figurer dans la caractéristique des diverses étapes de la syphilis, et je les ai soigneusement élaguées de la classification qu'on vient de lire.

D'une part, en effet, il est acquis aujourd'hui que le « virus inoculable » est aussi bien contenu dans les accidents secondaires que dans le chancre. Et d'autre part, il est tout aussi certain que la syphilis secondaire ne borne pas son action « aux tissus superficiels ». Comme on le verra par ce qui va suivre, elle étend souvent ses manifestations aux systèmes *profonds;* elle est même tout aussi *viscérale*, d'après moi du moins, que la vérole tertiaire.

nos Conférences de cette année. Dès aujourd'hui nous allons
aborder cette étude.

Pour l'inaugurer, une première question se présente naturellement à notre examen, c'est la suivante : quels phénomènes traduisent originairement la période secondaire, quels symptômes
accusent le *début* même de cette période?

Chez l'homme, dans la presque totalité des cas, c'est une *éruption* qui marque l'entrée dans le stade secondaire, éruption accompagnée ou non de quelques phénomènes généraux habituellement légers (douleurs de tête, douleurs vagues dans les membres,
courbature, malaise, etc.), mais éruption constituant presque
toujours à ce moment précis le phénomène essentiel, principal,
prédominant. De telle sorte — remarquez ceci, Messieurs, —
que chez l'homme le début même de la période secondaire se
fait en général d'une façon *uniforme* et *inconsciente :* uniforme,
puisque c'est presque invariablement un même symptôme qui
se présente à l'observation; — inconsciente, puisque ce symptôme, sinon unique, du moins prédominant, se produit à l'insu
des malades, sans qu'ils en soient avertis par aucun phénomène qui s'y rattache, qui le traduise d'une façon expressive et
significative [1].

Chez la femme, inversement, l'entrée dans la période secondaire est en général *plus variée* comme accidents et *moins latente*,
moins inconsciente, moins larvée, si je puis ainsi dire. Sans doute,
c'est bien encore, comme chez l'homme, une éruption qui la signale le plus habituellement. Mais, d'une part, cette éruption ne se
présente guère isolée; d'autre part, elle ne constitue que rarement le phénomène majeur, prédominant. Loin de là, elle est presque toujours *primée* comme importance par d'autres accidents

---

1. Ainsi que je le dirai dans une des leçons qui vont suivre, la *roséole*, par laquelle
se traduit habituellement chez l'homme l'entrée dans la période secondaire, est
le plus souvent *ignorée* des malades, du moins à son début. Elle se produit en
tout cas d'une façon absolument inconsciente, sans douleur, sans prurit, sans aucun
phénomène propre à appeler l'attention sur elle. Aussi le médecin la montre-t-il plus
souvent aux malades que les malades ne la lui montrent. C'est là un fait d'observation courante, journalière, qui ne saurait être contesté.

multiples et variés, qui fixent bien plus l'attention de la malade, qui souvent même sont *les seuls* qu'elle accuse, les seuls pour lesquels elle réclame l'assistance du médecin.

Quels sont donc ces accidents? Le voici :

1° Fort souvent une *céphalalgie* assez vive, plus vive qu'on ne l'observe en général chez l'homme; — céphalalgie singulière par ce fait qu'elle se manifeste de préférence vers le soir, vers la tombée du jour, sur les cinq à six heures de l'après-midi.

2° Très souvent aussi, un état de *malaise* fortement accusé : courbature, lassitude, brisement des membres; aptitude moindre au travail; inappétence; langueur vague qui étonne les malades, qu'elles ne savent comment définir et qu'elles traduisent en vous disant : « Je ne sais ce que j'ai, mais je me sens toute drôle; je sens quelque chose d'extraordinaire en moi; je crois que *je vais tomber malade*. » Cet état de malaise, ce sentiment intime d'*imminence morbide*, n'existe pas ou ne se rencontre pas certainement au même degré chez l'homme.

3° Fréquemment encore, *douleurs localisées*, assez variables comme siège et comme intensité : douleurs vagues dans les membres, dans les épaules, dans les genoux, dans les articulations ou les masses musculaires; — douleurs névralgiformes dans la tête, dans une moitié de la tête, dans les oreilles, etc.; — points pleurodyniques; — point sternal, avec sensation d'étouffement, etc.

4° Parfois, *état nerveux;* « agacement général des nerfs »; — spasmes, vapeurs; — ou bien palpitations, *accélération insolite des battements du cœur*, sans chaleur, sans fièvre; — ou bien vertiges, étourdissements.

5° D'autres fois, *frissons* fugaces, se répétant de temps à autre; refroidissements partiels; — ou bien bouffées de chaleur, sensations passagères de fièvre, accès fébriles, etc.

6° D'autres fois encore, mais exceptionnellement, phénomènes nerveux assez bizarres : cardialgie; — tympanisme; — excitation morbide de l'appétit; — tremblements légers et intermittents des membres, des mains spécialement, etc.

De sorte qu'en définitive, et sans parler d'autres symptômes plus rares que l'impressionnabilité féminine ajoute parfois à ce tableau, l'explosion de la syphilis secondaire se fait généralement chez la femme par des manifestations plus multiples, plus variées et plus intenses que chez l'homme. De sorte, en un mot, qu'elle est moins uniforme, plus complexe, plus *accidentée* que chez l'homme ; et j'ajouterai aussi *moins inconsciente,* moins larvée, car les accidents que nous venons de passer en revue, comme exorde habituel de cette période, sont, ou bien des phénomènes douloureux qui, par leur caractère même de douleur, ne sauraient passer inaperçus, ou bien des troubles fonctionnels qui, sans avoir de signification précise, sont cependant de nature à éveiller l'attention et à témoigner d'un état morbide de l'organisme.

Telle s'annonce en général la période secondaire chez la femme. En général, ai-je dit, et non pas toujours invariablement. Car l'irrégularité est le propre de la nature féminine, et vous rencontrerez parfois certaines malades chez lesquelles les divers symptômes que nous venons de signaler ne seront guère plus accentués que chez l'homme ou même sembleront faire complètement défaut.

III

Voilà la période secondaire inaugurée, ouverte, pour ainsi dire ; des accidents nombreux vont alors surgir. Ces accidents, quels sont-ils ? quel en est le siège, quelle en est la forme habituelle, quels en sont les caractères généraux ? Avant d'aborder les descriptions spéciales, permettez-moi, Messieurs, d'esquisser en quelque sorte le programme de ce qui va suivre et de jeter un coup d'œil d'ensemble sur la scène pathologique à laquelle nous allons assister.

C'était, il y a peu de temps encore, une opinion généralement admise et patronnée par les maîtres de l'art, que la syphilis a pour habitude de « *procéder de la périphérie au centre* », c'est-à-dire d'affecter d'abord les parties extérieures, tégumentaires, de se limiter pour un temps à cet ordre de parties, puis de pénétrer ensuite, de plus en plus profondément, dans l'organisme pour envahir les tissus intérieurs, les viscères, les parenchymes. « Les parties profondément situées, disait-on avec Hunter, manifestent l'action syphilitique plus tard que les parties superficielles[1]. » Lorsque avec les doctrines de M. Ricord la division de la syphilis en périodes secondaire et tertiaire fut importée dans la science, les idées communément admises sur l'évolution de la maladie ne furent que d'autant plus confirmées, et l'on continua à représenter la syphilis secondaire comme se limitant d'une façon presque exclusive aux parties superficielles, tandis que la syphilis tertiaire restait seule capable d'intéresser les organes profonds.

Or, une telle opinion n'est plus conforme avec ce que nous ont appris les progrès de la science. Ce partage de la syphilis en deux séries successives d'accidents, les uns *périphériques* et les autres *profonds,* ne saurait plus être admis de nos jours. Il est acquis actuellement que la syphilis, même jeune, peut porter ses manifestations sur les systèmes intérieurs. Je vous démontrerai par ce qui va suivre que la période secondaire de la diathèse n'est pas moins *viscérale* que la période tertiaire. Je vous décrirai dans ce stade de la maladie quantité de troubles morbides intéressant les organes splanchniques, le tube digestif, le foie, les nerfs, l'axe cérébro-rachidien, voire le système ganglionnaire, le cœur, les vaisseaux, l'utérus, etc.

Et comment, en vérité, pourrait-il en être autrement, Messieurs? Comment une maladie d'essence aussi générale que la syphilis, une maladie qui, du premier coup, prend possession de tout l'être, pourrait-elle borner ses manifestations à un seul système ou à un seul ordre de systèmes, en laissant indemnes tous les autres appareils? Vous représentez-vous bien un syphilitique qui serait syphilitique par sa peau et par ses muqueuses, sans l'être par tout son corps et dans toute sa substance? A priori, cette singulière scission de la diathèse en deux étapes successives, intéressant, l'une les parties extérieures et l'autre les parties pro-

---

1. Traité de la syphilis, trad. de Richelot, première édition, p. 539.

fondes, est contraire à tout ce que nous enseigne la pathologie à propos des affections générales, des empoisonnements, des états constitutionnels, etc. En fait, cela n'est pas. *Le syphilitique est syphilitique d'emblée par tous ses organes, par toutes les parties de son individu, et cela en profondeur comme en surface.* Aussi les fonctions splanchniques peuvent-elles aussi bien être compromises à un âge jeune encore de la maladie que dans un stade plus avancé ; aussi, je vous le répète, la syphilis secondaire peut-elle être et est-elle, en réalité, tout aussi *viscérale* que la syphilis tertiaire.

Au total, de quoi se compose donc cette période secondaire que nous nous préparons à étudier ?

La réponse à cette question va faire surgir d'un sexe à l'autre de notables et importantes différences, bien essentielles à connaître et à préciser.

Chez l'homme, dans un cas moyen, la syphilis secondaire consiste à peu près en ceci :

Des lésions du système cutané et de ses annexes (syphilides, alopécie, onyxis, etc.) ; — des lésions du système muqueux (syphilides muqueuses) ; — des adénopathies ; — quelques phénomènes douloureux de sièges divers (céphalée, douleurs dites rhumatoïdes du système locomoteur, névralgies ou douleurs névralgiformes, généralement assez légères ou peu fréquentes).

Ajoutez à cela quelques accidents plus éventuels (tels que troubles généraux, phlegmasies oculaires, périostites, ictère, paralysies partielles, etc.), et vous aurez le bilan à peu près complet d'une syphilis secondaire chez l'homme, d'une syphilis d'ordre moyen, je le répète, et d'observation courante, comme on en rencontre chaque jour en pratique.

Or, parallèlement, voyons de quoi se compose la syphilis secondaire chez la femme :

Elle se compose : d'abord, des accidents précités, qui existent chez la femme au même degré et avec la même fréquence que chez l'homme ; — en second lieu, de trois ordres de phénomènes qui,

sans être spéciaux à la femme, s'observent chez elle d'une façon
bien autrement commune que chez l'homme, qui constituent même
ce qu'on pourrait appeler le fond d'une syphilis secondaire dans
le sexe féminin, à savoir :

1° Des phénomènes douloureux, des *douleurs;*

2° Des *troubles nerveux;*

3° Des *troubles généraux.*

Spécifions.

I. Des *douleurs,* ai-je dit en premier lieu. — Soit, en effet,
qu'elles dérivent du système nerveux, soit qu'elles aient leur origine dans d'autres systèmes, les douleurs secondaires de la vérole
sont bien plus fréquentes, bien plus intenses, bien plus variées
chez la femme que chez l'homme. D'une façon générale, on peut
poser en principe que la femme *souffre* plus et plus souvent que
l'homme de la syphilis secondaire.

II. En second lieu, des *troubles nerveux.* — Sans aucun doute,
encore, les troubles nerveux de la syphilis secondaire sont infiniment plus fréquents, plus accusés, plus multiples comme forme,
dans le sexe féminin que dans le nôtre. Chez l'homme, assurément, on observe bien à cette période de la diathèse quelques
désordres dérivant du système encéphalo-rachidien; mais cela
n'est en rien comparable à ce qui se produit ou à ce qui peut se
produire chez la femme, au même stade de la maladie. Chez la
femme, en effet, la syphilis a pour habitude d'éveiller la susceptibilité du système nerveux; souvent elle la surexcite d'une
façon désordonnée; parfois même elle apporte dans ce système
une perturbation extraordinaire, au point que sur certaines
malades on voit s'abattre au moment de la période secondaire
une véritable nuée d'accidents nerveux : névralgies, douleurs
névralgiformes, troubles de sensibilité, analgésie, névroses de
tout genre, spasmes, vapeurs, vertiges, accès hystériformes,
voire épileptiformes, etc. ; — troubles de motilité, contractures,
paralysies partielles; — troubles du système ganglionnaire, refroidissements, frissons, algidités périphériques, sueurs, accès
fébriles; — troubles nerveux de divers appareils : étouffements,
dyspnée, palpitations cardiaques, irrégularités du pouls ; — gastralgie, boulimie, entéralgie, etc.; — tous phénomènes qu'on re-

chercherait vainement chez l'homme, ou qui ne se produisent chez lui qu'à l'état rudimentaire.

III. En troisième lieu, *troubles généraux*. — Ce qu'on observe enfin chez la femme, et cela d'une façon bien plus commune que chez l'homme, ce sont des troubles généraux, ce sont des désordres complexes qui modifient la santé, la physionomie, l'habitus, la façon d'être de l'individu. Il n'est pas douteux que la syphilis s'en prenne plus souvent *à la santé* chez la femme que chez l'homme, et qu'elle constitue chez elle plus souvent que dans notre sexe un état véritable de maladie. La femme, très positivement, est *plus malade* que l'homme du fait de la vérole. — Dès aujourd'hui je justifierai cette proposition à vos yeux.

Joignez à cela, pour compléter ce tableau de la syphilis secondaire chez la femme, certains accidents qui sont nécessairement *spéciaux* au sexe féminin et qui ne laissent pas en certains cas de comporter une certaine gravité, à savoir : des troubles utérins, des désordres menstruels assez variés, certains phénomènes morbides se reliant à la gestation, et par-dessus tout l'*avortement*, l'avortement syphilitique, conséquence si fréquente de l'infection secondaire.

Telle est en abrégé, Messieurs, la période secondaire chez la femme.

De sorte qu'en somme, comme déjà vous pouvez en juger par ce parallèle très rapide et très sommaire, la période secondaire se présente chez la femme bien plus chargée de manifestations que chez l'homme, et aussi bien plus féconde en cet ordre d'accidents qu'on appelait autrefois intérieurs, c'est-à-dire splanchniques. De sorte qu'en définitive cette période est, dans le sexe féminin, à la fois bien plus *complexe* et plus *viscérale* que chez l'homme.

C'est ce dont vous convaincra pleinement, je l'espère, la série des Conférences qui vont suivre.

IV

Puisque les troubles généraux occupent une si large place dans la syphilis secondaire de la femme, peut-être ne sera-t-il pas inopportun d'étudier ces troubles en première ligne, avant d'entreprendre l'exposé des accidents spéciaux à tel ou tel système. Mettons donc en scène immédiatement la femme syphilitique, pour l'envisager dans son état général; voyons d'abord la malade; plus tard nous parlerons de la maladie.

Comment, sous quel aspect se présente la femme syphilitique à la période des accidents dits secondaires? Quelle en est l'allure, la physionomie générale? En un mot, quelle en est la *santé?*

Envisagées au point de vue de leur état général, les femmes syphilitiques présentent de grandes variétés, voire des dissemblances absolues. Les unes, en effet, *tolèrent* leur syphilis à merveille; syphilitiques, elles se portent comme si elles ne l'étaient pas. Les autres, au contraire, sont touchées à des degrés divers par la syphilis; celles-ci sont réellement *malades* par le fait de la vérole; elles ont un *état général* syphilitique, tout comme les malades intoxiqués par le plomb ont, en dehors des manifestations spéciales du saturnisme (coliques, paralysies, etc.), un état général saturnin.

Mais entrons dans les détails; car pas une question n'est plus intéressante que celle-ci à bien approfondir; car de cette question résultent des notions pronostiques et thérapeutiques essentielles à déterminer.

En premier lieu, il est un fait certain, c'est que nombre de femmes *tolèrent la syphilis* avec une merveilleuse résistance. Plus simplement, il est bon nombre de femmes qui, tout en étant syphilitiques, se portent admirablement bien, ou qui du moins se portent comme elles se portaient avant de contracter la contagion. Chez elles la diathèse semble n'intéresser en rien les grandes fonctions. Elles mangent avec appétit et digèrent facilement; leur teint est fleuri, leur embonpoint satisfaisant; leur mine respire la santé; elles sont gaies, alertes, travaillent sans fatigue, engraissent même quelquefois, et ne sont pas plus influencées par la maladie que si elles n'avaient rien. Il en est même quelques-unes qui, en dépit de manifestations cutanées ou muqueuses assez intenses, ont un visage superbe, les couleurs les plus fraîches et l'aspect le plus rassurant d'une santé parfaite.

Sachons bien cela, Messieurs, et ne partageons pas le préjugé des gens du monde pour lesquels il n'est de femmes syphilitiques que les femmes étiolées, à teint blême, à facies étique. Sachons bien que la vérole a parfois de belles couleurs, l'œil vif, le teint frais et la mine épanouie.

Mais souvent aussi, et *bien plus souvent*, la santé de la femme syphilitique est altérée, modifiée, troublée de différentes façons et à des degrés divers. Chez un certain nombre de femmes, la syphilis crée un état véritable de *maladie*, déprime les grandes fonctions par l'intermédiaire probable du système nerveux, altère la crase du sang, change la manière d'être de l'individu, modifie la constitution, diminue la résistance vitale, exerce en un mot sur toute l'économie une influence *dépressive* des plus manifestes. Cette action générale du virus se traduit le plus habituellement par une diminution notable des forces, un appétit moins vif, une langueur inusitée, un affaissement notable de toutes les fonctions, une certaine altération du teint, allant parfois jusqu'à la pâleur de l'anémie, un amaigrissement très appréciable, un changement marqué dans la physionomie, souvent même une modification dans les habitudes, le caractère, l'enjouement, la gaieté, les aptitudes habituelles, etc. Bref, sous une forme ou sous une autre, la femme syphilitique paraît alors réellement *malade;* une modification s'est produite en elle; *sa santé s'est troublée.*

Mais de quelle façon la santé s'est-elle ainsi troublée? On dit généralement : ce qui se produit en pareil cas n'est rien autre qu'une *chloroanémie.* Cela est vrai, mais cela n'est qu'incomplètement vrai. Car, descendant à l'analyse des phénomènes, si nous venons à en étudier la nature, à rechercher quelles fonctions sont en souffrance, à fouiller en un mot la pathogénie et l'enchaînement de ces troubles morbides, nous ne tardons pas à remarquer ceci : c'est que les femmes syphilitiques *ne sont pas toujours touchées de la même façon par la maladie;* que chez l'une, par exemple, telle fonction, tel système paraît surtout atteint, tandis que chez l'autre ce système est intact, cette fonction reste respectée, mais pour laisser place à d'autres troubles qui faisaient défaut chez la première. C'est qu'il existe en effet de grandes variétés dans le mode d'influence que la syphilis exerce sur les divers sujets ; et la chloroanémie est loin de rendre compte de tous les troubles observés.

Quelque variée toutefois que puisse être cette influence, on parvient par une analyse méthodique à dégager *deux types principaux* sous lesquels elle s'accuse.

D'après moi, la femme touchée par la syphilis dans son état général se présente le plus habituellement sous l'un ou l'autre des deux aspects suivants : la *chloroanémie ;* — l'*asthénie.*

Précisons.

La première forme, la *chloroanémie*, est celle que tout le monde admet. Beaucoup de femmes syphilitiques, à la période secondaire, deviennent manifestement chloroanémiques. Ce qu'on observe alors se résume en ces divers symptômes : décoloration de la peau et des muqueuses ; — face pâle, terne, plombée, un peu jaunâtre ; — faiblesse générale, alanguissement, incapacité d'accomplir sans fatigue le travail habituel ; — amaigrissement léger ; — palpitations, surtout dans la marche, l'exercice, l'ascension des escaliers, etc.; — tous phénomènes habituels de l'anémie, auxquels correspondent des signes stéthoscopiques plus ou moins accentués, à savoir : souffle cardiaque doux, au premier temps et à la base ; souffle vasculaire, intermittent ou continu avec redoublement, offrant même parfois un timbre musical (bruit de mouche, sifflement modulé).

A ces phénomènes essentiels et primordiaux s'ajoutent encore le plus souvent, comme dans l'état chloroanémique, soit des troubles divers des fonctions digestives (appétit diminué ou capricieux, gastralgie, dyspepsie, etc.), soit des désordres multiples et variés du système nerveux : névralgies diverses, viscéralgies, susceptibilité nerveuse exagérée, étourdissements, vertiges, éblouissements, etc., etc...

Vous reconnaissez là, Messieurs, cette forme d'état général qu'on trouve partout décrite sous le nom de *chloroanémie diathésique, syphilitique.*

Ce type est très commun, ici et ailleurs. Mais ce n'est pas là le

type unique, exclusif, sous lequel se présente la femme syphilitique. Il en est un autre, peut-être aussi fréquent, qui, pour ne se
trouver ni dénommé ni décrit nulle part, n'en est pas moins réel
et cliniquement vrai. Celui-ci, je l'appelle *asthénie* ou *langueur
syphilitique.*

Il diffère du premier en ce qu'avec des symptômes analogues ou
même plus accentués, il ne paraît pas résulter de cette altération
particulière du sang qui constitue l'anémie. D'une façon sommaire, en effet, ce qu'on observe dans cette seconde forme d'état
général consiste en une sorte de langueur et de dépression profonde de l'économie, *sans le facies, sans les signes de la déglobulisation chloroanémique.*

D'une part, Messieurs, ces malades en langueur que je vais vous
décrire ne se présentent nullement — au moins dans le type pur
qui nous occupe — avec l'extérieur habituel des femmes anémiques. Leur teint n'est que légèrement modifié ; quelques-unes
conservent même un aspect assez satisfaisant ; elles « payent de
mine », comme elles le disent. D'autre part, l'auscultation ne révèle sur elles aucun souffle au cœur ni dans les vaisseaux. Rien
n'autorise donc, ni l'habitus extérieur, ni les signes physiques, à
considérer ces femmes comme affectées d'anémie.

Et cependant elles se plaignent d'une *faiblesse* générale, d'un *accablement* singulier dont elles ne peuvent elles-mêmes s'expliquer
la cause, voire quelquefois d'un *anéantissement* véritable. Elles
ont été forcées de renoncer à leurs occupations journalières, de
quitter leur travail habituel dont elles n'étaient plus capables ; elles
sont, disent-elles, « toujours fatiguées, même sans avoir rien fait ».
A l'hôpital, nous les voyons garder le lit la plus grande partie de
la journée. Leur fait-on reproche d'une semblable inertie, elles
répondent qu'elles n'en sont pas coupables, qu'elles se sentent
les jambes brisées, les membres engourdis, courbaturés et « mou-
lus ». Se lèvent-elles, elles ne marchent qu'avec peine, lentement,
lourdement, à la façon des malades en convalescence ; debout,
elles éprouvent aussitôt le besoin de s'asseoir, et elles accusent le
sentiment d'une défaillance prochaine dès qu'elles veulent se con-
traindre à faire quelque exercice. Enfin, si comme contrôle on
vient à apprécier leurs forces au dynanomètre, on constate une

diminution considérable de leur puissance musculaire, l'instrument ne marquant plus que 25, 20, 18, 14, 10 et même 6 kilogrammes, alors que sur une femme jeune, de taille et de force
moyennes, il s'élève habituellement à 30, 35 et au delà.

Ce qu'on constate donc chez ces malades, c'est une faiblesse
extraordinaire, une *asthénie* profonde, telle qu'on n'en observe
guère de plus marquée à la suite des hémorragies abondantes ou
dans la convalescence des fièvres graves.

Puis à cela se joignent encore, vers les principaux appareils, des
troubles morbides divers, attestant l'*asthénie spéciale* de chaque
système en particulier, à savoir : battements du cœur faibles et
sourds ; — pouls sans force, dépressible ; — respiration pénible, se
faisant par soupirs et avec une gêne manifeste ; — étouffements
passagers ; — fonctions digestives languissantes ; inappétence ; digestions lourdes, lentes et difficiles ; souvent même nausées et
vomissements, comme si l'estomac n'avait plus la force de digérer ; et enfin constipation, probablement par atonie de l'intestin.

Du côté du système nerveux, même état de dépression : sensibilité souvent obtuse et comme engourdie ; — fatigue des yeux,
obnubilations passagères ; — en quelques cas, paresse de l'ouïe ;
— intelligence même notablement déprimée ; lecture devenue
pénible ; inaptitude à un travail intellectuel un peu prolongé ;
engourdissement, sorte de torpeur du cerveau, bref véritable
asthénie cérébrale.

Il n'est pas jusqu'au grand sympathique qui ne partage aussi
quelquefois cette dépression générale, et qui ne traduise sa souffrance spéciale par des phénomènes singuliers, tels que les suivants : *sueurs générales*, comme dans les grands états adynamiques ;
sueurs locales des extrémités, rappelant ce qu'on observe dans les
expériences de Cl. Bernard sur la section des rameaux sympathiques ; — sensation de *refroidissement* général ; — refroidissements partiels et *algidité des extrémités*, témoignant soit d'une
résistance moindre aux abaissements de température, soit d'une
activité moindre de calorification.

En un mot, ce qu'on observe dans ces cas, c'est à la fois un
état de langueur générale et de dépression spéciale de toutes les

fonctions, état d'asthénie au moins égal à celui de la déglobulisation portée à ses limites extrêmes ou à celui de la convalescence des maladies graves, état d'asthénie témoignant au plus haut point d'une vitalité amoindrie et déprimée.

Rappelez-vous bien, Messieurs, ce type spécial de la femme syphilitique; il est très réel, très clinique, je vous le répète. Si vous vouliez me permettre de le caractériser d'un mot trivial qui le résumerait assez exactement, je vous dirais : c'est le type de la femme accablée, *éreintée* par la syphilis, de la femme syphilitique qui est à bout de forces et qui « n'en peut plus ».

Ce type, comme vous le voyez, est très distinct cliniquement de la chloroanémie. Si j'ai réussi à vous le présenter sous son véritable aspect, tel que je le conçois et tel que je l'ai observé, vous devez être persuadés actuellement qu'il a son cachet propre, son allure particulière, son individualité pathologique; que, vaguement confondu jusqu'à ce jour avec l'anémie syphilitique, il doit en être distingué; qu'il mérite en conséquence d'être décrit à part, sous le nom de *langueur* ou d'*asthénie syphilitique*[1].

Est-ce à dire, maintenant, que ces deux formes d'état général, *chloroanémie* et *asthénie*, s'excluent l'une l'autre et doivent s'observer isolément? Bien loin de là. Elles s'associent au contraire le plus souvent, et se donnent la main pour constituer ce qu'on pourrait appeler la *chloroasthénie syphilitique*, état mixte où se trouvent combinés les symptômes propres à chacun de ces types morbides.

Les différents troubles qui constituent l'asthénie ou la chloroanémie syphilitique comportent des degrés divers. Assez souvent ils ne sont que faiblement accentués. Ainsi, nombre de femmes ne deviennent anémiques ou asthéniques par le fait de la syphilis que d'une façon légère. D'autres fois ces accidents sont plus accusés, et ils créent alors un véritable état morbide. Quelquefois enfin, et cela n'est pas très rare, ils atteignent un haut degré d'intensité et troublent la santé d'une façon menaçante.

1. V. Loubat (J-B.), *De quelques phénomènes nerveux pouvant survenir chez la femme dans la période secondaire de la syphilis*, Paris, 1877. — Lebœuf (L.), *De l'asthénie syphilitique*, Paris, 1879.

C'est dans ce dernier cas surtout qu'ils peuvent donner le change et prendre le masque d'une *phtisie* imminente.

Et, en effet, représentez-vous bien, Messieurs, cette femme syphilitique que je viens de vous dépeindre, jeune, surprise tout à coup par des symptômes de débilitation, pâlissant, maigrissant, perdant son appétit et ses forces, s'étiolant d'une façon rapide, affectée même de temps à autre (phénomènes fréquents dans la syphilis secondaire) de sueurs nocturnes et d'accès de fièvre vespérins. Qne soupçonneriez-vous en face d'un tel ensemble de symptômes? Quelle maladie redouteriez-vous? La phtisie pulmonaire, bien évidemment. C'est à ce diagnostic, en effet, ou plutôt c'est à cette appréhension que tout médecin serait naturellement conduit. Bien des fois, pour notre part, dans de telles conditions, nous avons cru certaines de nos malades sur la pente de la tuberculose, surtout si quelque toux, quelque bronchite incidente venait à se mettre de la partie. Bien des fois nous avons ausculté anxieusement ces malades, cherchant dans leur poitrine l'explication de semblables phénomènes. Puis, après un certain temps, nos soupçons tombaient d'eux-mêmes, tous ces symptômes s'évanouissant; ce n'était pas la phtisie qui était en cause, c'était la syphilis seule qui avait déterminé d'une façon passagère ces troubles menaçants.

C'est qu'en effet, Messieurs, la chloroanémie et l'asthénie syphilitiques ne sont que des états *temporaires*. Ne croyez pas que la femme syphilitique doive s'offrir à vous sous l'un ou l'autre de ces aspects pendant toute la durée de la période secondaire. Ces troubles généraux n'ont qu'un temps. Ils durent quelques mois, une année au plus, rarement davantage; puis, sauf exception, ils disparaissent, ils s'évanouissent, spécialement si l'on intervient à temps par une médication appropriée.

Mais, pour n'être que temporaires, ces troubles de l'état général n'en sont pas moins graves, et c'est là un point sur lequel je sollicite votre attention. *Comment et de quelle façon cette débilitation syphilitique peut-elle devenir grave?* Voilà ce qu'il importe au médecin de bien savoir.

D'une part, cette débilitation peut être grave, d'abord *par elle*

même. Car, en s'exagérant, elle peut aboutir à cet état si redoutable connu sous le nom de *cachexie* syphilitique. Mais ce n'est là
que son moindre danger, car cette cachexie est rare, exceptionnelle, même chez la femme. Vous n'en trouverez que quelques cas
épars dans la science; pour ma part, je n'en ai observé que trois
ou quatre depuis que je suis ici.

Mais d'autre part, cette débilitation est surtout grave *par ses
conséquences indirectes*. Ce qui la rend réellement dangereuse,
c'est qu'en raison des troubles fonctionnels qu'elle détermine, de
la dépression qu'elle produit sur l'organisme, elle diminue la résistance de l'individu aux causes morbifiques qui peuvent l'atteindre, ouvre la porte aux susceptibilités morbides, et peut de
la sorte exciter ou favoriser le développement de certaines diathèses. Je m'explique.

Supposez d'abord qu'une maladie incidente, sérieuse, sur-
prenne les malades dans cet état de débilitation; croyez-vous que
l'économie ainsi déprimée soit bien disposée pour soutenir la lutte?
Le supposer seulement serait absurde.

Cet élément mystérieux qu'on appelle la *malignité* des maladies a certainement sa cause et ses racines, en partie du moins,
dans certaines dispositions acquises de l'organisme, dans sa vitalité préalablement affaiblie, dans sa résistance moindre aux
agents morbifiques. Eh bien, nul doute que la syphilis ne soit en
quelques occasions une *source de malignité*, en raison de l'action
dépressive qu'elle exerce sur l'économie. Nul doute que si, chez
les syphilitiques, certaines maladies simples deviennent graves
parfois, cette gravité, cette malignité ne dérive, au moins en certains cas, de l'atteinte préalablement portée à l'économie par le
poison syphilitique. Plusieurs fois déjà, pour ma part, j'ai cru remarquer d'une façon peu douteuse cette influence défavorable, je
dirai même pernicieuse, de la diathèse sur l'évolution de certaines
maladies intercurrentes. Ce n'est là, il est vrai et vous le comprenez
de reste, qu'un fait non susceptible d'une démonstration exacte,
positive, car il est impossible de déterminer sûrement le pronostic d'une maladie quelconque dans un cas particulier; ce n'est
là qu'une impression, j'y consens; mais je crois qu'en l'espèce
cette impression ne m'a pas trompé.

J'ai dit, en second lieu, que la débilitation syphilitique peut favoriser ou exciter le développement, la manifestation de certaines diathèses en puissance. Sur ce point il ne saurait rester de doutes, et tous les médecins qui n'observent pas seulement dans le champ restreint de la spécialité ont été frappés de cette action indirecte de la syphilis sur la mise en évolution de certaines diathèses.

Pour la *scrofule*, tout d'abord, nous avons de cela des exemples quotidiens. Très fréquemment, chez les jeunes gens lymphatiques, délicats, blonds, et plus souvent encore chez les jeunes femmes de même tempérament, nous voyons la syphilis donner le coup de fouet en quelque sorte au vice strumeux latent, et provoquer diverses déterminations morbides d'essence manifestement scrofuleuse : soit, par exemple, des engorgements ganglionnaires volumineux et chroniques (tels que bubons cervicaux, sous-maxillaires, inguinaux ou autres), soit des lésions articulaires ou osseuses, soit encore des scrofulides intenses ou malignes qu'on prend d'abord pour des syphilides, mais dont la ténacité et l'évolution ultérieure, sans parler d'autres caractères, démontrent plus tard la nature essentiellement scrofuleuse. C'est, je me le rappelle, aux accidents de ce genre, *métis* comme origine et souvent aussi comme caractères, que M. Ricord donnait, en langage familier, la dénomination expressive de *scrofulates de vérole*.

Il en est de même de la *tuberculose*. Que la syphilis se déclare chez une jeune femme prédisposée à la tuberculose soit par hérédité, soit par tempérament acquis, ne peut-elle pas en anémiant, en asthéniant, en appauvrissant l'économie, précipiter ou même provoquer le développement de tubercules qui, sans l'appoint de cette cause adjuvante, ne se seraient manifestés que plus tardivement ou qui même ne se seraient peut-être jamais produits? Cela, le bon sens le dit, et la clinique le prouve. Pour ma part, j'ai déjà vu, soit ici soit ailleurs, nombre de jeunes sujets, chez lesquels la syphilis avait exercé puissamment son influence dépressive, devenir tuberculeux dans les premiers mois ou les premières années de l'infection. J'ajoute même que, développée dans ces conditions, la phtisie suit quelquefois une évolution hâtive, fait les progrès rapides, et tue à bref délai.

Aussi, d'après mon expérience propre, comme aussi d'après ce qu'ont dit sur ce point les observateurs les plus autorisés, n'hésiterai-je pas à inscrire la syphilis au chapitre étiologique de la tuberculisation pulmonaire.

Comment cette cause spéciale, la syphilis, conduit-elle à la tuberculose? Je l'ignore, mais je suppose qu'elle agit tout naturellement en appauvrissant l'organisme, en diminuant la résistance vitale. Je suppose qu'elle agit ici, non pas comme cause spécifique, mais comme *cause dépressive banale*, c'est-à-dire au même titre que la misère, la captivité, les chagrins, l'alimentation insuffisante, le surmenage, les excès, les fatigues, etc., toutes causes qui, comme vous le savez et comme la science actuelle le démontre, composent le fond étiologique de la phtisie pulmonaire.

Aussi bien d'une façon générale, et c'est là le point clinique où je voulais en venir, *méfiez-vous de la vérole*, Messieurs, *quand vous la voyez agir sur l'économie de façon à appauvrir l'individu;* méfiez-vous d'elle quand vous la voyez produire un état général un peu sérieux, et surtout quand cette action dépressive s'exerce sur des sujets jeunes, spécialement chez des femmes encore à peine nubiles, lymphatiques d'allure, faibles de constitution, pâles, préalablement anémiques, etc.; méfiez-vous d'elle plus encore quand ces jeunes femmes sont prédisposées à la tuberculose par des antécédents héréditaires, car cette syphilis peut facilement devenir, dans de telles conditions, un prétexte suffisant à l'éclosion des tubercules.

Ce que je viens de vous dire de la scrofule et de la tuberculose, je pourrais vous le répéter à propos d'autres diathèses, à propos des *névroses* en particulier, que la syphilis surexcite parfois à un degré surprenant; — à propos de la *dartre*[1], de l'*herpès*, dont

---

1. J'ai vu nombre de fois déjà des manifestations dartreuses, le psoriasis, par exemple, succéder à des manifestations syphilitiques et se développer, vraisemblablement du moins, sous l'impulsion indirecte de la syphilis. Je crois donc que la syphilis peut servir d'incitation indirecte aux poussées dartreuses chez les sujets héréditairement ou personnellement prédisposés à la dartre. Je le crois d'autant plus que cette opinion n'est pas seulement mienne; je l'ai retrouvée formellement exprimée par M. Bazin. En plusieurs passages de ses livres, le savant dermatologiste de Saint-Louis signale l'influence exercée par la syphilis sur les affections cutanées, notamment sur la dartre. « ... Il arrive encore, dit-il, que les syphilides provoquent l'ex-

elle stimule ou éveille souvent les manifestations[1]; — à propos même du *rhumatisme*, etc. Mais la preuve me semble faite, et il serait superflu, je pense, d'ajouter de nouveaux exemples à ceux que j'ai déjà produits.

Je me restreins donc, et je termine cet exposé en le résumant par cet aphorisme déduit d'une des plus vastes expériences médicales, aphorisme dont chaque jour j'apprécie de plus en plus la vérité clinique :

« La vérole, nous disait mon ancien maître, M. Ricord, est un *branle-bas* dans l'économie, un branle-bas susceptible d'exciter tous les vices organiques, d'éveiller toutes les diathèses en puissance. Aussi la vérole devient-elle souvent le point de départ de phénomènes ou d'accidents qui, comme nature, lui sont absolument étrangers. »

C'est à ce point de vue, Messieurs, que l'état général de la syphilis est surtout intéressant à connaître pour le médecin.

Quand on formule le pronostic de cette maladie, on ne tient compte, en général, que de ses accidents propres. C'est une faute; car, à côté de ces accidents, il est d'autres dangers *indirects* auxquels expose la maladie. C'est une faute, car ces accidents indirects sont parfois bien plus graves que ceux qui résultent directement et spécifiquement de la diathèse.

---

plosion d'affections d'autre nature ou qu'elles leur fassent place. On voit assez souvent, par exemple, un psoriasis dartreux naître ou tout au moins reparaître sous l'influence d'une poussée syphilitique, etc... »

M. Bazin va même plus loin ; il croit que la syphilis favorise le développement des *affections parasitaires*. D'après lui, « le végétal parasite croît et se multiplie avec une grande rapidité sur un terrain syphilitique ». (*Leçons sur la syphilis et les syphilides*, Paris, 1866.)

1. Ce qui précède ne s'applique pas moins à l'herpès. J'ai vu souvent des sujets, qui n'avaient jamais été affectés d'herpès, devenir herpétiques à l'occasion de la syphilis. Je ne veux pas dire que la syphilis crée de toutes pièces et engendre l'herpès; je crois seulement qu'elle en favorise, qu'elle en détermine la manifestation.

Dans un travail des plus intéressants, M. le docteur N. Gueneau de Mussy a exprimé la même opinion. « La syphilis, dit-il, peut être la cause occasionnelle des manifestations herpétiques. Celles-ci succèdent assez souvent à la vérole ; et, comme je le disais à l'hôpital de Lourcine, la vérole est un fumier qui favorise l'éclosion de tous les germes diathésiques. » (*Herpétisme utérin, in* Archives génér. de médecine, 1871, t. II.)

Les manifestations propres de la diathèse, en effet, sont le plus souvent peu sérieuses; ou, sont-elles sérieuses à un degré quelconque, nous avons un recours contre elles; nous avons des remèdes, des médications qui en viennent à bout, sinon toujours, du moins le plus habituellement; tandis que, contre les conséquences indirectes de la diathèse, telles que la scrofule ou la tuberculose, nous sommes bien moins puissants, si ce n'est parfois complètement désarmés.

La conclusion de tout ceci, Messieurs, c'est que la vérole n'est pas seulement grave comme maladie, mais aussi *comme cause morbifique;* et la conséquence pratique qui en dérive, c'est qu'il faut traiter la vérole non pas seulement *pour elle-même,* mais en prévision des *dangers indirects* auxquels elle expose.

Xme, XIme ET XIIme LEÇONS.

SYPHILIDES CUTANÉES.

SOMMAIRE. — Éruptions spécifiques de la peau ou *syphilides*. — A quelle période de la diathèse se manifestent ces éruptions ? — Syphilides *précoces, intermédiaires, tardives*. — Hiérarchie chronologique à laquelle sont assujettis ces accidents. — Caractères différents des syphilides suivant la période à laquelle elles appartiennent.

Les syphilides forment un groupe naturel de dermatoses. — Comme tout groupe, comme toute famille pathologique, elles présentent un certain ensemble de caractères communs. — Quels sont ces caractères ? — Trois principaux, majeurs : 1° Éruptions apyrétiques, affectant une allure froide, aphlegmasique, et une évolution lente, parfois voisine de la chronicité; — 2° Éruptions indolentes et notamment apru-rigineuses; — 3° Éruptions toutes justiciables du mercure. — Autres caractères moins généraux, mineurs : 1° Tendance fréquente au polymorphisme; — 2° Colora-tion spéciale (teinte jambon, teinte cuivrée); — 3° Tendance à la forme cerclée, soit comme configuration de l'élément éruptif, soit comme mode de groupement des lésions éruptives.

Infinie variété de formes qu'affectent les syphilides. — Nécessité d'assujettir ces formes multiples à une classification méthodique. — Obscurités et anarchie intro-duites dans cette étude par des classifications successives, variées, complexes et méticuleuses. — Urgence d'un retour à une méthode plus simple et plus pratique.

Classification *pratique* des syphilides. — Huit groupes, dont sept peuvent être ap-pliqués à la période secondaire.

Premier type : TYPE ÉRYTHÉMATEUX. — Trois espèces : 1° *Roséole*. —Espèce la plus commune et la plus précoce. — Caractéristique objective de l'éruption. — Distri-bution, confluence, etc. — Évolution, durée. — Récidives. — *Roséole de retour*. Triple caractère qui la différencie en général de la roséole de première apparition. — Diagnostic différentiel de la roséole. — 2° *Roséole ortiée*. — Espèce très voisine de la précédente, dont la distingue une simple particularité. — 3° *Roséole circinée*. — Forme tardive, relativement. — Configuration toute spéciale. — Exemple rare d'une roséole annulaire à anneaux gigantesques.

Second groupe : TYPE PAPULEUX. — Groupe le plus riche et le plus important.— Variétés multiples, dérivant toutes d'un élément commun, la *papule*. — Qu'est-ce que la papule ? — Comment les modifications ultérieures que subit cette papule arrivent à constituer des modes éruptifs très différents.

I et II. —*Syphilide papuleuse* et syphilide *papulo-squameuse*. — Association habituelle de ces deux formes éruptives. — Sous-espèces : 1° Syphilide à petites papules ou pa-

pulo-granuleuse. — Caractéristique. — Évolution. — Syphilide papuleuse ponctuée.
— 2° Syphilide à grandes papules (S. lenticulaire ou nummulaire). — Forme très commune. — Ses caractères. — Étendue, configuration, couleur, etc. — Confluence. — Localisations habituelles. — Évolution. — 3° Syphilide papuleuse en nappe.

Quelques variétés de ces formes primordiales : Syphilide psoriasiforme (psoriasis syphilitique). — Syphilide papuleuse à papules rudimentaires. — Papules cupuliformes. — Syphilide papuleuse circinée. — Syphilide granulée des ailes du nez, du menton, etc. — Psoriasis palmaire et plantaire. — Caractéristique, évolution de cette dernière variété. — Psoriasis lenticulaire, psoriasis en nappe. — Psoriasis corné. — Crevasses palmaires. — Résistance particulière de cette forme de syphilide, alors qu'elle se montre comme expression tardive de la diathèse. — Particularité de siège propre à cette syphilide; signification diagnostique qu'elle comporte.

III. *Syphilide papulo-érosive* (plaques muqueuses de la peau).

IV. *Syphilide papulo-croûteuse.* — Deux éléments : une papule; — une croûte surmontant cette papule. — En quoi cette syphilide diffère-t-elle des syphilides pustulo-crustacées, et pourquoi doit-elle en être soigneusement distinguée ?

Troisième groupe : TYPE SQUAMEUX. — Type très rare, exceptionnel, contesté même par certains auteurs. — Syphilide *pityriasiforme*.

Quatrième groupe : TYPE VÉSICULEUX. — Une seule variété importante et assez commune chez la femme : *Syphilide herpétiforme.* — Deux attributs caractéristiques : 1° ténuité des éléments éruptifs ; — 2° Confluence excessive de ces éléments.

Cinquième groupe : TYPE PUSTULEUX. — *Syphilides pustulo-crustacées.* — Formes nombreuses. — Caractères communs à toutes les formes : 1° début par une pustule; — 2° croûte succédant à cette pustule; — 3° sous cette croûte, érosion ou ulcération du derme.

Trois sous-espèces : I. *Syphilide acnéiforme.* — II. *Syphilide impétigineuse.* —Deux formes : 1° Impétigo superficiel, érosif; — 2° Impétigo *rodens.* — Gravité spéciale de cette dernière forme. — III. *Syphilide écthymateuse.* — Deux formes : 1° *Ecthyma superficiel.* — Forme commune, précoce et bénigne. — Ses caractères. — Son association fréquente à d'autres types éruptifs. — Ses localisations habituelles. 2° *Ecthyma profond.* Forme rare, tardive et sérieuse — Ses caractères. — Pustule initiale. — Croûte étagée. — Aréole. — Ulcération. — Macule et cicatrice consécutives. — Siège. — Durée. — Tendance aux récidives. — Ecthyma phagédénique serpigineux. — Gravité de l'ecthyma profond : 1° comme lésion; — 2° comme indice pronostique au point de vue de la diathèse.

Sixième groupe : TYPE BULLEUX. — *Rupia.* — A un seul détail près bulle initiale) identité parfaite de cette syphilide avec l'ecthyma profond.

Septième groupe : TYPE MACULEUX. — *Syphilide pigmentaire, éphélique* ou *maculeuse.* — Type presque exclusivement spécial au sexe féminin. — Localisation singulière de cette syphilide *sur le cou.* — Caractéristique. — Taches pigmentaires, hyperchromiques. — Apparence vitiligineuse des portions de peau enlacées par ces taches. — Deux particularités : 1° durée très longue de la lésion; — 2° résistance à tous les agents thérapeutiques. — Diagnostic différentiel.

TRAITEMENT. — L'art peut agir sur les syphilides. — De quelle façon ? — 1° D'une façon curative; — 2° D'une façon préventive, en supprimant ou en atténuant les manifestations cutanées. — Trouble apporté par le traitement spécifique dans l'ordonnance et l'évolution des syphilides. — C'est le mercure qui, de tous les agents thérapeutiques, exerce l'influence la plus active sur cet ordre d'accidents. — Seul, il suffit au traitement de la plupart des syphilides, notamment des syphilides précoces ou intermédiaires. — Secours efficace qu'il reçoit de l'iodure de potassium pour le traitement des syphilides tardives.

Traitement *local* des syphilides. — Est-il indispensable ou même utile dans tous les cas ? — Inutilité d'un traitement topique contre les syphilides d'un certain ordre.

— Du bain de vapeur contre les syphilides ; ses avantages et ses inconvénients. — Traitement topique du psoriasis palmaire et plantaire. — Nécessité d'une médication locale contre les syphilides ulcéreuses. — Succès presque constants fournis par la méthode occlusive. — Effets très inégaux et très incertains d'autres agents topiques. — Que faire en certains cas rebelles où rien ne réussit ? — Un beau succès de M. Ricord.

Diagnostic général des syphilides. — Le diagnostic de l'espèce, du genre, de la variété d'une syphilide n'a qu'un intérêt médiocre en pratique. — Ce qui importe seulement, ce qui est indispensable, c'est de reconnaître la nature syphilitique d'une éruption. — Sur quelles bases doit être institué ce diagnostic ? — 1° Sur les caractères objectifs de la lésion ; — 2° Sur les accidents spécifiques concomitants ; — 3° Sur la notion des antécédents. — La syphilis est un ensemble, une évolution pathologique, une série d'accidents, dont les uns peuvent et doivent servir de témoignages aux autres.

Coup d'œil d'ensemble sur les syphilides de la période secondaire. — Inégalité et variété de ces accidents chez les différents sujets. — Des syphilis « en dehors », à accidents cutanés multiples. — Des syphilis pauvres en manifestations cutanées. — Hiérarchie chronologique des diverses syphilides secondaires. — Trois groupes : Syphilides précoces, syphilides intermédiaires, syphilides tardives. — Dérogations rares à cet ordre habituel d'évolution.

Je vous disais, Messieurs, dans notre dernière réunion, que les premiers accidents par lesquels s'annonce la période secondaire consistent le plus habituellement en des lésions diverses du système cutané ou muqueux. Tout naturellement, donc, c'est par cet ordre d'accidents que nous devons inaugurer l'étude des manifestations secondaires de la vérole.

De tous les symptômes syphilitiques, ceux qui affectent la peau et les muqueuses sont à coup sûr les plus communs. Sous une forme ou sous une autre, ils se produisent presque fatalement sur tous les malades. C'est assez dire quel intérêt nous avons à les connaître.

Les accidents que détermine la syphilis sur la peau ou sur les muqueuses portent le nom de SYPHILIDES.

Les syphilides se partagent naturellement en deux grands groupes :

1° *Syphilides de la peau*, ou syphilides cutanées, ou syphilides proprement dites ;

2° Syphilides du tégument muqueux ou *syphilides muqueuses*.

Les syphilides cutanées nous occuperont tout d'abord.

I

Les syphilïdes cutanées diffèrent peu d'un sexe à l'autre. A quelques nuances près et réserve faite pour une forme particulière, elles sont même presque identiques chez la femme et chez l'homme. Cela me permettra d'être assez bref sur ce genre d'accidents, puisque j'ai spécialement en vue dans ces conférences l'étude de la syphilis chez la femme.

Les syphilides se produisent à des périodes, à des âges très variés de la maladie. On peut dire même qu'elles se produisent *à tout âge* de la diathèse. Nous les voyons, en effet, se manifester tantôt au début même de la période secondaire, après quelques semaines d'infection, tantôt dans les premiers mois ou les premières années, tantôt enfin à échéance très reculée, 5, 10, 15, 20, 30 ans après la contamination. Aussi certains auteurs, se plaçant à un point de vue purement chronologique, ont-ils proposé de diviser ces accidents en trois groupes de la façon suivante : syphilides *précoces*, syphilides *intermédiaires*, syphilides *tardives*[1].

N'allez pas croire toutefois que, susceptibles de se manifester à des périodes très variées de la maladie, les syphilides se développent *indifféremment* à toute période sous la même forme, avec les mêmes caractères objectifs. Bien loin de là ! D'une part, en effet, elles sont très multiples et très différentes comme lésions, comme symptômes, comme physionomie. Et, d'autre part, elles sont soumises dans leur apparition, dans leur succession, à une

---

1. Telle est, par exemple, la classification adoptée par M. Hardy. D'après cet éminent professeur, les manifestations cutanées de la vérole pourraient être réparties en trois groupes, de la façon suivante :

« 1° Syphilides *précoces*, se produisant de trois semaines (?) à huit ou dix mois après l'accident primitif;

« 2° Syphilides *intermédiaires*, se produisant de six mois à un ou deux ans après l'accident primitif;

« 3° Syphilides *tardives*, se produisant de deux ans à dix, quinze, trente ans après. »
Leçons sur la scrofule et les scrofulides, et sur la syphilis et les syphilides. Paris, 1864).

certaine méthode, à une certaine ordonnance chronologique. *Chacune a son heure*, si je puis ainsi parler, dans l'évolution de la maladie; chacune vient en son temps. Telle est appelée à se produire dans les premiers mois de l'infection et n'aurait garde de se manifester plus tard; telle autre appartient déjà à un stade plus reculé de la diathèse et n'apparaît qu'à cette période, jamais plus tôt; telle autre enfin vient à l'arrière, pour ainsi dire, et marque une phase lointaine, un âge avancé de la diathèse. De la sorte, si le hasard venait à placer devant vous trois sujets syphilitiques affectés de syphilides et ayant gagné leur maladie à des époques différentes, l'un par exemple depuis quelques semaines, l'autre il y a quinze ou vingt mois, le dernier il y a dix ou vingt ans, les accidents que vous constateriez à la peau chez ces trois sujets seraient d'aspect très dissemblable, de physionomie très opposée. Le premier, je suppose, ne présenterait que de simples taches d'érythème, tandis que vous trouveriez sur le second des lésions croûteuses, et sur le troisième de véritables ulcères destructeurs et profonds. C'est qu'en effet, Messieurs, les lésions cutanées de la vérole sont toujours harmonisées dans leurs formes *avec l'âge* de la maladie.

Je puis préciser davantage, et, pour vous donner dès ce préambule une idée générale des lésions qui vont s'offrir à notre étude, je vous dirai que, dans cette évolution méthodique de la diathèse, ce sont presque invariablement les manifestations les plus *superficielles* et les plus légères qui coïncident avec les premiers temps de la maladie; — que les plus *profondes*, au contraire, les plus redoutables, les plus graves, sont celles qui apparaissent au dernier plan; — et qu'entre celles-ci et celles-là figurent comme *intermédiaires* chronologiquement des lésions également intermédiaires comme forme et gravité.

Aux premiers temps de la maladie répondent les lésions bénignes, qui ne font qu'effleurer la peau; — à la période moyenne les lésions qui déjà pénètrent plus avant, sans être encore destructives; — au stade ultime les lésions profondes, qui creusent, qui ulcèrent, qui perforent.

Il semblerait donc (mais ceci n'est qu'une façon de parler) que la syphilis, à mesure qu'elle vieillit, pénètre plus avant dans la peau pour y porter des atteintes de plus en plus profondes.

A cette considération je puis même encore en adjoindre une autre, non moins importante, non moins caractéristique. La voici :

Plus la syphilis est jeune, plus elle tend à donner à ses manifestations cutanées une extension, une expansion considérable à la surface des téguments ; — et plus elle est âgée, plus elle affecte inversement pour caractère de concentrer, de circonscrire ses lésions cutanées à une région limitée de l'enveloppe tégumentaire. En d'autres termes, les syphilides précoces sont remarquables par la *dissémination*, voire en certains cas par la *généralisation* de leurs éléments éruptifs sur toute la surface du corps ; — et les syphilides tardives, au contraire, ont pour habitude de se concentrer, de se limiter en une région plus ou moins circonscrite des téguments.

Telles se présentent, envisagées au point de vue de leurs caractères les plus généraux et de leur évolution réciproque, les différentes manifestations de la syphilis sur le système cutané.

II

Les syphilides forment un groupe *naturel* de dermatoses.

Or, il en est de ce groupe comme de ce qu'on appelle une *famille* en science, en botanique par exemple. C'est dire que les espèces pathologiques qui le composent présentent toutes un ensemble de *caractères communs*, qui non seulement les rapprochent les unes des autres en leur imprimant une certaine ressemblance réciproque, une véritable allure de *parenté*, mais qui de plus les différencient d'une façon non moins frappante d'autres types morbides de dermatoses d'un autre genre.

Vous exposer en détail ces caractères, et les opposer à ceux des affections cutanées non syphilitiques, serait dépasser les limites de cet enseignement et soulever des questions de dermatologie

comparée qu'il n'entre pas dans mon programme de discuter ici.
En quelques mots toutefois, avant d'aborder la description spéciale
des syphilides je vais essayer de vous en formuler la caractéristique générale, basée sur les seules considérations auxquelles se
rattache un intérêt pratique pour le diagnostic différentiel de ces
lésions.

I. — *Les syphilides sont des éruptions apyrétiques, affectant
une allure froide, aphlegmasique, et une évolution lente, parfois
voisine de la chronicité.*

Ce seul caractère les différencie déjà de toute la classe des exanthèmes aigus et fébriles, des fièvres éruptives notamment, dont le
propre est de se développer avec fièvre, de s'accompagner d'un
cortège de phénomènes inflammatoires et d'évoluer avec rapidité,
c'est-à-dire d'être à la fois *fébriles*, *aiguës* et *passagères*.

Il est bien vrai que quelques syphilides (celles notamment des
premiers temps de la période secondaire) se développent parfois
avec un certain appareil fébrile. Mais, d'une part, cela est assez
rare; et, d'autre part, la fièvre qu'on observe en ces conditions
n'est en rien comparable à celle des pyrexies éruptives, à celle,
par exemple, qui accompagne la variole[1] ou la scarlatine. D'abord
cette fièvre n'est pas nécessaire, fatale; elle ne fait pas partie intégrante du processus morbide; et la preuve, c'est qu'elle n'y prend
place qu'exceptionnellement. Puis, au lieu d'affecter avec l'érup-

---

1. Il est des cas cependant où la coïncidence d'un état fébrile vivement accentué avec
le développement d'une syphilide a pu donner le change et faire croire à l'invasion
d'une pyrexie.

Telle est une observation que je dois à mon distingué collègue et ami le docteur
Millard, observation se résumant en ceci : Un malade arrive à l'hôpital avec une fièvre
assez intense et divers symptômes généraux qui font soupçonner tout d'abord l'invasion
d'une *fièvre typhoïde*. Le surlendemain, apparition sur tout le corps de petites taches
rosées, multiples, légèrement saillantes. On croit à une *variole*. Puis ces taches se
développent et aboutissent à constituer une splendide *syphilide papuleuse*, en même
temps que la fièvre et les symptômes généraux se dissipent.

Ce fait est assurément des plus curieux, puisqu'il a pu conduire coup sur coup à
une double erreur un médecin aussi attentif, aussi sagace, aussi éminent que le docteur Millard.

Je pourrais citer encore d'autres cas analogues, soit empruntés à diverses sources,
soit observés par moi. Mais j'ai hâte d'ajouter que les faits de ce genre sont absolument *rares*. Il faut les connaître, pour n'être pas pris au dépourvu quand on les rencontre; mais il faut aussi ne les considérer que pour ce qu'ils sont en réalité, à savoir
de *curieuses exceptions*.

tion des rapports définis et constants, elle est au contraire essentiellement irrégulière, irrégulière comme apparition, comme teneur et comme durée; tantôt préludant à l'exanthème, tantôt se développant avec lui, tantôt même lui succédant comme un épiphénomène; se produisant de plus sous des formes qui n'ont rien de fixe; n'observant aucune marche déterminée; ne rappelant en un mot par aucun caractère l'évolution méthodique et compassée du cycle fébrile propre aux fièvres éruptives. A tous ces titres, donc, cette fièvre se présente moins comme un symptôme lié à une éruption que comme un phénomène surajouté à un ensemble pathologique qui ne le comporte pas, comme un accident ayant son indépendance propre et évoluant pour son compte personnel, si je puis ainsi parler, sans rapport avec l'exanthème contemporain.

La fièvre d'ailleurs, je vous le répète, que l'on pourrait considérer comme symptomatique des exanthèmes de la vérole ne s'observe que dans un nombre de cas très limité, quatre ou cinq fois sur cent environ, d'après mes relevés. Elle constitue donc l'exception, tandis que le fait habituel, le fait infiniment le plus commun, c'est le développement *apyrétique* des syphilides.

Écloses sans fièvre, les syphilides restent absolument apyrétiques à leur période d'état, à l'époque de leur complet épanouissement. Pendant toute leur durée elles demeurent exemptes de tout phénomène inflammatoire, de toute réaction; et en cela elles se rapprochent des véritables dermatoses, des affections cutanées proprement dites.

Comme ces dernières, de plus, elles évoluent lentement, *chroniquement* même en certains cas. Elles peuvent ainsi subsister sans modifications plusieurs semaines, plusieurs mois, voire pour quelques-unes, alors qu'elles sont laissées sans traitement, plusieurs années. — Cette persistance, cette durée les différencie encore des pyrexies éruptives et des pseudo-exanthèmes fébriles, dont l'évolution spontanée est toujours rapide et l'existence relativement éphémère.

II. — *Les syphilides sont des éruptions essentiellement indolentes et notamment aprurigineuses.*

Par elles-mêmes et en dehors de toute complication, les der-

matoses syphilitiques n'éveillent aucune douleur, à ce point qu'en
maintes occasions, alors qu'elles siègent sur des parties non dé-
couvertes, elles échappent à l'attention des malades, elles restent *ignorées*.

Plus spécialement encore il importe de noter qu'elles ne s'accompagnent jamais, ou presque jamais, de ce phénomène si fréquent et si essentiel en dermatologie, le prurit, la démangeaison.
Elles sont, comme on dit en langage technique, *aprurigineuses*[1].

Ces deux signes, le dernier surtout, distinguent les syphilides
de nombre d'affections cutanées vulgaires qui s'accompagnent
dans leur développement ou de douleurs ou de prurit. Ils ont
donc une véritable importance séméiologique.

III. — *Les syphilides sont toutes justiciables du mercure qui
exerce sur elles une action curative indéniable.*

Cette influence du mercure sur les lésions cutanées de la vérole
n'est plus à démontrer. Dès la fin du xvᵉ siècle elle avait frappé les
premiers observateurs du *mal français;* et depuis lors quatre
siècles d'expérience l'ont pleinement confirmée.

En cela encore les syphilides se distinguent des autres dermatoses, sur lesquelles l'usage interne du mercure n'exerce aucune
action.

A ces trois caractères *majeurs* des syphilides nous devons encore
en ajouter quelques autres qui, moins généraux et moins distinctifs, ne laissent pas cependant de comporter un intérêt diagnostique sérieux et d'imprimer aux éruptions véroliques une physionomie particulière. Ceux-ci (caractères *mineurs*, pour continuer
le parallèle) peuvent être formulés de la façon suivante :

I. — *Les syphilides de la période secondaire affectent une tendance marquée au polymorphisme.*

1. Faisons toutefois une réserve pour certaines syphilides des parties *velues*, telles
que le crâne, l'aisselle, la région sternale, la face antérieure des jambes, etc. Il n'est
pas rare qu'en ces points les syphilides éveillent un certain prurit, mais prurit toujours assez léger et le plus souvent peu durable. — J'ai observé de même que certains
exanthèmes secondaires s'accompagnent parfois d'une ardeur légère à la peau, au moment même de leur efflorescence, de leur éclosion. Cela toutefois est peu commun.
Enfin il est positif que certaines syphilides de forme *papuleuse* ou *lichénoïde* se présentent quelquefois avec un caractère prurigineux. C'est là un fait particulier dont il
faut tenir un compte sérieux pour le diagnostic.

En d'autres termes, les syphilides secondaires sont assez souvent composées d'éléments éruptifs différents. C'est ainsi qu'au milieu de taches érythémateuses constituant une roséole vous trouverez fréquemment quelques papules disséminées; — c'est ainsi qu'à côté de papules squameuses ou psoriasiformes vous observerez souvent des pustules ou des lésions croûteuses; — c'est ainsi de même que, sur bon nombre de malades, vous constaterez une association plus complexe encore d'éléments éruptifs divers, à savoir de taches, de papules sèches, de papules humides, de squames, de vésicules, de pustulettes, de pustules, de croûtelles, de croûtes, etc. [1]. Ce mélange de formes éruptives multiples, de lésions anatomiques différentes, constitue ce qu'on appelle en langage dermatologique le *polymorphisme*.

Or, par un contraste dont le diagnostic fait un utile profit, un très grand nombre de dermatoses vulgaires (j'entends non syphilitiques) dérivent d'un élément éruptif *unique*. Dans un érythème simple, par exemple, vous ne trouverez que de l'érythème et rien autre. Dans une affection squameuse, vésiculeuse ou pustuleuse, vous ne rencontrerez que des squames, des vésicules ou des pustules, sans coïncidence d'autres lésions. De même et plus encore dans les fièvres éruptives l'élément éruptif reste unique, pur de tout mélange, identique avec lui-même sur toute l'étendue des téguments.

Vous comprenez sans peine qu'en opposition avec cette unicité de formes éruptives le polymorphisme habituel des syphilides secondaires fournisse au clinicien des indications séméiologiques précieuses à consulter, et parfois même imprime aux exanthèmes de la vérole une physionomie toute spéciale, un aspect des plus caractéristiques.

N'exagérons rien toutefois et établissons cette double réserve : d'une part, les syphilides sont loin d'être toutes et toujours polymorphes; — d'autre part, certaines dermatoses vulgaires (ne serait-

---

1. Il est même assez rare qu'une éruption syphilitique non traitée reste ce qu'elle était d'abord. Au bout d'un certain temps elle se modifie, elle se transforme. Une roséole par exemple, abandonnée à elle-même, ne tarde pas à se compliquer de papules, de papules squameuses, de papules croûteuses, d'ecthyma plat, etc. — Cette remarque toutefois ne s'applique qu'aux exanthèmes précoces de la vérole, les éruptions tardives étant bien plus fidèles à leurs caractères anatomiques originels.

ce que la gale, par exemple) présentent une tendance non moins marquée à la multiplicité des formes éruptives. — Le polymorphisme n'est donc pas pathognomonique de la vérole; il est seulement plus commun dans les syphilides que dans toute autre classe de dermatoses.

II. — *Les syphilides se caractérisent assez fréquemment par une coloration d'un genre tout spécial, presque pathognomonique.*

Cette coloration (dite *teinte syphilitique* par certains auteurs, tant elle est considérée par eux comme essentielle et spécifique) comporte deux nuances que l'on confond à tort généralement :

1° Une teinte d'un rouge sombre, d'un rouge brun, très exactement identique à celle de la coupe du *maigre de jambon*. Elle est connue sous le nom de *teinte jambon de Fallope*, parce que c'est Fallope qui le premier la signala à l'attention[1] ;

2° Une teinte moins foncée, d'un rouge mêlé de jaune, assez heureusement comparée par Swédiaur à la couleur du *cuivre* (du cuivre rouge, s'entend), et rappelant à l'œil en effet le ton de la vieille batterie de cuisine, bien polie, soigneusement entretenue. C'est la teinte dite *cuivrée*.

Il s'en faut de beaucoup certes que toutes les syphilides présentent la teinte jambon ou la teinte cuivrée. D'autre part, cette coloration se rencontre parfois sur des exanthèmes non spécifiques. Elle n'en est pas moins intéressante pour cela, car elle peut, en certains cas où elle s'accentue d'une façon bien nette, fournir au diagnostic une très utile donnée.

III. — Enfin, *les syphilides se caractérisent encore assez fréquemment par une tendance à la forme cerclée ou à un dérivé de cette forme (demi-cercle, arc de cercle, croissant, segments de circonférence, etc.).*

Cette tendance s'accuse soit dans l'élément éruptif, soit dans le mode de groupement des divers éléments éruptifs les uns par rapport aux autres. Ainsi :

---

1. « ... Veluti *porcinæ carnis salitæ color* ». (Gab. Fallopii *De morbo gallico* tractatus, cap. XCII.)

1° Très fréquemment les lésions élémentaires des syphilides offrent une forme arrondie, circulaire. Citons comme exemple la papule syphilitique, dont le contour figure presque invariablement une circonférence régulière, si régulière même parfois qu'on la dirait faite au compas.

2° De même, lorsque plusieurs lésions élémentaires se produisent sur une région, elles se distribuent assez volontiers les unes par rapport aux autres de façon à figurer soit une couronne, soit plus souvent une circonférence incomplète, soit un arc de cercle plus ou moins étendu, soit encore plusieurs arcs de cercle réunis bout à bout en forme d'arcades.

Cette prédilection des syphilides pour la forme cerclée ou pour un dérivé quelconque de cette forme est à coup sûr des plus frappantes. Malheureusement, pas plus que le polymorphisme, pas plus que la coloration cuivrée, elle ne constitue un signe pathognomonique de la vérole. La configuration circulaire en effet se rencontre dans certaines affections cutanées non spécifiques (comme le psoriasis, les érythèmes circinés, l'herpès circiné), etc.

Tels sont, Messieurs, d'une façon très abrégée et très succincte, les caractères généraux des syphilides. Abordons actuellement l'étude spéciale de ces lésions.

Les syphilides sont extraordinairement variées comme formes, et l'on peut dire sans exagération qu'on y voit figurer à peu près tous les types élémentaires des dermatoses, toutes les lésions anatomiques qui constituent les affections cutanées vulgaires. Aussi de longue date a-t-on obéi à la nécessité de diviser et de catégoriser ces éruptions multiples et disparates, de distinguer entre elles un certain nombre d'espèces, de genres, de variétés, etc., de les assujettir en un mot à une classification, à une nomenclature scientifique. Or, on n'a que trop sacrifié à ce besoin, et l'on a si bien fait, on a tellement multiplié les types, les sous-types, les ordres et les sous-ordres, etc., qu'on a chargé de difficultés et d'obscurités inextricables cette partie de la science. De plus, chaque classification nouvelle ayant imposé aux espèces qu'elle différenciait sa terminologie propre, il est arrivé que l'anarchie s'est introduite jusque dans les dénominations mêmes de ces lésions. Bref, on a si bien fait que l'étude des syphilides est devenue, pour l'élève comme pour le médecin, aussi ardue, aussi ingrate, aussi laborieuse que possible, alors que tout au contraire il n'est pas de branche de la dermatologie qui soit plus précise, mieux accessible et plus attrayante.

Trop de science, a-t-on dit, *nuit parfois à la pratique;* c'est le cas ici. Il serait donc bien temps d'en finir avec ce luxe inutile de classifications méticuleuses, et de présenter ce qui est simple en somme sous une forme simple. Sans trop de peine, je crois, on pourrait arriver à ce dernier résultat, et tel sera le but de mes efforts dans l'exposé qui va suivre.

Pour ma part, il me semble qu'au point de vue *pratique* les formes multiples des syphilides peuvent être spécifiées et réparties en huit groupes naturels de la façon suivante :

I. — TYPE ÉRYTHÉMATEUX (Syphilides érythémateuses).

Trois espèces............
- Roséole;
- Roséole ortiée;
- Roséole circinée.

II. — TYPE PAPULEUX (Syphilides papuleuses).

Quatre espèces..........
- Syphilide papuleuse;
- — papulo-squameuse;
- — papulo-croûteuse;
- — papulo-érosive.

III. — TYPE SQUAMEUX (Syphilide squameuse).
(Très rare).

IV. — TYPE VÉSICULEUX (Syphilides vésiculeuses).
Un seul type important : Syphilide herpétiforme.

V. — TYPE PUSTULO-CRUSTACÉ (Syphilides pustulo-crustacées).

Trois espèces............
- Syphilide acnéiforme;
- — impétigineuse;
- — ecthymateuse.

VI. — TYPE BULLEUX (Syphilides bulleuses).

Deux espèces............
- Pemphigus. (?)
- Rupia.

VII. — Type maculeux (Syphilide pigmentaire).

VIII. — Type gommeux (Syphilides gommeuses).

De ces huit groupes de syphilides, les sept premiers peuvent être considérés comme appartenant à la *période secondaire*, bien que certains d'entre eux ne se manifestent en général qu'à une époque assez avancée de la diathèse. Le dernier seul est franchement *tertiaire;* c'est le seul en conséquence dont je n'aurai pas à vous entretenir dans les conférences de cette année.

Sans m'arrêter à discuter théoriquement les avantages et les desiderata de la classification que je viens de vous proposer, j'essayerai immédiatement de la légitimer en pratique par l'exposé qui va suivre.

PREMIER GROUPE : TYPE ÉRYTHÉMATEUX.

SYPHILIDES ÉRYTHÉMATEUSES.

Ce premier groupe est constitué par toutes les syphilides dont le propre est de consister en un simple *érythème*, c'est-à-dire en des *taches rosées* se produisant sans saillie, sans squames à leur surface, sans soulèvement de l'épiderme, sans aucune lésion apparente du derme sous-jacent.

Il comprend plusieurs espèces, qu'il n'est pas sans intérêt pratique de distinguer, à savoir :

1° La roséole;
2° La roséole ortiée;
3° La roséole circinée.

Première espèce : Roséole.

C'est *la plus commune* de toutes les syphilides. Elle est si commune que peu de malades lui échappent, à moins que le traitement mercuriel ne soit institué dès le début de l'infection.

C'est aussi *la plus précoce* de toutes les éruptions syphilitiques. C'est elle qui, pour ainsi dire, inaugure la période secondaire, de la sixième à la huitième semaine après le début du chancre.

Il résulte en effet de l'expérience commune qu'elle fait le plus habituellement son apparition vers le quarante-cinquième jour de la maladie (en comptant non pas de l'origine de la contagion, mais, ce qui est plus pratique, du jour où s'est produit l'accident primitif).

Ce n'est pas à dire toutefois qu'elle ne puisse se manifester à un stade plus reculé de la diathèse. Il est très commun au contraire de la rencontrer à une époque quelconque de la première année, dans le cours de la seconde année ou même au delà, lorsqu'un traitement mercuriel en a retardé l'apparition ou lorsqu'elle récidive. Mais dans les cas de cet ordre, c'est-à-dire alors qu'elle s'éloigne du terme auquel normalement elle est appelée à figurer dans l'évolution naturelle de la maladie, il est à remarquer qu'elle ne se présente plus avec les mêmes caractères, qu'elle est généralement modifiée, altérée dans sa forme, comme j'aurai bientôt l'occasion de l'établir.

Sous son type normal elle consiste en ceci : une éruption plus ou moins confluente et disséminée de taches érythémateuses.

Ce sont des *taches* qui la constituent, et rien autre ; des taches sans saillie, sans squames, sans altération appréciable de l'épiderme ou du derme cutané. Ces taches sont ce que seraient des maculatures faites à la peau, soit avec un pinceau, soit avec le doigt chargé de couleur.

Étudions d'abord ces taches en elles-mêmes ; plus tard nous parlerons de leur disposition réciproque, de leur distribution, de leur confluence et de leur évolution.

Comme *étendue*, les taches de la roséole varient de la surface d'une petite lentille, d'un pépin de poire, à celle d'une pièce de 20 à 50 centimes ; rarement elles sont plus larges, si ce n'est dans le cas où plusieurs d'entre elles, situées au voisinage les unes des autres, viennent à se fusionner de façon à constituer des *plaques* d'une étendue double ou triple environ.

Leur *configuration* ne présente rien de spécial. Elles sont en général irrégulièrement arrondies ; mais on en trouve de toutes formes, d'ovalaires, d'elliptiques, d'allongées, de déchiquetées sur leurs bords, etc.

Leur *coloration* varie suivant leur âge : naissantes, elles offrent une teinte d'un rose tendre, d'un rose fleur de pêcher ; — adultes (passez-moi l'expression), elles sont d'un rose plus foncé, plus sombre, d'un rose rougeâtre comparable à la coloration habituelle de la rougeole ; — plus vieilles et tendant à se faner, elles prennent un ton d'un rose jaunâtre, fauve, et deviennent comme maculeuses.

Parallèlement à cette succession de teintes, on observe ceci : au début, les taches pâlissent et disparaissent absolument sous la pression du doigt ; — plus tard, elles ne s'effacent qu'incomplètement ; — plus tard encore, elles ne s'effacent plus du tout.

Les taches de la roséole sont absolument *indolentes;* elles n'éveillent ni chaleur, ni prurit. Aussi restent-elles très souvent ignorées du sujet qui les porte. Très souvent, en pratique, le médecin est le premier à en constater l'existence et à les montrer au malade étonné.

Au point de vue de leur *disposition,* elles semblent semées au hasard et ne présentent rien de fixe. On a dit qu'elles peuvent se grouper en cercles, en croissants, les unes par rapport aux autres. Je n'ai rien observé de semblable, quant à moi, et je tiens au contraire pour certain que la roséole est une des syphilides qui affectent le moins de tendance à la configuration cerclée.

Ces taches ont une *confluence* variable. A moins que le mercure ne soit intervenu de bonne heure, il est assez rare de n'en trouver qu'un petit nombre ; presque toujours, elles sont assez abondantes pour tigrer la peau, en laissant entre elles toutefois des portions relativement considérables de téguments sains. Quelquefois encore elles sont si nombreuses et si rapprochées les unes des autres que certaines régions en sont littéralement criblées.

Comme *siège,* les régions qu'elles affectent de préférence sont : les *flancs* et les *parties latérales du thorax* (points où elles font en général leur apparition première), l'abdomen, la poitrine et le dos. — Elles sont encore assez communes sur les membres, spécialement sur leur face interne. — Elles sont, au contraire, très rares sur le visage (sauf au niveau du front, près de la racine des cheveux), et enfin tout à fait exceptionnelles sur les mains [1].

Dans la très grande majorité des cas, la roséole se produit d'une façon absolument *latente*, inappréciable, sans aucun phénomène réactionnel ou sympathique. Quelquefois cependant son

[1]. Comme éruption, la roséole syphilitique est d'un diagnostic des plus simples. Elle ne court risque d'être confondue d'aspect qu'avec trois maladies : la *rougeole*, la *roséole simple*, et l'*érythème résineux* (dû à l'ingestion de copahu ou de cubèbe). Mais il est très facile en général de la distinguer de ces trois types morbides en tenant compte des particularités suivantes :

I. — La rougeole, tout d'abord, a des *phénomènes fébriles* incomparablement plus intenses que ceux dont la roséole syphilitique s'accompagne en certains cas; — sa fièvre propre prélude toujours à l'éruption pour une durée de trois à quatre jours; — son éruption est bien plus générale et envahit la face, les membres, les extrémités, etc.; — cette éruption est précédée et accompagnée de *catarrhes* spéciaux (catarrhe nasal, catarrhe oculaire, catarrhe laryngé, et surtout catarrhe bronchique), etc., etc.

II et III. — Quant à la roséole simple et à l'éruption résineuse, on les distinguera de la roséole syphilitique par un ensemble de signes des plus simples et des mieux tranchés, que, pour la commodité du lecteur, nous résumerons dans les deux tableaux suivants :

ROSÉOLE SYPHILITIQUE :	ROSÉOLE SIMPLE :
I. — Affection apyrétique (sinon toujours, du moins dans la presque totalité des cas);	I. — Affection souvent accompagnée de symptômes généraux (fièvre, inappétence, état saburral, soif, malaise, céphalalgie, etc.);
II. — Non prurigineuse;	II. — Assez habituellement prurigineuse, à un léger degré;
III. — Durant toujours plusieurs semaines, pour le moins;	III. — Éphémère comme durée;
IV. — Précédée, à courte distance, des phénomènes propres à l'infection syphilitique primitive (chancre induré, adénopathie spécifique);	IV. — Non précédée des phénomènes propres à l'infection syphilitique primitive (sauf coïncidence);
V. — Accompagnée d'autres manifestations secondaires (croûtes du cuir chevelu, adénopathies cervicales, céphalée vespérine, syphilides muqueuses, etc.).	V. — Non accompagnée de symptômes syphilitiques secondaires.

De même le diagnostic différentiel de la roséole syphilitique et de l'érythème résineux sera facilement établi d'après les considérations que voici :

ROSÉOLE SYPHILITIQUE :	ÉRYTHÈME RÉSINEUX :
I. — Éruption aprurigineuse;	I — Éruption légèrement prurigineuse, souvent même prurigineuse à un degré très accentué;
II. — Éruption simplement rosée, non vineuse;	II. — Éruption plus rouge, plus foncée, plus *vineuse* que la roséole;

explosion donne lieu à un certain malaise, voire à un léger état fébrile, lequel dure quelques jours et s'évanouit.

Plus habituellement, alors qu'elle se manifeste dans les premières semaines de l'infection, la roséole coïncide avec le groupe de phénomènes qui marquent le début de la période secondaire, mais qui n'ont avec l'éruption qu'un rapport de coïncidence, à savoir : la courbature générale, la céphalée vespérine, les douleurs vagues des membres, les croûtes acnéiques du cuir chevelu, l'angine gutturale, etc.

La roséole ne se constitue pas d'un jour à l'autre, à la façon de certains exanthèmes fébriles qui en 24 ou 48 heures sont pleinement et entièrement accomplis. Elle procède au contraire d'une façon lente et progressive : quelques taches se manifestent d'abord, puis d'autres leur succèdent de jour en jour, et ainsi de suite ; de sorte que l'éruption n'est guère complète avant un septénaire au plus tôt.

Parvenue de la sorte à son entier développement, elle persiste sous cette forme plus ou moins longtemps, sans modifications ultérieures [1]. Traitée, elle se fane et disparaît rapidement. Non traitée, elle persiste plusieurs semaines, un mois, deux mois, quelquefois même davantage, en devenant de plus en plus foncée, comme maculeuse, et surtout en se compliquant d'autres éruptions. Ce qu'on observe alors n'est plus, à proprement parler, une

III.— Éruption sans *nœuds de confluence;*	III. — Éruption à foyers spéciaux de confluence, à *nœuds éruptifs* occupant le niveau des jointures du côté de l'extension (genoux, coudes, poignets, face dorsale du pied et de la main);
IV. — Éruption persistante, affectant une durée d'au moins plusieurs semaines;	IV. — Éruption éphémère, disparaissant en quelques jours;
V. — Éruption succédant à des symptômes de contamination syphilitique, sans être provoquée par l'ingestion d'aucun remède.	V. — Éruption succédant à une cause spéciale : ingestion récente de copahu ou de cubèbe.

1. Parfois la tache de roséole, surtout lorsqu'elle a duré assez longtemps, présente une certaine inégalité de surface. Elle est alors semée de très petites saillies miliaires, traversées par un poil et vraisemblablement constituées par des follicules pileux hypertrophiés. On compte sur la tache de cinq à dix de ces saillies en moyenne, quelquefois davantage. — C'est à cette forme légèrement modifiée de roséole qu'on donne le nom de roséole *piquetée* ou de roséole *granuleuse.* — Inutile d'ajouter que cette modification d'aspect ne présente qu'un intérêt dermatologique.

roséole ; c'est une syphilide polymorphe, érythémateuse sur quelques points, mais sur d'autres papuleuse, papulo-squameuse, papulo-croûteuse, etc. Quelquefois cependant, même en dehors de toute médication, la roséole disparaît sans se compliquer d'autres exanthèmes, mais pour être suivie à échéance variable d'autres manifestations sur le tégument cutané ou muqueux.

Toujours est-il qu'après une certaine durée, sous l'influence du mercure ou du temps, la roséole disparaît complètement.

Et comment disparaît-elle ? Par *résolution* simple et progressive, sans squames, sans altération de l'épiderme ou du derme, sans cicatrices, sans vestiges.

Évanouie, elle peut renaître ; mais elle ne récidive guère qu'à assez long terme, surtout lorsque est intervenue une médication quelque peu prolongée, suffisante pour atténuer la diathèse et l'empêcher de passer à des formes plus graves, mais insuffisante pour l'éteindre absolument.

Lorsque la roséole récidive, de deux choses l'une : ou bien l'éruption se reproduit avec les mêmes caractères, mais *avec une confluence moindre* en général ; — ou bien elle reparaît, ce qui est plus commun, avec une physionomie quelque peu différente. La *roséole de retour*, comme je l'appelle alors, diffère habituellement de la roséole primitive par un triple caractère de ses taches, qui sont à la fois moins nombreuses, plus larges et plus pâles. Quelques détails à ce propos ne seront peut-être pas inutiles.

D'abord, la roséole de retour est en général *discrète*, si discrète même en certains cas qu'on la voit se borner à une douzaine, à une demi-douzaine de taches disséminées çà et là.

Ces taches, en second lieu, sont en général *plus larges*, plus étalées que celles de la roséole primitive ; elles ont l'étendue d'une amande, d'une datte, d'une pièce de deux francs, parfois même d'une pièce de cinq francs.

Elles sont, enfin, *moins rosées* que celles de la roséole commune ; leur teinte est d'un rose gris *très pâle ;* elles sont très atténuées de ton, comme fondues dans la peau et sans contour bien limité, si bien que parfois on a peine à les voir, et qu'il faut les chercher avec attention pour les découvrir.

Lorsque en pratique on observe une éruption de ce genre sur un malade à antécédents inconnus, on a de fortes présomptions, de par les seuls caractères que je viens de vous signaler, pour la considérer comme une roséole de retour et plus sûrement encore pour la rapporter à une infection déjà ancienne, car c'est là une forme d'exanthème relativement assez *tardive* [1].

Seconde espèce : Roséole ortiée.

Cette variété est de tous points identique à la précédente, comme couleur, comme configuration, comme confluence, comme distribution à la surface du corps, et aussi comme époque d'apparition. Elle n'en diffère que par un seul caractère : ses taches, au lieu d'être absolument plates, sont quelque peu élevées, bombées, comme *boursouflées*, et font un très léger relief que la vue et le doigt peuvent également apprécier. Elles rappellent ainsi la plaque saillante de l'urticaire ou de la piqûre d'ortie. C'est pourquoi j'ai baptisé cette forme éruptive du nom de *roséole ortiée*, dénomination préférable, je crois, à celle d'érythème papuleux ou de roséole papuleuse que lui donnent certains auteurs, car la papule est une lésion spéciale qui n'existe pas ici, et le mot de papule ne doit pas être détourné de son sens anatomique pour devenir synonyme de relief, de saillie, de simple fluxion inflammatoire.

Ne se distinguant de la roséole proprement dite que par l'aspect boursouflé de ses taches, la roséole ortiée s'en rapproche en-

1. Cette forme d'éruption est considérée par quelques dermatologistes contemporains comme « une roséole *modifiée par le mercure* ». Il est indéniable en effet qu'on l'observe toujours sur des malades ayant subi un traitement mercuriel, et pour ma part je ne l'ai pas encore rencontrée dans des conditions différentes. Mais il est à cela, je crois, une raison plausible : c'est que cette variété de roséole est essentiellement tardive, et qu'à une époque tardive la syphilis *non traitée* ne s'en tient pas aux formes érythémateuses, superficielles et bénignes. Aussi serais-je peu partisan de voir dans cette forme de roséole, ainsi que le veulent quelques-uns de mes collègues, une sorte de produit métis de la vérole et du mercure. Je crois plus prudent de ne rien inférer de l'influence du mercure sur les modifications intimes de l'éruption, et de considérer simplement cette espèce de syphilide comme l'expression d'une diathèse quelque peu ancienne et déjà atténuée par le traitement dans la forme et la gravité de ses symptômes.

core absolument par sa marche et sa terminaison. — Souvent aussi elle coïncide avec de simples taches érythémateuses.

Ces deux variétés, roséole et roséole ortiée, sont donc très voisines l'une de l'autre et pourraient être confondues sans inconvénient pratique [1].

Dans une forme plus tardive comme époque d'apparition, la roséole ortiée se montre quelque peu différente du type que je viens de décrire.

D'une part alors, au lieu d'être disséminée, elle se concentre volontiers sur quelques îlots de la surface tégumentaire. D'autre part, ses taches sont plus larges, souvent agminées et cohérentes, souvent aussi disposées suivant tel ou tel mode du type circiné [2].

Troisième espèce : Roséole circinée.

Celle-ci diffère essentiellement des formes précédentes à deux points de vue :

1° Au lieu d'être une éruption précoce, c'est une éruption *assez tardive* de la période secondaire, ne se manifestant en général qu'à une époque assez éloignée du début de l'infection, vers la fin de la première année, dans le cours de la seconde ou de la troisième, quelquefois même au delà (chez les sujets traités, bien entendu).

2° Elle est constituée par des taches rosées, plates ou très légèrement saillantes, dont l'attribut spécial est la *forme circinée*.

Ces taches figurent ou des cercles complets, dont toute l'aire est rosée ; — ou, plus fréquemment, des circonférences, des anneaux teintés d'érythème, à centre sain ; — ou des demi-anneaux, des arcs de cercle en forme de C, de croissant, de demi-lune, etc.; — ou bien encore des segments de circonférence réunis bout à

---

1. Inutile de dire qu'en dépit de certaines ressemblances grossières la roséole ortiée ne court aucun risque d'être confondue avec l'*urticaire commune*, que distinguent suffisamment le caractère prurigineux de ses plaques, leur durée éphémère, leur rénitence, leur coloration particulière, leur *décoloration* centrale, etc., etc.

2. Voy. au musée de Saint-Louis deux beaux types de roséole circinée (pièce n° 467 de la collection de l'hôpital et pièce, n° 171, de ma collection particulière).

bout, des 8 de chiffre, des arceaux, des ovales, des ellipses, etc...
Les variétés annulaire, semi-annulaire, ovalaire, elliptique,
sont les plus communes. — Les circonférences ou les arcs de
cercle qu'elles décrivent sont presque toujours d'un petit rayon,
qui ne dépasse guère celui d'une pièce d'un ou de deux francs,
de cinq francs au maximum. — Voici pourtant un cas dans lequel
une roséole circinée présentait des circonférences d'un énorme
diamètre, telles que je n'en avais jamais observé de semblables.
Sur ce moulage, belle reproduction due au talent de M. Baretta,
vous voyez trois de ces anneaux, dont deux sont réunis en forme
de 8, et qui ne mesurent pas moins de 6, 7 et même 8 centimètres
de diamètre. C'est là, je dois le dire, un cas presque extraordinaire, unique à ma connaissance jusqu'à ce jour [1].

Les syphilides de ce genre sont assez persistantes de leur nature quand elles sont abandonnées à elles-mêmes. —D'autre part,
si elles cèdent assez facilement au mercure, il est d'observation
qu'elles présentent une singulière tendance aux *récidives*. Elles
peuvent reparaître plusieurs fois de suite en dépit du traitement,
et il est souvent besoin, pour en débarrasser complètement les
malades, d'une médication assez prolongée.

Au point de vue séméiologique, la roséole circinée comporte un
intérêt des plus sérieux. Sa configuration toute particulière en
cercles, en demi-cercles, en arceaux, est un caractère dont le
diagnostic peut tirer un utile profit. L'une de ses formes même,
la forme en anneaux, me semble presque pathognomonique. Pour
ma part, du moins, je n'ai jamais rencontré l'*érythème annulaire*
(j'entends l'érythème pur, vrai, sans mélange de squames, de papules ou de parasites) que sur des sujets dûment syphilitiques et
comme accident non équivoque d'infection constitutionnelle.

Une seule affection pourrait en être rapprochée. C'est l'érythème
multiforme d'Hébra, dans ses variétés de forme circinée (*Erythema annulare, Erythema gyratum ou marginatum*). Mais cet
érythème se distinguera toujours très facilement de la syphilide

---

1. Cette pièce est déposée au musée de l'hôpital de Lourcine.

que nous venons de décrire par sa configuration plus méthodiquement cerclée, par sa teinte d'un rouge beaucoup plus intense, par
la saillie plus considérable de ses taches, par son siège habituel
sur la face dorsale des mains et des pieds, par sa durée bien autrement éphémère, etc., etc.

SECOND GROUPE : TYPE PAPULEUX.

SYPHILIDES PAPULEUSES.

Ce groupe est le plus important que nous ayons à étudier. Et cela
pour deux raisons : parce que, d'une part, il est le plus riche de
tous en espèces et en variétés; parce que, d'autre part, toutes ses
espèces, toutes ses variétés sont excessivement communes, plus
spécialement encore chez la femme que chez l'homme.

Bien qu'assez différentes de l'une à l'autre comme aspect et
comme physionomie générale, les formes éruptives multiples qui
composent le groupe de syphilides que nous allons étudier dérivent toutes d'un élément commun, originel et primordial. Cet élément commun, c'est la PAPULE; — la papule, c'est-à-dire, dans
le langage et la classification de Willan, « une petite élevure de
la peau, solide et résistante, ne renfermant pas de liquide, susceptible parfois de s'éroder à son sommet, mais se terminant
presque toujours par résolution ou desquamation »; — la papule,
c'est-à-dire, dans le langage anatomique actuel, une infiltration
sèche du derme, une néoplasie circonscrite et interstitielle du
chorion.

Les modifications ultérieures que peut subir dans son évolution
cette lésion originelle, la papule, constituent des *modes éruptifs*
différents — différents comme aspect, mais non comme essence
— et légitiment, au point de vue descriptif, la division des syphilides papuleuses en un certain nombre d'espèces, de sous-
espèces, de variétés, etc.

Rien de plus simple d'ailleurs que cette division, exclusivement basée, comme vous allez le voir, sur les caractères *objectifs* de la lésion. Ainsi :

1° La papule peut rester papule, sans modifications ultérieures. L'éruption, dans ce cas, constituée par un certain nombre de lésions de ce genre, sera dite tout naturellement *syphilide papuleuse*.

2° Si la papule, au contraire, subit à sa surface un processus desquamatif, l'éruption prendra le nom de *syphilide papulo-squameuse*.

3° Que la papule, au lieu de rester sèche, au lieu de se couvrir de squames, devienne humide à sa surface, érosive, excoriative, la forme d'éruption qui en résultera sera une *syphilide papuleuse humide* ou *papulo-érosive*.

4° Enfin, si la papule vient à se revêtir de croûtes, elle constituera une éruption dite *syphilide papulo-croûteuse*.

Quoi de plus naturel qu'une telle classification, reposant sur des différences cliniques facilement appréciables, et traduisant ces différences par une série de dénominations empruntées aux symptômes mêmes qu'elle qualifie? Cette classification (que je puis louer puisqu'elle ne m'appartient pas)[1] ressort de l'aspect même des lésions, et simplifiera pour vous, je l'espère, l'étude quelque peu complexe des syphilides papuleuses. Vous allez du reste en juger.

Première et seconde espèce : Syphilide papuleuse et Syphilide papulo-squameuse.

A dessein je réunis ces deux espèces dans une description commune, car d'une part elles ne diffèrent entre elles que par un seul caractère, et d'autre part elles coïncident le plus souvent en clinique, réunies, associées qu'elles sont sur le même sujet.

Ce en quoi elles diffèrent l'une de l'autre, vous le savez déjà,

---

1. Je n'ai fait qu'y introduire une espèce, la syphilide *papulo-croûteuse*. Cette syphilide papulo-croûteuse, vaguement confondue jusqu'ici soit avec la papule érosive, soit avec les syphilides pustulo-crustacées, m'a paru devoir être distinguée de ces derniers types éruptifs et mériter une description spéciale. On en jugera par ce qui va suivre.

Messieurs, sans que j'aie besoin de vous le dire. La première consiste en des papules simples, intactes à leur sommet, non squameuses; — la seconde est constituée par des papules qui subissent à leur surface l'exfoliation épidermique dite desquamation.

Qu'elles coexistent fréquemment, cela encore se conçoit sans peine, cela doit être; car la papule et la papulo-squame ne sont que des phases successives, des âges divers de la même lésion, et presque toujours la papule initiale aboutit à la papule squameuse après une courte durée.

La forme papuleuse *pure* peut certes exister isolément; mais elle n'est le plus habituellement qu'une forme de début, qu'une forme jeune, qui, en vieillissant, ne tarde guère à desquamer.

Aussi, réserve faite théoriquement pour l'individualité de ces deux formes, pouvons-nous, avec tout avantage au point de vue pratique, les comprendre l'une et l'autre dans un exposé commun.

Les deux types papulo-squameux présentent *trois sous-espèces* que distinguent d'une façon très naturelle des caractères cliniques facilement appréciables; à savoir :

1° Une forme éruptive à *petites papules*, que je vous proposerai d'appeler *syphilide papulo-granuleuse ;*

2° Une forme à *larges papules*, dite, suivant l'étendue de ses papules, *syphilide lenticulaire* ou *syphilide nummulaire ;*

3° Une forme dont les éléments papuleux, au lieu d'être distincts et isolés, sont au contraire agminés, réunis en groupe, de façon à constituer des *nappes* ou des plaques éruptives : *syphilide papuleuse en nappe.*

Spécifions en quelques mots les caractères propres à chacune de ces variétés.

1° Syphilide à petites papules, dite papulo-granuleuse [1].

Celle-ci est constituée par une éruption disséminée et presque

---

1. Forme décrite par quelques auteurs sous les noms de syphilide papuleuse miliaire, syphilide papuleuse conique, lichénoïde, lichen syphilitique, etc.
Voy. comme exemple la pièce n° 107 de ma collection particulière.

toujours assez confluente de *petites* papules. Ces papules sont des élevures du derme, pleines, arrondies, rénitentes, également appréciables à la vue et au toucher. Elles ont en moyenne le volume d'une demi-tête d'épingle ou d'une petite lentille. Elles sont *granuleuses*, c'est-à-dire qu'elles fournissent au doigt la sensation d'un petit corps arrondi, d'un grain de millet par exemple, enchâssé dans le derme. — Comme coloration, elles commencent par être rosées, puis bientôt elles deviennent d'un rouge brun assez sombre, qui parfois prend la teinte jambon et plus rarement offre le reflet cuivré. — Comme distribution, enfin, elles semblent le plus habituellement semées au hasard. Quelquefois réunies en groupes, elles n'affectent qu'exceptionnellement dans leur disposition réciproque la forme annulaire ou demi-cerclée.

À leur début, ce sont toujours des papules intactes, recouvertes d'un épiderme sain. Quelquefois elles persistent sous cette forme, mais cela est très rare; presque toujours en effet elles aboutissent à desquamer, et se présentent alors sous l'un ou l'autre des aspects suivants :

Ou bien les couches épidermiques non encore détachées constituent à la surface de la papule des lamelles blanchâtres, minces, légèrement *squameuses;* — ou bien l'épiderme s'est complètement exfolié à leur surface, de façon à découvrir la papule, qui paraît alors brillante et vernie. Dans ce cas, le contour de la papule est dessiné par une circonférence blanchâtre, dite *collerette,* vestige de la brisure circulaire de l'épiderme. On accordait autrefois une grande importance diagnostique à cette collerette qu'on regardait (et cela bien à tort) comme un caractère exclusivement propre aux papules syphilitiques.

Il s'en faut que toutes les papules composant l'éruption aient un égal développement. Ce qui ajoute d'ailleurs à leur inégalité de dimensions, c'est qu'elles sont loin d'être toutes du même âge, l'exanthème papuleux ne se constituant en général que par poussées successives. Aussi est-on frappé, quand on examine une syphilide de cette forme à une époque moyenne de son évolution, de la trouver constituée par un mélange d'éléments éruptifs très inégaux, ceux-ci petits et ceux-là plus grands, les uns jeunes à l'état de papules intactes, les autres adultes et squameux, d'autres même déjà vieillis et en voie de régression plus ou moins avancée.

Abandonnée à elle-même, la syphilide papulo-granuleuse persiste au moins plusieurs mois. Traitée, elle disparaît en quelques
semaines.

Lorsqu'elle se prépare à entrer en résolution, ses papules commencent à s'affaisser, se dépouillent de leur revêtement squameux,
diminuent de rénitence et de volume par résorption progressive
de leur néoplasme, s'atrophient, en un mot, et passent à l'état de
macules. Ces macules d'un ton brunâtre foncé persistent encore
un certain temps, puis s'effacent peu à peu et finissent par disparaître.

Variété : *Syphilide papuleuse ponctuée.* — Il est des cas où les
papules qui composent l'éruption deviennent tellement ténues
qu'elles se réduisent aux proportions d'une minime saillie *punctiforme*. Elles constituent de la sorte une éruption d'aspect tout à
fait spécial, qui ne paraît pas avoir été suffisamment remarquée
jusqu'alors et à laquelle je vous proposerai, pour appeler l'attention sur elle, de donner le nom de *syphilide papuleuse ponctuée*.
Cette variété se distingue surtout par les deux caractères suivants:

1° D'une part, ainsi que je viens de le dire, éléments éruptifs
très atténués comme dimension, composés de papules ponctuées,
lesquelles rappellent assez exactement les petites saillies grenues
de la « chair de poule ». Ces papules sont généralement couronnées
à leur sommet par une minime squamule blanche ou grisâtre.

2° D'autre part, confluence excessive, extraordinaire, de ces
papules ponctuées. On dirait que l'éruption tend à regagner,
comme nombre d'éléments éruptifs, ce qu'elle perd comme ténuité
de ces éléments. La peau est littéralement *criblée* de ces papules
rudimentaires, dont on compte jusqu'à douze et quinze dans l'é-
tendue d'un centimètre carré, dont on compterait plusieurs milliers sur l'étendue d'une large surface telle que le dos.

La syphilide papuleuse ponctuée affecte certains sièges de
préférence : avant tout, les régions dorsales; puis les flancs, les
lombes, et les membres. Je ne l'ai jamais rencontrée sur le visage.

C'est assurément une forme *rare*. — Ajoutons, comme dernier détail, que ce n'est pas une forme exclusive. On la trouve parfois combinée avec des syphilides à papules plus étendues, notamment avec la variété dite papulo-granuleuse.

2° Syphilide à grandes papules (syphilide lenticulaire ou nummulaire [1]).

Cette syphilide est plus commune assurément que la précédente; on peut la dire, chez la femme notamment, d'observation journalière.

Elle diffère seulement de l'espèce précédente par l'étendue et la forme de ses papules qui, au lieu d'être petites et granuleuses, sont au contraire *larges* et *discoïdes*.

Larges, ai-je dit tout d'abord. — L'étendue de ces papules est celle d'une lentille (syphilide *lenticulaire*), d'une pièce de 20 ou de 50 centimes, d'une amande, voire d'une pièce d'un, de deux ou de cinq francs en certains cas plus rares (syphilide *nummulaire*).

Discoïdes, ai-je ajouté; — c'est-à-dire que, légèrement exhaussées au-dessus des téguments sains, ces papules constituent de petits *plateaux*, de petits disques aplatis comme une lentille, comme une pièce de monnaie. Ce sont des *papules plates*, en un mot.

Leur configuration est remarquable, et j'appelle votre attention sur ce point, auquel se rattache un élément séméiologique important. Presque toujours ces papules sont *cerclées*, très régulièrement cerclées, à ce point qu'en bien des cas on les croirait dessinées au compas. Jamais mieux qu'ici ne s'accuse la tendance spéciale des syphilides à la forme circinée. — Quelquefois cependant ces papules s'écartent du type correctement circulaire, pour devenir irrégulièrement arrondies, ovalaires, allongées en divers sens. —Parfois aussi elles s'éloignent de toute forme géométrique, mais cela est relativement rare.

Leur surface est toujours sèche, et *plutôt dépouillée que squameuse*. L'épiderme en effet s'en détache, mais sans se régénérer

1. Forme décrite par certains auteurs sous les noms de syphilide papuleuse plate, syphilide tuberculeuse plate, syphilide à larges papules, syphilide papulo-tuberculeuse, papuleuse lenticulaire, squameuse, squameuse lenticulaire, etc., etc.

avec activité et sans former aux parties affectées, comme dans le psoriasis vulgaire, un revêtement squameux permanent. Aussi les papules de cette syphilide ne sont-elles jamais que légèrement et temporairement squameuses[1]. Le plus souvent même elles se présentent *à découvert*, avec une coloration d'un rouge brun foncé, laquelle en maintes occcasions prend la teinte dite *jambon* ou le ton *cuivré*. L'une et l'autre de ces comparaisons, si banalement appliquées aux éruptions syphilitiques, se trouvent ici d'une exactitude rigoureuse. De toutes les syphilides, en effet, c'est sans contredit la forme papuleuse à larges papules qui affecte le plus souvent et au plus haut degré soit le ton rouge jaunâtre du cuivre, soit surtout la teinte rouge sombre du maigre de jambon.

Plus larges sont les papules, moindre en est le nombre. C'est là, du reste, une loi presque générale pour toutes les syphilides, que leur confluence soit en raison inverse du volume ou de l'étendue de leurs éléments éruptifs. Aussi la syphilide papulo-lenticulaire est-elle toujours plus discrète que la syphilide papulo-granuleuse; aussi l'est-elle infiniment moins que la forme nummulaire, laquelle se limite souvent à quelques plaques. — A ce propos, toutefois, je dois ajouter qu'assez habituellement les syphilides papuleuses sont composées de papules d'inégales dimensions. Il est très ordinaire de voir se mêler aux éruptions granuleuses des papules lenticulaires; et il n'est pas rare non plus de trouver à côté de celles-ci des papules presque nummulaires. Certaines formes d'éruptions présentent même associées ces trois variétés d'éléments éruptifs.

Comme *siège*, enfin, la syphilide qui nous occupe peut se produire sur tous les points du corps; parfois même on l'observe généralisée. Il est toutefois certaines régions qu'elle affecte de préférence à d'autres, à savoir :

1° La *nuque* et la région occipitale, chez les femmes spéciale-

---

1. M. Cazenave a fait à ce propos cette très juste remarque que les squames « n'existent jamais à la fois *sur toute l'éruption* », comme elles existent sur toute l'éruption d'un psoriasis vulgaire. C'est qu'en effet les squames syphilitiques tombent de bonne heure et ne se reproduisent pas en général ; de sorte que, dans une syphilide papulo-squameuse, il est toujours une bonne partie des papules qu'on trouve à nu, dépouillées de leur revêtement squameux. — Excellent signe diagnostique à recueillir.

ment. Quelquefois, dans les cas de syphilides limitées, se bornant
à quelques lésions éparses, il n'existe de papules que sur cette
région, et nulle part ailleurs, De là ce conseil pratique : lorsque,
sur une femme suspectée de syphilis (de syphilis récente, bien entendu) vous recherchez des manifestations cutanées, ne négligez
jamais d'*explorer la nuque*, sur les frontières du cuir chevelu, en
deçà et au delà; car, s'il n'existait qu'une papule pour toute éruption, elle aurait quelque chance de se trouver là.

2° Le *front* et la *région temporo-frontale* du cuir chevelu. — Au
front, l'éruption est dite *Corona Veneris*, dénomination toute de
fantaisie, qui implique un siège, mais non un mode éruptif, et qui
est appliquée d'une façon banale à toutes les syphilides de cette
région.—Soit dit incidemment, cette fameuse couronne de Vénus
ne se limite pas toujours au front, à la façon d'un diadème; souvent aussi elle se continue tout autour du crâne en passant par
les régions temporales et occipitales, à la façon de ces lauriers
qui — pardon de l'irrévérencieuse comparaison — couronnent sur
les pièces de monnaie la tête des souverains.

3° Enfin, cette éruption s'observe encore très fréquemment sur
le visage, au niveau des ailes du nez, du sillon mentonnier, des
commissures labiales; — sur le cou; — au jarret et à la saignée; —
sur la face supéro-interne des cuisses, chez la femme spécialement; — dans la rainure interfessière, etc...

Comme *évolution*, l'exanthème papuleux à larges papules affecte
un processus absolument identique à celui des autres syphilides
de même forme. Une fois développé, il persiste sans modifications pendant un temps variable, toujours assez long, plusieurs
mois en moyenne. Puis, quand il doit entrer en régression, ses
papules s'aplatissent, s'affaissent, s'atrophient; l'épiderme se reforme à leur surface; finalement elles passent à l'état de *macules*
d'un brun grisâtre, lesquelles persistent encore quelques semaines, plusieurs mois même parfois, et s'effacent complètement
sans laisser ni cicatrices, ni vestiges de la lésion.

Cette forme éruptive est une des plus sujettes à *récidives*. Il est
à remarquer que, dans ses retours, elle est en général discrète et

partielle, se bornant à quelques papules, n'affectant même parfois qu'une portion circonscrite des téguments.

3° Syphilide papuleuse en nappe.

Je n'aurai que quelques mots à vous dire de cette forme, qui ne se distingue des précédentes que par la disposition agminée de ses éléments éruptifs. Ceux-ci en effet, au lieu d'être dissociés, éparpillés, çà et là, sous forme de papules isolées, se présentent au contraire ici réunis et agglomérés, de façon à constituer de véritables *nappes*.

Ces nappes papuleuses sont plus ou moins larges; elles mesurent de 2 à 3, 5, 6 centimètres carrés le plus souvent, et même davantage.

Parfois encore elles s'étalent sur des surfaces bien plus étendues, au point de recouvrir toute une région. Tel est précisément le cas de cette malade, chez laquelle vous voyez toute la vulve, tout le périnée, une partie de la fesse gauche et tout le mont de Vénus envahis par une syphilide de ce genre. L'énorme nappe papuleuse constituée de la sorte offre une teinte d'un rose sombre, virant au rouge sur quelques points; elle est rénitente au toucher dans toute son étendue, et les grandes lèvres même, notablement tuméfiées, offrent au doigt la consistance du parchemin. — Remarquez encore, au contour de cette éruption, plusieurs segments de circonférence bien dessinés, vestiges des papules circulaires qui se sont fusionnées dans la nappe totale. Remarquez enfin, en dehors de ce contour, disséminées sur l'abdomen et les cuisses, des papules lenticulaires isolées, qu'on dirait placées là comme à dessein pour éclairer le diagnostic de la lésion principale [1]. — C'est là un type parfait, accompli, de la syphilide papuleuse à larges nappes.

Comme teinte, comme saillie, comme squames, comme évolution régressive, cette syphilide en nappe ne diffère en rien des syphilides à papules isolées. Inutile donc de vous répéter, à son propos, ce que je vous ai déjà dit sur ces divers points, en vous parlant des formes précédentes.

1. Ce cas typique, fort bien reproduit par un habile artiste, M. A. Forgeron, est conservé au musée de l'hôpital Saint-Louis.

Jusqu'ici, Messieurs, je ne vous ai entretenus que des formes typiques des syphilides papuleuses. Je dois actuellement compléter les données qui précèdent en vous décrivant certaines *variétés* de ces formes primordiales. Je le ferai en quelques mots, désirant me borner, dans cet exposé très élémentaire, aux seules notions rigoureusement indispensables à la pratique.

I. — Je vous ai représenté la desquamation des syphilides papuleuses comme habituellement minime. Or, sans jamais devenir très abondante, cette desquamation est parfois plus accusée. Les papules alors sont recouvertes de lamelles épidermiques blanchâtres ou grises, qui tombent en général assez rapidement, mais qui, avant leur chute, donnent à l'éruption une certaine ressemblance avec le psoriasis vulgaire. D'où les noms de syphilide *psoriasiforme* et de *psoriasis syphilitique* donnés par quelques auteurs aux exanthèmes de ce genre[1].

1. — La syphilide papulo-squameuse à desquamation abondante peut quelquefois se rapprocher comme aspect du psoriasis vulgaire, au point de risquer d'être confondue avec cette dernière affection. On observe même des cas où le diagnostic de ces deux éruptions est assez délicat pour tenir en échec les praticiens les plus experts. En général, toutefois, ce diagnostic sera facilement et sûrement institué d'après les considérations suivantes :

SYPHILIDE PAPULO-SQUAMEUSE :	PSORIASIS VULGAIRE :
I. — Surface de la papule presque toujours *incomplètement recouverte* de squames, dénudée dans une partie plus ou moins considérable de son étendue. — Quelquefois, rien autre qu'une simple *collerette* squameuse, au contour de la papule.	I. — Surface de la lésion *plus complètement recouverte* de squames, souvent même squameuse dans *toute* son étendue.
II. — Squames *minces*, ténues, petites, superficielles, grisâtres.	II. — Squames *larges*, *épaisses*, superposées, imbriquées, formant à la lésion un *revêtement lamelleux*, une sorte de carapace épidermique ; — squames blanches et nacrées.
III. — Papules ne fournissant pas par le grattage *la strie micacée* caractéristique du psoriasis vulgaire, ou tout au moins ne la fournissant pas au même degré.	III. — Papule psoriasique fournissant par le grattage une strie absolument blanche, plâtreuse, *micacée* (signe presque pathognomonique quand il est bien centué).
IV. — Saillie éruptive d'un *rouge sombre*, dans ses parties découvertes; — quelquefois d'un rouge *jambon* ou *cuivreux*.	IV. — Coloration moins rouge, *moins sombre* de la peau, dans les parties découvert.

II. — La papule spécifique est sujette, comme degré de développement, à des variétés nombreuses.

Quelquefois très accentuée, elle constitue un véritable *ménisque intra-cutané* épais et proéminent, lequel, pressé entre deux doigts, fournit une sensation de rénitence lamelleuse, exactement comparable à celle que donne la base d'un chancre parcheminé ou foliacé.

D'autres fois, inversement, la papule est tellement réduite, tellement atténuée comme lésion, qu'elle n'existe plus, pour ainsi dire, qu'à l'état *rudimentaire*. On la devine alors plutôt qu'on ne la sent. C'est de la sorte que certaines affections papuleuses se produisent sans relief et sont simplement caractérisées par un épaississement presque inappréciable des couches dermiques les plus superficielles, avec rougeur et exfoliation.

III. — En quelques cas, la papule syphilitique, au lieu de constituer une saillie uniformément exhaussée sur toute sa surface, c'est-à-dire au lieu de constituer un véritable plateau, se déprime à son centre en forme de godet, de lampion. Elle est dite alors *cupuliforme*. — Cette petite modification serait sans intérêt si le

---

V. — Peau *rénitente plutôt qu'épaissie* au niveau de la lésion. — Parfois, sensation d'une rénitence en surface, comparable à l'induration chancreuse parcheminée ou foliacée.

VI. — Lésions éruptives généralement *petites* ou *moyennes* comme étendue; — souvent *arrondies*, circulaires, ou à contour présentant une série de segments de circonférence.

VII. — Pas de localisations caractéristiques (sauf pour une forme, le psoriasis palmaire et plantaire).

VIII. — Durée courte, relativement surtout à la persistance habituelle et à la chronicité du psoriasis vulgaire.

IX. — Modification rapide en général sous l'influence du *mercure*.

X. — *Antécédents syphilitiques;* — souvent même symptômes syphilitiques *contemporains.*

V. — Peau *épaissie plutôt que rénitente* au niveau de la lésion.

VI. — Lésions parfois petites (forme *punctata*), mais souvent *larges*, formant des nappes assez étendues; — présentant moins de tendance à la configuration cerclée.

VII. — Localisations caractéristiques : *coudes* et *genoux*, du côté de l'extension.

VIII. — Durée toujours *chronique.*

IX. — Lésion non influencée par le mercure.

X. — Pas d'antécédents syphilitiques et pas de symptômes syphilitiques contemporains (sauf coïncidence). — Antécédents *arthritiques* ou *dartreux.*

fond de la cupule ne prenait parfois une teinte bistrée, d'un brun
noirâtre et comme maculeux, alors que ses bords conservent leur
coloration normale. De là un aspect *bicolore* de la papule, aspect
assez étrange pour devenir distinctif et constituer un signe presque
pathognomonique[1].

IV. — Assez fréquemment, les syphilides papuleuses se présentent sous la forme *circinée* ou sous un dérivé de cette forme.
Plusieurs de nos malades actuelles offrent des éruptions de ce
genre que je vais mettre sous vos yeux. Sur celle-ci, par exemple,
vous voyez plusieurs *anneaux papuleux*, très régulièrement circulaires, et, sur celle-là, de longues traînées papuleuses figurant
des *demi-lunes, des croissants.* — Sur cette troisième malade, la
lèvre supérieure, la partie antérieure de la joue gauche et le menton sont sillonnés par des arcs de cercle qui semblent véritablement dessinés au compas, et dont quelques-uns réunis, bout à
bout, figurent comme une série d'arceaux. — Voyez enfin cette
belle pièce, moulée sur une malade que nous avions ces derniers
mois dans nos salles. Elle vous présente, réunies comme à plaisir,
les différentes variétés des syphilides papuleuses circinées, à
savoir : ici, des papules admirablement cerclées ; là, des lésions
papuleuses très régulièrement annulaires ; là encore des lésions
de même forme à doubles anneaux concentriques (forme dite *en
cocarde*) ; là enfin une papule rubanée qui se contourne sur elle-
même en spirale, en hélice, en ammonite[2].

Il arrive aussi parfois que plusieurs papules isolées se groupent
les unes par rapport aux autres suivant le type cerclé. Vous en
voyez un exemple sur cette quatrième malade, qui porte sur l'é-
paule un demi-cercle papuleux constitué par une série de papules
juxtaposées à la façon des perles d'un collier.

V. — D'autres fois, il se fait un mode de groupement encore
plus singulier, consistant en ceci :

D'une part, l'éruption se concentre sur un certain nombre de

---

1. Voyez comme exemple une pièce de ma collection particulière (n° 178).
2. Pièce déposée au musée de l'hôpital Saint-Louis. (Collection particulière, n° 102.)
— Voyez aussi les pièces n°ˢ 173 et 222 de la même collection.

points de l'enveloppe tégumentaire, dans une étendue comparable
par exemple à la paume de la main ;

D'autre part, elle se groupe en chacun de ces points autour
d'une papule plus importante que toutes les autres, à la façon (pardonnez-moi cette comparaison ambitieuse) des planètes groupées
autour du soleil qui leur sert de centre. Cette papule centrale dépasse toutes les papules satellites comme étendue de surface et
comme intensité de coloration, et elle constitue véritablement le
centre d'un foyer éruptif plus ou moins confluent. Ne me demandez pas le pourquoi de cette disposition bizarre, car je ne saurais
que vous répondre. Toujours est-il que, si extraordinaire, si inattendu que soit ce mode de groupement éruptif, il se réalise quelquefois en clinique. De vieille date, il a été remarqué par divers auteurs qui l'ont comparé à l'inflorescence dite en *corymbe*. D'où le
nom donné à l'éruption de syphilide papuleuse *en corymbe*.

Deux pièces déposées au Musée de l'hôpital Saint-Louis[1] vous
donneront une très juste idée de cette variété particulière.

VI. — Lorsqu'une papule se produit sur un pli cutané, elle se
fendille souvent au niveau de ce pli et dégénère, là, en un sillon
érosif, en une gerçure, en une *crevasse* qui suinte quelque peu ou
se recouvre de petites croûtes. Cela s'observe communément aux
commissures labiales, à l'aile du nez, au sillon mentonnier, à
la jonction de la conque de l'oreille avec les téguments du
crâne, etc.

Autre modification d'un genre différent, et celle-ci très intéressante parce qu'il s'y rattache un intérêt diagnostique véritable.
Au niveau de l'aile du nez, dans le sillon naso-jugal, les éruptions papuleuses prennent parfois une physionomie toute particulière. Indépendamment de la papule (laquelle d'ailleurs peut
être plus ou moins développée, plus ou moins apparente), il se
produit, sur le trajet même du sillon cutané, une série de petites
élevures *grenues*, comme verruqueuses ou papillaires. Ces sortes
de végétations microscopiques sont sèches, grisâtres et squameuses ; elles semblent constituées par une hypertrophie papil-
laire recouverte de lamelles épidermiques.

1. Pièces nos 191 et 192.

Lésion minime, direz-vous. — Oui, sans doute, lésion minime comme symptôme, mais lésion importante comme signification diagnostique. Car, d'une part, elle ne ressemble à aucune autre, et, d'autre part, elle ne se rencontre que dans la syphilis. Elle suffit donc par elle seule à attester la syphilis, elle constitue par elle seule un *témoignage certain de vérole*.

On l'appelle *syphilide granulée des ailes du nez*.

Ce n'est pas toutefois (contrairement à ce que cette dénomination donnerait à supposer), ce n'est pas, dis-je, aux ailes du nez exclusivement que se produit cette petite lésion. On l'observe encore, mais d'une façon moins commune, au sillon mentonnier, et plus rarement au sillon auriculo-temporal.

VII. — Enfin, une dernière variété des plus communes et des plus importantes, dont il faut que je vous entretienne longuement, est celle qu'on appelle le *psoriasis palmaire*, le *psoriasis plantaire*.

En quoi consiste-t-elle?

Prenons un cas type, un cas de psoriasis palmaire (car à la main la lésion est mieux accentuée qu'au pied en général), et suivons-le dans tous les détails de son évolution.

A la paume de la main ou à la face palmaire des doigts (et là plus spécialement au niveau des plis articulaires) se manifestent tout d'abord de petites *taches*, rosées et plus tard rougeâtres, arrondies, du volume d'une tête d'épingle environ.

Ces taches s'élargissent peu à peu, acquièrent le diamètre d'une lentille, et deviennent très légèrement saillantes. Le toucher, plutôt que la vue, les fait reconnaître pour des papules. Sous la pression du doigt, en effet, elles offrent une certaine *rénitence* et donnent la sensation d'un épaississement circonscrit du derme. En certains cas même, leur rénitence est fortement accusée, au point qu'on les prendrait presque pour des grains de plomb enchâssés dans la peau.

Puis, au niveau de ces papules, l'épiderme commence à se soulever, à se détacher. Il ne se renouvelle bientôt plus que pour s'exfolier encore, de sorte que la surface de la lésion apparaît tantôt dénudée, avec une teinte d'un rouge sombre, et tantôt partiellement recouverte de débris épidermiques. — Au pourtour des papules dépouillées, cette exfoliation se traduit par un liséré circonférenciel squameux, écailleux même parfois, résultant de la brisure de l'épiderme en ce point.

Quand la lésion a acquis son complet développement, la paume de la main et quelquefois aussi la face antérieure des doigts sont semées de papules squameuses, comparables comme étendue moyenne, soit à une lentille soit à une pièce de vingt centimes, généralement arrondies, plus ou moins rénitentes au toucher, à peine saillantes ou même absolument planes, sèches, âpres, rugueuses, et toujours bordées d'une collerette blanche d'épiderme soulevé. Comme elles ne sont qu'incomplètement recouvertes d'écailles et de débris épidermiques, il est presque toujours possible d'apprécier la coloration propre de la lésion éruptive, coloration qui varie du rouge sombre au rouge pâle. Dans la forme la plus superficielle et la plus bénigne de l'affection, cette teinte est d'un rose grisâtre. Dans cette même forme, il n'est pas rare de voir les sillons normaux du derme s'accuser à la surface de la lésion par une série de hachures parallèles d'un blanc plâtreux.

Tels sont les caractères élémentaires et habituels qu'affecte le psoriasis palmaire syphilitique. — En quelques mots actuellement, signalons les modifications qu'il peut offrir.

1° Au lieu de se produire sous forme de papules lenticulaires isolées, la lésion s'étale parfois sur de larges surfaces et dessine sur la paume de la main des *plaques* irrégulières, plaques mesurant 2, 3 et même 4 centimètres de longueur sur une largeur également variable, et affectant volontiers une direction parallèle à celle des plis de la peau. Ces plaques sont sèches, rudes, dépouillées complètement de leur épiderme ou recouvertes par places de débris squameux, et teintées en rose sombre.

En certains cas relativement rares, la paume de la main se présente envahie sur une très grande étendue ou même presque en totalité par des plaques de ce genre.

C'est à cette variété de forme qu'on réserve le nom de *psoriasis en nappe.*

2° Au lieu d'être disséminées au hasard dans la paume de la main ou sur la plante du pied, les papules de psoriasis peuvent affecter les unes par rapport aux autres un mode de groupement méthodique. On les trouve alors disposées en arcades, en demi-cercles, voire (mais cela est bien plus rare) constituant un cercle complet, lequel peut envahir toute la surface palmaire.

C'est là le *Psoriaris circiné*, qui comporte à son tour deux variétés :

l'une dans laquelle les papules restent indépendantes, ne se confondent pas ;

l'autre où les papules se réunissent, se fusionnent, de façon à constituer un ruban continu. — Il n'est pas rare que, dans cette dernière forme, le tractus papuleux décrive une série d'arcades en s'étendant sur toute la face palmaire de la main ou toute la face plantaire du pied, qu'il déborde même parfois latéralement[1].

Ce psoriasis circiné constitue une forme relativement *tardive*. Il ne s'observe guère que dans un âge de la diathèse bien plus avancé que celui où se produit le psoriasis à papules irrégulièrement disséminées.

3° Au toucher, les papules palmaires dites psoriasiques (et dites ainsi bien à tort, car elles n'ont avec le psoriasis vrai qu'une ressemblance très éloignée) offrent souvent une certaine *rénitence*, due au néoplasme intra-dermique. Cette rénitence est parfois assez accentuée pour donner à l'observateur la sensation d'une feuille de fort parchemin. En certains cas, elle s'accroît même encore jusqu'à se transformer — sans exagération — en une véritable dureté de *corne*. On croirait alors, en palpant la région, sentir comme un disque de corne, comme « une tête de clou » implantée dans l'épaisseur de la peau. D'où le nom de *syphilide cornée* imposé de vieille date à cette lésion.

La dureté singulière qui se manifeste en pareil cas résulte d'une double cause : 1° de l'infiltration de la peau par un néoplasme exubérant ; 2° de la prolifération surabondante des couches épidermiques, lesquelles, s'accumulant et se stratifiant à la surface

---

1. Voyez au musée de l'hôpital Saint-Louis plusieurs pièces de ce genre.

du chorion, lui constituent une sorte de carapace très résistante.

Absolument indolente par elle-même, la syphilide palmaire peut devenir agaçante et *douloureuse* sous l'influence de conditions qui lui sont étrangères. Parfois en effet, spécialement chez les sujets qui exercent une profession manuelle et qui ont la main calleuse, les papules ou les plaques psoriasiques se fendillent au niveau des plis de la main ou des plis articulaires des doigts. Il se produit alors sur ces points de petites fissures qui, constamment entretenues par les mouvements, s'étendent et se creusent, se ferment et se rouvrent cent fois de suite, se bordent de stratifications épidermiques épaisses et cornées, puis finissent par dégénérer en de véritables *crevasses* des plus gênantes, souvent même très douloureuses, pouvant mesurer un, deux, trois, et jusqu'à quatre centimètres de longueur.

Au *pied*, la lésion se présente exactement sous la même forme, à quelques détails près qui sont les suivants :

Elle siège le plus habituellement à la partie moyenne de la plante du pied, quelquefois au niveau des orteils, bien plus rarement au talon.

Ses plaques restent longtemps à l'état de simples taches, qu'on aperçoit ou même qu'en certains cas on devine seulement, pour ainsi dire, à travers l'épaisseur des couches épidermiques. Elles sont beaucoup moins rouges, beaucoup plus pâles qu'à la main, d'un rose gris en général ou d'un rose légèrement jaunâtre. Il n'est pas rare que, sur le bord interne du pied, elles offrent une nuance jaunâtre assez particulière, comparable à celle du cuivre jaune.

L'exfoliation épidermique de ces plaques se fait par lambeaux plus épais qu'à la main, ce qui est tout naturel, vu l'épaisseur considérable de l'épiderme en cette région.

La lésion ne se complique que rarement à la plante du pied de ces fissures, de ces crevasses douloureuses qu'il est assez fréquent d'observer à la main ; ce qui s'explique encore par une raison très simple, l'absence de mouvements d'opposition et d'abduction comparables à ceux de la surface palmaire. Ces crevasses, en revanche, ne font presque jamais défaut lorsque l'affection occupe la face inférieure des orteils.

Enfin, au niveau des orteils, le psoriasis squameux se convertit presque toujours en une lésion humide, érosive, sécrétante, ce qui est dû au contact réciproque des parties, à leur état de moiteur habituelle, aux frottements, etc.

Le psoriasis palmaire ou plantaire est une lésion assez persistante. Traité, il demande plusieurs semaines au moins pour guérir; non traité, il subsiste plusieurs mois, une année, ou même davantage. Sa durée d'ailleurs varie suivant sa forme; elle est bien moindre pour les formes superficielles, qui ne font qu'effleurer le derme, pour ainsi dire, que pour les formes profondes et cornées.

J'ai fait encore cette remarque que je signale à votre attention : lorsque ce psoriasis se manifeste comme expression *tardive* d'une syphilis incomplètement traitée à son début (ce qu'on observe en nombre de cas), il est généralement bien plus rebelle que dans ses conditions normales d'apparition à une époque moyenne de la période secondaire. On le voit alors résister au traitement avec une opiniâtreté singulière, ou bien ne guérir que pour récidiver plusieurs fois de suite d'une façon parfois désespérante.

Ce psoriasis palmaire ou plantaire *n'est en somme qu'une syphilide papuleuse lenticulaire ou en nappe*, avec quelques modifications de détail tenant à son siège. Ce qu'il présente de spécial, il le doit à sa localisation, laquelle est des plus curieuses. Non seulement, en effet, il ne s'observe sous cette forme qu'à la main et au pied, mais de plus il ne se manifeste jamais que sur une région donnée du pied et de la main, à savoir :

la *face palmaire* de la main ;

la *face plantaire* du pied ;

et là seulement, exclusivement là. — Quant à la face dorsale des mêmes régions, cette forme particulière d'éruption ne s'y montre *jamais*. Pourquoi? Je l'ignore, et je ne saurais trouver à cela d'explication satisfaisante. Mais le fait est constant, indiscutable, indiscuté; force est bien de l'accepter, quelque extraordinaire d'ailleurs qu'il puisse paraître.

Au reste, vous allez en juger par vous-mêmes. Grâce à l'obligeance de mes collègues, j'ai pu réunir, pour vous les présenter, toutes les malades de cet hôpital affectées de la variété de lésion qui nous occupe actuellement. Les voici, au nombre de neuf (ce qui par parenthèse vous montre que cette affection est assez fréquente). Voyez : chez toutes, *sans exception*, la syphilide occupe *exclusivement* soit la face palmaire des mains, soit la face plantaire des pieds. Sur aucune elle ne s'étend à la face dorsale du métacarpe et des doigts, du métatarse et des orteils.

Enfin, comme derniers détails descriptifs, j'ajouterai ceci :

1° Le psoriasis palmaire est une lésion fréquemment (mais non obligatoirement) *symétrique*. Quand il existe dans une main, on a de nombreuses chances pour le rencontrer dans l'autre. Exemple : les neuf malades que vous avez sous les yeux en ce moment sont toutes affectées de psoriasis à l'une et à l'autre main. Toutefois il faut reconnaître que dans un certain nombre de cas la lésion reste unilatérale, c'est-à-dire n'affecte qu'une seule main.

2° De plus, quand cette lésion existe aux mains, il est assez habituel (assez habituel, je ne dis rien de plus, notez-le bien) qu'elle affecte aussi les pieds; — et réciproquement.

Cette éruption — n'est-il pas vrai? — est déjà bien remarquable par sa forme, son siège, et l'ensemble des caractères que nous venons de décrire. Eh bien, elle l'est plus encore par la *signification diagnostique* qu'elle comporte et qui en constitue, comme vous allez le voir, l'intérêt majeur, essentiel.

Le psoriasis palmaire ou plantaire est un véritable *certificat de syphilis*, un certificat authentique, contre lequel il n'est pas de protestation possible. La syphilis en effet est la seule origine dont il puisse dériver. Il n'est aucune autre maladie capable de produire une lésion identique[1]. Lors donc, Messieurs, qu'il vous arri-

---

1. La lésion qui se rapproche le plus du psoriasis palmaire syphilitique est une affection assez complexe d'origine arthritique, sur les caractères et sur la dénomination de laquelle on est loin encore d'être fixé. Cette affection serait un herpès pour quelques

vera de rencontrer en pratique une éruption de ce genre bien caractérisée, ne trouveriez-vous avec elle aucun autre symptôme suspect, n'hésitez pas à la rattacher à une infection constitutionnelle, n'hésitez pas, de par elle seule, à affirmer la vérole. Et cela, sans crainte d'erreur, sans réserve ; car, le psoriasis palmaire ou plantaire, ainsi que le répétait fréquemment M. Ricord à ses élèves, « c'est le diagnostic *vérole* écrit dans la main ou sous le pied du malade ».

auteurs, pour d'autres un psoriasis, pour d'autres (pour M. Bazin par exemple) « un mélange de psoriasis, de pityriasis et d'eczéma », etc. Cliniquement, en tout cas, elle se distingue de la syphilide qui nous occupe en ce moment par un ensemble de caractères qui ne permettent guère (réserves faites pour certains cas exceptionnels) une confusion entre ces deux types morbides, à savoir :

PSORIASIS SYPHILITIQUE :	ARTHRITIDE PSORIASIFORME :
I. — Unicité constante du type éruptif.	I. — Polymorphisme habituel de l'éruption (Bazin).
II. — Lésion non prurigineuse.	II. — Lésion prurigineuse.
III. — Lésion consistant surtout en un néoplasme plus ou moins rénitent, et accessoirement en une desquamation superficielle.	III. — Lésion squameuse, herpétique, eczémateuse, etc., plutôt que néoplasique.
IV. — Desquamation toujours sèche ; — plaques souvent rénitentes, quelquefois même cornées.	IV. — Desquamation successivement ou simultanément sèche et humide ; — jamais de plaques cornées.
V. — Plaques affectant souvent une disposition circulaire. Etc., etc.	V. — Pas de tendance spéciale à la disposition cerclée.

Ces détails et d'autres encore que je passe sous silence donnent à ces deux éruptions une physionomie générale très différente.

Je mettrai encore en parallèle avec l'affection qui nous occupe actuellement une autre lésion non décrite, que j'ai eu l'occasion d'observer plusieurs fois, et qui pourrait donner le change à un médecin non prévenu.

Cette lésion consiste en une *rougeur* morbide se produisant soit en nappe soit en plaques lenticulaires, au niveau de la face palmaire de la main, notamment sur les régions thénar et hypothénar. La rougeur est le seul phénomène qui constitue l'affection, car elle ne s'accompagne ni de douleur, ni de prurit, ni de desquamation, etc.

Je ne sais comment se développe cette lésion, ni quel temps elle met pour se développer ; mais ce que je puis dire, c'est qu'une fois établie, elle persiste quoi qu'on fasse, en dépit de tout traitement, et cela au moins plusieurs années.

Pour l'avoir observée plusieurs fois sur des sujets manifestement entachés d'arthritis, je crois être en droit de la considérer comme de nature arthritique. En tout cas (et c'est là seulement ce qui nous intéresse pour l'instant), cette rougeur simule à s'y méprendre un psoriasis spécifique à sa période terminale, c'est-à-dire après desquamation, et je pourrais citer plusieurs erreurs que j'ai vu commettre à ce propos. La confusion toutefois sera facilement évitée si l'on a soin de s'enquérir des commémoratifs. Car l'*absence de desquamation* à toute période de la lésion suffit pour caractériser cette sorte d'exanthème (*exanthème arthritique palmaire*) et le différencier du psoriasis syphilitique.

Troisième espèce : Syphilide papuleuse humide, papulo-érosive.

(Plaques muqueuses humides de la peau.)

Comme son nom l'indique, cette troisième forme diffère des deux espèces précédentes en ce que ses papules, au lieu de rester sèches ou squameuses, sont au contraire humides, érosives, sécrétantes, à la façon des papules du tégument muqueux. Aussi les lésions par lesquelles elle se caractérise ont-elles reçu de certains auteurs le nom de *plaques muqueuses de la peau.*

Identiques comme aspect et comme caractères avec les syphilides des muqueuses, ces papules érosives trouveront leur place naturelle dans la description de ce dernier groupe d'accidents. Je ne fais donc pour l'instant que les signaler ici à leur place.

Quatrième espèce : Syphilide papulo-croûteuse.

Il arrive parfois que les papules syphilitiques sécrètent (par quel mécanisme, nous l'ignorons encore) un exsudat qui se concrète à leur surface et y forme de véritables croûtes. Elles prennent alors une physionomie très différente de celle qui leur est habituellement propre, pour se rapprocher, en apparence au moins, des syphilides pustulo-crustacées.

L'éruption qu'elles constituent sous cette forme est dite *papulo-croûteuse.*

La syphilide papulo-croûteuse consiste donc en ces deux éléments :

1° une *papule* qui sert de base à la lésion ;

2° une *croûte* qui en est le revêtement.

La papule est ici ce qu'elle est ailleurs, ce qu'elle est toujours, à savoir : une infiltration circonscrite du derme se traduisant par une saillie légère en forme de petit plateau.

La croûte est proportionnelle à l'étendue de la papule, qu'elle recouvre à peu près complètement, sauf sur ses bords. Elle est peu épaisse, en général, inégale comme surface, sèche et cassante, d'une coloration assez variable, tantôt jaunâtre, tantôt brune, tantôt d'un gris sombre, ardoisé. — Détail important, cette croûte *surmonte* la papule, elle la couronne, mais sans être enchâssée par elle à la façon d'autres croûtes dont nous parlerons bientôt et dont le propre est d'être encadrées par les bords de l'ulcération sous-jacente. Aussi n'est-elle que peu adhérente et se détache-t-elle très facilement. — Quand elle s'est détachée, on constate ceci : au-dessous d'elle, la papule est *sèche* ou presque sèche; en tout cas, *la surface du derme n'est pas ulcérée*, caractère négatif très essentiel, caractère qui distingue la syphilide papulo-croûteuse des syphilides pustulo-crustacées, dans lesquelles le derme est toujours plus ou moins attaqué, excorié ou même ulcéré, dans lesquelles en un mot on trouve toujours *une plaie sous la croûte*. Ici la croûte, au contraire, existe *sans plaie* véritable, et ne fait que recouvrir une papule à surface sèche ou à surface très légèrement, très superficiellement érosive.

Aussi la syphilide papulo-croûteuse est-elle d'une résolution bien plus facile que les syphilides pustulo-crustacées. Il suffit de quelques topiques (cataplasmes, onctions huileuses, pansement occlusif) pour détacher immédiatement les croûtes; puis, les croûtes tombées, reste la papule qui évolue à la façon des papules sèches dont nous avons parlé dans les formes précédentes, c'est-à-dire, qui s'atrophie et disparaît par résorption progressive.

Cette syphilide est disposée le plus habituellement en papules isolées, lenticulaires, arrondies, du diamètre d'une pièce de 20 ou de 50 centimes. Quelquefois aussi elle se présente sous forme de papules agminées, constituant des îlots croûteux d'une certaine étendue.

Elle s'observe de préférence soit au visage, sur le front, au pourtour des lèvres, des ailes du nez, soit au niveau des parties velues, dans les cheveux, dans la barbe, sur le mont de Vénus, etc...

TROISIÈME GROUPE : TYPE SQUAMEUX.

Je ne ferai que vous signaler ce type en deux mots.
Il est très rare, je puis dire même absolument *exceptionnel*.

Il est assez exceptionnel, en tout cas, pour avoir été et être encore contesté. D'après certains auteurs la squame ne serait jamais en syphilis une lésion primitive; elle serait seulement et simplement une lésion consécutive à d'autres modes éruptifs élémentaires. Il n'existerait pas, en un mot, de syphilide primitivement et exclusivement squameuse. C'est là, je pense, une opinion trop exclusive. Il me semble résulter de mon observation personnelle qu'on rencontre parfois certaines éruptions syphilitiques purement squameuses, sous forme de taches *furfuracées*, non papuleuses, superficielles, jaunâtres, aprurigineuses, pityriasiformes d'aspect, et fournissant une desquamation très fine, comparable à celle de la rougeole ou du pityriasis vulgaire. En regardant ces taches avec attention ou mieux en les examinant à la loupe, on les trouve parcourues par une série de hachures parallèles, qui ne sont autres que les sillons de la peau rendus plus manifestes par la lésion de l'épiderme. De là l'aspect *ridé* qu'offrent parfois ces taches.

J'ai observé cette variété particulière d'éruption sur plusieurs de mes malades, et je ne crois guère qu'on puisse en contester le caractère syphilitique.

Je proposerai donc de l'appeler *syphilide pityriasiforme*.

QUATRIÈME GROUPE : TYPE VÉSICULEUX.

SYPHILIDE HERPÉTIFORME[1].

Des diverses variétés qui composent ce quatrième groupe[2], une

1. Forme décrite par certains auteurs sous les noms de : pustules syphilitiques vésiculeuses; — pustules syphilitiques séreuses; — syphilide pustuleuse miliaire; — syphilide miliaire, etc.

2. A dessein j'ai passé sous silence dans cet exposé très élémentaire deux formes éruptives des plus rares, qui appartiennent au type vésiculeux, à savoir : la syphilide *varicelliforme* et la syphilide *eczémateuse*.

I. — La première se caractérise ainsi : début généralement marqué par quelques phénomènes fébriles; — éruption de taches rouges, circonscrites, sur lesquelles se produit presque aussitôt un soulèvement vésiculeux — puis formation de vésicules globuleuses, acuminées, coniques, du volume d'un grain de millet; ces vésicules sont remplies par une sérosité transparente, qui peu à peu se trouble et semble devenir pyoïde, jaunâtre (A ce moment, l'éruption offre une certaine analogie d'aspect avec la variole et a même été décrite sous les noms de variole syphilitique, syphilide varioliforme, etc.); — plus tard, croûtes brunâtres se constituant à la surface de ces vésico-

seule est importante et mérite d'être étudiée en détail. C'est la syphilide dite *herpétiforme*.

Cette dénomination suffit déjà par elle seule à vous donner une idée générale de la forme éruptive que nous allons décrire. Vous savez, en effet, ce qu'est l'herpès : une série de petites vésicules miliaires qui érodent superficiellement le derme et qui, à un moment donné, se recouvrent de croûtelles. Eh bien, telle est, en abrégé, la syphilide herpétiforme.

La lésion élémentaire de cette syphilide est une *vésicule* ou une *papulo-vésicule*, c'est-à-dire une papule miliaire surmontée à son sommet d'une ampoule microscopique contenant une gouttelette de sérosité.

Et l'évolution de cette lésion élémentaire consiste simplement en ceci : la transformation de la papulo-vésicule initiale en une petite élevure recouverte d'une *croûtelle* à son sommet.

La vésicule, en effet, n'est qu'une phase toujours éphémère de l'éruption. Elle se rompt rapidement, et ce que l'on constate après elle, c'est tantôt un petit bouton rougeâtre, faisant une saillie légère, dépouillé d'épiderme à son sommet et bordé d'une collerette grisâtre, tantôt et plus habituellement — car c'est là le type le plus durable de la lésion — une petite papule granuleuse, surmontée d'une croûtelle brune, sèche, adhérente.

L'éruption persiste un certain temps, plusieurs semaines au moins, sous cet aspect. Puis, quand elle doit entrer en régression, ses croûtelles se détachent et ses papules s'affaissent. Reste alors

---

pustules ; — finalement, chute de ces croûtes, et macules consécutives persistant un temps assez long, puis disparaissant sans cicatrice.

Cette éruption est presque toujours disséminée comme une varioloïde. — Elle n'est que rarement confluente. — Souvent elle procède par poussées consécutives.

II. — L'eczéma syphilitique s'accuse d'abord, dit-on, par des taches érythémateuses plus ou moins étendues, à la surface desquelles se produit un pointillé vésiculeux. Plus tard ces taches deviennent érosives et suintantes, puis se recouvrent en partie ou en totalité de croûtes minces, non consistantes, mollasses, jaunes ou jaunâtres. A ces croûtes succède une maculature qui se dissipe sans laisser de cicatrice. — Les sièges de prédilection affectés par cette variété de syphilide seraient la face et le scrotum.

Je considère pour ma part l'eczéma syphilitique comme une manifestation *excessivement rare*. Je crois que, pour la plupart des cas, les lésions qu'on a décrites sous ce titre, si tant est même que cette forme morbide doive être conservée, auraient pu être plus légitimement rapportées soit à la syphilide érosive, soit à la syphilide papulo-croûteuse.

une macule brunâtre sur laquelle l'épiderme se reforme et qui s'efface graduellement.

Ce qui donne à la syphilide herpétiforme un aspect tout spécial, ce sont les deux caractères suivants :

1° *Ténuité* singulière des éléments éruptifs ;

2° *Confluence excessive* de ces éléments.

Quelques développements à ce double propos.

1° La syphilide herpétiforme est composée d'éléments éruptifs remarquablement *petits*, du volume d'une tête d'épingle ou d'un grain de millet tout au plus. Elle est ce qu'est l'herpès. Elle mérite à ce point de vue la qualification de *miliaire* que lui ont donnée certains syphiliographes.

2° De plus, ses éléments éruptifs sont excessivement nombreux en général. Quand ils occupent une région, ils la *criblent* littéralement, comme ferait une variole des plus confluentes, et c'est par centaines qu'on pourrait les y compter.

Ils sont le plus habituellement semés au hasard sur la peau. Plus rarement on les trouve distribués en cercles, en anneaux, en croissants, etc.

Ils occupent de préférence les membres et le tronc. Jamais, pour ma part, je ne les ai observés à la face, non plus qu'aux mains et aux pieds[1].

La syphilide herpétiforme se dissémine assez souvent sur plusieurs départements de l'enveloppe cutanée. D'autres fois elle se circonscrit à une région, sur une étendue plus ou moins limitée; mais cela est relativement rare.

C'est un symptôme de la première ou de la seconde année d'infection. — Avec M. Bazin, je crois cette forme éruptive plus commune chez la femme que chez l'homme.

C'est enfin, comme les éruptions des groupes précédents, une manifestation bénigne : bénigne en ce sens, d'abord, qu'elle n'offre aucune gravité par elle-même; bénigne aussi parce que, comme expression de la diathèse, elle n'atteste pas une forme grave de

1. Voyez comme exemple une belle pièce déposée au musée de l'hôpital Saint-Louis (collection particulière, n° 309).

syphilis et ne comporte pas d'indication pronostique sérieuse pour l'avenir.

CINQUIÈME GROUPE : TYPE PUSTULEUX.

SYPHILIDES PUSTULO-CRUSTACÉES.

Nous voici arrivés, Messieurs, dans cette revue rapide, au groupe le plus important des syphilides secondaires, le plus important en ce qu'il comprend les formes d'éruptions les plus sérieuses, je dirai même, pour quelques-unes, les plus graves.

Les syphilides *pustulo-crustacées* sont dénommées de la sorte pour une double raison : parce que d'une part, objectivement, elles reconnaissent comme lésion originelle une *pustule*; — parce que d'autre part elles aboutissent comme lésion consécutive à la formation d'une *croûte*. C'est sous ce dernier aspect, sous les apparences d'une éruption croûteuse, qu'elles se présentent presque toujours, la pustule initiale n'étant qu'éphémère, la croûte au contraire étant permanente.

Avec non moins de raison elles pourraient être dites pustulo-érosives ou pustulo-ulcéreuses, car leur revêtement croûteux n'est qu'un masque qui recouvre toujours une entamure du derme, soit superficielle, soit profonde.

Multiples d'aspect et de forme, elles n'en présentent pas moins un certain nombre de caractères génériques communs. Ces caractères essentiels, spécifiques, sont les trois suivants :

1° *Elles débutent toutes par une pustule.* Leur lésion primitive, élémentaire, c'est la *pustule*, c'est-à-dire, suivant la définition classique, « une petite collection purulente, arrondie et circonscrite, soulevant l'épiderme à la surface du derme enflammé ».

2° *Elles sont toutes constituées après un certain temps par une croûte qui succède à la pustule originelle.*

Cette croûte est constante. On la retrouve dans toutes les syphilides de ce groupe.

Elle se forme de l'une ou de l'autre des façons suivantes :

Ou bien la pustule se crève spontanément ou est crevée par un froissement quelconque, et le liquide sécrété par la lésion sous-jacente se concrète en une lamelle solide, plus ou moins épaisse, plus ou moins résistante, laquelle constitue ce qu'on appelle la *croûte ;*

Ou bien la pustule reste intacte, ne se déchire pas, mais se dessèche sur place en se laissant traverser par l'exsudation puru-lente, pour aboutir en définitive à la même production solide, au même revêtement croûteux.

Élément sinon essentiel, du moins très important, des syphi-lides que nous allons décrire, cette croûte offre des variétés nom-breuses comme forme, comme épaisseur, comme coloration, comme adhérence, etc. Les différents caractères qu'elle peut re-vêtir servent à définir et à classer les espèces de ce groupe éruptif.

3° *Sous l'aspect de lésions croûteuses, ces syphilides attaquent toutes le derme, pour l'éroder ou l'ulcérer à différents degrés.*

C'est en effet le propre de toutes les syphilides pustulo-crus-tacées d'entamer le derme. Seulement elles ne le font pas toutes de la même manière. Les unes l'effleurent superficiellement; les autres l'érodent d'une façon un peu plus profonde; d'autres enfin le creusent et l'ulcèrent.

Et comme toute plaie, superficielle ou profonde, est forcément suppurative, il suit de là que toutes ces syphilides *suppurent.* La preuve en est facile à donner. Soulevez avec le doigt ou détachez avec un cataplasme la croûte de l'une de ces éruptions, toujours sous cette croûte vous trouverez du pus, toujours vous trouverez une plaie suppurant à la façon de toute plaie, spécifique ou vul-gaire.

Les syphilides de ce groupe sont très nombreuses comme formes et comme variétés. C'est vous dire à l'avance qu'on a imaginé pour elles nombre de divisions et de classifications. De ces classifica-tions la moins compliquée est, à mon sens, la meilleure. Dans cette pensée, je vous proposerai la suivante qui est très simple, qui suffit amplement à la pratique, et dont les termes empruntés à la derma-tologie commune ont l'avantage de rappeler immédiatement à l'es-prit des formes éruptives connues.

Syphilides pustulo-crustacées.

Trois espèces principales....... { 1° *Syphilide acnéiforme.*
2° *Syphilide impétigineuse.*
3° *Syphilide ecthymateuse.*

Nous allons successivement passer en revue ces diverses lésions.

1° Syphilide acnéiforme.

Variété peu commune et très bénigne comme forme. Quelques mots suffiront à en spécifier les caractères.

Elle est dite *acnéiforme* en raison de sa ressemblance avec l'acné vulgaire, dont elle reproduit assez bien l'aspect éruptif.

Comme l'acné vulgaire, en effet, elle est constituée par de petites *saillies boutonneuses* hémisphériques, d'un rouge sombre, du volume d'une tête d'épingle, d'une moitié de pois; saillies dures à leur base, surmontées à leur sommet par une *collection purulente minime*, laquelle soulève l'épiderme et dégénère après un certain temps en une *croûtelle* brune ou ambrée, mince, adhérente. Cette croûtelle enfin recouvre une *érosion superficielle* du derme. — C'est là toute la lésion.

La phase régressive de l'éruption est tout aussi simple. La croûtelle se détache et le bouton s'affaisse. Reste une macule qui s'efface, puis une cicatrice légèrement déprimée, qui disparaît le plus souvent [1].

1. L'*acné vulgaire*, seule, pourrait être confondue avec la variété de syphilide que nous venons de décrire. Elle s'en distingue toutefois très aisément, en général du moins, grâce aux caractères suivants, qui, sans parler même d'autres détails objectifs, lui impriment une allure, une physionomie toute particulière :

1° C'est une éruption essentiellement chronique, chronique par excellence, débutant souvent dans la jeunesse, pour se prolonger d'un façon presque indéfinie jusque dans l'âge mûr ;

2° C'est une éruption affectant avec une prédilection marquée certains sièges bien connus : le front, les épaules, le dos, la partie supéro-antérieure du thorax;

3° C'est une éruption toujours composée d'éléments de divers âges, les uns en complet développement, les autres en voie de résolution, d'autres arrivés à l'état de cicatrices, etc. ; de là un aspect assez particulier de l'éruption, comme ensemble, comme physonomie générale.

L'acné syphilitique, inversement, est essentiellement transitoire et relativement aigüe ; — elle n'a pas de localisations aussi précises, elle est plus disséminée ; — elle

L'acné syphilitique est presque toujours discrète. — Elle affecte comme sièges plus habituels la face, le cuir chevelu, le thorax et le cou. — Elle est, je crois, plus commune chez la femme que chez l'homme.

C'est une forme d'éruption qui ne se montre qu'assez rarement isolée. Le plus souvent elle coexiste avec d'autres formes éruptives, notamment avec telle ou telle variété des syphilides papuleuses.

Bénigne par elle-même, elle ne comporte non plus aucune indication sérieuse au point de vue du pronostic général de la diathèse.

2° Syphilide impétigineuse.

Cette forme éruptive est dite impétigineuse en raison de sa ressemblance avec l'impétigo vulgaire.

C'est une syphilide pustulo-crustacée. Elle se différencie des autres variétés du même groupe par les caractères suivants :

1° *En ce qu'elle débute par des pustules généralement petites, multiples et groupées*, toutes réunies au voisinage les unes des autres sur une aréole rouge qui leur est commune;

2° En ce que plus tard elle est constituée par des *croûtes d'un aspect assez particulier, granuleuses, boursouflées et ocreuses.*

Ces croûtes, qui succèdent de bonne heure aux pustules, présentent presque toujours une certaine étendue, parce qu'elles sont le résultat de plusieurs pustules voisines réunies, fusionnées. — Pour la même raison encore elles sont granuleuses, car les croûtelles voisines qui les constituent conservent tout en se fusionnant le cachet de leur indépendance première, ce qui donne à la lamelle croûteuse totale un aspect inégal, composé, mamelonné, *granuleux* en un mot. — De plus, ces croûtes, au lieu d'être lamelleuses et plates, sont généralement épaisses, comme boursouflées, en même temps que sèches, poreuses, cassantes. — Enfin, elles se présentent presque toujours avec une coloration plus ou moins jaunâtre, ou d'un brun clair, comme ambré. Cette prédi-

se compose d'éléments éruptifs de même âge, au même degré de développement, etc.

Voyez, comme exemple de cette syphilide, au musée de l'hôpital Saint-Louis (collection particulière) la pièce portant le n° 323.

lection de l'impétigo syphilitique pour les teintes *ocreuses* le différencie d'autres éruptions voisines, telles que l'ecthyma, par exemple, dont les croûtes sont généralement d'un ton plus foncé, brunes ou même d'un brun presque noir[1].

Sous les croûtes, le derme est attaqué, mais il ne l'est en général que superficiellement. Quelquefois même, lorsque l'affection date d'un certain temps, l'érosion sous-jacente à la croûte, au lieu d'être déprimée, devient au contraire légèrement convexe, bombée, exhaussée, comme papuleuse; de telle sorte que, mise à nu par la chute de son revêtement croûteux, elle figure une véritable papule muqueuse du derme cutané.

Aussi la croûte de l'impétigo syphilitique surmonte-t-elle l'érosion dermique sans être encadrée, enchâssée par elle; condition qui la rend nécessairement peu adhérente, facilement caduque.

Cette forme de syphilide n'a que fort peu de tendance à se généraliser. Presque toujours elle reste circonscrite, partielle.

Comme siège, elle offre une préférence marquée pour certaines régions, à savoir : en première ligne, les parties velues (cuir chevelu, surtout au niveau de la nuque ou de la ligne d'implantation des cheveux : barbe ; sourcils ; mont de Vénus) ; — en second lieu, la face tout entière, et plus spécialement encore le front, les ailes du nez, les commissures labiales, le sillon mentonnier. — Elle est rare au contraire sur les membres, inconnue sur les extrémités.

---

1. La croûte de l'impétigo se différencie en général de celle de l'ecthyma par une série de détails objectifs que résume le tableau suivant :

CROÛTE IMPÉTIGINEUSE :	CROÛTE ECTHYMATEUSE :
I. — Croûte épaisse, inégale, mamelonnée, comme boursouflée, granuleuse ;	I. — Croûte moins proéminente, plus égale bien que stratifiée, lamelleuse, conique, étagée, non granuleuse ;
II. Croûte poreuse, fragile, cassante ;	II. — Croûte plus compacte, plus dense, plus résistante ;
III. — Croûte peu adhérente, facilement caduque ;	III. — Croûte adhérente ;
IV. — Croûte de teinte ocreuse, d'un ton plus clair que celui de la croûte ecthymateuse ;	IV. Croûte brune, d'un ton toujours foncé, souvent même presque noire ;
V. — Croûte soulevée au-dessus de l'érosion, non encadrée par elle, la débordant même assez souvent.	V. — Croûte enchâssée dans les bords de l'ulcération sous-jacente, qui lui servent de cadre.

Comme pour toutes les syphilides pustulo-crustacées, la résolution de cette forme éruptive se fait par le détachement des
croûtes et la cicatrisation de la plaie sous-jacente. Cette plaie
laisse toujours à sa suite une macule brunâtre, qui demande un
certain temps pour s'effacer, et une cicatrice superficielle qui tantôt
disparaît, tantôt persiste d'une façon plus ou moins apparente.

L'impétigo syphilitique constitue encore une variété assez bénigne de syphilide, car d'une part il guérit facilement, et d'autre
part il ne comporte pas pour l'avenir de signification pronostique
menaçante. Toutefois, lorsqu'il est assez confluent, et plus encore
lorsqu'il se montre de bonne heure chez des sujets lymphatiques,
blonds, à chairs flasques, à constitution molle, il est d'un assez
fâcheux augure, car il annonce une certaine tendance de la
maladie aux formes humides, suppuratives et ulcéreuses. Cette remarque est surtout applicable aux femmes. Méfiez-vous de l'avenir,
messieurs, quand sur une jeune femme de santé délicate, de tempérament lymphatique, vous verrez apparaître l'impétigo à une
période précoce de l'infection secondaire [1].

Ce que nous venons de décrire est l'impétigo bénin. Mais il est

1. L'impétigo syphilitique se différencie en général des impétigos d'autre nature
par divers caractères que voici : ses croûtes sont d'un ton ocreux, plus foncé que les
croûtes melliformes, dorées, soufrées, flavescentes, de l'impétigo vulgaire ; — elles
sont plus disséminées et forment moins souvent de larges nappes ; — elles affectent parfois la forme circulaire ; — elles sont plus dures, plus sèches, plus cassantes ; — elles
occupent de préférence certains sièges assez spéciaux, etc... Mais on se tromperait
fort si l'on comptait trouver à coup sûr dans les signes qui précèdent un témoignage
démonstratif de la spécificité de l'éruption. Ces divers signes peuvent faire défaut ou
être assez peu caractéristiques pour ne pas fournir de réels éléments de certitude. Si
bien que, dans nombre de cas, le diagnostic de la lésion ne peut être établi que sur
la considération des symptômes antérieurs ou concomitants, comme aussi sur l'exclusion des autres causes susceptibles de produire un exanthème de ce genre.
D'une façon générale, d'ailleurs, je dois dire qu'on a beaucoup exagéré la valeur
qu'il convient d'accorder aux signes *objectifs* des éruptions pour le diagnostic des syphilides. Ce diagnostic, certes, peut être formulé parfois d'après certains caractères
locaux réellement pathognomoniques ; mais le plus souvent il réside dans les données
d'ensemble fournies par les phénomènes antérieurs, par les symptômes contemporains,
par l'évolution générale de la maladie ; il réside, en un mot, moins dans l'appréciation
d'une manifestation isolée que dans l'examen complet du malade, complet tant au point
de vue de la diathèse que de la santé générale, de la constitution, du tempérament,
des antécédents morbides, etc..

une autre forme de cette même syphilide qui présente un caractère bien plus sérieux, bien plus menaçant.

Celle-ci est dite l'*impetigo rodens.*

Elle se distingue de la variété précédente : 1° par l'aréole inflammatoire de ses pustules, qui est plus large, plus rouge, d'un ton vineux, violacé, livide ; — 2° par le caractère de ses croûtes qui sont plus résistantes, plus fermes, plus semblables à celles de l'ecthyma ; — 3° et surtout par l'*ulcération* que recouvrent ces croûtes. Ce qu'on observe ici, en effet, n'est plus, comme dans l'impétigo bénin, une érosion superficielle du derme ; c'est une entamure profonde de la peau, c'est une perte de substance, c'est un *ulcère* véritable, qui non seulement corrode le point où il se développe, mais, de plus, tend à s'élargir et menace les tissus voisins.

Cet ulcère est de forme arrondie (du moins à son début) ; il es plus ou moins creux, à bords entaillés et à fond jaunâtre. Mis à nu par la chute de la croûte, il suppure abondamment, et offre un aspect général qui n'est pas sans quelque analogie avec le *chancre simple*. Du reste, il ne conserve guère cette apparence ; car à peine découvert, il ne tarde pas, s'il est abandonné à lui-même, à se revêtir de nouvelles croûtes.

Non traité, il s'étend excentriquement, et toujours ses ravages se font à couvert, de la façon suivante. L'épiderme se soulève à son contour en forme de pustule annulaire ; cette zone pustuleuse s'encroûte, et la croûte nouvelle ainsi constituée masque les progrès de l'ulcération sous-jacente. Le processus ulcéreux continue ensuite à progresser de la même façon, et de la sorte la lésion acquiert parfois des dimensions considérables.

Plusieurs de ces pustulo-croûtes sont généralement réunies les unes au voisinage des autres sur une région donnée. Il n'est pas rare que, par le fait de leur accroissement excentrique, quelques-unes d'entre elles se rejoignent et se fusionnent, de façon à constituer des *nappes* impétigineuses de la largeur de la paume de la main, voire d'une étendue supérieure.

Cette forme de l'impétigo ne se généralise jamais. Son propre est de se concentrer sur une région ; et, par un triste privilège, c'est la *face* qui en est le plus fréquemment affectée.

Déjà sérieuse à ce degré, la lésion peut se compliquer encore et devenir bien autrement grave.

Ainsi, il est des cas, heureusement rares, où l'éruption s'étend sur de vastes surfaces, soit par élargissement excentrique des premières pustules, soit par production de pustules nouvelles au voisinage des anciennes. Parfois même, rebelle à tous les efforts de la thérapeutique, elle progresse d'une façon pour ainsi dire indéfinie, revêt le caractère *phagédénique*, et laboure une étendue considérable de téguments. J'ai vu de la sorte un *impetigo rodens* de forme serpigineuse envahir toute une moitié de la face et du crâne, et résister à tout traitement pendant plusieurs années.

L'*impetigo rodens* est toujours une manifestation grave. Il est grave par lui-même, d'abord, en ce qu'il ne guérit que lentement, difficilement, et au prix de cicatrices indélébiles. Mais il est grave aussi et surtout comme expression d'une *mauvaise vérole*, si je puis ainsi parler. Il ne se produit guère en effet que chez les sujets fortement éprouvés par la diathèse et destinés à subir, du fait de cette diathèse, de nombreux et rudes assauts. Aussi n'est-il souvent que le précurseur d'accidents plus sérieux encore. Il témoigne, en un mot, d'une infection profonde, redoutable pour le présent et non moins menaçante pour l'avenir.

Cette forme grave de l'impétigo syphilitique trouve parfois son explication dans un tempérament lymphatique ou scrofuleux, dans une santé détériorée, dans une constitution affaiblie par des causes diverses (excès, débauche, alcoolisme, etc.). Mais ce qui n'est pas moins essentiel à savoir (car trop souvent on se paye à la légère de ces dernières raisons), c'est qu'on l'observe aussi quelquefois en dehors de conditions semblables, chez des sujets jouissant d'un tempérament moyen et d'un état général assez satisfaisant, chez des sujets non entachés — au moins en apparence, au moins autant que nous en puissions juger — du moindre vice humoral, de la moindre prédisposition strumeuse ou pyogénique. Force est bien, dans les cas de ce genre, de rapporter cette lésion à l'influence exclusive de la syphilis et à une sorte de *malignité* spéciale de la maladie.

3° Syphilide ecthymateuse.

C'est la variété de syphilide pustulo-crustacée qui, comme aspect, comme physionomie générale, se rapproche de l'ecthyma vulgaire.

Il faut en distinguer deux formes, qui sont à la fois différentes et comme caractères cliniques, et comme gravité propre, et comme signification, au point de vue du pronostic général de la diathèse.

Ces deux formes sont :

1° l'ecthyma superficiel;

2° l'ecthyma profond.

Première forme : Ecthyma superficiel.
(Ecthyma *plat, lenticulaire, érosif,* etc., de quelques auteurs.)

Cette première forme est *commune, précoce* et *bénigne*, triple caractère qui, sans parler d'autres attributs, la différencie de l'ecthyma profond, lequel inversement est rare, tardif et grave.

Il est assez fréquent de la rencontrer dans la période secondaire, soit isolément, soit associée à d'autres types éruptifs, dans des cas d'intensité moyenne ou légère.

Elle consiste, comme lésion originelle, en de petites pustules lenticulaires, rondes et aplaties, non indurées à leur base, se produisant sur une aréole d'un rouge sombre, et assez semblables d'aspect à des boutons de variole. Ces pustules n'ont qu'une durée éphémère. Elles se dessèchent rapidement ou se crèvent, et il leur succède, *in situ,* une croûte d'étendue proportionnelle, c'est-à-dire mesurant 2 à 4 millimètres de diamètre environ, brunâtre, mince, adhérente, assez adhérente même pour n'être que difficilement détachée. Soulevée avec l'ongle ou décollée par un cataplasme, cette croûte laisse voir au-dessous d'elle une érosion superficielle du derme, laquelle suppure et ne tarde pas, si l'on ne s'y oppose, à se revêtir d'un nouvel exsudat croûteux.

Telle est cette syphilide, assez analogue, comme vous le voyez, sauf au point de vue de la coloration et de la durée des croûtes, à une éruption de varioloïde discrète.

La phase régressive en est tout aussi simple. Après une durée variable, mais toujours assez longue, l'aréole inflammatoire s'éteint, les érosions se cicatrisent, les croûtes s'ébranlent et se détachent. Reste une cicatrice qui, d'abord maculeuse, blanchit assez lentement, puis tantôt persiste, superficielle et à peine appréciable, tantôt finit par s'effacer complètement.

Cette forme éruptive est peut-être celle qui s'associe le plus fréquemment à d'autres syphilides. Rien de plus commun, par exemple, que de la rencontrer en compagnie des syphilides papuleuses ou papulo-squameuses, voire de la roséole. De cela voici deux exemples, et je pourrais vous en montrer bien d'autres. Cette première malade est affectée d'une roséole assez confluente, érythémateuse dans presque toute son étendue et papuleuse sur quelques points ; eh bien, examinez la nuque, et vous trouverez là un groupe d'une quinzaine de pustulo-croûtes d'ecthyma plat. — De même, sur cette seconde malade, vous apercevez çà et là, au milieu d'une syphilide papulo-squameuse assez intense, des croûtes d'ecthyma disséminées, rares sur certaines régions, mais assez nombreuses sur d'autres, notamment au front, à la nuque et à la face antérieure des jambes.

Ce n'est pas à dire pourtant que l'ecthyma superficiel soit toujours associé à d'autres syphilides. Loin de là, on l'observe parfois comme forme éruptive isolée. Il est alors plus ou moins confluent, tantôt disséminé, à peu près comme le serait une varioloïde discrète, tantôt (et cela bien plus fréquemment) circonscrit à quelques régions, tantôt encore limité à une seule région exclusivement.

Quand il est partiel, c'est le plus souvent aux membres inférieurs qu'on le rencontre, au niveau des tibias. Après ce véritable siège de prédilection, les points où il se produit de préférence sont le front et la nuque, sur les confins du cuir chevelu, les faces latérales du cou, le dos, la rainure interfessière, les bourses, le mont de Vénus, et le bord libre des grandes lèvres.

Ses pustules sont en général distribuées au hasard, sans ordre réciproque. Cependant quelquefois elles se groupent en demi-cercle, en fer à cheval, en cercles incomplets ou même absolument complets et réguliers.

Abandonné à son évolution propre, l'ecthyma superficiel persiste plusieurs mois et ne tarde guère à se compliquer soit de formes éruptives plus graves, soit d'accidents d'un autre genre. Soumis, au contraire, au traitement spécifique, avec ou sans l'auxiliaire des bains de vapeur, il guérit facilement en quelques semaines[1].

Seconde forme : *Ecthyma profond.*

Bien autrement importante et grave est la seconde forme de syphilide ecthymateuse dont il me reste à vous entretenir.

Celle-ci est dite *ecthyma profond*. Dénomination satisfaisante, car elle spécifie la différence essentielle qui distingue cette forme de la précédente, à savoir le caractère *profond* de l'entamure du derme, de l'ulcération sous-jacente à la croûte.

Dans un autre ordre d'idées cet accident a été nommé ecthyma *tardif*. Appellation non moins légitime, car, dans l'évolution normale de la diathèse, il occupe une place chronologique très distante de celle de son congénère. Tandis que l'un, l'ecthyma superficiel, est une manifestation précoce ou moyenne du stade secondaire, l'autre, l'ecthyma profond, ne se montre presque jamais que d'une façon relativement *tardive*, dans la seconde année au plus tôt, habituellement plus tard, et souvent même à une époque très reculée de l'infection, en pleine période *tertiaire*. On pourrait presque dire de lui qu'il appartient à toute période de la diathèse, sauf au jeune âge de l'infection.

En tant que lésion élémentaire, l'ecthyma profond est identique

---

1. L'ecthyma de la gale est l'affection qui se rapproche le plus de la variété de syphilide que nous venons de décrire. Il s'en distingue facilement toutefois par un ensemble de caractères des plus significatifs, à savoir : 1° par son siège sur certains foyers de prédilection (mains, poignets, fesses, verge, seins, coudes, etc.) ; — 2° par les violentes démangeaisons qui l'accompagnent ; — 3° par la coïncidence de *sillons* pathognomoniques ; — 4° par l'absence d'aréole au pourtour des pustules, etc., etc.

avec l'ecthyma superficiel. Comme lui, en effet, il est constitué par
une lésion pustuleuse, qui d'une part s'encroûte, qui d'autre part
attaque le derme. Seulement, sa pustule est de dimensions plus
considérables, sa croûte est plus large et plus épaisse, son ulcération est plus étendue et plus profonde.

Gardez-vous cependant, Messieurs, de considérer l'ecthyma
profond comme un ecthyma superficiel amplifié, vu à la loupe.
Ce qui le différencie de ce dernier, ce n'est pas seulement l'infé-
riorité de ses proportions, c'est bien plutôt son caractère ulcéreux,
extensif, *malin*, et c'est plus encore la signification pronostique
qu'il comporte. — Mais n'allons pas anticiper sur ce qui doit suivre, et bornons-nous pour l'instant à parler des symptômes objectifs.

1° La lésion initiale de l'ecthyma profond est une grosse *pustule*,
une véritable ampoule purulente, régulièrement cerclée, aplatie,
bordée d'une aréole d'un rouge sombre ou violacé. Cette ampoule
est gorgée de pus, d'un pus mal lié, séreux, quelquefois rouillé.
Elle est peu durable, bien qu'elle le soit plus que celle de l'impétigo ou de l'ecthyma plat. Bientôt elle se rompt et est remplacée
par une croûte; ou bien, sans se rompre, elle dégénère sur place
en une lamelle croûteuse, forme sous laquelle, presque invariablement, se présente la lésion.

2° La *croûte* est proportionnelle tout d'abord comme étendue à
la pustule initiale. Plus tard elle peut s'accroître et s'accroît le
plus souvent, à mesure qu'au-dessous d'elle progresse l'ulcération.
Elle varie de la sorte du diamètre d'une pièce de 20 centimes à
celui d'une pièce de un, de deux et même de cinq francs.

Comme forme, elle est habituellement circulaire.

Comme couleur, elle varie du brun au brun foncé; quelquefois
elle est presque noire; quelquefois aussi elle est semée de tons ou
de reflets verdâtres, d'un vert foncé, d'un vert bouteille.

Comme aspect et consistance, elle est inégale, épaisse, com-
pacte, rigide, résistante, constituée d'une seule pièce, et non pas
composée, comme l'est la croûte de l'impétigo. En l'étudiant avec
attention, on reconnaît facilement qu'elle consiste en une série
de *stratifications* croûteuses superposées, ce que démontre sa
forme convexe, conique, souvent même *étagée*, forme qui l'a fait
comparer à certains coquillages, notamment à l'écaille d'huître.

En outre, elle est adhérente, encadrée et comme *enchâssée* dans l'ulcération sous-jacente.

Enfin, elle est entourée par une *aréole* rouge, qui décrit autour d'elle une zone annulaire de plusieurs millimètres. Cette aréole prend quelquefois, aux membres inférieurs notamment, une teinte livide, brunâtre et comme pigmentaire.

3° La croûte n'est encore ici que le masque de la lésion. Car la lésion véritable, c'est l'*ulcération*, laquelle se présente avec les caractères suivants :

Elle est profonde, creuse; elle entame le derme dans une bonne partie ou même dans la totalité de son épaisseur.

Elle est nettement découpée, comme entaillée à l'emporte-pièce, et ses bords sont *à pic*, abrupts, escarpés.

Son fond est inégal, déchiqueté, variable comme coloration, tantôt grisâtre et pultacé, tantôt jaunâtre, tantôt d'un brun foncé, livide, noirâtre et gangréniforme. Il sécrète abondamment, et le liquide qu'il fournit est soit du pus véritable, soit de la sérosité purulente striée de détritus et de sang.

4° Une telle lésion, bien évidemment, ne peut, après cicatrisation; que laisser un stigmate profond et indélébile. C'est en effet ce qui a lieu.

Quand, après une durée toujours assez longue, l'ulcération vient à se réparer, sa croûte se détache, son fond s'élève, se met à bourgeonner, et finalement se cicatrise comme une plaie simple. D'autres fois, mais cela est plus rare, le travail de réparation se fait sous la croûte, qui se détache seulement quand la cicatrice est à peu près accomplie.

5° Qu'elle se soit produite d'une façon ou d'une autre, la *cicatrice* définitive est toujours remarquable à plusieurs points de vue : d'abord par sa forme circulaire; — en second lieu, parce qu'elle est fortement déprimée, conséquence naturelle de l'entamure profonde subie par le derme; — troisièmement, en ce qu'elle offre une coloration d'un brun très foncé, presque noirâtre. Cette *macule* consécutive persiste fort longtemps, plusieurs années pour le moins; puis elle se décolore progressivement, mais avec une grande lenteur. Aux membres inférieurs, il n'est pas rare qu'elle persiste indéfiniment avec une teinte bistrée presque caractéristique. — Aussi cette macule est-elle parfois d'un très utile secours pour le diagnostic rétrospectif de certains cas obscurs, à la période tertiaire [1].

1. Le diagnostic différentiel des syphilides ulcéro-croûteuses doit être établi surtout avec la variété d'ecthyma simple dite ecthyma cachectique et avec les scrofulides pustulo-crustacées, dites ecthymateuses, ulcéreuses, malignes, etc.

L'*ecthyma cachectique* sera reconnu aux signes suivants : D'abord, il ne se manifeste guère que sur les sujets en bas âge ou inversement sur les vieillards, comme conséquence de causes ou d'affections ayant eu pour effet d'appauvrir l'organisme, de débiliter profondément la constitution; — de plus, il siège presque exclusivement sur les membres inférieurs ; — il n'affecte pas au même degré que l'ecthyma syphilitique la tendance aux formes cerclées ; — ses lésions sont entourées d'une aréole plus violacée ; — ses ulcérations sont moins profondes, etc.

Les *scrofulides ulcéreuses* sont souvent plus difficiles à différencier des syphilides de même forme. On dit bien que leurs croûtes sont moins foncées, plus épaisses, plus mollasses que celles des syphilides; — que leurs ulcérations ont des bords déchiquetés, décollés, et non taillés à pic ; — que leur fond est rouge, rougeâtre ou rosé, parfois granuleux et fongueux, sans être jamais pseudo-membraneux; — qu'elles n'affectent pas de tendance à la forme cerclée; — qu'elles sont chroniques, rebelles, et significatives même par ce seul caractère, etc., etc. Tous ces signes sans doute peuvent avoir leur prix ; mais, s'il fallait s'en tenir à eux seuls, on resterait en maintes occasions très perplexe sur le jugement à prononcer entre certaines scrofulides et certaines syphilides de physionomie à peu près identique. Le diagnostic différentiel de ces deux ordres de lésions, ainsi que je l'ai dit précédemment, réside moins dans l'appréciation méticuleuse (et souvent trompeuse d'ailleurs) de tel ou tel de leurs attributs objectifs que dans la considération des autres symptômes contemporains, dans la notion des antécédents, dans l'étude de l'évolution morbide, de la constitution, du tempérament, dans l'examen intégral du malade en un mot. C'est même, en certains cas, ce dernier ordre d'éléments séméiologiques qui, *seul*, permet de se prononcer entre la scrofule et la vérole, pour rattacher à l'une ou à l'autre de ces diathèses une lésion indécise comme aspect, indéterminée comme signes extérieurs.

Il n'est même pas rare de rencontrer sur certains malades syphilitiques, de constitution lymphatique ou strumeuse, des éruptions de caractères extérieurs absolument douteux, sur lesquelles il est impossible de formuler un diagnostic précis. Sont-ce des syphilides? Oui, de par tel ou tel attribut ; mais non, de par tel autre. Sont-ce des scrofulides? Oui, encore, pour cette raison, mais non pour celle-là. Ces éruptions, en effet, quand on vient à les analyser minutieusement, présentent à la fois et certains signes propres aux syphilides et certains autres qui appartiennent à la scrofule. Ce sont là, du moins à un point de vue purement objectif, des produits mixtes de deux diathèses, des produits *métis*, pour ainsi dire, qui participent et de la syphilis comme cause première, et de la scrofule comme réaction du terrain sur lequel ils ont germé. Ce sont, en un mot, de véritables *scrofulo-syphilides*. Et la preuve, c'est qu'on ne guérit bien de tels accidents que par l'association du traitement anti-strumeux à la médication mercurielle.

Je dois mentionner enfin que, dans quelques cas tout à fait exceptionnels, des syphilides ulcéreuses localisées sur les organes génitaux ou les régions péri-génitales ont pu être confondues avec le *chancre simple de forme phagédénique*. Je me borne pour l'instant à signaler le fait, me réservant d'en parler tout au long quand je traiterai du chancre simple.

Ajoutons, comme détail, que le processus hyperchromique qui se produit ici ne se limite pas toujours à la surface même de la cicatrice. Souvent, au contraire, il déborde la lésion, je veux dire, il se produit *en dehors de la lésion*, à son pourtour et dans une certaine étendue. La cicatrice est alors encadrée par une *zone de pigmentation* bien plus foncée que celle de la cicatrice même, zone brunâtre, presque noire, absolument noire en quelques cas. C'est là ce que vous démontreront les quelques photographies que je vais mettre sous vos yeux et qui sont tout à fait significatives à cet égard [1].

L'éruption d'ecthyma profond se compose d'un certain nombre des lésions que nous venons de décrire. En général, elle est assez discrète, et l'on ne compte guère plus d'une douzaine ou d'une vingtaine de ces lésions, quelquefois même beaucoup moins. Inversement, il est des cas où l'affection prend une certaine confluence, confluence locale du moins, sous forme de *groupes* disséminés çà et là sur différentes régions.

Ces groupes ecthymateux peuvent siéger partout, mais c'est aux *membres inférieurs* spécialement qu'on les observe, en avant des tibias.

Les éléments éruptifs qui composent ces groupes sont souvent disposés en demi-cercles ou en segments de circonférence. Au lieu de rester isolés, quelquefois ils se réunissent, se fusionnent et aboutissent de la sorte à constituer de véritables *traînées croûteuses*, lesquelles décrivent sur les téguments de longs arcs de cercle, mesurant 8, 10, 12, 15 centimètres de parcours et même davantage.

Sur certains malades gravement éprouvés, ces *traînées* ecthymateuses prennent le caractère *phagédénique*, s'étendent en divers sens, et envahissent des portions considérables de téguments. Parfois encore, ce qui est plus bizarre, elles affectent la *forme serpigineuse*, en se réparant par une de leurs extrémités tandis qu'elles progressent par l'autre. Dans ces deux ordres de cas, la

1. Voyez une série de photographies conservées au musée de l'hôpital Saint-Louis (collection particulière).

lésion se montre extraordinairement rebelle, déjoue longtemps
tous les efforts de la thérapeutique, épuise les malades par la suppuration qu'elle entretient, et constitue toujours un appoint grave
à l'état grave dont elle dérive.

Même en dehors de ces dernières formes, heureusement exceptionnelles, l'ecthyma profond est une manifestation sérieuse, et
cela pour plusieurs raisons :

1° Parce que, d'abord, il consiste en une *lésion importante*, en
une série d'ulcérations véritables, creuses, susceptibles de s'enflammer, de s'étendre, de s'éterniser ;

2° Parce qu'ensuite il affecte toujours *une durée assez longue*.
Même traité convenablement, il ne guérit qu'après plusieurs semaines, souvent après plusieurs mois. A fortiori, sa persistance
est-elle bien autre lorsque l'art n'intervient pas, ou, ce qui est pis
encore, lorsqu'il intervient d'une façon défavorable. C'est par
années alors qu'il faut compter la durée de la maladie ;

3° Parce qu'enfin c'est une lésion féconde en *récidives*. Après
une première éruption d'ecthyma profond, il s'en produit souvent
une seconde, il s'en produit même parfois toute une série. J'ai vu
des cas où un malade ne guérissait d'une poussée ecthymateuse
que pour en recommencer une autre, et ainsi de suite. Si bien
que, dans de telles conditions, il faut parfois une lutte incessante
de plusieurs années pour débarrasser le malade de ces repullu-
lations successives.

Mais là encore n'est pas la gravité vraie de l'affection. Sa gravité
vraie, c'est la *signification pronostique* qu'elle comporte, soit au
point de vue de la diathèse, soit relativement à l'état général des
malades.

L'ecthyma profond, en effet, atteste de deux choses l'une, si ce
n'est toutes deux à la fois, à savoir : *une vérole grave* ou *un état
général alarmant*.

Premier point : l'ecthyma profond témoigne d'une vérole grave.
Et, en effet, on le voit se produire, sinon d'une façon exclusive,
du moins avec une préférence marquée chez les sujets qui sont
fortement éprouvés par la vérole, et fortement éprouvés moins

encore par le nombre que par la qualité des accidents. Lorsque la vérole prend une forme grave, il est bien rare que l'ecthyma profond ne figure pas un jour ou l'autre dans le cortège de ses manifestations.

Aussi est-il, à ce titre, un symptôme habituel de ces cas redoutables de véroles dites *galopantes*, dans lesquelles les accidents se multiplient coup sur coup, se pressent, s'accumulent, se précipitent, au point d'aboutir en peu de temps aux formes les plus tardives et les plus graves.

Pour la même raison, il coïncide souvent avec d'autres manifestations sérieuses de syphilis, notamment avec des troubles intéressant la vie splanchnique; ou bien, s'il existe seul, il ne manque guère, à moins que la médication n'intervienne, d'être suivi d'autres lésions d'un pronostic équivalent, si ce n'est pire. On peut donc le considérer comme l'indice d'une intoxication profonde, comme un présage annonçant que l'infection secondaire va bientôt passer à d'autres formes plus graves, céder le pas à des accidents viscéraux tertiaires. C'est là, en effet, ce qu'on observe fréquemment. Exemple : voici une malade qui a été traitée dans nos salles, il y a quelques mois, pour un ecthyma profond ; sortie prématurément de notre hôpital, elle vient d'y rentrer pour une exostose du radius et une tumeur gommeuse de la voûte palatine.

Second point : l'ecthyma profond témoigne d'un état général appauvri, d'une détérioration plus ou moins accusée de l'organisme. C'est une forme d'accident, en effet, qu'on observe surtout chez les sujets débilités, et débilités soit antérieurement à la contagion, soit consécutivement par le fait même de la syphilis; — chez les sujets éprouvés par la misère, les privations, les chagrins, les émotions, les veilles, la débauche, les fatigues de la vie mondaine; — chez les sujets scrofuleux, lymphatiques; — chez les individus enfin à constitution molle et délicate, à tendance pyogénique, our lesquels tout est prétexte à suppuration.

Aussi l'ecthyma profond fait-il partie des symptômes qui accompagnent le plus fréquemment cet état si grave connu sous le nom de *cachexie* syphilitique. Et notons qu'à ce dernier point de vue, il se rapproche d'une façon curieuse de l'ecthyma vulgaire, dont une forme spéciale, en raison de sa tendance à se produire chez les sujets malingres, affaiblis, épuisés, a reçu la dénomination significative d'ecthyma *cachectique*.

N'exagérons rien toutefois. L'ecthyma profond ne comporte pas toujours un pronostic aussi défavorable et ne se manifeste pas invariablement dans les conditions que nous venons de signaler. Il est un certain nombre de cas dans lesquels on l'observe chez des sujets de constitution moyenne et sous des formes moins redoutables. C'est alors un accident sérieux, important, mais ce n'est plus un accident grave, à proprement parler; et la preuve, c'est qu'avec un traitement bien dirigé on parvient, non pas seulement à le guérir, mais à prévenir après lui toute manifestation sérieuse [1].

1. Il ne me semble pas douteux (et c'est là une opinion que je professe depuis longtemps, que *les syphilides ulcéreuses, l'ecthyma notamment, doivent dériver, quant à leur processus intime et à leur modalité progressive, de lésions vasculaires*. Quelques examens histologiques m'ont confirmé dans cette manière de voir. Je citerai le suivant, en particulier, dû à un micrographe distingué, M. le docteur Balzer.

Sur une malade de mon service, affectée à l'épaule d'un groupe d'ecthymas de forme circinée, nous avons pu détacher (sans souffrance et sans dommage pour cette femme) un lambeau de peau, comprenant à la fois une portion de la lésion et une certaine étendue de tissus sains, ou relativement sains, situés au pourtour de cette lésion. La pièce a été confiée à M. Balzer qui, après une minutieuse étude, m'a remis la note ci-jointe, qu'on ne lira pas, je pense, sans intérêt.

« Le morceau de peau soumis à mon examen a été recueilli sur les bords de la lésion; il comprend à la fois le tissu ulcéré et une portion des tissus périphériques.

« La lésion se caractérise surtout par une abondante production de cellules embryonnaires, qui va croissant des bords vers le centre comme étendue et comme intensité. A la périphérie, en effet, les cellules embryonnaires sont disposées en séries régulières autour des faisceaux du tissu conjonctif qu'elles écartent, tandis qu'au centre les faisceaux conjonctifs ont disparu, étouffés par la prolifération cellulaire. En outre, cette prolifération, qui n'est que superficielle à la périphérie, envahit rapidement tout le derme et même la couche sous-dermique à mesure qu'elle se rapproche des parties centrales.—Les cellules embryonnaires dont je viens de parler sont plus ou moins régulières; quelques-unes ont deux noyaux. Partout leurs noyaux se laissent facilement colorer par le carmin, sauf au centre de la lésion où les cellules les plus superficielles, devenant de plus en plus nombreuses, prennent l'aspect granuleux et forment des amas de globules de pus. Ces amas de globules purulents tendent à se dessécher et constituent çà et là des croûtes homogènes, d'épaisseur variable. En nombre de points, la couche qu'ils constituent est considérablement augmentée par des couches de sang desséché. Presque partout, en effet, il s'est produit des *ruptures* sur les vaisseaux superficiels. Ces ruptures ont été favorisées sans doute par l'altération des parois vasculaires et par ce fait qu'au niveau des parties non périphériques de la lésion les vaisseaux ne sont plus soutenus par le revêtement épidermique.

« Vers les portions centrales de la lésion, l'accumulation des globules de pus a dé-

SIXIÈME GROUPE : TYPE BULLEUX.

Les syphilides bulleuses se rangent naturellement à côté des syphilides pustulo-crustacées du dernier groupe que nous venons de décrire.

On en distingue habituellement deux espèces : le *pemphigus* et le *rupia.*

terminé le soulèvement de l'épiderme et produit la formation d'une bulle, dont les débris sont encore flottants au-dessus de l'ulcération. Le décollement épidermique s'étend à une certaine distance en dehors des parties centrales, et il est même exagéré en quelques points par les épanchements sanguins. Quelques cellules du corps muqueux décollé se retrouvent encore sur la surface du derme à laquelle elles sont adhérentes.

« A la périphérie de cette surface suppurante, le corps muqueux reste en contact avec le derme enflammé. Mais il est aminci; ses prolongements sont déformés, comprimés; ses cellules sont gonflées par des gouttelettes de mucine ou bien offrent une apparence granuleuse. La couche intermédiaire de l'épiderme et la couche cornée sont très amincies.

ɪ Quel est le point de départ de ces lésions? Ce n'est pas dans les glandes qu'il faut le chercher. Les glandes sébacées et sudoripares participent bien au travail phlegmasique, mais n'offrent rien de spécial comme altérations. *Le processus morbide a évidemment pour point de départ et pour siège particulier le système vasculaire.* On voit sur les coupes, et cela d'une façon bien manifeste, que l'infiltration des cellules embryonnaires se localise avec une prédilection marquée *à la périphérie des vaisseaux,* autour desquels elle forme, pour ainsi dire, des *manchons* plus ou moins volumineux, très nettement appréciables surtout dans les parties encore faiblement altérées. Des manchons semblables se rencontrent aussi autour des gaines lymphatiques périvasculaires, qui sont elles-mêmes gorgées de jeunes cellules. Mais il y a plus. L'infiltration de jeunes cellules ne s'observe pas seulement autour des artères de la peau ; elle envahit en outre leur *tunique externe.* Et même, dans plusieurs de ces artères, nous avons constaté une *inflammation intense de la tunique interne,* dont les noyaux proliféraient abondamment. La tunique moyenne seule reste respectée.

« Ces lésions intenses des vaisseaux et spécialement l'endartérite montrent bien la part prépondérante que prend ici le système vasculaire dans l'évolution du processus morbide.

« Quant aux nerfs, ils nous ont paru non altérés.

« En résumé, donc :

« 1° La lésion qui a été soumise à notre examen consiste dans une inflammation circonscrite de la peau;

« 2° Cette inflammation s'accompagne d'une exsudation surabondante de globules blancs qui se produit dans toute l'épaisseur de la peau, mais plus particulièrement à sa surface, où ces globules s'accumulent de façon à décoller l'épiderme, à le soulever et à constituer une ampoule bulleuse;

« 3° Naturellement, les vaisseaux jouent un rôle important dans ce processus inflammatoire; mais *la part prépondérante qu'ils y prennent est manifestement attestée et par l'intensité même de leurs lésions et par l'altération spéciale de la tunique interne des artères.* »

I. Le *pemphigus* est tellement rare (chez l'adulte, du moins) que son existence est même contestée par beaucoup d'auteurs. Je n'en ai jamais observé le moindre cas, pour ma part. Je serais mal venu, en conséquence, à vous en parler ici [1].

II. Je pourrai également être assez bref sur la seconde variété, car tout ce que je vous ai dit de l'ecthyma profond se rapporte trait pour trait au rupia. Je ne vois même qu'une seule différence qui sépare le rupia de l'ecthyma profond, à savoir : le caractère *bulleux* de sa lésion initiale.

Cette lésion, en effet, n'est pas ce qu'on est convenu d'appeler en dermatologie une pustule; c'est une *bulle*, c'est-à-dire une grosse ampoule, une véritable phlyctène, bien plus volumineuse que ne l'est jamais une pustule, et gorgée d'une sérosité trouble, opaline ou pyoïde, quelquefois même sanguinolente et comme hémorragique [2].

A ce caractère, à ce *détail* près (j'emploie ce mot à dessein), la symptomatologie du rupia est exactement calquée sur celle de l'ecthyma profond, ainsi du reste que vous allez en juger.

Comme l'ecthyma profond, en effet, le rupia est constitué par une ulcération recouverte d'une croûte. Or :

1° A l'instar de celle de l'ecthyma, la croûte rupiale qui succède à la bulle est épaisse; — foncée en couleur, brune, d'un brun presque noir en certains cas, auquel se mêlent parfois des reflets verdâtres; — inégale, rugueuse, bombée, conique, *étagée*, de façon à rappeler l'aspect de l'écaille d'huître; — entourée à son pourtour d'une aréole inflammatoire d'un rouge sombre ou d'un brun violacé.

2° A l'instar de celle de l'ecthyma, l'ulcération rupiale est

---

1. Si le pemphigus syphilitique se montre jamais chez l'adulte, il faut qu'il soit bien rare pour que M. Bazin, en dépit de son énorme expérience, ne l'ait jamais rencontré. Voici ce que dit à ce propos le célèbre dermatologiste de l'hôpital Saint-Louis : « Je ne nie pas d'une manière formelle l'existence du pemphigus syphilitique chez l'adulte, mais *je ne l'ai point encore rencontré jusqu'à ce jour.* » (*Leçons théoriques et cliniques sur la syphilis et les syphilides*, Paris, 1866.)

2. Je me souviens d'avoir observé un cas dans lequel les bulles d'un rupia confluent des membres inférieurs étaient gorgées d'un liquide séro-sanguinolent, rouge, véritablement hémorragique.

presque toujours arrondie, circulaire;—creuse ou demi-creuse[1];— à bords nets et parfois taillés à pic;—à fond grisâtre et pultacé, ou bien vineux et livide; — à cicatrice maculeuse, noirâtre, ne se décolorant qu'après un temps fort long, et restant plus ou moins déprimée.

Pour compléter cette analogie, je pourrais presque dire cette identité de caractères, le rupia, ainsi que l'ecthyma, est une éruption habituellement discrète; — se produisant de préférence sur les membres inférieurs; — affectant une marche lente et souvent presque chronique; — susceptible de subir la déviation phagédénique ou serpigineuse; —attestant en général soit une syphilis grave, soit un état grave de l'organisme infecté.

A tous ces titres, donc, le rupia se rapproche singulièrement de l'ecthyma, à ce point qu'on l'en distingue plutôt par habitude traditionnelle que par de légitimes et suffisantes raisons. A tous ces titres, il rentre dans la classe des syphilides ulcéreuses et ne doit être considéré cliniquement que comme une variété de l'ecthyma profond[2].

---

1. J'ai fait cette remarque qu'en un certain nombre de cas l'éruption franchement rupiale ne présente qu'une ulcération peu profonde, moins profonde assurément que celle des lésions ecthymateuses.

2. C'est là de même l'opinion de M. Hardy : « Pour nous, dit ce savant professeur, le rupia n'est qu'une éruption *pustuleuse* survenant, chez un individu débilité et cachectique ».

Au point de vue diagnostique, je ne crois guère, contrairement à ce que professe M. Bazin, que le rupia syphilitique puisse être sûrement différencié du rupia vulgaire rien que par ses seuls caractères objectifs, à savoir : « son auréole cuivrée, la couleur noirâtre de ses croûtes, l'aspect grisâtre de ses ulcérations, ses bords taillés à pic, etc. ». Dans la plupart des cas, il m'a semblé que la spécificité du rupia n'est guère possible à déterminer que d'après la notion des accidents contemporains et des accidents antérieurs, d'après un ensemble de considérations tirées de l'examen intégral du malade, de sa constitution, de son tempérament, de ses antécédents, de son état général, etc. Je ne conteste pas que les signes locaux de l'éruption aient, en quelques circonstances, une valeur réelle ; je dis simplement qu'ils sont loin d'être assez caractéristiques dans tous les cas pour autoriser, de par eux seuls, un diagnostic d'emblée, pour permettre d'affirmer la nature spécifique ou vulgaire de la lésion. — Telle est également, du reste, l'opinion de M. Cazenave (*Traité des syphilides*, p. 557), de M. Rollet, et d'autres syphiliographes.

SEPTIÈME GROUPE : SYPHILIDE PIGMENTAIRE ou ÉPHÉLIQUE.

I

Toutes les syphilides dont je vous ai parlé jusqu'à présent, Messieurs, sont communes aux deux sexes, et s'observent chez la femme et chez l'homme avec un degré de fréquence à peu près égal.

Celle dont il me reste à vous entretenir, et qu'à dessein j'ai réservée pour la fin de cet exposé, est au contraire un type presque exclusivement *féminin*, que je dois en conséquence étudier ici d'une façon particulière.

Ce type, c'est la syphilide *pigmentaire*, accident très bizarre, très curieux, qui s'éloigne à tous égards des autres déterminations cutanées de la vérole.

D'un mot, tout d'abord, je puis vous le définir. C'est une *pigmentation circonscrite* de la peau ; c'est quelque chose d'analogue aux éphélides ou plutôt encore au *masque* des femmes grosses. — Mais venons aux détails.

Cette lésion, sans être rare, n'est pas très commune, même chez la femme. Dans notre sexe elle est tout à fait exceptionnelle, et je dois déclarer que, pour ma part, je ne l'ai rencontrée qu'une seule fois chez l'homme. Quelques-uns de mes collègues, paraît-il, ont été plus heureux que moi ; mais, d'après leur dire même, ils n'ont jamais observé cette syphilide que sur des hommes «à peau féminine », blanche, délicate et transparente.

Comme chronologie, la syphilide qui nous occupe appartient à la période *secondaire* et au terme moyen de cette période (fin de la première année et cours de la seconde).

Comme symptômes, ce qui d'abord lui donne un caractère tout spécial, c'est sa *localisation* singulière. Vingt-neuf fois sur trente, d'après ma statistique, elle siège *sur le cou*. C'est presque exclusivement là qu'on l'observe. On l'a rencontrée cependant, mais d'une façon infiniment plus rare sur d'autres régions, telles que le thorax[1], l'abdomen et les membres.

Sa caractéristique est des plus simples. Elle consiste en ceci : une série de tachés ou de marbrures ocreuses, d'une teinte bistre plus ou moins foncée, sans forme régulière, disposées les unes au voisinage des autres, se touchant et se confondant pour la plupart en enveloppant des îlots de téguments sains, de façon à figurer sur le cou une sorte de réseau ou de *dentelle* à larges mailles.

Ce sont des *taches*, et rien autre. Elles sont ce que serait la peau si on l'avait peinte, si on l'avait maculée à l'aide d'un pinceau chargé d'une couleur jaune grisâtre. Elles sont, ou peu s'en faut, — pardon de la comparaison — ce qu'est le *cou sale* de certains sujets peu soigneux. Interrogez, en effet, les malades affectées de cette lésion ; presque toutes vous raconteront qu'elles l'ont prise au début pour de simples « taches de malpropreté », et qu'elles se sont lavé le cou à maintes et maintes reprises, fort étonnées « de le voir rester noir » en dépit de tous leurs soins.

C'est assez vous dire que ces taches ne présentent ni saillies, ni efflorescences, ni desquamation. Elles n'occasionnent non plus aucun prurit. Et, comme en définitive elles ne sont pas toujours très apparentes, il arrive, en bon nombre de cas, qu'elles passent inaperçues de la malade comme du médecin, qu'elles restent ignorées ou négligées.

Ces marbrures n'ont pas de contour bien net, bien arrêté. Elles se fondent dans la peau par transitions de ton presque insensibles. Elles ne laissent pas toutefois de faire un contraste assez marqué avec les téguments voisins, et plus encore avec les îlots de téguments sains qu'elles enlacent dans leurs mailles. Si bien que, *par opposition de teinte*, ces portions de peau saines paraissent plus blanches qu'à l'état normal et qu'on les croirait décolorées. Au premier aspect il arrive même parfois que l'observa-

1. Voyez au musée de l'hôpital Saint-Louis (collection particulière) la pièce portant le n° 255.

teur surpris se demande quelles sont les parties malades, si les parties brunes ne sont pas les téguments sains, et si les parties blanches au contraire ne constituent pas un état morbide. On serait tenté, en effet, de considérer ces dernières comme affectées de *vitiligo;* et même certains auteurs, trompés par cette apparence, ont avancé qu'il existe là un double état pathologique, à savoir : 1° une hyperchromie de certaines portions de la peau; 2° une achromie vitiligineuse de certaines autres. Cette opinion me semble erronée. Jamais, pour ma part, je n'ai constaté sur mes malades de véritable vitiligo, et les taches blanches contenues dans les mailles du réseau pigmentaire m'ont toujours paru n'être que relativement blanches par opposition de couleur, sans jamais présenter cette teinte achrome ou laiteuse qui constitue seule le vitiligo. Ces prétendues taches vitiligineuses ne sont donc pour moi que les téguments sains, normaux, qu'une simple illusion d'optique rend plus pâles et fait croire décolorés [1].

Comme confluence et comme étendue, la syphilide pigmentaire est assez variable. Tantôt elle se circonscrit à une portion plus ou moins restreinte des faces latérales du cou; tantôt elle occupe tout le cou qu'elle contourne, qu'elle enlace à la façon d'un collier sur plusieurs centimètres de hauteur. Quelquefois même elle se prolonge jusque sur les régions sus-claviculaires et la partie supérieure du thorax; mais cela est assez rare.

La pigmentation maculeuse en question ici comporte des nuances diverses. En certains cas elle est fortement teintée, d'un

---

1. Le docteur V. Tanturri, qui a eu l'occasion d'examiner au microscope la peau de malades affectés de syphilide pigmentaire, a trouvé dans les points d'apparence vitiligineuse « *autant de pigment qu'à l'état normal* ». Donc, dit-il, l'opinion qui introduit ici le vitiligo dans la syphilide pigmentaire est uniquement basée sur une illusion d'optique.

Cette illusion d'ailleurs est facilement et nettement démontrée par la petite expérience que voici. Faites un trou de quelques millimètres de diamètre dans une feuille de papier, puis placez cette feuille sur le cou de la malade, de façon à ce que le trou corresponde à une plaque prétendue décolorée. Cette plaque alors vous apparaîtra *avec une teinte absolument identique à celle de la peau saine*, c'est-à-dire vous apparaîtra non décolorée, non vitiligineuse. Enlevez la feuille, et cette même plaque reprendra tout aussitôt, par opposition avec les parties pigmentées qui ne seront plus couvertes, son apparence vitiligineuse. Donc cette apparence n'est qu'un effet d'optique, une pure illusion de nos sens trompés par un contraste de couleurs.

gris sombre, brunâtre ; plus habituellement elle offre une couleur ocreuse assez claire, d'une jaune sale, gris.

Les taches qui constituent cette syphilide sont plus ou moins larges. Elles varient de l'étendue d'une lentille à celle d'une amande, d'une pièce d'un franc, etc... Il est assez difficile, d'ailleurs, d'en apprécier les dimensions, car le plus souvent elles se touchent, se confondent et forment ainsi par fusion réciproque une sorte de *nappe à réseaux.*

Mais de tous les attributs de cette lésion bizarre les deux plus curieux, sans contredit, sont d'une part sa durée excessivement longue et d'autre part sa résistance au traitement spécifique.

1° Sa durée habituelle est infiniment plus longue que celle de toutes les autres syphilides et de la plupart des manifestations diathésiques. Elle excède toujours au minimum une année ou deux, et souvent elle dépasse ce terme. On dit même avoir vu persister cette lésion « d'une façon indéfinie » ; mais cette assertion ne me paraît pas suffisamment démontrée.

2° Ce qui n'est pas moins singulier, c'est que les macules pigmentaires dont nous parlons résistent à tous les agents de la thérapeutique. Les mercuriaux — particularité certes exceptionnelle en syphilis — paraissent n'exercer aucune action sur elles, ou du moins ne les modifient qu'avec une lenteur désespérante. L'iodure de potassium ne les influence pas davantage. Cent autres remèdes, internes ou externes, ont été expérimentés contre elles en pure perte. *Rien n'y fait,* voilà ce qui n'est que trop certain.

Fort heureusement, cette impuissance de l'art n'a pas ici de conséquences bien regrettables. Car cette lésion n'est ni grave ni douloureuse. C'est un ennui, c'est une incommodité pour les malades, mais ce n'est que cela. Encore la coquetterie ingénieuse des femmes trouve-t-elle habituellement moyen de dissimuler cette disgrâce par quelque artifice de toilette.

Au point de vue diagnostique, la syphilide pigmentaire sera toujours facilement distinguée soit des éphélides, soit des pigmentations cachectiques ou tuberculeuses, soit de la mélanoder-

mie d'Addison, laquelle présente pour caractères d'être générale,
d'abord, et uniforme ensuite dans sa distribution, c'est-à-dire non
tachetée. Les commémoratifs empêcheront aussi de la confondre
avec les macules *consécutives* de certaines éruptions spécifiques.
— Ces exclusions faites, reste une seule lésion qui pourrait donner le change, c'est le *pityriasis versicolor*. Cette dernière maladie présente en effet une certaine analogie d'apparence avec la
syphilide pigmentaire ; mais elle s'en différencie assez aisément :
1° en ce qu'au lieu d'être simplement maculeuse, elle desquame
légèrement et offre à sa surface une fine poussière furfuracée ; —
2° en ce qu'elle est plus jaune, plus ocreuse, plus semblable à la
couleur du « café au lait » ; — 3° en ce qu'elle s'accompagne d'un
léger prurit ; — 4° en ce qu'elle n'affecte pas habituellement le
cou ; — 5° enfin et surtout, caractère essentiel, pathognomonique, en ce que ses squames contiennent une matière cryptoga-
mique, un champignon spécial, bien connu des dermatologistes
sous le nom de *Microsporon furfur*.

Telle est cette syphilide pigmentaire, sur laquelle on a beaucoup
écrit, beaucoup discuté dans ces derniers temps, et dont la caractéristique, très simple en somme, peut se résumer comme il suit :
une lésion maculeuse de la peau, se produisant dans la période
secondaire de la syphilis, presque absolument exclusive à la
femme, occupant presque toujours la région du cou, indolente,
aprurigineuse, chronique d'évolution, et rebelle jusqu'à ce jour à
tous les agents thérapeutiques.

II

Nous avons terminé, Messieurs, la revue des lésions que la syphilis peut déterminer à la peau dans le cours de la période secondaire. Jusqu'ici nous n'avons envisagé ces lésions qu'à un
point de vue purement descriptif. Il est indispensable actuellement que nous complétions cette étude par quelques aperçus rapides sur le traitement applicable aux syphilides, sur leur diagnostic général, sur leur évolution réciproque, etc...

Il est certain, il est incontestable que *l'art peut agir sur les syphilides*.

Il peut agir sur elles de deux façons : d'une façon curative et d'une façon préventive.

D'une façon *curative*, le fait est notoire, et l'observation journalière témoigne à chaque instant de l'authenticité bien réelle de cette action thérapeutique.

D'une façon *préventive*, la chose est tout aussi certaine ; et même, à ce point de vue, l'art peut exercer sur les syphilides une triple influence qu'il est utile de spécifier. Ainsi :

1° Il peut les *supprimer* entièrement, c'est-à-dire en prévenir le développement d'une manière absolue. Ce résultat idéal de la thérapeutique est certes rarement obtenu. Cependant on rencontre parfois des sujets qui, énergiquement et assidûment traités dès le début de leur maladie, ont traversé la période secondaire de la syphilis sans le moindre accident cutané, sans la moindre éclaboussure à la peau.

2° L'art peut *atténuer* les syphilides dans leur développement, dans leur intensité d'expansion.

Cette influence palliative, tempérante, de la thérapeutique sur les déterminations cutanées de la syphilis est, je puis dire, absolument banale, et presque chaque malade *traité* nous en offre un exemple. C'est un fait d'observation courante que, chez les sujets soumis à un traitement convenable et régulier, la syphilis se réduit à des manifestations cutanées peu importantes, bénignes, et comme avortées. Ce qu'on constate, en effet, dans de telles conditions, ce sont ou bien des éruptions appartenant aux types les plus superficiels et les plus légers, comme des éruptions de forme sèche spécialement (syphilides érythémateuses, papuleuses, papulo-squameuses, etc.), ou bien des éruptions remarquablement et anormalement discrètes, circonscrites, amoindries, atténuées, *avortées* (je reprends à dessein ce dernier mot). — Tel est, entre mille exemples, le cas de la malade que je vous présente en ce moment. Traitée dans cet hôpital, il y a quelques mois, cette femme est rentrée dans nos salles, ces derniers jours, avec une syphilide papuleuse constituée en tout par une demi-douzaine de papules. Une demi-douzaine de papules, est-ce là, je vous le demande, le

contingent habituel, normal, d'une syphilide de ce genre abandonnée à sa libre expansion? Eh bien, loin d'être rares, des faits
semblables ou analogues se rencontrent à chaque pas dans la pratique, et démontrent péremptoirement l'influence tempérante de
certains remèdes sur les manifestations de la diathèse.

3° Un troisième effet qu'exerce le traitement sur les syphilides,
c'est d'en troubler l'ordonnance chronologique, de *retarder*
l'échéance normale de leur développement.

Exemple : dans l'évolution naturelle de la diathèse, la roséole
fait son apparition habituelle vers le quarante-cinquième jour
après le début du chancre. Or, qu'un malade affecté de chancre
vienne à prendre du mercure, ne serait-ce que pour deux à trois
semaines, la roséole n'apparaît plus au quarante-cinquième jour;
elle *retarde* quelque peu, elle ne se manifeste qu'à délai plus
éloigné. A plus forte raison, si le malade s'est traité plus longtemps, la roséole peut-elle devenir de plus en plus tardive et se
proroger jusqu'à la seconde ou la troisième année. Il en est de
même pour toutes les autres syphilides; et c'est ainsi que journellement nous voyons des éruptions, qui, dans la chronologie normale de la diathèse, appartiennent aux premiers mois de l'infection, ne se manifester qu'à échéance infiniment plus reculée.

L'influence que peut exercer sur les syphilides une certaine
thérapeutique n'est pas chose nouvelle. Sur ce point l'expérience
date de loin. Elle date des dernières années du xv° siècle. Les syphilides, en effet, pour une raison toute naturelle, furent les
symptômes qui frappèrent le plus l'attention des observateurs du
vieux temps. Désignées à l'origine sous le nom générique de pustules (*pustulæ*), elles furent d'abord traitées par cent médications
empiriques qui n'aboutirent à aucun résultat. Plus tard, l'analogie
conduisit à expérimenter contre elles quelques remèdes à base
mercurielle, qui jouissaient d'une efficacité reconnue pour la cure
de certaines dermatoses. Le succès dépassa toute attente, et il faut
lire dans les écrits du temps l'enthousiasme qui accueillit l'application des onguents mercuriels au traitement des exanthèmes du
Mal Français. A dater de cette époque, le mercure entra dans la
thérapeutique de la vérole, et y entra pour y rester, en dépit des

préjugés vulgaires, en dépit des oppositions violentes qu'il rencontra jusque dans le public médical, en dépit même de l'abus qu'on en fit et des désastres qui résultèrent de son administration mal dirigée.

Depuis lors, l'expérience a eu le temps de se compléter, et les observateurs sérieux de tous les siècles ont tous énergiquement témoigné de l'influence exercée par le mercure sur les accidents cutanés de la vérole.

C'est en effet le *mercure*, Messieurs, qui est l'agent le plus efficace que nous ayons à opposer aux syphilides. Certes il ne constitue pas la seule ressource dont nous disposions contre elles, mais il constitue sans contredit notre recours le plus certain. C'est donc à lui que nous devrons nous adresser dans la presque totalité des cas, et nous adresser en toute confiance; car, réserve faite pour un seul de leurs types, les syphilides secondaires sont toutes justiciables du mercure, qui exerce sur elles une action curative des plus marquées.

Pour la plupart des syphilides secondaires le mercure suffit amplement, sans adjonction d'autres remèdes. Il suffit notamment dans tous les cas de syphilides précoces et intermédiaires. Mais, à coup sûr, il devient moins puissant, il perd de son activité curative à mesure que la diathèse vieillit, à mesure que les manifestations cutanées revêtent le caractère tardif et profond. Ainsi, l'observation démontre que pour les types de syphilides un peu âgées, telles que le rupia et l'ecthyma, le mercure n'a plus que des effets thérapeutiques amoindris, qu'il importe de soutenir par le concours d'un autre remède. Cet autre remède, dont l'association au mercure constitue, comme vous le savez, ce qu'on appelle le *traitement mixte* de la vérole, c'est l'*iodure de potassium*, lequel exerce sur les syphilides tardives une influence incontestée et sert en nombre de cas de très utile auxiliaire à la médication hydrargyrique.

Je ne fais pour l'instant, Messieurs, que vous signaler ces deux remèdes, me réservant de les étudier plus tard en détail au point de vue de leurs effets thérapeutiques et de leur mode d'administration.

D'ailleurs, inutile d'ajouter que l'usage de ces agents spécifiques n'exclut en rien l'intervention d'autres remèdes dont l'emploi peut ressortir d'indications particulières. Inutile de dire aussi qu'aux traitements internes pourront utilement se joindre, en certains cas, les médications locales. — Quelques mots à propos de ces dernières.

On a préconisé contre les syphilides les *médications locales* les plus variées : bains de tout genre (bains simples, alcalins, sulfureux, gélatineux, mercuriels, iodés, bains de vapeur, bains d'air chaud, bains d'eaux minérales, etc.); — fumigations sèches, fumigations de vapeur, de cinabre, de calomel, d'iode, etc.; — onguents, emplâtres et pommades de toute espèce, dont la seule énumération formerait un volume; — topiques secs ou humides, variés à l'infini; — cathérétiques, caustiques, etc., etc., etc. Tout l'arsenal de la thérapeutique y a passé, je crois.

Plus de prodigalité que de raison a présidé certes à l'invention et à l'application de tous ces remèdes; car, dans la plupart des cas, sept ou huit fois sur dix en moyenne, il n'y a que faire d'une médication externe pour le traitement des syphilides secondaires. — Spécifi ns.

1° Les syphilides érythémateuses (roséoles de tout genre), les syphilides papuleuses, les syphilides papulo-squameuses à desquamation légère, *ne réclament absolument aucune médication locale*, réserve faite, bien entendu, pour les bains, toujours essentiels à l'hygiène, toujours favorables, ici comme ailleurs, à l'entretien des fonctions de la peau.

2° Il en est à peu près de même pour les syphilides papulo-squameuses où l'élément squameux est plus accusé, pour les syphilides psoriasiformes, herpétiformes, vésiculeuses, acnéiques, voire pour l'ecthyma plat à petites pustulo-croûtes disséminées.

La coutume est d'associer aux bains simples, dans le traitement des syphilides précitées, l'emploi des *bains de vapeur*. C'est là, quant à ses résultats locaux, une bonne pratique, car les bains de vapeur font promptement tomber les squames, les croûtelles, les croûtes, et *détergent* en quelques jours les surfaces affectées. Mais c'est là, dois-je ajouter, une pratique dont il ne faut user qu'avec réserve et surveillance. Elle comporte, en effet, un inconvénient réel, celui d'affaiblir, d'anémier, de prostrer certains sujets, les femmes en particulier. Sans danger toutefois, on peut y recourir d'une façon passagère.

Parmi les syphilides de ce groupe, il n'en est qu'une seule qui, en raison de sa fréquence et de la résistance singulière qu'elle offre parfois au traitement, mérite de nous arrêter d'une façon spéciale. C'est la syphilide dite *psoriasis palmaire*.

Certes, ce psoriasis guérirait bien et guérit souvent sous la seule influence de la médication générale. Mais il se montre parfois rebelle, devient douloureux, et exige le secours d'un traitement local. Les meilleurs moyens qu'on puisse alors lui opposer sont les suivants :

Bains de vapeur généraux, ou, s'ils sont mal tolérés, s'ils sont contre-indiqués par une raison quelconque, douches de vapeur partielles; — à défaut de ces deux moyens ou pour en seconder l'effet, fumigations ou pulvérisations locales, dont plus commodément les malades pourront faire usage à domicile; — onctions avec une pommade mercurielle, telle qu'onguent napolitain, pommade au proto-iodure, au turbith minéral, etc.; ces onctions seront faites le soir, et l'on aura soin de maintenir la pommade en contact avec les parties affectées à l'aide d'un gant laissé à demeure pendant la nuit; — ou bien, ce qui est préférable encore, pansement chaque soir avec bandelettes de sparadrap de Vigo; on enlève ces bandelettes le matin, et l'on se contente pour la journée de quelques onctions à la glycérine ou au glycérolé d'amidon. — Ce dernier mode de pansement est indispensable dans les cas où le psoriasis a dégénéré en fissures ou en crevasses douloureuses; il est toujours suivi des meilleurs résultats. — Les bains généraux, simples ou amidonnés, gélatineux, etc., sont aussi d'utiles auxiliaires.

3° En revanche, *toutes les syphilides pustulo-crustacées, à croûtes larges, épaisses, et recouvrant des ulcérations véritables, réclament un traitement topique.*

Le premier soin, ici, contrairement à ce que prescrivent certains médecins, doit être de *faire tomber les croûtes;* car ces croûtes, loin d'être un moyen naturel de protection pour les lésions sous-jacentes, constituent au contraire une cause permanente d'irritation, et cela parce que d'abord elles séquestrent sous elles une nappe de pus, parce que, de plus, elles sont souvent arrachées par les mouvements, les frottements, les habits, les ongles des malades, et que de là résultent des excitations répétées, presque permanentes. — Or, rien de plus facile que de provoquer le détachement et la chute de ces croûtes. Il suffit, pour cela de quelques bains, de cataplasmes de fécule appliqués pendant une durée de vingt-quatre heures, ou, plus simplement encore, d'un pansement occlusif au sparadrap.

Ce premier résultat obtenu, reste à traiter la plaie mise à découvert.

Si l'on n'a affaire qu'à une érosion superficielle, on parvient aisément à la dessécher soit par quelques badigeonnages à la teinture d'iode, soit à l'aide d'aspersions d'un topique pulvérulent, tel que calomel, oxyde de zinc, bismuth, talc, etc. Mais s'il existe une ulcération véritable, d'autres moyens sont nécessaires. Le meilleur, sans contredit, celui dont vous nous voyez faire ici un usage journalier, c'est le *pansement occlusif au sparadrap de Vigo*.

Ce pansement, qui est des plus simples, s'exécute suivant la méthode d'occlusion de M. Chassaignac, à l'aide d'une série de bandelettes de sparadrap de Vigo[1], que l'on entrecroise et que

---

1. Il est essentiel de ne faire usage pour ce mode de pansement que de sparadraps de bonne fabrication, très différents en conséquence de ceux que fournissent la plupart des pharmacies. Celui que je recommande sous le nom de *Taffetas de Vigo* est un sparadrap composé d'une couche très mince d'emplâtre, étendue sur un tissu très fin, tel que le taffetas ou la soie. Ainsi préparé, ce sparadrap a l'avantage d'être souple, flexible, et de s'adapter aux diverses anfractuosités des plaies. Quand il est de fabrication récente, il jouit de propriétés agglutinatives qui assurent une adhésion parfaite. S'il est plus ancien, il doit être légèrement chauffé à la flamme d'une bougie avant de servir au pansement.

Les bandelettes que l'on découpe dans ce sparadrap ne doivent pas excéder cinq à dix millimètres au plus en largeur. Plus larges, elles s'appliquent mal, n'adhèrent pas, « godent », suivant l'expression consacrée, et ne remplissent plus l'indication majeure qui fait le succès de la méthode.

Le pansement aux bandelettes sera toujours recouvert d'une compresse assujettie

l'on imbrique sur la plaie de façon à la recouvrir tout entière, en la débordant quelque peu, de quelques millimètres environ. — Suivant l'abondance de la suppuration, il doit être renouvelé plus ou moins souvent, toutes les quarante-huit heures en moyenne. — Pour mieux déterger la plaie ou pour calmer les phénomènes inflammatoires, il y a souvent avantage à faire précéder chaque pansement d'un bain tiède, de trois quarts d'heure à une heure de durée. — S'il y a lieu, on profitera de l'époque du pansement pour toucher la plaie avec la teinture d'iode, ou, lorsqu'elle bourgeonne trop activement, avec le crayon de pierre infernale.

Ce mode de traitement, appliqué aux syphilides ulcéreuses (impétigo, rupia, ecthyma profond), fournit les résultats les plus satisfaisants. D'abord, il calme toute douleur, toute irritation ; de plus, il modère la suppuration, avantage précieux en certains cas ; enfin, il modifie rapidement les ulcérations, dont le fond se déterge, prend une physionomie meilleure, tourne à la plaie simple, s'exhausse, bourgeonne, et se cicatrise. Il constitue, je puis le dire, la *méthode cicatrisante* par excellence des syphilides ulcéreuses. Je dois à cette méthode, pour ma part, nombre de succès dans des cas de tout ordre, voire dans des cas en apparence très graves et presque désespérés. Je ne saurais donc assez lui accorder d'éloges — et je la loue d'autant plus à l'aise que l'invention, certes, ne m'en appartient pas [1] — ni la recommander trop vivement à votre attention.

Je me garderai cependant de vous la donner comme infaillible. Il est des cas où elle échoue, où elle échoue comme toute autre médication topique. Et grand alors est l'embarras du médecin, qui n'a plus à sa disposition que des traitements bien moins actifs, bien moins sûrs, pour ne pas dire plus incertains et plus infidèles les uns que les autres. Que faire en pareille situation ?

---

par quelques tours de bande, de façon à éviter la possibilité de tout glissement, de tout déplacement.

Ces détails pourront paraître excessifs et minutieux aux personnes qui n'ont pas la pratique de ce mode de traitement ; aucun, en réalité, n'est indifférent aux bons résultats de la méthode.

1. Je serais fort embarrassé de dire à qui revient l'invention de cette méthode. Ce qui est certain, c'est qu'elle date de loin. — M. Ricord n'avait pas recours à d'autre mode de pansement pour les syphilides ulcéreuses. — Ce qui n'empêche que, dans ces derniers temps, on n'en ait parlé comme d'une méthode « nouvelle ».

Vous trouverez conseillé l'emploi de diverses pommades (pommades au calomel, à l'iode, à l'iodure de potassium, au protoiodure, au digestif mercuriel, au tannin, etc); — de solutions non moins variées (solution iodée ou iodurée, solutions au nitrate d'argent, au tartrate ferrico-potassique, à l'alcool, au guaco, au sublimé, à l'acide phénique, etc., etc.); — de topiques de tout genre, iodoforme, oxyde de zinc, tannin, calomel, chlorate de potasse, chloral, camphre, etc. Tous ces agents, certes, ont pu réussir en quelques cas, à preuve le témoignage des médecins qui en ont préconisé l'emploi ; mais ce qui n'est pas moins certain, c'est qu'au total ils comptent plus de revers que de succès, c'est que, s'ils font bien sur un malade, ils font mal ou ne font rien sur dix autres, et qu'aucun d'eux en définitive n'offre de sécurité en pratique. Pour ma part, lorsque j'ai été forcé d'abandonner la méthode occlusive dans le traitement des syphilides ulcéreuses, je n'ai jamais mis la main sur un remède ou sur une médication qui me satisfît complètement dans une série de cas donnés. J'ai scrupuleusement essayé, je puis le dire, de tout ce qui a été expérimenté avant moi comme aussi de nombreux agents nouveaux, et cela sans profit véritable. Ce qui en définitive m'a le moins mal réussi, c'est soit un pansement avec de la charpie imbibée d'une solution *faible* de nitrate d'argent (1 gramme de ce sel pour 100 à 150 grammes d'eau distillée), soit des badigeonnages à la teinture d'iode, suivis, après quelques jours, de pansements à la pommade de calomel.

Enfin, je ne dois pas vous dissimuler qu'il est des cas déplorables où *rien ne fait*, où tous les remèdes, toutes les méthodes viennent échouer tour à tour. J'ai déjà vu plus d'une vingtaine de malades qui, traités par mes maîtres, par mes collègues ou par moi, pour des syphilides ulcéreuses rebelles ou phagédéniques, épuisèrent inutilement *pendant des années entières* tout l'arsenal de la thérapeutique. Devant de pareils cas ai-je besoin de vous dire combien le médecin reste anxieux et perplexe? Tout a été essayé et rien n'a réussi; que prescrire, que faire à nouveau?... La conduite la plus sage, en pareille occurrence, ce n'est pas à mon sens de multiplier et de varier coup sur coup les médications, de fatiguer les malades et d'irriter les plaies par cent traitements empiriques d'action incertaine ou inconnue; c'est au contraire de suspendre pour un temps toute intervention active; de panser les ulcérations avec le topique le plus simple, avec celui qui les excite le moins et qui semble le mieux toléré; de confier aux modificateurs généraux (tels que les toniques, l'hydrothérapie, la campagne, l'air marin, etc.) le soin de corriger la constitution; d'*attendre* en un mot plusieurs semaines, voire plusieurs mois au besoin, *sans rien faire d'actif localement;* et, plus tard, de revenir à l'emploi de la méthode topique la plus rationnelle et la mieux éprouvée. J'ai vu cette pratique couronnée du plus brillant succès sur un malade traité par M. Ricord. Un *impetigo rodens* labourait le crâne et la face depuis plus de trois ans; tout avait été mis en œuvre, et avec un insuccès aussi absolu que possible. A bout de ressources, mais non désespéré, M. Ricord prescrivit de suspendre toute médication interne et externe, de panser simplement les plaies avec de la charpie imbibée d'eau de guimauve, et de passer quatre mois à la campagne sans toucher à un seul remède. Quand, ces quatre mois écoulés, le malade nous revint, la lésion n'avait pas changé de physionomie. Le traitement interne fut alors repris avec vigueur, et les plaies furent pansées par occlusion. Six semaines plus tard la cicatrisation était complète! — Plusieurs fois déjà, pour ma part, j'ai imité cette sage pratique de mon maître, et, sur deux malades notamment, j'ai eu la satisfaction d'obtenir ainsi la guérison de syphilides ulcéreuses *phagédéniques*, qui avaient résisté pendant plusieurs années à des traitements de tout genre.

III

Certes, les syphilides secondaires sont aussi multiples que variées, et j'aurais pu les multiplier encore, à l'exemple de certains auteurs, par une série de divisions et de subdivisions successives, si je n'avais tenu à rester sur le terrain de la pratique. Mais ne vous abusez pas, Messieurs, sur l'importance de ces caractères différentiels qu'on est forcé de faire intervenir d'une syphilide à

une autre dans un exposé même élémentaire. Ne vous abusez pas
sur la valeur de ces classifications savantes et méticuleuses que
quelques dermatologistes ont introduites dans la science. Tout cela
peut avoir une utilité réelle au point de vue de la dermatologie
pure et abstraite, mais il ne se rattache à cela *pratiquement* qu'un
intérêt des plus médiocres. Qu'importe, en effet, qu'une syphilide
soit simple ou polymorphe, qu'elle soit papuleuse ou papulo-squameuse ou papulo-croûteuse, qu'elle soit ou non cerclée, demi-
cerclée, en couronne ou en corymbe? Ce ne sont là que des détails
de forme, que des modalités objectives, d'où ne ressort aucune
indication spéciale pour le traitement. Quelle que soit même la
forme élémentaire des syphilides, cela n'apporte pas grand
changement dans la médication qui leur est applicable. L'essentiel
n'est donc pas de mettre sur une syphilide une étiquette bien cir-
constanciée, spécifiant son ordre, son type, son genre, sa variété,
sa dénomination particulière adaptée à telle ou telle classification
en faveur. L'essentiel en pratique est *de reconnaître la nature
syphilitique* d'une éruption donnée, de distinguer cette syphilide
d'une dermatose vulgaire, de la rattacher à son origine, à sa
cause. Tout est là.

Or, comment reconnaître la *nature syphilitique* d'une éruption?

La chose est parfois des plus simples. Certaines syphilides, en
effet, sont tellement caractéristiques par elles-mêmes qu'il est
véritablement impossible de les méconnaître. Citons comme telles
le psoriasis palmaire, le psoriasis plantaire, la syphilide granulée
des ailes du nez, la syphilide pigmentaire, les syphilides pustulo-
crustacées à groupes circulaires ou semi-circulaires, certaines
éruptions à type circiné, à coloration cuivreuse bien manifeste, etc.

En revanche, il est bon nombre d'autres syphilides qui se présentent avec des caractères moins tranchés et moins évidemment
distinctifs. Celles-ci courent risque d'être confondues avec des dermatoses plus ou moins analogues comme modalité éruptive, mais
absolument différentes comme nature. C'est ainsi qu'une syphilide
érythémateuse, une roséole cerclée, un psoriasis, un impétigo,

un ecthyma syphilitique, etc., pourront être pris pour une roséole simple, un érythème circiné, un psoriasis dartreux, un impétigo ou un ecthyma vulgaire, etc... De telles erreurs sont communes. Quels moyens avons-nous de les éviter?

Le diagnostic différentiel d'une syphilide repose d'abord, cela va sans dire, sur ses *caractères objectifs* et sur la comparaison de ces caractères propres avec ceux des éruptions vulgaires de forme analogue. Ce parallèle, pour être institué, implique des notions de dermatologie commune dont je n'ai pas à vous parler pour l'instant.

En second lieu, le diagnostic en question repose sur la recherche et la constatation des *accidents syphilitiques antérieurs* ou *concomitants*. Quelques détails à ce propos.

1° Une syphilide se présente-t-elle à vous, Messieurs, ne négligez jamais, pour éclairer votre jugement, de rechercher tout d'abord s'il ne coexiste pas avec elle quelque autre phénomène diathésique; car, si vous constatez avec cette éruption un phénomène quelconque manifestement syphilitique, *à fortiori* si vous en constatez plusieurs, c'est là, ou ce sont là de toute évidence — réserve faite pour la possibilité de coïncidences accidentelles — un ou plusieurs témoignages en faveur de la nature spécifique de l'éruption.

Ce *témoignage des manifestations contemporaines* est d'autant plus essentiel à consulter qu'il fait rarement défaut dans la période secondaire. Car, à cette époque de l'infection, les accidents sont presque toujours multiples et disséminés sur plusieurs régions à la fois. A cette époque, règle presque absolue, en même temps que vous constaterez une syphilide à la peau, vous aurez toute chance pour rencontrer des lésions sur les muqueuses (muqueuses buccale, gutturale, vulvaire, anale, etc.), des croûtes du cuir chevelu, de l'alopécie, des adénopathies, des douleurs en divers points (arthralgies, myosalgies, périostites, etc.), des troubles nerveux, ou tous autres phénomènes secondaires. Ou bien, si vous n'observez pas tout ce cortège d'accidents, du moins surprendrez-vous tel ou tel symptôme spécifique isolé; et ce symptôme, quelque peu important qu'il soit par lui-même, deviendra pour vous un appoint à votre diagnostic, une confirmation de la nature syphilitique de l'éruption.

Il n'en sera plus de même, il est vrai, à un terme plus reculé de l'infection ; car, à mesure qu'elle vieillit, la syphilis devient de moins en moins prodigue de ses manifestations, et l'observation démontre que les syphilides tardives se montrent souvent comme phénomènes *isolés* de la diathèse. Mais à cette époque il vous restera du moins comme contrôle le recours aux accidents antérieurs, élément diagnostique précieux dont il me reste à vous parler.

2° Une seconde source d'indications vous est offerte par les *antécédents*. Ceux-ci ne sont pas moins essentiels à consulter ; car, si l'éruption dont vous avez à déterminer la nature est d'origine syphilitique, soyez assurés qu'elle ne s'est pas produite d'emblée, comme premier phénomène de la maladie ; soyez assurés qu'elle a été précédée soit peut-être d'autres déterminations secondaires, soit à coup sûr des deux accidents de l'infection primitive, le chancre et le bubon. Interrogez donc le malade sur ses antécédents spéciaux, notamment sur l'existence antérieure d'un chancre et d'une adénopathie ; puis, cherchez par vous-mêmes. Examinez les régions où se produit le plus habituellement le chancre, et surtout, ce qui est bien plus important (car le chancre ne laisse que rarement trace de son passage), explorez les aboutissants ganglionnaires de ces mêmes régions. Souvent, bien souvent, une adénopathie persistante témoignera d'un chancre antérieur resté méconnu, d'un chancre ignoré, oublié ou dissimulé. Voyez encore si la peau, la chevelure, les muqueuses, n'ont rien à vous apprendre du passé. En un mot, fouillez dans tout le passé pour éclairer le présent, et tenez pour certain que, dans l'énorme majorité des cas, 48 fois sur 50 environ, cette investigation des antécédents vous fournira les plus utiles lumières.

C'est qu'en effet — et cela, Messieurs, je ne saurais trop vous le répéter — c'est qu'en effet la syphilis ne consiste pas en un accident, en une manifestation. *La syphilis est un ensemble;* c'est un groupe de symptômes ; et c'est même plus qu'un groupe mor-

bide, c'est une série chronologique d'accidents, une scène, une
évolution où tels phénomènes occupent le premier rang, et tels
autres le second, où ceux-ci commandent et impliquent ceux-là. Si
vous trouvez ceux du second rang, c'est que ceux du premier ont
existé au préalable; et, s'ils ont existé, c'est affaire à vous d'en
obtenir la preuve pour légitimer votre diagnostic.

Donc, imposez-vous, Messieurs, comme règle absolue, une
syphilide ou une lésion syphilitique quelconque se présentant à
votre examen, de consulter à la fois, avant de vous prononcer sur
la nature de ce symptôme, et les manifestations contemporaines
et les accidents antérieurs. Dans tous les cas, même les plus
simples en apparence, observez religieusement ce principe, car
c'est lui qui fait la sûreté du diagnostic. Si habile et si exercé
qu'on puisse être, on n'a jamais la certitude de se tenir à l'abri
d'une erreur alors qu'on établit un jugement sur un symptôme
isolé. Un symptôme isolé est sujet à caution et peut toujours
tromper; tandis que ce qui ne peut tromper, c'est la considération d'un *ensemble*, d'une série d'accidents, d'une *évolution* pathologique.

IV

Il ne faudrait pas, Messieurs, vous représenter la série des
syphilides que je viens de vous décrire comme un programme
d'accidents fatalement imposé à tout sujet syphilitique et destiné
à se dérouler sans merci. Ce serait une erreur grave de croire
que, même abandonnée à son impulsion propre, la syphilis soit
assujettie à déterminer sur la peau la longue kyrielle des manifestations qui précèdent. Les choses, fort heureusement, ne se
présentent pas de la sorte; et, si quelques rares sujets, rudement
éprouvés par la diathèse, épuisent presque d'un bout à l'autre ce
triste chapelet, la règle, le fait commun est que la maladie, même
négligée, même non traitée, se limite à quelques-uns des types
éruptifs que nous venons de parcourir.

Quant aux raisons qui, dans un cas donné, déterminent la fré-

quence, l'intensité et le caractère des syphilides, qui font que sur
tels ou tels malades la peau est plus ou moins éprouvée, plus ou
moins épargnée, nous les ignorons presque absolument. Sans pouvoir l'expliquer, nous nous bornons à constater ce fait, que d'un
sujet à un autre il existe le plus souvent une inégalité flagrante
au point de vue des manifestations cutanées de la diathèse. Dans
certains cas les syphilides abondent et sont triplement remarquables par leur nombre, leur confluence et leur intensité éruptive ; la syphilis est alors *tout en dehors*, si je puis ainsi parler, ou
du moins elle est surtout *extérieure*. En d'autres cas, au contraire,
les accidents cutanés sont rares, discrets, superficiels, bénins ; et
cette bénignité des symptômes apparents ne laisse pas de contraster parfois avec des troubles viscéraux plus ou moins sérieux.
Pourquoi cette différence d'un malade à un autre ? Pourquoi la
diathèse choisit-elle de préférence ici la peau et là tel autre système ? Notre éducation reste toute à faire sur ces divers points.

V

Dans l'exposé qui précède, Messieurs, j'ai pris soin, à propos
de chaque type éruptif, de vous spécifier le terme habituel de son
apparition dans l'évolution naturelle de la diathèse, c'est-à-dire
de vous indiquer à quel âge de la maladie chacun appartient.
Quelques mots me restent à ajouter pour compléter ces données
premières. Je dois en terminant vous présenter dans un tableau
d'ensemble l'*ordonnance chronologique* des syphilides secondaires.

Au point de vue de leur évolution réciproque, les syphilides
secondaires peuvent, ce me semble, être divisées en *trois groupes*
de la façon suivante :

I. Le premier groupe comprend celles qui se manifestent soit
au début même, soit dans les premiers temps de la période secondaire. Je les appellerai *syphilides précoces*, et je rangerai sous ce
titre :

　　la roséole ;
　　la roséole ortiée ;

ıa syphilide papuleuse ou papulo-squameuse à petites papules ;
la syphilide acnéiforme du cuir chevelu.

II. Un autre groupe tout aussi naturel est constitué par les
syphilides qui, à l'opposé des précédentes, ne se manifestent
jamais ou presque jamais qu'à un terme très avancé de la période
secondaire, qui peuvent même ne se produire que bien plus tard.
Ces syphilides secondaires *tardives* comprennent :
les syphilides pustulo-crustacées de forme ulcéreuse ;
l'ecthyma profond ;
le rupia.

III. Enfin, entre ces deux groupes s'en place un troisième,
moins bien défini que les deux précédents en ce que les espèces
qui y figurent comportent une bien plus grande liberté d'échéance.
C'est le groupe des syphilides *intermédiaires,* ne se produisant ni
aussi tôt que celles du premier ordre, ni aussi tard que celles du
second. Nous y rangerons :
la roséole cerclée ;
les syphilides papulo-squameuses à larges papules ;
le psoriasis palmaire ou plantaire ;
la syphilide papulo-croûteuse ;
la syphilide herpétiforme ;
la syphilide acnéiforme ;
l'impétigo ;
l'ecthyma superficiel ;
la syphilide pigmentaire.

Cette hiérarchie chronologique des syphilides n'a certes rien
d'absolument fixe et d'immuable. Elle peut être troublée, modifiée
par des raisons diverses, raisons que nous sommes loin d'avoir
surprises toutes, mais dont quelques-unes au moins nous sont
connues, telles que les suivantes : influence perturbatrice du traitement spécifique ; — intensité propre de la maladie, avançant
l'échéance de certaines éruptions ; — prédispositions individuelles,
conditions de tempérament, de constitution, rendant certaines
formes éruptives plus fréquentes et plus précoces ; — circons-

tances locales ou accidentelles pouvant servir d'appel aux exanthèmes secondaires; — excitation cutanée par certaines médications thermales, notamment par les eaux sulfureuses, etc., etc...
Toutefois, à ces exceptions près (et ces exceptions sont assez
rares), les syphilides secondaires observent généralement, les
unes vis-à-vis des autres, l'ordonnance chronologique que je viens
de spécifier.

TREIZIÈME LEÇON

ALOPÉCIE. — ONYXIS. — PÉRIONYXIS.

Onyxis. — Quatre variétés : 1° Friabilité, ébrèchement de l'ongle (*onyxis craquelé*). — 2° Décollement partiel de l'ongle. — 3° Décollement total et chute de
l'ongle (*alopécie unguéale* de quelques auteurs). — Indolence remarquable de
cette lésion, qui se produit parfois à l'insu des malades. — Travail de réparation
consécutive ; ongle nouveau. — 4° Onyxis *hypertrophique*. — Forme plus rare. —
Ses caractères.
Périonyxis. — Trois types : 1° Périonyxis *sec*. — Deux formes : forme squameuse ;
forme cornée (*cor* ou *durillon syphilitique péri-unguéal*). — 2° Périonyxis inflammatoire (*tourniole* syphilitique). — Comment ce périonyxis aboutit souvent soit
aux lésions communes de l'ongle incarné, soit au périonyxis ulcéreux. — 3° Périonyxis ulcéreux. — Forme a plus sérieuse. — Elle est ou primitive ou consécutive. — Symptômes. — Siège plus habituel au gros orteil. — Évolution
lente, chronique même le plus souvent. — Complications inflammatoires et même
gangreneuses. — Exemple clinique. — Gravité locale d'une telle lésion. — Chute
nécessaire de l'ongle. — Réparation incomplète ; déformations persistantes.
Traitement local de ces diverses lésions.

Comme annexes aux lésions cutanées de la syphilis secondaire,
je dois vous entretenir actuellement, Messieurs, de quelques accidents que détermine la diathèse sur le système pileux et sur les
ongles.

I.

La syphilis provoque fréquemment chez la femme — aussi fréquemment, à coup sûr, que chez l'homme — la chute des poils
du corps, et spécialement celle des cheveux.

L'alopécie crânienne nous occupera tout d'abord. C'est là un
accident sur lequel sont généralement répandus dans le public,
voire jusque dans le monde médical, certains préjugés dont il
n'est pas sans intérêt de faire justice. C'est là de plus un symptôme
des plus communs, qui tourmente beaucoup les malades, et sur
lequel vous serez incessamment consultés par vos clients. Vous
me permettrez donc d'étudier cette question avec quelques
détails.

Premier point : A quelle époque l'alopécie (crânienne ou autre)
se manifeste-t-elle dans l'évolution de la diathèse ?

C'est une opinion assez communément accréditée que l'alopécie
constitue un symptôme de « vieille vérole », de vérole remontant à

de longues années. Voit-on, par exemple, un homme devenir chauve à l'âge de maturité, on ne manque guère d'entendre rattacher cette calvitie à ce qu'on appelle par euphémisme « *les péchés de jeunesse* »; ce qui médicalement signifierait ceci : que cet homme, perdant ses cheveux vers la quarantaine, les perdrait par le fait d'une syphilis contractée dans l'adolescence ou la jeunesse, c'est-à-dire quinze ou vingt ans auparavant. L'alopécie, donc, dans cette manière de voir, serait une manifestation *tertiaire*, un stigmate éloigné d'une infection se perdant dans la nuit des temps. Or, Messieurs, rien n'est plus faux qu'une telle interprétation; rien n'est plus contraire à la vérité clinique.

Loin d'être une manifestation tardive, l'alopécie constitue au contraire un accident de vérole *jeune*, de vérole âgée de quelques mois, d'une ou de deux années tout au plus. L'alopécie syphilitique est *essentiellement secondaire*.

C'est, en effet, règle presque générale, à la suite des premières poussées secondaires que les cheveux commencent à tomber. C'est le plus habituellement vers le troisième, le quatrième, le cinquième, le sixième mois de la diathèse que l'alopécie se manifeste, dans l'évolution naturelle de la maladie. Il est également assez commun de l'observer dans les derniers mois de la première année et dans le cours de la seconde. Au delà de ce terme, elle devient rare, exceptionnelle même]; et, si parfois on la voit encore se produire à une époque un peu plus reculée, cela presque toujours n'est dû qu'à l'intervention du traitement spécifique qui l'a rendue plus tardive en même temps aussi que plus légère.

Mais, je vous le répète, passé les premières années de la diathèse, au delà de ce qu'on appelle la période secondaire, l'alopécie syphilitique n'existe plus, ne se rencontre pas.

Second point : *Mécanisme* de cette alopécie. — Quelles sont, à la période secondaire, les conditions pathologiques qui préparent, produisent et entretiennent la chute des cheveux ?

Les cheveux des syphilitiques tombent de l'une des deux façons suivantes :

1° Ou bien ils tombent à la suite et sous l'influence de syphilides disséminées du cuir chevelu;

2° Ou bien ils tombent — et c'est là même le cas de beaucoup le plus fréquent — *sans raison locale*, sans lésion *apparente* qui en explique la chute.

Premier cas. Il n'est pas rare de rencontrer comme explication de l'alopécie des syphilides disséminées du cuir chevelu, syphilides superficielles plus ou moins confluentes, plus ou moins étendues comme surface, plus ou moins rebelles comme durée. Quelles qu'elles soient, toutes ces syphilides contribuent à faire tomber les cheveux. Et comment? Suivant toute vraisemblance (car nous n'avons pas sur ce point de notions histologiques bien précises), en altérant, en attaquant le bulbe pileux.

Au nombre de ces lésions du cuir chevelu pouvant déterminer des alopécies partielles, disséminées, et d'une intensité proportionnelle au degré de confluence des éléments éruptifs, citons plus spécialement : la syphilide *acnéiforme*, très commune au début même ou dans les premiers temps de la période secondaire, et se caractérisant par de petites croûtelles légèrement saillantes, du diamètre d'une tête d'épingle, et d'une teinte jaunâtre ou brune; — la syphilide papulo-croûteuse ; — la syphilide impétigineuse ; — l'ecthyma plat ou superficiel, etc... — Citons aussi une forme de syphilide qui, bien que peu connue, n'en est pas moins assez fréquente, chez la femme particulièrement. C'est la syphilide *pityriasiforme* ou *roséole furfuracée* du cuir chevelu, consistant en des rougeurs éparses, lenticulaires ou diffuses, assez pâles de ton pour échapper à l'examen le plus souvent, et recouvertes d'une desquamation très-fine, presque microscopique, à peine appréciable pour l'observateur non prévenu.

Un heureux hasard me permet de placer sous vos yeux aujourd'hui même un type bien accentué de cette dernière forme de syphilide. Voici une jeune femme affectée de syphilis depuis quelques mois ; entre autres accidents elle s'est plainte à nous de perdre les cheveux, et vous constatez qu'en effet sa chevelure est assez éclaircie, sur certaines régions notamment. Or, examinez avec attention la peau du crâne chez cette malade ; vous la verrez parsemée çà et là de petites taches à peine rosées, offrant l'étendue d'une lentille pour la plupart, et partiellement couvertes de squames pulvérulentes, furfuracées, grisâtres. Cette lésion est bien évidente, n'est-ce pas ? Mais convenez que, si vous ne l'aviez pas cherchée avec soin, elle aurait bien pu vous échapper. C'est en effet ce qui arrive le plus souvent, à en juger du moins par le peu d'attention que les syphiliographes ont accordé à cette forme de syphilide et par le silence que la plupart d'entre eux gardent à son égard. Cette lésion cependant est une de celles qui contribuent le plus énergiquement à provoquer la chute des cheveux, à dénuder le crâne par îlots.

Second cas. Il s'en faut qu'on rencontre toujours des lésions locales pour légitimer, si je puis ainsi dire, la chute des cheveux. Fort souvent, le plus souvent, les cheveux des syphilitiques tombent sans raison appréciable. Ou bien, s'il existe sur le crâne quelques lésions, ces lésions sont loin de rendre compte de l'alopécie; car elles expliquent bien pourquoi les cheveux tombent là où elles existent, mais elles n'expliquent en rien pourquoi ils tombent *là où elles n'existent pas*. Et tel est, je vous le répète, le cas le plus habituel. Sur quantité de malades vous constaterez des alopécies plus ou moins intenses, avec quelques boutons syphilitiques épars sur le cuir chevelu, boutons qui ne vous rendront en rien compte de la dépilation générale du crâne. Pourquoi, dans ces conditions, c'est-à-dire en l'absence de lésions appréciables à l'examen le plus attentif, pourquoi les cheveux tombent-ils ? Nous l'ignorons. On dit vaguement que cette alopécie est un « phénomène constitutionnel », qu'elle dépend « de la modification générale imprimée à l'organisme par le virus syphilitique ». Soit, cela peut bien être. Mais quel est le mécanisme, le processus pathologique par l'intermédiaire duquel cette influence générale arrive à se traduire ? Nous n'en savons rien, et c'est là un desideratum anatomique à combler. Il est très vraisemblable que la chute du cheveu tient à un trouble de sécrétion ou à une altération de texture du bulbe pilifère; mais cela n'est pas encore scientifiquement, histologiquement démontré.

Venons actuellement à l'étude clinique de l'alopécie.

Le symptôme unique qui la constitue, c'est la chute des cheveux, car aucun phénomène autre ne s'y associe. Le cheveu tombe,

et c'est tout. L'alopécie syphilitique, en effet, est absolument indolente ; elle ne s'accompagne d'aucun prurit, d'aucune ardeur
locale, d'aucune démangeaison.

Comme *siège*, d'abord, elle offre ceci de remarquable, qu'elle
n'a pas de localisation fixe, spéciale ; particularité négative qui
la différencie, comme vous allez le voir, d'autres formes d'alopécie. Ainsi, elle se produit à peu près indifféremment sur toutes
les régions du crâne, sur le sinciput aussi bien que sur les régions temporales, à la nuque aussi bien que sur les parties antérieures. Toute la tête est son domaine.
   C'est le propre au contraire de certaines alopécies d'affecter
une région spéciale du crâne et de s'y concentrer à l'exclusion de
toute autre. La calvitie sénile, par exemple, a pour caractère invariable de se limiter aux parties antéro-supérieures du crâne, en
respectant les parties latérales ou postérieures. — Rien de semblable dans l'alopécie d'origine syphilitique.
   Ajoutons encore ceci : nombre d'alopécies d'origines diverses
procèdent avec une véritable régularité symétrique, je dirais
presque élégante, et déciment le cuir chevelu d'une façon égale
d'un côté à l'autre. Tout autre est l'alopécie syphilitique, essentiellement irrégulière et capricieuse, n'observant aucune symétrie, et affectant de la façon la plus inégale les parties homologues du crâne.

Comme *forme*, l'alopécie syphilitique se présente sous deux aspects dont je vous ai déjà montré de nombreux exemples.
   Tantôt elle se borne à éclaircir la chevelure d'une façon à peu
près générale. Les cheveux sont alors moins abondants, moins
touffus, raréfiés sur toute l'étendue du crâne.
   Tantôt elle se concentre sur une série de petits îlots disséminés
du cuir chevelu, qu'elle décime jusqu'à les dénuder presque, en
respectant (d'une façon relative au moins) les parties avoisinantes.
   Une comparaison vous fera bien comprendre ce double mode
d'action de la syphilis sur le système pileux.
   Soit une forêt régulièrement plantée. Supposez que dans toute

l'étendue de cette forêt on abatte un arbre çà et là, suivant un certain ordre; que deviendra la forêt? Elle sera *éclaircie*, moins touffue. — Supposez au contraire que dans cette même forêt on fasse en quelques points de grands abatis d'arbres sur une certaine surface sans toucher aux parties voisines, qu'obtiendrat-on de la sorte? Des places vides, dégarnies, des *clairières*, au milieu de fourrés intacts.

Eh bien, cette forêt, Messieurs, c'est la chevelure, la chevelure où la syphilis procède tantôt par éclaircies générales et plus ou moins régulières, et tantôt par grands abatis disséminés au hasard au milieu de parties relativement indemnes.

Ces deux formes d'alopécie sont l'une et l'autre très communes. L'alopécie *en clairière*, toutefois, est celle qu'on observe le plus fréquemment, lorsque la chevelure vient à être fortement éprouvée par la syphilis. C'est la forme des cas quelque peu intenses, si je puis ainsi parler. C'est aussi la forme qui imprime à l'alopécie syphilitique son cachet le plus spécial et le plus accusateur[1].

Il est très habituel que ces deux formes coexistent et s'observent associées chez le même sujet. Vous en voyez un exemple sur cette malade, dont la tête affreusement ravagée par la syphilis présente, d'une part, un éclaircissement général de la chevelure et, d'autre part, de petits îlots disséminés où la peau du crâne apparaît dépilée, presque complètement glabre.

L'alopécie syphilitique est plus ou moins intense. Elle comporte à ce point de vue quatre degrés :

1° Dans la plupart des cas, dans les cas surtout où la diathèse a été traitée de bonne heure, il ne se produit qu'une chute de cheveux assez légère. Les cheveux tombent pendant un certain temps, mais les malades sont seuls à s'en apercevoir, la dépilation n'étant pas assez accusée pour devenir apparente.

2° Il n'est pas rare toutefois que l'alopécie prenne un plus haut degré d'intensité, et alors elle n'est plus guère susceptible de

---

1. Voyez comme exemple, une photographie déposée au musée de l'hôpital Saint-Louis (collection particulière).

passer inaperçue aux yeux d'autrui. Les cheveux tombent à profusion, et on les dirait tous moins adhérents. Les malades en arrivent à ne plus oser se peigner, parce que chaque coup de peigne semble devoir épuiser la chevelure. Le seul passage de la main dans les cheveux suffit à en détacher une demi-douzaine ou même davantage.

3° Bien plus rarement l'alopécie s'exagère encore et devient excessive. Tel est le cas de la malade que je vous présentais à l'instant et dont le crâne est presque dénudé. C'est alors surtout qu'on observe, à la fois, et l'éclaircissement général de la chevelure et ces clairières disséminées où la peau du crâne apparaît absolument glabre, avec sa coloration blanche [1].

4° Enfin, et d'une façon tout à fait exceptionnelle, l'alopécie peut arriver à être *totale*, ou presque totale. *Tous* les cheveux tombent, ou il n'en reste qu'un nombre insignifiant. Je n'ai observé ce fait qu'une seule fois, sur une jeune femme dont j'ai conservé l'histoire dans mes notes. Cette malheureuse, à la suite d'une syphilis grave et à manifestations aussi multiples que possible, perdit littéralement toute sa chevelure; *toute*, j'exagère peut-être, car il lui resta *dix-sept* cheveux. Dix-sept cheveux bien comptés, tel fut pour un temps le bilan rigoureusement exact de sa chevelure. — J'ai hâte d'ajouter que ce degré extrême de l'alopécie syphilitique est, de l'aveu de tous les auteurs, prodigieusement rare, presque inouï dans les annales de la science.

Ajoutons enfin, comme dernier détail, que la syphilis ne se borne pas toujours à provoquer la chute d'une partie des cheveux. Assez souvent aussi elle imprime à ceux qui restent, à ceux qui ne tombent pas, quelques caractères assez singuliers, qui, peu remarqués chez l'homme, n'échappent pas à la coquetterie des femmes. Les cheveux, sous l'influence de la diathèse, perdent parfois leur *lustre* normal; ils deviennent ternes, secs, comme laineux, semblables à des cheveux morts, à de faux cheveux; si bien, comme l'a très justement dit M. Diday, « qu'avec de vrais cheveux les malades ont l'air de porter perruque ». Une de mes

1. Voyez photographies du musée de l'hôpital Saint-Louis (collection particulière).

clientes se plaignait à moi dernièrement de cet état insolite de
sa chevelure : « Je ne sais ce qu'ont mes cheveux, me disait-elle ;
ils ne sont plus brillants comme autrefois ; j'ai beau les soigner,
les graisser d'huile ou de pommade, ils sont toujours secs, rudes,
incultes et comme ternis. »

L'alopécie syphilitique n'est jamais que *temporaire*. Elle se produit pour un temps, pour quelques semaines, plus habituellement pour quelques mois, pour une année au plus. Puis, au delà,
elle se modère, elle cesse. Même non traitée, elle s'arrête, comme
en témoignent nombre de malades qui ne viennent à nous qu'à
une époque avancée de la diathèse, sans s'être soumis a aucune
médication antérieure.

Et qu'advient-il au delà, alors que spontanément ou sous l'influence du traitement spécifique cette alopécie s'est enrayée ? Au
delà, toujours et invariablement il advient ceci, que *les cheveux
tombés repoussent*, que les surfaces dénudées se regarnissent, et
que finalement la chevelure revient à son état normal, à moins,
bien entendu, que des lésions profondes et véritablement ulcéreuses n'aient entamé le cuir chevelu. Mais, à cette dernière réserve près, toujours l'alopécie syphilitique se répare, et les malades même le plus rudement éprouvés récupèrent entièrement,
ou peu s'en faut, leur chevelure primitive.

Je vous parlais, il y a quelques instants, de préjugés répandus
dans le monde à propos de l'origine de certaines calvities. En
voici un des plus accrédités. Est-il question d'un chauve, il ne
manque guère de se produire à son égard ce propos désobligeant :
« C'est la vérole qui l'a rendu chauve ». Eh bien, cette petite mé-
disance est aussi peu médicale que possible ; car, sachez-le bien,
jamais la vérole n'a fait de chauves. Jamais par son fait, par son
fait exclusif, un malade n'est resté chauve. On peut bien, certes,
de par la vérole devenir chauve temporairement (encore l'alopécie
syphilitique dégénérant en véritable calvitie est-elle excessivement rare, comme nous l'avons dit précédemment) ; mais on ne
reste chauve de par la vérole que pour un temps, temps même
assez court, passé lequel les cheveux repoussent et la tête se
regarnit presque intégralement.

Cette repullulation des cheveux à la suite de la dépilation syphilitique, nous en avons sous les yeux ici nombre d'exemples chaque
jour. Quantité de nos malades qui avaient perdu leurs cheveux à
des degrés divers, qui même étaient devenues presque chauves,
reviennent nous trouver pour une raison ou pour une autre avec
des chevelures très fournies, très abondantes, dont beaucoup de
femmes certes se contenteraient. Ma malade aux dix-sept cheveux, dont je vous parlais tout à l'heure, a aujourd'hui une
chevelure superbe, bien qu'elle n'ait pas toujours suivi son traite-
tement avec une rigueur exemplaire.

Très fréquemment d'ailleurs nous assistons nous-mêmes à cette
poussée réparatrice de la chevelure. Ainsi, sur nombre de malades
qui restent dans nos salles un certain temps, nous voyons les cheveux, après être tombés, renaître et croître activement, comme
après une simple tonsure.

Il y a plus, c'est que les cheveux, pour repousser, n'attendent
pas toujours, tant s'en faut, que la diathèse soit atténuée dans
son principe ou enrayée dans son évolution. Fort souvent l'alopécie s'arrête et se répare alors même que d'autres accidents spécifiques surgissent ou vont surgir. Force est donc de la considérer,
ainsi que tant d'autres manifestations de même nature, comme un
accident *transitoire* de syphilis, auquel n'est dévolue qu'une certaine durée, comme un accident analogue, par exemple, aux syphilides précoces, comme un accident enfin qui, d'essence et forcément, est appelé à disparaître et même à se réparer après un
certain temps, sans que l'amendement propre qu'il subit engage
en rien l'avenir et préjuge quoi que ce soit de l'évolution ultérieure de la diathèse.

De tout cela, pratiquement, il résulte que l'alopécie syphilitique,
cette alopécie qui afflige tant les malades, les femmes spécialement,
et pour laquelle nombre de vos clientes viendront vous consulter la
désolation dans l'âme, de tout cela, dis-je, il résulte que cet accident ne comporte pas de gravité réelle. C'est une lésion essentiellement passagère, insignifiante par elle-même, désagréable tout au
plus ou compromettante, mais qui se répare toujours et ne laisse
pas de suites. La syphilis en un mot n'est pas au nombre des maladies d'où peuvent dériver des calvities persistantes.

: Quant au *traitement* à opposer à l'accident que nous venons d'étudier, il est des plus simples, comme vous allez le voir.

Tout d'abord il est fort peu de confiance à accorder aux remèdes locaux. Les femmes ne manquent guère en pareille occurrence d'avoir recours, sur le conseil de leurs coiffeurs, à toute espèce de pommades, de cosmétiques, de lotions, d'eaux « régénératrices de la chevelure », etc.., tous remèdes « infaillibles » qui, par extraordinaire, manquent ici leur effet. Elles ne retirent pas au reste, il faut le dire, meilleur profit des prescriptions médicales, de la trop fameuse pommade de Dupuytren, par exemple, des lotions au quinquina ou à la teinture de cantharides, et de cent autres formules analogues d'une égale inefficacité.

Est-il plus de succès à attendre de certaines pratiques d'un usage commun et recommandées par quelques médecins, telles que le rafraîchissement de la chevelure à l'aide des ciseaux et même la rasure? Je ne le crois guère. Bien souvent il m'est arrivé de conseiller à mes malades (hommes) de faire couper leurs cheveux et de les tenir courts pendant plusieurs mois; bien souvent aussi j'ai vu des malades, de leur propre inspiration, se faire complètement raser; et jamais il ne m'a semblé que les uns ou les autres retirassent de là quelque avantage manifeste. S'il en est ainsi, nous serions mal venus, je pense, à réclamer d'une femme le sacrifice de sa chevelure en vue de compensations plus que douteuses, pour ne pas dire illusoires. Aussi ai-je renoncé depuis longtemps, dans cet hôpital, à toute pratique de ce genre. Je me borne à prescrire à mes malades de simples soins d'hygiène; je leur recommande de ne faire usage ni du peigne fin ni des brosses dures; je leur interdis toute coiffure pouvant exercer quelques tiraillements sur les cheveux; et surtout — car c'est là le point, le seul point essentiel — je les soumets au traitement général antidiathésique. J'obtiens toujours de la sorte l'atténuation, puis l'arrêt de l'alopécie, avec un peu de temps et avec l'assistance efficace du mercure.

Du *mercure*, ai-je dit. Ah ! si je ne parlais pas à des médecins, ce mot soulèverait des tempêtes. Car, s'il est une opinion reçue et profondément accréditée près des gens du monde, c'est à coup sûr celle qui attribue aux mercuriaux une action meurtrière sur la

chevelure. Nul axiome n'a jamais été mieux accepté que celui-ci :
« Le mercure fait tomber les cheveux ». Et, sachez-le bien, Messieurs, lorsqu'un de vos clients verra sa tête se dégarnir, ce ne sera jamais à sa maladie, à sa syphilis, qu'il rapportera cet accident; toujours il vous en accusera, vous et votre traitement, toujours il le mettra à la charge du mercure. Ce préjugé date de loin. Il est né dès les premiers temps où le Mal français fit son apparition dans le monde, comme en témoignent les écrivains du xvıᵉ siècle. Énergiquement combattu par les observateurs sérieux de tous les âges [1], il n'a pas moins survécu, il ne survit pas moins de nos jours, et longtemps encore la science devra s'acharner contre lui avant de le déraciner de l'esprit des masses.

Et la vérité cependant, l'évidence clinique, c'est que jamais le mercure sagement administré n'a coûté un cheveu à personne; c'est que, loin de faire tomber la chevelure, il la rend à ceux qui l'ont perdue par le fait de la vérole. Que de fois des malades se sont présentés ici, au Midi ou ailleurs, avec la tête affreusement dénudée, *sans avoir jamais avalé un atome de mercure!* Que de fois aussi ces mêmes malades sont sortis de nos hôpitaux la tête regarnie, après avoir subi un traitement mercuriel! N'importe, le préjugé subsiste, vivace, éternel, et, comme nous, comme nos prédécesseurs, vous aussi, Messieurs, à votre tour vous aurez à compter avec lui.

Mais concluons, et disons, au point de vue pratique : 1° que l'alopécie syphilitique ne réclame pour guérir aucune médication locale; — 2° que le temps et le traitement général suffisent amplement à faire justice de cette lésion, d'ailleurs essentiellement transitoire.

L'alopécie diathésique ne se limite pas toujours au cuir che-

---

1. « ... Chose très singulière, écrivait Fracastor, nous avons vu se développer de nos jours (comme symptôme du Mal français) une manifestation jusqu'alors inconnue, consistant dans la chute des cheveux, de la barbe et des sourcils. Cette dépilation générale, qui donne aux malades l'aspect le plus ridicule, fut d'abord considérée comme un effet des remèdes, *du mercure* en particulier; mais on reconnut plus tard *qu'il fallait seulement l'imputer à la maladie.* » (Fracastor, *la Syphilis, le Mal français,* trad. et comment. par Alfred Fournier. Paris, 1869.)

velu. Fort souvent elle s'étend coïncidemment à d'autres parties, telles que les sourcils, le bord des paupières, le mont de Vénus, la région axillaire, etc.

Quelques mots sur ces dépilations de divers sièges.

1º L'*alopécie sourcilière* est assez commune dans le sexe féminin. Je la crois même bien plus fréquente chez la femme que chez l'homme.

De même que l'alopécie crânienne, elle se présente sous les deux aspects suivants : tantôt le sourcil se raréfie, s'éclaircit d'une façon générale dans toute son étendue; — tantôt il se dégarnit irrégulièrement par places, par petits îlots qui, complètement dénudés, rompent la continuité de l'arcade pileuse sourcilière.

Comme pour l'alopécie crânienne, ces deux modes de dépilation sont souvent associés.

L'alopécie sourcilière a ses degrés. Elle est faible, moyenne ou intense. Je l'ai vue *totale* sur plusieurs femmes de mon service. Et, dans ce cas, l'absence absolue de sourcils donnait à la physionomie l'aspect le plus étrange.

2º La chute des *cils* est bien moins fréquente ; on peut même la dire assez rare.

Elle n'est le plus souvent que limitée, partielle, incomplète, sauf en certains cas où l'on voit des syphilides ulcéreuses ravager tout le bord libre des paupières, comme sur une des malades que je vous ai présentées ce matin. Cette femme qui, bien que vieille, est affectée d'une syphilis assez récente, a perdu *tous* les cils par le fait d'une syphilide ulcéreuse qui borde et entame à chaque œil le contour des deux paupières. Il est même probable que sur elle les cils ne repousseront jamais, car les ulcérations semblent assez creuses pour avoir attaqué et détruit les glandes ciliaires.

3º Pour être moins commune que la dépilation crânienne, l'*alopécie génitale* est cependant assez fréquente. C'est au mont de Vénus qu'on l'observe le plus souvent; elle est plus rare au niveau des grandes lèvres.

Cette variété d'alopécie n'est pas une des moindres vexations de la vérole pour les femmes, à en juger du moins par l'attention qu'elles apportent à ce petit accident et par le souci qu'il leur cause.

Si la lésion est peu intense, elle peut passer inaperçue; car il existe une grande inégalité d'une femme à une autre au point de vue du développement pileux des régions génitales. Mais devient-elle plus accusée, elle se trahit tout aussitôt par une dénudation partielle du mont de Vénus et de la face cutanée des grandes lèvres. J'ai vu plusieurs fois cette alopécie dégarnir *entièrement* la vulve et le mont de Vénus, qui se présente alors, comme sur une statue, sous forme d'un relief glabre et blanchâtre.

4° Enfin, en certains cas, les poils des *aisselles* peuvent être affectés. Je ne fais que signaler pour mémoire cette variété d'alopécie qui est assez rare et à laquelle d'ailleurs ne se rattache aucun intérêt spécial.

Les alopécies de divers sièges que nous venons de décrire ne se différencient de l'alopécie crânienne par aucun caractère. Comme cette dernière, elles appartiennent toutes à la période *secondaire* de la syphilis; — comme elle aussi, elles se produisent tantôt à la suite de lésions locales, tantôt (et c'est le cas de beaucoup le plus habituel) indépendamment de tous phénomènes locaux appréciables qui rendent compte de la dépilation; — comme elle enfin, elles ne sont que transitoires, passagères, et se réparent sous l'influence du temps et de la médication mercurielle.

II

Non moins curieuses et plus importantes sont les lésions que la syphilis secondaire détermine vers les *ongles*.

Ces lésions sont de deux ordres :

1° Les unes n'intéressent ou paraissent n'intéresser que l'ongle lui-même ;

2° Les autres se produisent au voisinage de l'ongle, et, d'abord étrangères à l'ongle, ne l'affectent que plus tard, d'une façon consécutive.

Aux premières je réserve la dénomination ancienne d'*onyxis*; je vous propose pour les secondes celle de *périonyxis*.

Dans le premier groupe, nous trouvons à étudier :

1° la friabilité et l'ébrèchement de l'ongle (*onyxis craquelé*) ;

2° le décollement partiel de l'ongle ;

3° le décollement total et la chute de l'ongle ;

4° une variété plus rare, dite *onyxis hypertrophique*.

I. — La première de ces lésions est infiniment plus commune chez la femme que chez l'homme. — Elle consiste simplement en une friabilité singulière de l'ongle, dont la portion libre se fendille, se crevasse et se casse sous l'influence des moindres pressions. Vainement les femmes, pour masquer cette petite difformité, d'ailleurs assez gênante, retranchent-elles aux ciseaux le sommet de l'ongle, qu'elles arrondissent, qu'elles taillent de toutes façons ; toujours l'ongle, bien que raccourci, se brise dans sa partie libre, *s'étoile*, *s'écaille*, *s'exfolie*, et présente pour sommet une série d'aspérités inégales, de dentelures, de crénelures, lesquelles se continuent souvent avec des fendillements longitudinaux de la lamelle unguéale.

C'est là ce que nous appelons l'*onyxis craquelé*, ou l'ébrèchement syphilitique de l'ongle.

Cette première variété d'onyxis s'observe surtout aux ongles des mains. Elle est plus rare aux orteils.

II. — Seconde variété : *décollement de l'ongle.*

Dans cette forme, l'ongle semble se soulever à son extrémité inférieure ; il se détache des tissus auxquels il doit adhérer normalement, il se décolle de *bas en haut*. A l'aide d'un instrument aigu par exemple d'une pointe d'acier introduite sous l'ongle, on peut suivre les progrès de ce décollement, qui arrive quel-

quefois à séparer la lamelle unguéale de sa matrice sur une hauteur assez considérable. Extérieurement, du reste, la limite des
portions détachées et des portions adhérentes se traduit par un
changement de coloration appréciable à la surface de l'ongle.

Il est assez rare que ce décollement *inférieur* (je l'appelle inférieur parce qu'il procède de bas en haut, contrairement à d'autres
variétés d'onyxis qui détachent l'ongle de haut en bas), il est assez
rare, dis-je, que ce décollement inférieur arrive à rompre toutes
les adhérences de la lamelle unguéale et à en provoquer la chute.
Le plus souvent il se limite et n'atteint que le tiers ou la moitié
de la hauteur de l'ongle. Consécutivement, la lésion se répare par
la croissance des portions supérieures de l'ongle, lesquelles
reprennent adhérence avec les tissus sous-jacents.

III. — Troisième variété : *décollement total* et *chute* de l'ongle
(*alopécie unguéale* de quelques auteurs).

Dans cette variété d'onyxis, l'ongle se détache peu à peu des
parties sous-jacentes, se décolle progressivement dans toute son
étendue ; puis, quand toutes ses adhérences se sont rompues, il
finit par tomber, en laissant à découvert ce qu'on appelle la matrice unguéale.

Ce travail de séparation se fait sans douleur, à ce point que
certains sujets — peu soucieux de leur personne, il faut en convenir — sont parfois surpris de voir un de leurs ongles détaché
sans avoir un instant soupçonné qu'il fût malade. J'ai dans mes
notes, par exemple, l'histoire d'un jeune maçon qui perdit à son
insu *tous* les ongles des orteils. Fort étonné un beau jour de cette
découverte, il se mit à la recherche des ongles qu'il n'avait plus,
et en trouva deux dans l'une de ses chaussettes. De même une
femme de nos salles nous racontait dernièrement qu'elle venait
de trouver dans ses draps l'ongle d'un de ses gros orteils, et cela
à sa grande stupéfaction, disait-elle, car « elle ne savait pas l'avoir
perdu ».

Mais, le plus habituellement, quand on a affaire à des malades
moins indifférents d'eux-mêmes, ou bien encore quand la lésion
porte sur les mains, le décollement progressif de l'ongle, quoique
toujours insensible ou presque insensible, comme douleur, n'é-

chappe pas à l'attention et peut être suivi dans tous ses détails. On voit alors l'ongle se bomber au niveau de sa racine, faire relief, se soulever ; bientôt on aperçoit son bord supérieur qui, détaché et poussé en avant (suivant le mode habituel de croissance ou d'élimination de la lamelle unguéale), laisse à nu derrière lui une petite surface rosée, sèche et squameuse, laquelle n'est autre que la matrice de l'ongle. Cette surface devient de jour en jour plus considérable, à mesure que progresse le travail d'élimination. Puis l'ongle se décolle de plus en plus et finit par tomber.

Mais, avant même qu'il se soit détaché, déjà un processus régénérateur s'est établi, et un nouvel ongle tend à se constituer. Celui-ci s'accroît et se développe. Parfois aussi régulier que celui dont il a pris la place, il est en d'autres circonstances plus ou moins arqué, incurvé, crochu, à la façon des ongles de nouvelle formation. On dit même qu'en certains cas de cet ordre la régénération unguéale ne se produit pas, et que l'ongle est remplacé simplement par une masse informe de matière cornée. Je ne saurais garantir ce dernier fait, ne l'ayant pour ma part jamais observé.

IV. — Quatrième variété : *onyxis hypertrophique.*

Infiniment plus rare que les variétés précédentes, l'onyxis hypertrophique consiste en un épaississement de la lamelle unguéale, qui est doublée, triplée, quadruplée de volume. Cet épaississement se produit principalement ou du moins est surtout appréciable vers le bord libre de l'ongle, qu'on trouve non pas seulement hypertrophié, mais inégalement brisé, rugueux, se séparant en stratifications écailleuses, présentant des cassures et des aspérités irrégulières.

Comme aspect, comme physionomie, cette dernière forme d'onyxis (dont l'origine syphilitique, bien que contestée, ne me paraît pas douteuse) se rapproche assez du singulier état morbide des ongles auquel certains auteurs ont donné le nom de *psoriasis unguéal.*

En second lieu, lorsque la syphilis porte son action sur les tissus qui environnent l'ongle, elle constitue des lésions auxquelles il convient, je crois, d'appliquer le nom de PÉRIONYXIS.

Ces lésions se montrent sous des aspects très divers, qui peuvent être, d'après moi, ramenés aux trois types suivants :

I. Périonyxis sec, squameux ou corné ;

II. Périonyxis inflammatoire (tourniole syphilitique) ;

III. Périonyxis ulcéreux.

I. — Le *périonyxis sec* comprend deux variétés très distinctes : 1° La forme squameuse ; — 2° la forme cornée.

1° La *forme squameuse* est simplement constituée par une syphilide papulo-squameuse se produisant au voisinage de l'ongle, soit sur l'un de ses bords, soit à l'extrémité du doigt ou de l'orteil, sous la portion libre de la lamelle unguéale.

Cette forme n'offre rien de spécial que son caractère habituellement assez rebelle. Il suffit de la signaler.

2° La *forme cornée* pourrait être dite *cor* ou *durillon syphilitique péri-unguéal*. Elle consiste uniquement en un épaississement de l'épiderme qui borde les parties latérales de l'ongle.

Ses symptômes sont des plus simples. Au niveau du point où la peau se réfléchit pour encadrer l'ongle, il se produit un petit bourrelet longitudinal, légèrement saillant, constitué par une hypergenèse du tissu épidermique normal. Ce bourrelet s'accroît, devient très dur et réellement corné. Il forme alors un véritable *cor* péri-unguéal.

Complètement indolente tout d'abord, cette lésion ne tarde pas à s'irriter sous l'influence des frottements et à agacer les malades qui cherchent à l'arracher, qui la déchirent, qui l'écorchent, et cela sans parvenir toutefois à s'en débarrasser, car de nouvelles couches épidermiques remplacent incessamment celles qui sont détachées de la sorte. Elle devient alors légèrement sensible, saignante, excoriée par places, surtout au niveau du sillon latéral de l'ongle, et finalement elle persiste sous cette forme jusqu'à ce qu'un traitement approprié parvienne à en faire justice.

II. — Le *périonyxis inflammatoire* se présente avec des symptômes déjà plus accentués et plus importants.

Il est constitué par une tuméfaction subinflammatoire qui se produit autour d'une partie de l'ongle, soit sur l'un de ses côtés le plus souvent, soit plus rarement au niveau de sa racine. Cette tuméfaction légèrement douloureuse, rénitente, rougeâtre ou d'un rouge brun, encadrant l'ongle sur une partie de son contour, rappelle assez bien comme aspect la *tourniole* vulgaire. Mais elle en diffère par la marche lente et chronique de ses phénomènes morbides, aussi bien que par leur terminaison. Jamais en effet cette lésion ne forme d'abcès. Elle subsiste dans le même état pendant un temps fort long, toujours dure et solide; puis, ou bien elle s'atrophie et disparaît par un véritable travail de résorption sur place, analogue à celui que subissent les papules syphilitiques; ou bien elle s'ulcère à sa surface, à la façon encore de ces mêmes papules, dont le néoplasme aboutit parfois à un processus ulcératif.

Le cas le plus habituel toutefois pour cette forme de périonyxis, c'est de rester *sèche* pendant toute sa durée et sur toute l'étendue des parties affectées. Tout au plus produit-elle, dans le sillon qui borde l'ongle, une crevasse longitudinale, laquelle, irritée par les froissements, s'excorie, suppure légèrement ou se couvre de croûtes adhérentes.

La lésion s'en tient là le plus souvent, surtout quand elle siège aux mains. Il s'en faut même que dans tous les cas elle détermine la chute de l'ongle. Mais, lorsqu'elle affecte le gros orteil, lorsque surtout elle est négligée ou abandonnée à elle-même, elle ne manque guère de se compliquer et aboutit alors soit aux lésions communes de l'*ongle incarné*, soit à celles du périonyxis ulcéreux qu'il nous reste à décrire.

III. *Périonyxis ulcéreux.* — Cette troisième forme est de beaucoup la plus grave.

Elle est *primitive* ou *consécutive*.

Consécutive, elle succède au périonyxis inflammatoire, alors que ce dernier s'est prolongé, est devenu chronique, ou a été irrité par des causes diverses, telles que mauvais traitements, marche, fatigue, pression des chaussures, etc.

Primitive, elle résulte de syphilides ulcéreuses, développées à la périphérie de l'ongle.

Quelle qu'en soit l'origine, elle consiste en une *ulcération* qui encadre l'ongle partiellement ou en totalité. Cette ulcération est généralement supportée par un bourrelet inflammatoire saillant, qui proémine au-dessus de l'ongle, et qui offre une teinte d'un rouge sombre, quelquefois violacé. Elle est toujours assez creuse, irrégulière de forme, à bords découpés et entaillés, à fond sanieux, grisâtre, fongueux et de *mauvais aspect*. Elle sécrète enfin assez abondamment une matière séro-purulente, mal liée, semée parfois de détritus et de stries sanguinolentes.

Quand la lésion siège aux pieds (et c'est presque toujours alors le gros orteil qu'elle affecte), elle ne manque guère, irritée par la marche, de se compliquer de phénomènes inflammatoires. Les tissus voisins deviennent rouges et tuméfiés; l'ulcération prend une teinte livide, *vineuse*, et ne sécrète plus qu'un ichor sanguinolent, fétide. Des douleurs plus ou moins intenses se manifestent et rendent la marche très difficile, sinon même impossible.

Quelquefois encore, quand elle a persisté un certain temps sous forme d'ulcération creuse, cette variété de périonyxis prend un autre aspect. Elle bourgeonne, elle s'élève, et dégénère en une sorte de tissu fongueux, de *champignon* mollasse, qui s'exhausse autour de l'ongle ou qui, se renversant sur lui, le recouvre partiellement.

Le périonyxis ulcéreux affecte toujours une marche chronique. Une fois développé, il reste ce qu'il est, ou bien il s'étend et aboutit à encadrer l'ongle tout entier. A ce dernier degré, il s'accompagne d'une *déformation* très accusée des parties, due tant au progrès et au bourgeonnement de l'ulcère qu'à l'engorgement et à la tuméfaction symptomatique des tissus circonvoisins. C'est ainsi qu'aux doigts on voit la dernière phalange se tuméfier autour de l'ulcération, s'étaler *en spatule* (suivant l'expression consacrée), ou bien devenir globuleuse et figurer comme une petite *massue* surmontant les autres phalanges, lesquelles paraissent relativement grêles et atrophiées. Mais c'est alors surtout que l'affection siège au gros orteil et se complique, grâce à l'incurie des malades, de phénomènes inflammatoires, c'est alors surtout, dis-je, qu'elle acquiert des dimensions incroyables et présente un aspect véritablement *hideux*. Jugez-en par l'exemple que je vais mettre sous vos yeux.

Cette femme, syphilitique depuis plus d'une année, a commencé, il y a quelques mois, par être affectée d'une petite ulcération d'abord limitée au bord interne d'un des gros orteils, près de l'ongle. Elle ne s'est pas soignée; elle a continué à marcher, à travailler pour vivre, à se fatiguer même. L'ulcération s'est accrue, a envahi tout le pourtour de l'ongle, a enflammé les tissus voisins; finalement, elle est devenue assez douloureuse pour exiger le repos. Cette femme s'est alors traînée plutôt qu'elle n'est venue à la consultation de notre hôpital. Or, vous n'imaginez pas dans quel état, lors de son entrée dans nos salles, cette malheureuse avait le pied. Le gros orteil était *énorme*, énorme au point de dévier les orteils voisins; il était rouge, livide, érésipélateux, excessivement douloureux au moindre attouchement. Un vaste ulcère, *noir* et *gangréneux*, entourait tout l'ongle, mesurant au moins 6 centimètres en longueur sur 4 à 5 centimètres de large, sécrétant en abondance un ichor sanguinolent, et exhalant une odeur d'une fétidité extraordinaire. Tout cela est bien changé, car quatre à cinq jours de repos et de soins ont modifié du tout au tout cette épouvantable lésion. Toutefois vous pouvez encore, sur cette malade, apprécier les divers caractères du périonyxis ulcéreux à son plus haut degré de développement. Voyez d'abord l'orteil. Il est pour le moins *triplé de volume*, surtout au niveau de la dernière phalange, et présente la forme d'un battant de cloche. Toute la face supérieure de cette phalange est convertie en une ulcération, dont les bords taillés absolument à pic mesurent *plus d'un centimètre* d'élévation, dont le fond irrégulier, anfractueux, brunâtre, violacé, présente encore çà et là des lambeaux *gangréneux*. Au centre de l'ulcère subsiste l'ongle, incarné, brunâtre, comme ratatiné sur lui-même; il est mobile, tant ses adhérences ont été rompues sur la plupart des points, et l'on pourrait presque le *cueillir* avec une pince. Quant aux tissus périphériques, vous constatez encore qu'ils sont fortement engorgés, tendus, rougeâtres, et douloureux au toucher; mais ce n'est plus là qu'un diminutif très atténué de l'inflammation violente, phlegmoneuse et gangréneuse même, que nous avons eu à combattre ces derniers jours[1].

Dois-je ajouter que la chute de l'ongle est inévitable comme conséquence de telles lésions? Cela va sans dire. Toujours l'ongle
tombe à la suite du périonyxis ulcéreux. Et c'est même fort heureux qu'il tombe; car, partiellement décollé, il constitue dans la
plaie un véritable corps étranger. En raison de sa rigidité et de
ses bords tranchants, il irrite incessamment les parties, il les enflamme, il y entretient de vives douleurs. Aussi sa chute est-elle
un bénéfice pour les malades et une condition presque indispensable de guérison. La nature en général se charge seule de cette
élimination, mais il est souvent utile de l'aider dans ce travail et
de rompre les dernières adhérences qui rattachent l'ongle aux
tissus sous-jacents.

Soumis au traitement que je vous indiquerai bientôt, le périonyxis ulcéreux se cicatrise et guérit. Et alors, de deux choses l'une:
si la matrice de l'ongle n'a été que superficiellement ou partiellement intéressée, un nouvel ongle repousse, mais difforme, incomplet, arqué, crochu, etc. A-t-elle été profondément ulcérée et dé-
truite, il ne se produit plus sur la cicatrice que de petites plaques
ou de petits mamelons épars de matière cornée. L'extrémité du
doigt ou de l'orteil reste alors déformée pour la vie, figurant une
sorte de moignon irrégulier, où l'ongle n'est plus représenté que
par une surface sèche, dure, rugueuse, incomplètement revêtue
de débris unguéaux.

Quel traitement réclament les diverses lésions dont nous venons
de parler?

Contre l'onyxis proprement dit, rien à faire évidemment en
dehors du traitement général. Tout topique serait ici superflu.

Il n'en est pas de même pour le périonyxis. Un traitement local
doit lui être appliqué concurremment avec la médication générale.
Ce traitement joue même ici le principal rôle et contribue bien

---

1. Voyez le dessin de cette lésion, conservé au musée de l'hôpital Saint-Louis (collection particulière).

plus activement et plus rapidement surtout que les remèdes internes au travail de résolution et de cicatrisation.

1° Pour la forme sèche, pour la variété cornée plus spécialement, des agents de *protection* suffisent. Bornez-vous à protéger le cor syphilitique contre les froissements ou les frottements qui sont pour lui des causes d'irritation. Dans ce but, recouvrez-le de baudruche agglutinative, de bandelettes de sparadrap, d'un doigtier en peau de gant, ou mieux encore d'un doigtier de caoutchouc.

2° La forme inflammatoire réclame pour quelques jours l'emploi des antiphlogistiques locaux, des bains généraux, des bains locaux, des cataplasmes émollients, utiles encore à un autre point de vue pour détacher les croûtes qui peuvent s'être formées. — Plus tard, c'est-à-dire après trois ou quatre jours, n'ayez plus recours qu'au *pansement occlusif*. En d'autres termes, recouvrez l'extrémité du doigt ou de l'orteil de bandelettes entrecroisées de diachylon ordinaire ou de taffetas de Vigo. Ce mode de pansement, aidé au besoin de quelques attouchements à la teinture d'iode, est certes ce qui réussit le mieux en l'espèce.

3° Contre le périonyxis ulcéreux : tout d'abord, si l'inflammation est vive et intéresse les parties voisines, nécessité évidente de recourir pendant quelques jours aux antiphlogistiques : bains généraux, prolongés et répétés, fomentations émollientes, cataplasmes de fécule froids, etc...; — urgence absolue du repos, si la lésion siège au pied; — puis, le plus tôt possible, pansement occlusif au taffetas de Vigo. La méthode occlusive, appliquée suivant les préceptes de M. Chassaignac, rend ici les plus grands services. Elle calme la douleur; elle modifie et déterge la plaie; elle favorise, elle appelle, si je puis ainsi dire, la cicatrisation. J'en ai toujours obtenu les meilleurs effets, et je vous la donne comme le traitement par excellence du périonyxis ulcéreux.

Il serait injuste toutefois de ne pas citer, à côté de cette méthode, un autre mode de pansement qui m'a très bien réussi dans quelques cas. C'est le pansement à la poudre d'*iodoforme*. J'ai vu, sur plusieurs malades, l'iodoforme faire véritablement merveille pour déterger les ulcérations dans l'espace de quelques jours, en-

changer l'aspect et déterminer sur elles un travail de cicatrisation[1].

Comme soins de détail, j'ajouterai qu'à certaines époques du traitement il peut être utile de toucher l'ulcération soit à la teinture d'iode, soit au nitrate d'argent, lorsque surtout la cicatrisation paraît languir ; — qu'il y a souvent indication à réprimer avec le crayon le bourgeonnement excessif de la plaie ; — qu'on est même parfois obligé de recourir soit à des caustiques plus énergiques, soit à l'excision pour détruire les tissus végétants et fongueux qui tendent à se produire autour de l'ongle, etc. ; — qu'enfin, si l'ongle tarde à se détacher et constitue un obstacle évident à la cicatrisation, il faut l'enlever au plus vite. Presque toujours, d'ailleurs, on le trouve partiellement décollé, à ce point qu'en certains cas, il suffit de le cueillir, plutôt que de l'arracher, avec une pince. Cette petite opération, habituellement peu douloureuse, produit toujours un excellent effet. Non seulement elle débarrasse la plaie d'un corps étranger très irritant, mais elle permet de la panser d'une façon régulière et complète, double condition essentiellement favorable à la cicatrisation.

1. Depuis l'époque où cette leçon a été professée, M. le docteur Diday (de Lyon) a publié une note intéressante sur le traitement du périonyxis ulcéreux par les pansements à la solution de *nitrate d'argent* (Voy. *Annales de dermatologie et de syphiligraphie*, 1872). J'ai eu l'occasion d'expérimenter plusieurs fois cette méthode, et je dois dire qu'elle m'a donné des résultats satisfaisants.

XIVme, XVme ET XVIme LEÇONS.

SYPHILIDES MUQUEUSES.

SOMMAIRE. — Fréquence excessive de cet ordre de lésions, chez la femme spécialement.

Les syphilides des muqueuses sont-elles absolument identiques aux syphilides de la peau ? — Certaines syphilides des muqueuses n'ont pas de type correspondant sur la peau, et réciproquement.

Dénomination, synonymie. — Une appellation *unique* est-elle applicable à *toutes* les variétés de lésions qui constituent les syphilides du tégument muqueux? — Critique du vieux mot confusionniste de *plaque muqueuse.* — Nécessité de substituer à cette dénomination, qui réunit sous le même chef des lésions grossièrement dissemblables, des désignations en harmonie avec la multiplicité et la diversité de ces lésions.

Siège. — Où se produisent les syphilides muqueuses? — 1° Sur les muqueuses. — Deux muqueuses principalement affectées : muqueuse génitale et muqueuse buccale. — 2° Sur certaines régions cutanées qui se rapprochent des muqueuses par des conditions anatomiques spéciales.

Époque d'apparition. — Les syphilides muqueuses sont des lésions *secondaires*, soit précoces, soit intermédiaires, soit tardives.

Caractères généraux et communs : — 1° Lésions à *développement spontané*, se produisant sous la seule influence de la diathèse acquise. — 2° Lésions toutes *secretantes*. — 3° Lésions non inoculables aux sujets qui les portent, *non auto-inoculables.* — 4° Lésions de *caractère contagieux.* — Ce sont même ces lésions qui constituent la *source principale où s'alimente la vérole.* — Preuves. — Inductions théoriques confirmées sur ce point par le témoignage de la pratique. — 5° Lésions douées d'une *faculté surprenante de récidive*, de repullulation. — 6° Lésions remarquables enfin par leur *facile curabilité.*

Symptômes. — Toutes les syphilides muqueuses peuvent être ramenées à quatre types : 1° Type *érosif*; — 2° type *papulo-érosif;* — 3° type *papulo-hypertrophique;* — 4° type *ulcéreux.* — Caractéristique générale de ces divers types.

SYPHILIDES GÉNITALES de la femme. — I. SYPHILIDES VULVAIRES. — Deux ordres de lésions à la vulve : lésions du département cutané, lésions du département muqueux. — 1° Syphilides *cutanées* vulvaires. — Forme la plus fréquente : syphilide papulo-squameuse. — Autres formes moins communes. — Association habituelle sur la vulve des syphilides cutanées et des syphilides muqueuses. — Exemple clinique. — 2° Syphilides *muqueuses* vulvaires. — Siège. — Formes. — Quatre types, à savoir :

I. *Syphilide érosive.* — Caractéristique. — Forme essentiellement bénigne, inoffensive, et d'autant plus dangereuse pour cela au point de vue de la contagion. — Aucun signe spécial. — Diagnostic différentiel avec les érosions traumatiques ou vulgaires, la vulvite érosive et l'herpès.

II. *Syphilide papulo-érosive.* — Forme la plus commune. — Deux caractères essentiels, majeurs : 1° Papule ; — 2° papule à surface érosive. — Détails cliniques : configuration, dimensions, couleur, aspect, sécrétion, etc. — Indolence. — Nombre des lésions. — La papule vulvaire a-t-elle toujours son vis-à-vis, comme on le dit généralement ? — Papules agminées ou *nappes muqueuses.* — Étendue, configuration, caractères principaux de ces nappes muqueuses vulvaires et péri-vulvaires. — Particularité relative à leur contour.

Constitution anatomique et histologique de la papule muqueuse. — Résolution hâtive et facile curabilité de cette lésion.

Traitement. — Contre-indication formelle aux moyens violents, aux cautérisations énergiques, etc. — Inutilité habituelle des cautérisations au nitrate d'argent. — Simples soins d'hygiène et méthode d'isolement.

III. *Syphilide papulo-hypertrophique.* — Forme dérivée de la précédente et résultant de l'ampliation gigantesque de lésions papuleuses. — Siège. — Étiologie. Cause unique : incurie des malades. — Symptômes. — Papules hypertrophiques. — Nappes éléphantiasiques. — Complications inflammatoires, ulcéreuses, grangréneuses, érésipélateuses. — Pitoyable état de certaines malades affectées de ce genre de lésions. — Contraste singulier entre la gravité apparente de telles lésions et leur facile curabilité. — Réclament-elles une intervention chirurgicale, comme on pourrait le croire ? — Un traitement des plus simples en fait aisément justice. — Évolution régressive et *résorption* sur place de ces lésions, sans cicatrice, sans stigmate. — Exemple clinique. — Résumé.

IV. *Syphilide ulcéreuse.* — Forme plus rare. — Siège. — Caractéristique. — Importance variable comme lésion, comme étendue, etc. — Absence d'attributs propres, pathognomoniques. — Tendance à la forme cerclée, seul caractère tant soit peu spécial. — Difficultés relatives au diagnostic de la syphilide ulcéreuse vulvaire. — Deux affections risquent surtout d'être confondues avec elle : 1° Scrofulide ulcéreuse; 2° Chancre simple. — Diagnostic différentiel de ces lésions. — Pronostic des ulcérations secondaires. — Traitement.

Variétés. — Association fréquente de ces quatre formes de syphilides, soit entre elles, soit avec des syphilides cutanées périphériques. — Modifications d'aspect. — Papules ombiliquées ou caliciformes. — Papules opalines, porcelaniques, diphthéroïdes, etc. — Papules croûteuses, d'aspect impétigineux, eczémateux, ecthymateux. — Syphilide *papulo-ulcéreuse.* — Mode d'ulcération centrifuge de la papule. — Nappes papulo-ulcéreuses. — Quels caractères différencient la syphilide papulo-ulcéreuse de la syphilide ulcéreuse proprement dite, et pourquoi il importe de l'en distinguer. — Syphilides vulvaires *circinées.* — Intérêt diagnostique qui se rattache à la configuration spéciale de ces dernières lésions.

Complications. — Érythème de voisinage. — Intertrigo ; intertrigo érosif. — Œdème. — Phlegmons circonscrits, abcès tubériformes. — Adénopathies, lymphangites. — Indurations scléreuses. — Déformations vulvaires. — Aspects étranges qu'elles peuvent présenter. — Proportions gigantesques que peuvent acquérir les grandes et les petites lèvres sous l'influence de ces diverses complications. — Traitement.

Folliculites vulvaires d'origine spécifique. — Trois formes : 1° Folliculite *hypertrophique sèche.* — 2° Folliculite *abcédée* suppurative. — 3° Folliculite *ulcéreuse.* — Folliculite ulcéreuse agminée.

II. Syphilides vaginales. — Contraste entre l'excessive fréquence des syphilides vulvaires et l'extrême rareté des syphilides vagino-utérines. — Cette rareté, toutefois, est moindre qu'on ne la suppose. — Statistique. — Siège habituel des syphilides vaginales. — Caractères cliniques de ces syphilides.

III. Syphilides utérines. — Trois formes : 1° Forme érosive; — 2° Forme papulo-érosive. — Résolution rapide et curation spontanée de ces deux ordres de lésions. — Comment ce dernier fait donne le secret de certaines contaminations syphilitiques mystérieuses, inexplicables. — 3° Forme ulcéreuse, plus rare. — A quels signes reconnaître ou suspecter cette lésion?

Syphilides anales et péri-anales. — Identité presque absolue de caractères avec les syphilides génitales. — Quelques particularités seules dignes de mention : forme fissuraire; — hypertrophie radiée des plis de l'anus; — hypertrophie indurée du raphé médian périnéal.

Autres localisations assez communes des syphilides muqueuses chez la femme : 1° Syphilides muqueuses de l'*ombilic.* — 2° Syphilides muqueuses du *sein,* à savoir : du mamelon et du sillon sous-mammaire. — Comment elles trouvent en ce dernier point les conditions les plus favorables à leur développement. — Nappes hypertrophiques sous-mammaires. — 3° Syphilides muqueuses *axillaires.*

Groupe des syphilides muqueuses communes aux deux sexes.

I. *Syphilides buccales.* — Plus rares chez la femme que chez l'homme. — Pourquoi? — Variées de forme, elles se rattachent toutes néanmoins aux quatre types primordiaux précédemment décrits. — Siège. — Trois *foyers* véritables de prédilection : région amygdalienne, lèvres, langue.

1° Syphilides muqueuses des *lèvres.* — Formes érosive et papulo-érosive plus habituelles. — Caractères. — Plaques opalines. — Variétés. — Forme ulcéreuse bien plus rare.

2° Syphilides muqueuses de la *langue.* — Érosions; papules; papules hypertrophiques; papules indurées (nodi); fissures; ulcérations. — Forme plus spéciale : *plaques lisses* de la langue.

3° Syphilides de la *gorge.* — Ce sont les plus communes. — Formes habituelles : érosions et papules. — Plaques opalines. — Angine secondaire. — Indolence possible de ces lésions, qui parfois restent absolument ignorées des malades.

Autres localisations moins fréquentes des syphilides buccales.

Caractères communs des syphilides muqueuses buccales : phénomènes douloureux; salivation; — bénignité et curation facile; — faculté surprenante de récidive; — forme circinée.

Traitement. — Quelle influence exerce le mercure sur ces lésions? — Nécessité d'une médication topique.—Quelle doit être cette médication?— 1° Hygiène buccale — 2° Cautérisations. — Le choix du caustique n'est pas sans importance. —Indications du nitrate d'argent, indications du nitrate acide d'hydrargyre. — Mode d'emploi de ce dernier caustique. — 3° Gargarismes.

II. Syphilides muqueuses du *pharynx.* — Leur rareté relative. — Formes. — Comment ces syphilides peuvent devenir l'origine de *troubles auditifs* variés, plus ou moins sérieux.

III. Syphilides muqueuses du *larynx.* — Rareté de ces lésions. — Descriptions anciennes, plus théoriques que cliniques. — Formes principales d'accidents laryngés : 1° *Érythème laryngé,* forme la plus commune. — 2° *Laryngite hyperplasique,* moins fréquente. — Rareté des lésions bien circonscrites, pouvant être rattachées à des syphilides érosives ou papulo-érosives. — 3° *Ulcérations.* — Traitement.

MESSIEURS,

La syphilis secondaire détermine chez la femme des manifestations multiples vers le tégument muqueux.

Ces manifestations, qui constituent, comme vous le savez, ce qu'on appelle les *syphilides muqueuses,* sont incomparablement plus communes dans l'un et l'autre sexe que les syphilides cutanées. Chez la femme, spécialement, elles sont d'une fréquence que je ne puis qualifier autrement que d'*excessive.* S'il est quelques femmes syphilitiques qui, grâce à un traitement énergique et assidu, échappent en partie ou même absolument aux accidents cutanés de la diathèse, il n'en est guère, je crois même pouvoir dire *il n'en est pas,* qui soient épargnées par les accidents muqueux. — De plus, ce dernier ordre de symptômes est bien plus sujet à récidives que les dermatoses spécifiques, et se reproduit souvent à maintes et maintes reprises, soit dans la même période, soit à diverses époques de la maladie. D'où il résulte, en somme, que les syphilides muqueuses constituent le genre de lésions qui se présentent le plus souvent à l'observation dans la pratique. — Nous devons donc, à ce titre, les étudier avec d'autant plus de soin.

I

On a dit que les exanthèmes syphilitiques des muqueuses sont exactement et ne sont rien autre que les syphilides de la peau transportées sur les muqueuses. Cela est vrai et cela est faux tout à la fois. Il est positif que certaines formes de ces exanthèmes muqueux sont la reproduction trait pour trait de certaines syphilides cutanées, réserve faite, bien entendu, pour les différences que commande la disparité du siège. La papule des muqueuses, par exemple, est le représentant fidèle de la papule qui se produit à la peau. Mais ce qui n'est pas moins vrai et ce dont on n'a pas tenu compté dans cette assimilation plus philosophique que clinique, c'est qu'il est des syphilides muqueuses qui n'ont pas de type correspondant à la peau, et réciproquement. D'ailleurs, alors même que l'analogie serait parfaite entre ces deux ordres d'exanthèmes, les lésions des muqueuses sont tellement modifiées dans leur aspect, dans leur physionomie, par le seul fait de leur localisation sur une membrane sécrétante, qu'elles ne demanderaient pas moins à être étudiées à part et décrites spécialement, comme nous allons le faire.

Les syphilides muqueuses ont une synonymie assez variée. Vous les trouverez décrites dans différents auteurs sous les noms de pustules plates, pustules humides, tubercules plats, tubercules humides ou muqueux, ulcérations syphilitiques des muqueuses, condylomes, tumeurs condylomateuses, rhagades, plaques muqueuses, etc., etc... C'est ce dernier nom de *plaques muqueuses* qui leur est plus communément appliqué. Or, cette dénomination, bien qu'agréée par la plupart des pathologistes, ne m'en paraît pas moins vicieuse, défectueuse au dernier chef; car elle confond sous une rubrique commune des choses essentiellement disparates et distinctes. Quoique je sois de ceux qui attachent peu d'importance aux mots et qui ne querellent pas sur une désignation pathologique, pourvu qu'on y rattache un sens précis, je ne saurais cependant faire grâce à ce terme vague et confusionniste de plaque muqueuse. Je le condamne, je le rejette absolument. De cela je vous dois la raison, et cette raison, la voici.

Travers singulier des observateurs : alors qu'une syphilide siège à la peau, on s'attache à en surprendre les moindres caractères, les détails objectifs les plus minutieux, afin de la catégoriser dans tel type, tel genre, tel sous-genre, telle variété, etc., et l'on s'empresse de chercher pour elle une appellation spéciale. Puis, s'agit-il d'une lésion des muqueuses, on ne s'occupe plus de l'étudier, de la caractériser, de la distinguer d'une lésion différente du même système, et moins encore de lui assigner une dénomination particulière; on l'appelle *plaque muqueuse*, quelle qu'elle soit, et tout est dit. Plaque muqueuse cette lésion; plaque muqueuse cette autre qui diffère de la précédente à tous égards, moins le siège ; plaque muqueuse encore cette troisième, également distincte des deux premières. Tout ce qui se produit sur le tégument muqueux est dit plaque muqueuse ; et les mêmes observateurs, qui s'arment d'une loupe pour différencier à la peau des nuances insaisissables à l'œil nu, consentent à réunir en un même type et sous un même nom des lésions grossièrement dissemblables, alors que ces lésions siègent sur le tégument muqueux. A ce point — rapprochement très exact — que nos descriptions actuelles des syphilides muqueuses semblent faites sur le patron de celles que nous ont léguées, relativement aux syphilides de la peau, les médecins du xv° siècle. Ces vieux auteurs n'avaient qu'une dénomination pour toutes les éruptions cutanées du Mal français : ils les appelaient toutes indistinctement pustules, *pustulæ*. Faisons-nous autre chose, nous, aujourd'hui, alors que nous confondons toutes les éruptions du tégument muqueux sous la désignation *unique* de plaque muqueuse ?

Si l'on voulait définir ce qu'on entend aujourd'hui par plaque muqueuse, on arriverait à cette caractéristique burlesque de la lésion : la plaque muqueuse est une *érosion*, à moins que ce ne soit une papule ; — c'est une *papule*, à moins que ce ne soit une ulcération ; — et c'est une *ulcération*, à moins que ce ne soit une *tumeur ;* — car ce que l'on comprend sous ce terme collectif est à la fois érosion, papule, ulcération et tumeur.

Cette critique, qui reproduit exactement l'état actuel de la nomenclature en faveur, légitimera à vos yeux, je l'espère, la nécessité de renoncer à ce vieux mot de plaque muqueuse, de démembrer cette unité factice, et de différencier par des dénominations spéciales les types essentiellement divers que présentent les syphilides du tégument muqueux. Il est urgent, il est indispensable de faire pour ces lésions ce qui a été fait pour les syphilides de la peau, c'est-à-dire d'y introduire une classification et une nomenclature basées sur des caractères cliniques réels et importants. C'est là ce que j'essayerai de réaliser dans l'exposé qui va suivre.

II

Où se produisent les syphilides muqueuses?

Sur les muqueuses d'abord, cela va sans dire. Mais toutes les muqueuses ne sont pas également affectées par ces lésions. Deux en sont le siège sinon exclusif, du moins le plus habituel, à savoir :

1° la muqueuse *génitale;*

2° la muqueuse *buccale.*

Ces deux muqueuses constituent, pour les lésions qui nous occupent actuellement, de véritables foyers de prédilection.

Les mêmes accidents se rencontrent encore, mais moins communément, sur d'autres muqueuses, sur celles de l'anus, du pharynx, du larynx, des fosses nasales, des paupières, etc.

Peut-être bien se développent-ils aussi parfois sur les muqueuses internes, soustraites à notre examen, sur celles des bronches ou de l'intestin, par exemple. Mais jamais, que je sache, on ne les y a signalés, au moins d'une façon péremptoire, anatomique.

En second lieu, les syphilides muqueuses s'observent sur certaines régions du *tégument cutané* qui se rapprochent des muqueuses par des conditions anatomiques spéciales, telles que finesse et humectation habituelle de la peau, plicatures ou froncement de la peau, adossement de surfaces en contact permanent, etc. C'est pour l'une ou l'autre de ces raisons qu'il n'est pas rare de rencontrer ces lésions au voisinage de la vulve (face externe des grandes lèvres, périnée, plis génito-cruraux), à la marge de l'anus, sur la face interne et supérieure des cuisses, dans le pli interfessier, à l'ombilic, à la face inférieure du sein (spécialement chez les femmes qui ont les mamelles volumineuses et pendantes), à l'aisselle, dans le sillon auriculo-temporal, dans tous les plis de la peau qui résultent de l'obésité, etc.

Cette dernière variété de lésions (syphilides muqueuses de la peau) est sans contredit beaucoup plus commune chez la femme que chez l'homme.

À quelle période de la maladie se développent les syphilides muqueuses?

Ce sont des lésions essentiellement et exclusivement *secondaires;* — secondaires chronologiquement, par l'époque où elles se manifestent; — secondaires aussi cliniquement, anatomiquement, par leurs caractères de lésions bénignes et superficielles.

Assez souvent les syphilides muqueuses sont les *premiers* accidents qui succèdent au chancre. Cela s'observe surtout chez la femme. Journellement il nous arrive, dans cet hôpital, de voir de petites papules de la muqueuse vulvaire inaugurer, à côté du chancre, le début même de la période secondaire.

Pendant toute la durée de cette période, c'est-à-dire pendant les deux ou trois premières années de l'infection, les syphilides muqueuses sont *à l'ordre du jour* d'une façon permanente, si je puis ainsi parler. Ce sont les accidents qui se produisent et se répètent le plus souvent chez les malades non traités; ce sont de même ceux auxquels les malades traités échappent le plus difficilement.

Enfin, il n'est pas rare que les syphilides muqueuses s'observent comme *derniers* accidents de la période secondaire, au terme ultime de cette période, voire au delà. Parfois, chez des malades qui ont fait un long traitement, la diathèse presque épuisée ne se manifeste plus, comme derniers phénomènes, que par quelques légères, insignifiantes éraillures du tégument muqueux, et cela *plusieurs années* après le début de l'infection.

Bien que variées de formes et d'aspect, les syphilides muqueuses présentent un certain nombre de *caractères généraux et communs,* qu'il y aura quelque avantage à spécifier d'une façon préalable avant d'aborder la description particulière de chaque espèce.

I. — Rappelons d'abord que ce sont toutes des *lésions à développement spontané* dans le cours de la maladie, lésions se produisant, comme les syphilides, comme tous les accidents consécutifs, sous la seule influence de la disposition acquise, de l'impulsion diathésique.

Cela va de soi, sans aucun doute. Cela cependant n'est pas inutile à dire. Car il ne faudrait pas remonter bien haut dans l'histoire de la science pour trouver des exemples de syphilides muqueuses imputées au fait d'une contagion récente et surajoutée. Tels sont entre autres ces cas nombreux de syphilides anales ou péri-anales qui, de nos jours même, ont parfois éveillé le soupçon d'une contamination *in situ*. Tels sont de même les cas dans lesquels des nourrices ont été accusées d'avoir transmis à leurs nourrissons des syphilides muqueuses de la bouche, alors que ces lésions n'étaient pour l'enfant que la conséquence naturelle d'une infection héréditaire.

II. — *Les syphilides muqueuses sont toutes sécrétantes*. De là le nom de syphilides *humides* qui leur est souvent appliqué.

À quelque variété qu'elles appartiennent, toutes ces syphilides sécrètent plus ou moins; peu, quand elles sont simplement érosives; davantage, quand elles sont ulcéreuses.

À ce caractère se rattache un intérêt considérable que vous allez comprendre dans un instant.

III. — *Les syphilides muqueuses sont toutes des lésions non inoculables aux sujets qui les portent*, ou, comme on dit en langage technique, non *auto-inoculables*.

Recueillez sur la pointe d'une lancette une gouttelette du liquide fourni par ces lésions, et inoculez ce liquide sur le sujet même auquel vous l'aurez emprunté, vous n'obtiendrez *rien*; votre inoculation restera toujours, toujours et absolument stérile.

Cette expérience a été faite des milliers de fois. Je l'ai répétée pour ma part presque à satiété, et je la laisse répéter journellement à mes élèves parce qu'elle est aussi inoffensive que possible. Toujours et invariablement les résultats en restent *négatifs*.

Il existe cependant et vous trouverez dans les annales de la science quelques faits contradictoires, tendant à démontrer que les syphilides muqueuses peuvent, dans de certaines conditions, être inoculées avec succès aux sujets qui les portent. Ces quelques faits isolés ne sauraient prévaloir contre la masse énorme d'observations que nous sommes en mesure de leur opposer, ni contre les résultats de l'expérience générale. Il n'entre pas dans mon sujet de vous les exposer ici et d'en instituer la critique. De tels faits d'ailleurs, à mon sens, ne sont guère explicables que par une erreur commise sur la nature du liquide inoculé ou par une fausse interprétation du résultat obtenu. Quoi qu'il en soit, ce qui est indéniable, c'est que, dans les conditions habituelles où elle est pratiquée, l'auto-inoculation à la lancette des produits sécrétés par les syphilides muqueuses reste toujours et invariablement négative.

IV. — *Les syphilides muqueuses sont toutes des lésions de caractère contagieux.*

Voilà, messieurs, ce qu'il est important que nous sachions, nous médecins, ce qu'il est bien essentiel que nous disions, que nous répétions aux gens du monde, à nos clients, à tout le monde; car c'est là une vérité des plus utiles à propager.

Vous savez que longtemps, sur la foi d'hommes considérables dans la science, on a nié la contagiosité des syphilides muqueuses ou des lésions secondaires en général. « Le chancre seul, disait-on, est contagieux; lui seul peut transmettre la vérole ». C'était là une erreur, une erreur des plus graves. Pendant de longues années la question a été agitée et résolue en divers sens; elle est aujourd'hui définitivement jugée, car l'expérimentation s'est prononcée sur elle de façon à convaincre les plus incrédules. Et en vérité, soit dit incidemment, il n'était guère besoin d'expérimentations pour démontrer ce que la clinique depuis longtemps ne laissait pas douteux.

Oui, sans la moindre réserve, sans la moindre arrière-pensée, oui, les syphilides muqueuses et, d'une façon plus générale encore, les accidents secondaires de forme suppurative possèdent la faculté contagieuse. Je vais même plus loin pour ma part, et je n'hésite pas à vous dire : c'est à cet ordre d'accidents (les syphilides muqueuses) que s'alimente surtout la vérole; *ce sont les syphilides muqueuses qui, plus que tout autre symptôme syphilitique, fomentent et perpétuent la vérole dans notre société.*

Telle est du moins la conviction à laquelle m'ont conduit les recherches qu'il y a déjà une quinzaine d'années j'ai entreprises sur la source de la contagion syphilitique et que j'ai toujours poursuivies depuis ce temps.

Quelles sont en effet les origines de ces contagions si fréquemment transmises de nourrissons à nourrices? — Des accidents secondaires *des muqueuses*, toujours et invariablement.

Quelles sont les origines de ces contagions (bien plus nombreuses, hélas, qu'on ne saurait le supposer à priori) transmises dans le mariage, de l'époux à l'épouse?.— Presque toujours des syphilides *des muqueuses*. J'aurais sur ce point plus de 150 observations à mettre sous vos yeux, témoignant toutes dans le même sens[1].

Quelles sont, dans la classe aristocratique ou bourgeoise de notre société parisienne, les origines les plus communes de ces syphilis contractées dans une liaison avec une maîtresse, une fille à la mode, une célébrité du demi-monde? Presque toujours encore des accidents secondaires *des muqueuses*.

Quelles sont enfin les origines de ces contagions si nombreuses que versent à flot dans les basses classes et même dans *toutes* les classes les maisons de tolérance (soi-disant surveillées) et la prostitution libre, clandestine? Encore et toujours les syphilides *des muqueuses*, du moins pour la grande majorité des cas.

Et comment, d'ailleurs, pourrait-il en être autrement? Si les syphilides des muqueuses fournissent à la contagion un contingent bien supérieur à celui du chancre, c'est qu'il faut que cela soit ainsi par la force des choses. Jugez-en.

D'une part, les syphilides muqueuses sont infiniment plus fréquentes que le chancre. Le chancre ne se produit qu'une fois sur un malade syphilitique, et cela pour une durée de quelques semaines; les syphilides muqueuses figurent cinq, dix, quinze, vingt fois dans le cours d'une vérole, et se répètent parfois à satiété dans les trois ou quatre premières années de l'infection. — Ces syphilides, d'autre part, affectent des sièges multiples. — Ce sont de plus des lésions souvent ignorées, à force d'être bénignes. — Ce sont enfin des accidents souvent assez tardifs et se produisant à une époque où les malades, *croyant en être quittes avec la vé-*

1. Voyez *Syphilis et mariage.* Leçons du même auteur, Paris, 1880.

role, ne se tiennent plus en garde contre le risque de la communiquer. Toutes ces conditions et d'autres que je passe sous silence rendent les syphilides muqueuses essentiellement fécondes en contagions, et vous voyez que, sur ce point, les inductions rationnelles sont en parfaite harmonie avec les résultats de la pratique.

V. — Les syphilides muqueuses sont des lésions douées d'une *faculté surprenante de récidive*, d'une *puissance vraiment extraordinaire de repullulation*.

La fréquence des récidives est un trait presque caractéristique des syphilides muqueuses. Il n'existe certainement pas, dans toute la syphilis, un accident qui puisse leur être comparé à ce point de vue et qui présente une égale tendance à se répéter, à se reproduire. C'est là une particularité curieuse, sur laquelle j'aurai bien des fois l'occasion de revenir dans l'exposé qui va suivre.

VI. — Les syphilides muqueuses, enfin, sont presque toutes des lésions remarquables par leur *facile curabilité*, laquelle ne laisse pas de contraster parfois avec une apparence plus ou moins grave.

Si ces lésions se présentaient toujours sous une forme bénigne, il n'y aurait rien d'étonnant à ce qu'elles eussent invariablement une évolution rapide et une terminaison favorable. Mais telle n'est pas leur allure dans tous les cas. Ce qu'il y a de curieux, c'est que souvent elles ont une apparence vraiment menaçante et qu'elles n'en cèdent pas moins en quelques jours au traitement le plus simple, du moins pour l'énorme majorité des cas. Elles diffèrent en cela notamment des syphilides cutanées correspondantes, bien autrement rebelles en général, plus tenaces, moins aisément résolutives.

Cela dit sur les caractères généraux de ces lésions, venons à leur description générale.

Il est indispensable ici, je vous le répète, de rompre avec la tradition routinière qui s'obstine à confondre en un seul type les syphilides muqueuses de tout genre. Il est indispensable de décrire séparément et de différencier par des appellations spéciales des formes pathologiques essentiellement diverses.

Je diviserai donc les syphilides muqueuses en *quatre types*, que je désignerai de la façon suivante :

1° Syphilides *érosives ;*

2° Syphilides *papulo-érosives ;*

3° Syphilides *papulo-hypertrophiques ;*

4° Syphilides *ulcéreuses.*

Ces dénominations ont l'avantage de se définir d'elles-mêmes, d'énoncer et de dépeindre à la fois les lésions qu'elles représentent. Ainsi :

1° Les syphilides *érosives* sont celles qui consistent simplement en des érosions superficielles du derme muqueux.

2° Les syphilides *papulo-érosives* (dites encore papulo-muqueuses, papuleuses humides, ou papules muqueuses) sont constituées par des papules à surface érosive et sécrétante.

3° Les syphilides *papulo-hypertrophiques* ne sont qu'une forme dérivée de la précédente, mais une forme qui s'élève au rang d'une espèce par l'importance qu'elle acquiert comme lésion. Elles consistent en des papules devenues gigantesques, déformées par l'exubérance même de leur développement, et constituant des masses végétantes considérables, de véritables *tumeurs* muqueuses.

4° Les syphilides *ulcéreuses*, enfin, sont celles qui, ne se bornant pas à effleurer le derme muqueux, l'entament, le creusent à une certaine profondeur, comme font par exemple l'impétigo et l'ecthyma pour le derme cutané.

Tous les accidents qui se produisent sur les muqueuses à la période secondaire peuvent être ramenés à ces quatre types primordiaux. Ces types, cela va sans dire, sont susceptibles d'être altérés dans leur physionomie par des conditions diverses que nous aurons à étudier. Mais les modifications auxquelles ils sont exposés ne constituent que des variétés, et ils n'en restent pas moins les formes élémentaires, essentielles, auxquelles convergent et se rattachent toutes les lésions secondaires du tégument muqueux.

Il n'entre pas dans mon programme, Messieurs, de vous décrire *in extenso* toutes les syphilides des muqueuses. Je ne ferai que vous signaler d'une façon rapide celles qui sont communes aux deux sexes. J'insisterai, au contraire, d'une façon spéciale sur celles qui sont ou propres à la femme ou plus communes chez elle que dans notre sexe.

Les syphilides *génitales* sont celles qui nous occuperont en premier lieu. Je les étudierai avec d'autant plus de détails qu'elles composent l'ordre d'accidents qui s'imposent en pratique le plus communément à l'observation du médecin.

III. — SYPHILIDES GÉNITALES.

Les syphilides muqueuses *génitales* de la femme comprennent :

1° les syphilides *vulvaires* (auxquelles nous pouvons adjoindre comme annexes dans une description commune les syphilides péri-vulvaires) ;

2° les syphilides *vaginales ;*

3° les syphilides du *col utérin.*

Abordons immédiatement l'histoire de ces trois groupes d'accidents.

I. — Syphilides vulvaires.

La vulve, envisagée au point de vue clinique, est composée de deux départements, si je puis ainsi parler : département *cutané*, représenté par la face externe des grandes lèvres ; — département *muqueux*, constitué par la face interne de ces mêmes grandes lèvres, par les nymphes, le clitoris, et l'infundibulum vulvo-vaginal.

Or, bien qu'identiques de nature et même de forme, les lésions que la syphilis secondaire détermine sur ces deux départements sont assez souvent différentes d'aspect et de physionomie. Celles qu'on observe sur le département muqueux sont toujours de l'ordre des accidents propres aux muqueuses. Celles au contraire qui se produisent sur les parties cutanées sont tantôt des syphilides cutanées (exemples : syphilides papuleuses sèches, papulo-squameuses, papulo-croûteuses, ecthyma, impétigo, etc.,) et tantôt de véritables syphilides muqueuses, absolument identiques à celles qu'on rencontre sur la face interne des grandes lèvres, sur les petites lèvres, etc.

Quelques mots tout d'abord sur les *syphilides cutanées vulvaires*, pour n'avoir plus à en tenir compte dans l'exposé qui va suivre.

La forme incontestablement la plus commune qu'affectent les syphilides cutanées vulvaires appartient au type *papuleux*.

Ces syphilides papuleuses de la vulve se présentent sous les deux variétés suivantes :

1° Variété *lenticulaire*, à papules isolées et distinctes, arrondies, discoïdes, sèches et légèrement squameuses, variables comme étendue du diamètre d'une petite lentille à celui d'une pièce de 20 ou de 50 centimes. — Ces papules se rencontrent presque toujours en nombre assez considérable sur la face externe des grandes lèvres et sur les régions avoisinantes. Quand elles sont confluentes, il arrive parfois qu'elles se fusionnent et forment des plaques papuleuses d'une certaine étendue (papules *agminées*).

2° Variété dite *syphilide papuleuse en nappe*. — Celle-ci, que vous connaissez déjà par la description générale que j'en ai tracée précédemment, est assez commune à la vulve. Elle est constituée par des nappes papuleuses uniformes, lisses, légèrement saillantes, rosées ou rougeâtres, sèches et recouvertes d'une desquamation légère. Ces nappes, qui ne résultent pas de la fusion de plusieurs papules voisines, mais qui sont formées originairement par un néoplasme papuleux étalé sur une large surface, ont une étendue variable. Elles occupent, soit une portion, soit la totalité d'une grande lèvre, soit les deux grandes lèvres à la fois; souvent même elles débordent sur les régions voisines, sur les plis génito-cruraux, sur le périnée, sur les cuisses, sur le mont de Vénus. — Ce qui est assez remarquable, c'est que non seulement elles déterminent une tuméfaction notable des parties qu'elles occupent, mais que, de plus, elles leur communiquent souvent une rénitence, une induration toute spéciale. Une grande lèvre affectée de la sorte n'est pas seulement augmentée de volume; elle est tout à la fois hypertrophiée et indurée. Elle offre aux doigts une dureté sèche, *sui generis*, non œdémateuse, qui ne s'affaisse pas sous la pression, qui résiste à la façon du sclérème (dureté scléreuse); on dirait cette lèvre *doublée de parchemin*, et la sensation qu'elle fournit au toucher est une des plus singulières qu'on puisse percevoir.

D'autres formes de syphilides se rencontrent encore, mais plus rarement, sur les portions cutanées de la vulve. Citons comme types principaux : la syphilide *papulo-croûteuse*, constituée par des papules surmontées de croûtelles ou de croûtes peu adhérentes et caduques ; — la syphilide *impétigineuse ;* — l'*ecthyma superficiel* ou ecthyma plat ; — voire, mais très exceptionnellement, l'ecthyma profond. — Ces diverses syphilides ne présentent rien de spécial à la vulve, si ce n'est que, sur cette région, elles perdent facilement leurs croûtes et que, se présentant alors sous forme d'ulcérations, elles peuvent simuler et simulent parfois d'une façon très insidieuse le *chancre simple*, avec lequel elles sont facilement confondues.

Les syphilides cutanées vulvaires coexistent très fréquemment avec des syphilides muqueuses du département muqueux de la vulve. C'est même à la vulve que l'on peut surprendre sur le fait, pour ainsi dire, l'identité de forme de ces deux ordres d'éruptions. Ainsi, journellement ici nous voyons les grandes lèvres couvertes à leur face externe de papules sèches, et à leur face interne de papules humides, érosives. Parfois encore il arrive qu'une même lésion, située à cheval, si je puis ainsi parler, sur les deux faces d'une grande lèvre, soit d'un côté papulo-squameuse et de l'autre papuleuse humide, papulo-érosive. Voici un cas de ce genre, dans lequel vous pouvez voir une syphilide impétigineuse de la face cutanée d'une grande lèvre se continuer avec une syphilide ulcéreuse de la face muqueuse de cette lèvre. Ici, impétigo ; là, syphilide ulcéreuse. Sont-ce là deux lésions distinctes? Non. Ce sont simplement deux aspects différents d'une seule et même lésion, modifiée dans sa physionomie suivant le siège qu'elle occupe.

Cela dit sur les syphilides cutanées de la vulve, rentrons dans notre sujet; les syphilides muqueuses seules vont nous occuper actuellement.

Les syphilides muqueuses vulvaires sont d'une fréquence excessive, à ce point que peu de femmes syphilitiques y échappent, surtout dans la basse classe de la société.

Comme *siège*, on les rencontre d'abord sur toute l'étendue de la muqueuse vulvaire, à savoir, par ordre de fréquence : sur les grandes lèvres (c'est là qu'elles sont de beaucoup les plus communes); — sur les petites lèvres; — dans le sillon qui sépare les nymphes des grandes lèvres; — sur l'appareil clitoridien (capuchon et clitoris); — à la fourchette; — dans l'infundibulum vulvo-vaginal; — sur le vestibule.

En second lieu, il est très fréquent de les observer sur les régions cutanées vulvaires ou péri-vulvaires, sur la face externe des grandes lèvres, dans les plis génito-cruraux, sur le périnée, sur la partie supéro-interne des cuisses, et jusqu'aux aines. C'est qu'en effet toutes ces régions présentent, pour la transformation des éruptions sèches en éruptions humides, un ensemble de conditions des plus favorables, telles que finesse des téguments, chaleur et moiteur habituelle, adossement et frottement réciproque des parties, humectation accidentelle provenant des sécrétions vaginales, des règles, de l'urine, etc.

Au point de vue symptomatologique, les syphilides muqueuses se présentent à la vulve sous les quatre formes primordiales que nous avons décrites précédemment comme constituant d'une façon générale toutes les éruptions des muqueuses. C'est dire que nous allons rencontrer sur cette région :

des syphilides érosives;
des syphilides papulo-érosives;
des syphilides papulo-hypertrophiques;
et enfin des syphilides ulcéreuses.

PREMIER TYPE : **Syphilide érosive.**

Le nom seul de cette lésion indique ce qu'elle est. Elle consiste en des *érosions superficielles* du derme muqueux, superficielles au point d'effleurer seulement la muqueuse et d'être constituées par de simples exfoliations épithéliales.

Ces érosions sont généralement petites, limitées, variant de l'étendue d'une lentille à celle d'une pièce de 20 ou de 50 centimes.

Elles n'ont pas de forme particulière, spéciale. Il est assez fréquent qu'elles soient arrondies, mais elles peuvent tout aussi bien être elliptiques, ovalaires, allongées suivant le sens d'un sillon muqueux, fissuraires, etc.

Elles sont *plates*, sans relief, de niveau avec les parties circonvoisines.

Elles fournissent une sécrétion minime de sérosité jaunâtre, pyoïde plutôt que purulente.

Leur coloration rougeâtre n'est autre que celle du derme muqueux dénudé.

Leur physionomie n'offre rien de spécial, et c'est en vain qu'on y chercherait un caractère propre à les différencier des érosions les plus vulgaires.

Indolentes, aprurigineuses, elles sont souvent négligées par les malades qui les considèrent comme des « écorchures, comme d'insignifiants boutons ». Fréquemment aussi elles passent inaperçues et peuvent même être ignorées de bonne foi, *ce qui ne les rend que plus dangereuses au point de vue de la contagion.* Comment une femme, en effet, soupçonnerait-elle que d'une lésion aussi bénigne puisse dériver une contagion grave ?

La syphilide érosive vulvaire se compose généralement d'un certain nombre de ces érosions groupées au voisinage les unes des autres, d'une demi-douzaine à une douzaine en moyenne. Il peut en exister bien davantage, comme aussi beaucoup moins. Chez les malades anciennement traitées ou en cours de traitement, l'éruption se borne parfois à deux ou trois de ces petites lésions, voire à une seule.

De toutes les syphilides muqueuses, celle dont nous traitons actuellement est à coup sûr la plus bénigne. Bénigne n'est même pas le qualificatif qui lui convient; c'est inoffensive, anodine, *insignifiante*, que j'aurais dû dire. Elle guérit en effet le plus facilement du monde et presque d'un jour à l'autre sous l'influence des moindres soins. Lavez ces érosions avec un liquide quelconque, recouvrez-les d'une poudre isolante (telle que l'oxyde de zinc) et d'une couche d'ouate, cela suffira pour en faire justice dans l'espace de vingt-quatre à quarante-huit heures.

Le diagnostic, en revanche, en est assez souvent plus difficile que le traitement, et vous pourrez dans certains cas éprouver un embarras réel à différencier ces lésions soit d'écorchures simples, soit d'érosions herpétiques ou inflammatoires. Deux mots à ce sujet.

La syphilide érosive *n'a pas un seul caractère absolu* qui la distingue de la plus simple éraillure. Il peut donc se faire que les difficultés imprévues ou les circonstances spéciales d'un cas particulier mettent le praticien le plus expert dans l'impossibilité d'instituer sur ces lésions un diagnostic certain. En général, toutefois, les érosions syphilitiques se différencient des érosions traumatiques, des écorchures du coït, etc., par leur multiplicité habituelle, leur forme arrondie, leur étendue en surface, leur indolence, leur siège sur des régions qui n'ont pas l'habitude d'être tiraillées ou déchirées dans l'union sexuelle, etc. D'ailleurs la présence d'autres manifestations spécifiques et les commémoratifs viennent le plus souvent éclairer la question.

De même, les érosions inflammatoires, telles que celles de la vulvite érosive, pourront être le plus habituellement (je ne dis pas toujours) distinguées des érosions syphilitiques par leur étendue plus considérable, leur configuration moins régulière, leur coloration plus rouge, plus animée, leur sécrétion plus abondante, leur caractère plus douloureux, etc. Les accidents de phlegmasie périphérique viendront d'ailleurs en aide au diagnostic.

L'herpès enfin est la lésion qui se rapproche le plus de la syphilide érosive et qu'on risque surtout de confondre avec elle. Il s'en différencie, toutefois, parce qu'il est généralement prurigineux, surtout à son début, et parce que ses érosions sont plus petites, parfois même simplement miliaires, mieux circonscrites, plus régulièrement cerclées, et réunies assez volontiers en groupes ou bouquets à contour polycyclique.

Deuxième type : Syphilide papulo-érosive.

(Synonymie : syphilide papulo-muqueuse, papuleuse humide, tubercule muqueux, tubercule plat, papule muqueuse, etc.).

C'est là sans contredit la forme la plus commune, je dirai même la forme *banale* des syphilides vulvaires. Elle mérite à ce titre toute notre attention.

Comme lésion, elle consiste en ces deux caractères :

1° C'est une *papule;*

2° C'est une papule *humide, sécrétante.*

Venons aux détails. — D'abord c'est une *papule,* et je n'ai plus besoin de vous dire que ce mot implique, cliniquement, l'existence d'une saillie dermique, et, histologiquement, celle d'un néoplasme d'où résulte la saillie, le soulèvement du derme.

Comme forme, cette papule est aplatie, discoïde. C'est même, à vrai dire, un *plateau,* plus exactement encore qu'une papule. Ce plateau est légèrement surélevé au-dessus du plan des parties voisines. On dirait que, pour le constituer, l'exsudation néoplasique s'est étalée en forme de ménisque, induction que vérifie d'ailleurs complètement l'examen histologique de la lésion.

La papule muqueuse est presque toujours arrondie, *circulaire.* Très souvent même elle est si régulièrement cerclée qu'on la dirait faite au compas. Dans ce dernier cas, orbiculaire de contour et convexe de relief, elle ressemble tout à fait à une petite *pastille* qu'on aurait déposée sur les téguments. — D'autres fois elle est ovalaire, allongée, elliptique, etc.—Il est bien rare qu'elle s'écarte de la forme cerclée, et l'on peut dire que, de toutes les lésions

syphilitiques, c'est elle qui se montre le plus fidèle à cette configuration particulière.

Ses proportions habituelles varient entre le diamètre d'une
lentille et celui d'une pièce de 50 centimes. Parfois cependant on
trouve des papules comparables comme étendue à une pièce
d'un franc; il en est enfin, mais plus rarement, qui excèdent
quelque peu cette dimension.

En second lieu, la surface de la papule muqueuse est *dénudée*,
privée de l'épithélium qui revêt normalement le derme muqueux.
Elle est donc *humide* et *sécrétante*, comme une érosion, comme
une plaie. Elle ne fournit toutefois qu'un suintement léger de
sérosité trouble, qui tache le linge à la façon du liquide d'un vésicatoire, et dans laquelle le microscope révèle un mélange de leuco-
cytes et de cellules épithéliales. — Ce suintement, si peu que les
papules soient un peu nombreuses, exhale une odeur fade, légèrement fétide, laquelle, quoi qu'on en ait pu dire, ne présente rien
de spécial ni moins encore « de pathognomonique ». Par le défaut
de pansements et la malpropreté, cette odeur s'exagère souvent
assez, pour devenir nauséeuse et repoussante.

La surface érosive de la papule est tantôt lisse et unie, tantôt
légèrement grenue et comme chagrinée. Assez variable comme
teinte, ainsi que nous le dirons bientôt, elle se présente le plus
habituellement avec une coloration d'un rose sombre. — Parfois
elle est semée d'un pointillé blanchâtre, comme si on l'avait
saupoudrée de grains de semoule.

La papule muqueuse est par elle-même essentiellement *indolente*. D'un bout à l'autre de son évolution elle ne détermine ni
prurit, ni élancements, ni douleurs d'aucun genre. Ce n'est que
lorsqu'elle vient à être irritée par les frottements, la marche, le
défaut de soins, qu'elle provoque des démangeaisons plus ou
moins vives, et qu'elle devient gênante, *agaçante*, plutôt encore
que douloureuse. Coïncidemment alors sa surface rougit, sécrète
davantage et fournit une matière plus franchement purulente.

Telle est la papule muqueuse considérée comme élément éruptif. Parlons maintenant de l'éruption qu'elle constitue.

La syphilide papulo-muqueuse se compose presque toujours
d'un nombre plus ou moins considérable de ces papules, distribuées au voisinage les unes des autres. La confluence de cette
éruption est très variable. Chez telle malade vous rencontrez une
demi-douzaine de papules vulvaires; chez telle autre vous en
trouvez 10, 15, 20, 30, et au delà. Il est des cas extrêmes où
toute la vulve et les régions péri-vulvaires en sont *criblées*, au
point d'en être littéralement couvertes. Inversement, il est des
cas où l'on n'observe que deux ou trois de ces papules, voire une
seule, mais cela est assez rare.

Une remarque qu'on trouve reproduite dans tous les livres est
la suivante : « Toute papule vulvaire a généralement *son vis-à-vis* ».
En d'autres termes, lorsqu'il existe sur un côté de la vulve une
papule muqueuse, presque toujours, dit-on, il s'en développe
une semblable de l'autre côté, dans le point symétrique. Cela est
vrai pour un certain nombre de cas, mais il s'en faut de beaucoup que cela soit absolument vrai, et cette symétrie éruptive est
bien loin d'être obligatoire, comme semblent le croire certains médecins. Journellement nous observons ici des malades
affectées de papules vulvaires *asymétriques*, ou même affectées de
papules plus ou moins nombreuses sur une seule moitié de la vulve,
exclusivement.

Incidemment j'ajouterai ceci : la symétrie qu'affectent parfois
les papules vulvaires a été souvent donnée comme une démonstration du caractère *inoculable* de ces lésions. C'est là une erreur grave.
Les papules muqueuses ne sont pas inoculables au sujet qui les
porte, ainsi que l'expérimentation l'a mille fois établi. Si donc une
papule vulvaire détermine parfois l'apparition d'une autre papule
sur la région avec laquelle elle se trouve en contact, elle ne la détermine que grâce à l'irritation qu'elle provoque et qu'elle entretient sur cette région. Elle n'agit et ne peut agir qu'au titre d'un
irritant vulgaire, sa virulence propre n'étant plus susceptible d'influencer à nouveau un organisme contaminé.

Lorsque plusieurs papules se sont produites au voisinage les unes
des autres, il arrive souvent, à la vulve comme ailleurs, que, dans

leur accroissement consécutif, elles se confondent. Elles se fusionnent alors en une lésion commune, et cette lésion prend le nom de *nappe muqueuse*.

La nappe muqueuse a nécessairement une étendue proportionnelle au nombre des papules dont elle est formée. Elle est souvent considérable, au point par exemple de mesurer toute la hauteur d'une grande lèvre, de se déverser sur les régions péri-vulvaires et d'occuper là une surface de plusieurs centimètres carrés.

Cette nappe muqueuse figure un large *plateau papuleux*, surélevé de 2 ou 3 millimètres au-dessus des parties voisines. Elle se reconnaît sans peine à l'ensemble des caractères précités, comme aussi à cette particularité que son contour est généralement constitué par une série de *segments de circonférence*, vestiges des papules périphériques englobées dans la lésion commune. — On la voit, d'ailleurs, affecter toutes les formes, tantôt s'étalant en surface lorsqu'elle a toute liberté pour se développer sur une région plane, tantôt s'allongeant et s'effilant suivant la direction d'un pli tégumentaire, etc.

Quand la nappe muqueuse a acquis une certaine étendue, elle est rougeâtre, enflammée, prurigineuse. — Elle sécrète en abondance une matière séro-purulente, jaunâtre, et se revêt quelquefois par places d'enduits croûteux. — Sa surface grenue est parcourue en divers sens par des sillons ou des fissures (vulgairement appelées *rhagades*), qui s'ulcèrent fréquemment. — Enfin, abandonnée à elle-même, cette lésion ne tarde guère à s'accroître et passe alors à la forme dite *hypertrophique*.

Produit de l'incurie, la nappe muqueuse vulvaire s'observe très fréquemment chez les femmes qui, pour une raison ou pour une autre, ont négligé de se traiter. C'est assez vous dire qu'elle est très commune ici, et je puis en placer sous vos yeux de nombreux exemples.

Voici d'abord une de ces lésions située sur les grandes lèvres. Au niveau de la grande lèvre droite, vous voyez une nappe muqueuse, ovalaire de forme, qui mesure 4 à 5 centimètres de hauteur sur 1 à 2 transversalement. A gauche, une autre nappe plus considérable couvre toute la grande lèvre et s'étend jusqu'au pli génito-crural. — Remarquez, je vous prie, le contour de ces lésions; il est constitué par une série de demi-cercles, segments extérieurs des papules périphériques.

Autre cas à peu près semblable. Cette seconde malade présente, d'une part, des papules typiques isolées, disséminées çà et là sur la vulve et les régions péri-vulvaires, et, d'autre part, une série de papules agminées constituant une nappe muqueuse sur le bord libre de la grande lèvre gauche. Ces dernières papules sont réunies bout à bout sur une ligne verticale, comme les grains d'un chapelet ou les perles d'un collier; elles figurent de la sorte une série de cercles tangents par leurs pôles opposés, disposition singulière que je signale à votre attention parce qu'elle est assez commune en ce point.

Enfin, cette troisième malade va nous offrir un exemple de nappes muqueuses ayant acquis une étendue véritablement énorme. Ces nappes couvrent littéralement toute la vulve, tout le périnée, la marge de l'anus, les régions génito-crurales, et remontent d'un côté jusqu'à l'aine. Elles affectent, comme vous le voyez, des formes bizarres, comparables à celles d'un tracé géographique, et leur contour présente encore sur plusieurs points ces segments de circonférence dont je vous ai déjà parlé plusieurs fois.

Sous telle ou telle forme que nous la considérions, petite ou grande, isolée ou agminée, la papule muqueuse est toujours identique à elle-même, eu égard soit à sa constitution anatomique, soit à son étrange curabilité, double caractère dont il me reste à vous entretenir.

Sa *constitution anatomique*, d'abord, est des plus simples. Depuis longtemps les cliniciens considéraient la papule muqueuse comme « une turgescence hypertrophique des couches superficielles du derme ». Le microscope n'a fait que confirmer cette vue en démontrant que la lésion consiste simplement « en une hypertrophie des papilles du derme, avec prolifération surabondante d'éléments cellulaires embryoplastiques ».

Donc, en tant que lésion, la papule muqueuse est constituée :

1° par un *processus hyperplasique*, ayant pour résultat d'hypertrophier les papilles du derme et d'accumuler autour d'elles de nombreux éléments embryoplastiques. (De là résulte le *néoplasme*, qui se traduit cliniquement par le soulèvement du derme et par la rénitence du ménisque papuleux);

2° par un *processus érosif*, lequel détermine à la surface de la papule le décollement, puis la chute de l'épithélium, et laisse à nu de la sorte le ménisque papuleux.

La *résolution hâtive* et la *facile curabilité* de la papule muqueuse ne sont pas moins essentielles à signaler.

Par elle-même, il est vrai, cette lésion n'a pas de tendance à guérir. Négligée ou non traitée, elle persiste un temps fort long, et passe le plus souvent à la forme hypertrophique. Mais venez-vous à la traiter — la *traiter* est même trop dire — venez-vous à la soumettre aux moindres soins locaux, voire sans faire intervenir la médication générale, tout aussitôt elle se modifie comme par enchantement. D'abord, elle se dessèche ; de papule humide qu'elle était, elle se transforme en papule sèche, et cela *du jour au lendemain*. Puis elle diminue, se flétrit, s'atrophie, et se résout en quelques jours, au plus en quelques semaines. Cette rapidité de résolution, je vous le répète, est un fait surprenant.

Aussi, comme conséquence, convient-il en pratique de n'opposer à cette lésion que le plus simple traitement.

Quelques médecins ont pour méthode de cautériser les papules vulvaires avec un agent énergique, tel que le chlorure de zinc, le nitrate acide de mercure, l'acide acétique, l'acide chromique, etc. C'est là une double faute, à mon sens ; car, d'une part, cette cautérisation impose aux malades une douleur inutile ; et, d'autre part, elle prolonge bien plutôt qu'elle n'abrège la durée de la lésion.

D'autres, en plus grand nombre, se bornent à toucher ces papules avec le crayon de nitrate d'argent. Cette pratique a le tort d'être au moins superflue, car elle n'active en rien la résolution. En outre, elle ne laisse pas d'être plus ou moins douloureuse, alors surtout que la cautérisation doit porter sur de larges surfaces.

Un traitement plus simple et toujours suivi de succès consiste en ceci : bains fréquemment répétés ; — lotions, trois fois par jour en moyenne, avec un liquide détersif quelconque (c'est à la liqueur de Labarraque, coupée d'eau[1], que nous donnons ici la préférence) ; — à la suite de chaque lotion, pansement avec une poudre *isolante*, un tampon d'ouate et un bandage en T. — Quant à cette poudre, le choix en importe peu ; car elle n'a qu'un rôle à remplir, celui de dessécher mécaniquement la papule et de l'isoler des parties avec lesquelles elle pourrait se trouver en contact. Or, toute poudre *inerte*, non susceptible d'irriter la plaie, est parfaitement suffisante à remplir cet office. La moins chère est donc la meilleure, et c'est à ce point de vue que l'oxyde de zinc peut avantageusement remplacer le dispendieux calomel, consacré de vieille date par l'usage ou la routine pour le pansement de ces lésions.

Ce que réalise ce traitement, c'est l'*isolement* des surfaces malades, et cet isolement suffit à lui seul pour déterminer en quelques jours le dessèchement, puis la résolution des papules. Nous n'avons recours ici à aucun autre moyen contre les accidents de ce genre, et toujours nous les guérissons de la sorte, très simplement et très sûrement.

TROISIÈME TYPE : **Syphilide papulo-hypertrophique**[2].

La syphilide vulvaire papulo-hypertrophique n'est, à vrai dire, qu'une variété de la forme précédente, mais une variété qui s'élève au rang d'une forme spéciale par l'exagération de ses caractères et l'importance qu'elle acquiert comme lésion.

Ainsi que vous le savez déjà, cette syphilide est un dérivé de la papule. Elle résulte de l'ampliation *gigantesque* d'une lésion papuleuse, aboutissant par l'hypertrophie considérable de ses éléments à constituer de véritables *tumeurs*[3]. —Quelques mots suffiront à la caractériser.

1. Voici la formule en usage dans les services de Lourcine :
Eau commune.. 250 grammes.
Liqueur de Labarraque...................................... 60 grammes.
Mêlez.

2. Voyez planche IV.

3. Il ne sera pas sans intérêt, je crois, d'adjoindre à la description clinique qui précède l'étude histologique qu'on va lire. Cette étude est relative à la *syphilide papulo-hypertrophique*, le type le plus important des syphilides muqueuses. Je la dois à

Comme siège, d'abord, elle ne saurait affecter d'autres points que ceux où se développent habituellement les papules. Cela va sans dire, puisqu'elle n'est elle-même qu'une papule ou qu'un

l'obligeance de mon savant collègue et ami le docteur Hayem, dont chacun connaît la haute compétence en micrographie.

ÉTUDE HISTOLOGIQUE DE LA SYPHILIDE MUQUEUSE DITE SYPHILIDE PAPULO-HYPERTROPHIQUE.

« Les recherches suivantes ont eu pour objet deux petites tumeurs de la peau présentant tous les caractères de la lésion désignée par M. Fournier sous le nom de *syphilide papulo-hypertrophique.* — Ces deux productions syphilitiques ont été excisées par M. Fournier sur des malades de son service, à Lourcine ; l'une d'elles était à l'apogée de son développement, la seconde commençait à se flétrir.

L'excision faite à l'aide de ciseaux courbes n'ayant porté que sur le tissu malade, il nous a été impossible d'étudier les rapports de la lésion avec la peau saine environnante.

Les syphilides papulo-hypertrophiques présentent deux parties distinctes. La plus superficielle est constituée par l'épiderme et le corps muqueux de Malpighi. La seconde est formée par la couche superficielle du derme, c'est-à-dire par le tissu dermo-papillaire.

Ces deux parties, qui se différencient parfaitement, même à l'œil nu, sont profondément modifiées dans la lésion qui nous occupe.

1° *Couche épidermique.* — La couche cornée de l'épiderme est environ deux fois plus épaisse qu'à l'état normal ; elle est irrégulière, un peu fendillée, mais ne marque sur aucun point[1].

Le corps muqueux est très hypertrophié, mais d'une manière fort inégale. De sa face profonde partent des colonnes allongées, quelquefois bifurquées, qui se terminent par une pointe arrondie au milieu du tissu dermo-papillaire. En tenant compte des diverses variétés de cellules qu'il renferme, le corps muqueux altéré peut être divisé en trois régions :

(a) La plus profonde, celle qui s'insinue sous forme de colonnes ou de racines entre les papilles, est composée de petites cellules arrondies ou ovoïdes, peu différentes des cellules normales. Cependant, sur quelques-unes de nos préparations, certains de ces éléments étaient très granuleux.

(b) La couche moyenne, celle qui répond au sommet des papilles, est constituée par des cellules épidermiques très volumineuses. Le bord de ces éléments offre une exagération plus ou moins manifeste des crénelures normales, disposition qui rappelle les caractères de l'épithélium de la langue. Dans un grand nombre de cellules, le noyau est devenu vésiculeux, et le contenu protoplasmique est plus granuleux qu'à l'état normal.

1. Je dois faire remarquer qu'à l'époque où ces deux petites tumeurs furent excisées, elles avaient cessé depuis longtemps d'être *érosives.* Primitivement, elles s'étaient présentées à nous avec une surface érodée, suppurante ; sous l'influence du traitement, elles s'étaient ensuite desséchées, cicatrisées, de sorte que les éléments de la couche dermo-papillaire se trouvèrent reconstitués et intacts au moment où l'examen microscopique en fut pratiqué.

groupe de papules hypertrophiées. Les régions où on l'observe le plus souvent sont : le bord libre et la face externe des grandes lèvres; — le pli cutané qui limite ces lèvres en dehors; — les

(c) La couche superficielle contient aussi des cellules à noyau vésiculeux; on y voit, de plus, quelques globes épidermiques analogues à ceux des épithéliomes. Enfin, quelques éléments renferment dans le noyau altéré des corpuscules très réfringents, à contour foncé, dont je n'ai pu déterminer la nature.

2° *Couche dermo-papillaire*. — La partie profonde de la petite tumeur correspond au tissu dermo-papillaire profondément altéré. A l'état frais, elle offre une coloration rosée et une consistance semi-élastique. — La pression en fait sourdre un suc légèrement opalin, dans lequel nagent un grand nombre d'éléments cellulaires, et qui renferme une matière amorphe. Celle-ci devient très granuleuse ou légèrement fibrillaire par l'action de l'acide acétique, ce qui indique la présence d'une petite quantité de mucine.

Sur les coupes microscopiques, toute cette partie du derme malade présente les caractères suivants :

Elle est transformée en un tissu composé de petites cellules pressées les unes contre les autres et séparées çà et là par quelques tractus étroits de tissu conjonctif fibrillaire. Ces tractus deviennent plus larges et plus abondants dans les parties profondes qui sont en continuité avec le derme resté sain.

La surface de ce tissu malade est déchiquetée irrégulièrement et offre des prolongements d'un diamètre très variable, qui comblent les espaces laissés libres entre les colonnes du corps muqueux.

Ces prolongements représentent les papilles qui, devenues allongées et fort inégales, s'imbriquent avec les parties correspondantes du corps muqueux hypertrophié. Çà et là on aperçoit des espaces arrondis ou ovalaires, composés de petites cellules épithéliales et provenant, sans aucun doute, de la section plus ou moins oblique des colonnes du réseau de Malpighi.

Étudiés soit sur des coupes, soit par dilacération, les petits éléments qui, par leur abondance et leur volume, donnent au tissu dermo-papillaire l'aspect d'un tissu de bourgeons charnus, offrent les formes, les dimensions et les réactions des éléments du tissu conjonctif embryonnaire. Les plus petits ont l'apparence de globules blancs du sang, mais ne donnent pas par l'acide acétique la réaction caractéristique de ces derniers. Ce sont de petites cellules arrondies ou à contour un peu irrégulier, possédant un noyau relativement volumineux et un nucléole bien distinct. Quelques noyaux paraissent libres et sans corps cellulaire.

D'autres éléments, dont l'abondance varie suivant les préparations étudiées et les divers points de ces préparations, ont un corps cellulaire allongé, fusiforme, dont l'une des pointes est souvent bifurquée. Le noyau et le nucléole ont les mêmes caractères que dans les éléments arrondis.

Dans les points les plus profonds et dans ceux qui, à la périphérie des petites tumeurs, se continuent avec la peau saine, on trouve quelques faisceaux fibreux normaux et de rares fibres élastiques. Mais ces faisceaux sont partout séparés par des amas de cellules embryonnaires.

Les vaisseaux et les nerfs des papilles sont complètement masqués par l'abondance des éléments.

En résumé, les syphilides papulo-hypertrophiques sont constituées :

1° Par une hypertrophie assez considérable et fort inégale de l'épiderme, laquelle porte particulièrement sur le corps muqueux de Malpighi;

plis génito-cruraux ; — la face supéro-interne des cuisses ; — le périnée et la marge de l'anus.

Comme étiologie, une cause unique et constante préside à son développement, à savoir : l'*incurie*, l'incurie chronique, incroyable, bestiale, de certaines malades; en d'autres termes, le défaut de traitement, de pansements et d'hygiène, la malpropreté, la saleté poussée à la dernière puissance. Sachez-le bien, en effet, jamais, au grand jamais, vous ne rencontrerez les immondes lésions dont je vais vous parler chez les femmes qui se soignent, qui ont quelque souci d'elles-mêmes; car la papule muqueuse, ainsi que je vous le disais il y a quelques instants, pour peu qu'elle soit soumise aux moindres soins, ne demande qu'à rétrocéder, qu'à se résoudre. Vous ne rencontrerez ces lésions que chez les femmes des classes inférieures ; chez celles que l'ignorance, l'abrutissement, la débauche, l'ivrognerie, la misère, abaissent au dernier échelon de la dégradation physique; ou bien encore — le croirait-on ? — chez certaines malades qu'une pudeur bien mal entendue ou, pour mieux dire, qu'une pruderie ridicule conduit à n'accepter les secours d'un médecin qu'à la dernière extrémité.

2° Par une altération, au point correspondant, du tissu dermo-papillaire, altération consistant en une production extrêmement abondante d'éléments embryonnaires (cellulaires et fusiformes), lesquels proviennent sans doute de la multiplication des éléments préexistants.

La dénomination donnée par M. Fournier à cette lésion est donc d'une exactitude absolue au point de vue anatomique.

Nous avons dit que cette étude a été faite à l'aide de deux échantillons différents. Le rapprochement des résultats obtenus dans les deux cas peut donner lieu à quelques remarques qui compléteront la description précédente.

La seconde tumeur que j'ai eu à examiner (celle qui était en voie de régression différait de la première par une élongation moins prononcée des papilles altérées, une altération vésiculeuse et granuleuse plus marquée des cellules du corps muqueux, et peut-être aussi par une abondance moins grande des éléments embryonnaires des papilles. On remarquait en outre, sur l'ensemble des coupes, des fentes qui pénétraient profondément dans toute la hauteur de la production morbide et qui pouvaient permettre une sorte de suintement.

On peut conclure de là, sauf vérification ultérieure : 1° que ces produits morbides, après une période plus ou moins longue de végétation cellulaire, sont susceptibles de se flétrir, puis de disparaître par altération et résorption de leurs éléments ; — 2° que ce travail de régression paraît s'établir d'abord dans les couches superficielles du derme et la partie profonde du corps muqueux. » — *Dr Hayem.*

Des papules isolées peuvent subir la déviation hypertrophique et aboutir à former de petites tumeurs, grosses comme un haricot, une noisette, un noyau d'abricot. Le plus habituellement, toutefois, ce sont des papules agminées et confluentes qui constituent la syphilide hypertrophique.

Comme lésion, enfin, cette syphilide se présente sous l'aspect de tubérosités, de *tumeurs* plus ou moins volumineuses, sessiles de base, formant des masses rougeâtres et bourgeonnantes, qui rappellent à la fois la physionomie de la papule et celle de la végétation, du chou-fleur vulgaire.

Lorsqu'elles sont isolées, ces tubérosités consistent en des soulèvements, en des mamelons muqueux, généralement arrondis comme contour, et convexes comme relief. Lorsqu'au contraire elles sont agminées et confondues en une masse commune, elles constituent des nappes plus ou moins étendues en surface, saillantes, surélevées de plusieurs millimètres au-dessus du plan des tissus voisins, en forme de plateaux muqueux.

Le volume que ces tubérosités ou ces nappes hypertrophiques peuvent affecter est très variable. Pour les plus petites, il peut être comparé à celui d'un gros pois, d'un haricot, d'une demi-noisette. D'autres atteignent les proportions d'une fève, d'une datte. D'autres enfin, bien plus grosses, présentent — et cela sans la moindre exagération, croyez-le — les dimensions et la forme d'un chapeau de champignon, mesurant ainsi 3, 4, 6, 10 centimètres de largeur sur 1 ou même 2 centimètres d'élévation! C'est à ces dernières qu'on a appliqué la dénomination très légitime de papules *éléphantiasiques*.

La surface de ces lésions est rosée ou d'un rouge assez clair. Lorsqu'elle est irritée, enflammée, elle devient d'un rouge sombre violacé, vineux. — Elle est de plus grenue, inégale, mûriforme, fendillée, et souvent parcourue par des vallonnements qui correspondent aux points de fusion des papules primitives en une masse commune. Elle rappelle ainsi exactement l'aspect des végétations vulvaires non syphilitiques, mais elle en diffère toutefois en ce qu'elle n'en présente pas la forme ramifiée, la structure arborescente.

Cette surface est érosive; souvent même elle est excoriée mécaniquement, voire ulcéreuse en certains points. —Elle sécrète abondamment une humeur sanieuse, fétide, séro-purulente, qui tache et empèse le linge à la façon du liquide d'un vésicatoire ou d'un écoulement blennorrhagique. —Parfois, elle se recouvre partiellement, surtout au niveau des portions cutanées de la vulve, d'enduits croûteux formés par la concrescence des produits exsudés. — D'autres fois, ce qui est plus commun, elle s'ulcère profondément par places et présente çà et là des anfractuosités irrégulières, baignées de pus, grisâtres et du plus mauvais aspect. En certains cas même on y trouve quelques îlots d'une teinte verdâtre ou brune, témoignages non équivoques d'une *mortification* locale subie par la tumeur. La sécrétion que fournissent alors ces masses végétantes, arrivées à l'état d'ulcération ou de gangrène, acquiert une étidité excessive, nauséeuse et suffocante.

Le développement hypertrophique des papules vulvaires ne s'accompagne à son début d'aucune douleur; mais il ne tarde guère à développer consécutivement des phénomènes phlegmasiques plus ou moins intenses. Les parties situées au voisinage rougissent et deviennent prurigineuses; de l'intertrigo érosif se produit à leur surface et sécrète un suintement blennorrhoïde; la vulve se gonfle; les grandes lèvres deviennent turgescentes, dures, érésipélateuses, doublent ou triplent de volume, et prennent une dureté qu'on ne saurait mieux comparer qu'au sclérème; les petites lèvres s'œdématient; le périnée, la marge de l'anus et la face supéro-interne des cuisses, constamment baignés de pus, s'enflamment à l'unisson. De très vives douleurs se manifestent alors, au point d'exciter en quelques cas un certain ensemble de phénomènes réactionnels; la marche, la station même devient très pénible, presque impossible. Et c'est dans cet état que nous voyons quelques malheureuses femmes arriver aux consultations de cet hôpital, se traînant plutôt que marchant, pâles, blèmes, portant sur leur visage l'expression de la souffrance, exhalant de toute leur personne une affreuse odeur, présentant à la vulve et sur les régions péri-vulvaires d'énormes tumeurs éléphantiasiques, tumeurs végétantes, ulcérées, gangréneuses, baignées de pus, immondes d'aspect et révoltantes de fétidité. On ne comprend guère, en vérité, comment des êtres humains peuvent en arriver à cet état épouvantable, et l'on comprend moins encore qu'ils y arrivent volontairement en quelque sorte, par le seul fait d'une inqualifiable incurie.

Eh bien — le croirait-on? — de telles lésions sont des plus simples à traiter, et leur *facile curabilité* contraste singulièrement avec leur gravité apparente. Certes, en face de ces tumeurs éléphantiasiques, le médecin qui n'a pas l'expérience de ce genre d'accidents serait autorisé à concevoir quelques alarmes. Il pourrait croire que ces énormes masses végétantes doivent réclamer un traitement des plus actifs et ne sont susceptibles de guérir qu'au prix d'une intervention chirurgicale énergique. Il pourrait être tenté d'avoir recours à une excision ou tout au moins à une cautérisation violente. Or, ces alarmes seraient vaines, et non moins inopportun serait ce déploiement de thérapeutique active. L'expérience en effet contredit ici toutes les prévisions rationnelles, et voici comment.

Soumettez ces lésions au plus simple des traitements, vous en ferez prompte et bonne justice. Bornez-vous par exemple à prescrire le repos, des bains tièdes répétés coup sur coup, des ablutions fréquentes, des pansements avec une poudre isolante recouverte d'ouate, et presque aussitôt les choses changeront de face. Dès les deux ou trois premiers jours, vous verrez les douleurs se calmer, la suppuration diminuer, la fétidité disparaître, et la surface des tumeurs commencer à se dessécher. Puis, une semaine ne se sera pas écoulée que les masses bourgeonnantes, que les gros champignons muqueux se seront déjà sensiblement réduits de volume, ratatinés, atrophiés. Et au delà, que deviendront ces papules hypertrophiques? Au delà, elles continueront à *se résorber*. A se résorber, notez bien le mot; car, ne croyez pas qu'elles guérissent en se mortifiant sur place ou en se détachant à la façon des végétations cautérisées ou de certaines végétations caduques de la grossesse; nullement. Elles diminuent simplement de volume par le fait d'une véritable résorption. Rien ne s'en sépare, rien ne s'en détache. Elles s'atrophient réellement par un travail intime qui,

molécule à molécule, en opère le retrait; elles rentrent sous
terre, pour ainsi dire; en un mot et dans la véritable acception
du terme, elles se résorbent.

Pour s'accomplir, cette résorption demande un certain temps,
temps variable d'abord suivant le volume de la masse hypertrophique, et variable aussi suivant diverses modalités de ce processus régressif. Toutefois, elle est rapide en général, et plus
rapide surtout qu'on n'oserait l'espérer à priori. Il est rare qu'elle
dépasse quatre, cinq ou six septénaires en moyenne. — Lorsqu'elle
est moins active, lorsqu'elle se ralentit, il peut y avoir avantage à
l'exciter par quelques cautérisations très superficielles au nitrate
d'argent ou par quelques badigeonnages à la teinture d'iode; cela,
sans préjudice du traitement général, bien entendu.

Et finalement, sans autre médication et surtout *sans la moindre
intervention chirurgicale*, ces masses hypertrophiques disparaissent. Elles disparaissent en ne laissant après elles ni cicatrices
(ni cicatrices, notez bien cela), ni vestige aucun de leur passage
sur les téguments. C'est là au surplus ce dont vous allez juger
par vous-mêmes.

Il y a cinq semaines aujourd'hui, je vous présentais une malade
de nos salles affectée d'énormes syphilides papulo-hypertrophiques, couvrant presque toute la vulve, le périnée, la marge de
l'anus et les plis génito-cruraux. Ces syphilides étaient ulcérées sur
plusieurs points; elles sécrétaient en abondance un suintement
des plus fétides; autour d'elles rayonnait une aréole érésipélateuse
qui s'étendait des aines à la mi-hauteur des cuisses. Eh bien, de
tout cela voyez ce qui reste aujourd'hui : quelques rougeurs maculeuses qui ne tarderont pas à disparaître, un certain degré de
tuméfaction rénitente des grandes lèvres, et rien autre ! Nulle
cicatrice ne témoigne actuellement et ne témoignera jamais de
l'existence de telles lésions. — Et rien d'étonnant à cela, Messieurs, car ces lésions ne sont que des produits néoplasiques, épigénétiques, dont la résorption n'entraîne aucune déperdition de
substance, aucune entamure des tissus normaux.

Ce que présente donc en somme de curieux et de spécial la syphilide papulo-hypertrophique que je viens de vous décrire, c'est :

1° la richesse, l'exubérance vraiment prodigieuse (au moins en certains cas) du néoplasme qui la constitue ;

2° La résorption facile d'une telle lésion, sa bénignité réelle contrastant avec sa gravité apparente.

QUATRIÈME TYPE : Syphilide ulcéreuse[1].

Des quatre formes que peuvent revêtir les syphilides vulvaires, celle-ci est à coup sûr *la moins fréquente*. Ce n'est pas à dire toutefois qu'elle soit rare d'une façon absolue. Loin de là ; car, dans nos salles, elle se présente encore assez communément à 'observation.

C'est aussi une forme un peu plus *tardive* que les trois précédentes, ne se manifestant en général qu'à une époque quelque peu avancée de la période secondaire.

Bien que négligée par la plupart des pathologistes et conondue, presque effacée dans le groupe artificiel des plaques muqueuses, cette syphilide ne comporte pas moins un intérêt sérieux au double point de vue pratique et doctrinal. D'une part, en effet, elle ne laisse pas en certains cas d'être assez résistante, assez difficile à traiter ; et, d'autre part, *les analogies objectives qu'elle affecte avec le chancre simple* exposent à des erreurs diagnostiques des plus fréquentes.

Cette syphilide consiste en ceci : des *ulcérations*, des ulcérations véritables de la muqueuse vulvaire, se produisant d'emblée, sans être précédées de papules ni d'aucune lésion, et affectant, je le répète, ou pouvant affecter une ressemblance frappante avec le chancre simple.

Comme lésions, comme pathogénie, elle correspond aux syphilides ulcéro-croûteuses dela peau (syphilides pustulo-crustacées ecthyma, impétigo, etc). Seulement, l'élément *croûte* lui fait défaut, parce qu'il n'a pas sur les muqueuses la possibilité de se produire.

1. Voyez planche VI.

La syphilide ulcéreuse peut se développer sur toutes les régions de la vulve. Les points sur lesquels je l'ai observée le plus souvent sont : la face interne des grandes lèvres, les petites lèvres, le vestibule et l'entrée du vagin (où elle offre plus qu'ailleurs de grandes difficultés diagnostiques). Quelquefois, mais assez rarement, elle déborde le département muqueux de la vulve pour s'étendre sur les téguments cutanés du voisinage.

Son importance comme lésion est assez variable. Tantôt elle ne consiste qu'en des ulcérations limitées, lenticulaires, de l'étendue d'une pièce de 20 ou de 50 centimes. Tantôt elle forme des ulcérations bien plus vastes, qui occupent toute la hauteur d'une grande lèvre, toute une petite lèvre, ou même (mais bien plus rarement) une portion considérable de la muqueuse vulvaire.

Ces ulcérations — particularité négative essentielle à signaler — n'offrent absolument rien de spécial et moins encore de pathognomonique dans leurs caractères. Examinez-les, étudiez-les aussi minutieusement que possible au point de vue de leur forme, de leur étendue, de leur profondeur, de l'état de leur fond ou de leur base, etc., et vous ne trouverez aucun signe qui les distingue à coup sûr d'ulcérations d'un genre très différent. Ce sont des *ulcérations*, et voilà tout. Car ce n'est pas, certes, vous en donner une caractéristique bien définie que de vous dire à leur propos ce que je puis seulement vous en dire, à savoir :

qu'elles sont tantôt assez superficielles et tantôt assez creuses ; — qu'elles sont très variables de forme, cerclées ou demi-cerclées ici, ovalaires ou elliptiques là, irrégulières ailleurs, etc. ; — que leur coloration varie du jaune rougeâtre au rouge foncé et peut affecter un mélange de tons différents ; — que leur fond, habituellement lisse et poli, devient en d'autres circonstances inégal et rugueux ; — que leurs bords sont ou abrupts, ou taillés en pente douce, ou relevés en crêtes ; — que leur base, ordinairement souple, se double parfois d'une certaine rénitence ; — que leur suppuration enfin est généralement assez abondante et plus franchement composée de pus que celle des autres syphilides muqueuses, etc... Dans tout cela, il n'est rien de spécial, rien de propre à ces lésions. De ces divers attributs, il n'est pas un seul qui ne soit absolument banal, et ne puisse figurer dans la symptomatologie d'une ulcération quelconque, spécifique ou vulgaire.

A peine les syphilides ulcéreuses trouvent-elles parfois un élément diagnostique dans une particularité de configuration que voici. Il n'est pas rare qu'elles présentent une tendance manifeste à la *forme cerclée* ou à un dérivé de cette forme, et cela soit comme contour de lésions isolées, soit comme mode de groupement de lésions voisines. Ainsi, tantôt on les trouve constituées par des ulcérations arrondies, cerclées, dessinant une couronne, une demi-lune, un fer à cheval, etc.; et tantôt on voit une série de leurs lésions s'agencer les unes par rapport aux autres suivant une ligne courbe, un demi-cercle, un croissant. Ce mode spécial de configuration, quelque variété d'ailleurs qu'il affecte, est quelquefois assez nettement accentué pour servir utilement au diagnostic différentiel.

Malheureusement, ce dernier signe fait défaut en bon nombre de cas. Et alors, comme il est à peu près le seul qui donne aux syphilides ulcéreuses une physionomie tant soit peu particulière, on peut être fort embarrassé pour porter un jugement sur la nature de ces lésions. Les plus habiles s'y trompent, et les plus habiles même sont ceux qui hésitent le plus à se prononcer en pareil cas, parce qu'ils connaissent mieux que d'autres les difficultés d'un semblable diagnostic. Aussi bien ce diagnostic, disons-le, ne peut souvent être établi que sur la considération des accidents concomitants et des commémoratifs; ce qui m'amène une fois encore à vous répéter ce précepte général de syphiliographie, à savoir : que la spécificité d'une lésion soupçonnée syphilitique doit être établie non pas sur les seuls attributs de cette lésion, mais sur un ensemble de symptômes, sur un groupe de phénomènes actuels ou passés, sur une *série* morbide, sur une *évolution* pathologique.

Les deux lésions avec lesquelles cette forme de syphilide court le plus de risque d'être confondue sont la *scrofulide ulcéreuse* et le *chancre simple*. Spécifions.

I. — La *scrofulide ulcéreuse*, de même que la syphilide dont nous traitons actuellement, ne possède aucun signe objectif propre, spécial, pathognomonique. On ne parvient donc à la différencier de cette dernière que sur les données suivantes : d'abord, elle est rare, exceptionnelle même, dirai-je, sur la muqueuse vulvaire ; — de plus, elle est généralement plus étendue et plus creuse que ne le sont les syphilides secondaires ; — elle n'affecte pas de tendance à la configuration cerclée ; — elle est essentiellement chronique de nature, et résiste avec une opiniâtreté presque significative à tous les traitements, voire à la médication anti-strumeuse ; — enfin elle est souvent (je ne dis pas toujours) précédée d'accidents scrofuleux non équivoques. — Inutile d'ajouter que le diagnostic peut être encore éclairé par des manifestations scrofuleuses actuelles, par les commémoratifs, par l'habitus scrofuleux de la malade, par l'absence d'antécédents syphilitiques, etc., etc. — Ce diagnostic, toutefois, en maintes occasions, présente les difficultés les plus grandes. « Il est quelquefois tellement obscur, a dit M. Bazin, juge si compétent en pareille matière, qu'il faut *rester dans le doute* et ne pas craindre d'essayer, comme pierre de touche, les remèdes antisyphilitiques[1]. »

Ces obscurités s'augmentent encore lorsqu'on a affaire — ce qui n'est pas rare — à une malade tout à la fois syphilitique et scrofuleuse. On n'a même plus la ressource dans ces conditions d'être éclairé par le traitement ; car, l'indication pratique en pareil cas, étant de combiner la médication anti-syphilitique et la médication anti-strumeuse, il arrive parfois qu'après guérison on ne sait pas mieux à quel ordre de remèdes faire honneur du résultat obtenu. Pour ma part, je le confesse en toute humilité, je me suis trouvé déjà plusieurs fois dans cette singulière situation de ne pouvoir être fixé sur la nature de certaines ulcérations vulvaires, alors même que j'étais parvenu à les guérir !

II. — Il est moins embarrassant, en général, de différencier le *chancre simple* de la syphilide ulcéreuse. On l'en distinguera le plus souvent à sa multiplicité habituelle, à ses bords plus abrupts, à son fond plus creux, plus inégal, plus alvéolaire, à

1. *Leçons théoriques et cliniques sur la scrofule.* Paris, 2º édit., 1861.

sa coloration plus jaune, à son retentissement ganglionnaire
(lorsque toutefois ce retentissement se produit), à l'existence
au pourtour des lésions initiales et principales d'autres petits
chancres de formation plus nouvelle, chancres folliculaires
d'aspect, souvent presque aussi creux que larges, cratériformes,
etc. — Toutefois, il est un certain nombre de cas où ces divers signes ne fournissent pas d'indications bien précises. Il
faut savoir d'ailleurs que le chancre simple ne se présente pas
toujours avec la physionomie si accentuée et si caractéristique
qui lui est habituelle. Il perd cette physionomie en maintes occasions, notamment lorsqu'il siège près de l'anneau vulvaire, lorsqu'il commence à devenir chancre *interne*. Aussi, dans ces conditions, peut-on éprouver un embarras réel à le distinguer de la
syphilide ulcéreuse. Il y a plus : parfois ces deux lésions affectent
(il faut bien le savoir) une telle analogie, je dirai même une telle
identité de caractères, qu'il est presque impossible de les différencier autrement que par les données de l'inoculation. Les difficultés de ce diagnostic sont donc *excessives* en certains cas, et
je vous les signale comme un écueil où vient souvent échouer
l'expérience du médecin le plus instruit, le plus versé dans ces
questions spéciales.

Si les syphilides muqueuses des trois premiers groupes que
nous avons étudiés jusqu'ici sont des accidents qui cèdent au traitement le plus simple et qui, littéralement, ne demandent qu'à
guérir, il n'en est pas de même du quatrième type dont nous parlons actuellement. La syphilide ulcéreuse est de nature persistante. Elle exige, pour se réparer, une médication topique assez
active. Quelquefois elle est assez rebelle, non pas certes au même
degré que les ulcérations scrofuleuses, mais d'une façon qui ne
laisse pas de faire contraste avec la bénignité et la curabilité surprenantes des syphilides érosives ou papuleuses. En certains cas,
enfin, on la voit résister opiniâtrement, pour un temps plus ou
moins long, aux efforts de la thérapeutique la plus rationnelle.

Sans préjudice du traitement général (celui de la syphilis secondaire), la médication topique que réclame la syphilide ulcéreuse me paraît devoir être instituée de la façon suivante :

Des *bains* tièdes, fréquemment répétés, tous les deux ou trois jours en moyenne; — des *ablutions* fréquentes; — des *pansements* soigneusement faits et renouvelés trois fois par jour avec des plumasseaux de charpie imbibés d'une solution *faible* de nitrate d'argent. La solution au centième, ou tout au plus au soixantième, est celle dont je crois avoir obtenu les meilleurs résultats.

En quelques cas, je me suis assez favorablement trouvé d'attouchements légers au crayon de nitrate d'argent, répétés tous les cinq ou six jours, et suivis de simples pansements à la charpie sèche.

L'iodoforme, auquel je n'ai guère recours (en raison de son insupportable odeur) que dans les cas rebelles, m'a quelquefois fort bien réussi. On l'applique en poudre sur toute l'étendue de la plaie, qui est ensuite recouverte d'une couche épaisse d'ouate ou de charpie. Il n'est besoin de renouveler le pansement qu'une ou deux fois dans les vingt-quatre heures.

D'autres topiques ont encore été proposés contre la syphilide ulcéreuse, à savoir : la teinture d'iode, le tartrate ferrico-potassique, le tanin, la poudre de quinquina, la poudre de calomel, l'onguent napolitain, des pommades de tout genre, etc., etc. J'ai souvent eu recours à tels ou tels de ces agents sans en obtenir rien de bien satisfaisant, et je leur préfère de beaucoup, comme méthode mieux éprouvée, les pansements au nitrate d'argent.

Telles sont, Messieurs, les quatre formes élémentaires, primordiales, auxquelles peuvent être rattachées, ce me semble, les variétés multiples que comportent les syphilides vulvaires.

Quelques détails suffiront actuellement à compléter l'étude de ces lésions.

Et d'abord, ces divers types ne sont pas exclusifs les uns des autres. Loin de là. Ils peuvent se combiner, s'associer, et même ils se combinent, ils s'associent très fréquemment. Rien de plus commun, par exemple, que d'observer simultanément, à la vulve, des syphilides érosives et des syphilides papuleuses; des syphilides papuleuses et des syphilides hypertrophiques, des syphilides hypertrophiques et des ulcérations. Il n'est même pas absolument rare de rencontrer ces quatre types réunis. — Je dois dire cependant que la syphilide ulcéreuse, bien que pouvant s'associer à d'autres formes, se prête moins que les trois autres à ces combinaisons polymorphes. Plus volontiers elle se manifeste seule, à l'état de type indépendant.

En second lieu, il est très habituel que les syphilides muqueuses vulvaires coexistent avec des syphilides cutanées (des portions cutanées de la vulve ou des régions voisines.

Enfin, à la vulve comme ailleurs, les syphilides muqueuses sont susceptibles de certaines modifications de forme qui en altèrent plus ou moins la physionomie générale, et cela jusqu'à les constituer à l'état de véritables *variétés* morbides. Quelques-unes de ces variétés sont essentielles à connaître en pratique ; ce sont les seules dont je vous parlerai.

Prenons comme exemple le type le plus commun de tous, la syphilide papulo-érosive, et voyons quelles altérations de caractères extérieurs, d'attributs objectifs, peut subir cette lésion.

En premier lieu, la papule muqueuse, au lieu de former un petit plateau légèrement convexe, se montre parfois déprimée à son centre en forme de cupule, de lampion, de calice. On lui donne alors le nom de papule *ombiliquée* ou *caliciforme*. — Simple détail sans importance, qu'il suffit de mentionner.

En second lieu, cette papule, au lieu de se présenter avec sa teinte rose habituelle, peut affecter diverses colorations qui en modifient complètement l'aspect. C'est ainsi que parfois elle se revêt d'enduits grisâtres ou blanchâtres qui en recouvrent toute la surface. Elle est dite alors papule *opaline*. — Il n'est même pas rare que ces enduits soient assez épais pour ressembler à des fausses membranes, devenir lamelliformes, et donner à la papule une teinte d'un gris sale, voire (mais exceptionnellement) d'un blanc mat, opaque, rappelant assez exactement le ton de la porcelaine (papules dites *porcelaniques*)[1]. C'est à ce dernier ordre

1. Voyez au musée de l'hôpital Saint-Louis (Collection particulière) la pièce portant le n° 234. — Cette pièce se trouve reproduite dans notre planche n° 5, fig. 2.

de lésions, véritablement couenneuses d'aspect, que certains auteurs ont donné le nom de papules *diphthéritiques*. Mieux vaudrait dire *diphthéroïdes*, je crois, pour ne pas importer ici une qualification empruntée à une entité morbide toute spéciale, la diphtérite, laquelle n'a rien à faire à notre sujet.

D'autres fois encore — comme sur la malade que j'ai l'honneur de vous présenter en ce moment — les papules, et surtout les nappes papuleuses vulvaires, se recouvrent par places d'enduits jaunâtres, melliformes, ou même d'un jaune serin, d'un jaune *impétigo* très accentué. Cette coloration (qui, par parenthèse, s'observe assez souvent chez les toutes jeunes filles) ne laisse pas que de donner à la lésion un aspect assez étrange.

La physionomie des papules vulvaires se trouve encore altérée en certains cas par ce fait que leur sécrétion se concrète et recouvre de croûtes une partie de leur surface. Cela se produit surtout pour les papules du bord libre ou de la face externe des grandes lèvres. Ces papules prennent alors la forme *impétigineuse*, ou *eczémateuse*, ou même parfois *ecthymateuse*, suivant les apparences variables de leur revêtement croûteux.

Enfin — et ceci est plus important — il arrive souvent que la papule muqueuse, au lieu de rester érosive, *s'ulcère* véritablement. Il s'établit sur elle un travail de destruction moléculaire, qui l'entame, qui la creuse et qui finit par la transformer, du moins sur une certaine portion de son étendue, en une lésion réellement ulcéreuse.

Ce processus ulcératif débute toujours par le centre de la papule et rayonne de là vers la circonférence. Tantôt il se limite à la zone centrale, tantôt il envahit une large portion, voire la presque totalité du plateau papuleux, dont le rebord en saillie figure une sorte de crête encadrant l'ulcération [1].

L'ulcération ainsi constituée aux dépens de la papule peut res-

---

1. Voyez planche V, fig. I.— Plusieurs pièces du musée de l'hôpital Saint-Louis (collection particulière) reproduisent cette lésion d'une façon très exacte.

ter assez superficielle, ou inversement se creuser jusqu'à atteindre 2 et 3 millimètres de profondeur. Elle ne s'attaque jamais qu'au néoplasme de la lésion, et laisse intacts les tissus voisins ou sous-jacents. — Comme attributs objectifs, elle n'offre aucun signe spécial qui lui donne un cachet particulier.

Lorsque ce processus de destruction moléculaire vient à affecter plusieurs papules contiguës ou réunies en nappe, il peut de la sorte donner naissance à des ulcérations assez étendues. Voyez comme exemple ces deux malades. Sur la première, toute la face interne et toute la hauteur du bord libre des grandes lèvres sont converties en nappes papuleuses, et ces nappes se sont ulcérées dans presque toute leur étendue. — Sur la seconde, deux longues nappes papuleuses descendent des grandes lèvres pour se réunir sur le périnée et s'étaler sur la marge de l'anus. Les deux tiers au moins de leur surface sont déjà envahis par des ulcérations assez profondes, et l'autre tiers aurait sans doute subi le même sort si cette malade avait tardé davantage à se traiter.

Nous désignons cette dernière variété de lésions sous le nom de syphilide *papulo-ulcéreuse*, et nous la distinguons soigneusement de la syphilide ulcéreuse proprement dite.

Cette distinction, en effet, n'est pas sans importance. D'une part, elle traduit un fait anatomique qui est celui-ci : la syphilide papulo-ulcéreuse reconnaît comme élément éruptif initial une papule, c'est-à-dire un néoplasme ; elle se fait, elle se produit aux dépens de cette papule, de ce néoplasme, tandis que la syphilide ulcéreuse inversement s'établit d'emblée, sans passer par un processus papuleux intermédiaire, et s'attaque aux téguments, aux tissus normaux. D'autre part, il se rattache à cette distinction un double intérêt clinique que vous allez comprendre : 1° la syphilide papulo-ulcéreuse guérit bien plus facilement et bien plus vite que la syphilide ulcéreuse. Il suffit, pour faire justice de la première, de quelques soins locaux des plus simples (ceux que je vous ai recommandés pour la papule non ulcérée), tandis que la seconde, comme nous l'avons vu, est en général bien autrement tenace et résistante. — 2° La syphilide papulo-ulcéreuse guérit toujours sans cicatrice, et vous savez pourquoi : c'est qu'elle ne s'attaque qu'à des tissus morbides épigénétiques ; la syphilide ulcéreuse au contraire, pour peu qu'elle soit un peu profonde, est susceptible de laisser des cicatrices persistantes.

Un dernier point me reste à vous signaler pour en finir avec la symptomatologie des syphilides muqueuses vulvaires.

Ces syphilides présentent assez fréquemment une particularité de configuration qui, d'une part, les rapproche de certains types des syphilides cutanées et qui, d'autre part, les distingue de toutes les lésions non spécifiques des téguments muqueux. Cette particularité, c'est la disposition en anneaux, en demi-anneaux, en croissants, en fers à cheval, en un dérivé quelconque de la forme circinée.

Vous savez déjà que la papule muqueuse figure très habituellement un cercle régulier, un cercle parfait en maintes occasions. Je n'ai pas à revenir sur ce point.

De même, la syphilide érosive dessine souvent de petits cercles érosifs. Quelquefois encore — et ceci est plus remarquable peut-être — elle forme des *anneaux* à centre sain, de la dimension d'une bague environ, ou bien des demi-anneaux, des croissants, des demi-lunes, disposition beaucoup plus fréquente même que celle d'anneaux complets.

Deux de nos malades présentent actuellement des éruptions de ce genre. Sur l'une, vous pouvez voir, à la face externe d'une petite lèvre, un anneau érosif complet, du diamètre d'une bague. Sur l'autre, à la face interne d'une petite lèvre, existe une syphilide érosive figurant un C aussi régulier, aussi parfait que s'il avait été tracé au crayon[1].

Enfin, la syphilide ulcéreuse affecte aussi quelquefois, mais plus rarement, cette même tendance aux formes circinées.

Eh bien, messieurs, ce détail de configuration n'est pas seulement curieux. Il comporte un intérêt diagnostique réel, et voici pourquoi. C'est qu'en effet *il n'est guère que la syphilis qui produise sur les muqueuses des lésions circinées*. Lors donc que vous

---

1. Plusieurs pièces ou dessins, déposés au musée de l'hôpital Saint-Louis (Collection particulière), démontrent cette tendance des syphilides vulvaires à la configuration circinée. — Voyez Planche VII, fig. 1.

rencontrerez à la vulve une érosion ou une ulcération affectant d'une façon bien nette telle ou telle des configurations que je viens de vous signaler, ce seul caractère vous permettra d'affirmer presque à coup sûr la nature spécifique de la lésion.

Souvent, très souvent, les syphilides vulvaires, cutanées ou muqueuses, se produisent et évoluent à froid, sans rayonnement périphérique, c'est-à-dire en laissant indifférents les tissus qui les supportent ou qui les avoisinent. Mais en certains cas, inversement, elles provoquent autour d'elles des phénomènes de réaction, de phlegmasie locale, d'irritation symptomatique; en un mot, elles créent des *complications* plus ou moins intenses, plus ou moins sérieuses.

Ces complications, messieurs, sont loin d'être suffisamment décrites dans vos livres classiques. Il me semble donc utile de vous les mentionner avec quelques développements.

I. — La plus simple de toutes, et l'une des plus communes, est ce qu'on peut appeler l'*érythème de voisinage*. Au pourtour des syphilides et dans une étendue variable, il se produit une aréole rougeâtre, sub-inflammatoire, une sorte de fluxion vulvaire périphérique. Rien de sérieux à cela, rien qui nécessite des soins spéciaux.

II. — Mais souvent aussi cette aréole inflammatoire se transforme en un véritable *intertrigo*, plus rouge qu'un érythème simple, sensiblement prurigineux, extensif, et susceptible d'envahir toute la vulve, le périnée, les régions génito-crurales, la face interne des cuisses, etc.

De plus, in cessamment baigné par des sécrétions irritantes, cet intertrigo peut se compliquer à son tour, s'exulcérer par îlots, s'enflammer, bourgeonner, et se convertir en de vastes nappes érosives, rougeâtres ou livides, suppurantes, douloureuses, sillonnées de fissures ou *rhagades* parallèlement aux plis tégumentaires.

III. — Fréquemment encore l'inflammation symptomatique des syphilides vulvaires se traduit par de l'*œdème*. Cet œdème est très commun aux grandes et aux petites lèvres.

IV. — Quelquefois aussi le processus phlegmasique, venant à retentir sur le tissu cellulaire sous-cutané ou sous-muqueux, détermine de petits *phlegmons circonscrits*, lesquels aboutissent à suppu_ration et forment des *abcès tubériformes*.

V. — Plus rarement, le retentissement inflammatoire s'exerce sur les ganglions ou sur les cordons lymphatiques. — Les ganglions inguinaux « se prennent », comme on dit vulgairement, se tuméfient et s'indurent, mais en restant presque toujours indolents et aphlegmasiques. Ils constituent de la sorte des *adénopa_thies* froides, présentant l'ensemble des caractères communs aux bubons syphilitiques, caractères qne nous avons déjà signalés à propos des pléiades chancreuses et que nous retrouverons bientôt en parlant des adénopathies secondaires. — De même les cordons lymphatiques, lorsqu'ils viennent à s'affecter, se tuméfient et s'indurent sans cesser pour cela d'être indolents. Ils prennent le volume et la forme d'une plume de corbeau, et deviennent facilement appréciables au toucher sous les téguments. On peut souvent les suivre avec le doigt dans toute l'étendue de la région génito-crurale sous forme de petites cordes dures, de « bouts de ficelle », qui remontent en diagonale vers la région de l'aine (*Lymphan_gites secondaires*).

VI. — En d'autres cas, il se produit à la vulve une lésion peu connue, non encore décrite, presque spéciale, et sur laquelle en conséquence je dois appeler votre attention.

Cette lésion consiste en une tuméfaction avec rénitence singulière des parties, rénitence identique à celle dont je vous ai déjà parlé comme complication du chancre, rappelant assez exactement la dureté du sclérème, et que pour cette raison j'ai baptisée du nom d'*induration scléreuse*. — Voici ce qu'on observe.

Les grandes ou les petites lèvres se tuméfient, tout en restant indolentes, acquièrent un volume double, triple ou quadruple de leurs proportions normales, et en même temps *durcissent* d'une façon étrange. La dureté qu'elles présentent dans ces condition n'est ni celle de la tension œdémateuse qui se laisse déprimer par le doigt, ni celle de l'engorgement inflammatoire à rénitence pâteuse. C'est une sorte de dureté *sui generis*, sèche, élastique, non dépressible, parcheminée; c'est la dureté du *sclérème* en un

mot, car je ne saurais trouver de comparaison meilleure pour
vous la définir. — Cette rénitence anormale ne fait pas que doubler la base des syphilides; elle la dépasse, elle la déborde, elle
s'étale sur leur périphérie, au point d'envahir partie ou totalité
d'une grande ou d'une petite lèvre. — Elle est indolente au toucher, ce qui témoigne de son caractère aphlegmasique. — Enfin,
elle s'accompagne souvent, mais non toujours, d'une certaine
modification de teinte des parties ; les grandes lèvres affectées de
la sorte prennent généralement un ton rose sombre, et les petites
une coloration d'un rouge assez vif.

Rien de plus étonnant qu'une telle lésion au premier abord;
rien de plus singulier qu'un tel état de la vulve, offrant au
toucher des parties absolument rigides, qu'on croirait trans-
formées en carton ou en parchemin.

Cette lésion s'observe surtout aux grandes lèvres, qui peuvent
être affectées isolément ou toutes deux à la fois. Elle est plus
rare sur les nymphes. Quelquefois encore, on la rencontre sur le
capuchon du clitoris ou sur le clitoris même, qui prend alors,
sans exagération, une véritable dureté de cartilage.

Je ne saurais vous dire en quoi consistent ces indurations scléreuses. Leur anatomie pathologique n'est ni faite ni même ébauchée. Par analogie, on a quelque droit de supposer qu'elles sont
constituées par des lymphangites plastiques sous-cutanées ou
sous-muqueuses, lymphangites *réticulaires*, analogues à celles qu
déterminent parfois des nappes rénitentes de la peau. Mais ce
n'est là qu'une induction, qu'une vue théorique, que je vous prie
de prendre comme je vous la donne, c'est-à-dire sous toute s ré
serves.

Ce qu'il y a de certain, c'est que ces indurations scléreuses de
la vulve, une fois développées, durent assez longtemps. Elles persistent plusieurs semaines pour le moins avant de se résoudre.
J'en ai vu même d'assez étendues ne disparaître qu'après trois ou
quatre mois. Mais toujours, plus ou moins lentement il est vrai,
elles arrivent à se résoudre, et je ne sache pas qu'elles soient sus
ceptibles d'un autre mode de terminaison[1].

1. Un travail intéressant a été publié sur ce sujet par M. le docteur G. Desjardin

VII. — Une résultante commune de toutes les complications qui précèdent, c'est une altération des formes naturelles de la vulve.

Les *déformations vulvaires*, suites de syphilides, comportent des types nécessairement variés suivant les points où elles se produisent. Ce qu'elles présentent de réellement curieux et ce qui m'engage à vous en parler ici avec quelques détails, c'est qu'elles affectent en certains cas des proportions tout à fait extraordinaires, au point de devenir véritablement *monstrueuses*.

On les rencontre sur toutes les régions de la vulve, mais c'est surtout au niveau des lèvres qu'elles prennent les dimensions les plus surprenantes et les aspects les plus bizarres.

Les petites lèvres, par exemple, peuvent s'épaissir et se gonfler d'une façon considérable, s'ériger en crêtes rigides ou s'œdématier en boudins turgescents, distendues qu'elles sont outre mesure par une infiltration séreuse. Il n'est pas rare de voir l'une d'elles ou même toutes les deux constituer d'énormes bourrelets, qui, semblables à des sangsues gorgées de sang, sortent de la vulve et pendent entre les cuisses. Ces bourrelets se tordent parfois sur leur axe, se replient sur eux-mêmes, se tortillent en tire-bouchons, et prennent les formes les plus étranges. Jugez-en par ce dessin qui fut recueilli ici, l'année dernière, sur l'une de nos malades. Certes, il peut vous paraître assez extraordinaire pour que vous ne vous doutiez guère au premier abord de ce qu'il représente. Eh bien, nous ne savions pas davantage ce à quoi nous avions affaire, lorsque la malade s'offrit à notre examen pour la première fois. Une petite lèvre, énormément tuméfiée et déformée par une infiltration scléro-œdémateuse, constituait au-devant de la vulve une tumeur piriforme, du volume d'une grosse poire d'Angleterre. Cette tumeur fermait absolument la vulve, masquait les grandes lèvres, et figurait un nouvel organe, une sorte de production anormale appendue à la région. Il nous fallut y regarder à plusieurs fois pour nous rendre compte de la disposition

---

(De *l'œdème scléreux et syphilitique de la vulve*, Thèse de Paris, 1870.) — Voyez aussi un travail ultérieur du docteur Aimé Martin (De *l'œdème dur des grandes lèvres, symptomatique du chancre infectant et des accidents secondaires de la vulve*, Annales de gynécologie, déc. 1878).

FOURNIER. 27

anatomique des parties et pour reconnaître une des petites lèvres dans cette sorte de polype prævulvaire[1].

Plus souvent encore ce sont les grandes lèvres qui subissent ces altérations de forme. Elles deviennent parfois *gigantesques*; gigantesques, ai-je dit et je maintiens le mot, car je les ai vues de la grosseur d'une tranche de melon, d'un citron, d'une orange! Lorsque l'une d'elles seulement est affectée de la sorte, elle forme une tumeur qui chevauche sur la lèvre opposée et oblitère complètement la vulve. Si toutes deux sont prises de compagnie, elles s'accolent l'une à l'autre, se compriment et s'aplatissent réciproquement par leurs faces opposées, de façon à figurer, comme volume et comme forme, deux côtes de melon séparées par un sillon vertical[2].

Quand ces déformations atteignent un aussi haut degré, elles arrivent sans peine à primer comme importance les lésions originelles dont elles ne sont qu'un résultat, qu'un épiphénomène. Elles *survivent* d'ailleurs aux syphilides qui les ont provoquées et persistent toujours un temps assez long. Sont-elles d'origine inflammatoire ou œdémateuse, elles peuvent disparaître en quelques semaines; mais résultent-elles d'une infiltration scléreuse, elles ne demandent pas moins de deux, trois ou quatre mois, voire quelquefois davantage, pour s'effacer complètement.

Pratiquement, ce qu'il importe de savoir, c'est que de telles lésions, si considérables, si monstrueuses qu'elles puissent être, ne comportent *aucune gravité*. Elles ne sont jamais que provisoires; elles arrivent toujours à se résoudre et à laisser se rétablir les formes naturelles de la vulve. Il n'y a donc pas lieu de s'en effrayer. Il n'y a pas lieu surtout d'instituer contre elles un traitement chirurgical, comme je l'ai cependant vu faire en deux regrettables circonstances. Ce serait folie — et cette folie néanmoins a été commise — d'attaquer par une opération quelconque, d'exciser ou même de cautériser ces intumescences vulvaires résultant de

---

1. Le dessin de cette curieuse déformation vulvaire se trouve reproduit dans la thèse inaugurale d'un de mes élèves et amis, le docteur Spillmann, actuellement agrégé de la Faculté de Nancy (*Des syphilides vulvaires*, Paris, 1869). — Je recommande ce travail à l'attention de mes lecteurs.

2. Voyez plusieurs dessins conservés au musée du l'hôpital Saint-Louis (Collection particulière).

néoplasmes spécifiques, d'œdème, d'infiltration scléreuse, etc. Car, je vous le répète encore, ces intumescences, ces déformations, se résolvent et s'effacent *toujours* sous l'influence des traitements les plus simples. Il suffit pour les guérir d'un peu de temps et de beaucoup d'hygiène, avec quelques soins combinés de la façon suivante : repos; — bains répétés coup sur coup, de deux jours l'un environ; — ablutions, injections vaginales fréquentes; — pansements assidus, dirigés contre les syphilides, cause originelle de ces complications; — applications résolutives ou badigeonnages à la teinture d'iode sur les parties affectées d'engouement chronique ou d'induration persistante, etc. — Cela, aidé de la médication générale, suffit amplement, dans tous les cas, à faire justice des divers accidents dont je viens de vous entretenir.

Telles sont, Messieurs, les syphilides vulvaires.

Mais, avant de quitter leur histoire, je dois encore fixer votre attention sur un accident annexe, que la syphilis secondaire détermine parfois à la vulve et dont l'étude a été négligée jusqu'à ce jour. Je veux parler des *folliculites vulvaires* d'origine spécifique.

Il est assez fréquent, dans le cours de la période secondaire, que la syphilis affecte les follicules de la vulve. Elle les affecte même suivant différents modes, de façon à produire des lésions assez variées comme aspect et comme forme anatomique, lésions qui peuvent être rangées en trois groupes, ainsi qu'il suit :

1° Folliculites *hypertrophiques*, de forme *sèche;*

2° Folliculites *abcédées*, suppuratives;

3° Folliculites *ulcéreuses*.

Quelques mots sur ces diverses lésions.

1° De ces trois types, le premier est de beaucoup le plus commun. Il consiste en un développement hypertrophique des follicules, et cliniquement s'accuse ainsi :

Sur la face externe des grandes lèvres ou sur leur bord libre production de petites tumeurs *pisiformes*, figurant autant de saillies convexes, régulièrement *hémisphériques*, affectant le volume d'une tête d'épingle, quand elles sont jeunes, ou d'un pois, quand elles ont acquis leur complet développement.

Ces petites tumeurs sont rosées ou rougeâtres, sèches, et recouvertes par un épiderme intact ou légèrement squameux.

Elles sont pleines, solides, résistantes, constituées évidemment par un exsudat concret ou par un néoplasme.

Elles se développent sans douleur, et restent absolument indolentes au toucher, voire à la pression, pendant toute leur durée.

Généralement elles sont multiples. On en compte le plus souvent de trois à six. Il en existe parfois davantage, huit, dix, douze, et même, par exception, jusqu'à quinze ou vingt. Inversement on peut n'en rencontrer qu'une ou deux, mais cela est assez rare.

Tantôt ces tumeurs sont isolées et distinctes. Tantôt elles sont réunies côte à côte par groupes de deux, de trois, de quatre. Elles peuvent alors se confondre par leur base, en restant indépendantes par leur sommet.

Au premier coup d'œil on ne sait trop ce que peuvent être ces petits mamelons hémisphériques, et l'on serait tenté de les prendre ou pour des papules, un peu plus convexes que de coutume, ou pour des végétations de forme verruqueuse. Mais, si l'on vient à les examiner avec un peu d'attention, on ne tarde pas à y découvrir une particularité qui dissipe aussitôt toute incertitude et détermine nettement la nature de ces lésions. En effet, au sommet et au centre même de chacun de ces mamelons, on aperçoit une petite *dépression punctiforme*, analogue à celle que laisserait sur un morceau de cire la piqûre d'une aiguille, et semblant être le pertuis d'un orifice glandulaire. De plus, assez habituellement, on voit émerger de ce pertuis un petit *poil*. Ce double détail est significatif. Il établit d'une façon péremptoire que la lésion est constituée par un follicule affecté pathologiquement.

Resterait à savoir de quelle façon est affecté ce follicule. D'après quelques recherches que j'ai entreprises à ce sujet, j'inclinerais à penser qu'il s'agit là d'une de ces inflammations subaiguës telles que la syphilis en provoque fréquemment sur divers organes, d'un de ces processus néoplasiques analogues à ceux qui constituent les papules cutanées, les papules muqueuses, les hyperplasies spécifiques. De plus il m'a paru ressortir de l'examen histologique

que ce processus se constitue *autour de la glande*, plutôt que dans les parois et le tissu même de cette glande. La lésion consisterait donc surtout en une *péri-folliculite*.

Quoi qu'il en soit de ce dernier point d'anatomie pathologique que je vous demande la permission de réserver, il n'est pas moins certain que cette folliculite spécifique affecte une allure tout autre que la folliculite simple, inflammatoire, vulgaire. Une fois produite, au lieu de se résoudre ou d'aboutir rapidement à suppuration, elle persiste sous forme d'un noyau rougeâtre, dur, indolent, et cela pendant un temps fort long, plusieurs semaines pour le moins, plusieurs mois habituellement. Cette longue durée et cette évolution chronique suffiraient presque, à défaut d'autres arguments, pour attester la nature spécifique de la lésion.

On a grand'peine à débarrasser les malades de ces petites tumeurs. J'ai essayé contre elles plus de vingt topiques peut-être, sans aboutir à rien de bien satisfaisant. Ce qui réussit — je ne dirai pas le mieux, mais le moins mal — c'est de les barbouiller tous les jours avec un pinceau chargé de teinture d'iode caustique. Encore ces badigeonnages n'ont-ils qu'une action très lente. Reste, il est vrai, la ressource de l'excision, à laquelle on peut avoir recours lorsque les choses traînent en longueur.

Telle est la première forme qu'affecte la folliculite d'origine spécifique. Je l'appelle, par opposition avec les suivantes, *folliculite hypertrophique, folliculite sèche*.

2° et 3°. — Une seconde forme est celle qui aboutit à suppuration. Après avoir subi les phases qui précèdent, la folliculite hypertrophique *s'abcède* en quelques cas. Une croûte jaunâtre se produit à son sommet, et cette croûte recouvre elle-même un petit foyer purulent. Si on la détache ou si elle vient à tomber, le foyer central s'évacue, et l'on voit se présenter à découvert une petite ulcération assez creuse, *cratériforme*, circonscrite par un rebord saillant. C'est là, d'une part, la *folliculite suppurée;* c'est là, d'autre part, la *folliculite ulcéreuse*.

En général, les ulcérations vulvaires qui résultent de ces folliculites abcédées n'ont qu'une étendue minime (2 à 3 millimètres de diamètre en moyenne), et sont facilement reconnaissables tant à leurs dimensions exiguës qu'à leur contour régulièrement cerclé et à leur aspect cratériforme.

Il est certains cas toutefois où les folliculites suppuratives aboutissent à constituer des ulcérations assez vastes, de l'étendue d'une pièce de 50 centimes ou d'une amande. Cela s'observe lorsque plusieurs de ces lésions contiguës viennent à s'abcéder et à subir le processus ulcératif (*folliculites ulcéreuses agminées*). — J'avais dans mon service, il y a quelques mois, une malade qui présentait au bas de la grande lèvre gauche un groupe de huit folliculites contiguës. Ces folliculites, d'abord sèches, vinrent à suppurer, puis s'ulcérèrent; leurs ulcérations se réunirent, et de là finalement résulta une plaie unique, qui mesurait environ deux centimètres en longueur sur un centimètre et demi de large. Cette plaie était assez creuse. Elle ne présentait, comme signes tant soit peu spéciaux, que des bords relevés en forme de crête et, sur quelques points de son contour, de petits segments de circonférence, vestiges de la forme circulaire des folliculites situées à la périphérie du groupe. A cela près, on l'eût facilement confondue soit avec la syphilide ulcéreuse commune, soit avec le chancre simple, soit même avec toute autre ulcération, et grand eût été sans doute notre embarras pour en déterminer la nature, si nous n'avions assisté à son début et à ses phases successives.

Je recommande à votre attention, Messieurs, ces variétés de lésions folliculaires, que vous ne trouverez pas décrites dans vos livres et qui cependant ne laissent pas d'être dignes d'un certain intérêt[1].

II et III. — Syphilides vaginales et utérines.

C'est un fait bien surprenant, Messieurs, que l'excessive rareté des syphilides du vagin et du col utérin, comparativement à l'excessive fréquence des syphilides vulvaires. Il semblerait que l'an-

1. Voyez au musée de l'hôpital Saint-Louis (collection particulière) plusieurs moulages, dessins ou photographies, qui rendent un compte exact de cette lésion, sous les diverses formes dont elle est susceptible dans l'un et l'autre sexe.

neau vaginal constitue comme une barrière opposée à l'envahissement de ces lésions. Chaque jour nous sommes témoins ici de
ce fait inexplicable. Chaque jour, il arrive à nos consultations des
malades ayant la vulve et les régions péri-vulvaires littéralement
criblées de syphilides; nous appliquons le spéculum, et nous ne
sommes pas médiocrement surpris de trouver, en arrière de la
vulve si maltraitée, un vagin sain, un col absolument indemne.

Si rares cependant que soient les lésions secondaires du vagin
et du col, elles le sont moins qu'on ne le dit, qu'on ne le croit en
général. Et il est à cela une raison des plus simples. C'est que, pour
trouver ces lésions, *il faut les chercher*. Or, on ne s'astreint pas
toujours à visiter au spéculum une femme syphilitique, et moins
encore à répéter cet examen d'une façon assidue. De sorte que les
syphilides génitales *internes*, ne s'accusant d'ailleurs par aucun
phénomène et ne déterminant aucune douleur, échappent souvent
à l'observation.

Ici, où nous nous tenons à l'abri de cette cause d'erreur en
examinant toutes nos malades au spéculum une fois par semaine,
nous avons l'occasion de temps à autre de constater des syphilides
sur le vagin et sur le col. Au reste les chiffres suivants, empruntés
à nos relevés d'hôpital, vous montreront d'une façon précise la
fréquence relative de ces accidents par rapport aux mêmes lésions
développées sur la vulve :

> Syphilides muqueuses de la vulve.................. 522 cas.
> Syphilides du col utérin.......................... 25 —
> Syphilides du vagin[1]............................ 9 —

C'est donc au vagin que les syphilides sont le plus rares, et
même on peut dire que là leur rareté est vraiment excessive, extraordinaire. — Voyons, cependant, ce que l'observation apprend
à leur égard.

I. — Les syphilides qui affectent le *vagin* ne se produisent
guère que sur deux points de cet organe :

---

1. Je ne parle ici que du vagin *au delà* de l'anneau vulvo-vaginal. Au niveau
même de cet anneau les syphilides ne sont pas rares; mais en ce point elles sont
tout aussi bien vulvaires que vaginales; elles y sont même plutôt vulvaires que vagi-

1° Au niveau de l'anneau vagino-vulvaire (et là elles sont tout aussi bien vulvaires que vaginales) ;

2° Dans l'ampoule supérieure du vagin.

Quant à la partie moyenne, au corps du vagin, elles y sont absolument exceptionnelles, si même on les y a jamais sûrement observées. Pourquoi cela ? Je l'ignore. Mais le fait est constant.

La symptomatologie de ces lésions secondaires du vagin est des plus simples ; quelques mots suffiront à la caractériser.

1° A l'anneau vulvo-vaginal, les syphilides muqueuses se présentent sous la forme érosive ou ulcéreuse. Là, par une autre bizarrerie dont je n'ai pas le secret, la papule, la papule véritable, ne se produit pas ou ne se produit que d'une façon excessivement rare.

C'est en ce point encore que les syphilides de forme ulcéreuse offrent le plus de difficultés diagnostiques ; ce qui tient d'une part à ce qu'elles n'ont pas par elles-mêmes d'attributs formels, et d'autre part à ce que, sur cette région, le chancre simple (lésion qu'elles peuvent surtout simuler) affecte en général une physionomie bien moins accentuée, bien moins caractéristique, que sur les parties extérieures de la vulve [1].

2° Dans l'ampoule vaginale, les syphilides qu'on observe parfois n'appartiennent guère qu'à un seul type, le type papuleux. Elles s'y présentent sous forme de petites papules aplaties, érosives, rondes ou ovalaires, du diamètre d'une lentille ou d'une pièce de 20 centimes tout au plus. Elles sont parfois rosées, c'est-à-dire d'une couleur qui tranche peu sur celle du vagin. Plus souvent — et c'est même là leur caractère le plus saillant — elles sont blanchâtres, *opalines,* ou d'un blanc gris, gris jaunâtre, qui contraste avec la teinte de la muqueuse voisine. Assez fréquemment aussi leur contour est bordé d'un liséré rougeâtre ou carmin.

J'ai fait conserver par l'aquarelle deux spécimens de ces syphi-

nales, eu égard soit à leur situation habituelle, soit à la direction qu'elles affectent quand elles viennent à s'étendre.

1. Je ne puis ici que signaler le fait, sans entrer dans des détails qui ne seraient pas à leur place. Je prie le lecteur de se reporter sur ce point à mes *Leçons sur le chancre simple,* qui seront l'objet d'une publication prochaine.

lides vaginales. Les voici. Vous voyez sur l'un et sur l'autre un groupe de papules assez nombreuses (7 dans un cas, 10 dans l'autre) occupant la paroi inférieure de l'ampoule vaginale. Ces papules sont, pour la plupart, du diamètre d'une lentille ; quelques-unes, agminées, atteignent l'étendue d'un haricot ou d'une feuille de trèfle. Elles sont toutes aplaties ; rosées dans un cas, elles affectent dans l'autre une teinte opaline ou légèrement jaunâtre. — Notez enfin que, dans l'un de ces cas, l'éruption papuleuse vaginale coïncidait avec une éruption semblable développée sur le col utérin.

II. — Les syphilides du *col utérin* dont il me reste à vous parler pour terminer l'histoire des syphilides génitales, se présentent sous les trois formes suivantes : forme érosive, forme papuleuse, forme ulcéreuse.

I. — La forme *érosive* est constituée par des érosions superficielles, véritables exfoliations épithéliales comparables à celles de la balanite. Ces érosions sont généralement petites, limitées, lenticulaires, rougeâtres ou d'un rouge purpurin qui tranche sur la coloration physiologique du col. Quelquefois, mais plus rarement, elles sont grisâtres, opalines. Comme caractères objectifs, elles ne présentent rien de bien spécial (à part ce dernier détail de couleur) qui puisse les différencier sûrement des érosions vulgaires [1].

Aussi, pour nombre de cas la nature syphilitique de ces érosions ne saurait-elle être que *suspectée* seulement. Elle ne peut être affirmée — encore avec une certaine réserve — que dans les deux conditions suivantes :

1° lorsque ces érosions sont situées d'une façon *excentrique* par rapport à l'orifice du col ;

2° lorsqu'elles affectent la *forme cerclée* ou *semi-annulaire*, et cela d'une façon bien nette, bien catégorique.

D'une part, en effet, les érosions non spécifiques du col ont pour habitude de siéger au centre même du museau de tanche et de rayonner de l'orifice utérin. Le seul fait, pour une érosion,

1. Voyez planche VII.

d'être localisée *en dehors* de cet orifice suffit à la rendre quelque peu suspecte. Mais ce n'est là, bien entendu, qu'une présomption qui demande à être confirmée par d'autres caractères, et vous concevez qu'un tel signe ne comporte rien d'absolu.

D'autre part, il est bien rare que les érosions vulgaires du col s'astreignent à la forme cerclée, surtout lorsqu'elles sont situées en dehors de l'orifice, et plus rare encore qu'elles prennent la forme semi-annulaire. Il n'est guère que les syphilides utérines qui affectent parfois cette disposition spéciale.

II. — La forme *papuleuse* est plus aisément reconnaissable.

Elle consiste en des papules tout à fait semblables aux papules d'autres régions, c'est-à-dire en de petits disques, de petits plateaux légèrement saillants et quelque peu surélevés au-dessus de la muqueuse. Ces papules sont assez fréquemment cerclées, ovalaires, elliptiques. Elles ont en général l'étendue d'une lentille ou d'une pièce de 20 centimes ; mais, lorsque plusieurs viennent à se confondre, elles peuvent occuper un quart, un tiers même de la surface du col. Elles sont lisses, érosives, rarement rosées, plus habituellement au contraire remarquables par une teinte assez spéciale, la teinte *gris-perle*. Presque toujours, en effet, —retenez bien ce caractère, Messieurs, — ce sont des papules *opalines* ou d'un blanc bleuâtre qu'on observe sur le col, comme le démontrent ces quatre pièces que j'ai l'honneur de vous présenter [1]. Parfois même, comme dans ce cinquième cas, les papules utérines offrent une teinte d'un blanc mat et laiteux (papules dites *diphthéroïdes*).

Il n'est pas rare de ne rencontrer qu'une seule de ces lésions. Plus souvent, toutefois, il en existe deux, trois ou même quatre, bien distinctes, bien isolées. J'en ai vu jusqu'à dix dans un cas. Quand elles sont aussi multiples, presque toujours elles aboutissent à ne plus former, en se fusionnant, qu'une, deux ou trois nappes à contours sinueux, composés d'une série d'arcs de cercle.

Ces papules utérines peuvent se produire sur tous les points du col. Lorsqu'elles sont situées en dehors de l'orifice du museau de

---

1. Voyez au musée de l'hôpital Saint-Louis (collection particulière) les pièces portant les nos 126, 215, etc. — Voyez planche VII.

tanche, elles sont facilement reconnaissables tant à leur situation excentrique qu'à leur forme circulaire, à leur saillie, à leur isolement, à leur coloration opaline, etc. Occupent-elles au contraire l'ouverture du col, siège habituel des érosions vulgaires, des granulations, des lésions diverses de la métrite commune, elles deviennent alors bien plus difficiles à diagnostiquer, et il est souvent très-délicat, impossible même dans ces conditions, d'en affirmer la nature spécifique.

Ce que les syphilides papuleuses du col utérin, comme aussi, du reste, les syphilides érosives de la même région, présentent de très remarquable, c'est leur *singulière curabilité*. Venez-vous à les toucher avec le crayon de nitrate d'argent, ou même, sans les cautériser, vous contentez-vous de les panser avec un topique inerte (tel que le tan ou l'oxyde de zinc), presque aussitôt elles disparaissent. Il y a plus : abandonnées à elles-mêmes, livrées à leur évolution *spontanée*, elles guérissent encore avec une facilité et une rapidité qui ne laissent pas d'être surprenantes. Cela, je l'affirme pour en avoir fait l'expérience ici plusieurs fois. A dessein j'ai laissé sans traitement des syphilides érosives ou papuleuses du col, me bornant à prescrire quelques injections d'eau, et j'ai vu ces lésions disparaître *sponte suâ* dans un très court espace de temps.

C'est là, Messieurs, un fait curieux sur lequel j'appelle votre attention; c'est un fait curieux en soi d'abord, et curieux aussi parce qu'il nous donne l'explication probable de certaines contagions vraiment extraordinaires. Voici ce à quoi je veux faire allusion. Il arrive parfois que des femmes syphilitiques, se sachant syphilitiques et s'observant avec le soin le plus minutieux, s'abstenant de tout rapport du moment où elles suspectent sur elles la moindre lésion contagieuse, n'aboutissent pas moins à transmettre la syphilis. Dès qu'elles sont accusées d'avoir transmis la maladie, ces femmes accourent chez leur médecin, qui les examine et qui, à son grand étonnement, ne trouve rien de pathologique sur elles, rien qui ait pu motiver une contamination. Comment donc, en pareille circonstance, la contagion s'est-elle exercée? Je ne saurais le dire, assurément. M'est avis néanmoins qu'elle pourrait bien dériver parfois d'une syphilide utérine, *spontanément guérie* à l'époque

SYPHILIDES DU COL UTÉRIN.

ultérieure où l'examen est pratiqué. J'accorde que le col utérin ne soit pas certes le seul point où une lésion contagieuse puisse rester méconnue et guérir *sponte suâ*. Mais avouez qu'il est le point par excellence où un accident de ce genre a le plus de chances de passer inaperçu, comme aussi de se juger le plus rapidement.

Inutile d'ajouter que les syphilides érosives et papulo-érosives du col utérin ne laissent jamais traces de leur passage. — Jamais non plus, détail négatif assez curieux, je ne les ai vues bourgeonner comme à la vulve, constituer de grosses tubérosités végétantes, passer en un mot à la forme dite hypertrophique.

III. — Les syphilides véritablement *ulcéreuses* du col utérin [1] sont peu communes. Une raison, toutefois, peut contribuer à les faire paraître plus rares qu'elles ne le sont en réalité ; c'est que, dépourvues en général de caractères nettement distinctifs, elles doivent être souvent confondues avec des ulcérations vulgaires, non spécifiques.

Elles consistent, d'après les quelques cas que j'ai observés, en des ulcérations peu profondes, entamant bien le col, mais seulement d'une façon assez superficielle ; — occupant de préférence les parties centrales du museau de tanche ; — variant comme dimensions entre l'étendue d'une amande et celle d'une pièce d'un franc ; — rougeâtres ; — lisses, unies, et différant en cela, par conséquent, des lésions granuleuses que l'on observe souvent au même siège ; — mais ne présentant en somme rien de bien spécial, moins encore rien de pathognomonique. J'ai vu, dans un cas, une de ces ulcérations, parfaitement reconnaissable à son contour composé d'une série d'arcs de cercle, présenter une teinte d'un blanc opalin qui contrastait singulièrement avec la coloration rosée du col. Dans un autre cas, une ulcération semblable, rayonnant de l'orifice du col, s'était étendue à presque toute la surface de cet organe.

Lorsque ces lésions affectent soit une teinte, soit une configuration particulière, on a motif pour en soupçonner le caractère spécifique. Mais en bien des cas, je le répète encore, aucun signe

---

1. Voyez au musée de l'hôpital Saint-Louis (collection particulière), une série de pièces relatives à ces lésions.

quelque peu spécial ne vient éclairer l'observateur, et la nature syphilitique de ces ulcérations ne peut être établie d'une façon rationnelle et probable que sur les considérations suivantes. La plupart des affections ulcéreuses de l'utérus, d'origine inflammatoire, catarrhale ou autre, ont pour caractères habituels de s'accompagner d'une certaine tuméfaction, voire d'une véritable hypertrophie du col, d'une sensibilité morbide de l'organe, de douleurs utérines ou péri-utérines avec irradiations rénales, abdominales, inguinales, etc., de troubles menstruels, d'hémorrhagies, d'écoulements muco-purulents, etc. Or, *les syphilides utérines ne comportent pas cet ensemble de symptômes.* Si donc, sur une femme syphilitique, vous voyez une ulcération utérine se développer *en l'absence de tout trouble utérin,* tenez par cela même cette ulcération pour suspecte. Sans pouvoir encore en affirmer la nature spécifique, méfiez-vous de cet accident; surveillez-le; proscrivez énergiquement tout rapport, dans la crainte d'une contagion, et attendez que l'évolution ultérieure de la lésion vienne fixer votre diagnostic.

Cette évolution, en effet, sera souvent assez significative pour couper court à toute incertitude. Chacun sait quelle marche lente et même chronique affectent les ulcérations inflammatoires ou catarrhales du col. Or, bien différentes à ce point de vue sont les syphilides utérines, même celles de forme ulcéreuse. Cautérisez-les, badigeonnez-les à la teinture d'iode, pansez-les soit avec un topique pulvérulent (tel que l'oxyde de zinc), soit avec un tampon de charpie imbibée d'une solution faible de nitrate d'argent, et *très rapidement* en général vous verrez ces ulcérations se modifier, se réparer, rétrocéder, finalement aboutir à la cicatrisation. Une résolution aussi singulièrement hâtive constitue presque un critérium qui permet d'affirmer, sans grand risque d'erreur, la spécificité de ces lésions.

II

A côté des syphilides génitales, dont je vous ai entretenus jusqu'à présent, viennent naturellement prendre place, dans la description que je poursuis, les *syphilides anales* et *péri-anales*, lesquelles très souvent coïncident avec les précédentes, ou même se confondent avec elles chez la femme. — Quelques mots sur cette variété connexe d'accidents.

Infiniment plus communes chez la femme que chez l'homme, les syphilides de la région anale s'observent soit sur la muqueuse même de l'anus, soit sur les téguments cutanés du voisinage (marge de l'anus, périnée, rainure interfessière, etc.).

I. — Sur la muqueuse de l'anus, elles ne se produisent guèr que sous forme d'*érosions* fissuraires ou d'*ulcérations* plus ou moins creuses, entamant le derme muqueux. — Masquées par le froncement normal de la région, elles peuvent facilement se dérober à la vue et ne deviennent appréciables que si l'on prend soin, pour les rechercher, d'entr'ouvrir l'anus. — Bien que fréquemment irritées et enflammées par le passage des matières fécales, elles ne sont pas aussi douloureuses qu'on serait tenté de le croire à priori. Elles diffèrent en cela des fissures spasmodiques, que caractérisent surtout d'atroces angoisses à la suite des selles. — Repliées parfois sur elles-mêmes par le fait naturel du plissement de l'anus, elles se présentent alors sous forme de deux segments érosifs ou ulcéreux, lesquels restent adossés lorsque l'organe est au repos, et s'écartent au contraire à la façon des feuillets d'un livre lorsqu'on vient à déplisser la région. — L'aspect et la coloration qu'elles affectent sont assez variables : elles sont tantôt rougeâtres, violacées, livides, et tantôt grises ou jaunâtres. Il peut être assez difficile, dans ce dernier cas, de les différencier du chancre simple.

II. — Sur la marge de l'anus et au périnée, les syphilides muqueuses se présentent avec des caractères absolument identiques à ceux des syphilides génitales. C'est dire qu'on rencontre là tout comme à la vulve des syphilides *érosives*, *papulo-érosives*, *papulo-hypertrophiques* et *ulcéreuses*. Vous retracer la symptomatologie de ces divers types éruptifs serait vous répéter mot pour mot ce que je vous en ai dit précédemment à propos des lésions secondaires des régions sexuelles. Il me suffira donc de les signaler, et, sans fatiguer votre attention par d'inutiles redites, je me bornerai à vous mentionner quelques particularités locales afférentes à ce genre d'accidents.

Les syphilides muqueuses de la marge de l'anus prennent assez fréquemment l'aspect de longues *fissures*, étroites et effilées, qui se logent dans les plis anaux, au fond même des sillons que déterminent ces plis. Elles sont alors inapparentes à première vue, et il faut, pour les apercevoir, déplisser la région.

En d'autres circonstances, la marge de l'anus devient le siège d'une lésion assez singulière. Sous l'influence de l'irritation développée par ces syphilides, le derme et peut-être le tissu cellulaire sous-cutané s'hypertrophient, se condensent, s'épaississent. Il en résulte que les plis de l'anus se transforment en de gros bourrelets, durs, résistants, que séparent les uns des autres des sillons fissuraires ou ulcéreux. Cette dernière lésion, d'aspect assez étrange, a reçu le nom d'*hypertrophie radiée* des plis de l'anus.

De même, il arrive parfois que, dans des conditions identiques, le raphé médian du périnée s'hypertrophie et se transforme en une sorte de *crête* antéro-postérieure, saillante de plusieurs milli mètres, rougeâtre, d'une consistance très ferme, parfois même d'une véritable dureté cancroïdienne.

III

Assez souvent encore, Messieurs, vous rencontrerez chez la femme — dont la peau fine et délicate paraît mieux se prêter que celle de l'homme au développement de ces lésions — assez souvent, dis-je, vous rencontrerez des syphilides muqueuses sur les trois points suivants : à l'ombilic, au sein et à l'aisselle.

I. — A l'*ombilic*, ces lésions se présentent sous forme d'érosions ou de papules, soit rosées, soit grisâtres, parfois même opalines, quelquefois aussi partiellement recouvertes de croûtes, ce qui leur donne ce qu'on appelle l'*aspect eczémateux*.

II. — Au *sein*, elles occupent soit le mamelon, soit plus souvent la face inférieure de la mamelle ou le sillon sous-mammaire.

Sur le *mamelon*, elles consistent soit en érosions fissuraires, en gerçures allongées, en crevasses, qu'on peut très facilement confondre avec des lésions communes, soit en papules arrondies, lenticulaires. Assez rares en dehors de la lactation, elles sont au

contraire fréquentes chez les femmes qui nourrissent. De là le
danger de confier des nourrissons sains à des femmes en puissance de syphilis secondaire.

À la *face inférieure du sein* les syphilides muqueuses sont assez
communes, spécialement chez les femmes qui ont les mamelles
flaccides et pendantes. Elles rencontrent là, en effet, un ensemble
de conditions des plus favorables à leur développement : finesse
de la peau, contact continu de surfaces adossées, humidité, chaleur, etc... — La forme la plus fréquente qu'elles affectent en ce
point est celle de *papules*. Ces papules sont plus ou moins nombreuses, isolées ou agminées, érosives, discoïdes, arrondies. Elles
pullulent et bourgeonnent à la fois sur cette région avec une facilité surprenante, *couvées* qu'elles sont, pour ainsi dire, par le sein
appliqué sur le thorax. Aussi aboutissent-elles fréquemment à
former de larges *nappes hypertrophiques*, lesquelles en certains
cas envahissent toute la face inférieure de la mamelle et la partie
correspondante de la poitrine[1]. Sur une malade que nous avions
ici l'an passé, une de ces nappes muqueuses hypertrophiques avait
atteint des proportions considérables ; elle s'étendait du sternum
à l'aisselle en contournant le sein, et couvrait le thorax de bourgeons végétants sur une hauteur verticale de 10 à 15 centimètres !
Elle simulait presque de la sorte un cancer *en cuirasse* à la période d'ulcération. C'était une lésion hideuse, vraiment effrayante
d'aspect. Ai-je besoin d'ajouter que ce n'était pas moins en réalité
une lésion des plus bénignes, dont quelques semaines de traitement firent facile justice ?

III. — Dans l'*aisselle*, enfin, on oberve parfois des syphilides
muqueuses sous forme de papules érosives, irrégulières de forme,
suintantes, partiellement encroûtées en certains cas, et légèrement prurigineuses. — Quand ces papules sont quelque peu confluentes, elles ne tardent pas à s'agminer et à constituer des mamelons bourgeonnants informes, séparés en plusieurs masses par
des sillons assez creux correspondant aux plis de la région. Parfois même elles prennent un développement hypertrophique[2]. — Ce

---

1. Une pièce de ce genre est déposée au musée de l'hôpital Saint-Louis, sous le n° 65.
2. Voyez pièce n° 97 (Musée de l'hôpital Saint-Louis, collection particulière).

sont encore là, en dépit de toute apparence, des lésions bénignes, qui guérissent avec rapidité sous l'influence des moindres soins.

IV

J'en ai fini, Messieurs, avec le groupe des syphilides muqueuses qui sont ou spéciales à la femme ou plus fréquentes chez elle que chez l'homme. Pour compléter l'histoire de ce genre de lésions, il ne me reste plus qu'à vous parler brièvement de celles qui sont communes aux deux sexes.

En première ligne je dois placer ici les *syphilides buccales*. Celles-ci, même chez la femme, sont très essentielles à connaître, parce qu'après les syphilides vulvo-périnéales ce sont de toutes les plus fréquentes.

Il s'en faut de beaucoup cependant qu'elles aient chez la femme l'importance qu'elles présentent chez l'homme. Elles sont bien plus rares dans le sexe féminin, et cela pour deux raisons : 1° parce que la femme a généralement plus soin de sa bouche que l'homme; 2° parce que la femme ne fume pas. Nul doute, en effet, que ce ne soit l'usage et surtout l'usage immodéré du tabac qui provoque dans notre sexe l'apparition si commune et les récidives si fréquentes des syphilides buccales. Les hommes qui ne fument pas ont la bouche bien plus épargnée par la vérole que les fumeurs. Tout naturellement, donc, les femmes qui fument rentrent dans la loi commune et sont exposées, de par la syphilis et le tabac, à de fréquents accidents buccaux. J'ai vu, sur une jeune dame qui avait contracté en Orient l'habitude de la cigarette et du cigare, les syphilides pulluler à la bouche et récidiver à vingt reprises, comme sur un homme.

Au point de vue clinique, les syphilides de la bouche (et j'entends ici par la bouche *toute* la cavité buccale, depuis les lèvres jusqu'au pharynx) se présentent sous les mêmes formes que les syphilides muqueuses en général. Elles se rattachent toutes aux quatre types primordiaux sous lesquels nous avons rangé les

FOURNIER. 28

lésions secondaires des muqueuses. Elles consistent, en effet, soit
en des érosions simples (*syphilides érosives*), soit en des papules
(*syphilides papulo-érosives*), soit en des papules hypertrophiées
(*syphilides papulo-hypertrophiques*), soit enfin en des ulcérations
(*syphilides ulcéreuses*).

Comme *siège*, elles peuvent affecter tous les points de la bouche;
mais il est trois régions sur lesquelles elles se portent de préférence et qu'il importe de spécifier. Ces trois *foyers* (permettez-moi
de les qualifier ainsi), ces trois foyers, dis-je, des syphilides buccales sont :

1° les amygdales et les piliers du voile ;

2° les lèvres (face muqueuse, bien entendu) ;

3° la langue.

Il est bien moins fréquent d'observer ces mêmes lésions sur la
portion dure du palais, sur la face muqueuse des joues, sur
les gencives, sur le plancher de la bouche, etc.

1° Aux *lèvres*, ce sont des syphilides *érosives* ou *papulo-érosives*
que l'on rencontre le plus habituellement, sous forme de petites
érosions plates ou légèrement saillantes, arrondies ou ovalaires,
de l'étendue d'une lentille, d'un haricot ou d'une amande, tantôt
rougeâtres ou purpurines, tantôt au contraire grises, blanchâtres,
opalines. Prenez note, Messieurs, de ce dernier aspect, car il est
presque spécial. Je ne connais guère que les syphilides muqueuses
qui se présentent sur les lèvres avec cette coloration particulière.
— C'est aux lésions de ce genre que l'on donne d'une façon courante le nom de *plaques opalines*.

Lorsqu'elles siègent aux commissures buccales, les syphilides
muqueuses sont généralement divisées en deux segments (un sur
chaque lèvre), lesquels s'adossent quand la bouche est fermée,
pour s'écarter quand elle s'entr'ouvre. De plus, ces deux segments
sont séparés par un sillon linéaire qui répond au pli même de la
commissure, et ce sillon est presque toujours excorié, sanguinolent, semblable à une crevasse, plus ou moins douloureux. Quelquefois aussi le contour de la surface érosive est limité du côté
de la peau par une sorte de collerette granulée ou de bourrelet

croûteux. Tous ces petits détails donnent à la lésion un aspect des plus caractéristiques.

Il n'existe généralement sur les lèvres qu'une, deux ou trois de ces syphilides érosives ou papuleuses. Il peut s'en produire un bien plus grand nombre; mais, dans ce cas, elles se réunissent et se fusionnent en larges nappes transversales, qui mesurent 3, 4 et jusqu'à 5 centimètres d'étendue. J'en ai vu qui se prolongeaient d'une commissure à l'autre. J'en ai même fait dessiner une qui contournait toute l'ouverture buccale en décrivant ainsi un ovale papulo-érosif d'une dimension considérable.

Bien plus rare est la forme *ulcéreuse* sur les lèvres. Tantôt elle succède aux formes précédentes négligées, entretenues ou irritées par le défaut d'hygiène, par l'abus du tabac, par le voisinage de dents ébréchées ou incrustées de tartre, etc. Tantôt au contraire elle est primitive, c'est-à-dire ulcéreuse d'emblée.

2° Les syphilides muqueuses de la *langue* occupent surtout le dos ou les bords de cet organe; elles sont bien plus rares sur sa face inférieure.

Leur forme la plus habituelle est celle d'*érosions* ou de *papules*.

Érosives, elles consistent simplement en des desquamations épithéliales d'étendue généralement minime, rosées ou rougeâtres, lisses, légèrement douloureuses au contact des aliments chauds, acides ou piquants. Quand elles siègent sur les bords ou à la pointe de la langue, elles sont le plus souvent verticales, allongées, étroites, fissuraires.

Papuleuses, elles occupent surtout le dos de la langue, spécialement au niveau des parties moyennes ou postérieures. Elles forment là de petits soulèvements lenticulaires, assez régulièrement arrondis, quelque peu semblables aux grosses papilles du V lingual, que par parenthèse (laissez-moi vous signaler cette erreur) les novices ne manquent jamais de prendre pour des papules spécifiques. — Quelquefois elles sont assez confluentes, et, lorsqu'en même temps elles acquièrent un certain volume, elles forment alors sur le dos de l'organe une série de *bosselures* ou de mamelons qui donnent à la langue un aspect assez étrange, celui « du dos de

---

crapaud ». — Négligées ou irritées, elles peuvent bourgeonner, végéter, se fendiller, s'ulcérer, se compliquer de crevasses ou de fissures, et passer même à la forme hypertrophique.

Devenues *hypertrophiques*, ce sont de gros mamelons, du volume d'un noyau de cerise, d'une amande, d'un haricot, etc., mamelons plus ou moins saillants, qui déforment la surface de l'organe et constituent dans son parenchyme de véritables *nodi* d'une dureté singulière. Ces nodi consistent en une hyperplasie interstitielle du tissu de la langue, lésion identique (autant qu'il m'a été permis d'en juger) à celle des néoplasmes papuleux. Ils sont généralement assez rebelles, voire plus rebelles que les véritables gommes tertiaires dont j'aurai l'occasion de vous parler plus tard [1].

Parfois encore les syphilides se traduisent sur le dos de la langue par de simples *fissures* allongées en forme de sillons, plus ou moins profondes, ouvertes en V, rectilignes ou sinueuses, érosives ou ulcérées.

Autre détail, relevant simplement d'une influence de siège. Lorsque les bords de la langue ont été affectés pendant longtemps de syphilides négligées ou mal traitées, il n'est pas rare de les trouver tuméfiés, durs, déformés, et déformés de façon à reproduire exactement l'empreinte des dents correspondantes. Cette particularité donne à la langue un aspect assez bizarre.

Enfin, on observe parfois sur la langue, mais bien plus rarement, des syphilides secondaires de forme *ulcéreuse*. Celles-ci ont ou fissuraires, c'est-à-dire étendues en longueur, ou bien étalées, plus ou moins larges, demi-creuses, irrégulières de contour, à fond rouge ou gris jaunâtre.

Ce n'est pas tout encore. Indépendamment de ces formes, que j'appellerai communes parce qu'elles ne diffèrent pas sensiblement de celles qu'affectent les lésions secondaires de toutes les

---

1. Un exemple de cette curieuse variété de syphilides linguales se trouve reproduit dans la revue photographique des hôpitaux de Paris, 1re année, p. 167, planche XXXI.

muqueuses; la syphilis détermine quelquefois sur la langue une éruption spéciale (spéciale du moins quant à sa physionomie, quant à ses caractères apparents), qu'on ne retrouve sur aucun autre point. Cette éruption consiste en des plaques plus ou moins étendues qui se localisent exclusivement sur le dos de la langue, plaques tantôt circonscrites et lenticulaires, tantôt étalées sur une assez large surface, rougeâtres et d'un rouge plus vif notamment que celui des parties saines environnantes, régulières de contour plutôt que déchiquetées et assez souvent arrondies ou ovalaires ; — plaques *sèches*, plaques *non érosives* (notez bien cela), et différant des érosions en ce qu'elles ne se laissent pas colorer en blanc par le nitrate d'argent ou le nitrate acide de mercure ; — plaques enfin remarquablement *lisses*, comme polies ou vernies, contrastant donc avec l'apparence villeuse des tissus voisins. On dirait, à voir ces plaques, que les papilles linguales ont disparu à leur surface, qu'elles ont été *rasées*. Cette *dépapillation* (pardonnez-moi le barbarisme) est-elle réelle ou n'est-elle qu'apparente, je ne saurais le dire, n'ayant pas encore eu l'occasion d'examiner histologiquement une langue affectée de la sorte. Toujours est-il que *de visu* les papilles ne sont plus appréciables au niveau de ces plaques, et c'est là précisément ce qui donne à cette lésion un aspect tout à fait spécial[1].

Je qualifie cette variété de syphilides sèches du nom de *plaques lisses* de la langue, dénomination préférable, je crois, à celle de psoriasis lingual, sous laquelle paraissent l'avoir désignée certains auteurs et qui, mal définie, se trouve appliquée dans la science à des états pathologiques très différents.

3° Venons en dernier lieu au troisième foyer des syphilides buccales, je veux dire à la *gorge*.

Il est bien rare que, dans le cours de la période secondaire, les malades n'aient pas à souffrir une ou plusieurs fois de la gorge. Et ces douleurs presque invariablement reconnaissent pour origine des syphilides muqueuses de l'arrière-bouche.

1. M. Cornil, qui a étudié cette singulière lésion, en compare l'aspect à celui « d'*un cercle fauché dans une prairie* ». Il croit cet aspect dû à la chute des prolongements cornés des papilles filiformes. « On sait en effet, dit-il, que les papilles filiformes qui

De toutes les lésions secondaires de la cavité buccale les plus communes, sans contredit, sont celles qui se développent sur la région amygdalienne, c'est-à-dire dans cet espace triangulaire où se trouve embrassée l'amygdale entre les deux piliers du voile. La région amygdalienne est le foyer par excellence des syphilides buccales. Elle constitue un véritable *nid à syphilides*. Aussi faut-il toujours tenir en surveillance la gorge des malades que l'on traite; aussi est-ce là, dans les cas douteux, qu'il faut aller dépister des signes d'infection. L'examen de la région amygdalienne, soyez-en sûrs, éclaire bien souvent des diagnostics incertains.

La forme la plus habituelle qu'affectent là les syphilides est celle d'*érosions*, d'érosions absolument plates en général, quelquefois très légèrement papuleuses, petites, mesurant l'étendue d'une lentille ou d'une amande, rougeâtres, mais souvent aussi grises, cendrées, blanchâtres, *opalines* (rappelez-vous ce dernier aspect, très commun en cette région), discrètes enfin ou confluentes, et confluentes parfois au point de recouvrir entièrement les amygdales et les piliers. Ces lésions déterminent une gêne plutôt qu'une douleur véritable dans la gorge [1]. Souvent même, alors qu'elles ne sont pas irritées par le tabac, c'est-à-dire chez la

---

constituent comme des touffes d'herbe sur le dos de la langue présentent un piquant, une longue saillie composée de cellules cornées imbriquées les unes sur les autres et dont les plus inférieures sont implantées sur une petite papille à peine saillante. La partie épithélique cornée a une très grande longueur, un demi-millimètre, un millimètre et plus. Que ces énormes prolongements épidermiques tombent, et ils tombent en réalité au niveau des plaques muqueuses que nous étudions, vous aurez une surface lisse, plane, recouverte simplement par les couches stratifiées du corps muqueux, mais privée de ses prolongements filiformes de l'épiderme corné. La plaque paraît dans son ensemble d'autant plus lisse, d'autant plus déprimée, qu'autour d'elle les prolongements cornés des papilles filiformes sont conservés avec leur longueur, accrue encore par l'inflammation linguale, etc... ». Du reste M. Cornil avoue n'avoir pas encore eu l'occasion de pratiquer l'examen histologique de cette lésion. — Voyez Leçons sur la syphilis, Paris, 1879).

1. Je dois remarquer toutefois que les syphilides gutturales ne rendent pas toujours compte de toutes les douleurs de gorge dont se plaignent les syphilitiques. J'ai vu plus d'une fois des malades accuser des douleurs d'angine sans présenter à la gorge, sur les amygdales ou dans le pharynx, *la moindre lésion appréciable*. Ce fait m'a trop vivement frappé pour que je ne l'aie pas étudié avec rigueur, et je le tiens pour absolument authentique. Quelle peut être, dans les cas de ce genre, l'origine des douleurs qu'éprouvent les malades? Je ne saurais le dire. — Je me borne du reste pour l'instant à signaler cette particularité, sur laquelle j'aurai l'occasion de revenir dans l'une des leçons suivantes.

femme plus souvent que chez l'homme, elles sont assez indolentes pour passer absolument inaperçues et rester *ignorées*. Chaque jour, ici, il nous arrive de découvrir des syphilides amygdaliennes ou péri-amygdaliennes dont nos malades ne se doutent pas, dont elles sont fort surprises d'apprendre l'existence. « C'est singulier, nous disent-elles alors, je ne sentais rien et je ne sens rien encore à la gorge ; comment puis-je y avoir du mal? » — En d'autres cas, inversement, la réaction locale plus accentuée se traduit par les phénomènes communs de toute angine : chaleur âpre de la gorge, sensation incommode de sécheresse, difficulté de déglutition, douleurs plus sensibles pour la déglutition de la salive que pour celle des aliments, etc... — Certains auteurs ont même prétendu que ces phénomènes douloureux « subissent une recrudescence évidente durant la nuit » ; je considère cette assertion comme toute théorique et plus que contestable.

Enfin, les syphilides gutturales, qui constituent ce qu'on appelle l'*angine secondaire* [1], retentissent très habituellement sur les ganglions situés au voisinage des amygdales, en avant des muscles sterno-mastoïdiens, et constituent là des adénopathies dont j'aurai bientôt l'occasion de vous parler.

Parfois encore vous rencontrerez, Messieurs, sur la région amygdalienne des syphilides *ulcéreuses*, entamant le derme muqueux, pultacées ou rougeâtres de fond, arrondies ou irrégulières de contour, douloureuses, et gênant même d'une façon notable les mouvements de déglutition. Mais ce dernier ordre d'accidents est incomparablement plus rare que la forme érosive des lésions gutturales.

---

1. On a décrit encore sous le nom d'angine secondaire soit une éruption tachetée, dite *roséole* de la gorge, soit un *érythème en nappe* auquel on a attribué, comme d'usage, « un aspect tout spécial, pathognomonique ». — Pour la roséole de la gorge, je suis encore à la chercher ; jamais je n'ai observé sur le palais, sur les amygdales ou dans le pharynx, d'éruption disséminée sous forme de taches circonscrites, lenticulaires, susceptibles d'être assimilées à la roséole de la peau. — L'érythème en nappe de la gorge ne me paraît pas moins hypothétique. Certes, j'ai vu bien souvent des malades syphilitiques présenter une certaine rougeur de l'isthme guttural ; mais, d'une part, cette rougeur ne m'a jamais paru dotée d'attributs spéciaux ; et, d'autre part, je l'ai rencontrée non moins souvent chez des sujets sains, non entachés de syphilis. Je ne saurais donc la considérer comme spécifique.

Sur le voile palatin, sur les piliers, sur la luette, les syphilides muqueuses sont encore très communes. Elles sont moins fréquentes sur la portion dure du palais, sur la muqueuse des joues et sur le plancher de la bouche. — Elles présentent sur ces diverses régions des caractères à peu près identiques à ceux des autres syphilides buccales. Ce sont le plus souvent de simples érosions plates ou très légèrement papuleuses, limitées, rougeâtres ou opalines; plus rarement elles constituent des ulcérations véritables.

Comme vous avez pu le voir par ce rapide exposé, les syphilides de la bouche, à cela près de quelques détails relevant d'influences locales, diffèrent peu d'un siège à un autre. Elles se rapprochent encore par un certain nombre de *caractères communs*, caractères que j'ai laissés de côté jusqu'à présent pour n'avoir pas à vous les répéter à propos de chaque variété de siège, et dont je dois vous dire un mot en terminant.

1° *Peu douloureuses* en général, surtout à leur début, les syphilides buccales ne laissent pas de déterminer une certaine gêne, voire une souffrance réelle, lorsqu'elles sont ou négligées ou irritées par une cause quelconque (mauvais état de la bouche ou des dents, alcooliques, tabac, etc.). Elles s'accompagnent alors d'un phénomène commun à toutes les inflammations buccales, à savoir la *salivation*. Cette salivation, bien entendu, n'est en rien comparable à celle de la stomatite mercurielle; elle est toujours minime au contraire; elle ne consiste qu'en une certaine exagération de la sécrétion salivaire, avec besoin de cracher plus fréquent.

2° Toutes ces syphilides sont des lésions essentiellement *bénignes*. Elles peuvent bien durer plus ou moins longtemps, se montrer même assez rebelles en quelques cas; mais en somme elles finissent toujours par guérir, et par guérir sans laisser traces de leur passage. Elles sont donc très différentes en cela des lésions tertiaires qui produisent si souvent sur cette même région des délabrements et des mutilations irréparables.

3° En revanche, elles présentent, au moins pour la plupart, une *faculté surprenante de récidive*. Il est très habituel de les voir se répéter coup sur coup, renaître en venant de s'éteindre, comme aussi reparaître à échéance éloignée. Il est des malades (femmes) qui subissent trois, quatre, cinq, dix récidives de ces accidents. Et c'est bien autre chose chez l'homme. J'ai vu sur d'incorrigibles fumeurs les syphilides buccales repulluler incessamment et, pour ainsi dire, rester *en permanence* plusieurs années de suite.

4° Comme dernier détail symptomatologique, toutes ces lésions, quel qu'en soit le siège, sont susceptibles d'affecter telle ou telle variété de ce type si cher aux syphilides, le type *circiné*. Vous rencontrerez donc à la bouche des syphilides cerclées, demi-cerclées, annulaires, semi-annulaires, etc. — Voici, par exemple, une femme qui présente à la lèvre deux papules géométriquement circulaires. — Voici de même deux autres malades qui portent, l'une à la lèvre supérieure une syphilide érosive en forme de demi-anneau, et l'autre au palais une lésion de même ordre figurant un fer à cheval parfaitement dessiné[1].

Enfin, Messieurs, quelques mots de pratique pour en finir avec ce sujet.

Sachez bien ceci tout d'abord : les syphilides secondaires de la bouche cèdent bien moins facilement à un traitement général, même énergique, qu'au traitement local le plus simple. Si vous en attendiez la guérison du mercure *seul*, vous pourriez l'attendre en vain pendant plusieurs mois, tandis qu'avec une médication topique vous en ferez justice en quelques jours. Le mercure n'est bon qu'à prévenir ces accidents, à en modérer la repullulation habituelle, à en tarir la source; mais une fois produits, il n'exerce sur eux, en général du moins, qu'une action curative des plus lentes.

Aussi est-ce à la médication topique qu'il faut s'adresser dans tous les cas, pour débarrasser hâtivement les malades de ces lésions incommodes, souvent pénibles, toujours *dangereuses* au point de vue de la contagion. — En quoi consiste cette thérapeutique locale? Le voici en quelques mots :

D'abord, soins d'hygiène, préventifs autant que curatifs : pro-

1. Plusieurs de ces curieuses lésions ont été dessinées et sont conservées au musée de l'hôpital Saint-Louis (collection particulière).

preté minutieuse de la bouche ; — gargarismes ; — surveillance de
l'état des dents ; — proscription de tous les irritants, du tabac en
première ligne. (Et, soit dit incidemment, cette dernière recommandation n'est pas toujours inutile alors qu'elle ne s'adresse pas
à un homme. Car certaines femmes — voire du meilleur monde
ou de celui qui est considéré comme tel — sont coutumières du
péché mignon de la cigarette, et ne s'en accusent pas toujours
à leur médecin).

En second lieu, *cautérisation*, suivie de quelques gargarismes.

La cautérisation simplement pratiquée avec le crayon de nitrate
d'argent (lequel est un cathérétique plutôt qu'un caustique véritable) donne assez généralement de bons résultats. Toutefois
elle est souvent insuffisante, et, par expérience, je préfère de
beaucoup à la pierre infernale un caustique un peu plus douloureux, il est vrai, mais bien autrement actif et plus sûr, le *nitrate
acide d'hydrargyre*. — Pour être bien manié, ce dernier agent
demande un certain apprentissage. Voici comment je vous conseille de l'appliquer. Improvisez un pinceau en enroulant un peu
d'ouate au bout d'une allumette ou mieux sur la fourche d'un
porte-mèche. Trempez ce pinceau dans le liquide, exprimez-le,
essuyez-le même, car il contient toujours *trop de caustique*, et pro-
menez-le très légèrement sur la surface malade dont vous aurez
soin de ne pas dépasser les limites. Puis, faites aussitôt gar-
gariser le patient.

Dans les vingt-quatre ou quarante-huit heures qui suivent la
cautérisation, bornez-vous à prescrire des gargarismes émollients
(eau de guimauve, eau de pavot, eau d'orge miellée, etc.). Plus
tard, seulement, ayez recours aux gargarismes usuels de chlorate
de potasse ou de borate de soude. Et surtout, conseil négatif qui
n'est pas sans importance, gardez-vous des gargarismes au sublimé, dont l'affreuse saveur répugne aux malades et qui ne sont
pas d'ailleurs sans inconvénients réels pour les dents.

Une seule cautérisation avec le nitrate d'hydrargyre suffit habituellement. Quelquefois cependant il est besoin de revenir une
seconde et une troisième fois à l'emploi du caustique. En tout cas,
lorsque les cautérisations doivent être répétées, il ne faut jamais
les pratiquer coup sur coup, quotidiennement par exemple,

comme je le vois faire bien souvent. Il y a tout avantage au contraire
à les distancer de plusieurs jours (cinq à six jours environ),
pour attendre de chacune d'elles le résultat qu'elle peut produire.

Je vous le répète, le nitrate acide d'hydrargyre convient bien
mieux, suivant moi, que le nitrate d'argent à la cautérisation des
syphilides buccales. Pourquoi? Je l'ignore; c'est affaire d'expérience. — Cependant, en certains cas, on peut et même l'on doit
recourir de préférence au crayon de nitrate. Telle est l'indication
lorsque, par exemple, la lésion est minime (car alors tout réussit,
et l'on n'aurait aucune raison d'imposer aux malades le choix
d'un caustique douloureux) ; ou bien inversement lorsque la lésion
est très étendue, car alors la cautérisation au nitrate d'hydrargyre
serait par trop pénible. — Dans ce dernier cas toutefois, si l'emploi du caustique mercuriel paraît indispensable ou du moins
particulièrement avantageux, on a toujours une ressource pour
tourner la difficulté et ménager la sensibilité du malade : c'est
de *répartir la cautérisation en plusieurs séances*, de façon à la
rendre chaque fois plus supportable.

Je vous disais, Messieurs, en vous parlant dernièrement des
syphilides génitales de la femme, que l'anneau vagino-vulvaire
constitue comme une barrière opposée à ces lésions, lesquelles,
prodigieusement fréquentes en deçà de cet anneau, deviennent
extrêmement rares au delà. Eh bien, il en est de même ici pour
l'isthme du gosier. Au-devant de cet isthme, les syphilides muqueuses sont des plus communes ; en arrière, elles sont presque
exceptionnelles, au moins relativement. Si bien qu'on a pu dire
avec quelque raison : « Les piliers du voile palatin sont les colonnes d'Hercule de la plaque muqueuse ». Et cette bizarrerie,
notez-le bien, est d'autant plus inexplicable en l'espèce que, par
une singularité contraire, l'arrière-gorge est un véritable foyer
de prédilection pour les accidents d'une période plus éloignée
de la diathèse, pour les syphilides tertiaires.

Les rares lésions secondaires que l'on observe dans l'arrière-
gorge consistent soit en des érosions limitées, plates ou légèrement papuleuses, soit en des ulcérations un peu plus creuses, attaquant le derme muqueux.

Il ne se rattache à ces accidents qu'une seule particularité, mais celle-ci très intéressante, cliniquement, très importante à connaître. Lorsque les syphilides pharyngées siègent au niveau, au voisinage ou même à une certaine distance de l'orifice de la trompe d'Eustache, elles deviennent parfois l'origine de troubles plus ou moins marqués de l'audition : *bourdonnements* continus ou intermittents, *sifflements* d'oreille, *otalgie, dureté de l'ouïe*, voire *surdité* presque complète. Ces divers symptômes *ne sont pas absolument rares dans la période secondaire*, et je les recommande d'autant plus à votre attention que l'origine spécifique de tels accidents reste le plus souvent méconnue.

Certes les troubles auditifs qui se produisent dans la période secondaire ne dérivent pas toujours de lésions pharyngées, ainsi que nous aurons l'occasion de le dire plus tard ; mais, pour bon nombre de cas, je l'affirme, ils sont la conséquence de syphilides de l'arrière-gorge, qui tuméfient, altèrent ou ulcèrent la muqueuse au voisinage de la trompe, et produisent même parfois une obstruction de ce canal.

Venons actuellement aux syphilides du *larynx*.

Les descriptions qu'on a données jusqu'ici de ces lésions (réserve faite pour quelques travaux récents) me paraissent avoir été surtout inspirées par des vues théoriques. On s'est efforcé de trouver dans le larynx des types morbides correspondant aux syphilides cutanées ou muqueuses d'autres régions, et, dans cette direction d'esprit, on a plus d'une fois, à mon sens, exagéré les données de la clinique. C'est ainsi qu'on a décrit une prétendue roséole du larynx, qui n'est qu'un mythe d'après moi; c'est ainsi qu'on a parlé d'une « coloration toute spéciale, pathognomonique même », que prendrait la muqueuse laryngée sous l'influence du virus syphilitique. C'est ainsi qu'on a rapporté à la vérole des lésions qui assurément ne lui appartiennent pas (comme, par exemple, les polypes et les végétations), ou bien encore que l'on a donné comme habituelles certaines formes éruptives très rares dans le larynx, telles que la plaque muqueuse ou la papule muqueuse bien définie, bien circonscrite.

Il importe ici de réagir contre nombre d'opinions trop facilement accréditées. Je le ferai en quelques mots.

D'abord, les troubles fonctionnels du larynx sont assez *rares*
dans la syphilis secondaire. Sur ce premier point mes statistiques
se trouvent en contradiction formelle avec ce qu'ont écrit quelques auteurs. Ainsi mes notes d'hôpital ne me fournissent pas, par
centaine de malades, plus de trois à cinq cas, six cas au plus, de
troubles laryngés survenus dans le cours de la période secondaire [1].
Je ne parle ici, il est vrai, que de malades *traités*, car je n'ai pas
eu l'occasion d'observer ce qui résulterait en l'espèce de l'expectation pure et simple.

Du reste, notons-le bien, la proportion des troubles vocaux est
loin de rendre compte de la proportion des lésions laryngées. Les
troubles vocaux, je le répète, sont assez rares dans la syphilis secondaire, mais on avait eu le tort — moi comme tout le monde,
je le confesse — de mesurer sur leur fréquence la fréquence des
lésions laryngées. Celles-ci sont beaucoup plus communes que
ceux-là, et la raison en est fort simple; car parmi les lésions laryngées il n'y a tout naturellement que celles de l'appareil vocal
proprement dit qui déterminent des troubles vocaux. Seulement
il fallait s'aviser d'aller rechercher ces lésions chez des malades
ne présentant aucun désordre fonctionnel du larynx, et c'est là
précisément ce qu'on avait négligé de faire. M. Gouguenheim,
mon collègue et ami, a comblé cette lacune, en s'astreignant à
soumettre indistinctement à l'examen laryngoscopique *toutes* ses
malades de Lourcine, *qu'elles fussent affectées ou non de troubles
de la voix*, et il n'a pas été peu surpris de rencontrer dans une
foule de cas des lésions secondaires du larynx qui, sans cette précaution toute spéciale, seraient restées absolument méconnues [2].

---

1. Je ne parle ici que de mes relevés de Lourcine. — Il est vrai que chez l'homme
les syphilides laryngées sont plus fréquentes que chez la femme.

2. Voici, très sommairement, le résultat des recherches de ce consciencieux observateur, telles qu'elles se trouvent exposées dans le travail d'un de ses élèves, M. le
Dr Bouchereau :

1º Sur 135 malades (femmes) affectées de syphilis-secondaire, M. Gouguenheim a
rencontré 59 fois des lésions secondaires du larynx. — Soit dit incidemment, cette proportion me paraît extraordinaire, excessive, et je m'attends à ce qu'elle soit abaissée
par le résultat d'observations ultérieures.

En second lieu, ce que produit la syphilis sur le larynx, dans la période secondaire, consiste moins souvent en des lésions isolées et circonscrites, analogues à celles qu'elle détermine sur d'autres muqueuses, qu'en des lésions *étendues à d'assez larges surfaces* et presque généralisées même en certains cas.

Les lésions de ce genre se présentent sous deux types d'inégale fréquence, à savoir :

1° L'*érythème laryngé* (ou laryngite spécifique *érythémateuse*), forme assez commune, relativement;

2° La *laryngite hyperplasique*, forme beaucoup plus rare[1].

I. — Bien connu de tous, accepté de tous, l'*érythème laryngé* consiste en ceci : une rougeur en nappe, sombre de teinte, étendue à une portion variable des parties supérieures du larynx, le plus souvent à tout l'infundibulum laryngé. Cette rougeur est surtout remarquable sur le bord libre et la face postérieure de l'épiglotte, sur les cordes vocales supérieures et sur les éminences aryténoïdes. Il est plus rare qu'elle se propage jusqu'aux cordes inférieures et à toute la cavité du larynx.

C'est une rougeur *étalée en nappe uniforme*, et non pas distribuée en îlots, en petites taches (comme le serait une éruption méritant de porter le nom de *roséole*). C'est de plus, comme on l'a justement remarqué, une rougeur sans injection vasculaire manifeste, sans arborisations, du moins dans la plupart des cas[2].

2° Dans ces 59 cas, il a trouvé 24 fois des «lésions généralisées, constituées par une hyperémie plus ou moins intense », et 35 fois des lésions circonscrites, dont voici le détail: Hyperémie simple localisée à un seul segment du larynx, 8 cas; — même lésion avec gonflement considérable, 7 cas; — plaques muqueuses, 20 cas.

3° Enfin, sur ces 59 cas, 13 seulement s'accompagnaient de troubles manifestes de la phonation. — Dans un de ces cas, les cordes vocales n'étaient pas intéressées, et l'enrouement dérivait seulement d'une épiglottite.

« Nous sommes d'accord, dit-il, avec M. Fournier sur la rareté des troubles fonctionnels du larynx dans la syphilis secondaire. Nous ne différons avec lui que sur le degré de fréquence des lésions laryngées à cette même période de la diathèse. »

Voyez Bouchereau, *Étude sur la laryngite syphilitique secondaire*. Thèses de Paris, 1880.

1. Telle est également la division acceptée par le docteur Mac Neill Whistler dans son intéressant travail sur la syphilis du larynx (*Lectures on syphilis of the larynx*, Londres, 1879).

2. « ...En aucun point on ne voit de vaisseaux déliés dessiner de fines arborisations, comme cela s'observe dans la laryngite des tuberculeux ». (Ferras, *De la laryngite syphilitique*, thèse inaugurale, Paris, 1872). — Je recommande à mes lecteurs

Cette rougeur est d'un ton sombre, violacé. A-t-elle, comme on l'a prétendu, une teinte spéciale, suffisante par elle seule pour attester la vérole? J'en doute fort, ou plutôt, après l'avoir étudiée maintes et maintes fois, je me crois en droit de lui refuser tout caractère pathognomonique[1].

Lésion bénigne, l'érythème laryngé ne s'accompagne pas moins, alors qu'il affecte les cordes vocales, de troubles plus ou moins accentués de la voix, variables depuis la simple raucité jusqu'à l'aphonie. Il ne détermine du reste aucune douleur locale, aucune difficulté de respiration; tout au plus provoque-t-il une toux légère et un certain besoin de hemmer. Presque toujours il est méconnu (par les malades au moins) quant à sa cause, et rapporté à un refroidissement.

C'est d'ailleurs une affection sans gravité, qui cède assez facilement au traitement spécifique, aidé de quelques bains de vapeur et d'une hygiène appropriée.

II. — Plus sérieuse est la *laryngite hyperplasique.* Elle est caractérisée par une sorte de turgescence diffuse de la muqueuse, laquelle semble à la fois *hyperémiée* et *épaissie.*

D'une part, cette muqueuse se présente avec une coloration d'un rouge sombre, plus sombre même que dans la forme précédente et avec une sorte d'apparence tomenteuse, veloutée. D'autre part, elle paraît (ce qu'elle est réellement d'ailleurs) gonflée, épaissie, hypertrophiée, *hyperplasiée.* — Le gonflement est rarement limité à un point circonscrit de la muqueuse; plus habituellement il porte sur une certaine étendue, sur un véritable département du larynx ou même sur plusieurs à la fois, tels que l'épiglotte, les replis ary-épiglottiques, les cordes vocales supérieures, etc. Il mo-

cet excellent travail, basé sur des recherches très consciencieuses et empreint d'un remarquable esprit critique. — Je dois dire aussi que, pour la description qui va suivre, j'ai puisé de précieux renseignements soit dans un mémoire encore inédit d'un habile laryngoscopiste, M. Peyet (*Contribution à l'étude de la syphilis laryngée*), soit dans les communications orales de M. le docteur Fauvel, dont chacun connaît la compétence spéciale en pareille matière.

1. Tel est aussi l'avis de M. le docteur Mandl. « L'érythème syphilitique, dit ce savant confrère, ne présente *rien de spécifique*... Ce sont les commémoratifs et les accidents concomitants qui permettent d'établir le diagnostic différentiel. En l'absence de ces symptômes le doute est commandé. » (*Traité pratique des maladies du larynx et du pharynx.* Paris, 1872.)

difie la forme anatomique des parties qu'il affecte, à savoir : de l'épiglotte, qui devient moins aiguë sur ses bords, plus mousse, plus arrondie, ou même qui se tuméfie en totalité et prend une apparence « charnue » ; — des replis ary-épiglottiques, qui semblent boursouflés et comme soulevés ; — des éminences aryténoïdes, qui paraissent plus rondes, plus grosses, et plus rapprochées l'une de l'autre qu'à l'état sain ; — des cordes vocales supérieures, dont la turgescence peut aller jusqu'à masquer les cordes inférieures et à combler en partie l'espace ventriculaire ; — des cordes inférieures, qu'on trouve parfois (mais bien plus rarement) hyperémiées, rosées par places, épaissies, moins mobiles, inégales, rugueuses et comme finement dentelées au niveau de leur bord libre, etc.

Cet état turgide ou hyperplasique de la muqueuse se présente presque toujours en nappe uniforme, sans soulèvements partiels, sans élevures circonscrites qu'on ait le droit de comparer par analogie à des papules, à des tubercules. — Parfois cependant il coexiste avec de petites saillies, de petits mamelons conoïdes ou lenticulaires. C'est à ces mamelons, à ces bourgeonnements muqueux, dus sans doute à une exubérance localisée de l'hyperplasie générale, que certains auteurs ont donné le nom de *papules* ou de *végétations* laryngées. Papules, soit ; cette dénomination peut à la rigueur être conservée ; mais pour celle de végétations, je la récuse absolument. D'une part, en effet, elle rend un compte plus qu'inexact de la lésion, laquelle ne présente jamais l'aspect arborescent, ramifié, du chou-fleur vulgaire ; et, d'autre part, elle offre l'inconvénient grave d'assimiler cette lésion à d'autres productions morbides très différentes, c'est-à-dire aux véritables végétations laryngées, dont l'origine n'est en général rien moins que spécifique[1].

---

1. La syphilis ne détermine *sur aucune muqueuse* de véritables végétations. Le larynx fait-il exception à la loi commune ? *A priori*, je ne serais guère tenté de le croire. D'autre part, les quelques observations qu'on a publiées sur les végétations syphilitiques du larynx sont loin d'être probantes. A vrai dire même, elles me semblent simplement relatives, pour la plupart, à des végétations *développées sur des sujets syphilitiques* et non à des végétations syphilitiques, ce qui est tout différent. De plus, dans les cas que j'ai pu observer par moi-même, le traitement spécifique est toujours resté absolument inerte sur ces papillomes laryngés, et un tel résultat n'est guère de nature à témoigner en faveur de la spécificité de ces lésions. — Donc, dans l'état actuel de nos connaissances, je ne crois pas que les végétations du larynx (j'entends les véritables végétations) puissent être rattachées, comme symptômes, à la syphilis.

La laryngite hyperplasique s'accompagne de troubles fonctionnels plus accentués et plus durables que ceux du simple
érythème; à savoir : troubles vocaux (modifications variables de la
voix comme intensité, comme timbre, comme diapason, comme
souplesse, etc.; dysphonie; enrouement, *raucité*, étouffement de
la voix; finalement aphonie)[1]; — toux légère; —expectoration minime. — Du reste, peu ou pas de douleurs; pas de gêne de dégluti-
tition; pas de difficulté bien manifeste de respiration.

Cette forme de laryngite est bien autrement persistante que
celle dont nous avons parlé tout d'abord. Elle demande toujours,
même dans les cas simples, un temps assez long pour se résoudre,
plusieurs mois en moyenne. — La thérapeutique qui lui est applicable consiste, d'une part, dans l'administration du traitement
spécifique; — d'autre part, dans une médication topique et une
hygiène spéciale (repos absolu de la voix; —proscription du tabac
et des alcooliques; — bains de vapeur; — pulvérisations; —
humage de vapeurs minéralisées, tel qu'on le pratique dans certaines stations thermales; — attouchements à la teinture d'iode,
à la solution de nitrate d'argent, de sulfate de cuivre, de sulfate
de zinc, etc.).

Plus rares que les lésions étendues ou générales sont les lésions
bien isolées, bien circonscrites, de la muqueuse laryngée. Ces
dernières se présentent sous des formes assez variées. Ce sont :
1° Soit des *taches hyperémiques* de petite étendue, se distinguant
de la muqueuse saine par leur coloration d'un rouge vif, animé,
purpurin. — Vous voyez un exemple de ces taches sur la pièce
que voici, empruntée à la belle collection de M. Fauvel. Les cordes
vocales, supérieures et inférieures, y apparaissent tachetées çà et
là de suffusions rouges, de plaques carminées, qui se détachent
nettement des parties environnantes[2]. — C'est là ce qu'on a appelé la *roséole du larynx*. Dénomination bien ambitieuse —n'est-

---

1. Ces modifications variées de la voix, dans la période secondaire de la syphilis, ont
été très bien étudiées par M. le docteur Ferras (travail cité).
2. Cette même lésion a été signalée depuis lors par divers auteurs, notamment par
MM. Gouguenheim, Whistler, etc. — Voyez la figure 10 de la planche qui accompagne
la thèse inaugurale de M. le docteur Bouchereau.

il pas vrai? — pour cette petite lésion, et qui n'a pas même le mérite de la traduire fidèlement. Convenez qu'il faut singulièrement forcer l'analogie pour voir dans cette injection circonscrite de la muqueuse laryngienne le correspondant de la roséole cutanée.

2° Soit de petites plaques grises, opalines ou blanchâtres (*syphilide opaline laryngée*); — lésion très rare, dont je n'ai guère vu que quelques cas, pour ma part;

3° Soit des érosions ou des exulcérations circonscrites, rougeâtres, plates, dépolies comme aspect, analogues comme physionomie générale aux syphilides érosives ou exulcéreuses de la bouche ou de la gorge. C'est à cette forme de lésions qu'on pourrait donner le nom de *syphilide érosive du larynx* [1].

4° Soit de petites élevures isolées, arrondies de contour, sessiles de base, érosives de surface, comparables à des *papules* [2]. — Cette dernière variété de lésions est excessivement rare, quoi qu'on ait pu dire. J'affirme, pour l'avoir cherchée bien des fois inutilement, que la véritable papule laryngée ne se rencontre qu'à titre de manifestation tout à fait exceptionnelle [3]. Telle est également l'opinion de mes collègues et amis MM. Isambert et Duplay.

5° Soit enfin de véritables *ulcérations*. — Celles-ci, plus communes et plus importantes surtout que toutes les formes qui précèdent, ne s'observent guère qu'à une phase assez avancée de la maladie. Le plus habituellement même, elles ne se produisent qu'à la période tertiaire. Je ne fais donc que vous les signaler pour aujourd'hui, me réservant de vous en parler plus tard avec les longs développements qu'elles comportent.

---

1. M. Poyet (travail cité) fait cette remarque, que les érosions simples du larynx, lésions exclusivement secondaires, n'ont pas de prédilection marquée pour telle ou telle partie de l'organe; elles se produisent un peu partout, aussi bien sur les cordes vocales (inférieures ou supérieures) que sur l'épiglotte et les cartilages aryténoïdes. Elles diffèrent en cela, d'après cet observateur, des ulcérations véritables, lésions tertiaires, lesquelles ont une préférence très marquée pour l'épiglotte.

2. Voyez Thèse de M. le Dr Bouchereau (fig. 7).

3. M. le docteur Ferras est arrivé dans ses recherches au même résultat que moi. Voici son texte : « Les plaques muqueuses qu'on dit n'être pas rares, le sont, au contraire, beaucoup. Les papules, les tubercules sont encore beaucoup moins fréquents... A Saint-Antoine, à Saint-Louis, au Midi, à Lourcine, nous avons examiné un grand nombre de syphilitiques, près de cent, et nous n'avons pu trouver qu'*un seul cas* où, à la face interne des éminences aryténoïdes, nous avons bien cru voir une plaque muqueuse ». (Thèse citée.)

Inutile d'ajouter que ces divers accidents laryngés coïncident souvent soit avec des syphilides de la bouche, de la gorge ou du pharynx, soit avec des manifestations spécifiques d'autres sièges, et qu'une telle coïncidence peut très utilement servir le diagnostic de ces lésions, lequel ne laisse pas de présenter quelquefois de sérieuses difficultés.

Enfin, pour terminer cette longue revue, je vous signalerai encore :

1° Les syphilides muqueuses des *paupières*, se manifestant sous forme soit d'érosions superficielles, au niveau des commissures oculaires ou même de la caroncule ; — soit d'ulcérations qui s'attaquent surtout au rebord libre des paupières et déterminent la chute des cils, partielle ou complète. Voyez, comme exemple, cette jeune femme dont la face est couverte d'une éruption papulo-crustacée, et dont les paupières, récemment affectées d'une syphilide ulcéreuse, sont déjà privées de cils sur une bonne moitié de leur contour.

J'ajouterai qu'en certains cas assez rares on a vu des syphilides, développées au niveau du grand angle de l'œil, dévier, rétrécir et obstruer les *points lacrymaux*. Sur un malade, que j'ai eu l'occasion d'observer il y a quelques jours, le point lacrymal inférieur était complètement dévié en avant par une grosse papule située sur le bord interne de la paupière.

2° Les syphilides muqueuses des *narines* et de la *pituitaire*.

Celles des narines, assez communes, consistent en des érosions limitées, et plus souvent encore en des fendillements linéaires, affectant la forme de crevasses. Il est assez fréquent qu'elles se recouvrent de croûtes et prennent l'aspect *eczémateux*. Il est non moins commun que les malades, en cherchant à se débarrasser de ces croûtes, provoquent une irritation plus ou moins vive de la narine. J'ai vu même plusieurs fois des *érésipèles* de la face se développer à la suite de ces petites lésions.

Beaucoup plus rares, les syphilides de la pituitaire s'observent

surtout au voisinage des narines, sous forme d'érosions ou d'ulcérations d'un rouge brun assez vif, peu étendues en général,
souvent même fissuraires.

3° Enfin les syphilides muqueuses du *conduit auditif*. Celles-
ci sont érosives ou papuleuses. Négligées, on les voit parfois
bourgeonner, devenir hypertrophiques, effacer en partie la lumière du conduit auditif ou même oblitérer complètement ce
conduit[1]. Elles fournissent alors une suppuration abondante et
fétide, s'accompagnent de douleurs plus ou moins aiguës, et déterminent surtout des troubles de l'audition qui peuvent aller
jusqu'à la surdité complète. Jugez-en par cette malade, admise
d'hier seulement dans notre service. L'un de ses conduits auditifs,
le droit, est partiellement obstrué par des papules végétantes; de
ce côté, dureté de l'ouïe. L'autre est absolument *oblitéré* par des
papules hypertrophiques, qui forment une sorte de champignon fongueux, rougeâtre, érosif, baigné de pus; et c'est à peine
si entre leurs interstices nous parvenons à faire pénétrer un stylet
jusqu'à une certaine distance du tympan. De ce côté la malade est
presque absolument sourde.

D'après le dire de certains médecins auristes, ces lésions pourraient être suivies d'un rétrécissement du conduit auditif et de
troubles persistants de l'ouïe. Je ne nie pas le fait, mais je n'ai
jamais rien observé de semblable. J'ai toujours vu, pour ma part,
ces syphilides auriculaires — traitées, il est vrai — s'atrophier et
se résorber sans laisser de traces. Et il suffit pour obtenir ce résultat des soins les plus simples, de quelques cautérisations, de
topiques desséchants et d'injections détersives.

Les diverses syphilides muqueuses dont nous venons d'étudier
l'histoire se montrent quelquefois seules, comme accidents isolés
de la diathèse. Le plus souvent, au contraire, elles coexistent soit
avec des syphilides cutanées, soit avec d'autres phénomènes d'infection secondaire, notamment avec certaines *adénopathies* qui se
produisent sous leur dépendance et dont j'aurai bientôt l'occasion
de vous entretenir.

1. Voyez Pièce n° 197 (musée de l'hôpital Saint-Louis, collection particulière).

DIX-SEPTIÈME LEÇON.

INDURATIONS SECONDAIRES ; TRANSFORMATIONS DU CHANCRE.

SOMMAIRE. — I. INDURATIONS SECONDAIRES. — Certaines syphilides muqueuses s'indurent à l'instar du chancre, c'est-à-dire se doublent à leur base d'un exsudat néoplasique, lequel, par l'ensemble de ses attributs, rappelle plus ou moins complètement l'exsudat néoplasique du chancre, l'induration chancreuse. — Exemples
cliniques. — Caractères de ces indurations secondaires. — Comme symptomatologie
objective, elles sont absolument identiques à l'induration chancreuse.
   Siège. — Où se produisent le plus habituellement ces indurations secondaires?
   Comment des lésions secondaires, doublées d'indurations de ce genre, peuvent, en
certaines conditions, simuler le chancre induré. — Erreurs faciles, erreurs presque
nécessaires, résultant de cette simple particularité symptomatologique. — Conséquence doctrinale qui dérive de telles erreurs : possibilité pour la vérole de se
doubler, de se tripler à bref délai sur le même organisme. — Nombre d'observations
de chancres indurés doubles, de véroles doubles, sont imputables à ces indurations
secondaires, donnant le change pour des chancres infectants de récidive.
   Préjugé commun rattachant à l'induration un sens qu'elle ne comporte pas. —
L'induration est-elle nécessairement le témoignage d'une infection récente et primitive; toute lésion indurée est-elle un chancre? — Réfutation. — 1° En tant que
signe clinique, l'induration peut être simulée par des lésions vulgaires, non spécifiques; — 2° L'induration est, en syphilis, une lésion commune à des manifestations
variées et à des âges divers de la maladie.
   Résumé, conclusions.

   II. TRANSFORMATIONS DU CHANCRE. — Importance majeure qui se rattachait autrefois à cet ordre de phénomènes. — Aujourd'hui, la transformation du chancre n'est
plus qu'un détail de symptomatologie, un incident éventuel, de valeur minime. —
Pourquoi?
   Comment s'opère cette transformation ? — Deux modes. — I. Mode anciennement connu : transformation en papule muqueuse *in situ*. — Phénomènes qui caractérisent ce premier mode. — II. Second mode, non décrit : transformation *par absorption*, par fusionnement du chancre avec des lésions secondaires.
   Intérêt doctrinal qui se rattache à ces transformations du chancre. — Il n'est
pas toujours possible de reconnaître le chancre transformé, sous son masque de
lésion secondaire. — Partant, le chancre transformé risque d'être confondu avec

une lésion secondaire. — Conséquence d'une telle erreur : la syphilis semble débuter par une papule, par une lésion de l'ordre de celles que nous avons appelées
consécutives.— Doctrine de la *plaque muqueuse primitive.*— Interprétation à donner
aux faits produits en faveur de cette doctrine. — Discussion, réfutation.
Quels caractères constituent essentiellement le chancre ?

J'ai réservé jusqu'à présent, Messieurs, dans l'histoire des
syphilides muqueuses, deux sujets importants que je dois aborder
aujourd'hui. Ce qui m'a fait en différer l'étude, c'est que tous deux
comportent des débats doctrinaux qui ne pouvaient trouver place
au milieu des questions essentiellement cliniques et pratiques
auxquelles ont été consacrées nos dernières réunions.

L'un de ces sujets a trait aux *indurations secondaires,* et l'autre
à ce qu'on appelle la *transformation du chancre.*

I

C'est chez la femme surtout, Messieurs, qu'on observe les *indurations secondaires.* Nous devons donc à ce titre les étudier ici
avec un soin particulier.

Cliniquement, le phénomène dont je vais vous entretenir est
des plus simples. Le voici :

Il arrive parfois que certaines des syphilides muqueuses précédemment décrites s'*indurent* à l'instar du chancre, c'est-à-dire se
doublent à leur base d'un exsudat néoplasique, lequel par ses
attributs, ses caractères, sa façon d'être, rappelle plus ou moins
complètement l'exsudat néoplasique du chancre, le néoplasme
induré de l'accident primitif. De telle sorte qu'au toucher ces syphilides fournissent la même sensation que le chancre; qu'elles
sont *indurées* comme lui. On croirait, en explorant leur base,
leur assise, avoir sous le doigt la base, l'assise, l'induration spécifique du chancre.

Tel est, dans toute sa simplicité, le fait clinique de l'induration
secondaire.

Cela posé, venons aux détails. — Mais, avant d'aller plus loin,
établissons tout d'abord l'authenticité du fait par quelques exem-

ples pris sur nature. Ces exemples abondent ici, et je n'aurai que l'embarras du choix pour vous en présenter quelques-uns.

Voyez en premier lieu cette jeune femme. La lésion qu'elle porte à la vulve est un type de syphilide papulo-érosive, à papules arrondies, discoïdes, agminées. Eh bien, veuillez palper la base de ces papules ; vous la trouverez résistante, dure, et d'une dureté sèche, nette, élastique, absolument identique à l'*induration* du chancre.

Même cas. Cette seconde malade est entrée ici pour un chancre lingual, actuellement cicatrisé. Des syphilides assez discrètes (comme celles qui se produisent parfois dans le cours du traitement spécifique) se sont développées à la vulve ; l'une, de forme érosive, occupe toute la petite lèvre gauche. Or, prenez cette petite lèvre entre les doigts, et dites-moi si vous ne croiriez pas — vu son excessive dureté — toucher une lamelle de cartilage.

Troisième exemple. Voici une malade qui est entrée dans nos salles, il y a six semaines, pour un chancre induré typique de la grande lèvre droite, chancre que je vous ai montré à cette époque. Depuis lors, un groupe de syphilides s'est constitué sur cette lèvre, un peu au-dessous du chancre. Or, explorez par comparaison, d'une part, la base de ce chancre et, d'autre part, la base de ces syphilides. Même induration fortement parcheminée sur les deux points ; identité absolue de la sensation fournie ici par le chancre et là par la lésion secondaire.

Enfin, dernier exemple, et celui-ci présentant l'induration secondaire sous sa forme la plus accentuée. La vulve de cette jeune femme est entièrement couverte de nappes muqueuses papulo-hypertrophiques. Palpez les grandes lèvres, palpez les petites lèvres ; sans exagération on dirait les unes et les autres infiltrées de cartilage, tant elles sont indurées.

Le fait est donc constant et indéniable : *il est des syphilides* INDURÉES, *tout comme il est des chancres indurés.*

Or, Messieurs, si vous avez examiné avec attention les malades que je viens de vous présenter, vous avez pu vous convaincre déjà d'une particularité importante : c'est que les indurations secondaires, par leur physionomie générale, par leurs attributs extérieurs, par leur modalité clinique en un mot, sont absolument *identiques* avec l'induration chancreuse primitive, à savoir :

Identiques, d'abord, en ce que, comme cette dernière, elles sont constituées par une rénitence sèche, élastique, chondroïde même en certains cas, très différente comme sensation soit de la dureté pâteuse de l'œdème, soit de l'engorgement inflammatoire ;

Identiques encore en tant que lésions indolentes et aphlegmasiques, c'est-à-dire se développant à froid, sans douleur, sans réaction locale, sans irradiation inflammatoire ;

Identiques aussi comme volume, comme développement, comme configuration, comme ensemble de caractères, comme aspect général de lésions ;

Identiques même (je puis le dire par avance) comme évolution et comme terminaison, en tant que lésions spontanément résolutives, aboutissant après une certaine durée à se résorber *proprio motu* et à disparaître sans laisser de traces.

En un mot, ces indurations secondaires reproduisent exactement, trait pour trait, l'induration chancreuse, et cela en coïncidence avec des manifestations d'ordre consécutif.

Comme *siège*, c'est à la vulve que ces indurations secondaires se produisent le plus souvent. On peut les rencontrer ailleurs, comme aux lèvres, à la langue [1], à la verge, à l'anus même, etc. ;

---

1. Au moment même où j'écris ces lignes, je donne précisément mes soins à un jeune homme qui présente *à la langue* un bel exemple de ces indurations secondaires. Ce jeune homme a été affecté d'un chancre infectant de la verge il y a dix mois. Après quelques accidents secondaires assez légers, il a été repris dans ces derniers temps de syphilides buccales confluentes, occupant à la fois les lèvres, le palais, les amygdales et la langue. Ces syphilides sont partout de forme érosive, et n'offrent que sur la langue une particularité digne de mention. Là, notamment sur les bords de l'organe, elles sont doublées en quelques points d'une induration très nette, très facilement appréciable, laquelle leur donne au plus haut degré l'apparence d'accidents primitifs. Certes, des chancres linguaux, de véritables chancres, n'offriraient pas au palper une rénitence supérieure, plus accusée, mieux circonscrite, etc.

On a parfois l'occasion (surtout chez les fumeurs) d'observer aux lèvres des indurations semblables, doublant des syphilides érosives, papulo-érosives ou même ulcéreuses. — Plus souvent on en rencontre à la verge, sur la rainure glando-préputiale spécialement. — Beaucoup plus rares sont ces mêmes indurations secondaires au niveau de l'anus.

(Pour de plus amples détails, consulter à ce sujet un Mémoire publié par moi, il y a quelques années, sous le titre suivant : *Du pseudo-chancre induré des sujets syphilitiques*, in *Archives gén. de médecine*, 1868.)

mais elles sont infiniment plus rares sur ces derniers points qu'à la région vulvaire.

Le seul fait d'une *induration se développant sous une lésion secondaire* serait déjà par lui-même un phénomène clinique intéressant, alors même que nous n'aurions pas de conséquences à en déduire. Mais tel n'est pas le cas. A ce fait tout au contraire se rattachent diverses considérations, les unes (pratiques, les autres doctrinales, toutes également dignes de fixer notre attention, comme vous allez le voir.

Ce n'est pas toujours, Messieurs, avec des syphilides étendues, confluentes, agminées, typiques en un mot, que se produisent ces indurations secondaires. Elles se développent aussi parfois — et je viens de vous en montrer un exemple à l'instant — avec des syphilides circonscrites, limitées, discrètes, solitaires même. Or, supposez une érosion ou une papule *solitaire* se présentant de la sorte avec une base indurée; une telle lésion ne peut-elle pas, dans ces conditions, *simuler un chancre, un chancre induré?* Certes, oui. Comme le chancre, en effet, elle est circonscrite, isolée, plate ou légèrement saillante; elle a la configuration du chancre; elle en a la teinte, l'allure générale, l'assise résistante, etc. Bref, elle a si bien l'air, la physionomie d'un chancre, que neuf fois sur dix pour le moins un observateur non prévenu *la prendra pour un chancre.* L'erreur est plus que facile, elle est presque forcée. Il faut vraiment avoir appris par expérience personnelle que des lésions secondaires peuvent se présenter sous cette forme pour ne pas les confondre avec le chancre.

Pratiquement, le danger de confondre avec le chancre ces *syphilides indurées chancriformes*, ces *pseudo-chancres* (comme je les appelle) ne porterait pas à conséquence; car, après tout, chancre et syphilides sont symptômes d'un même mal et impliquent les mêmes indications thérapeutiques. Mais, doctrinalement, c'est une tout autre affaire. Une syphilide prise pour un chancre signifie ceci en doctrine : *infection nouvelle surajoutée à une infection antérieure, seconde vérole entée sur une première.* Qui dit chancre, en effet, dit accident dérivé d'une contagion, accident initial allant servir d'exorde à une diathèse. Un sujet syphilitique présentant à nouveau un chancre induré est un sujet qui vient de contracter une *seconde* vérole.

Or, comme rien n'empêche que sur un organisme en puissance de syphilis il ne se développe deux et trois fois de suite des syphilides indurées, voyez où peut conduire l'erreur, l'erreur facile, qui considérerait cette série de syphilides comme une série de chancres successifs. Il résulterait de là qu'un sujet syphilitique aurait la faculté de subir deux ou trois fois de suite une contagion nouvelle et de « s'envéroler coup sur coup », comme on le disait autrefois. Il résulterait de là que l'organisme humain serait susceptible de subir à courte échéance plusieurs inoculations successives du virus syphilitique, alors que la clinique et l'expérimentation s'accordent à nous le montrer réfractaire à ce virus après une contamination première, alors qu'il est d'expérience commune et de notion vulgaire que *la vérole ne se double pas.* À quelles conclusions illégitimes et singulières peut conduire de la sorte le seul fait d'un symptôme mal interprété!

Eh bien, cette interprétation vicieuse a été appliquée plusieurs fois, sans aucun doute, à l'ordre de lésions dont je viens de vous entretenir. Plusieurs fois on a pris pour des chancres indurés nouveaux, pour des chancres indurés *de récidive,* des syphilides indurées, légitime produit de l'infection secondaire; et l'on a conclu de là que *la vérole peut, même à bref délai, se doubler, se tripler, sur le même sujet,* alors qu'en réalité les cas de réinfection syphilitique restent à l'état de faits rigoureusement possibles, mais absolument exceptionnels. Analysez les quelques cas (trop rares, hélas! car, démontrant l'extinction de la vérole, il serait à souhaiter de les voir plus nombreux), analysez, dis-je, les quelques cas de « vérole double » qui ont été publiés par divers auteurs, et vous resterez convaincus, après examen minutieux, que la plupart de ces prétendus chancres de récidive n'étaient en réalité rien autre que des *syphilides indurées, chancriformes,* simulant le chancre par la particularité spéciale de leur induration. Observations en mains, il me serait facile de faire la preuve de ce que j'avance; mais je n'ai pas, quant à présent du moins, à débattre ce sujet. Qu'il me suffise de vous signaler seulement, à son propos, une cause d'erreur possible, une confusion qui déjà, certes, a été commise et contre laquelle il importe de prémunir de nouveaux observateurs.

C'est qu'en effet, Messieurs, on prête généralement à l'*induration* un sens qu'elle ne comporte pas; on lui fait dire, passez-moi l'expression, ce qu'elle ne dit pas. On s'est accoutumé à la considérer comme un attribut spécial du chancre, comme un signe appartenant au chancre d'une façon exclusive. Toute ulcération, toute lésion indurée, est réputée chancre *ipso facto*, par le seul fait qu'elle est indurée. Or, rien de plus arbitraire, rien de moins légitime qu'une telle interprétation. Il y a nécessité urgente à réagir contre cette tendance commune des esprits à notre époque. Laissez-moi le faire en quelques mots.

L'induration considérée en tant que signe clinique, l'induration telle que nous la percevons sur le malade, n'est absolument pathognomonique ni d'une *maladie*, la syphilis, ni d'un accident spécial de cette maladie, le *chancre*.

D'abord, en tant que signe clinique, elle peut être simulée soit par certains états morbides (tels que le cancroïde, par exemple), soit même par l'effet de certains caustiques, de certains topiques appliqués sur des ulcérations ou des lésions vulgaires. Veuillez à ce propos vous rappeler ce que je vous ai dit précédemment des indurations *artificielles*, simulant à s'y méprendre l'induration spontanée du chancre.

Mais là n'est pas le point important. Ce qui nous intéresse plus immédiatement est ceci : *l'induration n'appartient pas en propre à un accident particulier de la syphilis;* elle n'est pas l'apanage exclusif d'une manifestation de la diathèse; en un mot, elle n'est pas pathognomonique du chancre. Sans doute elle s'observe en compagnie du chancre bien plus fréquemment que de tout autre accident; mais elle se rencontre aussi en maintes occasions comme phénomène indépendant du chancre, comme expression ultérieure de la diathèse. Elle se rencontre, par exemple, très communément avec les syphilides muqueuses de la vulve (je viens de vous en mon-

trer aujourd'hui quatre spécimens), assez souvent aussi avec les
syphilides du gland [1], quelquefois encore avec celles de la langue.
Parfois elle accompagne, sous forme d'infiltration lamelleuse dite
induration parcheminée, certaines syphilides de la peau, telles que
syphilides papuleuses à larges papules, syphilides psoriasiques ou
ecthymateuses. C'est elle de même qu'on retrouve dans diverses
manifestations encore peu connues que j'ai décrites il y a quelques années sous les noms de *chancre redux* et d'*indurations satellites du chancre* [2]. C'est elle qui constitue ces lymphangites et
ces adénopathies dures qui se produisent au voisinage de l'accident primitif. C'est elle encore qui constitue les adénopathies secondaires, les noyaux de l'albuginite, les papules, les tubercules,
« les nodi », etc., etc.

L'induration, en conséquence, ne saurait être considérée comme
une lésion propre du chancre. Loin de là, *c'est une lésion commune à des manifestations variées et des âges divers de la syphilis.*
Elle se relie moins à un accident donné de la maladie qu'à la maladie même ; elle trahit, elle accuse moins un stade chronologique
de la diathèse que la nature même et l'essence de cette diathèse.
En d'autres termes, l'induration, en syphilis, ne signifie pas plutôt chancre que tel autre accident ; elle signifie simplement ceci :
lésion syphilitique, production pathologique constituant un élément commun à diverses manifestations de la diathèse.

Cette façon plus générale d'envisager l'induration est rigoureu-

1. Dans mon travail sur le *Pseudo-chancre induré des sujets syphilitiques* (Archives
gén. de méd., 1868), j'ai relaté plusieurs faits relatifs à ces indurations secondaires du
gland, qui sont des plus curieuses comme lésions, des plus insidieuses comme diagnostic. — Ces indurations sont généralement limitées et circonscrites. Comme étendue
de surface, on peut les comparer soit à une lentille, soit plus souvent à une pièce de
20 ou 50 centimes, soit encore à une amande d'abricot. — Il faut savoir, toutefois,
qu'exceptionnellement elles peuvent affecter des proportions supérieures et s'étendre
à la presque totalité du gland, voire au gland tout entier. Deux fois j'ai vu des
indurations de ce genre, étalées en surface sous forme lamelleuse, constituer au
gland une sorte de *cuirasse*. Dans ces deux cas, l'extrémité de la verge présentait une
dureté des plus singulières. Tout en conservant sa configuration habituelle et son
volume à peu près normal, le gland offrait une consistance telle qu'on l'eût dit coiffé
d'une *calotte cartilagineuse*, à ce point qu'un de mes malades comparait sa verge à
une verge de bois.
2. Je n'ai pas à décrire ici ces curieuses lésions. Je ne puis que renvoyer le lecteur au mémoire que j'ai publié sur ce sujet (*Étude clinique sur l'induration syphilitique primitive*, in *Archives générales de méd.*, nov. 1867).

sement déduite, je crois, de l'analyse des faits cliniques; elle se
trouve d'autre part pleinement confirmée par les données de l'his-
tologie. Qu'est-ce, en effet, que l'induration chancreuse? Un néoplasme développé sous l'érosion du chancre. Que sont les indurations secondaires? Des néoplasmes identiques doublant la base de
lésions secondaires. Que sont encore les indurations ganglionnaires? Des néoplasmes interstitiels des glandes, etc., etc. Est-il
donc surprenant qu'une maladie, susceptible de déterminer une
lésion identique à diverses périodes de son évolution, se traduise
cliniquement à diverses périodes par un signe commun? Cette
lésion identique, c'est un néoplasme; ce signe commun, c'est
l'induration.

Mais résumons-nous, Messieurs, car cette longue discussion
nous a quelque peu distraits de notre sujet actuel.

De ce qui précède il résulte donc :

1° Comme conclusion générale, que le fait d'une induration développée sous la base d'une érosion ou d'une ulcération syphilitique n'a pas de valeur séméiologique absolue pour attester que
cette lésion soit un chancre ;

2° Comme conclusions spécialement afférentes au sujet qui nous
occupe :

Que les syphilides muqueuses se doublent souvent à leur base
d'une induration absolument identique à celle du chancre ;

Que ces *syphilides indurées* s'observent à la vulve plus souvent
qu'ailleurs ;

Que certaines conditions accidentelles et locales peuvent donner
parfois à ces syphilides indurées un ensemble de caractères, une
physionomie qui les assimile complètement au chancre, qui les
expose à être facilement confondues avec lui.

II

La seconde question que nous avons à traiter aujourd'hui est relative à la *transformation du chancre.*

Sans doute, Messieurs, vous connaissez déjà le phénomène auquel on a donné ce nom. Il consiste simplement en ceci : un chancre, sous l'influence d'un processus pathologique quelconque, perd ses attributs apparents de chancre, pour prendre ceux d'une lésion secondaire ; il dépouille ses caractères, sa physionomie de chancre, pour revêtir l'aspect d'une papule muqueuse.

On rattachait autrefois à cette *transformation*, comme on l'appelait, une importance majeure. Car on croyait que le chancre, *par le seul fait de cette modification*, passait à l'état d'accident constitutionnel et cessait d'être soit auto-inoculable, soit inoculable à autrui, c'est-à-dire transmissible, contagieux. C'était là, Messieurs, toute une série d'erreurs dont l'observation et l'expérience ont fait justice aujourd'hui. Nous savons actuellement, en effet, que le chancre, le vrai chancre, est un accident tout aussi constitutionnel qu'une manifestation secondaire ; nous savons qu'il est réfractaire à l'auto-inoculation, comme les lésions d'un stade plus avancé ; nous ne savons pas moins que la contagiosité de la maladie, loin de s'éteindre avec le chancre, se continue dans les accidents d'une époque ultérieure. En conséquence, ce qu'on regardait jadis comme une véritable *métamorphose, transformant du tout au tout l'essence de l'accident primitif*, n'est plus pour nous qu'un changement d'aspect, qu'une modification d'allure, qui n'influe en rien sur les qualités intrinsèques de cet accident, sur son caractère de manifestation diathésique, sur sa résistance à l'auto-inoculation, sur sa contagiosité. Ce phénomène donc a perdu pour nous une partie de son intérêt ; il n'est plus qu'un détail de symptomatologie, qu'un incident éventuel dans l'évolution du chancre. A ce titre cependant il mérite encore notre attention.

Comment se produit, comment s'opère cette transformation du chancre ?

De deux façons ; — de deux façons très différentes, dont l'une est bien connue, dont l'autre n'a pas encore été signalée, que je sache.

I. — La première est une véritable *modification in situ* qui s'opère de la façon suivante.

Soit un chancre à la période d'état ou de réparation commençante. Destiné à subir la transformation papuleuse, il commence, de plat ou de creux qu'il était, par devenir proéminent; son fond se bombe, s'élève en plateau, *s'exhausse*, suivant le terme consacré; — en même temps *sa surface se modifie* comme teinte; pultacée ou rougeâtre à l'origine, elle arrive par transitions insensibles à prendre un ton rosé ou d'un rose gris assez pâle; — simultanément aussi, de lisse qu'elle était, elle devient un peu plus *granuleuse*, chagrinée, bourgeonnante; — enfin, comme aspect général (ce qui est indescriptible), la lésion entière perd peu à peu sa physionomie de chancre pour prendre celle d'une papule secondaire.

Puis, toutes ces modifications de détail marchant de compagnie et s'exagérant de jour en jour, il arrive qu'au moment où elles sont accomplies le chancre, pour ainsi dire, n'existe plus; c'est fait de lui en tant que chancre; il est devenu papule, et quiconque le verrait pour la première fois sous cette forme nouvelle le prendrait pour une lésion secondaire. — On dit alors qu'il s'est *transformé*.

Inutile d'ajouter qu'après être passé de la sorte à l'état de papule, le chancre se conduit ultérieurement comme une papule, c'est-à-dire se répare et se cicatrise rapidement, si peu qu'on lui oppose une hygiène convenable et un traitement topique des plus simples.

II. — Le second mode de transformation du chancre n'est guère plus compliqué. Il consiste en une véritable *absorption* du chancre par des lésions secondaires développées à sa périphérie. Comment se fait cette absorption? Je vais vous le montrer par un exemple pris sur nature.

Vous vous rappelez sans doute qu'il y a quatre semaines, à pareil jour, je vous présentais ici une jeune malade affectée d'un chancre induré typique de la grande lèvre droite. Ce chancre, âgé de cinq septénaires environ, offrait au grand complet tous les attributs de l'accident primitif: il était rond, large comme une pièce de 50 centimes, superficiel et sans bords par conséquent, érosif, rouge brun et d'un ton chair musculaire, doublé d'une assise indurée, etc., etc. Eh bien, ce chancre aujourd'hui s'est transformé, et vous ne le reconnaîtrez plus. Or, voici ce qui s'est produit depuis que vous n'avez vu cette femme, et ce que nous avons observé jour par jour.

Il y a une quinzaine, de petites papules ont pointé sur la vulve, et un groupe de ces papules s'est constitué sur la grande lèvre droite, au voisinage du chancre; c'étaient là les premières manifestations secondaires. Puis, ces papules ont progressé, se sont développées, élevées, élargies. D'autres et d'autres encore se sont produites dans les environs. Toutes d'abord étaient à la fois distinctes de l'une à l'autre et distinctes surtout du chancre. A cette époque il était facile de reconnaître d'une part le chancre, accident primitif, et d'autre part les papules, lésions secondaires.

Mais, de jour en jour, ces papules ont grandi; bientôt elles se sont confondues en une nappe commune, et se sont rapprochées du chancre par élargissement progressif. Elles ont alors environné le chancre, elles l'ont *cerné*, enveloppé, puis *se sont fusionnées avec lui*. Déjà le chancre n'était guère plus reconnaissable au centre de cette nappe papuleuse, d'autant que lui aussi s'était modifié d'aspect. Sa surface s'était bombée, exhaussée, était devenue rose, avait viré, pour ainsi dire, à la physionomie des lésions secondaires.

Enfin, ce double processus, développement des papules et modification du chancre, s'étant toujours continué dans le même sens, il est arrivé un moment où papules et chancre n'ont plus fait qu'un, où le chancre a été comme *absorbé* par les papules, et finalement a disparu au milieu d'elles en perdant ses attributs propres, sans qu'il fût désormais possible de le distinguer.

Eh bien, tel est aujourd'hui l'état de notre malade. Examinez avec soin la lésion qu'elle porte à la grande lèvre droite; vous n'y constaterez plus qu'une nappe papuleuse, qu'une syphilide papulo-érosive. Quant au chancre, vous le chercheriez en vain; il n'existe plus en tant que chancre; il s'est fusionné avec les papules, il a été englobé, absorbé par elles.

Ce second mode de transformation du chancre est assez commun chez la femme. Nous en avons ici presque constamment des exemples sous les yeux.

Inutile d'insister pour vous dire ce en quoi il diffère du premier, celui dont je vous ai entretenus précédemment. Dans le premier, c'est le chancre qui se transforme sur place, qui devient papule *in situ*, sans être envahi, modifié, par des lésions de voisinage. Dans le second, ce sont des lésions secondaires qui s'emparent, pour ainsi dire, du chancre, qui le cernent, l'englobent, se l'assimilent, et le métamorphosent en l'absorbant.

C'est donc bien là une véritable transformation du chancre *par absorption*, par fusionnement, par amalgame *in situ* avec des lésions secondaires[1].

Tel est, Messieurs, sous le double aspect qu'il peut affecter, le phénomène clinique de la transformation du chancre.

Cela posé comme fait, voyons actuellement quel intérêt se rattache au phénomène que nous venons d'étudier.

Ah! s'il nous était donné d'observer *ab ovo* tous les cas de syphilis et d'en suivre intégralement la marche, il n'y aurait ni erreur ni discussion possible sur la nature des divers accidents qui composent la maladie. Car alors tout irait de soi : chaque lésion, observée en son temps, serait aisément déterminée comme essence, grâce à ses caractères propres, grâce à son époque d'apparition, grâce à l'ensemble de l'évolution morbide. Mais les choses ne se passent pas ainsi en pratique. Pour un malade, pour *une* malade surtout que nous observons dès le début de son mal, il en est dix au moins qui ne viennent nous consulter qu'à une période plus ou moins avancée de l'infection. Or, supposez, pour revenir à notre sujet, qu'une femme se présente à nous pour la première fois avec un chancre *transformé*, transformé suivant l'un ou l'autre (n'importe) des processus pathologiques que nous avons étudiés précédemment. En face de cet accident, que pourrons-nous dire, quel diagnostic pourrons-nous porter? Croyez-

1. Une série de dessins et de pièces moulées sur nature permet de suivre, au musée de l'hôpital Saint-Louis, les phases diverses de cette curieuse transformation du chancre.

vous qu'il nous sera loisible de *reconnaître le chancre sous son masque de lésion secondaire?* J'accorde qu'en certains cas l'induration, l'adénopathie ou quelques circonstances particulières nous permettront encore de le distinguer ; mais en d'autres cas, et par des motifs divers, la confusion sera fatale, l'erreur inévitable. N'ayant pas le don de lire dans le passé et ne pouvant juger que de la lésion actuelle, nous prendrons cette lésion pour ce qu'elle est ou paraît être actuellement, c'est-à-dire *pour une papule ;* nous la diagnostiquerons papule, accident *secondaire* de syphilis ; bref, nous méconnaîtrons le chancre.

Pour la pratique, une erreur de ce genre n'a pas grande importance ; car, après tout, chancre et papule sont expressions et symptômes d'une même maladie. Mais, au point de vue de la doctrine, c'est une tout autre affaire. Vous allez en juger. Cette lésion que nous venons de diagnostiquer papule, c'est la première en date de toute la maladie ; c'est elle que la malade indique formellement comme le premier phénomène qui se soit produit, et nulle part ailleurs, en effet, nous ne trouvons trace de chancre. Donc, conclusion légitime d'apparence, c'est bien elle qui a été l'accident initial de la diathèse ; *donc, la diathèse a débuté d'emblée par une papule, c'est-à-dire par une lésion secondaire.* — Voyez comme tout cela s'enchaîne ; voyez comment l'apparence trompeuse d'une lésion conduit, par une série de déductions logiques, aux conséquences doctrinales les plus erronées.

Eh bien, Messieurs, c'est ainsi qu'ont raisonné certains auteurs pour instituer ce qu'on appelle la doctrine de la *plaque muqueuse primitive.* L'accident primitif s'étant présenté parfois à leur observation sous forme d'une papule, ils ont conclu de là que la vérole peut débuter parfois par une lésion secondaire. Leur tort a été de ne voir que la moitié des choses, de raisonner sur des faits incomplètement observés, et de méconnaître la transformation du chancre.

Au point de vue doctrinal, les cas les plus simples, les plus réguliers, les plus méthodiques, peuvent conduire aux interprétations les plus illégitimes, alors qu'ils n'ont pas été observés et suivis intégralement dans toutes les phases successives de leur évolution. Un chancre naît, se développe, puis subit la transformation papuleuse; rien que de normal à cela, rien que d'absolument régulier. Survient à ce moment un observateur qui voit cette papule pour la première fois, qui la considère, sur les données du malade, comme l'accident *initial* de l'infection, et qui conclut de là au début possible de la vérole par des lésions secondaires. Quelle erreur plus facile? Et de la sorte se trouve formulée la doctrine de la plaque muqueuse primitive.

La morale de tout ceci, Messieurs, c'est d'abord qu'il faut apporter aux appréciations doctrinales une rigueur excessive d'examen; c'est ensuite, en ce qui nous concerne actuellement, qu'il ne faut pas s'empresser de nier le chancre comme exorde de la maladie alors qu'il ne s'impose pas à notre observation sous des formes grossièrement évidentes. Car, d'une part, tous les faits expérimentaux et tous les faits cliniques bien observés nous le montrent comme préludant d'une façon nécessaire, fatale, aux accidents de la diathèse; et l'expérience, d'autre part, nous le présente comme susceptible de variétés nombreuses d'aspect, d'étendue, de combinaisons, de modifications, de transformations, etc., qui peuvent le rendre facilement méconnaissable, même aux yeux du clinicien le plus exercé.

Ce qui, en effet, caractérise essentiellement le chancre — rappelez-vous bien ceci, Messieurs, — ce n'est pas telle ou telle physionomie, tel ou tel détail de symptomatologie extérieure; ce qui caractérise le chancre, c'est surtout et avant tout : 1° d'être le *dérivé d'une contagion* et le produit de cette contagion au point même où elle s'est exercée; — 2° d'être l'expression initiale, le *phénomène prélude* d'une diathèse; — 3° de constituer pour un temps (sans parler du bubon, qui n'est à vrai dire qu'un satellite du chancre) l'accident *unique* par lequel se traduit l'infection.

Mais assez de doctrine, Messieurs. D'autres études pratiques et plus importantes nous réclament. Dès notre prochaine réunion, nous reprendrons l'histoire clinique de la syphilis secondaire.

DIX-HUITIÈME LEÇON.

ADÉNOPATHIES SECONDAIRES.

SOMMAIRE. — Influence remarquable exercée par la syphilis sur le système lymphatique. — Localisée, dans la période primitive, au groupe des ganglions qui avoisinent le chancre, cette influence s'étend et se dissémine, jusqu'à se généraliser parfois, dans le cours de la période secondaire. — Elle se traduit d'ailleurs d'une façon inégale et variée.

Pathogénie. — Les adénopathies secondaires sont-elles symptomatiques ou idiopathiques? — Discussion. — Exemples cliniques. — Le plus habituellement symptomatiques, ces adénopathies se produisent parfois sous l'influence directe et immédiate de la diathèse. — Différence essentielle entre l'adénopathie primitive, symptomatique du chancre, et les adénopathies symptomatiques des lésions secondaires. La première est constante, fatale; les autres sont seulement possibles, éventuelles. — Il n'est même que certaines formes et certaines localisations de la syphilis secondaire qui retentissent habituellement sur les ganglions.

Siège des adénopathies secondaires. — Leur prédilection bizarre pour certains départements glandulaires, notamment pour ceux de la région cervicale. — Intérêt diagnostique se rattachant à cette particularité.

Adénopathies cervicales postérieures. — Trois groupes de ganglions : 1° ganglions cervicaux postérieurs, proprement dits; — 2° ganglions sous-occipitaux; — 3° ganglions mastoïdiens. — Fréquence excessive de ce premier ordre d'adénopathies. — Cette fréquence cependant est moindre dans le sexe féminin.

Adénopathies cervicales antérieures : péri-pharyngées, sus-hyoïdiennes, cervicales inférieures.

Adénopathies sous-maxillaires.

Adénopathies moins communes : inguinales, parotidiennes, épitrochléennes, etc.

A quel âge de la diathèse appartiennent ces adénopathies? — Ce sont des lésions essentiellement et exclusivement secondaires. — Un anachronisme souvent commis en pratique.

Symptômes. — Les adénopathies secondaires reproduisent trait pour trait l'adénopathie primitive ou chancreuse. — Caractère froid et aphlegmasique de ces lésions. — Début insidieux. — Développement minime ou moyen, consistance ferme et dure, indolence, mobilité du ganglion affecté, qui demeure exempt de toute adhérence, de tout empâtement périphérique. — Évolution lente de cette forme d'adénopathie. — Période d'état toujours longue. — Résolution spontanée. —

Au total, bénignité excessive. — Conséquence pratique : inutilité de toute thérapeutique locale.

L'intérêt variable de ces lésions réside surtout dans les indications diagnostiques qu'elles peuvent fournir. — A ce point de vue, l'adénopathie cervicale postérieure est particulièrement significative. — Pourquoi?

Variétés. — Les adénopathies secondaires peuvent, à divers titres, s'écarter de leur type normal, habituel. — Modifications variées qu'elles subissent parfois comme confluence, comme volume, comme forme clinique. — Adénopathies multiples. — Chapelets cervicaux. — *Glandage* secondaire. — Exemple clinique. — Adénopathies à gros ganglions, dites *syphilo-strumeuses.* — Adénopathies inflammatoires, *strumo-phlegmasiques.* — Suppuration possible; abcès ganglionnaire. — Phlegmon-péri-glandulaire. — Parfois, suppuration chronique; *écrouelles* secondaires. — Pourquoi ces dernières formes d'adénopathies s'observent plus souvent chez la femme que chez l'homme. — Ne les rencontre-t-on que chez les sujets scrofuleux? — Quelles régions affectent-elles de préférence? — Erreurs fréquentes commises sur leur origine, sur leur nature. — Comment leur spécificité court risque d'être souvent méconnue en pratique.

D'une variété d'abcès rétro-pharyngiens (pouvant dériver de ces adénopathies secondaires.

L'étude des adénopathies secondaires forme un complément naturel à celle des syphilides cutanées et muqueuses qui viennent de nous occuper. C'est donc de ces adénopathies que je vous entretiendrai dans notre réunion de ce jour.

Il est peu de maladies qui influencent le système ganglionnaire au même degré et avec la même fréquence que le fait la syphilis. C'est en conséquence de lésions communes, très communes, que nous allons parler.

I

Cette action de la diathèse sur les ganglions commence avec le chancre, comme nous l'avons vu précédemment. Mais, à la période primitive, elle reste toujours bornée au département glandulaire qui avoisine le chancre. Plus tard, elle se généralise ou, pour mieux dire, elle se dissémine. Ainsi, à la période secondaire — période où s'exerce surtout l'influence de la diathèse sur le système lymphatique — les ganglions affectés sont bien plus multiples qu'à la période primaire et appartiennent aux régions du corps les plus différentes, comme je vous le montrerai dans un instant.

De même que la plupart des symptômes syphilitiques, les lésions glandulaires de la vérole sont très variables comme importance d'un sujet à un autre. Chez tels malades, elles sont légères, au point d'être presque inappréciables ;—chez quelques autres, inversement, elles prennent un développement excessif et constituent un véritable *glandage* syphilitique ; — plus rarement enfin, chez certains sujets constitutionnellement disposés au lymphatisme, on les voit dégénérer en bubons chroniques et suppuratifs, ne justifiant que trop le nom qui leur a été donné d'*écrouelles* secondaires.

On a longtemps discuté sur la *pathogénie* des adénopathies secondaires. Pour les uns, ces adénopathies seraient toujours *symptomatiques*, c'est-à-dire provoquées par des lésions du tégument cutané ou muqueux. Pour les autres, elles seraient plus spécialement ou exclusivement même *idiopathiques*, c'est-à-dire déterminées directement par la diathèse et non par des manifestations locales. Le débat est de médiocre importance, à mon gré ; d'autant que l'une et l'autre de ces opinions contiennent une part de vérité. Il est positif, en effet, que les adénopathies secondaires se produisent parfois sans être appelées, incitées, par des phénomènes locaux. Mais il n'est pas moins certain, d'autre part, qu'elles se manifestent souvent à la suite et à propos de lésions cutanées ou muqueuses, et leur relation pathogénique avec ces derniers accidents ne saurait être méconnue. — Exemples à l'appui de ces deux ordres de cas :

Voici d'abord une jeune femme sur laquelle vous constaterez facilement par le palper deux ganglions cervicaux postérieurs dans la rainure du trapèze (ganglions développés de fraîche date, car ils n'existaient pas lorsque cette malade est entrée dans nos salles il y a quatre semaines environ). Or, cherchez la lésion qui a pu provoquer ces adénopathies, vous ne la trouverez pas. Examinez la nuque, les téguments du cou ; tout y est et tout y a toujours été à l'état le plus normal. Examinez le cuir chevelu ; il est intact : pas la moindre croûte, pas la moindre syphilide, pas même encore d'alopécie. Ici donc, suivant le langage classique, l'adénopathie est *essentielle, idiopathique ;* elle s'est développée sous l'influence *immédiate, directe,* de la syphilis, sans être sollicitée par l'incitation médiate d'une lésion locale.

- Autre exemple du même genre. Cette seconde malade présente une double adénopathie épitrochléenne bien accusée. Quel accident cutané a pu lui donner naissance? Aucun. Donc, ici encore, adénopathie *idiopathique.*

En revanche, voyez ces autres malades :

Sur celle-ci, adénopathies cervicales antérieures multiples, véritables pléiades péri-pharyngées. Mais, en même temps, syphilides buccales, et spécialement syphilides des amygdales, du voile palatin, des piliers, etc.

Sur celle-là, adénopathies sous-maxillaires; mais, en même temps, syphilides papulo-érosives et papulo-ulcéreuses des deux lèvres.

- Sur cette autre, enfin, adénopathies sous-occipitales, cervicales postérieures, mastoïdiennes; mais, en même temps, syphilide papulo-croûteuse très confluente du cuir chevelu, de la nuque, des oreilles, etc.

Impossible de ne pas croire que, sur ces trois dernières malades, les adénopathies ne soient pas *symptomatiques,* c'est-à-dire n'aient pas été provoquées par les lésions des téguments cutanés ou muqueux. S'il en était autrement, comment interpréter la relation anatomique directe de ces adénopathies avec les accidents concomitants, et par quelle inexplicable bizarrerie la diathèse aurait-elle choisi précisément ces ganglions pour y exercer son influence? Mais le fait est patent; je n'insiste pas.

Donc, voilà deux points acquis :

1° Certaines adénopathies se développent *sponte suâ,* sous la seule influence de la diathèse, sans lésions appréciables des surfaces tégumentaires.

2° Certaines adénopathies se développent au voisinage et sous l'influence évidente de lésions secondaires, tout comme le bubon primitif se produit dans les ganglions qui avoisinent le chancre, sous la dépendance et sous l'action du chancre.

À ce dernier propos toutefois remarquons, Messieurs, qu'il

existe entre les lésions secondaires et le chancre une différence considérable au point de vue de l'influence que ces deux ordres d'accidents exercent sur les ganglions. Avec le chancre, l'adénopathie syphilitique n'a pas, pour ainsi dire, le droit de faire défaut; elle est forcée, *fatale*. Avec les lésions secondaires, l'adénopathie est seulement éventuelle, *possible;* elle peut se produire ou ne pas se produire, et très souvent en effet elle ne se produit pas. Les exanthèmes cutanés, par exemple, ne développent presque jamais d'adénopathies; le psoriasis palmaire, entre autres, laisse absolument indemnes les ganglions du bras et de l'aisselle; les syphilides vulvaires ne retentissent qu'assez rarement sur les ganglions de l'aine, etc. Il n'est guère en somme que certaines formes et certaines localisations d'accidents qui influencent les ganglions à la période secondaire, telles que les syphilides du cuir chevelu et les syphilides muqueuses de la cavité buccale [1]. Il semblerait ainsi — et vous verrez dans un instant que cette supposition est moins paradoxale qu'elle peut le paraître au premier abord — il semblerait, dis-je, que certains ganglions se prêtent mieux que d'autres à subir et à traduire l'influence de la diathèse.

Ce qu'offrent, en effet, de très remarquable les adénopathies secondaires, c'est la prédilection singulière qu'elles affectent pour certaines régions. Quoi de plus bizarre, par exemple, que leur préférence bien connue *pour la région cervicale postérieure?*

Les adénopathies postéro-cervicales de la vérole sont à elles seules plus communes que celles de tout autre siège. Elles le sont même à ce point qu'elles constituent un signe banal de syphilis. Voyez un médecin interroger un malade : au premier soupçon de syphilis, il ne manquera jamais de courir droit aux ganglions cervicaux postérieurs ; et ce n'est pas sans raison, car il espère trouver là et il trouvera là, en bien des cas, un élément séméiologique des plus précieux.

---

1. Une remarque analogue a été faite par le Dr R. Campana (de Naples). « Les condylomes plats ulcérés des muqueuses, *surtout quand ils siègent au pharynx,* amènent plus facilement que les autres éruptions les formes hypertrophiques ou hyperplasiques des adénopathies, etc... » (Voy. *Annales de dermatologie et de syphiligraphie,* IIIe année, n° 5.)

C'est donc, en première ligne par ordre de fréquence, à la région *cervicale postérieure* que vous observerez surtout les adénopathies secondaires.

Sur cette région, les adénopathies peuvent occuper plusieurs sièges qu'il n'est pas sans intérêt de spécifier. Ce qu'en effet on appelle communément et vaguement l'adénopathie cervicale postérieure de la syphilis se décompose, quand on y regarde de près, en trois groupes d'adénopathies, de la façon suivante :

1° Adénopathie *cervicale postérieure*, proprement dite, constituée par les ganglions situés sur les parties postéro-latérales du cou, dans la rainure du trapèze ;

2° Adénopathie *sous-occipitale*, constituée par les ganglions sous-occipitaux, lesquels sont situés à la partie postéro-inférieure du crâne, à la base même de l'occiput ;

3° Adénopathie *mastoïdienne*, formée par les ganglions mastoïdiens. Relégués derrière l'oreille et beaucoup moins volumineux que les précédents, ceux-ci forment au niveau même de l'apophyse mastoïde de petits soulèvements hémisphériques ou semi-ovoïdes, comparables tout au plus à des moitiés de noyaux de cerise ou à des grains de grenade.

Ces trois variétés d'adénopathies coexistent chez nombre de malades ; chez d'autres, il n'en existe que d'un ou de deux ordres.

L'adénopathie cervicale secondaire est tellement fréquente chez l'homme qu'à peu d'exceptions près, on peut la donner comme constante. Bien que très commune aussi chez la femme, elle l'est cependant beaucoup moins que chez l'homme, et cela d'une façon notable. Il n'est pas rare même que nous la cherchions en vain chez nos malades de cet hôpital. C'est là un fait dont témoignent péremptoirement quantité de nos observations.

Viennent en seconde ligne, toujours par ordre de fréquence, les *adénopathies cervicales antérieures*.

Celles-ci se produisent sur divers points du cou.

Les plus communes sont les adénopathies *péri-pharyngées*. Elles occupent les côtés du pharynx, au-devant du muscle sterno-mastoïdien, et s'observent le plus communément en relation avec des syphilides de la gorge.

Beaucoup plus rares sont les adénopathies *sus-hyoïdiennes*, situées au niveau ou au-dessus de l'os hyoïde, et les adénopathies *cervicales inférieures*, se produisant sur les parties inféro-latérales du cou.

Plaçons au troisième rang les adénopathies *sous-maxillaires*, presque toujours symptomatiques de lésions des lèvres, des joues, de la bouche, etc.

Telles sont, Messieurs, les adénopathies qu'on observe le plus communément à la période secondaire.

D'autres départements glandulaires peuvent encore être affectés par la syphilis. Sur quelques malades vous rencontrerez parfois, mais beaucoup plus rarement, des adénopathies d'autres sièges, telles que : adénopathies inguinales, comme conséquences de syphilides de la vulve ou de l'anus ; — adénopathies parotidiennes, præ-auriculaires, épitrochléennes [1], etc. Aucun ganglion, en un mot, n'est à l'abri soit de l'influence générale de la syphilis, soit du retentissement que peut exercer sur lui une manifestation locale de la diathèse.

A quel terme, à quel *âge* de la syphilis se produisent les adénopathies dont nous traitons actuellement ?

Ces adénopathies sont, dans l'ordre chronologique de la diathèse, des lésions essentiellement et exclusivement *secondaires*. D'une part, en effet, elles ne sont jamais contemporaines de l'explosion du chancre, elles ne se produisent jamais avant l'époque où l'influence générale de la syphilis se traduit par des manifestations disséminées ; et, d'autre part, elles ne s'observent

---

1. A propos de cette dernière adénopathie (adénopathie *épitrochléenne*), je dois dire qu'on en a beaucoup exagéré la fréquence, en la donnant comme un signe habituel ou commun de syphilis. Je l'ai recherchée très attentivement sur plusieurs centaines de malades, hommes ou femmes, et ne l'ai jamais rencontrée que d'une façon assez rare, presque exceptionnelle.

jamais, au moins sous cette forme, à une époque tardive de la diathèse, dans ce qu'on appelle le stade tertiaire.

C'est dans la *période secondaire*, à son début ou dans ses premiers mois, qu'elles se produisent le plus habituellement. Il n'est pas rare de les observer un peu plus tard, dans le cours de la seconde année, par exemple. Mais au delà elles deviennent de moins en moins communes ; et, passé la troisième année environ, elles ne se rencontrent guère plus. Pour prendre un terme extrême, jamais on ne les observe après 10, 15, 20 ans d'infection. A cette période, si elles ont existé autrefois, il y a longtemps qu'elles n'existent plus, et les rechercher à aussi longue échéance est un soin plus que superflu. N'imitez donc pas, Messieurs, ces mauvais observateurs qui, ayant à instituer le diagnostic soit d'un chancre tout récent, soit d'une lésion ultra-tertiaire, s'en vont explorer avec une attention scrupuleuse les régions cervicales de leurs malades. Car c'est faire preuve d'ignorance, c'est commettre un anachronisme pathologique, que de s'efforcer à trouver des adénopathies secondaires dans une époque de la diathèse qui ne les comporte pas.

Sous quelle forme clinique se présentent les adénopathies secondaires ?

D'un mot je puis vous résumer leurs caractères, en vous disant qu'elles rappellent exactement, trait pour trait, l'adénopathie symptomatique du chancre, celle que nous avons étudiée ensemble il y a quelques semaines. Elles reproduisent cette adénopathie comme symptômes, comme évolution, comme terminaison, comme allure générale, et aussi, disons-le immédiatement, comme bénignité, comme tendance à la résolution pure et simple, en dehors même de toute intervention thérapeutique.

Ce sont en effet des adénopathies essentiellement *froides, indolentes, aphlegmasiques* et *résolutives*. — Détaillons.

Comme volume, d'abord, elles sont peu considérables. Elles n'offrent guère en moyenne que les proportions d'une noisette. Quelquefois moindres (exemple : adénopathies mastoïdiennes), elles atteignent en d'autres cas les proportions d'une olive, d'une demi-noix ou même d'une noix.

Elles débutent et se constituent sourdement, insidieusement, sans attirer l'attention des malades, qui s'en aperçoivent un beau jour d'une façon toute fortuite, ou qui en ignorent l'existence et s'en montrent fort surpris quand le médecin les leur révèle. C'est assez dire combien elles sont *indolentes* dans leur développement. C'est dire aussi qu'elles sont absolument *aphlegmasiques*, ne déterminant ni rougeur de la peau, ni chaleur locale, ni phénomènes réactionnels généraux, ni troubles périphériques d'aucun genre. Ce sont en un mot des intumescences glandulaires, et rien de plus ; des intumescences glandulaires lisses à leur surface, fermes et dures, assez analogues pour leur consistance aux ganglions du cancroïde, et donnant bien l'idée d'une infiltration, d'une néoplasie ganglionnaire. — Elles ne contractent aucune adhérence avec les tissus ambiants ; elles restent *libres* et *mobiles*, ce qui permet d'en apprécier à la fois le volume, la forme et la rénitence. On les prendrait volontiers, tant elles roulent librement sous le doigt, pour de véritables « *noisettes* » sous-cutanées, comme les appellent les malades. Elles diffèrent notablement en ce point des adénopathies inflammatoires ou strumeuses, dont le propre est de former de rapides adhérences avec le stroma cellulaire périphérique et de se masser avec les tissus ambiants.

Une fois qu'elles ont acquis leur complet développement, ces adénopathies *restent ce qu'elles sont*, et cela pour un temps variable, toujours assez long. Pendant plusieurs semaines au minimum, pendant plusieurs mois en général, elles demeurent absolument stationnaires sans subir la moindre modification. — Puis, à un moment donné, elles commencent à perdre de leur consistance et à diminuer de volume. Elles se résolvent alors progressivement, sans phénomènes nouveaux, s'atrophient sur place et disparaissent. Elles sont donc, comme je vous l'ai dit, *spontanément résolutives*.

Au total, ces adénopathies, comme vous le voyez, Messieurs, sont surtout remarquables par leur excessive *bénignité*. On a dit avec justesse qu'elles « sont plus curieuses qu'importantes ».

De là cette conséquence, qu'elles ne réclament aucune intervention thérapeutique spéciale. Elles guérissent seules en effet, *seules*, et 95 fois sur 100, pour le moins, il est absolument superflu de leur opposer, en dehors du traitement général de la diathèse, la moindre médication locale.

Leur véritable intérêt est donc surtout scientifique et séméiologique. Ce sont des *indices*, des témoins utiles à consulter dans les cas de diagnostic obscur, des signes propres à éveiller un soupçon, à mettre sur la piste de syphilis méconnues, ignorées ou dissimulées. A ce point de vue spécial, les adénopathies cervicales *postérieures* sont particulièrement significatives, et cela pour deux raisons : parce que, d'abord, de toutes les adénopathies secondaires ce sont les plus constantes ; parce qu'ensuite elles occupent un siège où il est assez rare que d'autres affections développent des engorgements ganglionnaires. La scrofule elle-même, celle de toutes les maladies qui affecte le plus fréquemment les glandes cervicales, se porte avec une préférence marquée sur la région cervicale *antérieure*, et n'intéresse que d'une façon relativement rare les ganglions de la nuque. Il est exceptionnel en tout cas qu'elle atteigne uniquement ces derniers, comme le fait la syphilis. Sous ce rapport même, il existe entre ces deux diathèses, scrofule et vérole, une opposition singulière dont le diagnostic peut tirer parfois un utile parti.

II

Je viens de vous présenter, Messieurs, les adénopathies secondaires sous la forme qu'elles affectent ordinairement (dix-neuf fois sur vingt environ, pour fixer une moyenne). Je dois ajouter actuellement qu'elles s'écartent parfois de ce type — type normal en quelque sorte — pour revêtir une allure autre. Elles diffèrent alors de la forme morbide que nous venons de décrire, et cela à deux points de vue : d'une part, comme multiplicité, comme confluence de glandes affectées, et, d'autre part, comme caractères de lésions.

Le plus habituellement les adénopathies secondaires sont *dis-*

crètes. La règle est de trouver quelques ganglions à la nuque, quelques autres au niveau des amygdales ou sous la mâchoire, et c'est tout. Mais en certains cas, chez la femme notamment, il n'en est plus ainsi, et l'on observe des adénopathies *multiples*, qui, par leur multiplicité même, s'écartent des cas usuels. Il n'est pas rare de la sorte de constater de nombreux ganglions dans chaque rainure du trapèze, sous l'occiput, aux apophyses mastoïdes, dans les régions parotidiennes, sous-maxillaires, sushyoïdiennes, péri-pharyngées, cervico-latérales, etc. Ces ganglions multiples présentent tous les caractères des adénopathies que nous avons décrites précédemment; ils sont seulement un peu plus volumineux que de coutume. Quelquefois ils sont tellement nombreux qu'ils forment de véritables chapelets qui descendent de l'occiput au milieu du cou, et de la région parotidienne au creux sus-claviculaire. Ce sont là les *chapelets cervicaux* de la vérole.

Parfois même ces engorgements glandulaires se propagent à d'autres régions, telles que l'aine, l'aisselle, etc. On croirait presque avoir affaire alors à une véritable *adénie* d'origine syphilitique.

C'est à cette forme d'engorgement glandulaire multiple, confluent, qu'il convient, je crois, de réserver le nom de *glandage secondaire*.

Nous observons assez fréquemment ici ce glandage secondaire. La femme y est-elle plus prédisposée que l'homme, et cela par son tempérament, sa constitution, ses tendances lymphatiques? Il me semble rationnel de le croire.

Nous avons précisément dans nos salles, actuellement, une femme affectée de ces adénopathies secondaires à forme confluente. La voici. Inutile de vous renseigner sur le diagnostic; vous le voyez écrit sur le visage, où s'étale une syphilide papulo-squameuse des plus typiques. Veuillez explorer sur cette malade la nuque, les régions mastoïdiennes, sous-occipitales, parotidiennes, sous-maxillaires, sus-hyoïdiennes, péri-pharyngées, cervicales antérieures, cervicales inférieures. Vous trouverez toutes ces régions farcies de glandes, passez-moi l'expression. Glandes ici, glandes là, glandes partout, et en grand nombre. Comptez ces glandes, comme je l'ai fait ces derniers jours; vous en trouverez une trentaine environ. — C'est là, Messieurs, le glandage syphilitique. — Et ne croyez pas que ce glandage ait atteint, sur la malade que je viens de vous présenter, le *maximum* auquel il puisse parvenir. Je l'ai vu bien plus confluent encore chez certains sujets.

Est-il quelque élément pronostique à tirer de cette multiplicité, de cette confluence insolite des adénopathies secondaires? Oui, dans une certaine mesure. J'ai remarqué — et je n'ai pas été le premier à faire cette remarque — que le grand nombre, le développement exagéré et la dissémination des glandes sur plusieurs régions coïncident assez fréquemment avec des manifestations syphilitiques plus ou moins sérieuses, notamment avec des troubles intéressant la vie splanchnique. J'ai vu plusieurs fois le glandage secondaire s'accompagner d'une *anémie* marquée, avec pâleur, décoloration chlorotique des téguments, faiblesse générale, alanguissement des fonctions nutritives, palpitations, essoufflement, désordres nerveux, etc. — Il serait même curieux de savoir si le nombre des globules blancs du sang n'est pas augmenté dans les cas de ce genre, de façon à constituer une *leucémie* passagère. C'est là un point très digne d'attention, que l'examen microscopique élucidera quelque jour.

Sans doute, c'est encore une raison de tempérament, de prédisposition constitutionnelle, qui imprime parfois aux adénopathies secondaires, chez la femme particulièrement, une modification d'un autre genre qu'il me reste à vous signaler. Voici ce qu'on observe en certains cas.

Les adénopathies commencent par se produire sous leur forme habituelle. Puis, au lieu de se borner au développement minime qu'elles ne dépassent guère en général, elles continuent à s'accroître et deviennent volumineuses, grosses comme une noix, comme un marron; voire, mais cela est plus rare, comme un œuf de poule. Elles simulent alors complètement sous cette forme les engorgements glandulaires de la scrofule. Aussi méritent-elles justement le nom d'adénopathies *strumoïdes* ou *syphilo-strumeuses*.

Arrivées à ce degré de développement, ou bien elles se résolvent après être restées longtemps, très longtemps stationnaires, ou bien elles s'enflamment. Dans ce dernier cas, elles deviennent douloureuses, s'immobilisent, *s'empâtent*, suivant le terme consacré, et se massent tant avec le tissu cellulaire ambiant qu'avec les téguments voisins qui rougissent à leur niveau. Il est encore possible quelquefois, grâce à un traitement antiphlogistique appliqué de bonne heure, d'enrayer les progrès de ces adénopathies *strumo-phlegmasiques* et du *phlegmon périganglionnaire* qui les accompagne. Le plus souvent, toutefois, on ne réussit pas à empêcher la formation du pus. Un abcès alors se constitue. Convenablement traité, ouvert à temps, drainé, cet abcès suit les phases habituelles d'un abcès chaud ou d'une suppuration ganglionnaire aiguë, et se ferme rapidement après s'être évacué. Mais en d'autres conditions, lorsque surtout l'on a affaire à des malades lymphatiques ou scrofuleux, l'abcès, bien que vidé, ne se cicatrise pas, reste fistuleux, et fournit pendant longtemps une certaine quantité de pus. C'est à ces suppurations ganglionnaires *chroniques* de la vérole qu'on a pu, sans exagération, donner le nom d'*écrouelles secondaires*.

Les dernières formes d'adénopathies dont nous venons de parler se produisent de préférence sur certains ganglions, sur ceux notamment des régions cervicales antérieures, au-devant et même au-dessous du sterno-mastoïdien, sur ceux des régions sous-maxillaires, péri-maxillaires; sus-hyoïdiennes. — J'ai vu quelquefois, mais bien plus rarement, les glandes de l'aine affectées de ce même genre de lésions.

C'est chez la femme surtout, Messieurs, bien plus souvent que chez l'homme, qu'il vous sera donné d'observer ces bubons strumo-phlegmasiques de la syphilis secondaire. Il existe à ce point de vue une sensible différence d'un sexe à l'autre.

Il n'est pas contestable que ces bubons soient favorisés dans leur développement par le tempérament lymphatique et les prédispositions strumeuses. Ce qui n'est pas moins certain, toutefois, c'est qu'on les voit en quelques cas se produire sur des sujets exempts de tout antécédent strumeux et ne paraissant pas entachés de scrofule. J'affirme, pour ma part, les avoir rencontrés plus d'une fois chez des malades jouissant, en apparence au moins, d'une constitution moyenne et d'un tempérament sain.

Lorsque nous assistons au développement d'adénopathies de ce genre sur des malades connus, que nous avons depuis longtemps sous les yeux, il est simple et facile d'en suivre la pathogénie, c'est-à-dire de surprendre le lien qui les rattache à la diathèse. Mais supposez que de telles lésions se présentent à un médecin qui ne soit pas éclairé sur les antécédents diathésiques de son malade (et les malades syphilitiques ne s'empressent pas toujours de nous renseigner sur leurs antécédents spéciaux); dans ce cas, l'origine spécifique de ces adénopathies courra grand risque d'être méconnue. Elle l'est souvent en effet, très souvent. C'est pour cette raison, n'en doutez pas, que les adénopathies secondaires de forme strumoïde ou inflammatoire passent pour être beaucoup plus rares qu'elles ne le sont en réalité. *Elles trompent les médecins.* On les rapporte trop facilement à des causes banales. On les accepte trop facilement pour de simples bubons inflammatoires ou strumeux, *sans remonter à leur origine première et véritable.* On ne soupçonne pas assez la vérole de pouvoir déterminer de semblables lésions. Et la vérité cependant, c'est que la vérole leur sert fréquemment d'origine; fréquemment, car il ne se passe pas d'année où une douzaine de cas de cet ordre, en moyenne, ne se présente ici à notre observation. Tenez-vous donc pour avertis, Messieurs, et en présence d'adénopathies de cet ordre ne négligez pas, si vous voulez instituer un diagnostic précis, d'interroger vos malades sur leurs antécédents, ne négligez pas de rechercher soigneusement les témoignages d'une infection secondaire. Nul doute qu'en plus d'un cas vous ne parveniez de la sorte à jeter la lumière sur l'étiologie mystérieuse de certains bubons. — C'est là, Messieurs, un détail de clinique et de pratique que je recommande à toute votre attention.

Un dernier mot. Depuis que je suis dans cet hôpital, j'ai vu plusieurs fois se développer sur mes malades syphilitiques des *abcès rétro-pharyngiens* qu'aucune raison, aucune cause locale ne

venait expliquer. Mon collègue et ami le docteur Péan me disait
récemment avoir fait la même remarque. Or, frappé de cette double observation, je me demande si de tels abcès ne pourraient
reconnaître pour origine des adénopathies rétro-pharyngiennes
analogues à celles que je viens de vous décrire. Ce n'est là qu'une
hypothèse, sans doute, et je vous la donne pour ce qu'elle vaut ;
mais cette hypothèse paraît légitimée par les suppurations ganglionnaires que produit assez fréquemment la syphilis dans les régions voisines du pharynx. Il serait donc possible que la vérole
entrât pour une part dans l'étiologie encore bien obscure des
abcès rétro-pharyngiens.

DIX-NEUVIÈME LEÇON.

OPHTHALMIES SECONDAIRES.

SOMMAIRE. — Les ophthalmies secondaires sont multiples et variées de forme. — Tantôt elles se localisent sur une seule membrane, tantôt elles affectent plusieurs de ces membranes simultanément ou successivement. — Ce sont, pour la plupart, des lésions *secondaires;* quelques-unes cependant, celles surtout qui intéressent le fond de l'œil, ne se montrent qu'à des périodes plus ou moins avancées de la diathèse. I. IRITIS. — Pour être la plus fréquente des ophthalmies secondaires, l'iritis ne constitue pas cependant une manifestation commune. — C'est la plus précoce de toutes ces ophthalmies. — Caractères cliniques. — Analogies de l'iritis syphilitique avec les iritis vulgaires, au triple point de vue des lésions, des symptômes et des dangers possibles de terminaison. — La plupart des caractères cliniques de cette ophthalmie se retrouvent dans les iritis de toute nature. Il en est trois cependant qui lui impriment un cachet tant soit peu spécial, à savoir : 1° *Teneur subaiguë* de l'affection. — Début froid, insidieux. — Allure moins inflammatoire que celle des iritis vulgaires. — 2° *Indolence* relative, quelquefois même absolue. — Se méfier en pratique des iritis indolentes, aphlegmasiques, qui laissent les malades presque indifférents. — 3° *Papules iriennes*, sorte de syphilide papuleuse développée sur l'iris. — Description de ces papules. — Leur analogie avec les papules cutanées. — Leur coïncidence fréquente avec des syphilides cutanées de même genre. — Si elles ne sont pas absolument pathognomoniques, elles ne constituent pas moins un indice précieux qui presque à coup sûr atteste la spécificité de l'iritis. — Quatrième caractère pouvant parfois servir utilement le diagnostic : *Association fréquente de l'iritis avec d'autres phlegmasies oculaires* (choroïdite, rétinite, kératite, etc.). Traitement : Atropine et mercure. — Nécessité d'administrer ici le mercure *largâ manu* pour en obtenir une action efficace et rapide. — L'iritis syphilitique n'étant souvent que le prélude d'autres accidents oculaires, nécessité d'insister, après guérison, sur la médication spécifique. II. KÉRATITES. — Localisations rares. — La kératite secondaire ne se produit jamais primitivement ou isolément; c'est toujours une lésion associée à d'autres lésions oculaires. — Deux formes : 1° kératite *diffuse;* — 2° kératite *ponctuée*. — Caractéristique de ces deux formes. — Évolution, terminaison. III. OPHTHALMIES PROFONDES. — Plus complexes comme caractères cliniques. — Rarement simples; le plus souvent associées à d'autres phlegmasies oculaires ou intéressant plusieurs membranes du fond de l'œil. 1° *Choroïdite*. — Importance excessive se rattachant à l'étude de cette lésion, qui

peut aboutir à des troubles sérieux, voire à une cécité absolue. — Symptômes.
— Troubles fonctionnels; amblyopie lente, mais progressive; mouches volantes;
brouillard devant les yeux, brouillard de forme quelque peu spéciale (toile d'a-
raignée), etc. — Signes ophthalmoscopiques : 1° trouble et flocons du corps vitré;
— 2° apparence nuageuse de la papille; — 3° parfois, exsudats choroïdiens. — Le
trouble le plus caractéristique, ici, est le *trouble des milieux profonds de l'œil.* A
quelle raison organique attribuer ce trouble? — Trois cas de choroïdite exsudative
constituant sur le fond de l'œil une véritable *syphilide choroïdienne circinée.* — Évolution. — Régression possible et guérison. — Aggravation progressive des accidents;
complications fréquentes. — Pronostic toujours sérieux, et même pronostic des
plus graves si l'affection n'est pas traitée. — Tout un ensemble de raisons contribue
à rendre la choroïdite particulièrement redoutable : apparence même de bénignité,
marche lente, améliorations spontanées, tendance aux complications, notamment aux
complications rétiniennes.

2° *Névrite optique.* — Rare comme lésion isolée. — Mono-oculaire ou plus rarement double. — Caractères. — Troubles fonctionnels : amblyopie, photophobie,
photopsie, etc. — Signes ophthalmoscopiques. — Le plus important de ces signes
réside dans l'effacement du contour de la papille.

3° *Rétinite.* — Plus fréquente et plus importante. — Quelquefois isolée, plus souvent associée à d'autres lésions oculaires. — Début habituellement lent, quelquefois
cependant rapide et même subit. — Troubles fonctionnels : amblyopie progressive,
photophobie, photopsie singulière, cécité partielle des couleurs, etc. — Signes
ophthalmoscopiques : *Exsudats rétiniens,* constituant le signe pathognomonique de
la maladie. — Ces exsudats sont de deux ordres : 1° *Glacis séreux præ-rétinien,*
sorte d'infiltration œdémateuse et translucide de la rétine (*rétinite séreuse*); —
2° exsudats opaques et solides (*rétinite exsudative* proprement dite). — Apoplexies
rétiniennes.

Évolution. — Marche lente. — Stades de rémission, exacerbations successives,
complications. — Pronostic. — Contrairement à ce qu'on pourrait croire, la rétinite
est, de toutes les ophthalmies profondes de la syphilis, celle qui guérit le plus facilement.

IV Tendance singulière des ophthalmies syphilitiques à se compliquer réciproquement, à se combiner, à se succéder. — Cette multiplicité de localisations morbides
constitue même en l'espèce un signe diagnostique important.

De ces types complexes, le plus essentiel à connaître est la *choroïdo-rétinite.* —
Signes divers traduisant l'envahissement progressif de la rétine. — Infiltration consécutive de cette membrane par des dépôts pigmentaires. — *Rétinite pigmentaire.* —
Variété de rétinite pigmentaire à forme circinée. — Exemple clinique. — Évolution
lente de cette affection. — Pronostic des plus graves.

Diagnostic. — Les ophthalmies profondes de la syphilis ont-elles des signes intrinsèques qui en attestent la spécificité? — Certains caractères permettent, sinon
d'en affirmer l'origine spécifique, du moins de la soupçonner. — Quels sont ces caractères?

Ces ophthalmies profondes, de pronostic si redoutable, ne se produisent pas toujours dans le cours de syphilis à manifestations graves, non susceptibles de passer
inaperçues. — Intérêt pratique qui se rattache à cette remarque. — Ces lésions
d'ailleurs ne sont graves, en somme, qu'en raison du siège même qu'elles affectent.

Traitement. — Nécessité urgente d'un traitement des plus énergiques. — Insuccès
des méthodes douces, des traitements antisyphilitiques usuels. — Le traitement par
les frictions est ici la véritable, la seule ressource.

Nos précédentes conférences, Messieurs, ont été consacrées à décrire les lésions du système tégumentaire. De ces lésions je rapprocherai immédiatement les affections secondaires de l'œil, dont quelques-unes affectent avec les syphilides cutanées des analogies assez frappantes pour mériter presque le nom de *syphilides oculaires*.

Ces affections secondaires de l'œil ne diffèrent pas sensiblement d'un sexe à l'autre; cela me permettra d'être bref sur leur compte.

Volontiers je les diviserais en deux groupes, si cette division ne reposait pas sur une base tout artificielle. Un premier groupe comprendrait celles de ces lésions qui ont été anciennement connues, qui sont connues de tous, et sur lesquelles il ne saurait plus s'élever aujourd'hui que des discussions de détail. Dans un second groupe je rangerais celles qui n'ont été étudiées que depuis la découverte d'Helmoltz, qui n'ont guère été décrites jusqu'ici que par les ophthalmologistes, qui ne sont pas encore de notion commune, et dont la symptomatologie reste entourée de certaines incertitudes, de certaines obscurités. Plus importantes et plus graves, ces dernières devront surtout arrêter notre attention dans l'exposé qui va suivre.

Les déterminations morbides que peut éveiller la syphilis secondaire sur l'organe de la vision intéressent surtout l'iris, la choroïde, la papille optique et la rétine. Parfois elles ne portent exclusivement que sur une seule des parties constituantes de l'œil; parfois aussi elles en affectent plusieurs simultanément.

Ce sont, au point de vue chronologique, des lésions *secondaires*. C'est dire qu'elles se produisent habituellement dans les premières années de la maladie. Il est rare qu'on les observe avant le cinquième ou le sixième mois. Plus communément elles apparaissent au delà de ce terme, soit dans le semestre suivant, soit dans la deuxième, la troisième, la quatrième année. Quelques-unes d'entre elles, enfin, celles notamment qui intéressent les membranes profondes de l'œil, peuvent être encore plus tardives, soit que le traitement spécifique en ait différé la manifestation, soit même en dehors de toute influence thérapeutique. C'est ainsi qu'on a vu des lésions choroïdiennes ou rétiniennes, de l'ordre de celles que nous allons décrire, n'apparaître parfois qu'à une période plus ou moins avancée de la diathèse, en pleine période tertiaire chronologiquement.

I

La plus fréquente de ces lésions est sans contredit l'*iritis;* et celle-ci est également de toutes *la plus précoce.* On la voit parfois se développer dès le quatrième, le cinquième ou le sixième mois de la maladie. Plus habituellement, c'est un symptôme du second semestre de la première année ou même du cours de la seconde. Au delà de ce terme, elle devient de plus en plus rare.

Pour être la plus fréquente des ophthalmies secondaires, elle n'est pas pour cela très commune, tant s'en faut. Il n'est par exemple, au point de vue de la fréquence, aucune assimilation à établir entre elle et certaines autres manifestations secondaires, telles que la roséole, la papule muqueuse, les adénopathies, etc. Ces derniers symptômes font partie presque obligatoire du cortège banal de la vérole. L'iritis, au contraire, n'y figure qu'accidentellement, de temps à autre. Ici, dans cet hôpital, nous n'en observons guère par an plus d'une douzaine de cas sur un nombre considérable de malades. Sur les sujets qui se traitent régulièrement et longtemps, l'iritis et les accidents oculaires de tout genre sont bien plus rares encore ; je mets en fait qu'on ne les observe guère, dans de telles conditions, plus de trois ou quatre fois sur une centaine de malades, approximativement.

L'iritis syphilitique, sauf de très rares exceptions, n'affecte jamais qu'un œil à son début. Le plus habituellement elle reste mono-oculaire. Il n'est pas rare néanmoins qu'elle devienne double.

Comme lésions, comme symptômes, comme dangers, elle présente une analogie incontestable et incontestée avec les autres iritis de nature non spécifique (iritis commune, iritis rhumatismale, arthritique, etc.). En certains cas même on n'est autorisé à la rattacher à la syphilis que par la notion des antécédents ou par la considération d'autres manifestations diathésiques contemporaines.

Cliniquement, en effet, cette iritis s'accuse par les symptômes suivants, qui forment le fond commun des iritis de tout genre, et qu'il suffira conséquemment de mentionner d'une façon sommaire :

1° *Douleurs orbitaires* et *péri-orbitaires*, d'intensité variable, remarquablement légères en général, et s'exaspérant parfois la nuit (ce qui, soit dit incidemment, n'offre en l'espèce rien de particulier, moins encore de pathognomonique);

2° *Troubles visuels*, moins accentués qu'on pourrait le croire (brouillard sur la vue, vision imparfaite des petits objets, mais lecture encore possible pour les gros caractères; parfois mouches volantes, etc.) ;

3° *Injection zonulaire périkératique*[1] ;

4° *Paresse, immobilité relative* ou *immobilisation complète, et surtout déformation de la pupille;*

5° *Modifications variées de la teinte du diaphragme irien*, qui devient plus sombre, plus foncée. — Quoi qu'on en ait dit, ces modifications de couleur n'ont rien de constant et ne peuvent être appréciées que *par comparaison* d'un œil à l'autre. Il n'est pas, je l'affirme, de teinte spéciale que revête l'iris affecté de lésions syphilitiques;

6° Et enfin, si la maladie dépasse la forme de congestion simple dite iritis séreuse, *exsudations plastiques* troublant l'humeur aqueuse, donnant à l'orifice pupillaire un *aspect nébuleux*, et imprimant à la face antérieure de l'iris une sorte d'apparence tomenteuse, etc. —Parfois encore, sous l'influence probable d'une hypersécrétion morbide de l'humeur aqueuse, la cornée se projette en avant et devient plus convexe, en même temps que sa face

---

1. On a remarqué avec raison que la zone d'injection périkératique n'est pas toujours complète ou égale. Parfois elle est interrompue ou moindre sur une portion de la circonférence cornéale, et cela parce que l'iris n'est pas affecté en ce point. L'iritis syphilitique peut en effet n'être que *partielle*. « C'est un des caractères principaux de cette variété d'iritis de pouvoir se développer dans une partie du diaphragme iridien et de laisser les parties voisines du même organe parfaitement intactes. » (Barbeyron, *Quelques considérations sur l'iritis syphilitique*, thèse de Paris, 1872.)

postérieure prend un aspect légèrement nuageux, comme dépoli.

De même encore, comme dangers possibles de terminaison, cette iritis expose aux mêmes lésions que toute autre espèce d'iritis, à savoir :

1° *Synéchies*, et très spécialement synéchies *postérieures ;*

2° *Déformations permanentes* de la pupille ; *réduction du diamètre pupillaire*, pouvant aller jusqu'à l'*atrésie ;*

3° *Cataractes pupillaires* (fausses cataractes) ;

4° *Troubles divers de la vision*, conséquences naturelles de ces ésions persistantes, etc. ;

Toutes terminaisons défavorables, ne se produisant guère que dans les cas où la maladie a été négligée, abandonnée à son évolution propre ou mal traitée.

Mais, ces analogies constatées, il n'est pas moins essentiel de reconnaître les différences. Tout n'est pas identique entre l'iritis de la vérole et les iritis vulgaires, d'origine non spécifique. Si l'on analyse minutieusement la symptomatologie propre aux phlegmasies iriennes de la syphilis, on arrive à distinguer certains caractères, certaines particularités qui leur impriment un cachet tant soit peu spécial et qui peuvent, en bon nombre de cas, les différencier des phlegmasies d'autre nature. Ces caractères, certes, ne sont pas nombreux. On en compte trois seulement, que voici :

I. — En premier lieu, *teneur subaiguë* de la maladie.

L'iritis syphilitique a, d'abord, un *début assez froid*. Elle ne s'annonce pas avec fracas, à la façon d'une phlegmasie aiguë, d'une inflammation véritable. Loin de là : elle procède lentement, à petits pas, si je puis ainsi dire, sourdement, insidieusement. Elle est, en réalité, peu de chose à son berceau, et l'on ne croirait guère, à la voir s'annoncer de la sorte, qu'elle pût aboutir plus tard à des lésions sérieuses.

Dans une phase plus avancée, c'est encore une affection *subaiguë* plutôt que réellement aiguë. *Elle n'a pas les symptômes violents d'une inflammation franche ;* elle est plus modérée, plus calme dans son allure que les iritis d'autre origine ; elle est *moins inflammatoire*, en un mot. Bien que comportant les caractères d'une phlegmasie, elle conserve, en effet, une certaine teneur froide, aphlegmasique. Elle est à l'iritis vulgaire (cette comparaison vous fera comprendre ma pensée) ce qu'un exanthème syphilitique est à une éruption fébrile, ce que la roséole, par exemple, est à la rougeole [1].

II. — Second point : l'iritis syphilitique est *bien plus indolente* que les autres variétés d'iritis.

Cela n'est, à vrai dire, qu'un corollaire de la proposition qui précède. La douleur se mesurant, en général, à l'intensité du processus phlegmasique, il est tout naturel que l'iritis spécifique, variété relativement froide, soit moins douloureuse que d'autres variétés de caractère plus aigu, plus franchement inflammatoire.

Il n'est même pas rare que l'iritis syphilitique soit presque absolument indolente. Sur nombre de malades j'ai vu des phlegmasies iriennes, d'origine spécifique, ne déterminer que d'insignifiantes douleurs orbitaires et rester exemptes de toute irradiation névralgique, de tout larmoiement, de tout signe de réaction locale, et notamment de photophobie.

De là, Messieurs, cet enseignement pratique : lorsque vous rencontrerez une iritis qui s'est produite et qui évolue sans grands phénomènes d'acuité, qui a débuté lentement et sourdement, qui n'excite que peu de douleurs, peu ou pas de larmoiement, peu ou pas de photophobie, qui n'a qu'un cercle périkératique peu développé ; lorsque, dis-je, vous rencontrerez une iritis qui procède en apparence de la façon la plus bénigne, *qui n'inquiète pas les malades*, qui les laisse presque indifférents, méfiez-vous ; méfiez-vous, car il y a toute chance pour que la vérole soit en cause, pour que vous ayez affaire à une iritis spécifique. Recherchez la vérole, et presque toujours vous la trouverez comme origine de la phlegmasie oculaire.

III. — Troisième signe plus caractéristique encore que les précédents : *production à la surface de l'iris*, spécialement au niveau

---

1. Il faut reconnaître toutefois qu'en certains cas l'iritis syphilitique présente de réels phénomènes d'acuité : douleurs oculaires assez vives, irradiations névralgiques dans le crâne, photophobie, larmoiement, insomnie, agitation, voire certain degré de réaction fébrile, etc. — Ces cas sont rares. Ils constituent ce qu'on pourrait appeler la *forme aiguë* ou mieux *névralgique* de l'affection.

du cercle pupillaire, de *petites tumeurs papuleuses*, hémisphériques de forme, arrondies de contour, granuleuses d'aspect, du volume d'une demi-tête à une tête d'épingle tout au plus [1], et de couleur variable (généralement d'un brun rougeâtre, quelquefois d'un rouge fauve, d'un jaune orangé, etc.). Le plus habituellement, on ne constate qu'une seule de ces petites tumeurs à la surface de l'iris; parfois cependant on en a observé plusieurs [2]. Ce sont là les *papules iriennes*, qu'autrefois on appelait condylomes, que certains auteurs ont décrites sous les noms de tubercules, de végétations vasculaires, de vésicules, de pustules, d'abcès, de gommes, de syphilomes de l'iris [3], etc... M. Ricord, qui a beaucoup étudié ces papules, les considérait comme constituant à la surface de l'iris une éruption analogue, identique même aux syphilides cutanées [4]. Il est de fait qu'elles représentent assez exactement comme aspect (et vraisemblablement aussi comme constitution histologique) les papules de la peau. Il est de fait encore qu'elles coïncident fréquemment avec des syphilides de ce genre. Comme exemple entre mille, voyez cette femme. D'une part, elle porte à la peau une éruption spécifique à petites papules; d'autre part, elle est affectée d'une iritis, et sur son iris vous distinguez très nettement une petite papule conoïde, rougeâtre, granuleuse, absolument semblable, d'aspect au moins, aux papules cutanées.

Ces papules iriennes, véritables néoplasies spécifiques, peuvent, dit-on, suppurer, « se transformer en pustules et s'ouvrir dans la chambre antérieure, en constituant un hypopyon ». Cela compléterait l'analogie dont nous venons de parler, et l'on aurait ainsi, à la surface de l'iris, de véritables syphilides pustuleuses correspondant aux syphilides pustuleuses de la peau. Ici toutefois l'ana-

1. On en a vu parfois de plus volumineuses. M. le Dr Barbeyron en a observé une « de la grosseur d'un grain de blé ». (Travail cité.)
2. Voir une belle pièce de ce genre déposée au musée de l'hôpital St-Louis. (Collection particulière.)
3. De *l'iritis syphilitique*, par Eugène Carpentier. Bruxelles, 1871.
4. M. Ricord avait même essayé d'établir un rapprochement de forme entre les diverses variétés d'iritis et les syphilides cutanées. « L'iritis purement congestive, disait-il, correspond à l'érythème simple, à la roséole; l'iritis papuleuse est l'analogue des syphilides papuleuses; l'iritis vésico-pustuleuse enfin s'observe avec les éruptions humides, suppuratives. »

logie en question me paraît quelque peu forcée. La transformation purulente des papules iriennes, en effet, doit être excessivement rare, car des auteurs très experts disent ne l'avoir jamais observée, d'autres même la nient complètement[1]. Pour ma part, je ne l'ai pas encore rencontrée.

Faut-il considérer ces papules iriennes comme un signe pathognomonique de syphilis ? Certes, en tant que lésions, ce sont, suivant toute apparence, des productions essentiellement et exclusivement syphilitiques. Mais nous ne pouvons les juger que cliniquement ; et, cliniquement, force nous est bien d'avouer qu'on rencontre parfois des élevures analogues de forme et d'aspect dans certaines affections iriennes non spécifiques, dans les ophthalmies scrofuleuses par exemple. Donc, ces papules ne constituent pas un témoignage absolu qui atteste infailliblement la syphilis, mais elles n'en sont pas moins des indices précieux qui doivent la faire suspecter et qui, dans la plupart des cas, suffisent à éclairer le médecin sur l'origine spécifique de la maladie.

En résumé donc, trois caractères, presque toujours associés, impriment communément à l'iritis syphilitique un cachet spécial et contribuent à la différencier des iritis vulgaires. Ces trois caractères sont, je vous le répète :

1° La teneur subaiguë de la maladie ;

2° Son indolence relative ;

3° Et surtout le développement à la surface de l'iris d'une sorte d'éruption papuleuse (*syphilide irienne papuleuse*).

De ces trois signes nous pouvons encore rapprocher le suivant qui vient s'y adjoindre en certains cas pour compléter le diagnostic différentiel. Celui-ci est moins habituel, moins commun, à beaucoup près, que les trois autres ; mais, quand il existe, il témoigne

---

1. C'est là ce que dit M. de Wecker (*Maladies des yeux*, t. I, p. 387) : « La transformation purulente de ces végétations de l'iris qu'on trouve rapportée dans les auteurs et qui se compliquerait de la production d'un hypopyon considérable, doit être excessivement rare, car des observateurs très expérimentés la nient complètement. Aussi ne faut-il pas rapporter l'aspect jaunâtre que prennent parfois ces boutons, à une certaine époque de la maladie, à une collection de pus dans leur épaisseur ; souvent on a pu se convaincre par des incisions qu'ils étaient composés de masses solides. »

presque à coup sûr de la spécificité de la maladie. Il consiste simplement en ceci : *coïncidence avec l'iritis d'autres phlegmasies oculaires*, telles que choroïdite, rétinite, névrite optique, kératite
diffuse, kératite ponctuée, sclérite [1]. De toutes les iritis, en effet,
c'est sans contredit l'iritis d'origine syphilitique qui tend le plus
à éveiller vers d'autres membranes de l'œil des complications contemporaines ou successives.

L'évolution et la durée de l'iritis spécifique sont des plus variables. Abandonnée à elle-même, l'affection dure toujours assez longtemps et finit par s'éteindre, mais en laissant à sa suite des déformations, des adhérences, des troubles visuels plus ou moins accusés; souvent aussi elle se propage à d'autres membranes et se
complique de lésions graves du fond de l'œil, lesquelles peuvent aboutir *à la cécité absolue*. Soumise au traitement spécifique,
elle guérit au contraire sûrement; sûrement, je puis le dire, car
je n'ai pas encore vu, pour ma part, un seul cas d'iritis qui, pris à
temps et convenablement traité, se soit terminé d'une façon fâcheuse. En moyenne, lorsque surtout elle est attaquée de bonne
heure, la maladie demande dix à vingt ou vingt-cinq jours pour
rétrocéder et disparaître. Elle est plus rebelle lorsqu'elle a été négligée à son début (ce qui n'est que trop fréquent); dans ces conditions, elle résiste en général plusieurs semaines. J'ajouterai enfin
qu'en certains cas assez rares elle ne s'amende que plus lentement
encore. Elle peut même présenter soit des recrudescences, soit de
véritables récidives dans le cours du traitement; cela toutefois ne
s'observe que d'une façon assez exceptionnelle.

Quel est le traitement applicable à cette maladie ?
Ce traitement se résume en deux mots : *atropine* et *mercure;*
— mercure comme modificateur spécifique, comme médication de
fond, si je puis ainsi parler ; — atropine, comme moyen de dilater
la pupille, d'éviter les déformations, de prévenir les synéchies,
etc., et peut-être aussi comme agent antiphlogistique, ayant pour
effet mécanique de diminuer le volume des vaisseaux iriens.

---

1. Voy. Galezowski, *Traité des maladies des yeux*, p. 345.

Pour le mercure, l'indication formelle est de le donner ici à fortes doses, *largâ manu*, si l'on veut agir rapidement et efficacement sur la maladie. Dix à quinze ou même vingt centigrammes de proto-iodure, en moyenne, voilà la dose qu'il convient d'administrer par jour, même aux femmes. Parfois il est indispensable d'élever cette dose jusqu'à 25 et 30 centigrammes; j'ai vu M. Ricord la porter sans accidents (sur l'homme, il est vrai) jusqu'à 40 et 50. — Le traitement par les frictions peut au besoin suppléer à l'administration interne du mercure, surtout si ce remède est mal toléré par l'estomac.

Quant aux agents mydriatiques, je crois de beaucoup préférable aux frictions péri-orbitaires avec l'extrait de belladone l'emploi du collyre à l'atropine. Ce collyre est celui dont on se sert dans toutes les iritis, à savoir :

> Eau distillée............................... 10 grammes.
> Sulfate neutre d'atropine.................... deux centigrammes.
> M.

Pour un collyre, dont on instillera deux gouttes dans l'œil, de trois à six fois dans les vingt-quatre heures, suivant le degré de rétrécissement de la pupille et suivant aussi l'effet produit.

Je ne m'arrêterai pas, Messieurs, à vous entretenir d'autres moyens dont l'emploi peut être réclamé par certaines indications particulières : des sangsues, parfois utiles dans les cas de phlegmasies violentes, des ventouses scarifiées, des purgatifs comme agents de dérivation, de l'opium et du sulfate de quinine comme sédatifs des douleurs, des frictions mercurielles pratiquées autour de l'orbite, des onctions narcotiques, des fomentations émollientes, des vésicatoires, etc., etc. Ce ne sont là que des moyens accessoires, très accessoires, dont l'effet curatif est même hypothétique pour quelques-uns. Dans la grande majorité des cas, l'atropine et le mercure suffisent amplement et font bonne justice, rapide justice aussi, pourrais-je ajouter, des phlegmasies iriennes spécifiques, sans qu'il soit nécessaire d'appeler à la rescousse d'autres médications moins actives.

Je ne vous parlerai pas davantage de la paracentèse oculaire, recommandée comme moyen de calmer les douleurs et la phlegmasie en diminuant la tension de l'œil. D'abord, je n'ai jamais rencontré, pour ma part, l'indication d'y avoir recours. Et, d'autre part, je ne serais guère tenté de mettre en œuvre une telle méthode dont j'ai constaté plusieurs fois de déplorables résultats. Comme exemple, laissez-moi vous citer le fait d'un malade qui, à la suite d'une double iritis spécifique traitée par des ponctions multiples, est devenu complètement aveugle, et cela en raison d'opacités cornéales qu'il serait injuste d'imputer à la maladie.

Tout n'est pas dit encore quand l'iritis est guérie ; car, sans parler des reliquats divers qu'elle peut laisser à sa suite lorsque le traitement spécifique est intervenu tardivement, il est d'observation qu'elle n'est souvent que le *prélude d'autres accidents oculaires*. C'est là ce qu'il faut bien savoir, afin de se tenir sur ses gardes, afin d'aller au devant de ces complications ultérieures. J'ai vu plus d'une fois l'iritis d'un œil être suivie, après guérison, soit d'une récidive au même siège, soit d'une iritis de l'œil opposé. Exemple la jeune malade que je vous présente en ce moment. Cette femme est entrée ici, il y a quelques semaines, pour une iritis droite, laquelle s'est rapidement guérie ; la voici affectée depuis trois jours d'une iritis gauche, au moins égale comme intensité. — Parfois encore, consécutivement à l'iritis, il se manifeste des complications variées vers les membranes du fond de l'œil, *vers la rétine spécialement*, vers la choroïde, vers la papille, etc. Dans ces derniers temps, j'ai vu un malade prendre une iritis double, en guérir, puis deux mois plus tard présenter des accidents graves de rétino-choroïdite.

De là, Messieurs, cette règle de pratique, très essentielle à ne pas perdre de vue : *se méfier de l'iritis syphilitique, et la traiter non pas seulement pour elle-même, mais en prévision des autres lésions oculaires qu'elle peut entraîner à sa suite.*

II

A l'inverse de l'iris, la cornée n'est que rarement, je pourrais dire exceptionnellement affectée par la syphilis secondaire. De plus, particularité bizarre, elle n'est presque jamais affectée isolément ou primitivement. Toujours ses lésions s'observent en compagnie ou à la suite d'autres lésions portant sur diverses membranes de l'œil, sur l'iris notamment.

Pour ma part, du moins, je n'ai pas encore rencontré la kératite comme manifestation diathésique isolée. Dans tous les cas où je l'ai observée, je l'ai toujours vue coexister avec des phlegmasies de l'iris ou du fond de l'œil, ou bien succéder comme épiphénomène à ces dernières lésions.

Quelques mots me suffiront à vous préciser ce en quoi consistent les affections secondaires de la cornée.

Elles se montrent sous deux formes, à savoir :

1° Forme de *kératite diffuse* ;

2° Forme de *kératite ponctuée*.

La première se caractérise ainsi : injection oculaire très accentuée ; — douleurs assez vives ; — larmoiement ; — photophobie toujours intense ; — aspect d'abord simplement trouble et nuageux de la cornée ; puis production, sur un ou plusieurs points de cette membrane, de véritables *taches* opalines, diffuses, variables d'étendue, lesquelles deviennent de plus en plus opaques et dérobent complètement à l'inspection la partie correspondante de la pupille ou de l'iris. Si l'affection n'est pas enrayée dans sa marche, cette opacité partielle de la cornée ne fait que s'exagérer encore, pour devenir mate et blanchâtre. Parfois elle coexiste avec d'autres taches rouges, qu'on dirait presque hémorrhagiques, et qui sont constituées par des amas de vaisseaux de nouvelle formation, développés dans le parenchyme même de la membrane. — Exceptionnellement enfin, de petites papules ou papulo-vésicules hémisphériques, du volume d'une demi-tête d'épingle, peuvent se former à la circonférence de la cornée.

La seconde forme ne diffère de la précédente que par une seule particularité, la disposition des taches. Sur un fond nuageux, constitué par la cornée devenue légèrement trouble et opaline, il se forme un véritable *semis de taches ponctuées*, de tout petits points opaques. Ces taches sont excessivement fines, aussi fines

que si elles résultaient de la piqûre d'une aiguille. Plus ou moins
nombreuses et souvent même confluentes, elles se réunissent en
groupes et figurent sur la région qu'elles affectent une sorte de
pointillé blanc jaunâtre, comme si l'on avait saupoudré de grains
de semoule la surface de la cornée.

Nous avons précisément dans nos salles, aujourd'hui même,
une malade qui présente un type accompli de cette rare et curieuse
lésion. La voici. Constatez d'abord qu'elle est affectée d'iritis (ceci
confirme ce que je vous disais à l'instant sur l'association constante de la kératite à d'autres phlegmasies oculaires); et, en effet,
à travers la cornée nuageuse vous pouvez encore apercevoir la
pupille très déformée, présentant sur sa circonférence une de ces
papules iriennes que je vous ai décrites précédemment. Examinez
en second lieu la cornée : sa zone périphérique est intacte, mais
toute sa partie centrale est nébuleuse, et sur ce nuage vous distinguez très facilement une série de 10 à 12 petites taches d'un
blanc jaunâtre, très fines, punctiformes, réunies en groupe. Ce
sont là les exsudats de la kératite dite *ponctuée*.

Inutile d'ajouter que ces kératites secondaires, sous l'une ou
l'autre des formes qu'elles peuvent affecter, menacent la vision
de troubles sérieux. Traitées de bonne heure et énergiquement,
elles peuvent guérir sans laisser de traces. Négligées, elles aboutissent à des taches ou à des opacités cornéales persistantes, définitives.

Ce sont là du reste, Messieurs, je vous le répète, des lésions
rares, dont la connexion avec la syphilis n'a été bien démontrée
que dans ces derniers temps, et dont l'histoire reste à compléter
sur bien des points.

III

Beaucoup plus complexes et moins bien définies sont les lésions
syphilitiques qui affectent les *membranes profondes* de l'œil.
Celles-ci, d'une part, sont d'une recherche souvent difficile et

délicate. D'autre part, elles ne sont que rarement simples ; le plus souvent elles intéressent à la fois plusieurs de ces membranes, ce qui en rend le diagnostic d'autant plus ardu, d'autant plus embarrassant.

Essayons toutefois de déterminer les caractères propres à ces lésions, en examinant tout d'abord chacune d'elles sous sa forme la plus simple.

I. — La plus fréquente est la *choroïdite*, dont nous allons parler en premier lieu.

Moins commune assurément que l'iritis, la choroïdite spécifique ne laisse pas de se présenter à l'observation sur un certain nombre de malades. Chaque année nous en fournit bien ici une demi-douzaine de cas en moyenne.

C'est là par excellence, Messieurs, une affection sur laquelle il importe d'être bien édifié en pratique, vu son extrême gravité, vu les lésions irrémédiables auxquelles elle expose les malades. Méconnue à son origine, non enrayée dans sa marche, elle peut aboutir à une cécité absolue.

Cliniquement, elle se caractérise de la façon suivante :

1° Comme *troubles fonctionnels* : *amblyopie* lente, mais progressive ; *brouillard* devant les yeux ; *mouches* volantes ; *scotomes*.

Le trouble le plus habituel dont se plaignent les malades dans cette affection est l'existence d'un « brouillard devant les yeux », brouillard qui rend la vision plus ou moins confuse, et qui, d'abord léger, devient bientôt assez intense pour empêcher de lire, de coudre, etc. M. Galezowski, qui a étudié avec un remarquable talent d'observation le sujet qui nous occupe, croit même que ce brouillard présente quelque chose de tout à fait spécial. « C'est, dit-il, un nuage plus ou moins épais, *en forme de toile d'araignée,* remuant constamment devant les yeux. Sur cette toile les malades distinguent de nombreux points et taches noirs... Le trouble de la vue qui en résulte est des plus gênants. Les malades s'aperçoivent que les contours s'effacent de plus en plus ; ils voient quelquefois comme à travers un courant d'air échauffé par un foyer lointain. D'autres se plaignent de voir les objets couverts d'une espèce de

dentelle ou de guipure fixe; pour quelques-uns, il y a constamment de la poussière dans l'air, etc... »

Il va sans dire que ces troubles de la vue dépendent surtout du
siège occupé par les lésions. Ils sont d'autant plus marqués que
ces lésions se rapprochent davantage du pôle postérieur de l'œil.

2° Comme signes ophtalmoscopiques : 1° *Trouble et flocons
du corps vitré;* — 2° *apparence nuageuse de la papille;* — 3° parfois, *exsudats choroïdiens.*

A coup sûr, le fait le plus frappant et le plus caractéristique de
la maladie, c'est le *trouble des milieux profonds de l'œil.* Ce
trouble est tel en nombre de cas qu'on a grand'peine à distinguer l'image fournie par le miroir. Aussi, malheur au novice
en ophtalmoscopie qui tombe sur un œil affecté de choroïdite syphilitique; armé des meilleurs instruments, il ne distinguera rien,
il n'arrivera pas même à reconnaître le fond de l'œil. J'en parle
par expérience. Ayant eu la mauvaise chance de rencontrer
comme premiers sujets d'étude des malades affectés de choroïdites ou de choroïdo-rétinites, je me suis souvent désespéré de
mon inhabileté, jusqu'à ce que mes insuccès mêmes m'eussent
appris ceci : que la choroïdite spécifique est une des affections les
plus difficiles à observer, une des affections où il est le plus mal-
aisé d'apercevoir le fond de l'œil. Tenez-vous donc pour avertis,
Messieurs, et quand, en pareille occurrence, procédant comme il
convient à l'examen de l'œil, vous *verrez trouble* dans cet œil,
n'accusez ni votre inexpérience, ni votre lentille; ne vous en
prenez qu'à la maladie qui ne vous permet pas de mieux voir,
parce qu'elle a pour essence de rendre *nuageux* des milieux trans-
parents.

Ce nuage qui masque le fond de l'œil, où réside-t-il? Dans le
corps vitré, de toute évidence. Mais quels éléments le produisent? Je n'en sais rien, et je crois pouvoir dire que personne n'en
sait rien encore [1]. Souvent, en effet, on ne distingue dans le corps

1. « Quelle peut être la cause du trouble apparent du fond de l'œil, lorsqu'il n'y a
point de flocon visible dans le corps vitré? La réponse à cette question est très difficile, et les recherches microscopiques n'ont point été faites en quantité suffisante sur
les yeux atteints de syphilis pour qu'on soit en état de se prononcer définitivement à

vitré aucun flocon, aucune exsudation qui puisse en troubler la transparence. D'autres fois, et généralement à une époque un peu avancée de la maladie, on aperçoit à l'éclairage direct du miroir des flocons plus ou moins nombreux qui semblent nager dans l'humeur vitrée. Ces flocons se présentent sous forme « de filaments très fins, constituant une espèce de toile d'araignée qui se déplace en tous sens, se plie et se replie sur elle-même dans les mouvements de l'œil ». Quelquefois encore ce sont « comme des cheveux entortillés ou des grains de poussière qui remplissent le corps vitré »[1].

Aussi, examinée à travers ce milieu trouble, la papille optique se présente-t-elle *nuageuse* et comme *voilée*. Cela devait être et cela est. On croirait, en voyant la papille sous cet aspect, l'apercevoir à travers une lentille sale ou dépolie. Elle fait l'effet, comme on l'a dit très justement, *de la lune voilée par un nuage* ». Pour certains ophtalmoscopistes cette apparence nuageuse de la papille serait un signe des plus importants, voire un signe pathognomonique de la maladie.

Dans la plupart des cas, surtout à une époque voisine du début, le trouble du corps vitré et l'aspect nuageux de la papille sont les seuls signes que l'on perçoive à l'ophtalmoscope. Tout au plus arrive-t-on avec difficulté à reconnaître sur le fond de l'œil quelques altérations de couleur, quelques modifications de teinte, auxquelles les plus habiles seuls peuvent rattacher une signification diagnostique. Plus tard seulement, on distingue sur la choroïde de véritables *taches*. Ces taches sont habituellement petites, dissé-

cet égard. Il est le plus probable que c'est la *membrane hyaloïdienne* qui devient opaque dans son segment postérieur. Cette opacité se rencontre, en effet, quelquefois sur les yeux des cadavres. Chez un sujet syphilitique, je fus frappé de voir la membrane hyaloïdienne plus opaque d'un côté que de l'autre. D'autres faits analogues m'ont confirmé dans cette manière de voir, et j'ai pu depuis me convaincre que cette membrane se trouve en effet bien souvent altérée et opaque par suite de l'affection syphilitique. » — Galezowski.

1. Galezowski, *Traité des maladies des yeux*, Paris, 1872. — Une partie des descriptions qui vont suivre est empruntée soit à ce livre, soit à l'excellent mémoire que le même auteur a présenté à l'Académie de médecine sous le titre suivant : *Étude sur les amblyopies et les amauroses syphilitiques*. (Séance du 23 février 1869.)

minées, disposées en groupes, blanchâtres ou grisâtres. Elles
occupent tantôt le pôle postérieur de l'œil, tantôt les parties périphériques. Ce sont là ou bien des taches d'*atrophie choroïdienne*,
résultant de la résorption *in situ* des cellules pigmentaires, ou
bien des *exsudats*. Leur teinte blanche est parfois relevée et
rendue plus apparente par ce fait qu'à leur voisinage ou même à
leur contour, existent de petits amas pigmentaires, noirs comme
du charbon.

Sur trois malades, que j'ai observés avec MM. de Wecker et Galezowski, j'ai vu d'une façon non douteuse la choroïde couverte de
petites taches blanches confluentes, arrondies, semblables à de
fines mouchetures, et *disposées les unes par rapport aux autres
en demi-lune, en fer à cheval*. On eût dit une syphilide cerclée du
fond de l'œil. Je crois que, sans exagération, on pourrait donner
à cette forme de la maladie le nom de *syphilide choroïdienne circinée*.

Telle est, d'une façon sommaire, la choroïdite syphilitique,
envisagée seulement dans ses symptômes les plus essentiels, dans
ses formes les plus communes.

Traitée à temps et par des moyens énergiques, la maladie, lorsqu'elle n'a pas dépassé ce degré, peut être enrayée dans son développement et guérir. Abandonnée à elle-même, au contraire, elle
ne fait que s'accroître. Les troubles visuels deviennent de plus en
plus accusés; la vue s'affaiblit, lentement, il est vrai, mais progressivement. Des complications se produisent, complications que
nous étudierons bientôt, et, finalement, le mal peut aboutir à la
perte absolue de la vision.

C'est assez vous dire, Messieurs, si nous sommes ici en présence
d'une affection grave. La choroïdite, en effet, est la plus redoutable des ophtalmies secondaires. Et elle est redoutable à divers
titres, de plusieurs façons, que je voudrais vous faire bien comprendre.

Elle est redoutable, d'abord, *par son apparence même de bénignité*. Elle ne fait pas souffrir, d'une part, et cette absence de

douleurs ne manque pas de rassurer les malades, toujours enclins à juger de la gravité d'un mal par le degré de souffrance qu'ils en éprouvent. — D'autre part, c'est une affection à *marche lente*, qui, en général du moins, procède sourdement, ne trouble la vue que peu à peu, d'une façon progressive. — Enfin, et ceci est plus insidieux encore, elle est *susceptible d'améliorations spontanées*, pendant lesquelles les troubles de la vue, sans disparaître complètement, s'amendent d'une façon surprenante. Ces améliorations, il est vrai, sont toujours suivies de rechutes, mais elles ne laissent pas d'inspirer aux malades soit une sécurité trompeuse, soit, ce qui est pis encore, une confiance imméritée en certains remèdes inertes, en certaines médications absolument illusoires. — Incidemment, n'omettons pas de dire que parfois la maladie procède de la sorte par une série de crises amblyopiques ou presque amaurotiques, survenant d'une façon plus ou moins brusque, et alternant avec des stades où la vue se rétablit spontanément d'une façon passagère (Galezowski).

Mais ce qui plus encore constitue le danger de cette choroïdite, c'est la tendance aux *complications*. Sans parler de l'iritis et de la névrite optique qui peuvent s'ajouter à elle, presque fatalement la choroïdite est amenée à se transformer en *rétino-choroïdite*. Les altérations, en effet, qui se produisent dans la choroïde ne peuvent exister longtemps sans retentir sur le tissu délicat de la rétine, sans irriter, sans comprimer cette dernière membrane, sans provoquer des adhérences, sans aboutir en un mot à des lésions rétiniennes. Aussi la rétine, à un moment donné, arrive-t-elle toujours à se prendre, et de là, pour la vision, un péril imminent. Mais n'anticipons pas sur les résultats possibles de cette association pathologique, dont je vous parlerai en temps et lieu. Pour l'instant, mentionnons simplement la choroïdo-rétinite comme aboutissant naturel, habituel, de la choroïdite, et comme terminaison ultime à redouter.

II. — Poursuivant l'étude des lésions simples que peut déterminer la syphilis sur le fond de l'œil, nous arrivons à celles qui intéressent les éléments les plus essentiels de la vision, c'est-à-dire le nerf optique et la rétine.

Ici, une division est nécessaire, car tantôt ces lésions se portent sur le nerf optique ou sur la rétine exclusivement, et tantôt elles s'associent pour constituer une névro-rétinite. Le seul moyen de se rendre un compte exact de ces lésions délicates, complexes et d'un diagnostic parfois très difficile, est de les envisager d'abord sous leurs formes simples, comme je vais essayer de le faire.

1° *Névrite optique*. — La syphilis peut affecter exclusivement le nerf optique, sans intéresser aucune autre membrane, aucune autre partie constituante du globe oculaire. On dit même que parfois elle ne touche qu'au périnèvre de ce nerf (*périnévrite*), en respectant les éléments nerveux [1].

Il est assez rare qu'elle existe seule; le plus habituellement elle ne fait que coïncider avec des lésions voisines, telles qu'iritis, choroïdite, rétinite, etc.

Dans la plupart des cas, elle est et reste mono-oculaire; quelquefois cependant elle envahit les deux yeux.

En quelques mots, sa caractéristique est la suivante :

1° Comme troubles fonctionnels : affaiblissement considérable de la vue, survenant d'une façon rapide et pouvant aboutir à l'amaurose; — photophobie, surtout au début; — photopsie, chromopsie, etc.;

2° Comme signes ophtalmoscopiques : *contours de la papille mal circonscrits*, ou même impossibles à circonscrire. (C'est là le signe majeur, le signe frappant. Quand on regarde une papille affectée de la sorte, on ne la distingue que confusément; on ne voit pas où elle s'arrête; elle semble n'avoir plus de bords, de circonférence; son contour effacé se fusionne insensiblement avec les parties voisines; souvent même on *devine* la papille plutôt encore qu'on ne la voit, et l'on n'en retrouve la place que grâce à la convergence des vaisseaux vers un centre commun.) — Parfois encore, comme signes d'importance moindre, capillaires optiques congestionnés; — vaisseaux rétiniens tortueux, etc; — petites apoplexies périphériques, etc.

Cette névrite optique dure peu, en général, à l'état de lésion

1. Voy. Galezowski, *Traité des maladies des yeux*, p. 532, et *Mémoire académique*, in *Arch. génér. de médec.*, 1871, t. I, p. 131.

isolée. Presque toujours elle aboutit après un certain temps à se compliquer de rétinite ou même de choroïdite.

2° *Rétinite*. — Plus fréquente et beaucoup plus importante que la névrite optique, la rétinite se présente parfois à l'observation comme lésion exclusive. Le plus habituellement toutefois elle est associée à d'autres localisations morbides, qu'elle accompagne ou qu'elle suit, telles que l'iritis et la choroïdite.

Elle n'affecte qu'un œil en général; mais il n'est pas rare que, coïncidemment, l'autre œil offre quelque altération vers l'iris, la choroïde ou le nerf optique.

Le plus communément, elle débute d'une façon assez lente, par un affaiblissement graduel de la vue. En d'autres cas, plus rares, il se produit des troubles visuels plus ou moins rapides, quelque-fois même subits, comme sur un malade que j'observe en ce moment et qui, d'un jour à l'autre, fut pris d'une cécité presque complète.

Confirmée, la maladie se caractérise sommairement comme il suit :

1° Troubles fonctionnels : *affaiblissement marqué et progressif de la vision; — photopsie; — photophobie; — cécité partielle des couleurs.*

Quelques détails sur ces divers phénomènes.

Au début, la vision centrale n'est qu'affaiblie, et les malades peuvent encore lire les n°s 4 et 5 de l'échelle typographique. Plus tard, l'acuité visuelle baisse de plus en plus, et c'est à peine si de très gros caractères peuvent être distingués. — Parfois encore la vue est éteinte sur un point et conservée sur un autre; ainsi, les yeux fixés sur un livre, le malade lit un mot, mais ne voit pas le suivant, ou ne peut même lire que la moitié d'un mot, l'autre moitié semblant couverte d'une tache opaque.

Autre phénomène important, dont se plaignent les malades et qui les tourmente à chaque instant du jour : vision d'objets colo-rés, lumineux (éclairs, globes étincelants, feux d'artifice, etc.). — Une malade, que j'ai dans mon service actuellement et que je vous montrerai à la fin de cette conférence, nous arrête chaque matin à notre visite pour nous dire qu'elle « a des *chandelles devant les yeux,* que ces chandelles ne lui laissent pas de repos, qu'elles dansent incessamment devant son lit, etc. ». Ces visions lumineuses sont d'autant plus pénibles que l'œil présente une exagération morbide de sensibilité à la lumière.

Souvent aussi les malades sont affectés de ce singulier phénomène qu'on appelle le daltonisme morbide ou la *cécité partielle des couleurs.* Lorsqu'on leur met sous les yeux un morceau de papier vert ou violet, ils ne perçoivent qu'une des couleurs primitives qui composent l'une ou l'autre de ces teintes. S'agit-il, par exemple, d'un papier vert, ils le voient jaune, si c'est le jaune qui prédomine dans la couleur composée, ou ils le voient bleu, s'il y a prédominance de bleu, etc. Le violet leur paraît rouge, marron ou noir; souvent ils ne reconnaissent ni le rouge, ni le jaune, etc. (Galezowski). Ce n'est pas là, du reste, un phénomène spécial à la rétinite syphilitique; on le retrouve dans plusieurs altérations vulgaires de la rétine, aiguës ou chroniques.

2° Signes ophtalmoscopiques : *exsudations rétiniennes; — apoplexies rétiniennes.*

Les exsudations qui se produisent à la surface de la rétine constituent le signe pathognomonique de la maladie. Ce sont elles, en conséquence, qu'il faut rechercher le plus attentivement dans l'examen ophtalmoscopique.

Elles sont de deux ordres : les unes semblent n'être constituées que par un épanchement séreux, par une sorte d'infiltration œdémateuse. Les autres sont bien réellement des taches, des exsudats opaques et solides.

Les premières sont translucides. Elles forment au-devant de la rétine (notamment au pourtour de la papille) un véritable *glacis séreux,* à travers lequel on aperçoit la membrane et les vaisseaux comme couverts d'un voile. On dirait — passez-moi la comparaison — une sorte de gaze recouvrant le fond de l'œil. Parfois ce glacis se continue en rayons divergents le long des vaisseaux. — Les deux figures que je vous présente et qui sont extraites du bel atlas de M. Galezowski rendent un compte exact de cette forme de maladie, décrite par certains auteurs sous les noms d'*œdème rétinien* ou de *rétinite séreuse.*

La seconde variété d'exsudats consiste en des taches, en des taches véritables, bien apparentes (rétinite *exsudative* proprement dite). Ces taches sont généralement blanches et à contours diffus. Elles sont petites le plus habituellement, parfois cependant assez larges. Ou bien elles longent les vaisseaux, ou bien elles sont situées dans leurs intervalles. Elles peuvent occuper divers points de la rétine, comme aussi être localisées sur un seul. Très souvent elles se développent au niveau de la macula et amènent une perte complète de la vision centrale ; d'autres fois elles recouvrent toute une partie de la rétine dans son segment postérieur.

Enfin, en certains cas, on observe coïncidemment avec ces exsudations des *apoplexies* rétiniennes disséminées. Un malade, que je vais vous présenter tout à l'heure, a été affecté subitement dans le cours d'une syphilis secondaire d'intensité moyenne d'une cécité presque complète de l'œil gauche. Vous allez facilement distinguer sur lui une apoplexie de la macula avec infiltration séreuse au pourtour de la tache hémorragique. — Ces apoplexies rétiniennes n'ont rien de caractéristique et ressemblent tout à fait aux apoplexies communes de même siège. Elles proviennent ordinairement, dit-on, de la rupture des veines, les artères restant intactes, ce qui semblerait démontrer que la syphilis attaque plus facilement les veines que les artères (Galezowski).

La rétinite spécifique a toujours une marche lente. Souvent elle reste longtemps stationnaire, pour subir des exacerbations successives à diverses époques de son évolution, ou aboutir à des complications diverses.

Chose remarquable néanmoins, de toutes les lésions syphilitiques du fond de l'œil, c'est elle à coup sûr qui guérit le plus facilement. Elle est notamment bien moins rebelle et bien moins redoutable que la choroïdite, contrairement à ce qu'on pourrait supposer *à priori*. J'ai déjà vu bon nombre de malades se débarrasser complètement ou à peu près complètement de rétinites simples (j'entends non compliquées d'autres altérations spécifiques des membranes ou des milieux oculaires, etc.); j'en ai vu beaucoup moins échapper aux conséquences fâcheuses des choroïdites.

Inutile d'ajouter que le pronostic de l'affection est subordonné à son siège. Les rétinites qui affectent la macula, par exemple, sont bien plus graves que celles qui sont localisées sur d'autres points.

IV

Je viens d'étudier sous leurs formes simples les diverses lésions que la syphilis peut produire sur les membranes et les milieux de l'œil. Un point très essentiel me reste à vous signaler actuellement : c'est la *tendance singulière que présentent ces lésions à se compliquer réciproquement*, à se combiner, à se succéder, à s'ajouter en un mot les unes aux autres. C'est ainsi, par exemple, que l'iritis est fréquemment suivie de rétinites exsudatives ou apoplectiques. Cette remarque, dont je dois la connaissance à M. de Wecker, se trouve pleinement confirmée par la pratique. Ainsi je donne mes soins aujourd'hui à un jeune homme qui, après avoir été atteint d'une double iritis, a été affecté consécutivement d'une rétinite de l'œil gauche. — D'autres fois c'est la choroïdite qui coïncide avec l'iritis (*irido-choroïdite*). — D'autres fois encore c'est la névrite optique qui ne tarde pas à se compliquer de phlegmasies de l'iris, de la choroïde, de la rétine, etc. — Plus souvent, et ceci d'une façon presque nécessaire, la choroïdite retentit sur la rétine et détermine une *choroïdo-rétinite*, etc., etc.

De la sorte, les lésions oculaires d'essence syphilitique se présentent souvent associées, combinées deux à deux, trois à trois. La multiplicité de ces localisations morbides dans un seul œil ou d'un œil à l'autre est même, au dire de certains auteurs, un signe important dont le diagnostic peut faire son profit. Il n'est guère, en effet, que la syphilis qui prodigue ainsi et dissémine à ce degré ses manifestations sur les membranes oculaires.

Je ne m'arrêterai pas, Messieurs, à vous décrire les diverses formes symptomatologiques qui peuvent résulter de ces associations morbides. Ce sont là des détails d'ophtalmologie pure, pour lesquels d'ailleurs je récuse ma compétence, et qui ne sauraient trouver ici leur place. Un seul de ces types complexes mérite de nous occuper spécialement, en raison de sa fréquence, de son excessive gravité et des lésions singulières auxquelles il aboutit. C'est la *choroïdo-rétinite*, dont je vais vous dire quelques mots.

Vous savez déjà quels symptômes caractérisent la choroïdite spécifique, à l'époque où la choroïde seule est affectée : amblyopie progressive, brouillard, mouches volantes, scotomes, trouble et flocons du corps vitré, apparence nuageuse de la papille, exsudats choroïdiens, etc. Si la maladie n'est pas enrayée dans sa marche par des traitements énergiques (et les traitements les plus énergiques n'y réussissent pas toujours complètement), elle ne tarde pas à se propager à la rétine, voire à la papille optique. De nouveaux accidents s'ajoutent alors à ceux qui précèdent : photopsie ; — photophobie ; — cécité partielle des couleurs ; — rétrécissement notable du champ visuel périphérique, tandis que la vision centrale se conserve relativement ; — cécité nocturne (héméralopie) ; — puis, diminution toujours croissante de l'acuité visuelle, etc. Ce qui se produit alors, en effet, et ce dont témoigne l'ophtalmoscope, c'est la série des lésions suivantes :

Pour la choroïde : taches atrophiques se multipliant ; — destruction du pigment choroïdien, laissant à nu par places le tissu de la sclérotique ;

Pour la papille : diminution considérable des vaisseaux centraux, qui deviennent grêles, filiformes, et disparaissent même en quelques points de leur trajet ;

Pour la rétine : exsudations disséminées ; — ramollissement progressif, atrophie ; — puis, *infiltration graduelle de la membrane par des amas pigmentaires*, de couleur charbonneuse, qui forment sur le fond de l'œil des taches absolument noires, de disposition et d'étendue très variées. Tantôt ces taches semblent distribuées au hasard ; tantôt elles forment des stries qui figurent en s'entrecroisant une sorte de filet ; tantôt elles constituent des demi-cercles, des arcs de cercle, ou même des circonférences complètes, toutes configurations qu'on a justement comparées à la forme circinée des syphilides. J'ai eu l'occasion de voir, avec M. Galezowski, un cas dans lequel on distinguait sur le fond de l'œil trois anneaux presque complets, résultant de nombreuses taches de pigment. On eût dit de véritables *syphilides pigmentaires à forme circinée.* Cette comparaison se présentait aussitôt à l'esprit, et peut-être bien était-elle dans la nature même des choses.

C'est à cette forme de rétinite avec infiltration de pigment qu'on a donné le nom de *rétinite pigmentaire.*

Voici un exemple aussi complet que possible de cette terrible affection. Le pauvre aveugle que je vais vous présenter a contracté la syphilis il y a dix ans. Il a eu d'abord un chancre induré, puis de nombreux boutons sur le corps. Ses cheveux sont tombés. Plus tard sont survenues de vives douleurs dans les membres. Ce malheureux ne s'est pas traité, ou ne s'est traité que pendant quelques semaines à l'aide « d'une liqueur blanche » que lui avait conseillée un pharmacien. Vers la fin de la première année de la maladie sont survenues « des ophtalmies », qui n'ont pas été traitées davantage. Puis la vue s'est troublée; puis se sont produits divers symptômes; tels que photopsie, mouches volantes, impossibilité de lire, de travailler, de se promener sans guide, etc. Bref, ce malade a perdu complètement la vue; il est *absolument aveugle* aujourd'hui. Or, l'examen ophtalmoscopique permet de constater sur lui les lésions suivantes : atrophie complète de la papille; — absence absolue des vaisseaux rétiniens; — fond de l'œil décoloré par places;—et surtout innombrables taches noires, couvrant et bigarrant toute la rétine, laquelle semble mouchetée comme une peau de tigre et disparaît aux trois quarts sous ces amas charbonneux. — C'est là le type par excellence de la rétinite pigmentaire.

Les dernières lésions que je viens de vous décrire, Messieurs, ont une évolution lente. Ainsi, la rétinite pigmentaire demande toujours plusieurs années au moins pour s'accomplir, et ne s'observe en conséquence que dans la période *tertiaire.* D'autre part et surtout ce sont là des lésions à marche *progressive,* à marche *fatale,* si l'art n'intervient pour en conjurer le progrès. Il est superflu de dire, après cela, qu'elles sont essentiellement *graves.* Abandonnées à elles-mêmes, elles tendent à détruire la rétine tout entière et à déterminer une cécité absolue, irrémédiable. Lorsqu'elles datent d'un certain temps, elles résistent à toute intervention thérapeutique. Souvent même, attaquées de bonne heure, elles ne se dissipent que difficilement et incomplètement, en laissant à leur suite des désordres plus ou moins sérieux. Jugez par là, Messieurs, s'il y a intérêt à les connaître pour les combattre dès leur origine, pour en conjurer les redoutables conséquences.

Reconnaître sur le fond de l'œil les ophtalmies secondaires est chose en général assez facile, si peu qu'on ait l'habitude de l'ophtalmoscope. Mais en déterminer la nature, en affirmer l'origine spécifique, est un problème bien autrement délicat.

Peut-on, d'aspect, *de visu*, se prononcer sur le caractère syphilitique de ces lésions? Ceci a été très diversement jugé par les ophtalmologistes, les uns déclarant qu'il n'est pas de diagnostic possible d'après la seule exploration de l'œil, les autres prétendant que, sinon toutes, du moins la plupart des affections qui viennent de nous occuper ont des signes assez spéciaux pour être reconnues directement dans la grande majorité des cas. Je me garderai, certes, de me faire juge du débat, et pour cause. Toutefois il ne me semble guère contestable que les affections secondaires des membranes profondes de l'œil présentent souvent un ensemble de caractères qui, par eux-mêmes et indépendamment de toute considération étrangère, peuvent sinon attester la spécificité des lésions, du moins la faire soupçonner et la rendre même très probable. Citons comme tels :

1° La *multiplicité*, la *complexité même de ces lésions*, caractère sur lequel j'ai vivement insisté déjà. C'est ainsi, par exemple, que la coexistence d'une choroïdite ou surtout d'une iritis avec une rétinite, soit dans le même œil, soit d'un œil à l'autre, constitue, au dire de certains ophtalmologistes des plus compétents, un signe presque certain de spécificité syphilitique.

2° La *localisation habituelle des lésions vers le pôle postérieur de l'œil;* autre caractère assez significatif, non absolu sans aucun doute, mais plus commun dans la syphilis que dans toute autre maladie.

3° La *forme cerclée, demi-cerclée, des exsudations oculaires,*

rappelant en certains cas d'une façon vraiment frappante l'aspect
si caractéristique des syphilides tégumentaires.

4° *Ces modifications si singulières survenant d'une façon rapide
dans la transparence du corps vitré, cet aspect nuageux du fond
de l'œil, etc.* — Pour la choroïdite, par exemple, il existe tout un
ensemble de phénomènes, tout un processus morbide d'une certaine allure, d'une certaine marche, qui me semble bien propre à
attester la spécificité de l'affection, à savoir : brouillard de la vue,
avec perception de toiles d'araignée, de cheveux entremêlés, etc.;
— aspect nuageux de la papille et du fond de l'œil ; — trouble et
flocons du corps vitré ; — intensité promptement acquise de ces
divers phénomènes ; — évolution hâtive, « brutale » même de la
maladie, comme l'a dit M. Perrin[1] ; — alternance d'améliorations
et de rechutes ; — envahissement rapide de la rétine ; — dégénérescence rapide de cette membrane ; — pigmentation consécutive, etc.

Ces divers signes ne sont pas, dit-on, pathognomoniques de la
vérole. Soit, je l'accorde. Mais il serait injuste, je crois, de leur
refuser et surtout de refuser à leur ensemble une signification
réelle pour le diagnostic de spécificité.

Ici, comme ailleurs du reste, le diagnostic doit trouver et ne
peut trouver sa confirmation véritable que dans la notion des antécédents, dans l'infection générale dûment démontrée soit par les
commémoratifs, soit par des manifestations actuelles d'autre
siège. Ce sont à coup sûr, mieux que les signes objectifs des lésions
oculaires, l'ensemble morbide et la connaissance intégrale de la
maladie qui attesteront le caractère syphilitique de l'affection.

A ce dernier propos cependant, une remarque doit ici trouver
place. Les lésions oculaires graves dont nous venons de parler sont
loin de se produire toujours dans le cours de syphilis graves ou
de syphilis à manifestations très apparentes, non susceptibles de
passer inaperçues. Je les ai bien souvent rencontrées chez des
malades qui n'avaient été que superficiellement touchés par la

1. *Traité pratique d'ophtalmoscopie et d'optométrie.* Paris, 1870.

diathèse, si je puis ainsi parler, chez des malades qui n'avaient
éprouvé que des manifestations légères, qui semblaient avoir été
relativement épargnés par la syphilis. Plus d'une fois j'ai été
frappé du contraste que présentaient ces ophtalmies profondes
si redoutables avec la *bénignité des accidents antérieurs.* Considération importante à divers titres, expliquant d'une part comment
les commémoratifs peuvent parfois faire défaut dans l'étiologie de
ces lésions oculaires, et démontrant d'autre part qu'il est toujours
bon de se méfier de la vérole, toujours prudent de la traiter,
alors même qu'elle s'annonce d'abord sous les apparences les plus
inoffensives, les plus rassurantes.

Disons-le d'ailleurs, ces ophtalmies graves ne sont graves en
somme qu'en *raison du siège même qu'elles affectent,* qu'en raison
de la délicatesse infinie de l'organe sur lequel elles se produisent.
Car, au total, les lésions qui les constituent sont fort peu de
chose; ces lésions affecteraient la peau, qu'elles n'auraient aucune
conséquence et que malades et médecins n'y attacheraient qu'une
attention minime. Il n'est donc pas étonnant, à ce titre, qu'elles
se manifestent parfois dans le cours de syphilis bénignes, n'offrant
aucune tendance à se compliquer, à revêtir des formes menaçantes.

À des lésions comportant une telle gravité, il ne convient pas, je
crois, de marchander le traitement spécifique. C'est au mercure
qu'il faut en appeler immédiatement, et au mercure administré
de la façon la plus active, la plus énergique. Les traitements dits
par extinction lente, progressive, ne sont pas de mise en pareil
cas. Le proto-iodure, le sublimé, l'hydrargyre en nature, administrés par l'estomac, même à doses assez élevées, sont le plus souvent inefficaces ou insuffisants contre ce genre de manifestations.
C'est là ce dont m'ont pleinement convaincu de nombreux insuccès, que je regrette profondément et que je n'aurais pas à
regretter si je n'avais été forcé de faire par moi-même mon éducation sur ce point. *Le traitement par les frictions est ici la meilleure, la véritable, presque la seule ressource.* Donc, pas de demi-
mesures, pas de tergiversations qui n'auraient pour résultat que
de laisser les lésions se confirmer et devenir incurables. En face

d'une ophtalmie profonde de l'œil, Messieurs, *sans retard pres-crivez les frictions*, et les frictions à forte dose, à dose quoti-dienne de 6, 8, 10, 12 grammes d'onguent mercuriel double, et même au delà pour certains cas de gravité majeure. Au besoin poussez les frictions jusqu'à influencer la bouche. Guidez-vous d'ailleurs, pour mesurer l'intensité du traitement, sur les effets thérapeutiques obtenus. Mais, en tout cas, sachez bien ceci, c'est qu'il faut agir *vite* et *énergiquement*. Sinon, la partie est perdue, et des lésions se produisent auxquelles il ne sera plus possible de remédier.

Je dois au traitement par les frictions, dans les cas d'ophtal-mies profondes de l'œil, des succès que je n'aurais pas obtenus, je crois, par la méthode d'administration interne du mercure. J'ai la satisfaction de dire que mon distingué confrère, M. Galezowski, si compétent en pareille matière, est arrivé sur ce point à la même conviction, à la même ligne de conduite que moi. Je ne saurais donc vous le répéter assez, Messieurs, c'est grâce *aux frictions, aux frictions seules*, qu'on parvient à se rendre maître des affections spécifiques de la choroïde, du nerf optique et de la rétine. Encore s'en faut-il, dans bien des cas, que ce mode de traitement, si énergique qu'il puisse être, le soit assez pour ré-soudre ces redoutables lésions et sauvegarder l'intégrité des fonc-tions visuelles.

XXme ET XXIme LEÇONS

AFFECTIONS SECONDAIRES DU SYSTÈME LOCOMOTEUR.

SOMMAIRE — Consistant surtout en des phénomènes douloureux, les affections secondaires du système locomoteur ont été longtemps confondues sous la désignation unique et vague de *douleurs* syphilitiques. — Multiplicité et diversité de ces douleurs qui, se rattachant à des systèmes anatomiques différents (os, muscles, articulations, tendons), doivent être désignées nosologiquement par des appellations différentes. — Division du sujet.

I. AFFECTIONS OSSEUSES. — Variées de forme, elles se divisent naturellement en trois groupes de la façon suivante :

1° *Périostites*. — Fréquence. — Fréquence plus grande dans le sexe féminin. — Caractères cliniques. — Circonscription remarquable de la lésion dans la plupart des cas. — Comment les périostites secondaires sont souvent méconnues. — Nécessité d'une investigation minutieuse pour les découvrir. — Leurs localisations habituelles.

2° *Périostoses*. — Moins fréquentes. — Considérées à tort comme manifestations tertiaires, elles se produisent souvent en pleine période secondaire et à un terme peu avancé de cette période. — Caractères : Saillie à la surface d'un os ; — saillie douloureuse, douloureuse spontanément et surtout à la pression ; — dureté osseuse de la tumeur. — Évolution. — Traitement.

Trois sièges de prédilection : 1° Tibia (face interne et bord antérieur) ; — 2° Crâne, spécialement au niveau du frontal et du pariétal. — *Bosses frontales*. — Exemple clinique. — 3° Sternum et côtes. — Exemple d'une périostose sternale coïncidant avec une roséole. — Périostoses costales. — Comment les douleurs qu'elles déterminent peuvent être confondues avec des points de névralgie intercostale ou de pleurodynie.

3° *Ostéalgies*. — Caractérisées exclusivement par une douleur osseuse, sans la moindre lésion appréciable. — Fréquence. — Localisations habituelles. — Prédilection marquée pour les régions où abonde le tissu fibreux. — Quelle part on peut attribuer au tissu fibreux dans les diverses affections qui précèdent.

De quelques douleurs secondaires imputables au système osseux.

Céphalée. — Ce qu'on appelle vaguement la céphalée secondaire n'est pas un symptôme toujours identique avec lui-même et ne reconnaissant qu'une seule cause organique. — Trois origines, pour le moins, au mal de tête syphilitique. — De la céphalée *crânienne* ou *osseuse*, en particulier.

Sternalgie. — Fréquence des douleurs præsternales chez les femmes syphilitiques. — Origines diverses de ces douleurs (périostite, périostose, ostéalgie.) — Xiphalgie.

Pleurodynie ou *point de côté* syphilitique. — Origines variées de cette douleur, dont le caractère spécifique reste souvent méconnu. — Deux exemples cliniques de pleurodynie secondaire dérivant de périostose ou d'ostéalgie des côtes. — *Périchondrite* secondaire.

Intérêt clinique se rattachant à ces derniers symptômes.

II. ARTHROPATHIES. — Deux formes d'arthropathies secondaires : 1° *Arthralgies* simples. — Fréquence excessive de ces arthralgies. — Caractéristique. — La douleur est l'unique symptôme qui les constitue. — Quelques sièges de prédilection : épaules, genoux, etc. — Particularité singulière que présentent ces arthralgies de s'accroître par le repos et de se dissiper par le mouvement. — Certaines douleurs que les malades rapportent aux articulations sont loin d'être toujours articulaires.

2° *Arthrite subaiguë* et *hydarthrose.* — Caractères cliniques de ce second ordre d'arthropathies. — Siège. — Évolution. — Durée. — Traitement. — Craquements articulaires consécutifs. — Ressemblance symptomatologique que présentent les manifestations de ce genre avec le rhumatisme simple. — Pourrait-on les considérer comme des accidents de rhumatisme accidentellement développés chez des sujets syphilitiques ? — Discussion, réfutation.

III. AFFECTIONS TENDINEUSES. — Étudiées seulement dans ces derniers temps. — Plus fréquentes chez la femme que chez l'homme. — Deux formes, correspondant à celle des arthropathies : 1° *Hydropisie* simple des gaines tendineuses. — Caractéristique. — Siège. — Prédilection singulière pour les tendons de la face dorsale du métacarpe. — Évolution, durée. — 2° *Ténosite* ou mieux *synovite tendineuse.* — Dans cette forme, phénomènes inflammatoires réels, souvent même très accentués. — — Symptômes. — Type subaigu, type aigu. — Exemples cliniques. — Localisations habituelles de ces lésions. — Durée. — Traitement.

Formes *incomplètes* et *larvées* des affections secondaires des tendons. — Dans un certain nombre de cas, ces affections ne se traduisent que par un trouble fonctionnel, sans manifestations apparentes. — A quels signes peuvent-elles encore être reconnues ? — Nombre de douleurs syphilitiques vagues ont pour origine des lésions tendineuses. — Exemples. — De la *douleur de la saignée.* — Fréquence de ce symptôme chez les sujets syphilitiques. — La cause organique de cette douleur est une ténosite bicipitale.

IV. AFFECTIONS MUSCULAIRES. — Assez communes dans la période secondaire, contrairement à l'opinion généralement accréditée. — Très variées de formes, elles peuvent être toutes rangées sous les cinq chefs suivants :

1. *Myosalgies.* — Fréquentes, surtout chez la femme. — Caractérisées exclusivement par une douleur musculaire, qui s'exaspère dans les mouvements et sous la pression. — Localisations habituelles. — *Torticolis, lumbago* secondaire, etc. — Intensité variable, comme douleur, de ces myosalgies. — Formes quelque peu différentes : endolorissement, courbature musculaire. — Durée. — Traitement.

2. *Contractures musculaires.* — Symptôme rare. — Sa localisation presque constante sur le biceps brachial. — Description. — A quelle lésion rapporter ce singulier phénomène ?

3. *Affaiblissement, débilité musculaire.* — Influence exercée par la syphilis sur l'état de la force musculaire. — Degrés variables de cette influence. — Le dynamomètre seul permet de l'apprécier exactement. — Résultats généraux d'une série d'expériences dynamométriques faites dans la période secondaire. — Dans quelles conditions s'exerce surtout l'influence dépressive de la diathèse sur l'état des forces? — Quelle interprétation donner à ce phénomène?

4. *Amaigrissement musculaire,* — Dans quel ordre de cas se produit-il le plus souvent? — Degrés variables qu'il comporte. — Degré extrême; émaciation ou *phthisie* musculaire.

5. *Tremblement.* — Accident rare et presque exclusif au sexe féminin. — Simple trouble fonctionnel, n'offrant rien de commun avec le tremblement symptomatique de lésions cérébrales. — Caractères cliniques. — Intensité variable. — Deux formes : 1° trépidation musculaire à petites secousses; — 2° tremblement véritable, rhythmique ou irrégulier, avec ou sans soubresauts musculaires. — Comment le sphygmographe peut être détourné de ses applications habituelles pour servir d'instrument enregistreur du tremblement. — Tracés sphygmographiques du tremblement syphilitique secondaire. — Variétés. — Évolution. — Type intermittent, à accès. — Type continu, à rémissions et exacerbations successives. — Durée. — Pathogénie. — Diagnostic. — Une objection imprévue. — Le mercure joue-t-il le moindre rôle dans l'étiologie de ce tremblement?

V. — Les diverses manifestations que détermine la syphilis secondaire vers le système locomoteur sont susceptibles de s'associer, de se combiner. — Comment cette association peut, dans des conditions particulières, donner à l'ensemble morbide les apparences du *rhumatisme* vulgaire. — Ces apparences dérivent non pas seulement des accidents locaux, mais aussi de la coïncidence possible de certains phénomènes spécifiques, tels que fièvre, état sudoral, troubles généraux variés, etc. — *Pseudo-rhumatisme syphilitique.* — Erreurs faciles et fréquemment commises à ce sujet. — Exemple clinique.

De certaines affections secondaires du système locomoteur, qu'il est impossible de rattacher à une lésion précise ou dont le siège ne saurait être rigoureusement déterminé. — *Courbature* syphilitique. — Douleurs vagues, indécises. — *Engourdissement nocturne des membres,* pendant le sommeil, etc.

Caractère *nocturne* de certaines douleurs syphilitiques. — Quelle explication en donner? — N'est-ce là, comme on le dit communément, qu'un effet de la chaleur du lit? — Insuffisance notoire d'une telle interprétation. — Ce phénomène relève évidemment d'une influence spécifique inconnue.

Nous allons aborder aujourd'hui, Messieurs, l'étude d'une série de manifestations secondaires des plus curieuses, et je puis dire aussi des moins connues.

Ce sont les lésions ou les troubles fonctionnels de l'*appareil locomoteur* dont je vais vous entretenir.

Fréquentes dans les deux sexes, mais plus fréquentes assurément chez la femme que chez l'homme, les déterminations morbides que la syphilis secondaire éveille vers le système locomoteur

consistent surtout en des phénomènes douloureux, en des *douleurs*.
Et, en effet, jusqu'à une époque peu éloignée de nous elles n'ont
été désignées que sous ce nom : *douleurs syphilitiques*. Or, il est
arrivé pour cette dénomination générique et vague, ne traduisant
qu'un symptôme, ce qui est advenu à la plupart des dénominations
de symptômes appliquées à des états morbides, ce qui est advenu,
par exemple, aux vieux mots de diarrhée, de dyspnée, d'asthme,
de colique, etc. Tant que le symptôme seul a été connu, sans que
l'on sût à quoi le rapporter, force a bien été d'en conserver le
nom ; mais, du jour où l'on a pu le rattacher à la lésion d'un
organe, bien vite on a délaissé le nom du symptôme pour lui substituer celui d'un état morbide, d'une localisation anatomique, d'une
maladie. De même ici. Tant qu'on n'a pas su ce qu'étaient les douleurs syphilitiques, on les a simplement appelées douleurs ; mais,
lorsqu'on a été autorisé à les rattacher à la lésion d'un os, d'un
muscle, d'une articulation, du périoste, aussitôt on en a fait des
périostites, des arthralgies, des myosalgies, des ostéalgies, etc.

Aussi, nosologiquement, n'est-il plus guère question aujour-
d'hui des « douleurs syphilitiques », alors que dans l'ancien temps
des traités complets et spéciaux leur étaient consacrés [1]. De cela
ne nous plaignons pas, Messieurs, car ce changement de nomenclature n'est que l'expression d'un progrès clinique, comme vous
allez le voir.

L'étude des déterminations morbides de la syphilis secondaire
sur le système locomoteur comprend les symptômes qui se produisent sur les os ; — sur les tissus fibreux, notamment les tendons ; — sur les articulations ; — et sur les muscles.

Parlons des os en premier lieu.

I

Toutes les manifestations douloureuses qui se produisent sur
les os dans la période secondaire étaient autrefois confondues

1. Exemple le curieux et original traité de G. Torella, *De dolore in pudendagrâ Dialogus.*

sous la dénomination unique de *douleurs ostéocopes*. Or, une étude plus attentive a montré que ces manifestations, loin de consister toutes invariablement en des phénomènes identiques, se présentent au contraire sous des formes diverses qui demandent à être noso-logiquement distinguées et auxquelles, en conséquence, une déno-mination unique ne saurait convenir.

Ainsi, avec les progrès de la science, on a vu :

1° Que, tantôt, les douleurs osseuses se rattachent à un ensemble de phénomènes constituant une phlegmasie superficielle de l'os ou mieux du périoste ; — et l'on a désigné ce premier ordre de lésions sous le nom de *périostite ;*

2° Que, tantôt, ces douleurs ne sont que l'expression d'une lésion plus complexe ou plus avancée, aboutissant à constituer sur la surface de l'os une tuméfaction dure, solide, vraisemblablement ossiforme ; — et l'on a donné à cet autre ensemble de phénomènes le nom de *périostose ;*

3° Que, tantôt enfin, les os deviennent le siège d'une sensibilité morbide très accusée sans qu'aucune tumeur, sans qu'aucun phé-nomène inflammatoire se développe à leur surface. La douleur, dans ce cas, est le seul symptôme constatable cliniquement. — A ce dernier ordre de cas s'applique la dénomination vague d'*ostéalgie ;* dénomination provisoire, que nous sommes bien forcés de conserver actuellement parce que l'essence de cette douleur osseuse nous échappe, mais que nous nous hâterons d'a-bandonner ou de modifier le jour où nous serons édifiés sur le siège ou la nature de la lésion.

Périostite, périostose, ostéalgie, tels sont donc les trois modes suivant lesquels la syphilis exerce son action sur le système osseux. — Nous allons les étudier successivement.

I. Périostite. — La périostite secondaire est assez commune, et bien plus commune, certes, chez la femme que chez l'homme.

Elle se caractérise de la façon suivante : douleur fixe et limitée en un point superficiel de l'os, sourde ou peu intense dans le repos, exagérée par le mouvement, mais devenant suraiguë et intolérable par la pression ; — soulèvement léger sur la surface de l'os et au point douloureux, en forme de saillie étalée, plate

comme une amande ; — empâtement ou tension inflammatoire à
ce niveau ; — et, en certains cas seulement, sensation assez obscure de fluctuation circonscrite, comme si quelques gouttelettes
d'exsudat liquide étaient interposées entre l'os et la membrane
périostique.

Les périostites secondaires, détail assez remarquable, sont
presque toujours *très circonscrites*. Elles n'affectent guère, en
général, que l'étendue d'une pièce de 50 centimes ou d'un franc,
d'une amande, d'un noyau de prune, etc. Rarement on les trouve
plus considérables, et souvent au contraire elles se restreignent
à des proportions plus minimes encore. *Il faut donc les chercher
pour les trouver ;* car toujours elles échappent, en tant que lésions,
à l'attention des malades, qui se plaignent simplement « d'une
douleur » sans rien accuser d'autre ; et bien souvent aussi, je ne
crains pas de le dire, elles échappent au médecin, s'il ne prend
soin pour les découvrir de soumettre à une minutieuse investigation le membre où réside cette douleur. Tenez-vous donc pour
avertis, Messieurs. Lorsqu'un de vos malades syphilitiques vous
accusera une douleur en un point, ne vous contentez pas de cette
assertion ; cette assertion, contrôlez-la de vos yeux et de vos doigts.
Explorez la partie douloureuse, et souvent par un palper attentif,
méthodique, prolongé, vous arriverez à découvrir sur la surface
d'un os un point très circonscrit, au niveau duquel la moindre
pression, le moindre attouchement déterminera une douleur des
plus vives, douleur assez aiguë quelquefois pour arracher un cri
d'angoisse. Ce sera une périostite qui se dévoilera de la sorte, une
périostite qui, sans un tel examen, aurait eu toutes chances pour
rester méconnue ou pour être confondue avec une névralgie, une
myosalgie, un rhumatisme, une douleur vague quelconque.

On rencontre ces périostites sur nombre de points du squélette,
notamment aux extrémités des os longs (humérus, radius, cubitus,
métacarpiens, tibia), sur l'omoplate, la clavicule, les côtes, etc.
Elles sont particulièrement fréquentes à la face interne du tibia,
sur la malléole péronière, sur les os du crâne, sur le sternum, sur
les côtes, à l'extrémité inférieure de l'humérus, sur les os de l'a-
vant-bras, etc.

II. Périostoses. — Les périostoses secondaires sont beaucoup moins communes que les périostites de la même période. Cependant elles sont loin d'être rares. Bien plus facilement appréciables que ces dernières, je m'étonne qu'elles aient passé inaperçues de nombre d'auteurs. Je m'étonne aussi que certains de mes collègues s'obstinent à les considérer comme des phénomènes tertiaires, alors qu'on a l'occasion fréquente de les observer en pleine période secondaire, à quelques mois de distance du début de l'infection, parfois même (mais bien plus rarement) avec les premières poussées d'accidents généraux.

Trois phénomènes les caractérisent : 1° une *saillie* à la surface de l'os ; — 2° une *douleur* vive au niveau de cette saillie ; — 3° une *dureté véritablement osseuse* de la tumeur qu'elles constituent.

La *saillie* se traduit au toucher, et souvent à la vue. C'est un soulèvement de forme et d'étendue variables, tantôt tubéreux et mamillaire, tantôt et plus souvent étalé, aplati comme une amande, mesurant de 2 à 3 ou 4 millimètres de hauteur, sur une largeur de base d'un à plusieurs centimètres.

Cette saillie est *douloureuse ;* — douloureuse d'abord spontanément, soit au repos, soit surtout dans les mouvements ; douloureuse ensuite et surtout à la pression, qui détermine sur elle d'intolérables angoisses. — Détail intéressant, les douleurs spontanées que déterminent ces lésions sont notablement augmentées par la chaleur. A cela tiennent peut-être les exacerbations nocturnes qu'elles présentent au lit, et qui sont souvent assez vives pour empêcher tout repos.

Enfin, dernier caractère, l'intumescence douloureuse est remarquable par son extrême *dureté*. Il suffit de la toucher pour être convaincu qu'elle est constituée par une production osseuse ou ossiforme. C'est donc bien sûrement en une périostose que consiste la lésion.

Abandonnée à elle-même, cette périostose reste longtemps douloureuse, plusieurs semaines environ ; puis il arrive un moment où les douleurs se calment et où la tuméfaction seule persiste. Il est assez rare du reste que les malades ne se traitent pas d'une telle lésion, car elle est de la nature de celles qui ne se laissent

pas ignorer non plus que tolérer patiemment. Il est possible donc
que nous n'en connaissions pas à fond la marche naturelle. —
Traitée, elle ne manque jamais de se résoudre et cela très rapidement. Les douleurs d'abord s'apaisent en quelques jours; puis
la tuméfaction s'affaisse et disparaît en un septénaire environ, dix
à quinze jours au plus, sans laisser de traces.

Sans contredit, le meilleur traitement à opposer aux deux
ordres de lésions qui viennent de nous occuper consiste dans l'administration de ce qu'on appelle le traitement mixte, c'est-à-dire du
mercure associé aux iodiques (5 à 10 centigrammes de proto-iodure
d'hydrargyre, et concurremment 1 à 2 grammes d'iodure de potassium, comme doses quotidiennes). — Localement, quelques
onctions mercurielles ou de larges badigeonnages à la teinture
d'iode ne sont pas inutiles pour éteindre hâtivement la douleur.
Dans le même but, j'ai souvent eu à me louer de petits vésicatoires
volants, appliqués au niveau de la tumeur.

Le traitement spécifique est ici le sédatif par excellence de
la douleur.[L'opium et les narcotiques vulgaires, administrés *intus*
et *extra*, n'ont presque aucune action ou ne produisent qu'un soulagement artificiel et éphémère. C'est là un fait pratique mille et
mille fois démontré, dont la connaissance remonte jusqu'aux premiers temps du Mal français [1].

Les périostoses secondaires se rencontrent en des points très
variés. Mais il est certains sièges qu'elles affectent avec une sorte
de prédilection et que je dois vous indiquer, à savoir :

1° la face interne du tibia;
2° les os du crâne;
3° le sternum et les côtes.

Quelques mots sur les particularités qu'elles présentent en ces
divers points.

1° C'est à la face interne ou sur le bord antérieur du *tibia*

1. Exemple ce passage de G. Torella « ... Les narcotiques ne s'adressent pas à la
cause des douleurs du Mal français; *ils ne soulagent que d'une façon mensongère*, en
émoussant la sensibilité... Le véritable traitement de ces douleurs consiste dans la
médication générale qui combat le principe même du mal, qui attaque la maladie dont
la douleur n'est qu'un phénomène, une manifestation, etc... »

qu'elles sont le plus communes. Elles se produisent là sous deux formes. Tantôt ce sont des périostoses assez larges, assez volumineuses, qui dessinent à la surface de l'os une tumeur aplatie, de plusieurs centimètres de long et de large. Tantôt et plus souvent ce sont de petits mamelons granuleux et pisiformes, qui constituent autant de bosselures disséminées ou groupées. Parfois ces mamelons ne sont même pas appréciables à la vue, et il n'est alors que le toucher qui permette d'en percevoir le relief.

2° Au crâne, où elles se manifestent plus rarement, les périostoses occupent surtout la *région frontale*. Elles forment là de petits soulèvements arrondis, de l'étendue d'une pièce d'un franc environ, sur une hauteur de 2 à 3 millimètres. Il peut en exister plusieurs. J'en ai vu jusqu'à trois coïncidemment sur le frontal et le pariétal.

Une de nos malades actuelles présente un bel exemple de ce genre de lésions. La voici. Cette jeune femme a contracté la syphilis il y a cinq ou six mois, et elle est entrée ici, tout récemment, avec des syphilides cutanées et muqueuses, de l'alopécie, de la céphalée, des adénopathies multiples, etc. Depuis quelques jours il s'est développé sur son front, comme vous le voyez, deux périostoses, situées l'une au-dessus de l'autre, mesurant chacune comme diamètre l'étendue d'une pièce de deux francs, et formant un relief de 3 millimètres environ [1]. Ces périostoses sont douloureuses spontanément, surtout la nuit; elles sont de plus extraordinairement sensibles au toucher. N'était la coloration intacte des téguments, ces deux lésions ressembleraient exactement à des *bosses* traumatiques du crâne, consécutives à une contusion. — Soumise au traitement spécifique, cette malade va déjà mieux; ses douleurs se sont calmées, et l'une des tumeurs commence à s'affaisser notablement. Dans une semaine ou deux, au maximum, il ne restera plus trace de ces lésions.

Ces *bosses* du front, comme les appellent nos malades, ne sont pas rares dans nos services. Il ne se passe guère de mois où nous n'en observions au moins un exemple.

3° Les périostoses *sterno-costales* sont peut-être un peu plus com-

1. Voir le dessin de cette lésion, conservé au musée de l'hôpital St-Louis. (Collection particulière.)

munes que les précédentes. — Celles du sternum sont assez volumineuses, en général; celles des côtes sont au contraire minimes.

Comme exemple des premières, je vous montrerai cette pièce que j'ai fait mouler, il y a quelques années, sur une malade de mon service. Elle représente une périostose sternale, mesurant comme base l'aire d'une pièce de 5 francs, et, comme relief au point le plus élevé, 4 ou 5 millimètres. Cette périostose était prodigieusement douloureuse, soit spontanément, soit surtout au toucher. Elle fut assez rebelle et récidiva quelques mois après une disparition première. — Vous voyez encore, sur cette même pièce, que notre malade était affectée coïncidemment d'une syphilide érythémateuse, d'une roséole typique; argument péremptoire à l'adresse des auteurs qui nient ces périostoses en tant qu'accidents de la période secondaire.

Sur les côtes, les périostoses secondaires se présentent sous forme de petites nodosités, de légères bosselures, dont le doigt apprécie facilement le relief et la dureté. Elles déterminent toujours des douleurs assez vives, que l'on confond souvent avec des points de névralgie intercostale ou de pleurodynie; car, inappréciables même pour les malades, ces tubérosités costales ne se révèlent au médecin que s'il a le soin de pratiquer un examen local des plus minutieux, en promenant les doigts sur chacune des côtes. Je ne crains pas de vous le répéter; ce n'est qu'au prix d'une investigation des plus attentives qu'on arrive à découvrir ces petites, mais très intéressantes lésions.

III. OSTÉALGIES. — Enfin, Messieurs, dans un troisième ordre de cas, la syphilis secondaire détermine vers le squelette des phénomènes douloureux dont il est impossible de définir la raison anatomique.

Ce que l'on constate est ceci : au niveau d'un os, une douleur circonscrite, superficielle, facilement limitable par le palper, qui provoque dans une certaine étendue de véritables angoisses. Mais avec cette douleur, *rien;* aucun autre symptôme, nulle tuméfaction, nulle saillie; pas d'empâtement, pas de rougeur; surface de l'os absolument lisse et normale. La douleur, en un mot, est le *seul signe appréciable;* elle seule constitue l'état morbide.

En quoi consiste cette douleur? Quel tissu affecte-t-elle? Réside-t-elle dans l'os, dans le périoste ou ailleurs? Nous ne saurions le dire. Et, dans notre ignorance, forcé nous est bien de dénommer le symptôme par le symptôme, c'est-à-dire d'appeler cette douleur une *ostéalgie*.

Les ostéalgies sont très communes chez la femme. On les observe sur un grand nombre de points, mais plus spécialement sur les portions du squelette qui se trouvent *à nu* sous la peau, telles que les extrémités des os longs (épicondyle, épitrochlée, apophyse styloïde du radius, tête du cubitus, condyles fémoraux, tubérosités tibiales, malléoles); ou bien encore sur les apophyses de quelques os plats (voûte acromiale, épine de l'omoplate, etc.).

Il est à remarquer aussi que ces ostéalgies se portent de préférence sur les points où abonde le *tissu fibreux*, où s'épanouissent des aponévroses, où s'insèrent des tendons, des ligaments, tels que par exemple les extrémités articulaires, les bords de l'omoplate, les apophyses épineuses des vertèbres, etc. De sorte qu'une question se présente : le tissu fibreux n'a-t-il pas une part dans les douleurs que l'on constate en ces points, et, d'une façon plus générale encore, dans celles qui se produisent à la surface des os? De plus, le périoste lui-même n'étant qu'une dépendance, une forme histologique de ce tissu, peut-être ne serait-il pas irrationnel de rapporter également à une affection du système fibreux les périostites dont nous avons parlé précédemment. Ce n'est là, toutefois, qu'une hypothèse sur laquelle nous sommes loin d'être fixés; attendons pour la juger des documents anatomiques qui nous font encore défaut.

Aux affections du système osseux que nous venons de décrire se rattachent certaines souffrances fréquemment accusées par les syphilitiques. Pour ne parler que des plus communes, il en est trois que nous observons journellement ici chez nos malades, et que je dois signaler en conséquence à votre attention. Ces trois douleurs essentiellement syphilitiques sont :

1° la *céphalée* crânienne;

2° la *sternalgie*;

3° la *pleurodynie*.

Chacune d'elles est assez importante en clinique pour exiger de nous quelques développements.

1° L'usage et la routine ont appliqué le nom de *céphalée* à toute douleur de tête d'origine syphilitique. Qu'un sujet syphilitique vienne à se plaindre de la tête, immédiatement et sans plus ample examen on le déclare atteint de « céphalée ». Et l'on croit avoir tout dit quand on a prononcé ce mot, sans même palper le crâne, sans même s'inquiéter s'il n'existe pas une raison locale à ce symptôme. C'est là, Messieurs, de la pathologie légère. Soyons plus exigeants pour nous-mêmes, et regardons de plus près nos malades; tout le monde y gagnera.

La céphalée syphilitique n'est pas un symptôme toujours identique avec lui-même. C'est au contraire un symptôme à formes multiples et à origines variées comme cause organique. Ainsi, il est, pour le syphilitique, au moins *trois façons* d'avoir mal à la tête. Le syphilitique peut souffrir de la tête :

1° par le fait de névralgies occupant les rameaux de la cinquième paire, les nerfs sous-occipitaux, etc. ;

2° par le fait de douleurs internes, profondes, encéphaliques;

3° par le fait de douleurs externes, ayant leur siège dans le système osseux (os et périoste).

Cette troisième variété de mal de tête est la *céphalée crânienne* proprement dite. Elle est beaucoup plus commune qu'on ne le croit généralement. Vous la reconnaîtrez sans peine, si peu que vous preniez soin de la rechercher. Pour cela, lorsqu'un de vos malades se plaindra à vous de souffrir de la tête, ne négligez jamais de lui palper minutieusement le crâne; explorez région par région *toute* la boîte crânienne, en exerçant avec le doigt une pression légère. Grâce à cette investigation, souvent, très souvent, vous arriverez à découvrir un ou plusieurs points circonscrits sur lesquels le moindre attouchement déterminera une douleur des plus vives. Et, lorsque votre doigt portera sur l'un de ces points, le malade s'écriera aussitôt : « Ah ! voilà ma douleur ! C'est bien là que je la sens d'ordinaire; vous la provoquez en ce moment ». Examinant alors avec attention ce foyer douloureux, vous pourrez y constater une légère saillie avec empâtement ou dureté, comme aussi vous pourrez n'y trouver rien autre qu'une simple douleur. C'est, dans le premier cas, une périostite ou une périostose, comme c'est, dans le second, une ostéalgie que vous aurez forcée à se révéler de la sorte. En définitive, dans l'une ou l'autre hypothèse, le mal de tête de votre malade restera imputable à une lésion du système osseux ; ce mal de tête sera donc une céphalée *crânienne*.

Du reste, il n'est pas absolument rare que les malades vous dirigent eux-mêmes sur la voie du diagnostic par la façon dont ils accusent leurs douleurs. C'est ainsi, par exemple, que les femmes de notre service nous racontent parfois, en nous expliquant leurs souffrances, qu'elles ont « la tête comme meurtrie », qu'elles ne peuvent plus « se toucher la tête, tant elle est sensible par endroits », ou bien qu'elles n'osent plus se peigner, se démêler, parce que le peigne, en passant sur certains points du cuir chevelu, y excite une douleur insupportable, etc. ; tous propos, toutes façons de dire qui suffisent à appeler immédiatement l'attention du médecin vers une lésion superficielle du crâne.

2° Une deuxième localisation des douleurs osseuses syphilitiques est la *sternalgie*.

Bon nombre de femmes, à la période secondaire de la syphilis, souffrent de douleurs thoraciques antérieures, que certaines même, il est bon de le savoir, qualifient « de douleurs d'estomac ». Ces douleurs, disent-elles, leur causent un poids, une barre sur la poitrine, les gênent pour respirer, leur rendent plus ou moins pénible, insupportable même, la pression du corset. Venez-vous, sur ces malades, à explorer par un toucher minutieux la région antérieure et médiane du thorax, il n'est pas rare que vous découvriez là un ou plusieurs points très nettement circonscrits, sur lesquels le simple contact du doigt éveille une douleur des plus vives, alors que les surfaces voisines sont absolument indolentes à la pression. Ces *foyers douloureux præsternaux* ont généralement l'étendue d'une pièce de deux ou de cinq francs ; en quelques cas toutefois je les ai vus mesurer 5 ou 6 centimètres de largeur. J'ai même eu l'occasion dernièrement d'observer une malade sur laquelle la presque totalité du sternum était le siège d'une sensibilité extraordinaire au moindre attouchement.

Et de deux choses l'une, alors : ou bien vous constatez au niveau de ces foyers douloureux un soulèvement, une tumeur, avec l'ensemble des signes qui caractérisent une périostite ou une périostose; ou bien vous ne constatez *rien*, rien autre que la douleur, et c'est une ostéalgie simple qui est en cause. Ce dernier cas est de beaucoup le plus fréquent.

Pour bien spécifier la nature du phénomène, j'ai donné à cette sensibilité præsternale, circonscrite, ne coïncidant avec aucune lésion appréciable de l'os, le nom de *sternalgie*.

Quelquefois aussi, mais plus rarement, cette même sensibilité morbide s'observe au niveau de l'appendice xiphoïde (*xiphalgie*). La douleur est alors rapportée par les malades « au creux de l'estomac », et peut facilement donner le change pour un point gastralgique.

3° Plus fréquente encore que les douleurs précédentes est la *pleurodynie* ou *point de côté syphilitique*.

Très communément, ici, nous entendons nos malades se plaindre de douleurs « dans le côté ». Or, recherchons-nous le siège précis de ces douleurs, nous constatons (à ne parler, bien entendu, que des cas où elles sont imputables à la syphilis) qu'elles peuvent affecter des localisations très différentes. Tantôt, elles sont l'effet d'une névralgie intercostale; c'est là le cas de beaucoup le plus rare; — tantôt elles résultent de ces périostites ou de ces périostoses costales dont nous avons parlé précédemment; — tantôt enfin elles sont produites par de simples *ostéalgies* circonscrites, spontanément douloureuses, même au repos, exaspérées par les mouvements du thorax, exaspérées surtout par la pression.

Rien de plus insidieux, rien de mieux fait pour tromper le médecin, que ces lésions ou ces douleurs costales, se dérobant à l'attention sous le masque d'une névralgie, d'une pleurodynie, d'un point de côté vulgaire. Ce sont là des symptômes presque constamment méconnus en pratique; je dirai plus, ce sont des symptômes forcément méconnus, si l'on n'a le soin d'explorer minutieusement le thorax au point douloureux, en suivant avec le doigt la face externe des côtes.

Il ne sera pas sans intérêt, je pense, de vous présenter quelques exemples cliniques de ces curieux *points de côté* secondaires.

Voici d'abord une jeune femme qui, traitée dans nos salles depuis une quinzaine pour divers symptômes spécifiques, s'est plainte à nous, ces derniers jours, d'éprouver un violent point de côté. Ce point, disait-elle, l'empêchait de respirer, « l'arrêtait court quand elle voulait prendre son vent », lui rendait insupportable la pression des vêtements, et lui causait une angoisse continue, « comme si on lui eût tenu un poignard enfoncé dans les chairs ». Or, quelle était la cause de cette douleur? Tout d'abord, l'absence de fièvre et de toux, l'état général, et les signes négatifs fournis par l'exploration de la poitrine, nous permettaient d'exclure l'hypothèse d'une phlegmasie pleurale ou pulmonaire. S'agissait-il d'une névralgie intercostale? Pas davantage, car nous ne trouvions aucun des foyers douloureux qui caractérisent d'une manière si spéciale cette névralgie. Pouvions-nous songer à une pleurodynie simple, rhumatismale? Non, car la douleur était beaucoup moins étendue, beaucoup moins étalée, qu'elle n'a coutume de l'être dans cette dernière affection. En définitive, quelle pouvait donc être la raison de cette douleur? Nous guidant sur les indications de la malade, nous explorâmes avec soin le thorax au niveau de la région endolorie, et cette exploration nous amena bientôt sur un point très limité, très circonscrit, où la moindre pression excitait un cri d'angoisse. Ce point siégeait sur une côte, latéralement, et mesurait comme étendue 2 centimètres environ. Il était manifestement le siège d'une tuméfaction très appréciable pour le doigt, présentant le relief d'une amande, avec la dureté d'un soulèvement osseux. Là siégeait la douleur, là seulement, et nulle part ailleurs. C'était donc bien certainement une lésion osseuse costale, et, selon toute vraisemblance, aussi c'était une *périostose* costale qui servait d'origine aux souffrances accusées par la malade. De cela vous pourrez encore avoir la preuve aujourd'hui, Messieurs; vous pourrez même l'avoir d'autant mieux que, grâce au traitement suivi depuis quelques jours, la périostose est devenue moins douloureuse et se laisse plus facilement explorer. Veuillez, comme je le fais en ce moment, promener un doigt sur la face externe de cette côte; d'une part, vous sentirez aisément le léger relief qui constitue la lésion osseuse; et, d'autre part, vous provoquerez par cet examen une douleur que la malade accusera tout aussitôt, qu'elle vous dira même être celle dont elle a si vivement souffert ces derniers jours.

Second exemple, identique au précédent comme symptômes, mais différent comme lésions. Ici encore, violent *point de côté*, gênant la respiration, s'exaspérant par les mouvement du thorax, devenant suraigu dans la toux, l'éternuement, etc. Ici encore, impossibilité d'expliquer cette douleur soit par une lésion splanchnique, soit par une névralgie, soit par un rhumatisme. Mais, explorez les côtes. Sur l'une d'elles vous trouverez un espace d'un à deux centimètres de long où la moindre pression éveillera une douleur des plus vives. A ce niveau, cependant, pas de saillie, comme sur notre première malade, pas de tuméfaction; tout est à l'état sain. La douleur existe seule, et sans raison organique appréciable. C'est donc très sûrement une *ostéalgie costale* qui sert de raison organique au point de côté dont se plaint cette seconde malade.

Comme dernier détail, j'ajouterai que la pleurodynie secondaire peut encore avoir son origine dans des lésions de même ordre développées au niveau des cartilages costaux. Plusieurs fois, ici, j'ai eu l'occasion d'observer des *périchondrites* costales, absolument analogues comme symptômes aux périostites de la même région. — Il suffit, je pense, de signaler le fait, sans entrer dans de plus amples détails.

Qu'il résulte d'une périchondrite, d'une périostite, d'une périostose ou d'une ostéalgie, le point de côté syphilitique s'accuse cliniquement de la même façon, et le palper seul permet d'en apprécier les diverses raisons organiques. Il importe peu, du reste, de le rattacher à telle ou telle lésion; l'essentiel, en pratique, est de le distinguer des autres douleurs qu'il peut aisément simuler et de lui appliquer le traitement qu'il réclame. Or, pour instituer ce diagnostic, il n'est, je vous le répète encore, qu'un procédé, à savoir : l'exploration minutieusé, patiente, attentive, de la surface des côtes. Procédé certes plus que simple et naïf; encore faut-il y avoir recours.

Les divers accidents dont je viens de vous entretenir, Messieurs, sont intéressants à plusieurs titres. D'abord, ce sont des phénomènes cliniques importants; importants par leur fréquence et aussi par leur caractère de manifestations douloureuses qu'il incombe au médecin de soulager promptement. Ce sont, de plus, des éléments de diagnostic dont le clinicien peut faire un utile profit.

II

Vous connaissez déjà, Messieurs, par ce qui précède, la prédilection marquée de la syphilis pour le système fibreux. Aussi ne serez-vous pas surpris d'apprendre qu'assez fréquemment, dans la période secondaire, les *articulations* sont affectées par la diathèse.

Sur les jointures, comme sur les os, la syphilis produit des déterminations de deux ordres consistant, les unes en de simples douleurs sans lésions appréciables (*arthralgies*), et les autres en des fluxions subaiguës des jointures, avec ou sans épanchement articulaire (*arthrite subaiguë, hydarthrose*).

Ces deux ordres d'accidents se présentent à l'observation avec une fréquence très inégale. Les arthralgies sont excessivement communes; les arthrites ou les hydarthroses sont au contraire relativement rares. — Parlons d'abord des arthralgies.

I. — Celles-ci, comme je viens de vous le dire, ne sont caractérisées que par une sensibilité morbide des jointures. Les articulations deviennent douloureuses dans les mouvements, et c'est tout. C'est tout, car si l'on examine, même avec le plus grand soin, la jointure affectée, on n'y constate rien d'anormal : pas de tuméfaction, pas de déformation, pas de rougeur tégumentaire, pas d'épanchement synovial, etc.; tous signes négatifs, en un mot, sauf un seul, *la douleur*. Encore cette douleur ne s'accuse-t-elle pas toujours de la même façon. Le plus souvent elle consiste à la fois en une sensibilité morbide à la pression et en des souffrances plus ou moins aiguës déterminées par les mouvements. Mais, quelquefois aussi, l'articulation reste indolente à la pression et ne devient douloureuse que dans les mouvements. Toute la maladie alors est constituée par un simple trouble fonctionnel, inappréciable pour le médecin, et sensible seulement pour le malade dans l'exercice des articulations.

Ces arthralgies peuvent se produire sur presque toutes les jointures. Il en est quelques-unes cependant qu'elles affectent plus souvent que d'autres. Citons comme telles :

1° Les articulations *scapulo-humérales*. — Nombre de nos malades, ici, se plaignent de douleurs dans les épaules. Elles éprouvent, disent-elles, de véritables angoisses lorsqu'elles veulent lever les bras, comme pour se peigner, par exemple. A l'examen, on ne trouve aucun signe qui explique de tels symptômes; pas de points névralgiques, pas de sensibilité anormale des tissus, des masses musculaires, des os, etc... Seuls, les mouvements qu'on imprime à l'humérus sont douloureux. Force est donc de rattacher ces douleurs à une arthralgie scapulo-humérale.

2° Les *genoux*. — Localisation encore extrêmement commune, rendant la marche difficile et douloureuse. La douleur est parfois assez intense pour que les malades ne puissent plier la jambe sur la cuisse, ni se baisser pour ramasser un objet à terre. J'ai vu même certaines femmes incapables de tolérer la station sans être soutenues, incapables de se relever après être restées assises, etc.

3° Ces arthralgies s'observent encore assez souvent aux *coudes*, aux *poignets*, aux articulations *tibio-tarsiennes*.

Elles sont plus rares dans les articulations du pied ou de la main, à l'articulation temporo-maxillaire, à la hanche, etc.

Particularité curieuse, sans grande importance assurément, mais ne laissant pas d'imprimer aux arthralgies secondaires une physionomie tant soit peu spéciale : les raideurs articulaires et les troubles fonctionnels qui résultent de ces arthralgies ont pour caractère assez fréquent *de s'accroître par le repos et de se dissiper par l'exercice*. Ainsi, presque quotidiennement à notre visite nous entendons quelqu'une de nos malades nous tenir le petit discours que voici : « La nuit, quand je m'éveille, je ne puis remuer mes membres; il sont lourds, engourdis, comme impotents

m'est impossible de faire plier mes jointures. De même le matin, en me levant, je suis comme paralysée; je ne puis mouvoir mes articulations, lever mes bras, me baisser pour ramasser mes chaussures. Puis, quand je me suis *forcée,* alors cela va mieux; mes jointures, *qui étaient comme rouillées, se dérouillent;* mes membres se meuvent avec moins de douleur et plus de liberté. Finalement, au bout de quelques heures, je ne sens plus rien de cela, et je me trouve assez bien tout le restant du jour. Je crois alors que c'est fini. Mais, la nuit suivante et le lendemain matin, c'est encore la même chose, et tous les jours à l'avenant. » Eh bien, Messieurs, ce fait de jointures *rouillées par le repos* et *dérouillées par l'exercice* je conserve à dessein ces expressions de nos malades parce qu'elles sont tout à fait significatives), ce fait, dis-je, s'observe très communément avec les arthralgies secondaires. Je n'oserais vous le donner comme absolument spécial à ce genre d'arthralgies, comme pathognomonique des affections articulaires syphilitiques; mais ce que j'affirme du moins, c'est qu'il est infiniment plus commun dans la syphilis que dans toute autre maladie. Tenez-le donc pour suspect quand il se présentera à votre observation.

Dernière remarque. Si les arthralgies sont communes dans la syphilis secondaire, elles le sont cependant beaucoup moins que ne le laisseraient supposer les assertions des malades. Tel malade, en effet, qui dit souffrir dans les articulations des genoux, des coudes, des épaules, etc., a souvent ses articulations parfaitement indemnes en réalité; et, si l'on prend soin de rechercher par un palper minutieux le siège précis de la douleur, on constate sans peine qu'elle réside, non pas dans la jointure, mais dans les masses musculaires, dans les tendons, dans le périoste, ou même sur le trajet de quelque nerf. Si bien qu'en définitive bon nombre de prétendues douleurs articulaires se convertissent, après examen, en myosalgies, en ténosites, en périostites, en névralgies. Il importe donc en pareil cas de ne pas trop se fier aux sensations accusées par les malades et de contrôler leurs assertions par une constatation directe.

II. — Il est bien plus rare que l'action de la syphilis se traduise

sur les jointures par des fluxions inflammatoires ou hypercri-
niques. Quand cela a lieu, toutefois, voici ce qu'on observe :

1° Ou bien il se produit un ensemble de symptômes comparables
à ceux d'une arthrite légère. La jointure devient *douloureuse*, douloureuse spontanément au repos, et plus encore dans les mouvements volontaires ou communiqués. Cette douleur toutefois ne revêt
jamais qu'une intensité au plus moyenne et n'est en rien assimilable
soit aux cruelles angoisses de l'arthrite vraie, soit même aux souffrances moins aiguës du rhumatisme. — En même temps, l'articulation *se fluxionne* plutôt qu'elle ne se tuméfie. Il est probable qu'à
surface de la synoviale il se produit, dans ces conditions, un certain degré d'hypersécrétion séreuse ; mais cet épanchement n'est
pas appréciable, cliniquement du moins, dans la plupart des cas;
il ne le devient guère que dans les formes d'arthropathies plus froides
qui prennent l'allure et la symptomatologie de l'hydarthrose. —
D'ailleurs, pas d'autres symptômes locaux; les téguments restent
sains au niveau de la jointure, et ne présentent jamais ou presque
jamais cette suffusion rosée qu'il est fréquent d'observer dans le
rhumatisme. — Et enfin, absence de toute réaction générale, sauf
dans les cas rares où l'inflammation est un peu intense, ou bien
chez certaines femmes nerveuses, de constitution excitable. Ce qui
se produit alors est un léger état fébrile, toujours assez éphémère,
avec inappétence, malaise, agitation, etc.

C'est là l'*arthrite subaiguë secondaire*, forme peu commune, je
vous le répète, et qui n'affecte guère comme siège que l'articulation du genou, et quelquefois, mais beaucoup plus rarement,
celles de la cheville et du poignet.

2° Ou bien les accidents articulaires consistent purement et
simplement en une *hydarthrose*. Cette hydarthrose se différencie
de la forme d'arthropathie qui précède par les deux particularités
suivantes : douleurs moins vives, presque insignifiantes même en
certains cas; — épanchement plus considérable, mais toujours peu
intense, que révèle aisément le palper. Elle n'offre d'ailleurs aucun
phénomène propre, et ne se distingue d'une hydarthrose vulgaire
que par son volume généralement bien moindre, sa durée relativement courte, et sa résolution facile sous l'influence de la médication

anti-diathésique. — Ces dernières particularités, jointes d'ailleurs aux conditions spéciales dans lesquelles se produit cette hydarthrose, ne sauraient laisser le moindre doute sur l'origine spécifique de l'affection.

C'est au genou, presque exclusivement, que se rencontre cette seconde variété d'arthropathie.

Quelle que soit la forme qu'elles affectent, les arthropathies secondaires ne sont en général que très peu persistantes. Sous l'influence du traitement interne, du repos et de quelques applications externes appropriées (ventouses scarifiées et cataplasmes, contre l'arthrite; vésicatoire, teinture d'iode et compression, contre l'hydarthrose), je les ai toujours vues disparaître en quelques semaines, souvent même en huit à douze jours.

Ajoutons que, dans leurs formes bénignes, ces arthropathies passent quelquefois inaperçues. Plusieurs fois il m'est arrivé de découvrir sur les malades de cet hôpital de très légers épanchements du genou qui étaient restés complètement ignorés, qui ne gênaient en rien les mouvements, et qui se dissipaient ensuite dans l'espace de quelques semaines sous la seule influence de la médication spécifique, sans aucune application locale, voire sans la précaution du séjour au lit.

Enfin il faut savoir que ces arthropathies peuvent laisser à leur suite (mais cela d'une façon tout à fait exceptionnelle) des *craquements* plus ou moins intenses, plus ou moins rebelles. Comme exemple, je vous présenterai cette femme. Affligée d'une syphilis assez sérieuse, elle entra une première fois dans nos salles il y a deux ans. Entre autres phénomènes elle fut affectée à cette époque d'arthropathies subaiguës qui envahirent successivement diverses jointures : les genoux, l'un des coudes, les articulations temporomaxillaires. Ces arthropathies guérirent fort bien, en même temps que les autres manifestations diathésiques; mais elles laissèrent à leur suite de très forts craquements. Or ces craquements persistent encore aujourd'hui et témoignent en toute évidence d'un état rugueux permanent des surfaces articulaires. Ils ne sont pas seulement perceptibles au toucher; ils *s'entendent*, et vous allez les

entendre à distance, ceux de la mâchoire notamment. Lorsque
cette femme exerce des mouvements de mastication, on croirait
volontiers qu'elle casse des noisettes entre ses dents.

C'est l'articulation du genou qui est le siège le plus habituel de
cette sorte d'*arthrite sèche* consécutive aux arthropathies secondaires.

Certes, Messieurs, ces manifestations articulaires de la vérole
ont avec le rhumatisme simple une ressemblance symptomatologique des plus marquées. Et comment en serait-il autrement? Le
siège de ces accidents est celui du rhumatisme; leurs lésions sont
celles du rhumatisme; comment leur mode d'expression clinique
ne serait-il pas celui du rhumatisme vulgaire? On pourrait donc
croire — et cette objection se présente naturellement à l'esprit —
que ces arthropathies prétendues spécifiques ne sont rien autre
en réalité que des phénomènes rhumatismaux développés par
hasard sur des sujets syphilitiques. Cela serait une erreur. Les accidents que je viens de vous décrire constituent certainement
des manifestations d'origine et d'essence spécifiques. Ce qui le
démontre, c'est, d'une part, leur production chez des sujets syphilitiques à une certaine époque, à une époque déterminée de
la diathèse; —c'est, d'autre part, leur coïncidence fréquente avec
des arthralgies indubitablement syphilitiques; — c'est, non moins
fréquemment, leur coïncidence avec d'autres symptômes spécifiques, tels que syphilides cutanées, syphilides muqueuses, céphalée, iritis, etc.; — c'est leur résolution relativement facile
sous l'influence du mercure et des iodiques; — c'est leur
apparition en dehors des causes habituelles du rhumatisme,
chez des sujets non rhumatisants, non rhumatisants ni par
eux-mêmes ni par disposition héréditaire; — ce sont enfin certains détails de leur symptomatologie propre, qui les différencient
du rhumatisme vulgaire, tels que fixité sur les jointures envahies,
défaut de tendance à la dissémination, exacerbations nocturnes
des douleurs, évolution rapide des lésions, absence de réaction
sur les séreuses cardiaques, etc...

III

De ces arthropathies rapprochons immédiatement les *lésions tendineuses* de la même période, lesquelles présentent avec ces dernières une analogie des plus marquées et coïncident même parfois avec elles.

Les affections tendineuses de la syphilis secondaire étaient restées méconnues jusqu'à ces derniers temps, lorsque l'attention fut appelée sur elles presque simultanément par mon savant maître, M. le professeur Verneuil et par moi[1]. Sans être fréquentes, elles sont cependant plus communes que ne le donnerait à supposer le silence gardé sur elles jusqu'ici par les observateurs.

De même que les affections osseuses et articulaires étudiées précédemment, elles se rencontrent bien plus fréquemment *chez la femme* que chez l'homme. Les quatre observations citées par M. Verneuil sont toutes relatives à des sujets du sexe féminin. Les miennes, pour la plupart également, ont été recueillies chez la femme.

Au point de vue clinique, les lésions des tendons, dans la période secondaire, se présentent sous les deux formes suivantes :

1° *Hydropisie* simple des synoviales tendineuses;

2° Inflammation véritable, plus ou moins aiguë, de ces synoviales (*Ténosite* ou *Synovite tendineuse*).

Spécifions les caractères propres à chacune de ces formes.

I. L'*hydropisie* simple consiste dans l'épanchement d'une certaine quantité de liquide, quantité généralement minime, à l'intérieur de la cavité séreuse où glisse le tendon. Je qualifie cette première forme du nom d'*hydropisie*, pour cette raison que l'épan-

---

[1] Verneuil, *De l'hydropisie des gaines tendineuses des extenseurs des doigts dans la syphilis secondaire*. (*Gazette hebdomadaire de médecine et de chirurgie*, 25 septembre 1868.)

A. Fournier, *Note sur les lésions des gaines tendineuses dans la syphilis secondaire*. (Même recueil, 9 octobre 1868.)

chement séreux se produit sans processus inflammatoire, sans rougeur des téguments, sans douleur ou avec une douleur insignifiante, sans troubles fonctionnels véritables. A ce point de vue, en effet, elle se distingue nettement de la ténosite vraie que nous étudierons en second lieu.

Distension d'une gaine tendineuse par un épanchement liquide, tel est à peu près l'unique phénomène qui se présente à constater ici. Cette distension s'accuse extérieurement par une intumescence, une saillie légère, une sorte de *bosselure*, laquelle a nécessairement pour caractère de se produire *sur le trajet d'un tendon*. — La tuméfaction constituée de la sorte suit le tendon dans une certaine étendue; elle est habituellement bien circonscrite. — Elle est indolente; indolente d'abord spontanément (ce qui fait que les malades ne s'en plaignent pas et qu'elle peut facilement passer inaperçue du médecin); indolente même au palper, à la pression. — Elle ne s'accompagne non plus d'aucune coloration morbide des téguments, et c'est à peine si elle détermine une gêne très légère dans les mouvements dévolus aux tendons. — Enfin, elle est habituellement fluctuante; quelquefois néanmoins elle n'offre qu'une fluctuation obscure, vague, ou malaisément appréciable.

Au reste, pour mieux fixer vos idées sur les caractères cliniques de cette petite lésion, je puis immédiatement en placer deux exemples sous vos yeux.

Voici d'abord une jeune femme qui est entrée dans nos salles, il y a une quinzaine environ, pour divers accidents de syphilis secondaire (syphilides cutanées, syphilides muqueuses de la bouche et de la vulve, adénopathies, céphalée, arthralgies, névralgies nocturnes, insomnie, etc.). Or, ces derniers jours, cette malade s'est plainte à nous « d'une grosseur qui lui était poussée sur le poignet ». Elle ne souffrait pas de cette grosseur, nous disait-elle; elle pouvait même en toute liberté se servir de la main et des doigts pour s'habiller, pour coudre, pour écrire; mais « elle avait peur que cette grosseur n'augmentât, sans quoi elle ne nous en aurait pas parlé ». Et, en effet, nous constatâmes ce que vous voyez encore aujourd'hui, c'est-à-dire, sur la face dorsale du poignet, une petite tumeur bien circonscrite, étalée, aplatie, triangulaire de forme et à base tournée vers les doigts. Cette tu-

meur semble limitée et comme bridée supérieurement par le ligament dorsal du carpe. Elle est indolente au toucher et à la pression; elle est, de plus, nettement fluctuante; enfin la peau qui la
recouvre ne présente aucune rougeur. — Nul doute que cette tumeur ne réside dans la bourse séreuse commune au faisceau des
tendons extenseurs des doigts; nul doute, en conséquence, qu'elle
ne soit constituée par un épanchement liquide développé dans
cette bourse.

Mêmes accidents sur cette autre malade, laquelle, comme la
précédente, se trouve sous le coup d'une syphilis secondaire. Deux
différences seulement à noter : 1° ici, troubles fonctionnels légers; cette femme accuse une certaine gêne dans les mouvements
de la main; elle ne peut étendre ni fléchir les doigts avec agilité;
elle a moins de force pour serrer; — 2° tuméfaction plus circonscrite, allongée verticalement, mesurant en ce sens trois centimètres
environ sur un centimètre et demi dans le sens transversal, obli-
quement dirigée en bas et en dedans *suivant le trajet du tendon
extenseur propre du petit doigt*. Du reste, même intégrité des
téguments, même sensation bien nette de fluctuation, etc. — Sur
cette malade donc, la lésion est certainement constituée par une
hydropisie développée dans la gaine du tendon extenseur du petit
doigt.

Comme siège, les hydropisies tendineuses de la période secondaire présentent une particularité curieuse. C'est leur prédilection
marquée pour les *tendons extenseurs des doigts*. Presque toujours,
neuf fois sur dix, vous les rencontrerez au dos de la main, sur la
face postérieure du métacarpe. Elles occupent là les synoviales de
l'extenseur commun des doigts ou de l'extenseur propre de l'auriculaire, plus rarement celles du court extenseur et du long abduc-
teur du pouce. — Quelquefois encore je les ai observées sur le dos
du pied, affectant les tendons extenseurs des orteils[1].

Unilatérales le plus habituellement, on les voit parfois doubles
et symétriques. Tel était le cas, par exemple, d'une malade que

1. J'ai vu de même sur une malade syphilitique, à la période secondaire, la *bourse
prérotulienne* devenir le siège d'un hygroma passager. Je ne fais que noter ici le fait,
n'ayant eu l'occasion de l'observer qu'une fois.

nous avions dernièrement dans nos salles et qui présentait sur le dos de chaque main une hydropisie des gaines tendineuses méta-carpiennes.

Ces sortes d'*hygromas* spécifiques sont des lésions essentielle-ment bénignes et peu persistantes. Je les ai toujours vues se ré-soudre d'une façon facile et rapide. Il est même inutile, comme l'expérience m'en a convaincu, de leur opposer une médication spéciale, topique. Le traitement interne leur suffit amplement. Je crois même qu'elles guériraient *sponte suâ*, sans traitement d'aucun genre; mais je manque d'expérience sur ce point.

II. Très différente est la seconde forme dont il me reste à vous parler. Celle-ci présente de véritables phénomènes d'acuité. C'est une *ténosite*; pour mieux dire, c'est une *synovite tendineuse*, que caractérise un processus inflammatoire bien accentué.

Elle se traduit de la façon suivante :

Sur le trajet d'un tendon, soit dans sa continuité, soit plus souvent en un point voisin de son insertion sur le squelette, tuméfaction légèrement saillante, allongée comme forme, suivant exactement dans une étendue variable le trajet de ce tendon; — tuméfaction de caractère inflammatoire, douloureuse spontané-ment, douloureuse surtout au toucher ou dans les mouvements, se dessinant même parfois à la peau par une rougeur rubanée; — tuméfaction rarement fluctuante et ne fournissant guère en général que la sensation d'un empâtement phlegmoneux; — troubles fonctionnels plus ou moins accusés, en relation avec les usages des muscles; mouvements volontaires toujours empêchés à des degrés divers, difficiles ou douloureux; mouvements imprimés éveillant une vive souffrance au siège de la lésion; — et enfin, comme dernier signe (mais celui-ci rare, exceptionnel même), sensation de « neige pilée ou d'amidon froissé entre les doigts », alors qu'on provoque le glissement du tendon dans sa gaine dé-polie.

Ces divers symptômes sont ceux de toute ténosite, et ils ne diffèrent pas dans la syphilis de ce qu'ils sont dans toute autre maladie.

Comme degré, ils acquièrent suivant les cas une intensité variable. Le plus habituellement, l'affection s'en tient à un type subaigu, bénin et peu douloureux. Quelquefois cependant elle revêt une acuité réelle. L'inflammation locale est alors assez vive ; les douleurs deviennent comparables à celles d'un rhumatisme violent ; la peau se couvre d'une suffusion rosée ou même d'une rougeur « pelure d'oignon » ; les téguments s'empâtent ; le membre affecté s'immobilise par le fait de la souffrance, les troubles fonctionnels sont très accentués. A ces symptômes locaux peuvent même s'ajouter, chez les sujets nerveux et excitables, quelques phénomènes peu durables de réaction générale (mouvement fébrile, inappétence, malaise, insomnie, etc.) ; cela toutefois est assez rare.

Une malade de notre service, que vous pourrez examiner tout à l'heure, présente un double exemple de ces synovites tendineuses secondaires, coïncidemment avec une hydarthrose du genou et divers phénomènes diathésiques. Son histoire est assez intéressante pour que je vous l'expose en quelques mots.

Cette femme est jeune (27 ans), assez robuste, de constitution moyenne. Jusqu'à ce jour elle n'a fait aucune maladie grave, et notamment elle n'a jamais eu de rhumatisme. Vers la fin du mois dernier elle est entrée dans nos salles pour des chancres indurés vulvaires, datant déjà de quelques semaines. Comme nous nous y attendions, elle n'a pas tardé à être affectée d'accidents constitutionnels, lesquels, dès le début de ce mois, se sont manifestés sous forme de syphilides cutanées, d'angine, de maux de tête, de croûtes du cuir chevelu, etc. Presque simultanément, l'un des genoux (remarquez ceci tout d'abord) est devenu douloureux, gonflé, empâté ; bientôt nous y avons constaté l'existence d'une légère *hydarthrose*. Sous l'influence du traitement spécifique, ces divers accidents se sont vite amendés, dissipés même en partie ; puis est survenue une stomatite qui, bien que légère, a beaucoup effrayé cette femme et nous a forcés de suspendre le traitement. Tout aussitôt la maladie a repris le dessus : retour des crises vespérines de céphalée ; accès fébriles nocturnes, évidemment spécifiques ; et enfin, pour arriver à ce qui nous intéresse en ce moment, production de deux *ténosites*, différentes de forme et de siège, mais également dignes de fixer notre attention.

De ces ténosites, l'une, de caractère aigu, affecte les *tendons de l'extenseur commun des orteils* et se caractérise ainsi : douleurs vives dans la jambe et le pied, rendant la marche impossible, la station même excessivement pénible ; ces douleurs siègent exactement au quart inférieur de la jambe et sur la face dorsale du métatarse ; — en ces deux points, tuméfaction très apparente, formant d'une part, au-dessus de l'articulation tibio-tarsienne, une bosselure allongée verticalement, et d'autre part, au-dessous de l'interligne articulaire, une seconde bosselure plus étalée, d'autant mieux appréciable qu'elle coïncide à ce niveau avec une teinte érythémateuse des téguments. Ces deux intumescences semblent séparées l'une de l'autre et comme bridées par le ligament annulaire du tarse, sous lequel s'engagent, comme vous le savez, les tendons extenseurs des orteils. De plus, elles suivent anatomiquement le trajet de ces tendons. — Toutes deux, très douloureuses au toucher, donnent la sensation d'une rénitence phlegmoneuse ; l'inférieure même est assez nettement fluctuante. — Enfin, et tout naturellement, des troubles fonctionnels importants sont la conséquence de telles lésions : les orteils sont immobilisés ; le moindre mouvement qu'on essaie de leur communiquer excite aussitôt une douleur des plus aiguës, et cette douleur est rapportée comme siège aux parties phlegmasiées. — A cet ensemble de signes, impossible de méconnaître une *synovite tendineuse,* affectant les tendons du muscle extenseur commun des orteils.

Ce n'est pas tout. La même malade accuse aussi depuis quelques jours une autre douleur siégeant « *dans la saignée* ». Elle ne peut étendre l'avant-bras sur le bras ; elle ne peut également le fléchir qu'avec une certaine souffrance. Or, examinez la région endolorie ; elle vous paraîtra tout d'abord aussi intacte que possible. Nulle rougeur, nulle tuméfaction. Mais palpez minutieusement les parties, et bientôt vous découvrirez un point, un point unique, où la pression éveille une assez vive souffrance. Circonscrivez ce point minutieusement, anatomiquement, et vous verrez qu'il correspond au *tendon du biceps.* C'est au niveau de ce tendon, *uniquement,* que l'exploration éveille la douleur ; partout ailleurs la sensibilité est normale. C'est encore au niveau e ce tendon seulement que la douleur se fait sentir lorsqu'on étend l'avant-bras sur le bras ou bien lorsqu'on lui imprime une pronation forcée. Nul doute, en conséquence, que cette douleur ne réside dans le tendon du muscle biceps brachial et n'ait pour origine une *ténosite bicipitale* de forme subaiguë.

En résumé, donc, les symptômes douloureux qu'accuse cette malade à la jambe et au bras consistent en de véritables ténosites; et les conditions spéciales dans lesquelles ces ténosites se sont développées, en coïncidence avec d'autres manifestations syphilitiques, témoignent nettement de la connexion pathogénique qui les relie à la diathèse.

Mais quittons cette malade, et achevons en quelques mots l'étude clinique des ténosites secondaires.

Comme *siège*, il est important de spécifier que ces lésions se portent avec une préférence marquée vers certains tendons. Ceux qu'elles affectent le plus fréquemment sont : en première ligne, les tendons extenseurs des orteils; — en seconde ligne, le tendon du biceps; — en troisième, les tendons péroniers et extenseurs des doigts.

On les rencontre encore, mais d'une façon bien moins commune, sur les tendons qui avoisinent l'articulation du genou, sur ceux de la patte d'oie, sur celui du long supinateur, sur le tendon d'Achille, etc.

La ténosite vraie est bien plus persistante que l'hydropisie simple des tendons. Elle se résout d'une façon plus difficile et plus lente. Aussi exige-t-elle presque toujours, indépendamment du traitement général, une médication topique, que rendent d'ailleurs indispensable les souffrances accusées par les malades. Cette médication n'a pour objet le plus souvent que de calmer les douleurs. Elle ne consistera donc qu'en des applications sédatives (cataplasmes laudanisés, fomentations émollientes, liniments narcotiques, enveloppement d'ouate, etc.). Quelquefois cependant elle devra être antiphlogistique ou résolutive. C'est ainsi qu'en certaines circonstances l'indication se présente d'avoir recours soit aux ventouses scarifiées, qui m'ont semblé d'un excellent effet alors que l'inflammation locale est très vive, soit aux vésicatoires

volants comme moyen de favoriser ou d'activer la résolution. — Il
est bien rare que huit à dix ou quinze jours au plus de cette médication ne suffisent pas à délivrer complètement les malades.

Telles sont, Messieurs, les deux formes cliniques qu'affectent
les lésions secondaires des tendons.

L'une, comme vous l'avez vu, n'est qu'une simple hydropisie des
gaines tendineuses ; elle ne consiste qu'en une exagération morbide de la sécrétion séreuse ; c'est une hypercrinie synoviale.
L'autre, au contraire, est une phlegmasie vraie, comportant tous
les caractères d'une inflammation.

Et toutes deux se présentent habituellement avec un ensemble de
caractères qui non-seulement les différencient aisément l'une de
l'autre, mais qui de plus les distinguent de toute autre lésion.

Ne croyez pas toutefois, Messieurs, que ces lésions tendineuses
s'offriront toujours à vous avec une allure aussi franche, sous une
physionomie aussi manifeste. Attendez-vous, au contraire, à les
rencontrer souvent moins bien définies comme expression symptomatologique, moins complètes comme symptômes, plus obscures
comme diagnostic. Aussi, dans ces dernières formes que j'appellerai
frustes ou *larvées*, courent-elles risque d'être méconnues et sont-
elles même fréquemment méconnues en pratique.

D'une part, en effet, il n'est pas rare que tel ou tel des symptômes
qui les caractérisent habituellement leur fasse absolument défaut.
Ainsi, la rougeur (qui du reste n'appartient qu'au type inflammatoire de ces lésions) ne s'observe pas, tant s'en faut, dans
tous les cas ; elle est souvent nulle, soit que la phlegmasie n'atteigne qu'une intensité médiocre, soit qu'une certaine épaisseur
de tissus masque le tendon affecté. — De même, la tuméfaction
n'est pas toujours exactement circonscrite, de façon à dessiner
fidèlement le trajet du tendon. Elle peut être faiblement accusée,
diffuse, ou se compliquer d'un œdème qui altère la forme et l'aspect anatomique de la région. — De même encore, et plus souvent, en raison de la petite quantité de liquide épanché dans la
gaine synoviale, la fluctuation reste obscure, douteuse, et se

trouve remplacée par un empâtement œdémateux ou par une simple rénitence inflammatoire qui n'offre rien de spécial.

D'autre part, si peu que le tendon soit un peu profond, ses lésions ne se trahissent plus par aucun phénomène apparent; elles deviennent alors absolument *larvées*.

Pour ces raisons et d'autres encore [1] que je passe sous silence, il est, je vous le répète, nombre de cas dans lesquels les affections tendineuses ne s'accusent que par un trouble fonctionnel, c'est-à-dire par une *douleur*. Il est tout naturel donc que, dans ces conditions, elles puissent donner le change et être prises pour des accidents d'un tout autre ordre, pour un rhumatisme simple, pour une arthralgie spécifique ou vulgaire, pour une myosalgie, une périostite, etc. Eh bien, Messieurs, même dans ces cas difficiles et obscurs, il est encore possible, sinon toujours, du moins le plus souvent, de reconnaître la lésion tendineuse. Comment? Le voici. Interrogez d'abord avec soin les sensations du malade; puis soumettez à une analyse *anatomique* la région endolorie, et vous ne tarderez pas à constater : 1° que la douleur a un siège précis, unique, circonscrit; — 2° que ce siège répond très exactement au trajet d'un tendon; — 3° que la pression éveille en ce point une souffrance très vive et n'en provoque aucune sur les parties environnantes; — 4° que la douleur enfin est déterminée par tous les mouvements spontanés et communiqués dont l'effet est d'imprimer une tension, un tiraillement au tendon malade. — A l'existence de tels signes, scrupuleusement recherchés et bien constatés, il est difficile de méconnaître une lésion tendineuse.

Diagnostiquer une ténosite, *quand on songe à la rechercher*, n'offre pas d'embarras sérieux; mais le tout est d'y songer, et trop

---

1. Exemple : Il arrive parfois que les lésions des bourses tendineuses soient masquées, dissimulées, par des lésions plus apparentes portant sur d'autres systèmes. Ainsi, j'ai vu une synovite du tendon du biceps fémoral coexister avec une arthropathie syphilitique du genou, laquelle avait déterminé dans la jointure un épanchement assez considérable. De même, dans un autre cas, une synovite du tendon d'Achille coïncidait avec un volumineux soulèvement périostique du calcanéum, etc. Dans ces deux faits, la lésion tendineuse était en quelque sorte effacée et primée par des lésions plus importantes, et il eût été facile de la méconnaître. — Les cas de cet ordre ne sont pas absolument rares. Ils ne sont intéressants que par leur complexité, qui peut donner le change et exposer à des erreurs diagnostiques, de la possibilité desquelles il importe d'être prévenu.

souvent en pratique on omet le soin d'instituer en ce sens un examen approfondi.

Je pourrais, Messieurs, vous relater de nombreux exemples dans lesquels la variété de lésion qui nous occupe s'est présentée à nous avec une symptomatologie incomplète et insidieuse. Les deux suivants, que vous allez d'ailleurs étudier par vous-mêmes à loisir, vous montreront la maladie sous l'aspect *fruste* qu'elle revêt souvent.

Voici d'abord une jeune femme qui, entre autres phénomènes secondaires, s'est plainte à nous ces derniers jours d'une vive douleur « de genou », douleur empêchant la marche et rendant très pénibles les mouvements de la jambe sur la cuisse. Or, après un examen dont je vous épargne les détails, nous avons été amenés à reconnaître, comme vous allez le constater vous-mêmes, que cette douleur n'intéresse en rien l'articulation, mais a son origine dans une ténosite affectant le tendon du muscle biceps fémoral. Cette ténosite ne se traduit par aucun signe extérieur ; les troubles fonctionnels et la localisation précise de la douleur permettent seuls ici le diagnostic de la lésion.

Seconde malade. Celle-ci vient d'être prise, sans parler de divers accidents étrangers à notre sujet, d'une douleur au pied, qu'elle qualifie du nom de « rhumatisme ». Eh bien ce prétendu rhumatisme n'est rien autre qu'une ténosite spécifique du tendon d'Achille, et cette ténosite n'a pour tout symptôme qu'une douleur très limitée, exactement circonscrite à la partie la plus inférieure du tendon, tout près de son insertion calcanéenne.

Ce n'est donc, je vous le répète, que grâce à une étude scrupuleuse des troubles fonctionnels, grâce à une analyse en quelque sorte anatomique des parties affectées, qu'on parvient en certains cas à reconnaître les lésions tendineuses de la syphilis. En procédant de la sorte je suis arrivé maintes fois à localiser d'une façon précise certaines douleurs dont les malades n'accusaient le siège que d'une façon vague, incertaine et même erronée. Et je crois pouvoir affirmer, après mûr examen, que ces douleurs dont les syphilitiques se plaignent si communément dans les genoux, les chevilles, les pieds, les épaules, les coudes, les poignets, les doigts, etc., tiennent *fort souvent* (je ne dis pas toujours, loin de là) à des lésions des bourses tendineuses.

Ainsi, sans qu'il soit besoin de citer de nouveaux faits, j'ai bien des fois constaté :

1° Que certaines douleurs syphilitiques, vaguement rapportées « *aux genoux* », sont uniquement produites en quelques cas par des lésions tendineuses, lésions affectant soit le tendon rotulien, soit surtout les tendons de la patte d'oie, soit encore l'extrémité du tendon du biceps au niveau de la tête du péroné, soit même peut-être celui du demi-membraneux ;

2° Que les douleurs « des *chevilles* ou des *pieds* » tiennent le plus souvent à des lésions semblables occupant les tendons extenseurs des orteils, le tendon de l'extenseur du pouce ou les tendons péroniers ;

3° Que celles du *poignet* et des mains résultent le plus habituellement de lésions portant sur les tendons extenseurs des doigts ;

4° Que celles du coude et celle notamment « *de la saignée* » ont souvent leur siège dans le tendon du biceps. Rappelez-vous à ce propos l'une des malades que je vous ai présentées aujourd'hui.

Cette douleur « de la saignée » est un symptôme assez commun dans la syphilis secondaire. Nombre de malades syphilitiques se plaignent de souffrir au pli du coude et de ne pouvoir étendre l'avant-bras. On a attribué ce symptôme à différentes causes, soit à une contracture du muscle, soit à une arthralgie, soit à une périostite, soit même « à une tumeur non encore appréciable ». Quant à moi, j'en ai trouvé l'explication facile et simple, pour la presque totalité des cas que j'ai observés, dans une lésion de l'extrémité tendineuse bicipitale. Le doigt, en effet, porté sur ce tendon, éveille une vive douleur, tandis que les parties voisines restent absolument indolentes à la même exploration. Et, de plus, tous les mouvements qui ont pour résultat de tendre ce tendon déterminent au même point une souffrance aiguë, laquelle ne se produit pas ailleurs. Que signifient de tels signes ? Comment se refuser à croire qu'ils traduisent une ténosite, une ténosite intéressant le tendon du biceps ?

IV

On croit assez généralement que les *muscles* ne sont affectés par la syphilis qu'à une époque avancée de la diathèse, à la période tertiaire. C'est là, Messieurs, un préjugé contre lequel je ne saurais réagir assez vivement. Les muscles, tout au contraire, sont fréquemment éprouvés par la syphilis secondaire, et ils le sont de diverses façons, comme vous allez le voir.

On peut ranger sous les cinq chefs suivants les déterminations morbides qui se produisent sur les muscles dans la période secondaire :

1° Douleurs musculaires ou myosalgies ;

2° Contracture musculaire ;

3° Affaiblissement, débilité musculaire ;

4° Amaigrissement, atrophie musculaire ;

5° Tremblement.

Nous allons étudier tour à tour ces divers troubles fonctionnels du système musculaire.

I. Myosalgies. — Les myosalgies syphilitiques consistent en de simples *douleurs* musculaires, ayant ou paraissant avoir leur siège dans le tissu, dans le parenchyme même des muscles de la vie de relation.

La douleur est l'*unique* phénomène qui les caractérise. Et, en effet, l'examen clinique le plus minutieux ne révèle aucune altération du muscle endolori : ni tuméfaction, ni atrophie, ni rénitence morbide, ni induration circonscrite, ni lésion d'aucun genre. A la douleur, il est vrai, s'ajoute bien un certain degré d'impuissance musculaire, mais ce dernier trouble n'est lui-même qu'un effet, qu'une conséquence de la douleur. Si les mouvements sont empêchés, ils ne le sont qu'en raison de la souffrance seulement ; car, le malade consent-il à surmonter cette souffrance, le mouvement s'exécute ; la motilité proprement dite n'est donc pas atteinte.

Les douleurs myosalgiques de la syphilis occupent le corps

même du muscle, sa portion charnue. — Il est bien rare qu'elles affectent un muscle tout entier; presque toujours elles sont circonscrites à une portion de son trajet, sur une hauteur de quelques centimètres environ.

Ainsi que je viens de le dire, ces douleurs se produisent surtout dans les mouvements. Mais, au repos même, elles se font encore sentir de temps à autre, soit qu'elles résultent de contractions musculaires inconscientes ou de changements d'attitude assez légers pour être inappréciables, soit qu'elles dérivent de toute autre cause inconnue. — Elles sont de plus notablement exaspérées par la pression ou même par le simple palper; ce qui permet au médecin d'en limiter exactement le siège et l'étendue. — Au repos, elles ont le caractère sourd et contusif; dans les mouvements, elles deviennent aiguës et dilacérantes. — Enfin, dernier détail, elles subissent assez souvent de l'influence nocturne une exacerbation marquée. D'autres fois encore, elles sont plus vives le matin, au réveil, alors que le muscle ne s'est pas exercé depuis longtemps.

Les myosalgies secondaires ont certaines localisations assez fréquentes. Citons comme telles :

1° Les masses musculaires des *cuisses* et des *jambes*. — Rien de plus fréquent, ici, que d'entendre nos malades accuser des douleurs plus ou moins vives dans les membres inférieurs, douleurs que l'exploration permet de localiser soit dans le triceps fémoral, soit plus souvent dans les muscles du mollet. Si peu qu'elles atteignent une certaine acuité, ces douleurs forcent à garder le lit; car, presque également accrues par la marche et la station, elles ne sont soulagées que par le décubitus.

2° Les muscles de *l'épaule*. — De là ce symptôme également commun, qui consiste en un endolorissement de l'épaule, en une gêne plus ou moins pénible pour mouvoir et surtout pour élever les bras. Essayez dans ces conditions de presser le deltoïde entre vos doigts, et vous déterminerez aussitôt dans le corps même de ce muscle une assez vive souffrance.

3° Les muscles des *avant-bras* (les fléchisseurs spécialement). — De là un certain embarras dans les mouvements de flexion des doigts; de là l'inhabileté, la maladresse de la main, l'impossibilité

de serrer, de presser. Certaines de nos malades, en raison de ces
douleurs spéciales, doivent renoncer à coudre, parce que le
maniement de l'aiguille éveille dans les masses musculaires de
l'avant-bras une véritable fatigue, un « agacement intolérable ».

4° La portion cervicale du trapèze. — D'où la difficulté de certains mouvements de la tête et une variété particulière de *torticolis.*

5° Les masses lombaires (*lumbago syphilitique*), etc.

Tantôt on n'observe qu'une seule de ces localisations douloureuses, et tantôt on en rencontre plusieurs à la fois. Il n'est même
pas rare, chez la femme spécialement, qu'elles soient multiples à
un haut degré. Nous avions dans nos salles, le mois dernier, une
malade qui souffrait à la fois de myosalgies intenses occupant les
masses musculaires des cuisses et des lombes, les mollets, les del-
toïdes, les muscles de l'avant-bras, du dos et de la nuque. J'ai
même vu plusieurs fois une sorte de courbature douloureuse envahir presque tout le système musculaire et tenir les malades alitées
pendant quelques semaines.

Très souvent, d'ailleurs, il s'adjoint à ces douleurs musculaires
d'autres douleurs ayant leur origine dans les articulations, les
tendons et le périoste. Ce sont là tous phénomènes de même
ordre, qui appartiennent au même stade de la diathèse, et qui,
pour cette double raison, s'observent fréquemment associés.

Les myosalgies secondaires sont variables comme intensité de
douleur. Parfois elles acquièrent l'acuité du rhumatisme musculaire le plus intense. Bien plus souvent elles ne consistent qu'en
un *endolorissement* sourd du muscle, en une sorte de malaise,
de *courbature*, peu sensible au repos, mais rendue très pénible
par le mouvement.

Elles ne sont pas moins variables comme évolution et comme
durée. Tantôt elles ne persistent pas au delà de quelques jours,
tantôt elles demandent plusieurs semaines pour disparaître. Elles
se calment souvent pour subir des recrudescences. Enfin elles sont
essentiellement sujettes à récidives.

On en fait justice assez facilement, et cela à l'aide du traitement interne, aidé de quelques applications locales (liniments narcotiques, chloroforme, sinapismes, badigeonnages à la teinture d'iode, au besoin même petits vésicatoires volants). — Les bains de vapeur, alors qu'ils ne sont pas contre-indiqués par d'autres raisons, sont encore d'un utile emploi pour soulager ce genre de douleurs.

II. Contracture musculaire. — La contracture musculaire qui se produit sous l'influence syphilitique, à l'époque où nous étudions la diathèse, est un phénomène rare. Il me suffira donc d'en spécifier la caractéristique en quelques mots.

C'est presque toujours le *biceps brachial* qu'affecte l'accident singulier dont je vais vous entretenir, et voici ce qu'on observe : le malade se présente avec *l'avant-bras fléchi sur le bras et immobilisé dans cette attitude.* Il ne peut étendre le membre; l'essaie-t-il, qu'il en est empêché par une douleur vive; il n'y parvient pas davantage alors même qu'il s'efforce de surmonter cette douleur. Venez-vous à tenter l'extension par vous-même, non-seulement alors vous déterminez par cet essai de mouvement communiqué une angoisse des plus pénibles, mais de plus vous sentez une résistance particulière, une *rigidité* véritable du bras, laquelle maintient le membre dans la flexion. Bref, le mouvement d'extension de l'avant-bras sur le bras est devenu impossible, voire au prix de la douleur, et l'avant-bras est fixé d'une façon permanente dans l'attitude de la flexion.

Tel est le fait. Or, si vous en recherchez la raison par une exploration minutieuse, vous n'aboutissez qu'à la constatation d'une série de signes négatifs. D'abord, intégrité de l'articulation du coude. Nulle tuméfaction, nulle douleur de la jointure; — de plus, intégrité des os; — état normal des muscles. Le biceps, qui est spécialement en cause ici, ne présente ni gonflement, ni dureté générale ou circonscrite; il est sensible simplement à la pression (encore cela n'est-il pas constant), et c'est tout. Du côté des autres muscles, aucune altération, aucun trouble; rien de morbide en un mot.

Que conclure de cet examen? Faut-il rapporter le trouble en

question à une myosalgie simple ? Non ; car, d'une part, la myosalgie vraie comporte une douleur bien plus vive à la pression, et
d'autre part, si intense qu'elle puisse être, elle permet toujours aux
mouvements de s'exécuter, alors que le malade consent à dominer
la souffrance. D'ailleurs, indépendamment de la douleur, il est ici
de toute évidence un phénomène spécial, l'impossibilité de l'extension, que n'expliquerait pas une myosalgie. — Pourrait-on croire
à une myosite ? Le peu d'intensité de la douleur à la pression,
l'absence de dureté, de noyau circonscrit, etc., sont peu favorables à cette hypothèse, laquelle cependant, je l'avoue, ne saurait
être exclue que sur les données négatives de l'examen histologique. — S'agit-il enfin d'une névrite ? Nous serions admis à le supposer par voie d'analogie pathologique, mais la démonstration de
cette névrite nous fait absolument défaut. — Somme toute, nous
voyons un effet dont la cause nous échappe. Dans notre ignorance,
bornons-nous donc à constater le phénomène et à le dénommer
par lui-même. C'est bien manifestement une contracture qui se
produit dans le muscle pour déterminer les accidents que nous
étudions ; résignons-nous, au moins quant à présent, à qualifier cet
accident du nom de *contracture*, sans nous aventurer à en déterminer l'origine d'une façon plus précise.

Peu nous importe, au reste, l'interprétation. L'essentiel pour
nous, c'est le fait clinique. Rappelez-vous donc seulement le fait,
Messieurs, car il est très réel, très positif. Vous le rencontrerez
plus d'une fois sur vos malades, et il ne laisserait pas de vous cau-
ser quelque embarras, si vous n'aviez en souvenir les relations
qui le rattachent à la syphilis secondaire.

III. AFFAIBLISSEMENT, DÉBILITÉ MUSCULAIRE. — Il est très fréquent, dans la période secondaire de la syphilis et surtout dans
les premiers temps de cette période, à une époque peu distante
du début de la maladie, il est très fréquent, dis-je, que la force
musculaire soit affectée et diminuée d'une façon plus ou moins
notable. Les malades ont conscience de ce phénomène. Ils se
plaignent de perdre leurs forces, ils disent « ne plus se sentir les mêmes » au point de vue de la vigueur ; ils ne supportent

plus aussi facilement la marche, l'exercice, la fatigue; ils ne sont plus capables de faire comme travail ce qu'ils faisaient autrefois.

Lorsqu'elle est très accentuée, cette diminution de force est aisément appréciable pour le médecin. Dans ces conditions, faites-vous simplement serrer la main par le malade, en le priant d'y déployer toute sa vigueur; cela seul suffira pour vous rendre compte que la pression exercée n'est pas en rapport avec la taille, la musculature, l'habitus général de l'individu.

Ce n'est là, certes, qu'un procédé plus qu'élémentaire pour apprécier la déperdition des forces. Si vous voulez avoir une détermination exacte du phénomène, il vous faut recourir à une autre méthode — celle-ci mathématique et sûre — qui vous est offerte par le *dynamomètre*. Mesurez avec cet instrument la force musculaire à diverses périodes de la maladie; et vous pourrez de la sorte juger avec précision l'influence exercée sur les muscles par la diathèse.

Par un exemple je vais immédiatement fixer vos idées sur ce point.

Une femme entre dans nos salles pour divers accidents d'une syphilis secondaire de fraîche date. Cette femme est jeune, grande, bien musclée, de constitution assez robuste. Elle raconte cependant que depuis quelques semaines elle se sent très affaiblie et « toujours courbaturée, même sans avoir rien fait ». Nous examinons le degré de force musculaire au dynamomètre. L'instrument marque 31 kilogrammes.

Dans la quinzaine qui suit, la malade est prise d'accidents nouveaux : céphalée vespérine, arthralgies, périostites circonscrites, accès de fièvre nocturnes, etc. — La force musculaire baisse successivement à 29, 27 et 26 kilogrammes.

En dépit du traitement, les accidents persistent ou ne disparaissent que pour faire place à d'autres : douleurs multiples, syphilides rebelles, phénomènes nerveux des plus variés, névralgies, analgésie, refroidissement des extrémités; accès de fièvre nocturnes, erratiques, de type très irrégulier; inappétence; courbature; affaiblissement allant jusqu'à l'asthénie. — La force musculaire ne cesse de décroître, et le dynamomètre arrive à ne plus marquer que 23, 22, 20 et 19.

Le traitement est poussé avec vigueur et détermine même une stomatite, que nous nous empressons d'enrayer le plus hâtivement possible. Les accidents s'apaisent, la fièvre disparaît, les syphilides s'effacent. Tout aussitôt la force musculaire se relève à 24, 25, 28 et 30.

Huit jours plus tard, la malade se trouve dans un état presque satisfaisant, tout en restant analgésique et sujette à divers troubles nerveux. — La force musculaire subit une ascension continue (35, 36 et 38).

Le traitement est repris. L'état général s'améliore de jour en jour. Les accidents diathésiques disparaissent complètement. — Un mois plus tard, la malade se trouve assez bien pour nous quitter. Le jour de son départ, elle marque au dynamomètre 42, chiffre qui doit être approximativement le taux normal de la force musculaire chez cette femme en état de santé.

Eh bien, reprenons actuellement les indications dynamométriques qui précèdent. Nous les voyons se diviser tout naturellement en deux séries, à savoir :

Une *série descendante*, dans laquelle la force musculaire décroît progressivement de 31 à 19.

Une *série ascendante*, dans laquelle la force musculaire se relève de 19 à 42.

Or, voyons parallèlement à quelle direction, à quel courant de l'évolution morbide, si je puis ainsi parler, correspond chacune de ces séries.

La série descendante répond d'une façon précise à la période pendant laquelle tous les accidents morbides s'accusent, s'accentuent et atteignent leur apogée de développement. C'est le stade d'augment de la maladie ; et, *à mesure que la maladie s'affirme de plus en plus, la force musculaire baisse proportionnellement.*

La série ascendante, au contraire, répond d'une façon non moins exacte à la période pendant laquelle les accidents s'apaisent, s'atténuent, disparaissent. C'est le stade de décroissance morbide, de rémission, de retour à la santé ; et, *à mesure que la maladie décline, la force musculaire s'élève de plus en plus.*

Quoi de plus clair, quoi de plus net et de mieux fait pour démontrer l'influence exercée par la syphilis sur la force musculaire ?

Sans doute, Messieurs, cette influence ne se traduit pas toujours par des chiffres aussi démonstratifs; sans doute, je viens de choisir, je l'avoue, un cas type, un cas où l'écart est le plus marqué du taux normal au taux morbide de la force musculaire; et il s'en faut, très heureusement, que la syphilis ait pour habitude de réagir à ce degré sur les muscles. N'importe. Ce que je veux établir, ce dont j'ai l'intention de vous convaincre, c'est qu'à des degrés variables la diathèse retentit sur les forces de l'individu. Or, ce fait, j'ai en mains de nombreuses observations pour le démontrer. Sur plusieurs centaines de malades, j'ai scrupuleusement interrogé avec le dynamomètre la force musculaire à diverses périodes de la diathèse, et je l'ai vue très fréquemment affectée d'une façon non douteuse. Je ne vous reproduirai pas le détail de ces expériences; mais, si je vous fais grâce d'un long et fastidieux défilé de chiffres, laissez-moi du moins vous exposer les résultats généraux qui en dérivent.

Ces résultats, les voici en quelques mots :

I. Dans un assez grand nombre de cas, environ sur le tiers des malades (femmes), la force musculaire n'éprouve aucune atteinte bien appréciable du fait de la diathèse (je ne parle ici que de la période secondaire, la seule où mes recherches aient porté en nombre suffisant pour me permettre de formuler des résultats précis).

II. Inversement, dans un nombre de cas plus considérable, sur les deux tiers des malades au moins, la force musculaire est affectée et diminuée à des degrés variables, degrés qu'on peut catégoriser de la façon suivante :

1° Déchet *léger*, oscillant entre 2 et 5 kilogrammes. — Ce premier degré, qui passe souvent inaperçu des malades, est excessivement commun.

2° Déchet moyen, de 6 à 10, 12, 15 kilogrammes. — Ici, la déperdition des forces ne saurait être méconnue. Elle s'accuse, elle se formule d'une façon manifeste. Les malades en ont pleine conscience; ils se sentent et se disent affaiblis. — Ce second degré est encore assez fréquent, surtout chez la femme. Il coïncide généralement avec un état plus ou moins marqué d'anémie, de langueur, d'amaigrissement. Il constitue un des caractères de ce qu'on appelle vulgairement la chlorose syphilitique.

3° *Déchet intense.* Dans ce troisième degré, beaucoup plus rare, l'abaissement de la puissance musculaire est encore bien plus marqué. Il varie de 15 à 20, 22 et 25 kilogrammes (exemple la malade dont je viens de vous entretenir à l'instant, chez laquelle à un moment donné la force musculaire avait baissé de 22 kilogrammes). Il est comparable alors à ce qu'on observe soit dans la convalescence des états aigus graves, soit dans le cours des maladies chroniques ayant pour effet de débiliter profondément l'organisme.

Une déperdition aussi considérable de la puissance musculaire ne se produit que d'une façon peu commune. Je l'ai rencontrée presque exclusivement : 1° chez des femmes jeunes, excitables, nerveuses, dont l'économie est fortement ébranlée par la diathèse ; — 2° dans un ordre de cas que je vous ai souvent signalés, où la vérole retentit d'emblée sur les fonctions splanchniques, affecte d'emblée la forme viscérale et s'en prend de prime abord à la santé. C'est de la sorte que j'ai vu sur certaines de nos malades de cet hôpital, devenues *asthéniques* par le fait de la syphilis, le dynamomètre descendre jusqu'aux chiffres presque incroyables de 18, 16, 14, 10 kilogrammes ! Et notez qu'ici je ne vous parle même pas de la cachexie, où la force musculaire diminue à ce point qu'elle est pour ainsi dire nulle.

Certes, Messieurs, c'est là un fait bien digne de remarque que cette atteinte portée par la syphilis secondaire à la puissance du muscle, et je m'étonne qu'un tel fait n'ait pas encore fixé comme il le mérite l'attention des observateurs. A défaut d'autres preuves (qui malheureusement, hélas! ne sont que trop nombreuses), il suffirait à démontrer que la vérole n'a pas d'âge pour compromettre l'état général des sujets qu'elle affecte ; que, loin de se limiter tout d'abord, comme on le disait autrefois, aux tissus extérieurs et superficiels, elle étend dès l'origine son action sur tout l'être vivant ; que, même jeune, elle retentit sur les systèmes intérieurs et attaque les forces vives de l'organisme. — Ce fait, je me borne à vous le mentionner pour l'instant, car j'aurai l'occasion d'y revenir bien des fois dans nos réunions ultérieures.

Quel que soit le degré qu'il atteigne, l'affaiblissement musculaire qui se produit à la période où nous étudions la diathèse n'est jamais — sauf exceptions très rares — que momentané, temporaire. Il dure un certain temps, plus ou moins suivant les cas, suivant des conditions multiples de constitution, d'hygiène, d'intensité de maladie, de traitement, etc.; puis il fait place au retour de l'état normal. C'est affaire en général de quelques mois pour que l'organisme réagisse, se remette de la secousse qu'il a subie, et revienne à sa vigueur première. Cette restauration des forces a donc pour habitude d'être à la fois *rapide* et *intégrale*. Quelquefois cependant elle procède avec lenteur et exige une année, plusieurs années, pour s'accomplir. Elle peut même rester incomplète, et cela d'une façon définitive. C'est ainsi qu'en pratique vous entendrez certains malades se plaindre d'avoir été longtemps, très longtemps affaiblis par le fait de la vérole. Vous en entendrez même quelques-uns vous dire qu'ils « ne se sont jamais remis de leur vérole », qu'ils ne sont jamais « redevenus ce qu'ils étaient autrefois », que cette maladie « les a vieillis de dix ans au point de vue de la vigueur, etc. ». Je me rappelle à ce sujet le fait d'un lutteur, homme doué d'une force véritablement herculéenne, lequel, à la suite d'une syphilis de forme asthénique, dut renoncer à sa profession[1]. De même, un de mes anciens clients, qui fut affligé, il y a dix ans environ, d'une syphilis assez sérieuse, me disait récemment : « C'est égal, docteur, si vous m'avez guéri de ma vérole, vous ne m'avez pas rendu *mes muscles*. Cette maladie-là m'a transformé; je n'avais jamais connu la fatigue auparavant; à dater du jour où j'ai pris la vérole, je n'ai plus été le même; mes forces ne sont jamais redevenues ce qu'elles étaient autrefois. »

A quoi rattacher cette débilitation musculaire? Est-elle un effet direct de la diathèse sur les muscles? N'est-elle au contraire que médiate et dérive-t-elle d'un trouble primitif du système nerveux? Ne serait-elle pas plutôt le résultat d'une action d'ensemble exercée par la maladie sur tout l'organisme, sur toutes les parties de l'être vivant? Certes j'inclinerais plus volontiers vers cette der-

[1] Observation recueillie à l'hôpital du Midi (service de M. Ricord).

nière opinion; mais il est impossible, comme vous le concevez sans peine, de rien affirmer d'absolu à ce sujet.

IV. AMAIGRISSEMENT MUSCULAIRE. — Il n'est pas rare, lorsque la syphilis prend une forme tant soit peu sérieuse, que le système musculaire soit affecté dans sa substance. Il *maigrit* alors; il maigrit comme à la suite d'une affection aiguë, comme dans le cours d'une maladie chronique. Et cet amaigrissement, cela va sans dire, entraîne toujours à sa suite comme conséquence nécessaire un degré proportionnel d'affaiblissement. Le muscle peut bien être affaibli sans maigrir (c'est là le phénomène que nous avons étudié précédemment); mais il ne saurait maigrir sans perdre une partie de sa puissance.

L'amaigrissement musculaire d'origine syphilitique se rencontre chez la femme bien plus fréquemment que chez l'homme, et je n'ai qu'à vous répéter à son propos ce que je vous disais tout à l'heure relativement aux phénomènes de débilitation. On l'observe surtout chez les femmes jeunes, délicates, lymphatiques, nerveuses, dont la constitution est vivement impressionnée par la diathèse, et plus spécialement encore dans les cas où la maladie, affectant dès la période secondaire ce que j'appelle la forme splanchnique, exerce sur l'économie une double influence dépressive et dénutritive. Il est hors de doute que, dans ces conditions, le système musculaire participe souvent à la dénutrition générale.

Le phénomène est très simple en soi. Cliniquement il ne s'accuse que par ceci : une diminution de volume de la masse musculaire, et une diminution corrélative des forces. Toujours il coïncide avec un amaigrissement bien plus appréciable du tissu cellulo-adipeux.

Il comporte différents degrés. Léger, il passe inaperçu. Plus accentué, il ne manque pas d'éveiller l'attention des malades, qui se plaignent au médecin de « maigrir et de perdre leurs forces ». Si l'on a affaire à un sujet inconnu, il n'est guère possible de se rendre un compte exact de l'amaigrissement subi par le système musculaire; mais sur un sujet connu, dont on a eu l'occasion de constater la musculature à l'état de santé, il est facile d'apprécier, comparativement le déchet subi par les muscles. On constate alors que les chairs sont devenues plus molles, plus flasques, que certains reliefs se sont effacés ou amoindris, etc. Ces différences sont surtout notables au niveau des grosses masses musculaires, aux mollets, à l'épaule, à la cuisse, au bras, à l'avant-bras. — A un degré supérieur, le phénomène devient bien plus frappant et saute aux yeux, si je puis ainsi dire. Je donne mes soins actuellement à une jeune femme qui, grasse et bien musclée avant de contracter la syphilis, a prodigieusement maigri sous l'influence de la diathèse, et cela en dépit d'une hygiène des plus confortables, en dépit de toutes les médications toniques. Elle a maigri à ce point qu'elle « n'ose plus se décolleter ». Certes, une fièvre typhoïde ou la première période d'une phthisie pulmonaire ne l'eût pas étiolée davantage.

Enfin, à un degré extrême, ce n'est plus seulement de l'amaigrissement qu'on observe, c'est de l'émaciation, c'est du marasme, c'est une véritable *phthisie musculaire*. Dans la cachexie syphilitique, dont j'aurai l'occasion de vous entretenir plus tard, les membres et le tronc sont absolument *décharnés*. Les muscles sont grêles, petits, sans relief, et l'autopsie montre qu'en effet ils ont subi une atrophie réelle, considérable.

V. TREMBLEMENT. — En dernier lieu, il est un autre phénomène des plus intéressants — celui-ci fort peu connu — que détermine parfois la syphilis sur le système musculaire et que je dois signaler à votre attention ; c'est le tremblement [1].

Le tremblement est une manifestation assez rare de syphilis secondaire. Toutefois, lorsqu'on observe sur un public nombreux et dans des services spéciaux, il ne laisse pas de se présenter de temps à autre. Depuis quatre années, j'ai pu en recueillir ici une trentaine de cas [2].

Et tout d'abord, pas d'équivoque en l'espèce, Messieurs. Ce que

---

1. Voir un consciencieux travail publié sur ce sujet par un de mes élèves, le docteur M. Aparicio (*Etude sur le tremblement syphilitique*. Thèse de Paris, 1872.)
2. J'en compte plus d'une centaine d'observations actuellement.

je vais vous décrire comme tremblement de la période secondaire n'offre aucun rapport avec le tremblement qui, à une époque bien plus reculée de la diathèse, peut résulter des lésions tertiaires de l'axe encéphalo-rachidien[1]. Ce dernier a son origine dans des altérations graves des centres nerveux; il coïncide presque nécessairement avec des paralysies, des troubles intellectuels, des symptômes cérébraux divers. Tout autre est le tremblement secondaire. Celui-ci constitue à lui seul toute l'affection. Il ne comporte, ni comme origine une désorganisation cérébrale, ni comme phénomènes associés des accidents sérieux. C'est un simple trouble fonctionnel, isolé, essentiellement temporaire, nécessairement bénin.

Ce tremblement, je le répète encore pour éviter toute confusion, est une manifestation *secondaire*. C'est même une manifestation secondaire assez précoce, je crois, à en juger du moins par les cas que j'ai pu observer jusqu'à ce jour. Toutes les malades sur lesquelles je l'ai rencontré (sauf une seule) ne comptaient pas plus de trois à neuf mois d'infection.

Immédiatement j'ajouterai que c'est là surtout un symptôme de syphilis-*féminine*. A une seule exception près, toutes les observations que j'en ai recueillies, soit à l'hôpital, soit en ville, sont relatives à des femmes.

Le tremblement secondaire consiste simplement en une agitation convulsive de certaines parties du corps sous forme de rapides secousses, résultant d'une série alternative de contractions et de relâchements musculaires.

Il se produit d'une façon assez brusque, sans être précédé d'aucun phénomène qui l'annonce. Du jour au lendemain les malades s'aperçoivent, non sans étonnement, que leurs mains tremblent. Je dis « leurs mains », parce que le tremblement débute toujours par les membres supérieurs. Jamais il n'affecte du premier coup les membres abdominaux.

Il est toujours *partiel*. Dans aucun cas je ne l'ai vu se généraliser.

1. Voir mes *Leçons sur la syphilis du cerveau*, Paris, 1879.

Comme siège, il occupe exclusivement les membres [1], et les membres *supérieurs* bien plus souvent que les inférieurs. Jamais il ne tend au tronc, non plus qu'à la tête.

Parfois il est circonscrit, unilatéral, limité par exemple à un seul bras.

En définitive, c'est toujours aux mains qu'il est le plus accusé, le plus facilement appréciable en conséquence pour le malade comme pour le médecin.

Variable de forme et d'intensité, il consiste tantôt en une sorte de trépidation musculaire à rapides et très petites secousses, qu'il faut en quelque sorte guetter pour les percevoir, et tantôt en des oscillations bien plus accentuées, bien plus étendues, presque comparables, par exemple, à celles de l'alcoolisme ou du tremblement de la frayeur. — Entre ces deux extrêmes tous les degrés intermédiaires peuvent s'observer. — Quelle qu'en soit la forme du reste, l'observateur, en plaçant la main sur le membre affecté, perçoit nettement dans les masses musculaires une agitation convulsive, une sorte de frémissement fibrillaire.

Cadencé et rhythmique en certains cas, ce tremblement affecte, en d'autres circonstances, une notable irrégularité. Il se compose alors d'une série de secousses très inégales entre elles, auxquelles s'ajoutent souvent des spasmes plus étendus.

Le sphygmographe, qui, comme vous le savez, peut être détourné de ses applications habituelles pour servir d'instrument enregistreur des tremblements musculaires, le sphygmographe, dis-je, rend un compte précis de toutes les formes, de toutes les nuances dont est susceptible le phénomène que nous étudions. Il les *écrit*, pour ainsi dire, il les reproduit avec une fidélité surprenante. Grâce à lui, je vais pouvoir mettre sous vos yeux toute une série de tracés qui vous représenteront le tremblement secondaire dans ses diverses variétés.

Voici d'abord quatre spécimens de la première variété, consis-

---

[1]. Dans un seul cas, j'ai noté sur une de mes malades un léger tremblement de la langue, lequel n'a pas persisté au delà de quelques jours.

tant en une sorte de *trépidation musculaire rhythmique*, à petites et très brèves secousses.

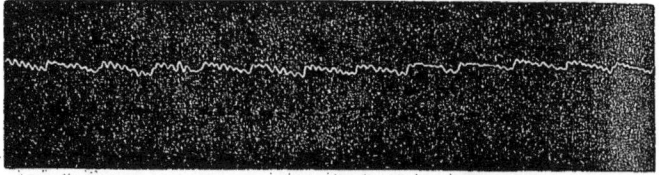

Fig. 1.

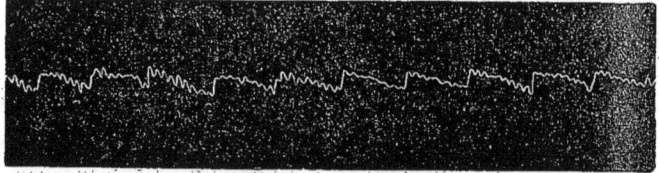

Fig. 2.

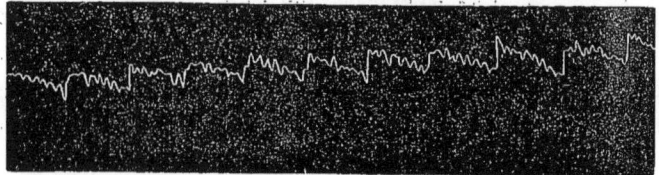

Fig. 3.

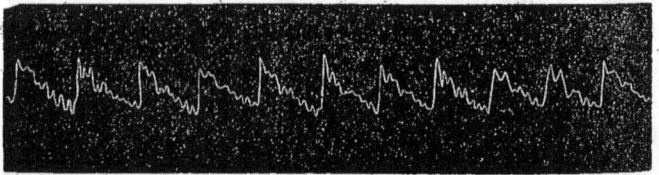

Fig. 4.

Cette variété n'est pas la plus commune. Elle cède le pas comme
fréquence à la suivante, consistant en une série de secousses
musculaires à la fois *plus étendues, moins rapides* et *plus irrégulières*.

Ce dernier tracé vous représente le tremblement syphilitique composé par une série d'oscillations musculaires *d'étendue moyenne, presque égales entre elles, et régulières, pour ainsi dire, dans leur irrégularité.*

Tel, en effet, il s'offre fréquemment à l'observation. Le plus ha-

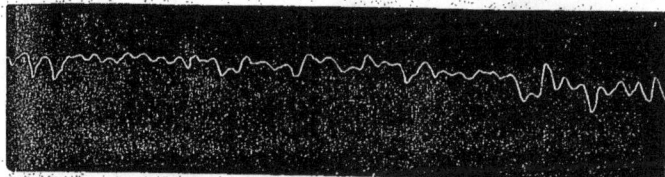

FIG. 5.

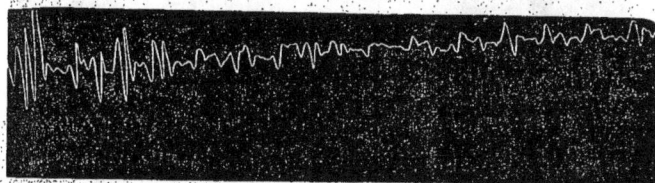

FIG. 6.

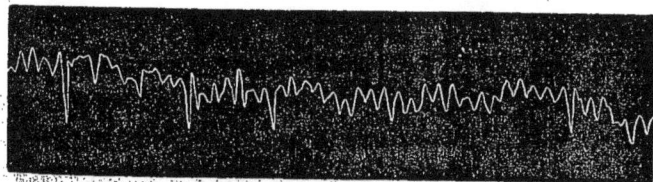

FIG. 7.

bituellement toutefois à ces oscillations d'égale |étendue s'ajoutent d'une façon intermittente des secousses plus intenses, de véritables *soubresauts* musculaires, lesquels soulèvent ou abaissent brusquement le levier du sphygmographe, de façon à donner lieu aux tracés les plus bizarres. Voyez comme exemples les figures 6, 7 et 8.

Parfois encore ces soubresauts musculaires deviennent extrêmement intenses et projettent le levier à une grande hauteur,
comme dans les deux figures 9 et 10.

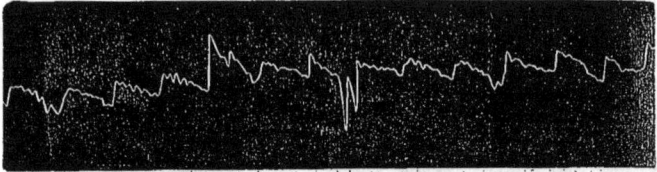

FIG. 8.

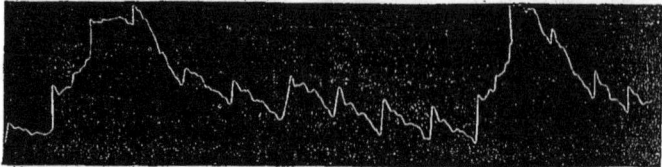

FIG. 9.

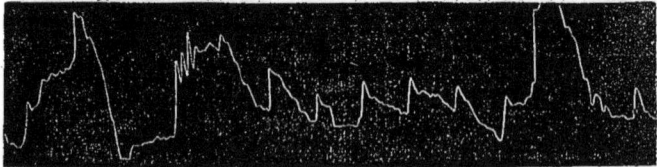

FIG. 10.

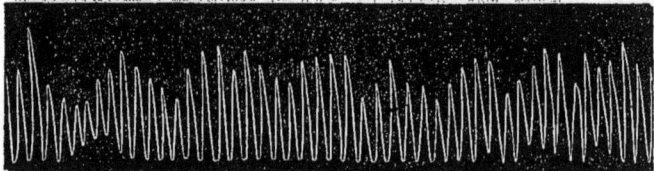

FIG. 11.

Enfin, dans une autre variété plus rare, presque exceptionnelle
même, les secousses du tremblement syphilitique sont à la fois remarquables par leur *intensité* et par la *rapidité* extraordinaire avec
laquelle elles se succèdent. Les tracés qu'elles fournissent alors
sont des plus singuliers, comme vous allez le voir.

Le tremblement secondaire est essentiellement irrégulier et intermittent. En général, il procède *par accès*. Ces accès, qui parfois éclatent à propos d'une circonstance tout accidentelle (émotion, changement d'attitude, mouvement, travail, etc.), se

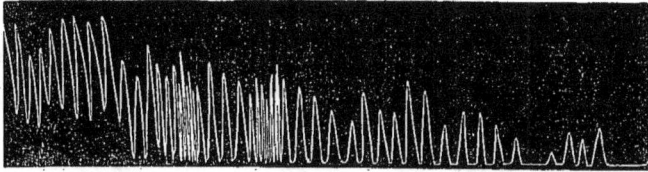

FIG. 12.

manifestent le plus souvent *sponte suá*, sans provocation, sans excitation d'aucun genre. Leur apparition n'a rien de fixe. Il s'en produit habituellement une série dans l'espace d'une journée. D'autres fois ils se suspendent pendant un ou plusieurs jours pour reparaître ensuite, etc.

Quant à leur durée, ils ne sont pas moins variables d'un sujet à un autre. Tantôt presque fugitifs, ils s'apaisent en quelques minutes ; tantôt ils durent plusieurs heures ou même tout le jour. Invariablement, ils sont interrompus par le sommeil.

Dans une autre forme plus rare, le tremblement affecte un type différent : il est continu, mais continu avec rémissions et exacerbations successives, lesquelles sont absolument irrégulières comme évolution.

Même variabilité au point de vue de la durée totale du symptôme. Chez certaines malades le tremblement ne persiste pas au delà de huit à quinze jours. Chez la plupart il se prolonge, avec des intervalles de repos, de quatre à huit ou dix septénaires. Plusieurs fois je l'ai vu récidiver à courtes échéances. C'est ainsi que trois de nos malades sont restées sujettes pendant une durée de cinq à six mois à des crises de tremblement qui se reproduisaient de temps à autre, très irrégulièrement.

En tant que trouble fonctionnel, le tremblement secondaire affecte très inégalement les malades. Léger, c'est à peine s'il attire leur attention, car il ne les incommode pas réellement ; aussi, sous cette forme, a-t-il toute chance pour passer inaperçu du médecin.

Moyen, il apporte déjà une gêne notable dans certains travaux de la main, comme dans le travail à l'aiguille. Devenant plus intense, il trouble les mouvements d'une façon sérieuse, leur enlève toute précision, et crée une véritable infirmité passagère. A ce degré, par exemple, les malades ne peuvent que difficilement porter une cuiller à la bouche sans en répandre le contenu. Une femme de notre service qui, pendant une quinzaine, fut affligée d'un tremblement très intense, était obligée pour manger sa soupe de s'y prendre à deux mains, la gauche devant venir en aide à la droite pour lui servir de point d'appui.— Ce qui d'ailleurs, en certains cas, ne contribue pas médiocrement à exagérer ces troubles fonctionnels, c'est qu'au tremblement s'ajoutent des spasmes musculaires plus étendus, de véritables soubresauts tendineux, qui se produisent par saccades (voyez fig. 6 à 10) et compromettent plus sérieusement encore la précision des mouvements.

Cela posé cliniquement, essayerons-nous de remonter à la pathogénie du phénomène? Cette pathogénie, Messieurs, inutile de vous dire qu'elle nous échappe, comme nous échappe du reste la raison physiologique des tremblements de toute nature. Différentes hypothèses, qu'il serait superflu de discuter, se trouvent en présence ici. La plus simple et la plus rationnelle, ce me semble, est celle qui place l'origine de ce tremblement non pas dans le muscle lui-même, mais dans le système nerveux. Le muscle, bien évidemment, n'est ici que l'agent intermédiaire du phénomène et ne fait qu'obéir à une incitation supérieure partant des centres nerveux. Ce qui confirme indirectement cette manière de voir, c'est, d'une part, que le tremblement syphilitique s'observe le plus souvent en compagnie d'autres troubles du système cérébro-spinal (névralgies, douleurs névralgiformes, analgésie, algidités périphériques, sueurs, fièvre, étourdissements, battements de cœur, crises hystériformes, etc.); c'est, d'autre part, qu'il est fréquemment excité et réveillé par des causes purement morales; c'est enfin qu'il se produit de préférence dans les syphilis *de forme nerveuse*, chez les femmes dont le système nerveux est vivement impressionné, ébranlé, par l'infection secondaire.

Suffit-il de constater simultanément sur un malade la syphilis et le tremblement pour déclarer ce tremblement de nature syphilitique? Non, certes. On n'est autorisé à rattacher ce symptôme à la diathèse qu'après mûr examen, qu'après revue et exclusion de toutes les causes susceptibles de déterminer un phénomène de cet ordre, telles qu'alcoolisme, mercurialisme, saturnisme, intoxications diverses, états nerveux d'origines variées (émotions, excès, onanisme, hystérie), prédispositions individuelles ou héréditaires, etc., etc. D'une façon générale, en effet, l'étiologie du tremblement est toujours assez complexe. En l'espèce, elle exige un examen diagnostique des plus complets, des plus rigoureux; et ce n'est, je vous le répète, Messieurs, qu'après avoir scrupuleusement et minutieusement interrogé les antécédents de vos malades, leur constitution, leur état actuel, l'ensemble intégral de leur état morbide, que vous serez admis à vous prononcer sur l'origine spécifique du tremblement.

Un dernier mot, et je termine. Lorsque, pour la première fois, je signalai dans mes cours l'existence du tremblement syphilitique, certains adversaires acharnés du mercure m'adressèrent une objection à laquelle j'avais peut-être droit de ne pas m'attendre. « Ce que vous prenez, me dit-on, pour un effet de la maladie n'est qu'un effet de votre remède. Ce tremblement ne dérive pas de la syphilis; il ne provient que du mercure. » Puisqu'une telle objection a été formulée, force m'est bien d'y répondre. Je pourrais dire d'abord que le tremblement mercuriel, comme nombre d'auteurs l'ont remarqué, est un phénomène d'intoxication ancienne, un phénomène qui exige d'ordinaire pour se produire une exposition habituelle et prolongée à l'action du mercure. Je pourrais dire que le mercure, administré comme nous le donnons ici, comme tout le monde le donne thérapeutiquement, n'a jamais fait trembler personne, et que, loin de produire le tremblement, il le guérit, etc., etc. Mais j'ai mieux que cela pour satisfaire mes contradicteurs. Douze de mes malades, sur lesquelles j'ai constaté le tremblement syphilitique, n'avaient jamais pris *un atome* de mercure. Cela, je pense, est péremptoire et me dispense de tout commentaire.

V

Après vous avoir décrit isolément les affections secondaires du système locomoteur, telles qu'on les observe chez la femme spécialement, il me reste encore, Messieurs, un point important à bien mettre en lumière pour terminer ce qui a trait à notre sujet actuel.

Si les diverses lésions qui intéressent ce système peuvent se manifester isolément, elles ne sont pas moins susceptibles de s'associer, de se combiner deux à deux, trois à trois, voire (mais cela est bien plus rare) d'exister réunies presque au grand complet chez le même malade. Rien de plus commun, par exemple, que d'observer simultanément sur le même sujet des périostites et des douleurs musculaires, des lésions musculaires et des lésions tendineuses, des lésions tendineuses et des lésions du périoste, des arthropathies et des ténosites, etc. Or, de là résulte parfois une particularité clinique des plus curieuses, que vous allez facilement saisir et sur laquelle j'appelle toute votre attention. Cette particularité remarquable, c'est que la combinaison, l'association possible de ces divers symptômes suffit, en certaines occasions, *pour donner à la maladie les apparences, la physionomie du rhumatisme vulgaire.*

Et en effet, Messieurs, représentez-vous bien un malade affecté simultanément de plusieurs des symptômes que nous venons de décrire. Ce malade, je suppose, souffre des jointures, et quelques-unes même de ses jointures offrent un certain degré de fluxion ou d'épanchement; il souffre également de douleurs tendineuses; il souffre aussi de douleurs musculaires. Déjà, ne reconnaissez-vous pas là l'apparence extérieure, objective, du rhumatisme? Ne sont-ce pas là les expressions morbides, les localisations habituelles, l'aspect, la physionomie du rhumatisme vulgaire?

Mais ce n'est pas tout. Ce qui complète habituellement la symptomatologie du rhumatisme, c'est un cortège de différents phénomènes, tels que l'état fébrile, l'état sudoral, certains troubles généraux, etc. Eh bien ! tout cela peut également se rencontrer chez le syphilitique, en coïncidence avec les diverses manifestations articulaires, musculaires, tendineuses, osseuses, que nous venons d'étudier.

Ainsi, la *fièvre*, comme je vous le dirai bientôt, est une manifestation diathésique des plus fréquentes dans le cours de la période secondaire. — Les *sueurs*, ce phénomène si essentiel, si commun du rhumatisme, se rencontrent aussi dans la vérole, et d'ici à quelques jours je vous entretiendrai spécialement de ces poussées sudorales, diurnes ou nocturnes, qu'il n'est pas rare d'observer chez nos malades. — Pour les *troubles généraux*, enfin, n'est-il pas très habituel de constater, dans les premiers temps de l'infection secondaire ou même à échéance plus éloignée, de l'inappétence avec état saburral de la langue, de la langueur digestive, de l'anémie, de la pâleur, de l'abattement, des phénomènes nerveux divers, tels qu'insomnie, céphalée, etc. ? — Or, réunissez, Messieurs, tous ces divers symptômes, groupez-les autour des déterminations articulaires, tendineuses, musculaires ou autres de la diathèse, et dites-moi si cet ensemble ne reproduit pas d'une façon étrange l'attaque subaiguë du rhumatisme vulgaire. L'analogie n'est-elle pas surprenante ? Aussi, en face de tels cas, le médecin le plus clairvoyant peut-il se laisser égarer, peut-il diagnostiquer *rhumatisme* alors que la syphilis seule est en cause, et diagnostiquer rhumatisme de par les symptômes locaux, de par la fièvre, les sueurs, la pâleur, etc., de par l'allure générale et le détail intime de ce singulier état pathologique.

Or, l'association possible de tels phénomènes n'est pas une simple hypothèse faite à plaisir ; elle se réalise parfois en pratique ; c'est un fait. Et de là résulte chez nos malades un *ensemble pathologique* d'apparence des plus insidieuses, simulant au plus haut degré le rhumatisme vulgaire.

J'ai donné depuis longtemps à cet ensemble morbide le nom de *pseudo-rhumatisme syphilitique*. Et ce n'est pas un soin superflu, je pense, que de solliciter par une désignation spéciale l'attention des cliniciens sur un groupe de phénomènes peu connus, merveilleusement combinés pour donner le change en pratique. J'ai vu, en effet, de nombreuses erreurs commises relativement à ce pseudo-rhumatisme de la vérole. Je m'accuse le premier d'en avoir commis bon nombre pour ma part, bon nombre que je retrouve et reconnais aujourd'hui en relisant mes anciennes notes. Je puis même vous citer l'histoire d'un de nos confrères, médecin des plus distingués, qui se trompa sur lui-même dans un cas de ce genre et se crut longtemps rhumatisant, alors qu'en réalité il n'était que syphilitique. Affligé de douleurs multiples de l'ordre de celles que nous venons d'étudier, ce confrère se traita pendant trois mois entiers à l'aide de tous les antirhumatismaux vulgaires, tels que sulfate de quinine, bicarbonate de soude, colchique, vératrine, bains de vapeur, douches sulfureuses, etc., etc. Aucun de ces remèdes ne lui procura le moindre soulagement. Du jour, en revanche, où l'erreur fut suspectée, l'administration des antisyphilitiques dissipa comme par enchantement ce prétendu rhumatisme, et le malade fut guéri, absolument guéri, en moins de quinze jours. Conservez donc ce fait en souvenir, Messieurs, et tenez-vous en garde contre les surprises auxquelles expose en pratique ce pseudo-rhumatisme de la vérole.

VI

Je viens de passer en revue, Messieurs, les principales affections secondaires du système locomoteur qui peuvent être rattachées d'une façon précise à la lésion de telle ou telle partie de ce système[1].

Mais, ainsi que je vous le disais au début de notre conférence

---

1. A la description qui précède j'aurais peut-être dû joindre un chapitre sur l'*atrophie musculaire progressive* de provenance syphilitique. Je n'ai pas osé le faire, ne possédant encore sur ce point qu'un nombre d'observations trop insuffisant. Ce que je puis dire, c'est qu'on a vu parfois l'atrophie musculaire progressive se produire dans le cours de la syphilis, et cela même à une période jeune encore de la maladie, en pleine période secondaire. M. Rodet (de Lyon), notamment, a relaté un fait de ce genre des plus intéressants (*Union médicale*, 1859, t. I, p. 403). Ces dernières années, j'ai eu dans mon service une malade qui, coïncidemment avec des manifestations multiples de syphilis secondaire (syphilides muqueuses, adénopathies, céphalée, arthralgies, insomnie, fièvre spécifique, analgésie, anesthésie, douleurs multiples, etc.),

d'aujourd'hui, les déterminations morbides qui se produisent sur ce système dans le cours de la période secondaire ne sont pas toutes aisément et sûrement localisables. Il en est quelques-unes que, même après examen minutieux, on ne sait à quoi rapporter, que l'on constate sans pouvoir dire ce qu'elles sont, dont il est impossible de déterminer exactement le siège. Ces dernières, j'ai dû renoncer à les catégoriser dans tel ou tel des chapitres qui précèdent; mais je n'ai pas moins l'obligation de vous les signaler.

Au nombre de ces symptômes à siège indéterminé, citons en première ligne ce qu'on appelle la *courbature syphilitique.*

Vous savez ce qu'on désigne ainsi. C'est un état bizarre de fatigue, de lassitude, de brisement de tout l'être, avec sensation intime d'endolorissement, de meurtrissure générale.

Cette courbature spéciale s'observe très communément chez la femme, surtout dans les premiers temps et au début même de la période secondaire, ou plus tard encore, coïncidemment avec les poussées ultérieures de la diathèse. Quantité de nos malades se plaignent à nous journellement d'être comme accablées, d'être toujours lasses, brisées au moindre exercice, brisées même sans avoir rien fait, d'avoir « les chairs comme meurtries », d'avoir les membres endoloris « comme si elles avaient été rouées de coups, etc. »

Où localiser cette courbature, et quelle en est la modalité intime? De cela nous ne savons absolument rien, pas plus; du reste, que nous ne savons où réside et en quoi consiste la courbature simple, vulgaire.

___

fut prise d'atrophie musculaire. Les muscles des éminences thénar et hypothénar furent littéralement anéantis. Ceux des espaces interosseux paraissaient très réduits. Les masses musculaires de l'avant-bras furent affectées à la suite et disparurent en partie. La malade finit par succomber à des accidents de syphilis viscérale compliqués de tuberculose pulmonaire. A l'autopsie nous constatâmes des lésions graves du foie, du rein et du poumon; malheureusement ni les muscles ni la moelle ne purent être examinés.

Il paraît donc probable que l'atrophie musculaire peut être une conséquence de l'infection syphilitique à la période secondaire. Mais, dans l'état actuel de la science cela n'est encore que *probable*, et, quelque intéressant que soit ce fait, j'ai cru prudent de le réserver.

Non moins indéterminées comme siège se présentent en second lieu nombre de *douleurs* secondaires, que nos malades nous accusent fréquemment en divers points du corps, dans les pieds, au thorax, à l'abdomen, etc. Bien souvent je me suis évertué à localiser telle ou telle de ces douleurs, en interrogeant d'une façon minutieuse les sensations des malades; et bien souvent aussi, je dois le dire, je n'ai pas été assez habile pour en découvrir le siège précis, anatomique. En général, d'ailleurs, ces douleurs sont assez indécises pour que les malades eux-mêmes ne sachent guère où elles résident, et ne puissent à ce propos renseigner le médecin que d'une façon très insuffisante.

Deux exemples entre mille. Voici une malade affectée de toute une série d'accidents spécifiques secondaires, syphilides cutanées, syphilides muqueuses, adénopathies, céphalée, arthralgies, périostites tibiales, etc. Elle se plaint à nous depuis plusieurs jours de vives douleurs dans l'avant-bras et la main, douleurs s'exaspérant la nuit, se calmant dans la journée, mais laissant dans tout le membre une sorte de malaise tel que les fonctions de la main sont presque abolies. Cette femme essaye-t-elle de coudre qu'aussitôt « l'avant-bras et les doigts deviennent le siège d'un agacement extraordinaire et d'une angoisse des plus pénibles ». Or, où localiser de tels symptômes? L'exploration physique la plus minutieuse ne révèle aucune lésion; la pression sur les muscles, sur les os, sur les tendons, sur les jointures, ne provoque de souffrance spéciale en aucun point. Que peuvent être de telles douleurs? Je m'avoue incompétent à en déterminer l'origine.

Même cas. Cette autre malade, également syphilitique et en pleine période secondaire, accuse des douleurs assez vives dans les membres inférieurs, rendant la marche difficile et pénible, redoublant d'acuité la nuit et empêchant tout sommeil. Eh bien! où résident ces douleurs? D'abord, la malade n'en sait rien elle-même, comme elle le dit; elle ne peut assigner aucun foyer précis à ses souffrances. Puis, venez-vous à pratiquer un examen direct, vous ne constatez partout que des signes négatifs. Ce n'est pas évidemment une névralgie qui se trouve en cause. Serait-ce plutôt une périostite, une myosalgie, une ténosite, une arthralgie? Mais les articulations, les muscles, les tendons, les os, explorés avec un soin minutieux, sont partout indolents à la pression. Bref, une investigation des plus attentives ne nous apprend rien sur l'origine des douleurs en question, et force est bien, dans ce cas comme dans le précédent, de constater le phénomène sans pouvoir en déterminer le siège. Ces douleurs, assurément, occupent bien quelque point, quelque département du système locomoteur; mais quel est ce point? En vérité je ne saurais le dire.

A cet ordre de manifestations à siège vague, indéterminé, appartiennent encore certains phénomènes bizarres que nous observons assez fréquemment ici. Tel est, pour n'en plus citer qu'un exemple, l'*engourdissement nocturne des membres* pendant le sommeil. Nos malades de cet hôpital nous racontent parfois ceci : lorsqu'elles se réveillent la nuit ou le matin, elles peuvent à peine remuer leurs membres, tant ils sont lourds; leurs jambes, leurs bras, leur semblent comme paralysés, comme « morts ». Le matin, elles ont les mains « gourdes », percluses; elles ne peuvent serrer les objets, les tenir avec sûreté; elles s'habillent maladroitement; à plus forte raison seraient-elles incapables d'un travail exigeant une certaine dextérité, une certaine agilité des doigts. Puis, cet état singulier se dissipe peu à peu, à mesure que les membres s'exercent, et au bout de quelques heures il n'y paraît plus. Que sont de tels symptômes, qui ne sont pas rares ici, je vous le répète, et dont la liaison avec la syphilis ne saurait rester douteuse? Ont-ils leur siège dans les muscles, dans les tendons, dans le système nerveux affecté suivant un mode qui nous échappe? Je l'ignore, et je me borne pour l'instant à enregistrer ces phénomènes, sans en connaître ni le siège ni la raison anatomique.

Et puisque nous en sommes, Messieurs, à parler de choses dont nous ignorons le pourquoi, qu'est-ce donc aussi que cet attribut singulier, propre à la plupart des douleurs syphilitiques précédentes, d'apparaître ou de s'exaspérer le soir ou la nuit, pour s'apaiser, soit relativement, soit absolument, pendant le jour? Qu'est-ce, d'une façon générale, que ce *paroxysme vespérin ou nocturne* des douleurs syphilitiques? J'accorde qu'on ait exagéré beaucoup le caractère nocturne de la vérole et que surtout

on en ait surfait la valeur séméiologique. Car, d'une part, il n'est
pas que la vérole qui subisse du fait de la nuit une influence
exacerbante; et, d'autre part, certaines douleurs syphilitiques sont
aussi bien diurnes que nocturnes; on en voit même parfois (exceptionnellement, je l'avoue) qui sont calmées par le sommeil et le repos de la nuit. Toujours est-il, et cela d'une façon non contestable,
que chez la plupart des malades les douleurs syphilitiques apparaissent de préférence soit vers le soir, à cinq ou six heures de
l'après-midi, à la tombée du jour, soit dans le cours de la nuit.
Les nuits des syphilitiques sont parfois terribles, cela est de notion
vulgaire, cela est banal, cela a été remarqué dès les premiers
temps du mal français.

Or, quelle raison donner à ce phénomène? On a dit que cette
apparition ou cette exaspération de la douleur pendant la nuit
était une affaire de calorique, et qu'on en trouvait l'explication
toute naturelle dans la chaleur et la moiteur du lit. Cette interprétation est évidemment très défectueuse. Elle n'est applicable
qu'à l'ordre de cas où les malades souffrent au lit; elle ne l'est
pas aux cas tout aussi nombreux, si ce n'est plus, dans lesquels
la douleur commence à se manifester vers le soir, régulièrement,
à heure fixe, alors que les malades sont *levés*. Très certainement
il est une autre influence qui préside aux paroxysmes vespérins
ou nocturnes de la vérole, qui commande la périodicité presque
fatale de quelques-unes de ses douleurs. Très certainement aussi
cette influence est d'origine spécifique. Mais quelle est-elle, en
somme? Nous ne pouvons qu'en constater les effets, sans en pénétrer la nature. Avouons donc notre ignorance sur ce point,
plutôt que de la dissimuler par des raisons insuffisantes.

VINGT-DEUXIÈME LEÇON.

AFFECTIONS SECONDAIRES DU SYSTÈME NERVEUX.

Sommaire. — La syphilis de la femme diffère surtout de celle de l'homme par sa tendance aux accidents nerveux. — Cette tendance est des plus communes, sans être générale. — Degrés variés qu'elle comporte. — La syphilis fait plus, chez la femme, que déterminer tels ou tels désordres du système nerveux; elle constitue parfois ce système dans un état passager de surexcitation, d'*éréthisme* morbide. — C'est surtout à la période secondaire qu'elle exerce cette influence. — *Nervosisme secondaire*.

Division du sujet. — Deux groupes d'accidents nerveux : les uns habituels, communs; les autres rares, exceptionnels.

Premier groupe. — I. *Céphalée*. — Plusieurs espèces de douleurs de tête chez les syphilitiques. — Céphalée proprement dite, profonde, intra-crânienne. — Comment elle se différencie de la céphalée névralgique ou osseuse. — Degrés variables d'intensité. — Céphalée légère, moyenne, forte, excessive. — Réaction de la céphalée violente sur les différentes fonctions. — État moral et intellectuel des sujets qu'elle affecte. — Deux types : 1° Type continu à exacerbations. — Paroxysmes vespérins ou nocturnes. — 2° Type intermittent. — Crises périodiques vespérines. — Durée. — Persistance singulière de la céphalée chez certains sujets non traités. — Récidives. — Traitement. — Influence remarquable du mercure sur la céphalée secondaire. — Cette influence est-elle contestable? — Discussion. — Quelle est ici l'action de l'iodure de potassium? — Avantage réel que présente en certains cas le traitement mixte, c'est-à-dire l'association des iodiques aux mercuriaux.

II. *Troubles du sommeil*. — Fréquence. — Deux espèces d'insomnie : 1° insomnie symptomatique; 2° insomnie essentielle (celle-ci seule en cause ici). — Caractéristique de cette dernière.

III. *Asthénie nerveuse*. — Phénomènes multiples de dépression et d'atonie fonctionnelle se produisant vers divers appareils dans le cours de la période secondaire. — Le système nerveux est évidemment l'origine et le centre organique des phénomènes de ce genre. — Cette asthénie est-elle spéciale, appartient-elle en propre à la vérole?

IV. *Douleurs névralgiformes et névralgies*. — Les névroses douloureuses de la syphilis secondaire consistent bien plus souvent en des douleurs névralgiformes qu'en des névralgies vraies. — Fréquence excessive de cet ordre de névroses dans le sexe féminin. — Localisations habituelles. — *Céphalée névralgique*. — Sièges divers qu'elle peut affecter. — *Névralgie faciale*, et plus spécialement névralgie *sus-orbi-*

taire. — *Sciatique.* — La sciatique secondaire a pour caractère d'être toujours partielle (lombo-fessière, lombo-abdominale, crurale). — Névralgie mammaire ou *mastodynie.* — Autres types plus rares. — Ces névralgies spécifiques n'ont aucun symptôme propre qui suffise à les distinguer des névralgies vulgaires. — Tendance fréquente aux exacerbations nocturnes. — Intensité variable, comme phénomènes douloureux. — Évolution capricieuse. — Un seul caractère différencie les névralgies spécifiques des névralgies vulgaires, à savoir, l'action qu'exerce sur elles le traitement antisyphilitique. — Mercure servant parfois de « pierre de touche » pour juger la spécificité de certaines névralgies d'origine inconnue. — Exemple d'une névralgie faciale très rebelle, ayant résisté à des traitements multiples, et guérie presque subitement par le mercure. — Les névralgies secondaires sont parfois, à un moment donné de la diathèse, les seuls phénomènes cliniques par lesquels s'accuse l'infection. — Combien il importe d'avoir la notion de ce fait en pratique. — Pathogénie. — Les névralgies secondaires résultent-elles d'une lésion de tissus, ou sont-elles purement dynamiques, *sine materiâ?* — Discussion.

Y. *Troubles de sensibilité; analgésie secondaire.* — La syphilis secondaire peut affecter la sensibilité de façon à la diminuer ou à l'éteindre. — Elle l'affecte surtout dans l'un de ses modes, la perception de la douleur. — *Analgésie* secondaire. — Exemple clinique. — Fréquence de cette analgésie, qui est un phénomène commun chez la femme.

Variétés que comportent les troubles de la sensibilité dans la période secondaire. — Première forme : *analgésie simple,* avec conservation de la sensibilité de contact et de température. — Seconde forme, bien moins commune : *analgésie et anesthésie simultanées.* — Si l'analgésie s'observe fréquemment sans anesthésie, la réciproque n'a pas lieu, et l'anesthésie n'existe pas sans analgésie. — Troisième forme, rare : *analgésie avec perte du sens de la température.* — Exemples cliniques.

Étude clinique de l'analgésie secondaire.

Degrés divers : Sensibilité émoussée, mais non éteinte; — sensibilité abolie complètement; termes moyens.

Siège. — Analgésie généralisée. — Analgésie partielle, bien plus fréquente. — L'analgésie partielle est presque toujours circonscrite, soit à l'extrémité des membres (des membres supérieurs notamment), soit à certaines régions qu'elle affecte avec une préférence marquée. — Distribution habituellement symétrique. — Analgésie à localisations irrégulières; analgésie par îlots, etc. — Sur les membres, l'analgésie affecte surtout la face dorsale, du côté de l'extension. — Deux sièges de prédilection : 1° *Face dorsale du métacarpe;* — 2° *Seins.* — La localisation de l'analgésie secondaire sur la face dorsale du métacarpe est particulièrement fréquente et remarquable. — C'est en ce point que, partielle ou générale, l'analgésie atteint son intensité maxima. — C'est là qu'elle survit en dernier lieu, quand elle s'éteint ailleurs. — Conséquence : c'est là, cliniquement, qu'il faut surtout la rechercher.

L'analgésie secondaire est habituellement superficielle et exclusivement cutanée. — En certains cas rares, elle se propage aux *muqueuses* (langue, gorge, pharynx, conjonctive, pituitaire, etc.). — Exceptionnellement elle se complique de troubles portant sur la sensibilité des muscles : *analgésie musculaire; — perte du sens musculaire.*

Pathogénie. — Une objection essentielle à résoudre. — Ces divers troubles de sensibilité ne seraient-ils pas imputables à l'hystérie? — Discussion, réfutation. — Raisons diverses démontrant la relation de ces phénomènes avec la diathèse : 1° fréquence de ces troubles chez les femmes syphilitiques; — 2° développement dans des conditions toujours identiques, à une époque déterminée de la maladie, coïncidemment avec d'autres accidents spécifiques de même nature; — 3° évolution parallèle à celle des autres manifestations contemporaines, etc. — Parallèle de l'analgésie syphilitique avec l'analgésie d'origine hystérique. — Est-il sur-

prenant d'ailleurs que la syphilis détermine de tels désordres, alors que nombre d'intoxications provoquent vers le système nerveux des phénomènes de même nature ?
Durée variable de ces troubles de sensibilité.

Si l'on me demandait, Messieurs, ce en quoi la syphilis de la
femme diffère surtout de la syphilis de l'homme, je répondrais
immédiatement et sans hésitation : c'est à coup sûr par les *troubles
nerveux* de la période secondaire. Cela est assez vous dire qu'en-
treprenant aujourd'hui l'histoire des affections nerveuses propres
à cette période de la diathèse, je vais avoir à vous entretenir d'une
série de phénomènes qui donnent à la syphilis de la femme une
allure propre, une physionomie toute particulière.

Les troubles nerveux secondaires sont, en effet, cent fois plus
fréquents, plus variés et plus intenses, chez la femme que chez
l'homme. Sous ce rapport, une disparité complète et remarquable
distingue un sexe de l'autre. Chez l'homme et surtout chez
l'homme adulte, la syphilis n'éveille le plus souvent qu'une réaction minime ou légère vers le système nerveux. Au contraire,
chez la femme, nature plus impressionnable, elle crée un état de
souffrance générale de ce système ; elle détermine vers ce système
une perturbation profonde, parfois même un désarroi véritable
dans toutes les fonctions qui lui sont dévolues ; elle engendre, en
un mot, d'une façon provisoire, une véritable *diathèse nerveuse*,
à manifestations multiples et variées.

De ces prémisses, toutefois, n'allez pas conclure que chez *toutes*
les femmes, invariablement, l'infection secondaire se traduise par
un cortège obligatoire d'accidents nerveux. Cela serait une erreur.
A ce point de vue, il existe une grande inégalité entre nos malades. Les unes (pour un bon tiers environ), celles qui, par leur
habitus, leur tempérament, se rapprochent le plus de la constitution masculine, échappent presque complètement à cette influence
névropathique de la diathèse, ou ne la subissent que d'une façon superficielle, légère, presque insignifiante. D'autres, déjà plus femmes
(si je puis ainsi parler), ressentent une atteinte plus vive dans leurs
fonctions nerveuses et présentent des troubles plus ou moins nombreux, plus ou moins accentués, de ces diverses fonctions. D'autres,

enfin, ont leur système nerveux violemment ébranlé par la maladie et sont affligées d'une série incroyable, d'une nuée de ces désordres spéciaux qui vont nous occuper aujourd'hui.

Cette disparité, cette inégalité de phénomènes d'un sujet à un autre, trouve assurément ses causes, en partie du moins, dans les prédispositions individuelles, dans la constitution, le tempérament, l'excitabilité variable du système nerveux chez les différents malades, etc. ; mais il s'en faut qu'elle soit toujours explicable par des raisons de ce genre, et bien souvent nous ne faisons que la constater sans pouvoir en pénétrer le secret.

La syphilis, Messieurs, à la période où nous l'étudions, ne se borne pas à déterminer chez la femme tels ou tels accidents spéciaux du système encéphalo-rachidien. Elle fait plus que cela, en nombre de cas ; elle engendre un *état de souffrance générale* de ce système ; elle imprime à ce système une disposition morbide particulière ; elle le constitue dans un état d'excitation permanente ; elle crée — je répète le mot à dessein — une sorte de *diathèse nerveuse*, toujours en éveil, toujours prête à entrer en action et à se révéler par quelques troubles. Cette disposition, cet éréthisme morbide de l'appareil sensitivo-moteur, est ce qu'on a justement appelé le NERVOSISME SECONDAIRE.

C'est sous l'influence de cet état spécial qu'il est commun de voir surgir chez la femme, à la période secondaire, un nombre plus ou moins considérable, souvent même une véritable pléiade d'accidents nerveux, intéressant tout à la fois et les centres encéphalo-rachidiens, et les nerfs proprement dits, et le système ganglionnaire. C'est ce nervosisme diathésique qui non seulement détermine, pendant le stade secondaire, une série de troubles propres à la maladie, mais qui de plus excite une tendance manifeste, soit au réveil d'anciennes névroses éteintes, soit à l'exaspération de névroses assoupies ou modérées, soit même à l'éclosion de névroses qui n'existaient qu'en germe, en puissance dans l'économie, sous forme de simple prédisposition.

La syphilis, en un mot, est pour les manifestations nerveuses de tout genre une immense *opportunité morbide*. C'est un champ ouvert, c'est une occasion merveilleusement propice au développement de tous les accidents nerveux. Rappelez-vous, Messieurs, le mot de M. Ricord : « la vérole est un branle-bas dans l'économie. » Eh bien, ici, en l'espèce, on pourrait très justement dire : la vérole est pour la femme un branle-bas dans le système nerveux.

A ce propos, Messieurs, laissez-moi placer une remarque.

L'action perturbatrice qu'exerce la syphilis sur le système nerveux appartient surtout, appartient presque exclusivement *à la période secondaire.* C'est la vérole *jeune* qui ébranle, qui excite de la sorte ce système. La vérole vieillie, tertiaire, le laisse bien plus calme, bien plus indifférent. Il semblerait — mais ceci, bien entendu, n'est qu'une façon de parler — il semblerait, dis-je, que dans les premiers mois, dans la première ou tout au plus dans les premières années de l'infection, le système nerveux se révolte contre le poison syphilitique, et que plus tard, au contraire, s'habituant à lui en quelque sorte, il le tolère mieux. Quoi qu'il en soit, un fait clinique bien constant, indéniable, est celui-ci : la vérole, chez la femme du moins, est essentiellement *nerveuse* dans sa période secondaire, et elle l'est bien plus dans cette période qu'à tout autre âge, bien plus notamment que dans un stade éloigné du début de l'infection.

Ce premier point établi, entrons actuellement dans le détail des accidents nerveux de la période secondaire.

Je ne m'astreindrai pas, Messieurs, pour l'énumération et l'étude de ces accidents, au plan classique qui consisterait à les envisager successivement au quadruple point de vue de la motilité, de la sensibilité, de l'intelligence et de la vie organique. Une telle méthode d'exposition réaliserait sans doute l'avantage d'introduire dans cette analyse un ordre strictement méthodique; mais il comporterait en revanche un inconvénient sérieux, celui de placer sur la même ligne des phénomènes dont les uns sont très habituels et les autres très rares, c'est-à-dire de conférer, d'une façon au moins apparente, une importance égale à des troubles morbides qui sont loin d'avoir la même fréquence et partant le même intérêt. Je suivrai un plan tout différent, un plan *clinique*, si je puis le qualifier ainsi, et je grouperai les phénomènes qui vont nous occuper sous les deux chefs que voici : l'un comprenant les manifestations *habituelles* du système nerveux à la période secondaire ; l'autre réservé aux accidents de même ordre qui ne s'offrent à l'observation que d'une façon *rare* ou même exceptionnelle. — Distribués de la sorte, ces phénomènes se présenteront à notre étude, je crois, d'une façon plus clinique.

Dans le premier groupe nous rangerons :

1° la *céphalée*, la plus commune de toutes les manifestations nerveuses secondaires ;

2° les *troubles du sommeil* (insomnie essentielle, etc.) ;

3° l'*asthénie nerveuse* ;

4° les *douleurs névralgiformes* ou *névralgiques* ;

5° les *troubles divers de la sensibilité* (spécialement la curieuse et fréquente *analgésie secondaire*).

Ce sont là les accidents qui, isolés ou réunis, composent la symptomatologie la plus habituelle de la syphilis chez la femme, à la période secondaire.

I. — CÉPHALÉE. — La céphalée est une des variétés de douleurs de tête dont souffrent les syphilitiques. Je dis « une des variétés », parce que, comme vous le savez déjà, il y a plusieurs façons d'avoir *mal à la tête* par le fait de la vérole.

La douleur de tête dont nous traitons actuellement est très distincte soit de la céphalée crânienne que nous avons décrite précédemment, soit de la céphalée névralgique dont nous parlerons bientôt. Elle se distingue de l'une et de l'autre :

1° En ce qu'elle n'est provoquée ni par une lésion de la boîte crânienne, ni par une névralgie d'un rameau nerveux crânien ; — 2° en ce qu'elle est plus *générale* que les deux autres espèces de céphalée, lesquelles sont toujours limitées soit à l'étendue d'une lésion osseuse, soit au trajet d'un rameau nerveux ; — 3° en ce qu'elle est aussi plus *profonde*. Certes, je ne saurais vous dire où elle réside ; mais il semble bien résulter des sensations accusées par les malades qu'elle est d'origine *intra-crânienne*, méningée ou cérébrale. C'est le mal de tête par excellence, c'est une sorte — laissez-moi forger le mot — d'*encéphalalgie*.

Comme symptôme, cette céphalée est, je le répète, une douleur de tête *profonde, interne;* — douleur généralement assez étendue, souvent même presque générale, mais avec prédominance sur certains points, tels que le front, les tempes et l'occiput; — douleur très pénible et donnant lieu, comme forme de souffrance, à des sensations assez diverses. Ce que les malades accusent pour la dépeindre est tantôt une pesanteur, un alourdissement de la tête (céphalée dite *gravative*), tantôt une tension avec élancements (céphalée *lancinante*), tantôt une pression, une dilacération, un martellement, etc. Ils disent, dans ce dernier cas, avoir la tête « serrée dans un étau », et y ressentir par intervalles comme des coups de marteau; il leur semble, ajoutent-ils, que par instants leur crâne « va se fendre, éclater », etc., etc.

Comme intensité, cette douleur encéphalique comporte plusieurs degrés.

Dans un premier degré, elle est légère et supportable. Sa forme habituelle est alors celle d'une simple lourdeur de tête. Les malades se plaignent d'avoir « la tête prise, embarrassée », mais ils peuvent encore dominer, secouer cette douleur, vaquer à leurs occupations et dormir.

Dans un second degré, la céphalée, plus intense, peut être comparée à un accès de migraine. Elle empêche alors presque complètement le travail, surtout le travail intellectuel; elle alourdit l'esprit et trouble le sommeil.

S'exagérant encore (troisième degré), elle alite absolument les malades, qui sont dans un état d'angoisse des plus pénibles, incapables d'aucune occupation, privés de tout repos, absorbés, anéantis, abrutis par la violence de leurs douleurs.

Enfin, dans un quatrième degré — heureusement exceptionnel — elle atteint l'apogée, le summum d'intensité auquel une douleur quelconque puisse parvenir. Elle est alors atroce, *épouvantable*, à ce point que je ne saurais trouver de terme assez énergique pour la qualifier. Les malades affectés de la sorte sont littéralement fous de douleur; ils se pressent la tête entre les mains, s'agitent, se tordent sur leur lit, se lèvent et se recouchent vingt fois par heure, se roulent à terre, se démènent comme des possédés, jettent des cris, éclatent en sanglots, etc. Tout entiers à leurs souffrances c'est à peine s'ils prêtent attention à ce qui les entoure, s'ils répondent par monosyllabes aux questions qu'on leur adresse. Bref, c'est la scène de la colique hépatique ou néphrétique à son paroxysme le plus aigu.

Lorsqu'elle revêt une certaine intensité (sans parler même des cas extrêmes), la céphalée retentit sur les diverses fonctions. D'abord, elle diminue et éteint même complètement l'appétit. Cela, du reste, est le propre de toutes les souffrances violentes et continues. Elle rend de plus les digestions paresseuses, les selles difficiles et rares, le système nerveux excitable, etc... Mais c'est surtout l'intelligence, le moral qu'elle affecte. Elle transforme en quelques jours les malades, qui deviennent tristes, sombres, absorbés, alourdis, qui perdent leur entrain, leur vivacité habituelle de conception et d'action. A un degré supérieur, elle les abrutit véritablement. C'est ainsi que certains sujets, abasourdis par une céphalée persistante, doivent renoncer à tout travail exigeant quelque attention et ne vaquent plus à leurs occupations journalières que « comme des automates », sous l'impulsion de l'habitude et de la routine. Écoutez-les d'ailleurs raconter eux-mêmes ce qu'ils éprouvent. « Ils ne travaillent plus, disent-ils, que par nécessité, mais ils ne sont plus à leurs affaires, ils ne savent vraiment plus ce qu'ils font. » Une de nos malades de cet hôpital, caissière dans un magasin, nous tenait ces derniers jours le langage que voici : « Depuis que j'ai été prise de ces affreuses douleurs de tête, j'étais incapable d'établir un compte. Pour dresser une simple facture, j'étais forcée de m'y reprendre à plusieurs fois ; impossible de faire une addition, je ne voyais plus les chiffres, etc. » Une autre, occupée chez un commerçant à débiter des coupons d'étoffe, « égarait incessamment son mètre et se trompait sur les mesures ». Et ainsi de cent autres exemples que je pourrais vous citer.

A la douleur de tête s'ajoutent parfois des *étourdissements*, des *vertiges*. D'autres fois, et cela est plus fréquent, la céphalée s'accompagne de *troubles de la vue*, sans que l'ophthalmoscope révèle dans les milieux ou les membranes de l'œil la moindre lésion. Beaucoup de malades se plaignent ainsi de « ne plus voir

clair par la force du mal de tête », d'avoir par instants comme un
brouillard, comme un voile devant les yeux.

Enfin, lorsque la céphalée se manifeste sous une forme aiguë et
violente, on la voit en certains cas se compliquer d'un véritable
subdelirium intermittent, consistant en propos entrecoupés, en
paroles sans suite, en actes inconsidérés et comme impulsifs, dont
les malades ne se rendent pas compte. Exemple. J'ai eu l'occasion
de voir avec l'un de mes collègues, il y a quelques mois, un jeune
homme qui, à la suite d'une syphilis absolument négligée, avait
fini par être atteint de manifestations assez graves, notamment
d'accès formidables de céphalée. Or, ce jeune homme répondait à
peine à nos questions, paraissait indifférent à notre présence et
étranger à tout ce qui se passait autour de lui. De temps à autre
il articulait des mots incohérents; plusieurs fois, dans le cours de
notre consultation, il se leva sans motif, comme égaré, se recou-
cha de même, se découvrit, se recouvrit, et tout cela sans propos,
sans intention suivie, à la façon d'un malade en délire.

J'ajouterai même qu'en certains cas — mais ceux-ci tout à fait
exceptionnels — on a vu des malades, exaspérés par la douleur,
en arriver à des projets, voire à des tentatives de suicide. J'ai dû,
pour ma part, faire garder à vue pendant quelques jours (le temps
de produire une sédation sur la douleur) un malade qui, non
sans intention, s'était élancé brusquement vers sa fenêtre dans
une effroyable crise de céphalée.

Comme évolution, la céphalée secondaire affecte deux types
différents, de fréquence à peu près égale : 1° le type *continu avec
exacerbations ;* — 2° le type *intermittent.*

Dans le premier type, les malades souffrent de la tête d'une façon
permanente, aussi bien le jour que la nuit, aussi bien la nuit que
le jour. Seulement, les douleurs redoublent par instants, sous
forme d'*accès*. Ces accès se produisent surtout *la nuit*. Pour la
céphalée, plus que pour tout autre symptôme secondaire, l'influence nocturne de la vérole se traduit par une exacerbation
marquée. C'est presque toujours *le soir* ou *la nuit* que les douleurs atteignent ces terribles paroxysmes dont je vous ai parlé
précédemment.

Il est des cas toutefois (ceux spécialement d'intensité légère ou moyenne) où la céphalée se continue avec égalité à tout moment du jour et de la nuit. Je l'ai même vue redoubler d'intensité le jour et se calmer la nuit; mais cela est très rare.

Second type, un peu plus commun, je crois. Ici, la céphalée est *intermittente*. Dans ce cas, elle disparaît généralement pendant le jour, pour se reproduire à certains moments, surtout vers le soir, vers cinq ou six heures de l'après-midi le plus souvent. Elle dure alors un temps variable, quelques heures en moyenne, parfois aussi une partie de la nuit ou même toute la nuit, pour s'apaiser vers le jour.

Fréquemment encore elle affecte dans ses intermittences une .ritable *périodicité*. Chez certains sujets elle apparaît vers le soir, à heures absolument régulières, voire si régulières que les malades vous disent : « Dans deux heures, dans une heure, dans une demi-heure d'ici, je serai pris de la tête » ; et leur prédiction s'accomplit à point nommé.

La *durée* qu'affecte ce pénible symptôme est très variable, et cela dans des limites assez larges. Chez un certain nombre de malades la céphalée disparaît en quelques jours. Chez d'autres, et c'est là le cas le plus habituel, elle persiste plusieurs semaines (alors, bien entendu, qu'elle n'est pas traitée). Chez d'autres enfin elle dure un temps infiniment plus long. J'ai vu nombre de femmes qui, par ignorance de leur maladie, ont enduré deux, trois, quatre, cinq mois de suite, d'horribles céphalées qu'elles prenaient pour des migraines ou des névralgies. Une de mes clientes de la ville, affectée d'une syphilis qui resta longtemps méconnue, m'affirmait avoir souffert de violents maux de tête pendant *plus d'une année.*

Ajoutons que cette céphalée est essentiellement *sujette à récidives.* On n'en est pas délivré parce qu'on l'a subie une première fois. Loin de là. Elle a des retours très fréquents.

S'il est des plus pénibles, ce symptôme en revanche, hâtons-nous de le dire, est des plus accessibles au traitement spécifique, des plus facilement curables. De l'aveu de tous les cliniciens, le mercure exerce sur lui une action des plus puissantes, une action véritablement *merveilleuse* comme sûreté et comme rapidité de résultats. En quelques jours il fait justice de la céphalée secondaire, du moins dans la presque totalité des cas. Plus vive même est la douleur, plus sensible est l'influence du remède. J'ai vu et tout le monde a vu des céphalées atroces être soulagées presque subitement par le mercure et dissipées en moins d'une semaine. Bien rares, bien exceptionnels sont les cas où ce symptôme se montre réfractaire au mercure.

Eh bien — le croiriez-vous? — ce résultat d'expérience commune et journalière a été contesté par quelques adversaires acharnés du mercure! « Si la céphalée, a-t-on dit, disparaît à la suite de l'administration du mercure, ce n'est pas au mercure qu'il faut en faire honneur; elle disparaît parce qu'elle doit disparaître *sponte suâ*, parce qu'elle n'a qu'un temps, parce qu'elle ne saurait durer toujours. Ce qu'on prend pour le résultat d'une influence thérapeutique n'est que le produit d'une simple coïncidence. » Ou bien encore : « Le mercure ne dissipe pas la céphalée par l'effet d'une vertu spécifique; ce qu'il produit, d'autres remèdes le produisent également; le sulfate de quinine ou un purgatif en ferait tout autant. »

Pour l'argument de « *coïncidence* », il est, en vérité, Messieurs, de l'ordre de ceux auxquels on a le droit de ne pas répondre. Quand un fait s'est produit des milliers de fois, quand chacun peut le reproduire à volonté dans des conditions identiques, le hasard des coïncidences ne saurait lui servir d'explication. N'insistons pas.

Rien de plus sérieux dans la seconde objection. Dire que le sulfate de quinine et les purgatifs exercent sur la céphalée secondaire la même action curative que le mercure, c'est émettre un de ces paradoxes auxquels la pratique journalière oppose de constants et formels démentis. Que de fois n'avons-nous pas vu des malades qui, pour se débarrasser de leurs maux de tête, ont vainement essayé des purgatifs, du sulfate de quinine et de cent autres remèdes, et qui finalement n'ont été soulagés que par le mercure! Sur ce point l'expérience n'est plus à faire; elle est faite, et sûrement, scientifiquement faite de longue date. S'il est quelque chose de démontré en thérapeutique, c'est à coup sûr l'action élective, spécifique, du mercure sur certains symptômes de la vérole, sur la céphalée secondaire tout particulièrement.

Que l'on conteste l'influence curative du mercure sur la syphilis considérée d'ensemble comme diathèse, cela se conçoit à la rigueur, cela peut souffrir discussion. Mais nier l'action curative du mercure sur les accidents de la diathèse, sur des symptômes que nous voyons chaque jour soulagés et guéris par lui, cela vraiment est incompréhensible; car cela n'est pas seulement tenir en dédain formel ce qu'ont établi l'expérience de plusieurs siècles et l'accord unanime des meilleurs observateurs; c'est de parti pris récuser un fait constant et fermer volontairement les yeux à l'évidence.

Un dernier mot. L'iodure de potassium exerce-t-il sur la céphalée secondaire la même action sédative que le mercure? Non, certes. Sur ce point, il est inférieur au mercure. Il soulage cependant, cela est incontestable; mais il ne soulage que d'une façon moins rapide et moins sûre. De là cette double conséquence pour la pratique : 1° avantage évident à prescrire le mercure dans tous les cas, de préférence à l'iodure; — 2° avantage possible à combiner les deux remèdes, pour obtenir de l'un et de l'autre la somme totale de leur action thérapeutique. Inutile ou superflue pour les cas légers ou moyens, cette médication *mixte* est surtout indiquée alors qu'on a affaire à ces crises de céphalée violente qu'il importe de soulager promptement, et je puis dire qu'elle fournit toujours les meilleurs résultats.

II. — TROUBLES DU SOMMEIL. — L'insomnie est un phénomène commun dans la période secondaire, surtout à une époque peu avancée de l'infection.

Elle se présente sous deux formes très distinctes, qui se définissent d'elles-mêmes, à savoir : l'insomnie *symptomatique,* et l'insomnie *essentielle.*

L'insomnie symptomatique est l'effet bien naturel des douleurs qui affligent si fréquemment les malades à cette période de la diathèse, douleurs d'origines très diverses, mais présentant presque toutes comme caractère commun la tendance aux exacerbations nocturnes.

Vous comprenez sans peine, Messieurs, que, si les syphilitiques n'avaient à souffrir que de cette variété d'insomnie, il serait au moins superflu d'ouvrir à ce symptôme un chapitre spécial. C'est tout autre chose dont j'ai à vous parler ; c'est une autre espèce d'insomnie qui se trouve en cause ici, comme vous allez en juger ; à savoir : une insomnie propre, essentielle, *sui generis*.

Celle-ci se distingue de la précédente en ce qu'elle n'est provoquée par aucune souffrance, en ce qu'elle ne résulte d'aucune cause appréciable. Dans cette variété, le malade est privé de sommeil *sans avoir aucune raison pour ne pas dormir*. Écoutez-le vous raconter ce qu'il éprouve : il vous dira « qu'il passe des nuits blanches *sans savoir pourquoi* ». Se couchant le soir, fatigué par ses souffrances et par le travail du jour, il ne parvient pas à s'endormir. Vainement il se tourne et se retourne dans son lit, vainement il cherche une position propice, ferme ses paupières, s'ingénie de mille procédés pour appeler le sommeil ; le sommeil ne vient pas, et de longues heures s'écoulent ainsi dans une pénible attente. Parvient-il à s'assoupir un instant, bientôt il est réveillé par un cauchemar, par un rêve, ou même sans motif ; et toute la nuit se passe dans une agitation semblable jusqu'au matin, où, brisé, épuisé, il arrive à goûter quelque repos. Encore ce repos n'est-il souvent qu'incomplet, entrecoupé de demi-réveils, troublé, non réparateur, au total ; si bien que le malade se lève courbaturé, énervé, *plus fatigué le matin que la veille au coucher*, également impropre à un travail de corps ou d'esprit.

Ces troubles du sommeil et cette variété spéciale d'insomnie sont des phénomènes assez fréquents chez la femme. Il ne se passe guère de jour où quelqu'une de nos malades ne s'en plaigne à nous lors de notre visite, en témoignant de l'étonnement que lui cause cette agitation nocturne « sans motif ». L'une d'elles me disait encore ce matin : « Depuis plusieurs nuits il m'a été impossible de dormir. Si je souffrais, je comprendrais cela ; *mais je*

ne souffre pas et je ne dors pas, moi qui suis habituellement
grande dormeuse; c'est là ce qui me surprend. »

III. — Asthénie nerveuse. —Un troisième ordre d'accidents se
rattache à un état spécial du système nerveux que je ne puis qualifier autrement que d'*asthénie nerveuse.*

Ces accidents, Messieurs, vous les connaissez déjà, en partie du
moins, par ce qui précède. Ce sont, comme je vous l'ai dit en décrivant ce que nous avons appelé l'asthénie secondaire, des phénomènes de dépression, d'atonie, se produisant vers les principaux
appareils : faiblesse générale, sentiment de courbature continue;
— alanguissement insolite de toutes les fonctions de la vie animale et splanchnique; — asthénie circulatoire (cœur battant sans
force; pouls mou, petit, dépressible; étourdissements, vertiges,
tendance à la lipothymie, défaillances, etc.); — asthénie digestive (inappétence, digestions lentes et difficiles, parfois même
vomissements; constipation tenant sans doute à l'inertie intestinale); — asthénie des fonctions nerveuses : diminution des forces
musculaires; engourdissement, obtusion de la sensibilité; paresse
des sens; quelquefois même fatigue, hébétude de l'intelligence; —
troubles variés du grand sympathique (sueurs générales ou locales,
refroidissements partiels, algidités, etc.); — activité amoindrie
de toutes les forces présidant à la nutrition, à l'assimilation, à la
réparation organique; d'où l'anémie, l'amaigrissement, l'alopécie,
et cent autres phénomènes de vitalité défaillante qui nous sont
souvent offerts par nos malades.

Eh bien, Messieurs, il est évident que tous ces troubles, disséminés sur les divers systèmes vivants et s'y produisant en définitive sous la même forme, doivent avoir un lien commun, un centre
organique commun. Et ce n'est pas faire une hypothèse physiologique bien aventureuse, vous en conviendrez avec moi, que de les
rattacher tous à un état morbide du système nerveux, c'est-à-
dire de ce système central dont tous les autres systèmes soutirent
leur incitation individuelle. Nul doute, en conséquence, que tous
ces phénomènes d'asthénie locale ne relèvent d'une influence
d'ensemble exercée sur les centres nerveux par la diathèse.

Cette influence dépressive, atonique, de la syphilis sur le système nerveux, laissez-moi, Messieurs, la caractériser d'un mot en l'appelant l'*asthénie nerveuse*.

Certes, nous ne connaissons cette asthénie nerveuse que par ses effets. Quant à en pénétrer la nature, quant à la définir dans son essence, quant à dire ce qu'elle est, cela dépasse les limites de nos connaissances. Ne croyez pas toutefois que ce soit là un état mystérieux appartenant *en propre* à la vérole, ne s'observant qu'avec la vérole. Loin de là. Ce que fait ici la vérole, d'autres causes pathologiques le font pour leur compte et de la même façon. Cette asthénie nerveuse d'origine syphilitique n'est en somme que l'analogue de ce que produisent certaines intoxications où le système cérébro-spinal, profondément atteint, manifeste ses souffrances par des accidents de même ordre; c'est un état comparable encore, à quelques détails près, à ce que déterminent les troubles chroniques de la nutrition, les hémorrhagies rebelles, les grandes commotions morales, la chlorose, l'anémie, et tous les alanguissements, tous les appauvrissements de l'économie.

Sans doute la syphilis est loin d'exercer sur tous les sujets qu'elle atteint une telle influence dyscrasique; mais soyez sûrs que, quand elle l'exerce, c'est ainsi qu'elle la formule, en prenant le système nerveux pour siège ou pour intermédiaire des manifestations de ce genre.

IV. — Douleurs névralgiformes et névralgies. — Les névroses douloureuses de la syphilis consistent bien plus souvent en des douleurs *névralgiformes* qu'en des névralgies vraies. Pour parler plus clairement, elles se caractérisent par des douleurs plus vagues, plus indécises comme siège, que celles des névralgies vulgaires. Elles n'ont pas, comme celles-ci, de foyers bien déterminés, non plus que d'irradiations nettement circonscrites au trajet d'une branche nerveuse. En un mot, elles sont moins *anatomiques* que ne l'est une véritable névralgie.

Quelquefois néanmoins, mais plus rarement, ce sont des névralgies bien formulées, typiques, classiques, que détermine la diathèse.

Sous l'une ou l'autre de ces formes, les névroses douloureuses de

la syphilis secondaire sont *excessivement communes* chez la femme,
infiniment plus communes que chez l'homme. Il est peu de nos
malades qui n'en ressentent quelque atteinte, à des degrés d'ailleurs assez divers.

Comme siège, ces douleurs névralgiformes ou névralgiques s'observent surtout *à la tête*, au niveau des régions sus-orbitaire, frontale, temporale, occipitale, etc. Elles constituent là une troisième
variété de mal de tête que l'on confond souvent soit avec la céphalée profonde, intra-crânienne, dont nous avons parlé au début
de cette conférence, soit avec la céphalée crânienne dérivant de
lésions osseuses (ostéalgie, périostite, etc.).

Elles peuvent affecter sur ce siège différents rameaux nerveux.
à savoir :

1° les rameaux de la cinquième paire ;

2° les rameaux auriculaire et mastoïdien du plexus cervical ;

3° le grand nerf occipital.

Des diverses névralgies qu'elles constituent de la sorte, la plus
commune est celle qui porte sur les branches de terminaison de la
cinquième paire (*névralgie faciale*).

Cette névralgie faciale secondaire présente une particularité
assez curieuse, c'est de n'affecter que d'une façon très exceptionnelle la branche inférieure du trijumeau [1], d'une façon assez
rare la branche moyenne, et d'occuper au contraire très fréquemment la branche supérieure dans quelques-uns de ses rameaux
sus-orbitaires. — La *névralgie sus-orbitaire* est au nombre des

---

1. Un malade auquel je donne actuellement mes soins a été affecté depuis dix-huit
mois d'une série de crises névralgiques affectant la *langue* dans sa moitié antérieure.
Ce qu'il y a de remarquable, c'est qu'en général ces crises *préludent à des poussées
éruptives* se produisant sur la partie antérieure de la langue sous forme de plaques
lisses, non érosives. L'éruption établie, les douleurs se calment, pour reparaître quelques mois plus tard comme prodrome d'une éruption nouvelle. Ces douleurs sont
soulagées chaque fois par le traitement spécifique, mais elles récidivent avec une opiniâtreté désespérante. Elles occupent exactement, je le répète, la moitié antérieure et
surtout le tiers antérieur de la langue. Le malade les compare soit à un sentiment de
« brûlure continue », de tension sourde et pénible, soit à des « traits de feu intermittents » qui sillonneraient l'organe en divers sens. A quoi rapporter de tels symptômes,
si ce n'est à une névralgie du *lingual*?

Comparer à ce fait un cas à peu près identique relaté par le Dr H. de Castelnau
dans les *Annales des maladies de la peau et de la syphilis*, 1re année, t. I, p. 212.

symptômes que nous observons ici journellement. Je la signale à votre attention comme l'une des névroses les plus communes de la période secondaire, du moins chez la femme.

Moins fréquentes sont les autres névralgies de la tête (névralgie temporale, cervico-occipitale, etc.). Celles-ci d'ailleurs sont généralement assez vagues dans leur expression, assez indécises dans leur trajet, pour devoir être taxées de douleurs névralgiformes plutôt que de véritables névralgies.

Par ordre de fréquence, après les névralgies de la tête mentionnons immédiatement la *sciatique*.

La sciatique n'est pas rare comme symptôme de syphilis secondaire. Si elle paraît moins commune qu'elle ne l'est en réalité, c'est que souvent, le plus souvent, sa véritable cause, son origine diathésique reste méconnue. Ainsi que l'a remarqué avec raison un judicieux observateur, « dans la plupart des névralgies on se préoccupe trop exclusivement de la douleur et l'on ne s'enquiert pas assez des causes; aussi, dans la plupart des cas, l'origine réelle, première, de ces névroses, passe-t-elle inaperçue » (Réveillé-Parise).

Inutile de vous dire, Messieurs, que la sciatique secondaire ne se différencie cliniquement de la sciatique commune par aucun symptôme, pas même par les exacerbations nocturnes qu'on observe souvent dans les névralgies les moins spécifiques. C'est qu'en effet, comme vous le comprenez de reste, il n'est pas deux façons pour un nerf d'exprimer ses souffrances, quelle qu'en soit d'ailleurs l'origine.

Un détail clinique mérite ici toutefois d'être relevé. La sciatique secondaire n'affecte presque jamais le nerf dans toute l'étendue de sa distribution. Elle consiste toujours, du moins d'après mon observation particulière, en une sciatique *partielle*, lombo-fessière, lombo-crurale, ne descendant guère au delà du genou, moins encore vers l'extrémité du membre.

Au troisième rang, toujours par ordre de fréquence, signalons encore quelques névralgies qui se présentent bien moins communément à l'observation, mais que cependant on rencontre de temps

à autre chez la femme comme manifestations imputables à la
diathèse, à savoir :

la névralgie *intercostale;*

la névralgie *lombo-abdominale;*

la névralgie *crurale;*

la névralgie *mammaire (mastodynie).*

Cette dernière est une affection assez curieuse et assez rare,
que je n'ai rencontrée encore que dans une dizaine de cas. Elle
consiste en des douleurs et une sensibilité morbide des seins à la
pression, sans modification dans le volume, la forme et la coloration des mamelles. Elle affecte en général les deux seins à la
fois. Elle est souvent assez rebelle; je l'ai même vue plusieurs fois
résister opiniâtrément à tous les remèdes pendant quelques
semaines, et n'éprouver presque aucun soulagement des médications soit spécifiques, soit vulgaires.

Enfin, pour ne rien omettre, signalons encore quelques autres
névralgies bien plus rares, exceptionnelles même : les névralgies
cervicales, cervico-brachiales, etc.

Toutes ces névralgies spécifiques présentent la symptomatologie
des névralgies vulgaires. Il serait donc superflu de vous retracer
la description de chacune d'elles.

Elles sont plus ou moins aiguës, plus ou moins intenses. Il
n'est pas rare qu'elles déterminent des douleurs d'une violence
excessive, intolérable.

Elles sont souvent assez capricieuses dans leur marche, sujettes
à des exacerbations ou à des rémissions que rien n'explique, sujettes également à des recrudescences après sédation temporaire,
à des récidives après guérison apparente, etc., etc.

Il est positif que l'influence du *soir* ou de la *nuit* se traduit
souvent sur elles par une exaspération marquée des douleurs. Ce
signe toutefois n'est rien moins que constant; il n'offre d'ailleurs
rien de pathognomonique, comme je vous l'ai dit précédemment.

Un seul caractère, mais celui-ci bien net, bien tranché, différencie les névralgies spécifiques des névralgies vulgaires : c'est
l'action qu'exerce sur elles le traitement anti-syphilitique. De même
que la plupart des symptômes diathésiques, les névroses doulou-

reuses de la vérole sont en général très rapidement modifiées et guéries par le mercure. Cela est de notion commune, à ce point qu'en pratique le mercure est souvent interrogé « comme pierre de touche » pour juger de la nature spécifique de certaines névralgies. Et, en réalité, merveilleuse est parfois l'influence qu'il exerce sur les accidents de cet ordre. Que de fois n'ai-je pas vu, que de fois tout médecin n'a-t-il pas vu des névralgies qui, méconnues quant à leur nature, avaient résisté opiniâtrément à toutes les médications les plus énergiques, céder et se dissiper comme par enchantement devant le traitement mercuriel!

J'appelle sur ce dernier point toute votre attention, Messieurs, d'autant que les névroses de la vérole ne se présentent pas toujours en compagnie de phénomènes propres à en révéler le caractère spécifique. Parfois elles existent *seules*, isolées, comme manifestations exclusives de la diathèse, et cela *chez la femme* plus spécialement encore que chez l'homme. Or, ai-je à vous dire que les réticences ou les dissimulations féminines ne sont guère de nature à éclairer le diagnostic en pareil cas? Soyez donc prévenus de cette difficulté pratique, et n'oubliez pas que le mercure peut être parfois le souverain remède à certaines névralgies d'origine obscure et d'opiniâtreté singulière.

Laissez-moi par un exemple fixer ce point en vos souvenirs.

J'ai eu l'occasion, l'année dernière, d'être appelé près d'une jeune dame qui depuis quatre à cinq mois souffrait d'une affreuse névralgie faciale. Tous les traitements imaginables (sulfate de quinine, opium, belladone, chloral, injections hypodermiques, vésicatoires, etc., etc.) avaient été mis en usage et n'avaient rien produit, ou n'avaient produit que des sédations médiocres de courte durée. Cet insuccès des médications les plus rationnelles et les plus énergiques sur une femme jeune, de bonne santé habituelle, et n'ayant présenté jusqu'alors aucune affection nerveuse, me parut tout d'abord quelque peu suspect. Je cherchai la cause de cette névralgie, je la cherchai longtemps et partout; je ne la trouvai pas. Ne la trouvant pas, je songeai qu'elle pouvait m'être cachée. J'examinai alors la malade au point de vue de la syphilis et ne découvris rien en ce sens. J'interrogeai, et n'obtins que dénégations formelles, voire irritées. Toutefois, comme les confrères qui m'avaient précédé ne m'avaient rien laissé à faire contre une névralgie d'ordre vulgaire, je me décidai à prescrire le mercure « comme pierre de touche »; et je le prescrivis même, sous son pseudonyme d'hydrargyre, à doses assez énergiques. Ce fut un véritable coup de théâtre. Dès le second jour de ce nouveau traitement, la malade, qui n'avait pas dormi depuis plusieurs nuits, put goûter quelques heures de repos; une semaine plus tard il ne restait pas trace de la névralgie! J'étais donc tombé juste, *à tout hasard*, sur une névralgie syphilitique. Syphilitique, oui; le succès de la médication le démontrait assez, à défaut des tardifs aveux qui me furent faits ultérieurement, alors que je n'en avais plus besoin.

Rappelez-vous ce fait, Messieurs. Il comporte d'abord un intérêt clinique, car c'est un exemple de névralgie constituant une manifestation *isolée* de la diathèse. De plus, c'est un chapitre de physiologie féminine pris sur nature. Certaines femmes sont ainsi faites qu'elles ne veulent jamais avoir eu la vérole; même à leurs dépens, elles mentent sur ce point. Mentir à son médecin, mentir contre ses intérêts et au péril de sa santé, c'est absurdité insigne, c'est ineptie de la pire espèce. N'importe. Mentir en pareil cas est, paraît-il, besoin de nature, affaire de tempérament pour quelques femmes. Cela peut être bon à dire aux jeunes médecins, car, à coup sûr, ils ne l'imagineraient pas.

Mais pardon de cette digression. Je reprends mon sujet et derechef j'insiste près de vous, Messieurs, pour bien spécifier cette particularité essentielle de l'histoire des névralgies secondaires, à savoir : qu'elles sont parfois, à un moment donné de la diathèse, les *seuls* phénomènes cliniques par lesquels s'accuse l'infection. Tel est encore le cas d'une jeune malade que vous pouvez actuellement observer dans nos salles. Cette femme est entrée ici, il y a trois mois environ, pour des douleurs sciatiques très violentes, sur la nature desquelles nous n'avons pu d'abord être fixés. Avait-elle eu la syphilis antérieurement? Cela était possible, cela même était probable d'après quelques renseignements assez obscurs que nous donnait la malade; mais en somme cela restait d'autant plus indécis que nous ne trouvions aucun signe actuel d'infection. Divers traitements (sulfate de quinine térébenthine, injections sous-cutanées, etc.) avaient été employés sans succès au dehors de l'hôpital. Nous avons prescrit le mercure, et le mercure a déterminé un soulagement *immédiat* des douleurs, puis une guérison complète en quelques jours. Le succès de ce traitement ne pouvait laisser aucun doute sur la spécificité de la névralgie. Plus tard d'ailleurs, nous avons eu la confirmation de notre diagnostic, car la malade, étant restée dans nos salles comme infirmière, a été affectée consécutivement d'une syphilide papuleuse des plus évidentes.

Que sont ces névralgies secondaires? Les uns les considèrent comme purement dynamiques, c'est-à-dire comme se produisant sans lésions, *sine materiâ,* sous la seule influence de la diathèse; les autres ne les admettent qu'au titre de névroses symptomatiques, symptomatiques de lésions intéressant soit la substance même des nerfs, soit leur névrilème, ou réagissant sur eux par compression, par irritation de voisinage. On a longuement disserté et l'on pourra disserter longtemps encore sur ce point, car les pièces à conviction font défaut au procès. L'anatomie pathologique (s'il en est une) des accidents que nous venons de décrire reste toute à faire. Ce que nous pouvons simplement préjuger de la question est ceci : Il est vraisemblablement deux ordres de névralgies secondaires, les unes tenant à une lésion, les autres se produisant sans lésion. L'existence des premières, rationnelle en principe et par analogie, semble confirmée par quelques faits; mais, quant à présent et dans l'état actuel de nos connaissances, il y a tout lieu de considérer les secondes comme également acceptables en théorie et surtout en fait comme plus fréquentes. Ce qui, sous toutes réserves, paraît autoriser à admettre comme purement dynamiques la plupart des névralgies secondaires, ce n'est pas seulement l'impossibilité de les rattacher à une lésion connue, déterminée; c'est de plus un certain ensemble de caractères qui leur sont propres, tels que la multiplicité qu'elles affectent en certains cas, leur mobilité, leur disparition parfois très rapide et peu compatible avec l'existence d'un désordre matériel, etc. Au surplus, ne commettons pas la faute de discuter à vide. Posons la question simplement, indiquons-la, mais gardons-nous de lui assigner une solution que nous ne sommes pas en mesure de lui donner scientifiquement.

V. — TROUBLES DE SENSIBILITÉ; ANALGÉSIE. — La syphilis secondaire ne fait pas, Messieurs, que surexciter la sensibilité de façon à éveiller des névroses douloureuses. En d'autres cas, et cela d'une façon fréquente, très fréquente, elle l'affecte suivant un mode tout différent, absolument opposé.

Au lieu de phénomènes douloureux, ce qu'elle produit alors, c'est une diminution, une obtusion, voire une abolition complète de la sensibilité.

Et, chose curieuse, lorsqu'elle s'adresse ainsi à la sensibilité pour l'amoindrir ou l'éteindre, c'est dans l'un de ses modes particuliers, la perception de la *douleur*, qu'elle l'affecte le plus ordinairement, donnant lieu de la sorte à des accidents analgésiques, déterminant une véritable *analgésie* secondaire.

Ces troubles de sensibilité, à la période secondaire de la diathèse, sont des plus curieux. Ils n'ont pas encore, que je sache, été décrits; ils sont presque ignorés. Il importe, en conséquence, que je vous en fasse l'histoire avec quelques détails, d'autant qu'ils sont presque spéciaux à la femme [1].

Avant tout, établissons l'authenticité de ces troubles par un exemple emprunté à la clinique.

Voyez cette jeune femme. Elle a contracté la syphilis il y a cinq mois environ, et elle en présente aujourd'hui de nombreuses manifestations, à savoir : une syphilide papuleuse, des croûtes du cuir chevelu, des adénopathies cervicales, un certain degré d'alopécie, des douleurs arthralgiques, de la céphalée vespérine, etc. Je vais la piquer avec une épingle sur les divers points du corps, et l'ex-

1. Les premiers résultats de mes recherches sur les troubles de sensibilité dans la période secondaire ont été publiés en 1869, dans le tome I des *Annales de dermatologie et de syphiligraphie*. — Plus tard, un de mes élèves a fait de cette question le sujet de sa dissertation inaugurale. Je recommande ce dernier travail à l'attention de mes lecteurs (*Des troubles de la sensibilité générale dans la période secondaire de la syphilis, et notamment de l'analgésie syphilitique*, par le docteur Moustapha Faïd. Thèses de Paris, 1870).

pression de son visage vous dira suffisamment si je détermine ainsi quelque douleur. J'enfonce d'abord l'épingle profondément dans la peau de la main droite; la malade reste impassible. Je traverse de part en part la peau de l'autre main; encore aucun signe de souffrance. J'implante de même l'épingle dans les téguments des avant-bras, des bras, du cou, de la face, du crâne, des cuisses, des jambes, des pieds, de la poitrine, du sein, de l'abdomen, du dos, et partout je constate la même insensibilité à la douleur. Cette femme est donc profondément analgésique, et analgésique sur tous les points de l'enveloppe cutanée.

Or, notez bien ceci : en entrant dans cet hôpital il y a quelques semaines, cette malade sentait parfaitement la douleur déterminée par l'épingle, comme nous nous en sommes assurés à diverses reprises; elle n'est devenue analgésique que tout récemment, et je puis être facilement prophète en vous annonçant que, dans un temps plus ou moins rapproché, elle aura recouvré complètement sa sensibilité normale.

Donc, cette femme, comme j'espère vous le démontrer par ce qui va suivre, est actuellement analgésique *par le fait de la syphilis*; et, lorsque chez elle la syphilis, soit par l'effet du temps, soit sous l'influence du traitement spécifique, se sera modifiée, amendée, vous verrez ce symptôme *analgésie* s'atténuer et disparaître avec les autres manifestations de la diathèse.

Eh bien, gardez-vous, Messieurs, de considérer comme exceptionnel le phénomène dont vous venez d'être témoins. Déjà je vous ai présenté plusieurs de nos malades affectées de divers troubles de la sensibilité générale, analgésie, anesthésie, diminution du sens de la température, etc. Je vous en montrerai quelques autres encore dans le cours de cette conférence. C'est qu'en effet ces altérations de la sensibilité pendant la période secondaire sont *très communes* chez la femme. Constamment ici, dans nos salles, nous en avons plusieurs exemples. J'en ai observé plus de deux cents cas depuis cinq ans[1].

C'est l'analogie pathologique qui m'a conduit, ces dernières

---

1. Depuis l'époque où ces leçons ont été professées, les cas de cet ordre se sont tellement multipliés sous mes yeux que je ne les ai plus comptés. Je puis dire que l'analgésie est un symptôme banal de syphilis secondaire chez la femme.

années, à rechercher quel était l'état de la sensibilité générale chez les femmes syphilitiques. Voyant que bon nombre d'intoxications avaient pour résultat de troubler cette sensibilité à des degrés divers et sous des modes différents, je me suis demandé si le poison syphilitique ne déterminait pas de phénomènes semblables. J'ai établi une enquête scrupuleuse sur ce point, et j'ai été stupéfait de constater qu'en effet, sur un très grand nombre de nos malades, la sensibilité était altérée d'une façon très remarquable. Je dis *stupéfait*, parce que des phénomènes aussi accentués et aussi facilement saisissables que ceux dont je vais vous entretenir ne me semblaient guère de nature à avoir pu échapper jusqu'ici à l'attention des observateurs. Encouragé par les premiers résultats obtenus, j'ai continué cette étude, et je puis vous donner aujourd'hui comme certain que la syphilis secondaire détermine d'une façon *commune* chez la femme des troubles divers de la sensibilité générale.

Ces troubles sont variés quant à leur forme. Ils affectent la sensibilité de différentes façons, suivant différents modes.

Tantôt ils ne portent que sur la perception de la douleur, c'est-à-dire ne consistent qu'en ce qu'on appelle l'*analgésie*. Tantôt, mais d'une façon bien moins commune, ils intéressent à la fois et le sens des perceptions douloureuses et le sens du tact, de façon à rendre les malades simultanément analgésiques et anesthésiques. D'autres fois encore ils altèrent simultanément le sens de la température.

Première forme : *analgésie simple*.

L'analgésie simple, isolée, avec conservation de la sensibilité au contact et à la température, constitue la forme la plus habituelle sous laquelle s'observent ces troubles. Tel est, par exemple, le cas de la malade que je vous présentais il n'y a qu'un instant. Cette femme est, comme vous l'avez vu, profondément analgésique. Mais, ne sentant pas la piqûre et n'en souffrant en aucune façon, elle sent très bien le contact de l'épingle. Lorsque vous la piquez sur une région quelconque du corps, elle n'accuse là aucune douleur, mais elle sent parfaitement, suivant son expression, que « quelque chose de pointu la touche en tel ou tel point » qu'elle détermine d'ailleurs très exactement. Et si, procédant à une exploration plus minutieuse, vous effleurez même légèrement la peau, ici ou là, sur l'un des doigts par exemple, la malade accuse aussitôt la sensation et le siège de ce contact d'une façon très précise. Elle sent de même la température. En un mot, elle est analgésique, et, simplement analgésique.

Seconde forme, moins fréquente : *analgésie et anesthésie simultanées.*

Voici une autre femme qui a contracté la syphilis depuis quelques mois et qui aujourd'hui encore, comme vous le voyez, en présente de nombreux symptômes. Elle est *analgésique*, d'abord, car elle n'accuse aucune douleur en ce moment où je traverse avec une épingle les téguments de la face dorsale d'une de ses mains. Elle est de plus *anesthésique*, comme vous allez voir. Je lui touche légèrement l'un des doigts, puis un autre encore, et elle nous dit « n'avoir rien senti ». Ce ne serait qu'en exerçant une certaine pression sur le point où je la touche que je parviendrais à lui donner la sensation d'un contact.

Sur cette femme, donc, non seulement les perceptions douloureuses n'existent plus, mais en outre le sens du tact est aboli. L'analgésie, dans ce cas, se complique d'anesthésie.

Or, plaçons immédiatement ici une remarque curieuse. Nous venons de voir que l'analgésie syphilitique peut exister avec ou sans anesthésie. Eh bien, la réciproque n'a pas lieu. L'anesthésie syphilitique ne se produit jamais ou presque jamais que coïncidemment avec l'analgésie. Il semble qu'elle ne saurait exister seule. Jusqu'à ce jour, du moins, je n'ai pas rencontré une seule malade qui fût simplement anesthésique sans être insensible à la douleur[1].

---

1. Rien d'étonnant, certes, à ce que l'analgésie soit méconnue des malades et du médecin ; du médecin, parce que, pour la trouver, il faut de toute nécessité qu'il la recherche ; des malades, parce qu'elle ne les trouble, ne les incommode en rien. Mais ce qui est plus difficile à comprendre, c'est que l'anesthésie puisse échapper à l'attention des malades ; car, théoriquement, elle doit être l'origine de troubles sérieux qui ne sauraient passer inaperçus. Conçoit-on la situation d'un sujet qui ne sent rien de ce qui l'approche, qui ne peut diriger ses mouvements par la sensation du con-

Troisième forme : *analgésie associée à la perte du sens de la température.*

Étudions enfin, Messieurs, cette troisième malade, syphilitique depuis cinq à six mois environ. Elle n'est pas seulement analgésique ; elle a perdu de plus et perdu complètement le sens de la *température.* Jugez-en. Nous plaçons sur la face dorsale de son avant-bras deux timbales remplies l'une d'eau très chaude et l'autre d'eau très froide. Pour elle, ces deux timbales sont à la même température ; elle ne ressent ni le froid de celle-ci, ni la chaleur de celle-là. Il y a plus. Nous enflammons une allumette que nous promenons sous ses doigts. Voyez : elle supporte la flamme, et ne retire sa main qu'après quelques secondes. Ces derniers jours, elle s'est brûlée vivement en prenant un fer à repasser très chaud, dont elle n'avait pas apprécié la haute température. Une autre fois elle a voulu répéter elle-même l'expérience de l'allumette, et, sans en avoir conscience, elle s'est brûlée assez profondément pour déterminer sur l'un de ses doigts une véritable eschare du derme.

tact, qui ne peut apprécier si sa main tient ce qu'elle tient, touche ce qu'elle touche, etc.? Eh bien, en fait et contrairement à toute prévision, il n'est pas moins constant que les femmes anesthésiées par la syphilis ne se plaignent pas de la perte de leurs sensations tactiles, ou ne s'en plaignent que très exceptionnellement. La plupart semblent n'en avoir pas conscience ; quelques-unes même s'en montrent très étonnées quand on les renseigne à ce propos. A ce point de vue, nos syphilitiques se rapprochent tout à fait des hystériques, qui, comme on le sait, restent le plus souvent indifférentes aux troubles que peut subir leur sensibilité. M. le professeur Lasègue a signalé de longue date ce curieux phénomène dans l'hystérie : « Il semble, dit-il, que le fait d'être privé des notions que fournit le contact doit apporter un obstacle aux actes les plus nécessaires de la vie... Et cependant il est d'expérience que les hystériques, non encore éclairées par les investigations d'un médecin, *ne font pas mention de l'anesthésie.* J'ai examiné, à ce point de vue, un grand nombre de filles affectées d'hystérie, d'une intelligence plus que moyenne ; je les ai sollicitées avec de vives instances de ne rien omettre des incommodités qu'elles éprouvaient, et je n'en ai pas encore rencontré une qui fît spontanément figurer l'anesthésie parmi les accidents dont elle avait à se plaindre... Lors même que les malades ont été renseignées sur cet ordre de phénomènes, combien en rencontre-t-on qui souffrent réellement et qui se plaignent des désagréments que l'insensibilité leur occasionne ? »

Il y a donc, au point de vue clinique, une grande distinction à établir entre l'anesthésie cutanée de la syphilis ou de l'hystérie et celle des affections cérébro-spinales. Cette dernière est perçue par les malades, qui en ont conscience, qui en sont incommodés, qui s'en plaignent amèrement ; l'autre, pour une raison qui nous échappe trouble bien moins les fonctions et laisse les malades bien plus indifférents, au point de rester souvent ignorée, méconnue.

De ces divers troubles de sensibilité, le plus commun, vous ai-je dit, et le plus important, c'est l'analgésie, l'analgésie soit simple, soit associée quelquefois à l'anesthésie. Revenons donc avec quelques détails sur cette analgésie.

Comme *degré*, d'abord, l'analgésie secondaire comporte de nombreuses variétés. Tantôt elle ne consiste qu'en une diminution légère de la sensibilité à la douleur ; ainsi beaucoup de nos malades ont cette sensibilité simplement émoussée, mais non éteinte. Tantôt, au contraire, ce qu'on observe est une abolition complète, absolue, des perceptions douloureuses, comme sur les deux premières malades que je viens de vous présenter. Entre ces deux extrêmes tous les termes moyens peuvent se rencontrer.

Comme *siège*, mêmes variétés. Chez telle femme, l'analgésie est *générale* et s'étend, on peut le dire, de la tête aux pieds. C'est le cas de la malade sur laquelle vous m'avez vu implanter toute une série d'épingles en divers points du corps, à la face, au crâne, aux membres, au thorax, au sein, au cou, au dos, etc., et cela sans déterminer le moindre sentiment douloureux. — Chez telle autre, au contraire, l'analgésie n'est que *partielle*, limitée à certaines régions.

Lorsqu'elle est partielle (ce qui de beaucoup constitue le cas le plus fréquent), l'analgésie secondaire est presque toujours circonscrite soit aux *extrémités des membres* (et des membres *supérieurs* bien plus souvent que des inférieurs), soit à certaines régions pour lesquelles elle affecte une préférence marquée, telles que la face dorsale du métacarpe, le sein, les joues, etc.

Ainsi, les cas les plus usuels, les cas qui se présentent chaque jour ici à notre observation, sont ceux où l'analgésie occupe la face dorsale des mains, la face postérieure des avant-bras, et les seins.

En tant que distribution à la surface des téguments, l'analgésie secondaire (et cette remarque s'applique également aux autres troubles de la sensibilité) est presque toujours *symétrique* d'un côté du corps à l'autre côté. Elle diffère en cela (notez ce caractère) de l'analgésie hystérique, laquelle, comme vous le savez, est souvent limitée à la moitié gauche du corps.

C'est là toutefois une règle qui n'est pas sans exceptions. Ainsi, sur plusieurs de nos malades, nous avons constaté des analgésies très irrégulières comme localisations, bizarres même et inexplicables. Quelques exemples : Cette jeune femme est analgésique sur la face dorsale du métacarpe gauche et de l'un des doigts de cette main, l'annulaire seulement ; partout ailleurs elle conserve la sensibilité intacte ; — cette autre est analgésique sur les seins, sur les joues, sur la face dorsale des métacarpes et de tous les doigts *sauf l'annulaire et l'auriculaire gauches ;* — cette troisième enfin n'est analgésique que *du côté droit,* au niveau de la joue, du cou, du sein, du bras, de l'avant-bras et de la face dorsale du métacarpe.

Autre particularité curieuse. Lorsque l'analgésie siège sur les membres, elle les affecte surtout, souvent même exclusivement, sur leur *face dorsale,* du côté de l'extension. Ce caractère, du reste, n'est pas spécial à l'analgésie de cause syphilitique ; il se rencontre fréquemment avec certaines analgésies d'autre origine, par exemple avec l'analgésie du saturnisme.

Quelquefois encore l'analgésie est distribuée *par îlots* à la surface des téguments. Elle existe sur un point et n'existe pas sur le point voisin. Il n'est pas rare, ainsi, de la rencontrer isolément sur une portion de la cuisse ou du mollet, alors que les parties voisines conservent la sensibilité normale. Il n'est pas rare non plus de la constater sur la face dorsale du métacarpe, alors que le poignet et les doigts sentent très bien la piqûre [1].

Mais ce qui donne surtout à l'analgésie secondaire un cachet spécial, c'est (je reviens à dessein sur ce caractère majeur), c'est,

1. Comme exemple de cette curieuse distribution de l'analgésie *par îlots,* je citerai sommairement le cas d'une des malades actuelles de notre service. Devenue analgésique sous nos yeux, par le fait d'une syphilis secondaire à manifestations nerveuses multiples, cette femme n'a perdu la sensibilité à la douleur que sur certains départements de l'enveloppe cutanée. Ainsi, au niveau du tronc, l'analgésie est distribuée par plaques, à la périphérie desquelles le contact douloureux de l'épingle est nettement perçu. — Sur les membres supérieurs, elle occupe les faces externe et postérieure des bras, la face externe des avant-bras, la face dorsale du métacarpe et des doigts ; mais partout ailleurs la sensibilité est restée normale. — Aux membres inférieurs, la

dis-je, la prédilection qu'elle affecte pour certaines régions, pour
deux régions notamment, à savoir :

1° le *dos de la main* (face dorsale du métacarpe) ;

2° les *seins.*

N'est-ce pas chose étrange, d'abord, que de voir le *sein,* cet
organe si délicat, si sensible, devenir analgésique par le fait de
la syphilis, et cela au point de ne plus percevoir la piqûre d'une
épingle, même profondément implantée dans la région? Et n'est-
il pas plus extraordinaire encore de voir le sein analgésié, alors
que souvent la sensibilité des parties périphériques se conserve
intacte? Le fait cependant est réel, incontestable. Exemple : cette
femme(une de nos anciennes malades, sur laquelle autrefois nous
avions noté l'intégrité complète de la sensibilité) vient de rentrer
dans nos salles pour divers accidents syphilitiques de récidive,
papules vulvaires, arthralgies, céphalée, névrite optique, etc.
Elle est actuellement analgésique sur quelques points ; mais les
seins surtout sont frappés d'insensibilité à la douleur. Or, suivez
bien les détails de la petite expérience que je vais instituer devant
vous : je pique avec une épingle la peau de la région sous-clavi-
culaire ; la douleur est perçue ; — je pique la région thoracique
au-dessous du sein ; même sensation de douleur ; — je pique les
téguments en dehors et en dedans du sein, même résultat ; —
enfin, je pique le sein lui-même, fortement, très fortement ; j'implante même l'épingle dans les tissus : aucune sensation de douleur,
analgésie absolue en ce point, en ce point seulement, alors que
toutes les régions périphériques sont restées sensibles!

Mais bien plus commune encore et bien plus caractéristique est
la localisation de l'analgésie sur le *dos de la main.* Dans une centaine de cas, pour le moins, j'ai observé le fait suivant : la face
dorsale du métacarpe devient absolument analgésique, alors qu'au
voisinage, à la face palmaire de la main notamment, la sensibilité

localisation de l'analgésie est plus irrégulière encore : longue bande analgésique suivant la face externe de la cuisse ; plaques analgésiques sur les faces latérales du
genou, dont les parties antérieure et postérieure conservent la sensibilité intacte ; large
plaque analgésique occupant la face antéro-externe de la jambe ; îlots analgésiques
autour de l'articulation tibio-tarsienne. Sur tous les autres points et aux pieds notamment, état absolument normal de la sensibilité.

à la douleur reste conservée. C'est même un contraste saisissant que cette *analgésie dorsale* de la main coïncidant avec une sensibilité normale de la face palmaire. Nombre de fois déjà je vous en ai rendus témoins. N'importe; je n'hésite pas, pour mieux graver ce fait en vos souvenirs, à vous le représenter encore.

Voici une malade qui, contagionnée depuis cinq mois environ, a été assez rudement éprouvée par la syphilis. Je lui implante très profondément une épingle sur la face dorsale d'une de ses mains; elle ne manifeste aucune souffrance. Je retourne la main et j'effleure seulement avec l'épingle les téguments de la face palmaire; aussitôt cette femme se récrie, car elle a perçu vivement cette légère douleur.

J'appelle votre attention sur ce point, Messieurs. La localisation de l'analgésie syphilitique à la face dorsale du métacarpe ou de la main (car en quelques circonstances elle se prolonge sur la face postérieure des doigts) est certes un phénomène des plus intéressants. Et j'ajoute : c'est un phénomène des plus communs, que nous observons ici presque journellement.

Aussi, déduction pratique, est-ce sur la face dorsale du métacarpe que nous recherchons et qu'il faut rechercher l'analgésie syphilitique de prime abord ; car, d'une part, *elle existe toujours là alors qu'elle existe ailleurs*, et *elle existe très souvent là seulement*, alors qu'elle fait défaut en tout autre point.

Ce n'est pas tout. Lorsque les troubles de la sensibilité sont plus ou moins étendus comme surface, ou lorsqu'ils sont généralisés, ils atteignent le plus souvent leur intensité maxima en ce même point, la face dorsale du métacarpe. Légère par exemple ou moyenne sur toute la surface des téguments, il n'est pas rare que l'analgésie soit absolue et complète sur le dos des mains.

Puis encore, lorsqu'une analgésie plus ou moins étendue ou même générale vient à s'atténuer, à se dissiper, c'est à la face dorsale des métacarpes qu'elle *survit* en dernier lieu. Quelquefois même elle existe encore là, alors qu'elle a disparu partout ailleurs.

Il y a donc dans cette localisation dorso-métacarpienne de l'analgésie quelque chose de spécial, tenant au génie même de la maladie et offrant un intérêt clinique incontestable.

L'analgésie syphilitique est en général *superficielle* et exclusivement cutanée. Ainsi, les excitations n'intéressant que la peau ne sont pas perçues, mais elles sont senties dès qu'elles portent sur le tissu cellulaire ou les filets nerveux sous-cutanés. La plupart de nos malades analgésiques restent sensibles au pincement. Nous en avons observé quelques-unes toutefois dont on pouvait pincer, tordre, tortiller la peau sans provoquer de phénomènes douloureux [1].

Cette analgésie cutanée se propage parfois aux *muqueuses*. Dans un certain nombre de cas nous avons noté, coïncidemment avec elle, des troubles anesthésiques et surtout analgésiques de la muqueuse buccale, de la langue, de la pituitaire, de la conjonctive, et bien plus rarement de la muqueuse vulvaire. L'une des malades que je vous présentais tout à l'heure n'est pas seulement analgésique sur la peau; elle l'est aussi sur les muqueuses, comme vous allez le voir. Je promène en ce moment sur la sclérotique la tête d'une épingle sans déterminer de clignement; j'introduis cette épingle dans les fosses nasales et je titille la pituitaire sans provoquer d'éternument; je pique la langue sans éveiller la moindre douleur; je touche avec le doigt le voile du palais, la luette, le pharynx, sans exciter d'efforts de vomissement.

Il y a plus (mais avec ce nouvel ordre de faits nous allons entrer dans le domaine des exceptions ou du moins des cas infiniment plus rares), l'analgésie tégumentaire peut se compliquer de troubles plus profonds, intéressant la *sensibilité musculaire.* Ainsi :

1° J'ai constaté sur quelques-unes de nos malades analgésiques que les masses musculaires n'étaient plus sensibles à la pression.

---

1. Il est très fréquent, dans l'hystérie, que l'exaltation morbide de la sensibilité, c'est-à-dire l'hyperesthésie, coïncide avec des accidents anesthésiques ou analgésiques. Cette association de phénomènes opposés ne s'observe pas dans la syphilis; du moins elle y est très rare. Je n'ai vu que trois fois jusqu'à ce jour de véritables phénomènes d'hyperesthésie coexister avec l'analgésie d'origine spécifique. J'ajouterai que, dans les trois cas en question, les phénomènes d'hyperesthésie ont été circonscrits comme étendue, relativement éphémères comme durée, et au total très secondaires comme importance clinique.

Nous pouvions comprimer, serrer vivement, pincer, tordre les muscles sans déterminer de douleur, et quelquefois même sans éveiller la sensation d'un contact. Très sûrement donc il existait dans ces cas, coïncidemment avec l'analgésie cutanée, une véritable analgésie musculaire avec ou sans anesthésie.

2° Sur ces mêmes malades, j'ai observé plusieurs fois (et cela avec le concours ou plutôt sous la direction de M. le docteur Duchenne (de Boulogne), si compétent et si habile dans les recherches de ce genre), j'ai observé, dis-je, la perte de ce qu'à tort ou à raison on a appelé le *sens musculaire*. Ces malades, dès que nous leur bandions les yeux, n'avaient plus conscience ni de la situation qu'affectaient leurs membres, ni des déplacements, des changements d'attitude que nous leur imprimions. Sans le secours de la vue, elles n'étaient pas capables d'exécuter le plus simple mouvement, d'étendre le bras par exemple, de porter la main à la bouche, etc. ; bref, elles n'avaient plus notion de l'état de repos, ou d'activité de leurs muscles ; elles avaient perdu la conscience musculaire.

Tous ces faits vous étonnent, Messieurs, et sans nul doute un soupçon a déjà traversé vos esprits. « Est-ce bien là de la vérole, vous dites-vous ; *ne serait-ce pas là plutôt de l'hystérie ?* » Croyez-le, ce soupçon, je l'ai eu comme vous ; cette objection, je me la suis adressée. Bien des fois, en constatant de tels phénomènes, j'ai recherché s'ils ne pouvaient dépendre de causes étrangères à la vérole, s'ils ne faisaient que coïncider accidentellement avec elle sans lui être reliés par un rapport pathogénique. Bien des fois, notamment, je me suis demandé si la curieuse analgésie que je viens de vous décrire n'était pas le fait d'une névrose antérieure, de l'hystérie, du nervosisme, de l'anémie, d'un état morbide quelconque fortuitement associé à la diathèse. Eh bien, après mûr examen, ma conviction s'est établie, et je puis vous affirmer que ces divers troubles se manifestent chez les syphilitiques du fait propre, du fait seul de la syphilis. Je les ai observés très fréquemment sur des malades qui ne présentaient ni les attributs extérieurs, ni les signes physiques de l'anémie ; sur des malades qui n'offraient dans leurs antécédents aucun signe d'hystérie convulsive ou vaporeuse, aucun signe même d'hystéricisme ou de nervosisme [1]; sur des malades qui, scrupuleusement, minutieusement étudiées, semblaient indemnes de toute prédisposition héréditaire ou personnelle aux accidents nerveux. Dans de telles conditions, l'impossibilité même de rattacher ces phénomènes à une cause morbide quelconque autre que la syphilis n'était-elle pas déjà une présomption en faveur de leur caractère syphilitique? Mais d'autres et de meilleures raisons nous autorisent à rattacher à la syphilis les divers troubles de sensibilité dont je viens de vous entretenir. Ces raisons, les voici en quelques mots :

1. Il serait prématuré peut-être de vouloir dès aujourd'hui instituer le diagnostic différentiel de l'analgésie hystérique et de l'analgésie syphilitique si récemment connue. Déjà cependant nous possédons quelques éléments de ce diagnostic, qui peuvent être résumés comme il suit :

ANALGÉSIE SYPHILITIQUE.

I. Assez souvent *symétrique* d'un côté du corps à l'autre côté, et n'affectant pas de prédilection pour la moitié *gauche* du corps.

II. Prédilection très marquée pour certaines localisations spéciales, à savoir : 1° *face dorsale du métacarpe;* — 2° *région du sein.*

III. Distribution remarquablement *irrégulière*, en nombre de cas; — fréquence de la forme dite analgésie *par îlots*.

IV. Anesthésie ne s'associant à l'analgésie que dans un nombre de cas assez limité.

V. Coïncidence exceptionnelle de phénomènes hyperesthésiques avec l'analgésie de la syphilis.

VI. Extension assez rare de l'analgésie cutanée aux muqueuses; — anesthésie et analgésie musculaires tout à fait exceptionnelles.

VII. Symptômes concomitants : Accidents spécifiques secondaires. — Antécédents de syphilis.

ANALGÉSIE HYSTÉRIQUE.

I. Très souvent *asymétrique*, et affectant une prédilection bien marquée pour la *moitié gauche* du corps.

II. Pas de prédilection marquée pour la face dorsale du métacarpe et les seins.

III. Distribution moins irrégulière relativement; nappes analgésiques généralement plus étendues.

IV. Anesthésie très fréquemment associée à l'analgésie.

V. Coïncidence très habituelle d'accidents hyperesthésiques avec l'analgésie de l'hystérie.

VI. Extension assez fréquente des troubles de sensibilité cutanée soit aux muqueuses, soit aux muscles.

VII. Symptômes concomitants ou antérieurs : phénomènes multiples d'hystérie convulsive ou vaporeuse, d'hystéricisme, de nervosisme. — Sauf complication, pas d'accidents actuels ou d'antécédents de syphilis.

Une étude plus approfondie de l'analgésie syphilitique ne peut manquer d'ajouter à cette ébauche de diagnostic différentiel quelques éléments importants qui nous échappent encore aujourd'hui.

1° C'est d'abord la *fréquence même* de ces troubles, qui, je vous le rappelle encore, sont *des plus communs* chez la femme à la période secondaire. Seraient-ils aussi fréquents s'ils ne constituaient que des accidents de fortuite coïncidence? Le simple bon sens se refuse à le croire.

2° C'est, en second lieu, — raison plus probante encore, plus clinique — le développement de ces troubles dans des conditions toujours identiques. Nous les voyons se manifester à la période secondaire de la syphilis et dans les premiers mois de cette période, coïncidemment soit avec d'autres accidents syphilitiques d'allure différente (éruptions cutanées, papules muqueuses, adénopathies, etc.), soit avec d'autres phénomènes de même nature affectant le système nerveux. Il serait bien singulier que, faisant partie d'un tel ensemble, ces troubles de sensibilité n'y figurassent qu'au titre de manifestations étrangères, par le seul fait d'éventuelles coïncidences.

3° C'est, en troisième lieu, l'évolution même de ces désordres pathologiques. Apparus en même temps que d'autres manifestations de nature évidemment syphilitique, ils se conduisent, si je puis ainsi parler, comme ces dernières manifestations; ils durent ce qu'elles durent, ou peu s'en faut; ils s'atténuent et disparaissent avec elles; ils subissent la même influence que celles-ci du traitement et du temps. Ils sont, en un mot, ce qu'elles sont, et ils évoluent comme elles. Comment leur refuser l'essence syphilitique, indéniable aux accidents du groupe pathologique dont ils font partie?

Et, d'ailleurs, est-il donc surprenant que la syphilis éveille de tels désordres? N'est-ce pas une maladie qui, chez la femme surtout, influence au plus haut point le système nerveux et en trouble le fonctionnement de mille façons différentes? Ne voyons-nous pas, d'autre part, des phénomènes semblables se produire dans bon nombre d'intoxications, dans l'empoisonnement saturnin, arsenical, alcoolique, etc.? L'analogie pathologique témoigne hautement en faveur de l'opinion que nous soutenons ici et nous permet de croire que le poison syphilitique peut, à l'égal d'autres poisons, retentir sur la sensibilité.

Je ne conserve donc aucun doute, pour ma part, sur le caractère

spécifique de ces troubles de sensibilité. Je n'hésite pas à les rattacher, ainsi que d'autres symptômes du même genre dont nous
allons nous occuper bientôt, à l'influence de cette diathèse singulière et polymorphe dont nous poursuivons l'étude actuellement.

Un dernier mot sur la *durée* de ces phénomènes.

Cette durée est très variable. Il est rare que les accidents analgésiques ne persistent pas au moins plusieurs septénaires. Le plus
souvent ils se prolongent deux, trois, quatre, cinq et six mois. Souvent encore ils se dissipent par places ou même d'une façon à peu
près générale, pour ne subsister qu'en certains points (tels que les
extrémités des membres et surtout la face dorsale du métacarpe)
qu'ils occupent alors avec une opiniâtreté singulière. Parfois, enfin,
je les ai vus affecter une durée très longue, et j'ai dans mes notes
l'histoire de plusieurs femmes qui, après douze et quinze mois,
conservaient encore de l'analgésie sur quelques points circonscrits des téguments.

Nous en avons fini, Messieurs, avec le premier groupe d'accidents nerveux que je vous ai donnés comme se présentant à l'observation d'une façon commune, chez la femme du moins, pendant la période secondaire. Dans notre prochaine réunion nous
aborderons l'étude d'un autre groupe de manifestations nerveuses,
celles-ci plus rares, mais non moins curieuses, non moins intéressantes pour le clinicien.

VINGT-TROISIÈME LEÇON.

AFFECTIONS SECONDAIRES DU SYSTÈME NERVEUX

(Suite.)

SOMMAIRE. — SECOND GROUPE : I. *Paralysies secondaires.* — La syphilis secondaire peut déterminer de véritables accidents de paralysie. — Ces paralysies secondaires sont presque toujours partielles, circonscrites. — Trois types, presque exclusifs : 1° *Hémiplégie faciale*, type le plus commun et le plus précoce ; — 2° paralysie du *moteur oculaire commun;* — 3o paralysie du *moteur oculaire externe.* — Les paralysies secondaires ne présentent rien de spécial comme symptômes. — L'intérêt unique, mais considérable, qui s'y rattache consiste dans la spécificité de leur origine, d'où dérivent des indications thérapeutiques particulières. — Évolution. — Traitement.

Hémiplégie secondaire. — Manifestation rare, mais très authentique. — Symptômes. — Phénomènes de début. — Absence habituelle de sidération, d'*ictus* initial. — Phénomènes de paralysie confirmée. — L'hémiplégie n'est jamais complète, absolue. — Évolution ultérieure. — Influence du traitement spécifique.

Pathogénie. — Les paralysies secondaires se produisent-elles *sine materiâ* ou sont-elles symptomatiques de lésions ?

II. — *Troubles des sens.* — 1° Vue : éblouissements, troubles visuels passagers, paralysies de l'accommodation, etc. — 2° Ouïe : bourdonnements, otalgie, cophose.

III. — *Troubles de l'intelligence.* — Phénomènes très rares et presque spéciaux à la femme. — Trois formes ou degrés : atonie, torpeur, perversion des facultés intellectuelles. — Exemples cliniques.

IV. — L'influence de la syphilis secondaire se traduit parfois d'une façon plus générale, soit pour *stimuler* ou *réveiller des névroses préexistantes,* soit pour *créer de toutes pièces de véritables névroses spécifiques.*

1° Action stimulante sur des névroses antérieures : 1° sur l'*hystérie;* — 2o sur l'*épilepsie.* — L'incitation que la syphilis communique à ces névroses n'est jamais que provisoire. — Comment il convient de la combattre.

2° Névroses d'origine spécifique. — *Hystérie secondaire.* — Symptômes divers qui la, caractérisent. — Durée qu'elle affecte. L'hystérie secondaire est toujours transitoire et ne dégénère jamais en névrose permanente. — Comment la syphilis, pour des raisons diverses, est plus apte qu'aucune autre maladie à développer chez la femme des phénomènes d'hystérie.

Épilepsie secondaire. — Plus rare que l'hystérie de même origine, mais non moins authentique. — Ses accès convulsifs peuvent, comme symptômes, être identiques avec ceux de l'épilepsie la plus franche. — Deux exemples. — Est-ce là toutefois de l'épilepsie vraie? — Discussion. — Cette épilepsie secondaire est loin d'être toujours franchement et exclusivement épileptique; elle se complique parfois de phénomènes étrangers. — *Hystéro-épilepsie* syphilitique, assez commune chez la femme. — Durée. — L'épilepsie spécifique n'est jamais que passagère. — Influence exercée sur elle par la médication antisyphilitique. —Intérêt pratique considérable se rattachant à la connaissance de cet ordre de manifestations.

Certains accidents de la période secondaire relèvent évidemment d'un trouble du système nerveux ganglionnaire. — Tels sont les suivants :

I. — *Troubles de caloricité*. — Phénomènes des plus curieux, assez communs, peu remarqués cependant jusqu'à ce jour. — Caractéristique. — 1° *Refroidissements locaux, algidités périphériques*. — Ici, l'abaissement de température se localise exclusivement aux extrémités des membres. — Troubles fonctionnels pouvant résulter de ces algidités locales. — Renseignements fournis par l'exploration thermométrique. — 2° *Sensation générale de froid*. — Froid interne ayant tout le corps pour siège. — Degrés variables. — S'accentuant d'une façon intense, ce phénomène devient une incommodité réelle. — A un degré supérieur encore, il constitue un véritable état algide. — Exemples cliniques.

Ces troubles de caloricité reconnaissent nécessairement pour intermédiaire le système circulatoire. — Modifications parallèles subies par ce dernier système. — État du pouls, devenu remarquablement *petit*, filiforme, misérable. — Tracés sphygmographiques recueillis dans ces conditions.

Durée de ces phénomènes. — Pronostic. — Pathogénie.

II. — *Frissons* passagers de la période secondaire. — Vraisemblablement ils sont l'effet d'un trouble circulatoire se rattachant à quelque névrose du grand sympathique.

III. —*Bouffées de chaleur*. — Sortes de congestions passagères, se reliant de toute évidence à un trouble d'innervation vaso-motrice.

IV. —*Sueurs, poussées sudorales*. — Formes diverses. —1° Sueurs générales et intermittentes. — Diurnes, ou plus fréquemment nocturnes. — 2° Sueurs partielles et continues. — Siège habituel aux extrémités des membres. — Durée de cette *hyperhidrose* secondaire.

Ces sudations de la période secondaire ne sont-elles qu'un résultat, qu'un effet de l'anémie? — Plus sûrement, elles doivent être rapportées à une influence directe de la diathèse, s'exerçant sur le système nerveux ganglionnaire.

MESSIEURS,

Le second groupe de manifestations nerveuses, sur lequel je me propose d'attirer votre attention aujourd'hui, comprend une série d'accidents qui ne se présentent à l'observation que d'une façon assez rare, exceptionnelle même pour quelques-uns.

Ces accidents, pour être moins communs que ceux dont nous avons parlé dans notre dernière réunion, n'en sont pas moins intéressants. Nous devons même les étudier avec d'autant plus de soin qu'ils sont pour la plupart peu connus en général et rapportés le plus souvent à des causes étrangères à la vérole, à des causes autres que celle dont ils dérivent réellement.

Les troubles nerveux dont je vais vous entretenir, Messieurs, affectent soit les fonctions de la vie animale, soit celles de la vie organique. Ceux du premier ordre nous occuperont tout d'abord.

I

I. — En première ligne, par ordre d'importance, je signalerai à votre attention les *paralysies secondaires.*

Il est incontestable aujourd'hui que la syphilis secondaire peut déterminer de véritables accidents de paralysie. De très nombreuses observations témoignent que la diathèse, même à une époque assez jeune de son évolution, est susceptible d'affecter en ce sens le système locomoteur.

Or :

1° Règle presque absolue, les paralysies secondaires de la syphilis ont pour caractère de consister en des *paralysies partielles, circonscrites,* circonscrites à un nerf, dans la totalité ou dans une portion de ses rameaux.

2° A de très rares exceptions près, ces paralysies appartiennent presque exclusivement à l'un ou à l'autre des trois types suivants :

I. *Hémiplégie faciale;*

II. Paralysie de la *troisième paire;*

III. Paralysie de la *sixième paire.*

Infiniment plus rares sont quelques autres types qu'on a cru pouvoir rattacher à la syphilis secondaire, tels que : paralysie de la quatrième paire, paralysie d'un membre, etc.

Comme symptômes, les paralysies secondaires ne présentent rien de spécial. Elles sont, de par la syphilis, ce qu'elles sont en toute autre circonstance, car un nerf n'a pas deux façons de traduire la perte de ses fonctions motrices. Il me suffira donc,

Messieurs, de dénommer simplement ces paralysies, sans m'arrêter à vous retracer ici la caractéristique banale de chacune d'elles.

Ce qui constitue, en effet, l'intérêt unique de ces paralysies, c'est leur *nature*, c'est la *spécificité de leur origine*. Vous comprenez s'il importe en pratique de savoir que la vérole peut produire des accidents de ce genre. Car de cette notion dérive, avec un diagnostic précis de la cause, une *thérapeutique spéciale*, qui va droit à son but et qui presque infailliblement fait rapide et bonne justice de tels symptômes.

De ces paralysies, la plus commune (et de beaucoup) est l'hémiplégie faciale. En seconde ligne, toujours par ordre de fréquence, vient la paralysie du moteur oculaire commun, laquelle peut être générale ou partielle. Bien plus rare est celle de la sixième paire.

Ajoutons que, de ces paralysies, la plus *précoce* comme apparition est, sans le moindre doute, l'hémiplégie faciale. On l'observe de temps à autre dès le sixième, le cinquième, le quatrième mois de la contagion. On l'a même vue (mais exceptionnellement) se produire avec les premiers phénomènes secondaires, coexister avec la roséole[1]. Plus tardives notablement sont les paralysies oculaires.

Qu'adviendrait-il de ces paralysies secondaires, si elles venaient à être abandonnées à elles-mêmes? Je ne saurais vous le dire, Messieurs, car l'expectation pure et simple n'est pas du goût des malades pour des phénomènes de ce genre, qui s'imposent à l'attention et éveillent une inquiétude bien naturelle. Ce qu'il y a de certain, ce que je sais par expérience, c'est que, dans le cas où leur origine spécifique est méconnue, ces paralysies persistent, persistent du moins un temps fort long, et qu'il est en-

---

1. Voyez, entre autres exemples, les deux observations suivantes :
P. Marty : Paralysie du nerf facial au début de la syphilis (*Gaz. des hôpitaux*, 1863 p. 473).
Bahuaud (d'Angers) : Observation de paralysie faciale syphilitique arrivant au début des accidents secondaires (*Gaz. des Hôpitaux*, 1863; p. 582).

suite fort difficile d'en obtenir la résolution. Deviendraient-elles définitives, si le traitement spécifique ne finissait par intervenir? Je n'ai pas par devers moi d'observations suffisamment probantes pour l'affirmer.

Soumises à la médication antisyphilitique, les paralysies secondaires *guérissent*, guérissent complétement et toujours. Du moins jusqu'à présent je n'en ai pas rencontré une seule absolument rebelle. Il est bon toutefois d'être prévenu en pratique des deux particularités suivantes. C'est, d'abord, que l'action du traitement spécifique ne s'exerce parfois que d'une façon assez lente sur les accidents de cet ordre; c'est, en second lieu, qu'elle exige souvent, pour se produire, des doses médicamenteuses assez énergiques, assez élevées.

D'un certain nombre d'observations il m'a paru ressortir encore ceci, relativement à la thérapeutique de ce genre d'affections : le mercure seul est moins actif contre elles que le traitement mixte. Je conseille donc de les attaquer par l'emploi combiné de l'iodure et des mercuriaux.

Si la syphilis ne détermine guère, à la période où nous l'étudions actuellement, que des paralysies circonscrites, il n'est pas moins essentiel de savoir qu'en certains cas rares, presque exceptionnels, elle peut être l'origine de paralysies beaucoup plus importantes cliniquement, beaucoup plus étendues. Elle peut produire, retenez bien ceci, Messieurs, des paralysies d'une moitié du corps, d es *hémiplégies*.

J'ai déjà vu pour ma part une demi-douzaine de jeunes sujets syphilitiques être pris d'hémiplégie dans le cours de la période secondaire, à une époque même peu avancée de cette période, telle que le sixième mois par exemple. Or, les conditions dans lesquelles ces hémiplégies s'étaient produites ne pouvaient guère en laisser douteuse la nature spécifique. D'une part, les sujets affectés étaient tous jeunes, à la fleur de l'âge; ils ne présentaient aucune lésion du cœur ou des vaisseaux, aucune prédisposition héréditaire, personnelle, professionnelle ou autre, aux maladies du cerveau. D'autre part, ils avaient été frappés en plein état de

santé, sans la moindre cause incidente, à la suite d'accès violents de céphalée, et presque toujours coïncidemment avec des
poussées plus ou moins intenses de la diathèse. Enfin, dans tous
les cas, ces hémiplégies guérirent d'une façon complète et rapide
sous l'influence du traitement mixte, concurremment avec les
autres manifestations de la maladie, et ne furent suivies d'aucun
trouble cérébral. Je ne saurais donc, quant à moi, conserver la
moindre arrière-pensée sur la spécificité de leur origine, sur leur
nature syphilitique [1].

Il s'en faut, Messieurs, que l'hémiplégie secondaire soit admise
par nos classiques, et longtemps encore sans aucun doute elle
sera discutée. Son histoire, d'ailleurs, ne peut qu'être ébauchée
actuellement. Ce que j'en sais, pour ma part, se résume à ceci :

D'abord, elle se produit sans attaque, c'est-à-dire sans cette
espèce de sidération subite à laquelle on donne vulgairement le
nom d'apoplexie, de coup de sang. Les malades, au moment où ils
sont frappés, ne tombent pas, ne perdent pas connaissance, ne
passent pas soudainement de l'état de santé à l'état de collapsus,
de résolution générale. Tout se passe au contraire sans fracas,
sans *ictus*, lentement, sourdement, de la façon suivante. Dans les
jours qui précèdent la paralysie, les malades sont généralement
obsédés par un mal de tête violent, gravatif, continu, « absorbant », suivant leur propre expression. Ils sont comme engourdis, hébétés ; ils éprouvent des vertiges, des éblouissements. Quand ils marchent, on s'aperçoit, comme ils le disent
eux-mêmes du reste, qu'ils ne sont plus « solides sur leurs
jambes ». Puis la sensation de vertige devient plus intense ;

---

1. Tel est, comme exemple, un cas que j'ai observé, ces dernières années, avec le
professeur Lorain, de si regrettable mémoire.
Un jeune homme de vingt-cinq ans, syphilitique depuis six mois, fut affecté subitement d'hémiplégie, à la suite d'effroyables crises de céphalée et coïncidemment
avec une violente poussée de syphilide ecthymateuse. L'examen le plus minutieux ne nous permit, à M. Lorain et à moi, de rapporter les phénomènes paraly-
tiques à aucune cause autre que la syphilis. Le traitement spécifique fut conseillé par
nous et administré à fortes doses. En quelques jours, la céphalée, l'hémiplégie et les
syphilides furent amendées d'une façon surprenante, puis disparurent simultanément,
d'un pas égal, de façon à ne pas nous laisser le moindre doute sur la spécificité des
symptômes cérébraux.

— une des jambes commence à traîner dans la marche; des
faux pas, des heurts, des chutes se produisent; — le bras du
même côté s'alourdit, ne se meut qu'au prix d'un certain effort,
n'est plus soulevé qu'avec peine; — la bouche se dévie, insensiblement d'abord, puis d'une façon de plus en plus marquée. Tout
cela se fait sans secousse, tout cela s'accomplit graduellement en
l'espace d'un ou deux jours, en l'espace de quelques heures même
parfois, sans autres phénomènes qu'un état de malaise général
et de torpeur plus ou moins accentuée.

Ces troubles de motilité continuant à s'accroître, l'hémiplégie
se trouve bientôt confirmée. Elle n'est jamais complète, absolue.
Ainsi le membre inférieur, bien qu'incapable de soutenir le poids
du corps, reste susceptible de certains mouvements;—le supérieur,
très diminué comme force, peut encore se soulever; — impuissants à serrer, à saisir un objet, les doigts conservent quelque
motilité; — la paralysie faciale n'est également que partielle;
l'œil (comme dans les hémiplégies d'origine cérébrale) peut se
fermer; la parole n'est embarrassée que pour l'articulation des
consonnes labiales, etc. La bouche, en revanche, est toujours
fortement déviée, et la distorsion des traits, surtout dans le rire
ou les grands mouvements de la face, est des plus marquées.

Je n'ai pas trouvé que la sensibilité fût compromise parallèlement à la motilité. — Quant aux autres fonctions, elles restent
à peu près indemnes ou ne sont influencées sympathiquement que
d'une façon légère et sans intérêt.

En ce qui concerne l'évolution ultérieure, j'ai toujours vu l'hémiplégie secondaire, sous l'influence du traitement spécifique,
s'amender et se dissiper complétement en quelques semaines. Dès
le premier ou le second septénaire, l'action de ce traitement se
traduit par une amélioration notable et rapide dans les mouvements des membres, tandis que relativement la déviation de la
bouche n'est que peu modifiée. Au delà, l'influence thérapeutique
ne s'exerce plus que d'une façon relativement lente. La distorsion
labiale est généralement le dernier phénomène à disparaître.

1. C'est au traitement *mixte* que j'ai toujours eu recours dans les différents cas d'hémiplégie secondaire qui se sont présentés à mon observation.

Tout commentaire serait superflu sur l'importance clinique de cette hémiplégie secondaire. Il suffit de signaler un tel symptôme pour que chacun de vous, Messieurs, comprenne l'intérêt considérable qui s'y rattache.

Un dernier mot sur les divers troubles de motilité qui se produisent dans la période secondaire.

En quoi consistent ces troubles? Ont-ils ou n'ont-ils pas une raison anatomique?

Pour répondre à cette question, il nous faudrait, Messieurs, des autopsies. Or, fort heureusement, l'occasion de ces autopsies nous fait défaut, et cela pour une excellente raison : parce que ce ne sont pas là des désordres mortels, parce que ce sont là des désordres qui guérissent, que nous savons guérir. En l'absence de documents nécroscopiques le champ reste ouvert aux hypothèses. Pour quelques auteurs, ces paralysies seraient essentielles, idiopathiques, *sine materiâ;* pour la plupart, elles seraient au contraire symptomatiques d'altérations matérielles, de *lésions.* Ai-je besoin de vous dire que cette dernière opinion est de beaucoup la plus rationnelle, la plus acceptable? Il est à croire, certes, que les paralysies partielles de la période secondaire (hémiplégie faciale, paralysies oculaires, etc.) résultent soit d'une compression exercée sur les filets nerveux en quelque point de leur trajet, notamment dans les conduits ostéo-fibreux qu'ils traversent, soit d'une lésion même de leur tissu, soit d'une cause matérielle quelconque encore inconnue. S'il en était différemment, comment expliquer la circonscription parfaite et rigoureusement anatomique de ces paralysies? Quant à l'hémiplégie du corps, il ne serait personne pour admettre qu'elle puisse ne pas résulter d'une lésion. Mais où réside cette lésion, et quelle en est la nature? Siège-t-elle, comme origine première, dans les os, dans les méninges, dans les vaisseaux? Ou bien affecte-t-elle d'emblée, primitivement, la substance cérébrale? Nous n'avons pas encore le moindre renseignement anatomique sur ces divers points.

II. — Relativement aux troubles nerveux des sens spéciaux durant la période secondaire, je n'ai, Messieurs, que peu de chose à vous dire. Je ne ferai que vous signaler :

1° Pour la vue : des *éblouissements*, symptôme assez fréquent chez la femme; — des *troubles visuels* passagers (brouillard, nuage devant les yeux, mouches volantes, etc.); — des *paralysies de l'accommodation*, analogues à celles qu'on voit si souvent se produire dans les anémies, dans les maladies graves qui portent une atteinte profonde aux forces vives de l'organisme; — et quelques phénomènes vagues *d'amblyopie*, dont l'ophthalmoscope ne rend pas compte, en dépit de l'examen le plus minutieux.

2° Pour l'ouïe : des *bourdonnements*, des tintements d'oreilles, qui fatiguent parfois les malades pendant des mois entiers; — des *otalgies* plus ou moins vives; — certains états transitoires de *cophose*, de dureté de l'ouïe; — tous phénomènes encore obscurs quant à leur localisation, quant à leur origine anatomique, et que je place ici, sous toutes réserves, dans la catégorie des troubles nerveux.

III. — Il est très rare que la syphilis secondaire affecte les fonctions intellectuelles. Toutefois, sous l'influence de la perturbation profonde qu'elle apporte parfois dans l'économie tout entière, elle arrive en certains cas, à retentir jusque sur ces fonctions, et cela suivant différents modes que voici.

Le premier consiste en une véritable *atonie* des facultés intellectuelles. J'ai vu plusieurs fois certaines de nos malades, dans le cours de la période secondaire, perdre de leur vivacité, de leur activité normale d'intelligence. Elles-mêmes d'ailleurs s'en apercevaient et s'en plaignaient. Elles étaient devenues, disaient-elles, moins aptes que de coutume à un travail d'esprit; elles pensaient, comprenaient, calculaient surtout moins facilement; la lecture n'avait plus d'attrait pour elles; toute occupation de tête leur était pénible. Elles présentaient en un mot une sorte d'asthénie cérébrale analogue à l'asthénie physique qu'on observait sur elles.

À un degré supérieur, plus rare encore que le précédent, cette atonie de l'intelligence dégénère en une véritable *torpeur*. J'ai eu, dans mon service, en l'espace de six années, quatre femmes qui, concurremment avec des accidents spécifiques multiples du système nerveux, présentèrent pour un certain temps des phénomènes très bizarres de dépression cérébrale. Elles étaient comme à moitié stupides. Indifférentes à ce qui les entourait, ne parlant pas ou ne répondant que d'une façon très brève aux questions qu'on leur adressait, elles gardaient assidûment le lit, dormaient une partie du jour, et auraient dormi constamment, je crois, si on les eût abandonnées à elles-mêmes. On ne parvenait qu'à grand'peine à les faire lever, et, debout, elles étaient encore somnolentes, aussi engourdies moralement que physiquement. On eût dit des malades en incubation de quelque lésion grave du cerveau, par exemple d'une méningite tuberculeuse. Ces femmes restèrent plusieurs semaines dans ce singulier état de prostration mentale, qui nous alarmait d'autant plus que nous n'avions aucune cause pour l'expliquer. Puis, il se fit en elles un réveil progressif des facultés; le voile qui semblait obscurcir l'intelligence se leva peu à peu, et l'équilibre cérébral se rétablit complétement.

Enfin, en deux autres cas, sur des malades présentant des désordres de ce genre, j'ai vu s'ajouter à la scène précédente quelques phénomènes témoignant d'une véritable *perversion* des facultés. Les deux malades en question semblaient ne plus avoir qu'une conscience vague de ce qui se passait autour d'elles. Elles étaient dans un état presque continu de demi-sommeil, ne répondant pas ou répondant mal aux questions qu'on leur adressait, prononçant parfois, surtout la nuit, des mots sans suite, s'agitant sans motif, s'habillant et se déshabillant au même instant, prenant un objet pour un autre, incapables de se diriger quand elles se levaient, désordonnées d'allures et d'actions, privées de mémoire, indifférentes, négligées, incultes, etc. L'une urinait dans son verre; l'autre se couchait en travers de son lit; toutes deux paraissaient comme égarées et passaient pour *folles* aux yeux de leurs compagnes. Ces phénomènes étranges s'étaient produits sans fièvre, sans réaction, sans le moindre symptôme permettant de supposer une affection intercurrente, et ne pouvaient en somme, après l'examen le plus consciencieux, qu'être rapportés à une influence diathésique. Finalement, ils s'amendèrent au bout de quelques semaines et disparurent à la façon d'une syphilide, d'une manifestation spécifique quelconque qui s'évanouit après avoir fait son temps, après avoir duré ce qu'elle doit durer [1].

De tels accidents vous étonnent, Messieurs; ils ne m'ont pas moins étonné, croyez-le bien, les premières fois qu'ils se sont présentés à mon observation. Ne supposant pas *à priori* que la syphilis pût déterminer rien de semblable, je ne savais comment expliquer ces troubles intellectuels; je m'efforçais de les rattacher à quelque maladie incidente, à quelque complication qui m'échappait. Ce fut, soyez-en sûrs, l'impossibilité manifeste de les imputer à une cause étrangère qui me conduisit à en suspecter l'essence syphilitique. Plus tard seulement, les ayant observés un certain nombre de fois dans les mêmes conditions, j'en ai compris et reconnu forcément la spécificité.

Je vous le répète, du reste, ces accidents sont *très rares*, exceptionnels même. Ils ne se produisent guère, je crois, que chez la femme, qui imprime à la syphilis une physionomie spéciale en la transformant pour ainsi dire à son image. Mais ils sont très réels, très authentiques, je vous l'affirme à nouveau; et, bien que rares, j'ai cru devoir les signaler avec quelques détails à votre attention, pour vous épargner à leur propos, lorsque vous les rencontrerez, l'apprentissage que j'en ai dû faire pour mon propre compte.

IV. — En dernier lieu, Messieurs, l'influence de la syphilis secondaire sur le système nerveux peut se traduire d'une façon plus générale, très différente de tout ce que nous avons observé jusqu'ici. Nous allons la voir s'exercer actuellement suivant d'autres modes; nous allons la voir soit stimuler ou réveiller des névroses

---

1. Je viens d'observer récemment, à l'hôpital Saint-Louis, un troisième fait du même genre, absolument identique aux deux précédents.

préexistantes, soit développer, créer de toutes pièces des névroses qui ne s'étaient pas encore révélées, qui n'existaient qu'en germe dans l'organisme, qui peut-être même, sans la vérole, ne se seraient jamais produites. Rien de plus curieux à étudier que cette double action de la diathèse.

Premier point : la syphilis secondaire peut *stimuler certaines névroses préexistantes, réveiller certaines névroses éteintes ou calmées.* De cela nous avons ici des exemples fréquents, pour l'hystérie surtout, voire pour l'épilepsie.

Parlons de l'*hystérie* tout d'abord.

Il est assez commun que des femmes anciennement hystériques, dont les accès s'étaient amendés depuis un certain temps, voient tout à coup leurs crises et leurs anciens malaises nerveux reparaître dans le cours de la période secondaire. Sous l'influence de l'éréthisme qu'imprime aux fonctions nerveuses le poison de la vérole, ces femmes redeviennent subitement hystériques *à compte nouveau,* si je puis ainsi dire, ou le deviennent à un degré supérieur, si elles n'avaient cessé de l'être. Elles *reprennent leurs accès convulsifs, elles reprennent leur état vaporeux, leur susceptibilité nerveuse.* En un mot, l'hystérie, qui chez elles s'était calmée, subit de l'influence syphilitique une exacerbation nouvelle [1].

Et quoi d'étonnant, Messieurs, à ce que la syphilis donne le coup de fouet à une névrose aussi mobile, aussi impressionnable — passez-moi le mot — aussi sujette à oscillations, à recrudescences, que l'est l'hystérie? Ne voyons-nous pas chaque jour cette névrose subir des exacerbations semblables sous l'incitation des causes les plus variées, de perturbations physiques comme de commotions morales? Et la vérole n'est-elle pas bien faite, à tous égards, pour stimuler une affection si facilement accessible aux excitations de tout genre?

Pour avoir l'occasion de s'exercer moins souvent, l'influence de

---

1. C'est même là un fait si commun que j'ai cru inutile de citer des observations particulières.

la syphilis sur l'*épilepsie* n'est pas plus contestable. Elle est même parfois surprenante, comme sur une malade que nous avons dans nos salles actuellement et dont voici l'histoire.

Cette femme, âgée de vingt-sept ans aujourd'hui, grande, robuste, bien musclée, est épileptique depuis son enfance. Jusqu'à l'âge de la puberté elle a eu des attaques très fréquentes. Plus tard, les crises se sont distancées, à ce point que depuis dix ans jusqu'à janvier dernier il ne s'en est plus produit que six, dont la malade fournit les dates précises de la façon suivante : une à dix-sept ans et une autre à vingt, survenues toutes deux sans causes appréciables ; — trois à vingt-quatre ans, coup sur coup, « déterminées par un violent chagrin » ; — une dernière il y a quinze mois, ayant succédé à une émotion très vive.

Or, il y a quatre à cinq mois, c'est-à-dire vers octobre ou novembre dernier, cette femme prend la syphilis. Elle ne se traite pas, et des accidents secondaires (syphilides cutanées et muqueuses, céphalée, angine, etc.) commencent à se manifester en décembre. — En janvier, *crise épileptique*, survenue à la suite de violents maux de tête. Pas de traitement. — De janvier à février, les accidents spécifiques ne font que s'accroître ; la peau se couvre de boutons, la céphalée augmente ; *quatre nouvelles crises épileptiques.* — Vers la fin de février, cette malade entre ici, et nous constatons sur elle une syphilide papulo-squameuse extrêmement confluente, des syphilides muqueuses, des croûtes du cuir chevelu avec alopécie, et divers autres symptômes dont je vous fais grâce ; de plus, douleurs multiples et céphalée violente. La médication spécifique est aussitôt instituée. Mais ces divers accidents ne se modifient que d'une façon assez lente, et de février aux premiers jours d'avril *six crises épileptiques* se produisent encore, se produisent à l'hôpital, sous nos yeux, en dehors de toute provocation, de toute excitation physique ou morale. Nul doute ne peut être conservé d'ailleurs sur la nature de ces crises, qui sont celles de l'épilepsie la plus franche, la plus classique.

Puis l'action thérapeutique se manifeste : la céphalée se calme, les syphilides s'effacent, et parallèlement les crises épileptiques se suspendent.

Résumé : une femme épileptique ne présente que *six crises en dix ans*. Elle contracte la vérole; tout aussitôt *onze crises se produisent en moins de quatre mois*. Elle se traite; les symptômes spécifiques s'amendent; simultanément l'incitation épileptique s'atténue et s'éteint.

Quoi de plus probant? Serait-il isolé, un tel fait aurait par lui seul une signification réelle, incontestable. Mais il trouve sa confirmation pleine et entière dans d'autres faits analogues ou identiques que je pourrais vous citer, et qui tous déposent dans le même sens.

Donc, il n'est pas douteux que la syphilis réagisse parfois sur l'hystérie ou l'épilepsie, de façon soit à stimuler, soit à réveiller les manifestations de ces deux névroses.

D'après ce que j'ai vu jusqu'à ce jour, la stimulation que la syphilis communique parfois aux névroses n'est jamais que *provisoire*. Elle s'apaise, elle s'éteint au bout d'un certain temps; elle ne persiste guère au delà de quelques mois. Et de mon expérience il résulte aussi, comme pratique, que le meilleur moyen de combattre ces réveils ou ces exacerbations de névroses communes, non spécifiques, consiste non pas dans un retour à la thérapeutique propre de ces maladies, mais dans l'administration pure et simple des agents *spécifiques*. En face d'une hystérie ou d'une épilepsie surexcitée par la vérole, c'est faire fausse route, je crois et j'en ai eu la preuve, que de s'adresser aux médications anti-hystériques ou anti-épileptiques; plus rationnel et plus sûr est de s'attaquer à la vérole, cause indirecte mais efficiente de tels retours d'accidents.

Second point : la syphilis peut *provoquer* et *créer de toutes pièces des névroses qui n'existaient pas avant elle*; qui ne s'étaient jamais révélées par aucun indice, et qui sans elle, probablement, ne se seraient jamais produites.

Cela, d'abord, est incontestable pour l'hystérie. Assez souvent, en effet, on voit se manifester sur certaines femmes, à la période secondaire, des phénomènes hystériques ou hystériformes qui n'ont été précédés, avant l'infection, d'aucun accident semblable.

Interrogeant alors avec le plus de soin possible les malades sur lesquelles on observe de tels symptômes, on ne reçoit d'elles ou de leur entourage que des témoignages absolument négatifs sur l'existence antérieure d'un état hystérique, voire parfois d'une simple disposition au nervosisme. Il reste donc matériellement certain que l'hystérie est de fraîche date pour ces femmes, qu'elle ne s'est développée sur elles que d'une façon toute récente, qu'elle est apparue avec la période secondaire, bref qu'elle figure au nombre des accidents *nouveaux* introduits sur la scène par la syphilis.

Comme pathogénie, il est vraiment impossible, dans de telles conditions, de ne pas rattacher ces symptômes hystériques à une influence de la diathèse. Coïncidant, au moins dans la plupart des cas, avec des troubles nerveux d'ordre analogue et avec d'autres manifestations d'origine incontestablement spécifique, nés en même temps que ces divers phénomènes et affectant une évolution parallèle, subissant même du traitement une action identique, ces symptômes hystériques font partie d'un ensemble, d'un *tout* dont on ne saurait raisonnablement les distraire. Ils sont donc très certainement d'essence syphilitique; ils composent donc une sorte d'*hystérie secondaire*, dont la réalité clinique, amplement démontrée par des observations nombreuses, ne saurait plus être contestée de nos jours.

Quels sont les troubles qui caractérisent cette hystérie secondaire?

Assez variés de forme, ils consistent en ceci : soit en une sorte d'éréthisme nerveux, vague et mal défini (modifications du caractère, énervement, impressionnabilité singulière, malaise moral et physique, mobilité d'humeur, irascibilité, caprices, pleurs sans motifs, colères sans causes, etc.); — soit en des sensations douloureuses fixes ou erratiques, difficilement localisables en général (constriction thoracique, poids à l'épigastre, dyspnée sans raison, pandiculations, vapeurs, pâmoisons, hyperesthésie rachidienne, globe hystérique remontant de l'estomac à la gorge et produisant en ce point une sensation d'étouffement, de strangulation, etc.); — soit encore en des spasmes musculaires, en des convulsions partielles de certains muscles, en des tremblements passagers; — soit en des défaillances, des lipothymies, que n'explique ni l'anémie, ni l'état physique des organes circulatoires; — soit en des phénomènes convulsifs, toniques ou cloniques, en de véritables crises d'*hystérie convulsive*, avec mouvements tumultueux, jactitation et torsion des membres, projection cynique du bassin, angoisse pharyngée, et tout le cortège habituel des accidents hystériques les mieux caractérisés; — soit enfin en un mélange, sous des combinaisons variées, de ces divers accidents; accidents tantôt assez nets, assez précis de forme pour qu'on leur donne sans hésitation la qualification d'*hystériques*, tantôt au contraire assez vagues, assez indécis pour que plus prudemment on se contente de les appeler *hystériformes*.

Ces divers troubles affectent une durée variable, mais ne sont jamais que passagers. Tantôt ils ne persistent que pendant quelques semaines. Tantôt ils se prolongent plusieurs mois. Finalement, ils arrivent toujours à s'amender et à disparaître. Pour ma part, je ne les ai jamais vus se continuer indéfiniment et dégénérer en une névrose permanente. L'hystérie syphilitique n'est donc, pour moi, que *transitoire*. Maintes et maintes fois déjà, j'ai eu l'occasion de revoir, à plusieurs années de distance, des femmes sur lesquelles j'avais constaté de semblables troubles dans le cours de la période secondaire; aucune d'elles n'avait conservé trace de la disposition hystérique que lui avait passagèrement conférée la diathèse.

Si peu qu'on y réfléchisse, cette hystérie développée sous l'influence de la syphilis n'a rien qui soit fait pour surprendre. Quelles sont en effet les causes qui président le plus habituellement à l'éclosion de cette névrose? Des surexcitations morales, des émotions, des chagrins, des excès, l'anémie, la chlorose, des maladies très diverses, ayant toutes pour effet commun d'appauvrir l'organisme et de retentir sur le système nerveux. Or la syphilis n'a-t-elle pas pour conséquence très fréquente, chez la femme spécialement, d'anémier l'économie et d'apporter un trouble profond, un désarroi véritable dans les fonctions dévolues à l'axe cérébro-rachidien? A ce double titre, donc, elle peut être — je dirai plus, elle *doit* être — une cause des plus actives pour provoquer des phénomènes hystériques chez les femmes qui y sont plus ou moins prédisposées; sans compter encore qu'elle y contribue vraisemblablement par d'autres raisons, telles que l'influence exercée sur le moral, la terreur d'une maladie à renom honteux et sinistre, le changement d'habitudes, la réclusion dans un hôpital, la continence, etc.

Conséquemment, l'hystérie d'origine syphilitique est, en théorie, très rationnellement admissible. En fait, elle existe d'une façon indéniable et doit être rangée au nombre des manifestations de la période secondaire.

Ce qui est vrai pour l'hystérie ne l'est pas moins pour d'autres névroses. Il est incontestable, par exemple, que la syphilis secondaire détermine parfois des crises *épileptiformes*, qui, à les considérer seulement au point de vue des symptômes, sont absolument identiques avec les accès convulsifs de l'épilepsie. Ces crises, une fois produites, se répètent à intervalles variables pendant un certain temps, en affectant toujours les mêmes caractères. Si bien que, n'était l'âge des malades, *on pourrait croire à l'invasion de l'épilepsie la plus franche.* Le plus souvent même l'erreur est commise en pareil cas, comme en témoigne après coup le récit des malades ou des observateurs, soit que les antécédents syphilitiques aient été méconnus, soit qu'une relation possible de tels symptômes avec la syphilis n'ait pas été agréée tout d'abord.

Cette épilepsie secondaire est rare, je dois le dire, et je n'en ai encore observé pour ma part qu'une demi-douzaine de cas[1]; mais elle est très formelle, très authentique. Je vous en citerai deux exemples, pour mieux fixer en vos souvenirs ce point important.

Une jeune femme, de constitution moyenne, de santé antérieure assez bonne, entre à Lourcine pour des accidents, d'abord légers, de syphilis secondaire. Quelques semaines plus tard, la maladie

---

1. J'en compte *douze* cas dans mes notes, actuellement.

prend chez elle une forme assez sérieuse et se caractérise par une véritable nuée de manifestations de tout genre : syphilides cutanées, syphilides muqueuses, adénopathies, myosalgies, ténosites, périostoses, douleurs multiples, et surtout phénomènes nerveux; tels que céphalée, névralgies, anesthésie, analgésie, algidités périphériques, etc. Puis tout à coup, sans cause incidente, sans provocation nouvelle, il s'ajoute à ces derniers phénomènes une série de crises convulsives des plus étranges. Ces crises, dont nous avons été témoins à maintes reprises, consistent en ceci : subitement le visage prend une expression extraordinaire, indescriptible, de stupeur, d'immobilité extatique; — tête se tourne du côté gauche; — le membre supérieur gauche s'élève brusquement vers la face, l'avant-bras tenu en flexion forcée, le poignet et les doigts fortement infléchis; — le membre inférieur du même côté se convulse dans une extension forcée; — tout le corps enfin est pris d'un mouvement de rotation sur l'axe vertical et pivote de droite à gauche. Ces divers phénomènes durent quelques secondes, moins de temps assurément que je n'en ai mis à vous les décrire. Puis, de violents spasmes cloniques agitent par saccades précipitées le membre supérieur gauche (toujours le gauche, remarquez bien cela, la moitié droite du corps continuant à rester étrangère à tous ces désordres). Finalement la malade, quelques minutes encore, demeure comme hébétée, abasourdie, inconsciente, et c'est tout; la crise est terminée.

Pendant quelques jours ces attaques se répètent sous la même forme; mais bientôt la scène change. Ce qui se manifeste alors consiste en des accès d'épilepsie convulsive généralisée, d'épilepsie classique rappelant trait pour trait la crise du *haut mal*. Nombre de ces accès se succèdent dans le premier mois. Déjà, dans le second, nous n'en observons plus que cinq. Deux seulement se produisent dans les deux mois suivants.

Puis la détente se fait, sous l'influence d'un traitement spécifique énergiquement conduit. Les divers symptômes syphilitiques, cutanés ou autres, s'amendent ou disparaissent. Parallèlement, les crises convulsives se suspendent pour ne plus se reproduire.

Certes, aucun doute ne pouvait s'élever sur la nature franchement épileptique des phénomènes que je viens de vous décrire.

FOURNIER.   40

Mais ces phénomènes, quelle en était l'origine ? La malade n'ava
jamais éprouvé antérieurement de crises semblables ou analogues ; elle disait même d'une façon très catégorique n'avoir jamais
été sujette au moindre malaise nerveux. Du côté des ascendants,
nul symptôme épileptique. D'autre part, aucune cause incidente,
aucune affection morbide actuelle, aucune prédisposition, professionnelle ou autre, ne pouvait être invoquée comme source de tels
désordres. Bref, la syphilis *seule* restait en cause, après examen
minutieux de la malade, pour expliquer ces accidents épileptiques ;
et elle les expliquait d'autant mieux, je pense, qu'ils s'étaient produits avec elle en pleine période secondaire, que leur invasion
avait coïncidé avec une violente poussée spécifique, que leur disparition enfin suivit avec un synchronisme parfait la sédation de
cette poussée.

Autre exemple. — Une jeune femme, forte et bien constituée,
est amenée à Lourcine par des accidents spécifiques dont l'origine
paraît remonter à trois mois et qui, jusqu'à ce jour, n'ont été
soumis à aucun traitement. Nous la trouvons affectée, lors de son
entrée dans nos salles, de divers symptômes manifestement syphilitiques, tels que : pléiades inguinales, reste d'induration
chancreuse sur une grande lèvre ; — syphilides papulo-érosives
de la vulve ; — syphilides amygdaliennes ; — roséole intense et
ardente, couvrant le corps et les membres ; — analgésie généralisée de la peau et des muqueuses, etc.

Quelques jours après son admission, cette femme est prise,
dans la nuit, d'une crise convulsive violente, qui réveille les malades de la salle. On la trouve sans connaissance, « râlant, écu-
mant, se débattant sur place dans des convulsions qui rappellent
le haut mal ». A la suite de cette crise, elle tombe dans un sommeil profond. L'interne de service arrive près d'elle un quart
d'heure plus tard et assiste à une seconde crise qui, d'après son
dire, « était un type classique d'accès comitial ». Consécutivement, évacuation involontaire d'urine et sommeil « quasi coma-
teux » qui dure jusqu'au matin.

A la visite du lendemain, je trouve la malade somnolente, dans
un état de demi-hébétude, incapable de répondre aux questions
que je lui adresse. La légère excitation qui paraît résulter de mon

examen suscite une crise nouvelle, dont j'observe soigneusement les moindres détails et qui reproduit méthodiquement toute la scène d'une crise d'épilepsie commune : perte subite de connaissance; — convulsions toniques initiales, de courte durée ; — puis convulsions cloniques, sur place, d'une durée de quelques minutes; — distorsion effrayante du visage; grincements de dents; écume sanguinolente sortant des lèvres; morsure de la langue, etc. ;— et, finalement, stertor apoplectiforme. Rien ne manque au tableau, pas même l'émission involontaire de l'urine.

Le lendemain, la malade a repris pleinement connaissance. Nous l'interrogeons alors avec insistance sur ses antécédents, et elle nous répond de la façon la plus péremptoire qu'elle n'a jamais éprouvé de crises semblables, non plus même que la moindre défaillance nerveuse. Elle n'est pas moins affirmative sur les divers membres de sa famille, dont aucun, dit-elle, n'est sujet à des accidents nerveux. D'autre part, une analyse aussi minutieuse que possible des troubles morbides antérieurs ou actuels ne révèle aucune cause étrangère à laquelle puissent être imputés les symptômes qui viennent de se produire.

En conséquence, le traitement spécifique (proto-iodure mercuriel) est continué, à l'exclusion de tout autre remède. Sous l'influence de cette médication, la roséole, les syphilides vulvaires et les autres accidents spécifiques s'amendent et se dissipent rapidement. Les crises convulsives ne se reproduisent plus, et la malade sort en bon état trois mois plus tard. — Depuis lors, nous avons eu l'occasion de la revoir plusieurs fois dans l'espace d'une année, à propos de diverses récidives légères de manifestations syphilitiques, et nous avons obtenu d'elle l'assurance formelle qu'elle n'avait plus été sujette au moindre accident d'ordre épileptique.

Troisième cas. celui-ci observé sur l'homme. — L'héritier d'une grande famille, jeune homme de vingt-cinq ans, grand, robuste et d'une excellente santé antérieure, contracte la syphilis en 1867. Dans le cours de la période secondaire, du troisième au sixième mois, il est pris trois fois de crises épileptiques, formellement et incontestablement épileptiques (sidération subite [1], chute, perte de

1. Je dois noter cependant que je n'ai pas encore observé dans l'épilepsie syphili-

connaissance, convulsions toniques d'abord, puis cloniques, cyanose et aspect « terrifiant » du visage, écume à la bouche, morsure de la langue, etc., etc.). Inutile de dire si de tels accidents consternent le malade et jettent l'effroi dans sa famille, qui fait appel à divers médecins et accumule consultations sur consultations. Inutile également de dire si les causes de cette épilepsie sont recherchées par tout le monde avec un soin religieux, méticuleux. Or, vainement on interroge soit les prédispositions héréditaires, soit la santé antérieure du jeune homme, ses habitudes, son hygiène, ses moindres tendances morbides ; on ne trouve rien. Toutes les hypothèses imaginables sont tour à tour discutées et écartées. On va même jusqu'à soupçonner une affection vermineuse, et l'on administre le kousso qui n'expulse rien. De guerre lasse, force est de revenir à la syphilis, et, d'un commun accord, c'est à la syphilis seule qu'on finit par imputer les crises épileptiques. Et telle était bien, en effet, Messieurs, l'origine des accidents. L'événement le démontra. Car, une fois le traitement spécifique mis en œuvre et consciencieusement observé, non-seulement les manifestations extérieures de la diathèse se dissipèrent comme d'usage, mais l'épilepsie disparut, disparut complétement et sans retour. Treize ans aujourd'hui se sont écoulés depuis lors, et le malade n'a plus jamais rien éprouvé qui de près ou de loin rappelât ces crises épileptiques.

Ces trois faits et d'autres encore que je passe sous silence (parce qu'ils sont mot pour mot la répétition des précédents) établissent donc d'une façon incontestable que la syphilis secondaire peut déterminer parfois de véritables crises d'épilepsie [1].

---

tique le *cri initial* de l'accès convulsif, phénomène si habituel (non constant toutefois) des crises de l'épilepsie vraie.

1. Pour tout médecin qui, observant sur un grand théâtre de syphilis, rencontre plus ou moins fréqemment l'occasion d'étudier des cas de ce genre, la relation qui rattache à la syphilis ces accidents d'épilepsie ne saurait rester un instant douteuse. La conviction de ce médecin sera rapidement faite et confirmée par l'expérience. Mais je ne me dissimule pas que cette conviction pourra ne pas être partagée, au premier abord du moins, par ceux de nos confrères qui sont en rapports moins fréquents avec un public de vénériens. Je m'attends bien à ce que la nature *spécifique* de cette épilepsie secondaire éveille quelque défiance, si même elle n'est pas absolument et résolument contestée. Et cependant la spécificité de tels accidents ressort bien manifestement, ce me semble, de tout un ensemble de considérations des plus probantes Ces considérations, je les ai longuement étudiées dans un travail récent (*De l'épilepsie*

Mais, dira-on, est-ce bien là de l'épilepsie, de l'épilepsie *vraie ?* — Distinguons. En tant que phènomènes, en tant que manifestations apparentes, les crises convulsives qui peuvent résulter de la vérole sont ou peuvent être absolument identiques avec celles de la névrose épilepsie. Voilà ce que j'ai vu, voilà ce que j'affirme. Mais, en tant qu'essence de maladie, en tant que nature intime de manifestations, je suis bien loin de vouloir établir une assimilation entre les crises épileptiques de la syphilis et l'épilepsie vraie. Je me garderai certes de considérer comme épileptique le malade qui, de par la syphilis, prend des attaques analogues à celles de l'épilepsie, pas plus d'ailleurs qu'on ne taxe d'épileptiques les malades qui présentent des crises de ce genre par le fait de la puerpéralité, du saturnisme ou de l'urémie. Je dirai même plus. Si j'avais à risquer ici une hypothèse sur la nature des phénomènes en question, je les rangerais dans la catégorie de ces troubles qu'on désigne communément sous le nom d'épilepsie symptomatique ou de *fausse épilepsie.* Deux raisons, principalement, me sembleraient légitimer cette manière de voir ; et ces raisons, les voici :

C'est, d'abord, que l'épilepsie secondaire est loin d'être toujours franchement et exclusivement épileptique. Plusieurs fois, chez la femme notamment, je l'ai vue associée à différents troubles de nature incontestablement hystérique, tels que jactitation violente et tumultueuse des membres, oppression épigastrique, strangulation, crises de sanglots, mobilité d'attitudes, excrétion abondante

---

syphilitique secondaire, in *Annales de dermatologie et de syphiligraphie,* 2e série, t. I) auquel je me bornerai à renvoyer le lecteur. Qu'il me soit permis du moins, sans les reproduire ici, de les formuler d'une façon toute sommaire. Ce sont les suivantes :

1° Impossibilité, tout d'abord, de rattacher ces accidents d'épilepsie incidente et passagère à une cause autre que la syphilis ;

2° Identité des [conditions générales dans lesquelles se manifestent ces accidents d'épilepsie secondaire ;

3° Coïncidence chronologique de ces accidents d'épilepsie avec d'autres accidents de nature incontestablement spécifique ;

4° Évolution parallèle des accidents d'épilepsie secondaire et des autres manifestations syphilitiques contemporaines.

5° Enfin, influence curative du traitement spécifique.

De cet ensemble de considérations il ressort bien manifestement, à mon sens, que les accidents d'épilepsie qui s'observent parfois dans le cours, voire au début de la période secondaire, constituent des symptômes *d'ordre syphilitique,* des symptômes développés sous l'influence de la diathèse et se reliant à la diathèse comme un effet se relie à sa cause.

d'urine comme terminaison de l'accès, étc, etc. Si bien qu'en diverses circonstances les crises de nos malades ressemblaient mi-partie à celles de l'épilepsie vraie et mi-partie à celles de l'hystérie pure; on ne pouvait alors les qualifier autrement que du nom d'*hystéro-épilepsie*. Or, comme chacun le sait, l'épilepsie vraie a pour habitude d'être franche d'allure; elle n'accepte que rarement les mélanges. C'est surtout, c'est presque uniquement l'épilepsie symptomatique, la fausse épilepsie, qui se complique de phénomènes étrangers et se présente sous l'aspect bâtard de névroses indécises et complexes.

En second lieu, l'épilepsie secondaire n'est jamais que *transitoire*. Elle ne dure pas ce que durerait une épilepsie vraie. J'ignore, je l'avoue, ce qu'elle deviendrait si elle était méconnue et abandonnée à son évolution propre, sans traitement. Persisterait-elle alors? Aboutirait-elle à créer dans l'organisme une disposition permanente? Je n'ai pas de faits par devers moi qui me permettent de juger la question. Néanmoins, une induction très rationnelle et très légitime, je crois, conduit à penser qu'il en serait de cette épilepsie comme de la plupart des phénomènes secondaires, lesquels finissent presque toujours par disparaître *sponte suâ* après un temps plus ou moins long, en dehors même de toute intervention thérapeutique. Ce que je sais en revanche et ce que j'ai le droit d'affirmer, c'est que toujours, soumise au traitement antisyphilitique, l'épilepsie secondaire s'apaise rapidement, à brève échéance, et que toujours elle s'évanouit pour ne plus reparaître. Il n'est même pas rare que la médication spécifique coupe court aux premiers accès et n'en laisse pas se produire d'ultérieurs. En serait-il ainsi, s'il s'agissait d'une épilepsie vraie? Personne ne voudrait le croire [1].

Trêve du reste à ces questions théoriques. Le fait essentiel, le seul fait important à conserver en vos souvenirs, Messieurs, est celui-ci :

De par la syphilis, il peut se produire des crises convulsives plus ou moins analogues, quelquefois même complétement identiques

---

1. J'ai établi ailleurs le parallèle de cette épilepsie secondaire et de l'épilepsie qui se manifeste, dans la période tertiaire, comme symptôme de syphilis cérébrale. (Voy. Mémoire cité, *Annales de dermatologie et de syphiligraphie*, 11e série, t. I, 1880.)

à celles de l'épilepsie [1]; — et, de par le traitement antisyphilitique, ces crises s'amendent, cette épilepsie guérit.

Jugez donc s'il se rattache à ce fait un intérêt pratique d'une
importance considérable. Jugez s'il est utile cliniquement de
démasquer la vérole sous les allures d'une affection aussi grave,
aussi terrifiante, aussi peu curable que l'est la véritable épilepsie.

II

Il n'est pas, Messieurs, que le système cérébro-spinal sur lequel réagisse la syphilis pour y déterminer divers désordres. Le
système nerveux sympathique ou ganglionnaire peut être aussi
affecté par elle; il l'est même assez fréquemment, chez la femme
du moins, dans le cours de la période secondaire.

Ce sont les troubles apportés par la syphilis dans ce dernier
système qu'il nous reste à étudier actuellement.

I. — Parmi les manifestations de ce genre, je vous signalerai en
première ligne un ordre de phénomènes des plus curieux, se
reliant à l'influence encore obscure de la syphilis sur les fonctions
les plus intimes de l'organisme; je veux parler des *troubles de
caloricité.*

Ces troubles secondaires de la caloricité consistent en ceci :

1° Des *refroidissements partiels*, des *algidités locales*, circonscrites surtout aux extrémités des membres;

2° Des *sensations plus générales de refroidissement*, de froid
intérieur, paraissant intéresser tout l'organisme.

Le simple énoncé de ces phénomènes vous dit assez, Messieurs,
que nous allons aborder un champ d'études inexploré. Et cepen-

---

1. L'épilepsie secondaire semble ne reconnaître comme modes d'expression que des
phénomènes d'ordre convulsif. Les symptômes du *petit mal* (vertiges, absences,
spasmes subits, accès de tremblement, impulsions soudaines et irrésistibles), sont-ils
donc exclus de cette épilepsie secondaire? Je ne saurais le prétendre. Peut-être les
observera-t-on quelque jour, alors que les faits relatifs à ce genre d'accidents se seront multipliés et seront mieux connus dans leurs détails cliniques. Toujours est-il
que je ne les ai pas encore rencontrés jusqu'à présent.

dant, chose bizarre, ces troubles de caloricité ne sont pas de découverte récente. On les trouve signalés çà et là dans quelques observations déjà anciennes. Seulement, on ne s'y est jamais arrêté — je ne sais pourquoi —; on n'a jamais tenté de les rattacher à une influence syphilitique.

Comme symptomatologie, ces accidents sont des plus simples, ainsi que vous allez en juger.

1° Le premier n'est rien autre qu'un *abaissement de la température normale des extrémités.*

Cet abaissement de température a ses degrés. Il peut être léger, moyen, excessif. Dans le premier cas, les extrémités sont fraîches, simplement; — dans le second, elles sont froides; — dans le troisième, elles sont véritablement glacées.

Je vous ai déjà montré plus d'une dizaine de nos malades affectées de ces singulières algidités périphériques. Permettez que je vous en présente encore deux autres aujourd'hui.

La première est une jeune femme qui a contracté la syphilis il y a cinq ou six mois. Elle s'est négligemment traitée, comme la plupart des malades que nous recevons ici, et depuis trois semaines elle subit une poussée assez intense d'accidents divers : syphilides cutanées, syphilides muqueuses, adénopathies, céphalée, troubles nerveux multiples. Depuis le même temps environ elle a été prise, à son grand étonnement, d'un *froid continu* des extrémités; ses mains et ses pieds sont « toujours glacés », dit-elle, et « elle ne peut parvenir à les réchauffer ». Veuillez d'ailleurs vous rendre compte par vous-mêmes du phénomène. En touchant les mains ou les pieds de cette femme, vous serez surpris de la sensation de froid que vous éprouverez. Cet état algide des extrémités est, je vous le répète, continu chez cette malade. Il persiste même au lit.

Voyez maintenant cette seconde malade. Elle est syphilitique depuis un an, et nous l'avons déjà traitée ici même, il y a quelques mois, pour de légers accidents secondaires. A peine guérie, elle nous a quittés, bien entendu, et ces jours derniers elle a été ramenée vers nous par de nouvelles manifestations (syphilide papuleuse, syphilides vulvaires et buccales, céphalée, fièvre à accès intermittents, insomnie, alopécie, etc.). Or, coïncidemment avec ces derniers symptômes, il s'est produit un *refroidissement* notable des extrémités, lequel peu à peu a dégénéré en une algidité véritable. Les mains de cette femme sont absolument froides, froides comme un marbre, comme la peau d'un cholérique ou d'un cadavre. Les pieds également sont refroidis au même degré. L'avant-bras et la jambe donnent aussi à la main une sensation de fraîcheur insolite. La chaleur normale ne reparaît guère que vers la racine des membres.

Ces algidités périphériques ne sont pas très rares ici. Nous en observons en moyenne une vingtaine de cas par année, si ce n'est plus.

Elles sont généralement circonscrites aux *mains* et aux *pieds*. Parfois elles se continuent, en s'atténuant, sur le segment inférieur de l'avant-bras et de la jambe. Quand elles sont très intenses, elles peuvent se prolonger un peu plus haut vers la racine des membres, s'affaiblissant toujours de plus en plus comme intensité de phénomènes à mesure qu'elles s'éloignent des extrémités.

Légères ou moyennes, elles ne constituent qu'une singularité sans la moindre importance. Mais s'exagérant, atteignant un haut degré, elles créent une incommodité réelle, pénible même, et s'accompagnent alors de certains troubles. Les mains deviennent *gourdes* et comme percluses par le froid; elles perdent leur agilité habituelle et ne sont plus capables d'un travail délicat. C'est ce dont se plaignent nos malades, en nous disant « qu'elles ne peuvent plus ni coudre, ni enfiler leurs aiguilles, que leurs mains sont comme mortes, qu'elles sentent à peine ce qu'elles ont entre les doigts, etc... » .

D'ailleurs l'exploration thermométrique *in situ* démontre la réalité de cet abaissement de la température périphérique et confirme en cela l'impression perçue par le simple toucher [1]. Elle

---

1. On sait que la détermination des températures périphériques est une recherche des plus délicates, qui exige l'emploi d'instruments spéciaux d'un maniement difficile et peu pratique. Pour obvier à cet inconvénient, j'ai dû me satisfaire d'un procédé moins exact, mais suffisant en l'espèce. J'ai fait construire dans ce but un thermomètre à mercure, dont la boule est remplacée par une large cuvette aplatie en forme

atteste même que la chute de température peut être *considérable*
en certains cas.

2° A ces refroidissements locaux s'ajoute parfois un autre phénomène dont il me reste à vous entretenir. Celui-ci consiste en une
sensation générale de froid.

Ce second phénomène n'est pas moins simple que le premier.
Il se réduit à un sentiment de froid interne et général, ayant
tout le corps pour siège, et n'offrant en somme rien de plus spécial qu'un refroidissement vulgaire, que le refroidissement, par
exemple, qu'on éprouve à la suite d'un changement de temps,
d'un abaissement subit de température.

Souvent léger et éphémère, le phénomène est peu remarqué ou
passe même inaperçu. Mais s'accentuant davantage, il devient une
incommodité réelle dont se plaint la malade. « C'est singulier,
vous dit-elle alors, depuis quelque temps j'ai toujours froid ; j'ai
beau me couvrir, me chauffer, me tenir au coin du feu, je me
sens toujours glacée. » Bien des fois j'ai constaté ici ce fait
curieux sur des femmes de mon service qui, même en été, se
couvraient comme en hiver, s'enveloppaient frileusement de
châles et de couvertures, gardaient constamment le lit « pour
avoir moins froid », se refusaient à descendre dans les cours
« par peur de l'air », réclamaient incessamment des boules d'eau
chaude, et témoignaient en un mot, autant par leur habitus que

de pièce de monnaie, épaisse de 2 à 3 millimètres, et mesurant en diamètre
2 centimètres et demi environ. Ce thermomètre se prête à être appliqué sur une surface plate, telle que le métacarpe, le métatarse, la face dorsale des doigts, etc. —
Pour obtenir une indication de cet instrument, je l'applique sur le pied ou la main ; je
le recouvre d'ouate, afin de le préserver de la température extérieure ; puis, après
l'avoir bien fixé par quelques tours de bande, je le laisse en place pendant 20 à 30
minutes. Je note la température à ce moment. — Comme terme de comparaison, j'ai
toujours soin d'appliquer le même thermomètre successivement sur deux malades placées dans les mêmes conditions de température ambiante, l'une affectée d'algidités
périphériques et l'autre exempte de tout phénomène de ce genre. La différence des résultats obtenus dans ces deux expériences correspond à l'abaissement de température
déterminé par la maladie.

Ce procédé, certes, est bien sujet à critiques, car il ne fournit la température vraie
des extrémités ni à l'état morbide ni à l'état sain. Mais il permet une comparaison,
un rapport ; il donne des indications *relatives*, cliniquement suffisantes, et c'est là en
somme tout ce que nous avons intérêt à constater.

par leur dire, d'une sensation vraiment étrange de refroidissement continu.

En quelques cas bien plus rares, exceptionnels même, cette
sensation de froid interne (qui coïncide toujours, inutile de
l'ajouter à nouveau, avec des refroidissements périphériques
facilement appréciables) s'exagère encore et devient un véritable
état algide, qui se complique de frissons, de tremblements, de
claquements de dents, etc. — J'avais dans mon service, l'été
dernier, une malade affectée de ce symptôme bizarre à un degré
vraiment extraordinaire. Par une température tropicale dont tout
le monde souffrait, elle se disait *gelée* et grelottait du matin au
soir. Ses extrémités étaient froides, cholériques. Pendant une quinzaine de jours elle resta dans cet état sans parvenir à se réchauffer.

Qu'ils se présentent sous l'une ou l'autre des formes que je
viens de vous décrire, qu'ils soient objectifs ou subjectifs, ces
troubles de caloricité ne peuvent évidemment se produire que
par l'intermédiaire de la circulation. Il faut donc, quand ils
existent, que la circulation soit affectée, modifiée; et c'est là en
effet ce que démontre l'observation. Le pouls des malades sur
lesquels on surprend de tels symptômes perd de son amplitude,
de sa force normale, et cela proportionnellement à l'intensité des
phénomènes algides. Il devient alors *petit*, comme si l'artère avait
subi un retrait. Lorsque l'algidité est extrême, il en arrive à être
à peine sensible, filiforme, misérable. Du reste, bien mieux que
le toucher digital, le sphygmographe mesure et inscrit ces modifications graduelles du pouls. Vous allez en juger.

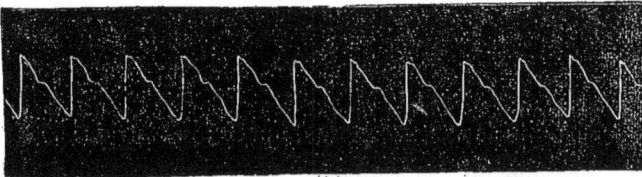

FIG. 13.

Voici d'abord un cas d'algidité moyenne. Le pouls normal, qui affectait le type figuré ici (fig. 13), se modifia dès l'invasion du refroidissement morbide de la façon suivante :

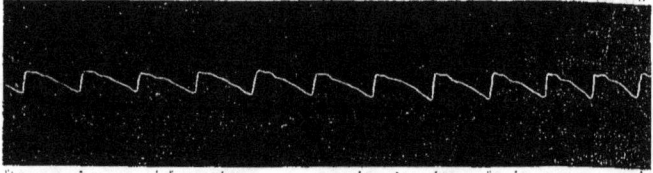

FIG. 14.

Autres exemples. Ici, l'algidité plus intense déprime le pouls d'une façon plus sensible. Le levier du sphygmographe ne s'élève plus que d'une hauteur minime, de sorte que la ligne générale des maxima reste très abaissée :

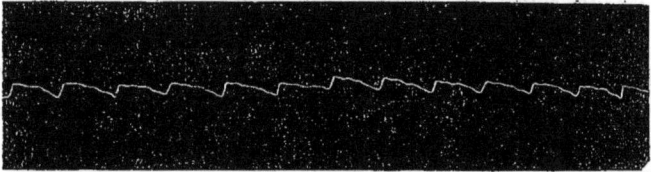

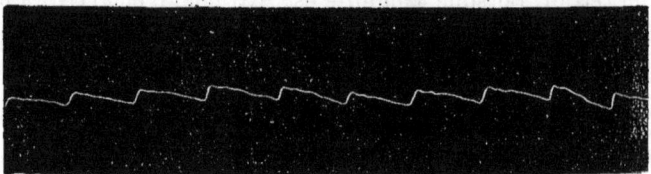

FIG. 15 et 16.

Enfin, en certains cas bien plus rares et même exceptionnels, lorsque l'algidité devient excessive, le pouls, misérable au toucher, filiforme, presque insensible même, ne donne plus au sphygmographe que des tracés où la ligne d'ascension se réduit encore davantage, au point d'être presque nulle, comme dans les trois spécimens suivants :

Fig. 17, 18 et 19.

Inutile d'ailleurs d'ajouter que ces modifications du pouls n'ont rien de spécial. On sait, en effet, qu'elles se produisent dans tous les états algides, quelle qu'en soit l'origine [1].

Les phénomènes d'algidité syphilitique sont généralement assez rebelles. Il est rare qu'ils se dissipent en moins de quatre à six semaines; le plus habituellement ils se prolongent avec des rémissions ou des intermissions irrégulières, pendant deux mois, trois mois, et même davantage. La médication spécifique n'exerce même sur eux qu'une action assez lente et ne les modifie qu'au prix de doses élevées, bien supérieures à celles qui suffisent à influencer les manifestations extérieures et communes de la diathèse.

Ces accidents ne sont pas graves. Ils n'ont en certains cas qu'une

1. Voyez : Marey *Physiologie médicale de la circulation du sang*. (Paris, 1863); et Lorain, *Études de médecine clinique. Le pouls* (Paris, 1870.)

gravité *apparente*, qui pourrait donner le change et faire penser
à des phénomènes pernicieux. Toutefois ils comportent indirectement, au point de vue de la diathèse, un pronostic actuel assez
défavorable. Il est d'observation, en effet, qu'ils ne se produisent
guère que dans certaines formes de syphilis secondaire à déterminations multiples et rebelles, affectant d'emblée les fonctions
splanchniques, et éprouvant les malades bien plus rudement,
bien plus sérieusement que ne le fait une vérole vulgaire à symptômes extérieurs.

Comme origine, enfin, comme pathogénie, il est bien certain
que ces accidents dérivent du système nerveux ; il est vraisemblable même, pour préciser davantage, qu'ils doivent tenir à
un trouble morbide du *grand sympathique*. Cette dernière opinion n'est qu'une hypothèse, assurément ; mais c'est une hypothèse en harmonie avec les données de la physiologie contemporaine, avec les expériences nombreuses qui représentent le
grand sympathique comme présidant aux fonctions de circulation
locale et réglant par l'intermédiaire de ses filets vaso-moteurs la
température propre de chaque partie du corps.

II. — C'est encore à des troubles de même ordre et de même
provenance qu'il convient sans doute, Messieurs, de rapporter
certains autres phénomènes assez communs de la période secondaire, tels que les suivants.

Nombre de malades, nombre de femmes surtout, à cette époque
de la diathèse, se plaignent d'éprouver de temps à autre des *frissons* passagers. Ces frissons ont pour caractère de se produire
inopinément, sans cause, soit dans la journée, soit plus spécialement dans *la nuit ;* — ils durent peu, quelques instants, quelques
minutes, une minute même, mais se répètent à intervalles plus
ou moins rapprochés ; — ils sont peu intenses et consistent
moins, à vrai dire, en des frissons réels qu'en des frissonnements,
des horripilations éphémères ; — ils se relient souvent à une sensation de froid plus ou moins durable, mais d'autres fois ils existent indépendamment de tout phénomène de cette nature.

Que peuvent être de tels symptômes? N'est-il pas rationnel de les considérer comme l'effet d'un trouble circulatoire et de les rattacher par suite à quelque névrose du grand sympathique?

III. — Absolument opposé comme apparences, mais identique comme nature, comme origine, est un autre phénomène qu'il n'est pas rare d'observer à la même période de la diathèse. Celui-ci consiste en des *bouffées de chaleur*, qui se portent tout à coup à la tête et se répandent « comme des vapeurs » en différentes parties du corps. Ces sortes de « congestions », comme les appellent les malades, se produisent d'une façon tout aussi inopinée que les frissons dont je vous parlais tout à l'heure, soit dans l'exercice, soit au repos, soit même au lit. Toujours très passagères, elles ne durent pas au delà de quelques instants, mais elles fatiguent et inquiètent souvent les malades par leurs répétitions fréquentes.

Il est à croire qu'elles relèvent, ainsi que les accidents qui précèdent, d'un trouble de l'innervation vaso-motrice. Elles rappellent, en effet, comme nature de phénomènes, les congestions locales qu'on développe artificiellement en coupant les filets du grand sympathique. Relisez à ce sujet, Messieurs, les curieuses expériences de Pourfour du Petit, de Claude Bernard, de Brown-Séquard, etc., et dites-moi s'il n'existe pas entre les résultats de ces expériences et les diverses manifestations morbides que nous étudions actuellement la plus frappante et la plus curieuse analogie.

IV. — Enfin, un dernier phénomène de même ordre complète la série de ces manifestations singulières et peu connues.

Les femmes syphilitiques sont très sujettes à des *sueurs*, à des *poussées sudorales*, se produisant en diverses conditions et sous diverses formes que voici.

Tantôt ces sueurs sont *générales* et *intermittentes*. Elles surviennent alors soit dans l'état de veille, soit surtout pendant le sommeil. Dans le premier cas, elles se manifestent dès que les malades prennent un peu d'exercice, dès qu'ils marchent, dès qu'ils montent un escalier, qu'ils font un léger mouvement; parfois même elles apparaissent au repos, au lit, sans la moindre provocation, et cela quel que soit d'ailleurs l'état de la température ambiante, en hiver comme en été, à l'air libre comme dans un appartement clos. — Plus souvent encore elles ont pour caractère de ne se produire que *pendant la nuit*. Nombre de nos malades nous racontent ainsi, à notre visite du matin, qu'elles ont été réveillées la nuit par des « poussées de sueurs extraordinaires » assez abondantes parfois pour mouiller le linge et les draps.

Ces sueurs sont passagères. Elles peuvent ne durer que quelques instants. Elles sont sujettes, en revanche, à de fréquents retours, et se répètent parfois à maintes et maintes reprises dans le cours de la journée ou de la nuit.

Tantôt, au contraire, ce sont des *sudations continues et partielles* que l'on observe, localisées presque exclusivement aux extrémités des membres. Voyez comme exemple cette jeune malade. Je n'ai pas besoin de vous dire si elle est syphilitique; le seul aspect de son visage vous a déjà édifiés sur ce point. Indépendamment de l'éruption que vous apercevez, cette femme est affectée d'une foule de manifestations spécifiques et surtout de troubles nerveux: céphalée, névralgies et douleurs névralgiformes multiples, insomnie, analgésie, tremblement, accès fébriles, etc. Or, coïncidemment avec ces divers phénomènes, elle a été prise, depuis une quinzaine de jours environ, d'un état sudoral continu des extrémités, notamment des extrémités supérieures. Touchez-lui les mains, et vous serez étonnés de les trouver absolument humides, mouillées, baignées de sueur et d'une sueur qui perle incessamment par fines gouttelettes, comme une rosée. Ce curieux incident est tout nouveau pour cette malade, ainsi qu'elle l'affirme très formellemen ; aussi s'en plaint-elle avec amertume, car « jamais elle n'a été sujette, dit-elle, à semblable désagrément ».

Eh bien, c'est là, Messieurs, un phénomène qu'il n'est pas rare de rencontrer en relation chronologique avec des poussées de syphilis secondaire. Impossible donc de ne pas le rattacher à une influence diathésique, quelque singulière que puisse paraître cette filiation au premier abord.

Cette forme de sueurs continues affecte surtout, je vous le répète, les extrémités des membres, notamment la face palmaire des mains. Je ne l'ai jamais observée sur le visage, non plus que sur le tronc.

Elle comporte divers degrés. Tantôt elle ne consiste qu'en une simple moiteur. Tantôt, à un degré extrême, comme chez la malade que je viens de vous présenter, c'est une véritable *rosée de sueur* qui baigne incessamment les pieds et les mains.

Cette *hyperhidrose secondaire*, comme je l'ai appelée (de ὑπέρ, en excès, et ἳδρως, sueur), persiste toujours un temps assez long. Je ne l'ai jamais vue durer moins de plusieurs semaines. Souvent elle se prolonge deux, trois mois, voire davantage en quelques cas.

On a voulu considérer les états sudoraux de la syphilis secondaire comme un résultat de la chloro-anémie que détermine souvent la diathèse à cette période. (Chacun sait en effet combien les sudations sont fréquentes chez les sujets anémiques et plus encore chez les cachectiques.) Je ne saurais accepter cette opinion, pour ma part. Il est possible, certes, que l'anémie syphilitique, quand elle existe, prédispose à ces sueurs et en favorise la production ; mais, à coup sûr, elle ne les explique pas dans tous les cas. La preuve, c'est qu'on les observe souvent sur des sujets qui ne sont en rien anémiques, chlorotiques ou cachectiques. Pour moi, les sueurs syphilitiques se produisent sous une influence *directe* de la diathèse, au même titre que toute autre manifestation spécifique.

Et comment s'exerce cette influence ? Nul doute qu'elle ne dérive encore du système nerveux ganglionnaire, lequel, comme l'enseigne la physiologie contemporaine, tient sous sa dépendance les fonctions sécrétoires, la sécrétion de la sueur en particulier.

Tel est, Messieurs, le groupe des manifestations diathésiques qu'on peut rationnellement imputer à un trouble survenu dans le système ganglionnaire. Ce groupe complète la série des accidents *nerveux* de la syphilis, dans la période secondaire.

Nous n'en avons pas fini toutefois avec cet ordre d'accidents. Plus d'une fois encore, en effet, nous aurons à reconnaître l'intervention du système nerveux dans les troubles morbides de diverses fonctions et dans la pathogénie de symptômes multiples qu'il me reste à vous faire connaître. La fièvre syphilitique, par exemple, n'est vraisemblablement que la réunion d'un certain nombre de phénomènes identiques à ceux que nous venons d'étudier. C'est elle qui fera l'objet de notre prochaine réunion.

VINGT-QUATRIÈME LEÇON.

FIÈVRE SYPHILITIQUE.

SOMMAIRE. — Préjugés accrédités au sujet de la fièvre syphilitique. —Une double erreur à combattre.

I. La syphilis est une occasion fréquente d'accidents fébriles. — Statistique de Lourcine : un cas de fièvre syphilitique sur trois malades environ. — Objections. — Prétendues coïncidences. — Est-il possible de rattacher à des complications accidentelles et étrangères les accidents fébriles qui se produisent chez les sujets syphilitiques? — Une double raison explique les résultats de la statistique précédente : 1° la fièvre syphilitique est incomparablement plus fréquente *chez la femme* que chez l'homme ; — 2° elle appartient presque exclusivement à la *période secondaire* de la diathèse.

II. La fièvre syphilitique est loin d'être toujours symptomatique, comme on le croit généralement. Bien plus souvent au contraire elle se produit sans intermédiaires et dérive directement d'une influence diathésique.

Deux modes différents d'accidents fébriles d'origine syphilitique :

1° FIÈVRE SYMPTOMATIQUE. — Peu fréquente. — Quels accidents la déterminent de préférence. — Fièvre de poussées diathésiques, fièvre d'éruption, etc. — Cette forme n'a rien de spécial comme caractères ni comme évolution. — Type continu. — Durée habituellement courte. — Spécimen d'une fièvre d'éruption.

2° FIÈVRE ESSENTIELLE. —Bien plus commune. — Très fréquente, surtout chez la femme. — Très fréquente dans les syphilis non traitées; bien plus rare dans les syphilis où le traitement est intervenu de bonne heure.

Caractéristique. — Variétés nombreuses. — Trois types essentiels à distinguer :

I. *Type intermittent.* — Le plus commun. — Dans sa forme parfaite, l'accès intermittent syphilitique reproduit assez bien l'accès palustre. — Le plus habituellement il en diffère en ce qu'il est : 1° moins complet; — 2° moins régulier, moins méthodique comme évolution ; — 3° bien plus varié comme symptômes, comme physionomie générale. — En général il se réduit à un stade, celui de *chaleur,* où le froid et les sueurs ne figurent que comme éléments subordonnés. — Trois autres caractères différencient encore l'accès syphilitique de l'accès palustre : 1° Accès quotidien ou atypique; — 2° accès vespérin ou nocturne ; — 3° rate non tuméfiée. —La forme intermittente de la fièvre syphilitique est celle qui se dissipe le plus facilement, soit abandonnée à elle-même, soit soumise au traitement antisyphilitique. — Récidives fréquentes. —Traitement. — Impuissance du sulfate de quinine; action spécifique du mercure. — Diagnostic différentiel de l'accès syphilitique et de l'accès palustre.

II. *Type continu.* — Moins fréquent. — Deux variétés : type continu simple, type

continu exacerbant ou paroxystique. — Symptômes. — Ce que la fièvre continue
syphilitique offre de plus remarquable est relatif à sa *durée*. — Durée tantôt courte,
tantôt moyenne, tantôt longue, quelquefois excessive (4 à 7 ou même 8 septénaires).
— Singularités de ce fait, qui range la syphilis au nombre des affections le plus activement pyrétiques. — Quatre exemples.
III. *Type vague, irrégulier.* — Assez commun. — Variétés nombreuses. — Exemples
cliniques.

 Symptômes. — La fièvre syphilitique n'a pas de symptômes propres. — Elle est
constituée par les phénomènes communs de tout état fébrile. — Accélération du
pouls. — Élévation de la température. —Malaise général. — Troubles sympathiques.
— Quel degré atteignent en l'espèce ces divers phénomènes? — La fièvre syphilitique est habituellement modérée. — En certains cas, cependant, élévation plus
ou moins considérable de la température et du pouls. — Malaise général parfois
léger, contrastant avec l'intensité de la réaction. — Troubles sympathiques très variables d'intensité. — Assez souvent, troubles gastriques médiocres ou nuls; *langue
non saburrale, appétit conservé.* — Coïncidence possible d'un appétit excessif, d'une
véritable *boulimie.* — Explication de ce dernier fait, qui ne reste pas moins un
phénomène des plus bizarres.
 Association fréquente de la fièvre syphilitique avec divers accidents de la période
secondaire. — De là des formes symptomatologiques très variées, insidieuses pour
la pratique. — Exemples. — La fièvre syphilitique associée au pseudo-rhumatisme
secondaire simule à s'y méprendre une fièvre rhumatismale.
 Typhose secondaire. — Caractéristique. — La typhose secondaire n'est que la
fièvre continue syphilitique compliquée de phénomènes d'asthénie. — Comment elle
se rapproche de la fièvre typhoïde par quelques traits de l'habitus extérieur. — Pronostic spécial de cette forme.
 Diagnostic. — 1° Diagnostic d'exclusion, ou revue de toutes les causes d'incitation fébrile étrangères à la syphilis; — 2° Diagnostic direct de la fièvre syphilitique.
 Trois affections risquent surtout d'être confondues avec la fièvre continue syphilitique : 1° Synoque. C'est l'affection qui s'en rapproche le plus. — 2° Fièvre typhoïde. — 3° Rhumatisme sub-aigu. — Le diagnostic de la fièvre syphilitique est
toujours délicat et souvent difficile.
 Pronostic très inégal suivant les formes et la durée. — Anémie et langueur
consécutives à certaines formes. — Pronostic indirect au point de vue de a diathèse.
 Traitement.

MESSIEURS,

 Rien n'est tenace, dit-on, comme une erreur. Or, ce n'est pas
une erreur seulement, ce sont deux erreurs qu'il me faut attaquer
dans notre réunion de ce jour. Je ne me dissimule donc ni les difficultés auxquelles je vais me heurter, ni les objections et les fins

de non-recevoir qui seront opposées aux résultats cliniques dont
j'ai à vous entretenir.

Les deux erreurs en question sont les suivantes :

La première est celle qui, très répandue, très accréditée, présente
la syphilis comme une maladie essentiellement et foncièrement apyrétique. *Morbus gallicus est morbus absque febre*, ont dit nos
pères. — « La vérole ne connaît pas la fièvre », a-t-on écrit de nos
jours.

La seconde erreur que j'ai en vue est celle qui,. sans nier d'une
façon absolue les accidents fébriles de la syphilis, ne les admet qu'au
titre d'épiphénomènes, qu'au titre de symptômes mineurs en quelque sorte, reliés et subordonnés à d'autres symptômes majeurs.
Il n'existerait, dit-on, d'autre fièvre dans la syphilis qu'une fièvre
symptomatique, symptomatique de troubles ou de lésions susceptibles d'éveiller dans l'organisme un processus inflammatoire,
un mouvement général de réaction.

Contradictoirement, je m'efforcerai d'établir :

1° Que la syphilis, loin d'être une affection invariablement apyrétique, est l'occasion fréquente, très fréquente, d'accidents fébriles, variés comme forme, comme intensité, comme degré, etc.;

2° Que ces accidents fébriles ne sont pas toujours — tant s'en
faut — symptomatiques de troubles fonctionnels ou de lésions qui
les provoquent et les expliquent; — que le plus souvent, au contraire, la fièvre syphilitique, la véritable fièvre syphilitique, a son
existence propre, dérive immédiatement de la diathèse, se produit
sans intermédiaires, et constitue ainsi une sorte de fièvre *essentielle*, spécifique.

C'est là, du moins, Messieurs, ce qui est ressorti pour moi des
recherches auxquelles je me suis livré sur cette question depuis
plusieurs années; c'est là, je l'espère, ce dont vous serez convaincus
après l'exposé qui va suivre [1].

1. Dans un exposé tel que celui-ci, exclusivement clinique, je n'avais pas à ouvrir
un chapitre sur l'historique de la question. — Ceux de mes lecteurs qui regretteraient
cette lacune trouveront quelques documents relatifs à ce point dans un excellent
travail publié par l'un de mes élèves et amis, le docteur Courtaux. (*De la fièvre
syphilitique*, Thèse de Paris, 1871.) — Voy. encore : *De la fièvre syphilitique*, par le
Dr E, Antonini (Thèse de Paris, 1876.).

Premier point. — J'ai dit tout d'abord que la syphilis est une occasion fréquente d'accidents fébriles. A l'appui de cette proposition, j'ouvre le registre où nous consignons l'histoire clinique des malades admises dans cet hôpital, et je trouve, tout compte fait, que :

Sur un total de 1120 femmes entrées dans nos salles pour toutes espèces de manifestations syphilitiques secondaires, 351 ont présenté des phénomènes fébriles, dûment caractérisés par les symptômes ordinaires de toute fièvre.

Proportion : un cas d'accidents fébriles sur trois cas de syphilis environ [1].

Que pensez-vous de tels chiffres, Messieurs? En vérité, ils me dispensent de tout commentaire pour démontrer la fréquence extrême de la fièvre dans la syphilis secondaire.

Mais, me dira-t-on peut-être, ces accidents fébriles ne sont que des *coïncidences.* La vérole ne met à l'abri de rien, ne met pas à l'abri de la fièvre en particulier. Avec ou sans la vérole, on a mille motifs pour contracter la fièvre, et votre statistique, au total, ne démontre rien. — Pardon, répondrai-je. Les 351 cas dont il est question dans cette statistique ne sont en rien relatifs à des accidents fébriles développés chez des sujets syphilitiques à propos de complications éventuelles et étrangères. Ce sont, tout au contraire, des cas où la fièvre s'est produite chez des sujets syphilitiques sans qu'il ait été possible, après l'examen le plus rigoureux, *de la rapporter à une affection incidente quelconque.* Ce sont tous des cas où, de par l'analyse clinique la plus minutieuse des symptômes locaux et de l'état général, *la fièvre n'a pu être imputée qu'à la syphilis.* Nous avons exclu de cette statistique, soyez-en bien assurés, Messieurs, toutes les observations qui ne lui appartenaient pas, c'est-à-dire, d'une part, celles où les accidents fébriles relevaient évidemment

---

1. Cette proportion est forcément inférieure à la proportion *vraie.* Nombre de malades, en effet, qui figurent dans cette statistique comme n'ayant pas été affectées de fièvre, n'ont été observées par nous que pendant un temps très court, et ont pu présenter plus tard des accidents fébriles. Notre évaluation pèche donc nécessairement *par défaut.* J'estime qu'on serait plus près de la vérité en disant que sur 10 femmes syphilitiques il en est au moins 6 ou 7 qui sont atteintes de fièvre spécifique dans le cours de la période secondaire. — Voy. Courtaux, *op. cit.,* p. 62.

d'une maladie intercurrente, et celles d'autre part qui, pour des motifs divers, pouvaient prêter à contestation. Je vous affirme qu'une rigueur extrême a présidé à l'interprétation de ces faits et que, sauf erreur grossière de ma part, toutes les observations de fièvre mises à la charge de la vérole dans le relevé qui précède revenaient dûment et légitimement à la vérole.

Et d'ailleurs, Messieurs, les chiffres que je vous ai cités ne sont-ils pas significatifs par eux-mêmes? Seraient-ils aussi élevés (351 cas sur 1120 malades) s'ils ne faisaient que traduire de simples coïncidences? Puis, s'il se fût agi de coïncidences, n'étions-nous pas là pour les constater, pour les interpréter et les rapporter à leur véritable origine? J'admets (et personne n'est plus disposé que moi à l'admettre) que j'aie pu me tromper ou me laisser surprendre en un certain nombre de cas; soit! Mais qui voudrait croire que je me fusse trompé trois cent cinquante et une fois? Donc la fréquence même des accidents fébriles dans la syphilis démontre que ces accidents se rattachent à une influence spécifique, se produisent comme effets, comme symptômes de la diathèse.

Cependant, pourrait-on objecter encore, le nombre des fièvres d'origine syphilitique qui figurent dans la statistique précédente est vraiment *excessif*, et il semble difficile d'admettre que la syphilis puisse éveiller des accidents fébriles avec une aussi grande fréquence. — A cela, Messieurs, voici ma réponse :

D'une part, les cas en question ont été observés *chez la femme;* et, d'autre part, ils ont été observés, pour l'énorme majorité du moins, chez des femmes syphilitiques *à la période secondaire.*

C'est en effet, Messieurs, que tout d'abord les accidents fébriles d'origine syphilitique *sont incomparablement plus fréquents chez la femme que chez l'homme.* A ce point de vue même, il existe d'un sexe à l'autre une inégalité très digne de remarque. Les hommes sont peu sujets à la fièvre syphilitique; et cette fièvre, lorsqu'elle se produit chez eux, n'atteint presque jamais qu'un développement médiocre. Chez la femme, au contraire, les phénomènes fébriles d'origine spécifique sont à la fois bien plus communs et bien plus fortement accentués. Cela rentre, du reste, dans cette remarque générale que je vous ai déjà présentée bien des fois, à savoir : que la constitution féminine se montre infiniment plus accessible que celle de l'homme aux réactions nerveuses ou viscérales de la diathèse, dans le cours de la période secondaire.

C'est, en second lieu, que la fièvre syphilitique appartient presque exclusivement à la période secondaire de la diathèse, c'est-à-dire à cette période dont les manifestations conduisent ici la plupart des malades qui composent le public de nos salles. Sachez bien ceci, en effet, Messieurs : la syphilis ne détermine guère d'accidents fébriles que *durant le cours de son stade secondaire.* D'abord, avant ce stade, avant l'exorde des symptômes dits généraux, elle est toujours et essentiellement apyrétique. De même, plus tard, dans un âge avancé, en pleine période tertiaire, elle ne se complique que rarement de fièvre, et elle ne s'en complique en général qu'à propos soit de lésions graves de caractère inflammatoire, soit de phénomènes d'hecticité. C'est donc presque exclusivement, je le répète, dans son stade *moyen,* c'est-à-dire dans ses deux ou trois premières années tout au plus, qu'on la voit éveiller dans l'organisme des phénomènes de réaction. Je puis même préciser davantage et dire : commune (chez la femme du moins) dans les premiers mois ou la première année de l'infection, la fièvre syphilitique devient déjà de moins en moins fréquente dans la seconde année, à mesure qu'on s'éloigne du début de la maladie ; — elle est rare dans la troisième année ; — au delà, elle ne s'observe plus que d'une façon presque exceptionnelle.

D'après cela, Messieurs, si les chiffres que je vous ai cités avaient pu vous paraître excessifs et surprenants à première vue, je suis certain qu'ils vous semblent plus légitimes actuellement. Mais peu importe, du reste, la précision de ces chiffres, évidemment sujets à variabilité suivant des circonstances multiples. Ce qu'ils démontrent seulement et ce que je leur ai demandé de vous démontrer, c'est que *les accidents fébriles de la syphilis sont infiniment plus communs qu'on ne le dit et qu'on ne le croit en général ;* c'est que la syphilis, loin d'être une affection d'essence éminemment apyrétique, peut au contraire, en de très fréquentes occasions, s'accompagner de fièvre, de véritable fièvre, notamment dans une période jeune encore de son évolution.

Second point. — La fièvre que détermine la syphilis n'est pas toujours symptomatique ; bien plus souvent elle consiste en une fièvre véritablement *essentielle*, évoluant par elle-même, ayant son existence propre.

Expliquons cela.

Pour la plupart, je puis dire même pour la généralité des pathologistes contemporains qui acceptent la fièvre syphilitique, cette fièvre ne serait jamais que l'accident d'un accident, le symptôme d'un symptôme. On l'admet, par exemple, comme pouvant se produire à la suite d'un processus inflammatoire quelconque d'origine spécifique, tel que l'iritis, les adénopathies de forme aiguë, les fluxions articulaires, les complications phlegmasiques, etc. On l'admet encore comme susceptible de préluder à l'explosion des exanthèmes, au début des syphilides, à l'invasion de ce qu'on appelle vulgairement « une poussée ». Mais c'est tout. En dehors de ces conditions spéciales, on ne croit pas à l'existence d'une fièvre syphilitique pouvant exister seule, *sine materiâ*, pouvant ne précéder ou n'accompagner rien, pouvant, en un mot, dériver directement et sans intermédiaires d'une influence diathésique.

Or, à mon sens et d'après ce que j'ai vu, cette opinion est une erreur grave. Pour moi, la fièvre syphilitique n'a pas une pathogénie unique et invariable. Je tiens pour certain qu'elle affecte *deux processus* très différents. Tantôt elle se montre à l'occasion de certains troubles, de certaines lésions spécifiques qui l'appellent et la légitiment, si je puis ainsi parler. Et tantôt elle se manifeste comme expression directe, immédiate, de la diathèse, sans être reliée, subordonnée à aucun accident contemporain. Dans le premier cas, elle est *symptomatique* des troubles ou des lésions qui la produisent. Dans le second, elle ne relève que de la diathèse, et alors elle mérite d'être dite *essentielle*, par opposition.

Ces deux modes de la fièvre syphilitique sont très différents et comme caractères intrinsèques, et comme évolution, et comme fréquence, partant aussi comme intérêt clinique. — Quelques mots suffiront pour le premier ; le second, au contraire, devra nous occuper longuement.

I. — La fièvre *symptomatique* est en somme peu commune. Nous avons vu en effet, dans nos réunions précédentes, et nous continuerons à voir dans la suite que les manifestations syphilitiques secondaires ont pour caractère très habituel, presque constant, de se produire *à froid*, sans réaction, indépendamment de tout processus phlegmasique.

Parfois cependant il arrive qu'un molimen pyrétique prélude à certaines de ces manifestations ou les accompagne à leur début pendant un certain temps. C'est ainsi notamment que des accidents fébriles peuvent s'observer comme avant-coureurs des poussées éruptives de la période secondaire. Quelques syphilides (et particulièrement celles qui sont remarquables par leur dissémination presque générale) se compliquent parfois de fièvre dans leur stade prodromique ou initial (*fièvre d'éruption*). — De même, on voit de temps à autre un certain ensemble fébrile se développer à l'occasion d'accidents spécifiques un peu aigus ou de complications éventuelles qui se produisent à leur suite : iritis inflammatoire, périostite, arthrite, ténosite, pseudo-rhumatisme secondaire, adénopathies de forme suppurative, lymphangites, érysipèle ou phlegmon venant à succéder à des syphilides muqueuses négligées ou irritées, etc., etc.

Dans tous ces cas, il est bien évident que la fièvre qui coexiste avec de telles manifestations est déterminée par elles, qu'elle en est dépendante, qu'elle leur est subordonnée, bref et d'un seul mot qu'elle en est *symptomatique*.

Cette fièvre symptomatique n'offre rien de spécial comme caractères ; elle ressemble à tout mouvement fébrile développé à l'occasion d'un trouble fonctionnel ou d'une lésion quelconque. — Presque toujours elle affecte le type continu. — Son intensité n'est jamais que médiocre ou moyenne. — Comme durée enfin, elle est généralement courte. Éphémère en certains cas, elle ne dépasse guère au plus quatre ou cinq jours ; je ne l'ai vue que très exceptionnellement persister, avec des rémissions ou des reprises qui n'offrent rien de régulier, au delà d'un ou de deux septénaires au maximum.

Comme exemple de cette forme de fièvre, je vous présenterai le cas suivant. Il s'agit ici d'une *fièvre d'éruption*, survenue au début même de la période secondaire et préludant à une roséole. Remarquez, je vous prie, la courbe fournie par le graphique des températures quotidiennes. Elle est très significative, et démontre d'une façon bien nette la relation de la fièvre avec l'exanthème.

Les deux premiers jours, accès fébrile vespérin, élevant brusquement la température de 36°,7 à 38°,4 et 38°,6; — au second accès, la fièvre devient continue et ne cesse plus de s'accroître; — elle atteint son apogée (39°,6) le quatrième jour, et c'est à ce

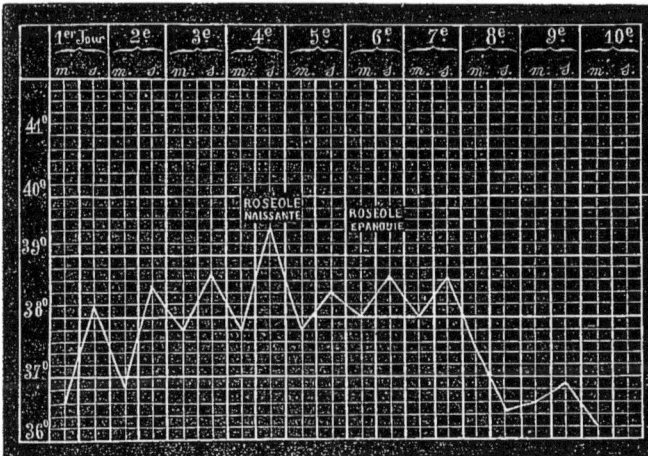

FIG 20.

moment précis que la *roséole commence à poindre;* — tout aussitôt la fièvre décroît, tout en subsistant encore trois jours, laps de temps pendant lequel l'*éruption achève de s'épanouir*. — Le huitième jour, enfin, l'éruption est complète et la fièvre disparaît.

II. — Bien plus commune et bien plus intéressante à étudier se présente la fièvre qu'on peut dire *essentielle* [1].

1. Hunter a certainement entrevu la forme *essentielle* de la fièvre syphilitique. Dans un chapitre de son livre, après avoir parlé des symptômes de réaction qui peuvent

Celle-ci — je ne crains pas de vous le répéter encore, Messieurs, — est vraiment *très fréquente*, chez la femme du moins, dans le cours de la période secondaire. Elle est très fréquente surtout alors que la maladie a été abandonnée à son impulsion propre. Il est peu de femmes qui, entrant dans nos salles pour des manifestations de syphilis secondaire négligées antérieurement, n'accusent dans leurs antécédents des *accès de fièvre*, des mouvements fébriles insolites, auxquels elles sont restées sujettes pour un certain temps. J'accorde qu'en l'espèce il puisse planer un certain doute sur la nature de ces accidents fébriles, alors qu'ils figurent seulement dans les commémoratifs; mais ce qui confirme les assertions des malades, c'est que fort souvent des poussées fébriles de même nature ne tardent guère à se produire sous nos yeux, à l'hôpital, et ne peuvent être rattachées par l'analyse clinique la plus minutieuse qu'à l'influence exclusive et directe de la diathèse.

Inversement, cette forme de fièvre est rare chez les femmes qui se sont traitées dès le début. C'est donc un des accidents que semble prévenir le mieux, que prévient le mieux assurément, je crois pouvoir le dire, la médication spécifique.

La forme essentielle de la fièvre syphilitique est loin d'être toujours identique avec elle-même. D'abord, elle comporte des variétés nombreuses comme intensité, c'est-à-dire comme degré d'accélération du pouls et d'élévation de la température, comme troubles sympathiques, comme durée, comme physionomie générale, etc. De plus (et cela surtout mérite votre attention, Messieurs), elle est susceptible de *types* différents. Ainsi, tantôt elle procède par accès fébriles intermittents, séparés les uns des autres par une période intercalaire d'apyrexie; — tantôt elle prend le type d'une fièvre continue, avec ou sans exacerbations distinctes;

accompagner les altérations locales de la syphilis, il ajoute : « Ces symptômes se ma-
» nifestent souvent *indépendamment de toute action locale et sans en être accompagnés*
» Il est très difficile alors de reconnaître la véritable nature de la maladie, et, dans
» les cas qui ne sont pas susceptibles d'une démonstration bien claire, il faut ras-
» sembler et étudier avec soin toutes les circonstances. Plusieurs de ces symptômes
» cèdent à l'action du mercure, et c'est peut-être la seule circonstance qui puisse nous
» porter à admettre qu'ils dépendent de la présence du virus syphilitique, etc... »
(*Traité de la syphilis*, trad. de Richelot, 1re édition, p. 590.)

— tantôt enfin elle n'affecte plus qu'une marche tout à fait irrégulière, presque désordonnée. De là, au point de vue clinique, la nécessité à laquelle nous allons obéir de scinder la fièvre syphilitique
en *trois types*, de la façon suivante :

I. Type *intermittent;*

II. Type *continu* (continu simple ou continu paroxystique);

III. Type *vague*, irrégulier.

Spécifions d'abord en quelques mots les caractères propres à
chacun de ces types.

I. *Type intermittent* (*fièvre syphilitique intermittente*). — Le
type intermittent est sans contredit celui qu'affecte le plus fréquemment la fièvre syphilitique de forme essentielle.

Il se caractérise nettement par une série *d'accès fébriles* plus ou
moins réguliers comme apparition, souvent même périodiques,
presque toujours quotidiens, presque toujours aussi vespérins ou
nocturnes, et séparés les uns des autres par des intervalles
d'apyrexie complète.

Quelques détails.

Ces accès fébriles, tout d'abord, sont constitués par les phénomènes qui sont les éléments essentiels, communs, de toute fièvre,
à savoir : accélération du pouls, élévation de la température, sentiment de malaise général, céphalalgie, brisement, troubles sympathiques, etc.

Dans leur forme la plus complète, ils se rapprochent plus ou
moins de l'accès fébrile d'origine palustre, en ce sens qu'ils peuvent être décomposés en trois stades successifs où prédominent
tour à tour le froid, la chaleur et les sueurs. Mais ils n'affectent
que très rarement cette forme *parfaite*, s'il m'est permis de la qualifier ainsi. Ce serait donc une erreur grave que de donner l'accès
palustre comme un représentant fidèle de l'accès syphilitique. Celui-
ci, tout au contraire, diffère à plus d'un titre de celui-là. Il en diffère
notamment en ce qu'il est : 1° moins complet; — 2° moins régulier, moins méthodique comme évolution; — 3° bien plus varié
comme symptômes, comme physionomie générale.

Moins complet, ai-je dit en premier lieu. L'accès palustre, en

effet, est toujours constitué par trois stades bien nets et bien distincts : stade de froid initial, stade de chaleur intermédiaire, stade
terminal de sueurs. Inversement, l'accès syphilitique ne présente
ces trois phases successives que d'une façon tout à fait exceptionnelle. C'est d'abord le stade initial qui y fait défaut presque toujours ; du moins il ne consiste le plus souvent qu'en un refroidissement trop passager, trop éphémère pour mériter le nom de stade.
C'est ensuite le stade terminal qui, au lieu de s'accuser comme dans
la fièvre paludéenne par une sudation abondante et prolongée, est
habituellement très court et constitué seulement par une simple
moiteur, une humectation légère et partielle des téguments. De
sorte que souvent, voire le plus souvent, l'accès fébrile syphilitique
se réduit en somme à un stade unique, celui de *chaleur*. Pour
mieux dire, c'est l'élément chaleur qui est le phénomène essentiel
de la fièvre intermittente syphilitique, où le froid et les sueurs ne
figurent que comme éléments éventuels, subordonnés. — Les malades, du reste, traduisent ce fait par la façon même dont ils qualifient leurs accès sous les noms de *fièvre en chaud*, de *chaleurs
nocturnes*, d'*ardeurs nocturnes*, qui les dévorent, etc. Presque
jamais ils ne se plaignent de frissons ou de sueurs qu'au titre
de phénomènes accessoires, plus rares, et au total bien moins
importants.

Secondement : l'accès syphilitique est bien moins *régulier,
bien moins méthodique comme évolution* que l'accès palustre. Ce
dernier, du moins dans ses formes franches, procède avec une
sorte de ponctualité mathématique. Chacun de ses stades évolue
à son temps, à son heure, prend la scène à terme fixe et la quitte
à point nommé. L'accès palustre est, comme on l'a dit, « un
drame en trois actes » où les situations se succèdent avec une
régularité parfaite, sans confusion, sans empiétement réciproque.
Tout autre est l'accès syphilitique. Ici, moins d'ordre, moins de
méthode. Tantôt, comme nous l'avons vu, c'est un stade qui fait
défaut, et il se peut même que deux stades manquent à l'appel ;
— tantôt c'est un stade qui prend le pas sur celui auquel il
devait succéder ; — tantôt enfin, et cela même est le cas le
plus commun, les divers stades se confondent, se mêlent, s'en-

chevêtrent. Ainsi, l'une des formes les plus communes de la
fièvre syphilitique est celle où l'accès consiste d'un bout à
l'autre en une *chaleur continue, passagèrement entrecoupée de fris-*
sons intermittents. Il n'est pas rare non plus que les sueurs, au
lieu d'être terminales, se manifestent au milieu de l'accès, et cela
une ou plusieurs fois, sans ordre, sans méthode.

En troisième lieu, l'accès syphilitique est bien autrement susceptible de *variétés* que l'accès palustre. Il est bien moins que ce
dernier identique avec lui-même, soit d'un sujet à un autre, soit
d'un jour à l'autre sur le même sujet. Ici, par exemple, il affectera
une allure assez régulière ; là, il sera tout à fait désordonné.
Complet ou presque complet chez celui-ci, il sera fruste chez celui-
là. Aujourd'hui la chaleur seule aura composé l'accès ; demain
des frissons plus ou moins intenses, plus ou moins répétés, se
mêleront à la scène ; après-demain, viendra le tour des sueurs
qui, nulles jusqu'alors, seront assez abondantes. Puis encore
l'accès d'un jour sera assez intense et celui d'un autre sera presque avorté.

Ajoutez à cela que l'accès syphilitique est très variable aussi
comme *durée.* Assez long chez tel sujet, se prolongeant par
exemple pendant toute une nuit, il peut être très court chez tel
autre, au point de s'évanouir en une ou deux heures et de ne
plus faire, pour ainsi dire, que paraître et disparaître. En ce
point encore il diffère de l'accès palustre, lequel affecte presque
toujours une durée plus fixe et mieux déterminée.

Ce n'est pas tout. Trois autres caractères distinguent encore l'accès syphilitique de l'accès palustre, et ceux-ci, comme on va le voir,
n'offrent pas un intérêt diagnostique moindre que les précédents.
1° La fièvre syphilitique est presque toujours *quotidienne* ou
atypique. En d'autres termes, ou bien elle affecte un type, et c'est
alors le type quotidien qu'elle revêt ; ou bien elle est assez désordonnée dans son apparition pour ne pouvoir être assujettie à
aucun type. — Je ne l'ai jamais vue prendre le type tierce, non

plus, bien entendu, que le quarte. Inutile de signaler combien, à ce point de vue, elle se sépare de la fièvre palustre, pour laquelle le type tierce est si commun.

Parfois encore elle peut faire accidentellement deux accès en un jour. Cela est assez rare.

2° La fièvre intermittente syphilitique est presque toujours *vespérine* ou *nocturne*. Elle se manifeste soit vers la chute du jour, vers six à huit heures du soir, soit plus souvent dans le cours de la nuit. Il est bien moins fréquent que ses accès se produisent pendant le jour.

Ce caractère de *fièvre nocturne* est important à noter au point de vue diagnostique. Et, en effet, s'il est commun à la plupart des fièvres dites symptomatiques (exemples : fièvre tuberculeuse, fièvre de suppuration, etc.), il est exceptionnel pour les fièvres palustres. Il doit donc, en toutes circonstances, éveiller l'attention, et je crois pouvoir poser en principe que, dans tous les cas où la nature d'accès intermittents nocturnes se présente à déterminer, la syphilis doit être tenue en ligne de compte comme origine possible de ces accès.

3° Enfin la *rate*, presque toujours développée dans les accès de fièvre palustre, reste normale dans la fièvre intermittente syphilitique. J'ai scrupuleusement observé mes malades à ce point de vue, en prenant soin de mesurer la rate par une percussion méthodique. Or, je puis affirmer que sur *aucun* je n'ai constaté le moindre excès de volume de ce viscère, soit pendant les accès, soit dans la période apyrétique intercalaire[1].

1. Au point de vue diagnostique, les accès fébriles syphilitiques se différencient des accès palustres par un ensemble de caractères que, pour la commodité du lecteur, je réunirai dans le tableau suivant :

ACCÈS INTERMITTENT SYPHILITIQUE :

I. Presque toujours *quotidien* ; non susceptible des types tierce, quarte, etc...

II. Presque toujours *vespérin* ou *nocturne*.

III. Accès généralement *incomplet, fruste*, en ce sens qu'il est rarement composé par les trois stades classiques de l'accès paludéen. — Stade de froid et stade

ACCÈS INTERMITTENT PALUSTRE :

I. Quelquefois quotidien, mais plus souvent *tierce*, surtout dans les formes franches et au début de l'infection.

II. *Diurne* le plus habituellement.

III. Accès généralement complet, c'est-à-dire composé par *trois stades* successifs, dans chacun desquels prédomine un phénomène spécial.

La forme intermittente de la fièvre syphilitique est celle qui se dissipe le plus rapidement alors même qu'elle n'est pas traitée. Nombre de malades en guérissent spontanément après quelques accès. Cependant il est des cas où elle persiste pendant un temps assez long, plusieurs semaines par exemple. Parfois elle est plus rebelle encore. Ainsi j'avais dans mon service dernièrement une jeune femme qui, avant son entrée à l'hôpital, était restée sujette *pendant trois mois* à des accès fébriles nocturnes d'origine manifestement syphilitique.

C'est aussi la forme qui cède le plus facilement à la médication spécifique. Il est rare qu'elle résiste au delà de quelques jours à l'action du mercure. Ses accès, sous l'influence de ce remède, deviennent d'abord moins intenses et moins longs; bientôt ils ne consistent plus qu'en une sensation passagère de chaleur ou de frissons nocturnes; finalement ils disparaissent.

Ce qu'il faut ajouter encore, c'est que les accès intermittents syphilitiques sont essentiellement sujets à récidives. Sur nombre de malades, je les ai vus se reproduire une ou plusieurs fois, soit après s'être éteints spontanément, soit après avoir cédé à une action thérapeutique.

de sueurs faisant presque toujours défaut. — Stade de *chaleur* toujours prédominant comme intensité de phénomènes et comme durée.

IV. Accès presque toujours *irrégulier*, quelquefois même désordonné (stades confondus ou intervertis; phénomènes différents des divers stades souvent associés).

V. Accès *très variable comme forme*, comme physionomie générale, soit d'un sujet à un autre, soit d'un jour à l'autre sur le même sujet.

VI. Accès à *durée généralement bien moindre* que celle de l'accès palustre, variable d'ailleurs, et souvent assez courte.

VII. Jamais de développement de la *rate*.

VIII. Accès *rebelle au sulfate de quinine*, mais très sensible à l'action du *mercure*.

IV. Accès *méthodique* comme évolution (stades nettement tranchés et distincts, se succédant avec une régularité parfaite).

V. Accès généralement *uniforme*, semblable à lui-même, soit d'un malade à un autre, soit sur le même sujet.

VI. Accès en général *assez long*.

VII. Presque invariablement, développement appréciable de la *rate*.

VIII. Accès très sensible à l'action du *sulfate de quinine*, insensible à celle du mercure.

Un dernier point, très essentiel comme pratique, me reste à signaler.

J'ai bien souvent mis en usage le sulfate de quinine contre les accès fébriles intermittents d'origine syphilitique. Or ce puissant antipériodique, administré dans ces conditions spéciales, m'a paru presque toujours dépourvu d'effet curatif. Je n'oserais dire qu'il n'influence en quoi que ce soit les phénomènes de l'accès ; mais ce que je puis affirmer sans crainte d'erreur, c'est qu'il n'exerce sur la fièvre diathésique qu'une action presque nulle et insignifiante, insignifiante surtout si on la compare à celle qui succède en pareil cas à l'usage du mercure. Maintes fois il m'est arrivé, pour une raison ou pour une autre, de prescrire le sulfate de quinine à des malades affectés de fièvre syphilitique ; je n'obtenais ainsi aucun résultat ; puis, quelques jours plus tard, j'administrais le mercure, et les accès rebelles jusqu'alors ne tardaient guère à s'évanouir.

Résumant ce qui précède, nous pouvons caractériser la fièvre intermittente syphilitique de la façon suivante :

C'est une fièvre spécifique, consistant en des *accès fébriles intermittents*. — Ces accès offrent ceci d'assez particulier qu'ils sont le plus souvent *quotidiens* et *nocturnes*. — Ils ne s'accompagnent jamais du moindre développement splénique. — Leur forme la plus habituelle est celle d'une période de chaleur constituant presque tout l'accès, irrégulièrement entrecoupée de frissons légers et de moiteurs passagères ou terminales. — Ces accès enfin composent la forme la plus bénigne de la fièvre syphilitique. Ils se jugent spontanément ou cèdent en quelques jours à l'action du mercure.

II. *Type continu*. — Ce second type de la fièvre syphilitique consiste en un mouvement fébrile *continu*, qui se prolonge plusieurs jours pour le moins et quelquefois bien davantage.

Tantôt ce mouvement fébrile conserve pendant toute sa durée une teneur à peu près uniforme, à cela près des oscillations quotidiennes qu'on observe dans les fièvres de tout genre. Tantôt, et plus fréquemment, il présente de temps à autre des exacerbations ou des rémissions plus ou moins accentuées, toujours assez irrégulières comme apparition. Dans le premier cas, la fièvre peut être dite *continue simple;* dans le second, elle mériterait presque le nom de *continue rémittente* ou *continue paroxystique.*

Cette fièvre syphilitique de forme continue est beaucoup moins fréquente que le type précédent. Elle ne laisse pas cependant d'être encore assez commune.

Elle comporte un ensemble de symptômes que nous étudierons plus loin en détail. Pour l'instant je me bornerai à vous dire que, comme allure, comme physionomie générale, le type morbide dont elle se rapproche le plus est la fièvre continue simple ou fièvre *synoque*, avec laquelle elle est souvent confondue et dont il est même assez difficile de la distinguer en certains cas.

Ce qu'elle offre assurément de plus remarquable est relatif à sa *durée.* Cette durée est variable en des limites très larges. Ainsi tantôt elle ne dépasse pas quelques jours (trois, quatre, cinq jours); — tantôt elle atteint un septénaire; — tantôt elle excède deux et jusqu'à trois septénaires; — enfin, chez quelques malades j'ai vu la fièvre syphilitique continue se prolonger, avec des rémissions ou des intermissions irrégulières, jusqu'à quatre, cinq, six, sept et huit semaines. Ce dernier fait est rare, j'en conviens, Messieurs; mais il est très remarquable, et je le signale à toute votre attention.

Il se peut donc — notez bien cela, je vous prie, car c'est là un point qui n'est pas assez connu — il se peut donc que, du fait seul de la syphilis, un malade reste *alité et fébricitant pendant plusieurs semaines,* tout comme s'il était sous le coup d'un état aigu de longue durée, d'une pyrexie, d'un rhumatisme, d'une fièvre typhoïde. Il se peut donc que la syphilis, maladie qu'on a l'habitude de représenter comme essentiellement apyrétique, détermine des états fébriles *prolongés,* prolongés jusqu'au point d'égaler ou même de dépasser la durée moyenne des affections le plus franchement pyrétiques.

J'étonnerai certes nombre de mes confrères, je rencontrerai certes beaucoup d'incrédules en venant affirmer, comme je le fais ici, que de la vérole peuvent procéder certains états fébriles d'une durée comparable à celle d'une phlegmasie importante ou d'une pyrexie vraie. Le fait cependant est constant. Je ne l'énonce qu'après l'avoir observé maintes et maintes fois, qu'après en avoir rendu témoins et mes élèves et les personnes qui me font l'honneur de suivre mes visites. A l'appui de cette assertion, d'ailleurs, je vais vous présenter, Messieurs, les quelques tableaux suivants, recueillis sur des malades affectés de fièvre syphilitique, et affectés de cette fièvre en dehors de tout état morbide incident, de toute complication étrangère.

Voici d'abord un cas dans lequel une fièvre syphilitique bien franche, bien légitime, persista *deux septénaires*, avec une élévation assez considérable de la température, qui pendant six jours atteignit ou dépassa même 40 degrés.

	TEMPÉRATURE [1].		
	Matin.	Soir.	
1er jour		38,7	Syphilis secondaire (3e ou 4e mois). — Sy-
2e —	38,1	40	philide érythémato-papuleuse.—Syphilides
3e —	39	40,1	vulvaires papulo-érosives. — Céphalée.
4e —	39,9	40,3	— Arthralgies. — Névralgie faciale noc-
5e —	39,9	40,4	turne. — Pleurodynie. — Algidités pé-
6e —	39,5	40,1	riphériques, etc.— Fièvre continue.
7e —	39,8	40	
8e —	38,4	39,6	
9e —	37,6	39,4	
10e —	37,7	39	
11e —	37,1	38,6	
12e —	37,2	39,1	
13e —	37	37,5	
14e —	36,9	37,3	
	Apyrexie.		

Second exemple. — Ici, la fièvre ne dure pas moins de 22 jours.

(Huit jours de fièvre intense avant l'entrée à l'hôpital).	TEMPÉRATURE.		
	Matin.	Soir.	
9e jour	38,2	38,4	Syphilis secondaire (3e mois). — Roséole
10e —	37,5	38	papuleuse. — Syphilides muqueuses. —
11e —	37,5	38,6	Adénopathies. — Céphalée. — Insomnie.

1. C'est de la température *axillaire* qu'il s'agit ici, comme dans tous les relevés qui précèdent ou qui vont suivre.

TEMPÉRATURE.

	Matin.	Soir.
12e —	37,5	38,8
13e —	37,6	38,6
14e —	38	38,4
15e —	37,9	37,7
16e —	37,2	38,1
17e —	37,5	38,2
18e —	37,5	38,3
19e —	37,6	38
20e —	37,1	37,6
21e —	37,1	37,1
22e —	37,3	37,8
	Apyrexie.	

— Troubles nerveux. — Défaillances. — Étouffements. — Sensation de froid continue et algidités périphériques. — Boulimie. — Fièvre continue.

Ces deux cas (le premier surtout) sont de l'ordre de ceux qui se présentent le plus fréquemment à l'observation. Je ne dirai pas de même du suivant, déjà beaucoup plus rare, où la fièvre ne se prolonge pas moins de trente-quatre jours.

(Accès intermittents pendant trois jours avant le début de la fièvre continue.) TEMPÉRATURE.

	Matin.	Soir.
4e jour	37,8	38
5e —	37,8	38,2
6e —	38,1	38,3
7e —	37,3	38,3
8e —	37,7	38,2
9e —	38	38,7
10e —	37,7	38
11e —	38,1	39
12e —	38,7	39,9
13e —	38,8	40,2
14e —	38,5	38,7
15e —	38	38,1
16e —	37,8	37,9
17e —	38	38,1
18e —	38	38,3
19e —	37,6	37,5
20e —	37,7	38
21e —	38,1	38,4
22e —	38	38,4
23e —	37,3	38,3
24e —	37,7	38,3
25e —	38	38,5
26e —	37,5	38,2
27e —	37,8	37,5
28e —	37,6	37,7
29e —	37,6	38

Syphilis secondaire (5e mois?). — Syphilid papuleuse; psoriasis palmaire. — Syphilides muqueuses (vulve et gorge). — Arthralgies multiples. — Céphalée. — Asthénie générale. — Étouffements. — Palpitations; intermittences cardiaques. — Défaillances. — Algidités périphériques. — Appétit conservé et même exagéré. — Fièvre continue.

TEMPÉRATURE.

		Matin.	Soir.
30ᵉ	—	37,3	38
31ᵉ	—	37,7	38,3
32ᵉ	—	37,3	38,1
33ᵉ	—	37,6	37,8
34ᵉ	—	37,5	37,8
		Apyrexie.	

Enfin, voici un dernier cas de la catégorie de ceux qu'on peut dire presque exceptionnels. La fièvre y atteint une durée vraiment extraordinaire de *cinquante jours!* Pendant cinquante jours la malade qui fait le sujet de cette observation resta sous nos yeux alitée et fébricitante, souffrant de symptômes multiples de syphilis secondaire, mais ne présentant pas un seul accident qui nous permît de rapporter sa fièvre à une cause autre que la vérole.

Dans ce cas, il est vrai, l'élévation de la température ne fut pas excessive, puisqu'elle n'atteignit ou ne dépassa que rarement 39 degrés. Cependant elle se maintint à 38 degrés et au delà pendant vingt-quatre jours au moins sur cinquante.

TEMPÉRATURE.

(4 jours de fièvre antérieure.)		Matin.	Soir.	
5ᵉ jour		37,6	38	Syphilis secondaire (6ᵉ mois environ). —
6ᵉ	—	36,9	38,5	Syphilide ulcéreuse de la vulve. — Alo-
7ᵉ	—	37	39	pécie. — Adénopathies. — Ostéalgies. —
8ᵉ	—	37,8	37,9	Myosalgies. — Périostite costale. — Cé-
9ᵉ	—	37,6	38,1	phalée intense. — Insomnie. — Douleurs
10ᵉ	—	37	38	multiples. — Asthénie générale. — Étouf-
11ᵉ	—	37,2	37,6	fements. — Fièvre continue.
12ᵉ	—	38	38,1	
13ᵉ	—	37,5	38	
14ᵉ	—	37,4	37,8	
15ᵉ	—	38	38	
16ᵉ	—	37,2	37	
17ᵉ	—	37,4	38,4	
18ᵉ	—	37,6	38,6	
19ᵉ	—	37	38,2	
20ᵉ	—	37,6	38,4	
21ᵉ	—	37,4	39	
22ᵉ	—	37,4	38,6	
23ᵉ	—	37,2	39,6	
24ᵉ	—	37,5	38,5	
25ᵉ	—	37,4	37	
26ᵉ	—	37	37,6	

TEMPÉRATURE.

	Matin.	Soir.
27° —	37	37,5
28° —	37	37,6
29° —	37,3	37,5
30° —	37,2	38
31° —	37	37,2
32° —	37	37,8
33° —	37,2	38,2
34° —	37,8	38,6
35° —	37,2	38
36° —	37,5	38,6
37° —	37,4	37,7
38° —	37,8	37,5
39° —	37	38
40° —	37,2	38,5
41° —	[37,4	38
42° —	37	38
43° —	37,5	37,6
44° —	37,8	38,2
45° —	37	37,8
46° —	37	38
47° —	37,4	37,8
48 —	37,2	37,8
49° —	37,2	26,9
50° —	36,7	

Encore une fois, Messieurs, j'appelle toute votre attention sur les cas de ce genre. Ces cas, en effet, nous présentent la syphilis sous un aspect tout spécial. Certes nous ne sommes pas accoutumés à envisager la vérole comme une affection pyrétique; eh bien, il faut savoir qu'en certaines occasions elle peut être *pyrétique* et déterminer dans l'organisme des mouvements fébriles comparables à ceux des inflammations, à ceux même des pyrexies.

III. *Type vague, irrégulier.* — Sous ce dernier chef se rangent toutes les formes *déréglées* de la fièvre syphilitique.

Ces formes sont assez communes. Elles sont de plus assez variées. Ainsi : tantôt des accès fébriles d'abord intermittents aboutissent plus tard à une fièvre continue; — tantôt inversement une fièvre continue dégénère en des accès intermittents (cela est plus rare); — tantôt des accès intermittents s'ajoutent d'une façon irrégulière à un fond fébrile continu. — Plus souvent encore ce qu'on observe consiste en des *poussées fébriles atypiques*, tout à fait déréglées comme apparition, comme teneur et comme durée, se manifestant pendant quelques jours, puis se suspendant, puis se renouvelant à intervalles très variés sous des formes diverses et avec une évolution des plus capricieuses.

Deux exemples.

Nous avions ici, ces mois derniers, une malade qui, dans le cours de la période secondaire, présenta d'abord des accès fébriles franchement périodiques, vespérins, survenant le soir vers six heures, et s'évanouissant vers minuit. Ces accès intermittents durèrent une quinzaine environ. Quelques semaines plus tard, de nouveaux accidents fébriles se manifestèrent, mais sous le type continu. Pendant cinq jours ils conservèrent nettement ce type. Finalement, il leur succéda de nouveaux accès périodiques, quotidiens, nocturnes, par lesquels se termina la scène.

Une autre de nos malades présenta, dans le cours d'une syphilis secondaire à manifestations nerveuses multiples, la série d'accidents fébriles que voici : d'abord, pendant un mois, accès intermittents, vespérins ou nocturnes ; — en second lieu, six semaines plus tard, fièvre de forme continue paroxystique, laquelle dura une quinzaine environ ; — dix jours plus tard, deux nouveaux accès de fièvre continue, le premier de trois jours et le second de quatre ; — plus tard enfin, pendant un laps de deux mois, poussées fébriles irrégulières, atypiques, tantôt ne durant que l'espace d'une nuit, tantôt se prolongeant vingt-quatre ou quarante-huit heures. Nous étions fort surpris de la persistance de cette fièvre, qui paraissait rebelle à la médication spécifique, lorsque la malade, renvoyée de l'hôpital pour un fait d'indiscipline grave, se flatta d'avoir toujours déjoué la surveillance de la religieuse « en ne prenant aucun des remèdes qui lui avaient été prescrits ». — Ce dernier cas, Messieurs, est des plus curieux pour nous, en ce qu'il nous montre la longue durée que peuvent affecter les accidents fébriles de la syphilis alors qu'ils sont abandonnés sans traitement à leur évolution propre.

Cela dit sur les types variés que peut affecter la fièvre syphilitique, revenons en quelques mots sur les symptômes qui la constituent.

Quatre symptômes, ou mieux quatre ordres de symptômes composent cette fièvre, à savoir : accélération du pouls ; — élévation de la température ; — malaise général, plus ou moins intense ; — troubles sympathiques des diverses fonctions. Ces divers phénomènes — inutile de le dire — forment le fond de tout état fébrile. Voyons quel degré, quel taux ils atteignent dans la fièvre syphilitique.

Il est positif que l'élévation de température et l'accélération du pouls qui accompagnent cette fièvre ne dépassent guère en général une moyenne peu élevée. Ainsi, dans la plupart des cas, 1° le pouls se tient entre 96 et 110 ; — 2° la température (axillaire) oscille entre 37°,5 et 38°,5 environ. Habituellement, donc, la fièvre syphilitique a pour caractère d'être *modérée.*

Mais, ce qui n'est pas moins vrai et ce qu'on a eu grand tort de nier, c'est que parfois les phénomènes fébriles de la syphilis atteignent un taux plus élevé. Il n'est pas rare d'abord que le pouls s'élève à 120, 125 ; — quelquefois il marque 130, 135, 140 ; — exceptionnellement je l'ai vu monter à 144, 148, 150. — Parallèlement aussi on observe chez nombre de malades des températures axillaires de 39°, — 39°,5, — 39°,8 ; — plus rarement le thermomètre atteint ou dépasse 40° ; — en quelques occasions, seulement, j'ai trouvé jusqu'à 41°, — 41°,3, — et même 41°,7.

Donc, il se peut que la fièvre syphilitique, loin d'être modérée, atteigne les proportions d'un état fébrile *intense,* de celui par exemple qui accompagne la phlegmasie d'un organe important ou qui caractérise une pyrexie.

Cependant, quelque intensité qu'elle affecte, la fièvre de la syphilis revêt toujours des caractères très différents de ceux d'une fièvre inflammatoire, angiologénique. Le visage, loin d'être injecté et vultueux, reste le plus souvent chez nos malades pâle, décoloré. L'habitus exprime bien moins l'excitation que l'alanguissement, la dépression, l'atonie. Le pouls n'est jamais ample, fort, développé ; moyen au plus comme intensité, il est souvent faible, mou, dépressible. Plusieurs fois même je l'ai trouvé remarquablement petit et presque misérable.

Autre remarque digne d'un certain intérêt. La fièvre syphilitique n'a pas une teneur aussi uniforme que celle des autres fièvres continues. La chaleur fébrile est souvent entrecoupée soit de frissons, d'horripilations passagères, avec ou sans refroidissement des extrémités, soit encore de poussées sudorales, de sueurs générales ou partielles. Il est rare qu'on observe une semblable mobilité de phénomènes dans les fièvres vulgaires, non diathésiques.

Le *malaise général*, commun à toutes les fièvres, ne fait pas défaut dans la fièvre syphilitique. Chez presque tous les malades on observe un état plus ou moins accentué de courbature, de lassitude, de brisement, d'affaissement, de céphalalgie, etc. Parfois cependant ce malaise est moindre que ne le donnerait à supposer l'élévation de la température et du pouls. Il est même bon nombre de cas remarquables par un contraste évident entre ces derniers symptômes et l'habitus presque physiologique des malades. Certains sujets n'ont de la sorte, pour ainsi dire, que les symptômes fébriles de la fièvre syphilitique, en restant peu touchés — relativement du moins — dans leur état général.

Comme *désordres* sympathiques, enfin, ce qu'on observe assez habituellement consiste en ceci : troubles gastriques; — langue grisâtre, mais grisâtre simplement, sans être blanche, étalée, saburrale; — diminution de l'appétit, ou même, plus rarement, inappétence absolue; — fréquence moindre des selles plutôt que constipation véritable; — troubles nerveux divers, variant beaucoup d'un sujet à un autre : insomnie; douleurs vagues; irritabilité, énervement, « agacement des nerfs », spasmes, vapeurs, etc.

Ici doit se placer une curieuse remarque. Je vous disais à l'instant, Messieurs, que les troubles généraux de la fièvre syphilitique sont quelquefois très peu accentués. Eh bien, il peut en être de même, plus spécialement encore, pour les troubles gastriques, qui, dans un certain nombre de cas, sont véritablement minimés, presque nuls. Quelques détails à ce propos ne seront pas sans intérêt.

Ce que fait en premier lieu toute fièvre, c'est, chacun le sait, de
retentir plus ou moins vivement sur les fonctions digestives. Toute
fièvre charge la langue et coupe l'appétit; cela est banal, cela
est un double phénomène presque absolument constant. Or ce
double phénomène, chose singulière, ne se réalise pas toujours,
tant s'en faut, dans la fièvre syphilitique. Sur nombre de malades
fébricitants de. par la syphilis, j'ai vu d'une part *la langue rester
à peu près normale*, humide, non chargée, non saburrale, et d'autre
part *l'appétit se conserver*, se conserver tantôt d'une façon relative, tantôt même d'une façon absolue. Une telle anomalie, vous
le comprenez sans peine, m'a trop vivement frappé pour que je ne
l'aie pas étudiée de près, avec un intérêt scrupuleux. Je puis donc,
pour l'avoir bien des fois constatée et enregistrée dans mes notes,
vous la donner comme un fait très authentique, très certain.

Il y a plus même, mais ceci n'est alors qu'une bizarrerie
résultant d'une coïncidence éventuelle : il n'est pas impossible
que les malades affectés de fièvre syphilitique témoignent d'un
appétit exagéré, excessif, et soient en proie à une véritable boulimie. Ne vous étonnez pas trop, Messieurs, de cette singularité,
dont le secret est fort simple. Au nombre, en effet, des névroses
multiples que peut exciter la syphilis secondaire figure un symptôme que nous étudierons bientôt, à savoir l'exagération morbide
de l'appétit, la boulimie. Or, comme rien n'empêche que deux accidents syphilitiques soient associés, comme l'habitude même de la
syphilis est d'associer fréquemment diverses manifestations d'ordre
contemporain, il arrive parfois que fièvre et boulimie se produisent à la même époque et coïncident chronologiquement, tout
comme une névralgie coïncide souvent avec une syphilide. De la
sorte on voit certains malades présenter simultanément, par le
fait de la syphilis, un état fébrile plus ou moins intense et un appétit
vorace, comparable à celui du diabète. Exemple : nous avions
dans nos salles, en juin dernier, une jeune femme affectée de
manifestations secondaires multiples, au nombre desquelles figurait une fièvre spécifique fortement accentuée. Or, coïncidemment
avec cette fièvre, coïncidemment avec une accélération du pouls
s'élevant jusqu'à 120, avec une température axillaire oscillant

entre 39° et 39°,8 ; cette malade accusait un appétit extraordinaire, disait « souffrir incessamment de la faim », et absorbait une quantité d'aliments bien supérieure à celle qui lui eût suffi en plein état de santé.

Si l'association de phénomènes aussi discordants trouve à la rigueur son explication dans l'essence d'une diathèse susceptible d'effets variés, elle n'est pas moins surprenante au double point de vue physiologique et clinique. La coïncidence avec la fièvre d'un appétit normal ou excessif est, certes, un fait des plus insolites. Il n'est, je crois, que la syphilis qui réalise cette combinaison bizarre[1].

Du reste, Messieurs, la fièvre syphilitique est rarement isolée. Se produisant à une époque où la diathèse est généralement prodigue de manifestations, elle se trouve naturellement appelée à coïncider d'habitude avec tels ou tels autres symptômes secondaires. De là des associations multiples et variées, de là des différences assez notables dans l'allure et la physionomie générale que peut revêtir cette fièvre ; de là parfois aussi des apparences insidieuses, qui courent risque de donner le change au médecin et de conduire aux erreurs diagnostiques les plus inattendues. C'est ainsi, par exemple, que, venant d'aventure à coexister avec les accidents rhumatoïdes de la période secondaire, la fièvre syphilitique se présente sous l'aspect trompeur d'une fièvre rhumatismale et en impose facilement pour un *rhumatisme* vulgaire.

De même encore, en se combinant à ces curieux symptômes *d'asthénie* secondaire que je vous décrivais dans l'une de nos dernières réunions, la fièvre syphilitique se rapproche parfois comme aspect de ce qu'on appelle communément l'*état typhoïde*. On la prendrait volontiers alors, à ne considérer que l'habitus et les phénomènes extérieurs, pour une fièvre typhoïde. Dans ces conditions, en effet, voici ce qu'on observe :

Symptômes fébriles plus ou moins accusés, généralement assez

---

1. Guntz dit de même avoir observé parfois la coïncidence de ces deux phénomènes, fièvre syphilitique et boulimie.

intenses (pouls oscillant entre 110 et 120; température axillaire
à 38°, 5 — 39°, — 39°, 5); — malaise fortement accentué, surtout dans le sens de l'*adynamie;* brisement, accablement des
forces, prostration véritable; — troubles sympathiques plus marqués que d'habitude : langue un peu saburrale; soif; inappétence; — *état asthénique* de toutes les fonctions, de tous les
systèmes; — pouls mou, dépressible; — céphalalgie continue; —
étourdissements, vertiges; — bourdonnements d'oreilles; — paresse des sens; — parfois même hébétude intellectuelle, engourdissement, torpeur, somnolence, etc.

Un tel ensemble ne rappelle-t-il pas quelques-uns des traits les
plus caractéristiques de la fièvre typhoïde? En apparence au
moins, je vous l'affirme, il est des plus trompeurs. La première
impression qu'on éprouve en face d'un malade qui se présente
sous cet aspect conduit presque forcément au soupçon d'une dothiénentérie; il ne faut rien moins qu'un examen plus intime des
troubles morbides pour rectifier ce premier diagnostic.

C'est à cet ensemble de symptômes que j'ai cru devoir donner le
nom de TYPHOSE syphilitique. Grâce, Messieurs, pour le néologisme; peut-être aura-t-il l'avantage d'appeler l'attention sur des
phénomènes peu connus et qu'il importe cependant de bien connaître en pratique.

Cette typhose syphilitique — qui n'est en somme, comprenez-
le bien, qu'une fièvre syphilitique plus intense que de coutume
et associée à des symptômes adynamiques — cette typhose,
dis-je, se rapproche d'autant mieux de la fièvre typhoïde qu'elle
affecte en général une durée assez longue. Elle ne persiste pas
moins d'une quinzaine de jours; souvent elle atteint trois septénaires; je l'ai vue même se prolonger quatre et cinq semaines.

Comme pronostic, elle ne laisse pas au premier abord d'inspirer quelques craintes. Toutefois, grave d'apparence, elle ne
comporte pas en somme de dangers véritables. Toujours elle
guérit. Après un temps assez variable, les phénomènes d'adynamie disparaissent les premiers; les forces se relèvent; puis la
fièvre s'éteint, et la syphilis reprend son cours, dégagée de cette
complication spéciale. — Il va sans dire que, suivant la durée et
l'intensité des accidents, l'économie reste plus ou moins ébranlée

à la suite de cette violente secousse. Quelquefois même un état
de débilitation fortement accentuée succède à cette forme particulière de la fièvre syphilitique.

Tels sont, Messieurs, les divers symptômes qui constituent la
fièvre syphilitique. — Pour achever l'histoire de cette fièvre, il ne
me reste plus qu'à ajouter quelques détails sur son diagnostic,
son pronostic et son traitement.

I. — Toute fièvre se développant sur un sujet syphilitique n'est
pas par cela même syphilitique, bien entendu. Lors donc que sur
un malade affecté de syphilis vous serez appelés, Messieurs, à déterminer la nature d'un état fébrile, il vous incombera de résoudre les deux questions suivantes : 1° Cet état fébrile est-il la
conséquence d'une maladie incidente, étrangère à la syphilis? —
2° Doit-il au contraire être rattaché comme origine à la diathèse?

De ces deux questions la première ne peut être jugée que par
un examen complet, intégral, de votre malade, par une revue de
toutes ses fonctions, par une analyse méthodique de l'ensemble
morbide. Supposez en effet que la fièvre soit d'origine syphilitique; vous n'êtes en droit de la considérer comme telle qu'après
avoir institué un véritable *diagnostic d'exclusion*, c'est-à-dire
après avoir mis hors de cause toutes les maladies susceptibles
de produire de semblables symptômes. Or, vous savez ce qu'un
diagnostic de ce genre comporte de difficultés et exige de circonspection.

La seconde question n'est pas moins importante. Après le diagnostic d'exclusion, il reste à établir ce qu'on pourrait appeler le
diagnostic direct de la fièvre syphilitique. Pour cela, Messieurs,
vous aurez à rechercher si, d'abord, votre malade est syphilitique;
— à quelle période il en est de la diathèse; — s'il se trouve dans
les conditions où se produisent d'habitude les symptômes fébriles
de la vérole; — si les phénomènes qu'il présente répondent à la
symptomatologie usuelle de la fièvre syphilitique, telle que je viens
de vous la décrire, etc., etc. Dans la plupart des cas, vous arriverez
assez facilement à être édifiés sur l'origine spécifique des accidents d'après quelqu'une ou quelques-unes des considérations

suivantes : type intermittent de la fièvre; — caractère vespérin ou nocturne des accès; — évolution irrégulière des accès; — retours atypiques et capricieux des poussées fébriles; — contraste parfois très évident entre les phénomènes de réaction et les troubles généraux, le malaise, l'état de l'appétit et de la langue, etc. Ces divers signes, réunis d'ailleurs aux conditions spéciales dans lesquelles s'est développée la fièvre et à la notion des symptômes contemporains, fournissent en général une base sérieuse et suffisante d'appréciation.

Sachez-le bien toutefois, Messieurs, le diagnostic de la fièvre syphilitique est toujours délicat et souvent difficile; parfois même il exige du médecin le plus compétent une expresse et absolue réserve.

Je vous ai déjà montré par ce qui précède comment la fièvre syphilitique de forme intermittente peut être distinguée de certains accès fébriles de type intermittent. Je dois de même en quelques mots vous tracer le diagnostic différentiel de cette fièvre dans ses formes continues.

Il est, plus spécialement, trois maladies avec lesquelles la fièvre syphilitique de ce dernier type risque d'être confondue. Ce sont : la synoque, la fièvre typhoïde et le rhumatisme.

1° Sans contredit, la *synoque* est l'affection qui s'en rapproche le plus. Habituellement, elle peut en être différenciée sur les données suivantes : troubles gastriques bien plus accentués; — langue sale, étalée, large, blanche, saburrale au plus haut degré; — inappétence absolue, et même dégoût pour tout aliment; — amertume de la bouche; — nausées, vomituritions; — parfois encore, taches ombrées, etc. Mais il est des cas moins accentués, plus obscurs, où il est vraiment impossible d'instituer un diagnostic positif entre ces deux maladies.

2° S'il n'est guère à craindre qu'une fièvre typhoïde puisse jamais être prise pour une fièvre syphilitique, la réciproque n'est pas également vraie. La typhose syphilitique, comme nous l'avons vu, emprunte à la fièvre typhoïde quelques-uns de ses caractères et peut donner le change au premier abord en simulant le début d'une dothiénentérie. L'erreur toutefois sera rapidement dissipée par l'analyse minutieuse des phénomènes et l'évolution morbide. Jamais en effet on ne rencontre dans la typhose syphilitique les nombreux symptômes qui caractérisent d'une façon si précise la dothiénentérie : épistaxis initiales, stupeur du visage, faciès plaqué, troubles intestinaux (diarrhée, gargouillement iliaque, météorisme, etc.), fuliginosités buccales, râles bronchiques, intumescence de la rate, taches rosées lenticulaires, etc., etc.

3° Une difficulté d'un genre spécial se présente en quelques cas. Lorsque la fièvre syphilitique vient à coïncider avec les accidents variés que nous avons décrits sous le nom de *pseudo-rhumatisme secondaire*, elle simule à un haut degré une fièvre rhumatismale, un rhumatisme subaigu. Déjà je vous ai entretenus des méprises possibles à commettre en pareille occurrence; je n'y reviendrai pas. L'erreur est plus que facile ici; elle est presque forcée pour l'observateur non prévenu. On ne s'y soustrait guère qu'au prix d'une investigation minutieuse ayant pour objet d'établir si les phénomènes fébriles et les accidents articulaires se sont produits d'une façon corrélative ou indépendante; — si ces derniers accidents se sont ou non développés chez un sujet rhumatisant et sous une influence rhumatismale actuelle; — s'ils affectent les caractères des arthropathies syphilitiques [1] plutôt que ceux du rhumatisme vulgaire; — s'ils coïncident avec quelques manifestations de même ordre, mais de nature plus franchement syphilitique (exemples : périostites, périostoses, ténosites, etc., etc.). Grâce à ces renseignements, le diagnostic différentiel peut souvent être établi d'une façon très positive. Quelquefois cependant il demeure incertain. Ainsi j'ai dans mes notes l'histoire de plusieurs malades chez lesquels il m'a été impossible de déterminer, même après guérison, si j'avais eu affaire à une simple attaque de rhumatisme

---

1. Nous avons vu précédemment que les arthropathies syphilitiques se différencient en général du rhumatisme vulgaire par les caractères suivants : fluxions articulaires moins aiguës, moins inflammatoires, souvent même minimes, insignifiantes (beaucoup d'arthropathies syphilitiques ne sont constituées que par de simples arthralgies, sans tuméfaction, sans rougeur, sans épanchement, sans lésion appréciable) ; — déterminations articulaires plus fixes, moins mobiles, moins multiples aussi; — assez souvent, exacerbations nocturnes bien marquées; — réaction générale moins accusée; troubles sympathiques moindres; — absence d'état sudoral, de complications cardiaques, etc.

subaigu ou bien à une fièvre syphilitique compliquant des arthropathies secondaires.

II. — La fièvre syphilitique qui se borne à quelques poussées fébriles est un phénomène sans importance. Il n'en est plus de
même alors qu'elle se prolonge un certain temps, surtout sous la
forme continue. Elle a pour conséquence en effet, dans ces conditions, de réagir sur l'organisme et de produire des troubles nutritifs plus ou moins sérieux, proportionnels à la durée qu'elle
affecte. De là résulte parfois un état d'anémie, de langueur, d'atonie générale, dont il est souvent difficile de relever les malades.
J'ai vu nombre de femmes de mon service, à la suite d'accès fébriles
quelque peu prolongés, rester pendant plusieurs semaines pâles,
affaiblies, excitables et souffreteuses, comme si elles avaient été
affectées d'une hémorrhagie grave ou d'une grande maladie.

J'ajouterai que la fièvre syphilitique, dans ses formes intenses
et rebelles, comporte un pronostic *indirect* qui n'est pas sans
gravité. Généralement elle se relie à ces syphilis de mauvaise
nature qui tendent à prendre d'emblée la forme splanchnique
et à compromettre la santé générale d'une façon plus ou moins
sérieuse. C'est donc un indice fâcheux qui doit à double titre
éveiller l'attention du médecin.

III. — L'unique traitement qu'il convient d'opposer aux accidents
fébriles de la syphilis consiste dans l'administration du mercure,
soit seul, soit associé à l'iodure de potassium. Je n'ai jamais
éprouvé que des mécomptes lorsque j'ai voulu me départir de cette
voie, pour essayer d'autres agents fébrifuges (sulfate de quinine,
poudre de quinquina, arsenic, etc.).

Seulement il faut savoir que, puissamment et rapidement actif
contre les formes intermittentes de la fièvre syphilitique, le mercure n'exerce qu'une influence moins énergique et plus lente sur
les formes continues de cette fièvre. Pourquoi? Je ne saurais le
dire, mais le fait est constant, et il importe de le connaître pour la
pratique. De là cette conséquence : lorsqu'on se propose de combattre une fièvre syphilitique de type continu, il est indispensable,
pour obtenir du mercure un effet curatif, de surélever les doses

du remède, de le donner, par exemple, à dose double ou triple de celle qui suffit usuellement à modifier les accidents de la maladie.

On serait tenté de croire à priori que le mercure, administré en plein état fébrile, doit être intoléré. Cette prévision rationnelle ne se réalise que dans un petit nombre de cas. En général, le traitement spécifique est assez bien accepté par l'estomac des malades affectés de fièvre syphilitique. Lorsque cependant il paraît augmenter les troubles gastriques, l'indication formelle est de renoncer aux médications internes. La méthode des frictions fournit alors un très efficace recours.

XXVme ET XXVI^{nie} LEÇONS

SYPHILIS VISCÉRALE SECONDAIRE.

SOMMAIRE. — I. SYSTÈME RESPIRATOIRE. — C'est le plus épargné par la diathèse, dans le cours de la période secondaire. — Un seul trouble : *dyspnée.* — Causes variables de cette dyspnée. — Le plus habituellement, c'est un phénomène *sine materiâ*, d'ordre nerveux.

II. SYSTÈME CIRCULATOIRE. — Troubles assez nombreux, déjà signalés pour la plupart dans ce qui précède. — *Palpitations* secondaires. — Souvent elles résultent de l'anémie; en d'autres cas, elles se produisent sans l'intermédiaire de l'anémie, sous l'influence directe de la diathèse. — Indications fournies par le sphygmographe sur l'état de la circulation dans la syphilis secondaire. — Irrégularités assez fréquentes du pouls radial. — Ces irrégularités s'observent parfois en dehors de tout trouble perçu par le malade. — Spécimens sphygmographiques démontrant l'action évidente de la syphilis secondaire sur le cœur.

III. SYSTÈME DIGESTIF. — Bien plus fréquemment affecté chez la femme que chez l'homme. — Troubles multiples et variés, très inégaux d'ailleurs d'un sujet à un autre.

1° Diminution et alanguissement de l'appétit. — Symptôme très commun.

2° Abolition, extinction véritable de l'appétit. — Phénomène bien plus rare, rappelant l'anorexie singulière de certaines névroses. — Exemple. — Difficultés de pratique résultant parfois de ces troubles digestifs.

3° Exagération morbide de l'appétit; *boulimie secondaire.* — Phénomènes peu communs, sans être absolument rares, et ne s'observant guère que chez la femme, dans le cours de syphilis secondaires à forme nerveuse. — Symptômes. — Degrés variables de cet appétit morbide. — Appétit famélique de certaines malades. — Exemples. — Polydipsie. — Troubles symptomatiques de l'estomac et de l'intestin : dyspepsie, vomissements, coliques, et surtout diarrhée. — Diarrhée particulièrement opiniâtre et rebelle. — Troubles de nutrition consécutifs. — Coexistence possible de la boulimie avec des accidents spécifiques de fièvre et d'adynamie. — Interprétation de cette combinaison bizarre de phénomènes opposés comme nature. — L'exagération de l'appétit n'est ici qu'un symptôme essentiellement pathologique. — Durée variable. — Récidives possibles. — Coïncidence habituelle de ces récidives avec des poussées successives de la diathèse. — Pronostic. — Traitement. — La boulimie est de l'ordre des manifestations qui ne sont influencées par le traitement spécifique qu'à doses surélevées. — Pathogénie. — Raisons multiples démontrant la connexion de ce curieux symptôme avec la syphilis.

4° Troubles gastriques. — Phénomènes de *dyspepsie* et de *gastralgie*, assez communs chez la femme — *Vomissements.* — Vomissements répétés, témoignant d'une sorte d'impuissance digestive, d'asthénie gastrique.

5° Troubles intestinaux. — *Entéralgie* secondaire. — Gastro-entéralgie. — *Entérite* secondaire. — Diarrhée spécifique.

6° *Ictère secondaire.* — Assez rare. — Époque d'apparition. — Symptômes. — Variétés. — Cet ictère n'offre aucun caractère spécial comme symptômes, comme évolution, comme durée. — Pronostic. — L'ictère secondaire est-il susceptible de dégénérer en ictère malin ? — Hypothèses sur la pathogénie de cet ictère.

7° *Troubles de nutrition.* — Ils sont la conséquence naturelle des divers accidents qui précèdent. —Bien plus communs chez la femme que chez l'homme. — Ce sont eux qui rendent la vérole particulièrement grave en nombre de cas, grave par elle-même d'abord, grave aussi par ses dangers indirects. — Degrés variables qu'ils comportent. — Durée. — Lorsqu'ils se prolongent, ces troubles aboutissent à un *dépérissement progressif.* — Atteinte grave et persistante portée par la syphilis à la santé de quelques femmes. — Exemple. — Ce ne sont pas toujours les syphilis à symptômes extérieurs menaçants qui aboutissent à ce résultat. — Certaines syphilis, bénignes d'allure, sont en réalité malignes d'essence. S'attaquant de préférence aux systèmes splanchniques, elles peuvent compromettre et ruiner la santé pour un temps plus ou moins long.

Cachexie secondaire. — Elle a son origine habituelle dans les troubles de nutrition. — Rareté de cette terminaison, laquelle cependant est moins exceptionnelle pour la femme que pour l'homme. — Étiologie. — Causes parfois accessibles à l'observation ; d'autres fois, causes impénétrables. — Symptômes. — Symptômes communs de toute cachexie. — Symptômes propres. — Ces derniers appartiennent en général à l'ordre des manifestations tertiaires. — Pourquoi ? — Marche *galopante* de la vérole dans les cas de ce genre. — Pronostic. — De toutes les cachexies, la moins inexorable est celle qui dérive de la vérole. — Cas de malades désespérés arrivant à guérir contre toute prévision. — Traitement. — 1° Traitement de la cachexie proprement dite. — 2° Traitement de la cause spécifique de cette cachexie. — Comment le mercure peut être administré en pareil cas. — Action de l'iodure.

IV. SYSTÈME UTÉRIN. — 1° *Leucorrhée* des femmes syphilitiques. — Cette leucorrhée est-elle contagieuse ? — 2° *Névralgies utérines.* — 3° *Troubles menstruels.* — Multiples et variés dans la période secondaire. — Les syphilis de forme légère ou moyenne ne troublent pas habituellement les règles. — Parfois cependant elles retentissent sur les fonctions menstruelles, et cela de différentes façons : retards des règles ; — irrégularités; — appauvrissement, comme durée et comme quantité de l'exhalation sanguine; — suppression (aménorrhée spécifique). — Métrorrhagies. — Ces troubles ne se produisent pas toujours sous l'influence de l'anémie. — Troubles constants apportés dans les règles par les syphilis de forme grave. — Exemples.

Fonctions de reproduction. — La syphilis peut-elle être cause de stérilité ? — De la grossesse chez les femmes syphilitiques. — Accidents locaux auxquels elle prédispose. — Accidents généraux qu'elle peut provoquer. — Comment elle retentit sur la diathèse en y ajoutant l'appoint de son anémie propre, de son influence débilitante, de ses troubles de nutrition, etc. — La grossesse est souvent pour la syphilis une complication véritable.

Avortement d'origine syphilitique. — La syphilis trouble d'une façon très fréquente le cours de la grossesse, pour aboutir soit à l'accouchement prématuré, soit surtout à l'avortement. — Elle fournit même à la somme totale des avortements spontanés un contingent considérable. — Statistiques. — C'est surtout à la période secondaire que la diathèse exerce son influence abortive. — Une syphilis antérieure à la grossesse prédispose-t-elle plus à l'avortement qu'une syphilis postérieure à la conception? — Existe-t-il des formes spéciales de syphilis qui exposent plus que d'autres à cet accident? — Même dans ses formes légères, la syphilis peut déterminer l'avortement. — Elle le provoque quelquefois comme phénomène isolé, en dehors de toute manifestation actuelle.

Avortements multiples. — La syphilis est parfois l'occasion d'une série d'avortements. — Exemple. — Les cas de ce genre sont-ils rares? — Comment il dépend de l'art de corriger cette tendance à l'avortement. — Influence toute-puissante du traitement spécifique sur la terminaison de la grossesse. — Conséquence pratique. Les femmes syphilitiques sont-elles exposées plus que d'autres aux dangers de la puerpéralité? — *Métrorrhagies* puerpérales. — *Hydramnios*. — *Suites de couches*. — Influence de l'accouchement sur les accidents locaux et généraux de la diathèse. — Il n'est pas rare que la terminaison de la grossesse marque un temps d'arrêt dans l'évolution de la diathèse et coïncide avec un véritable retour à la santé.

Il me reste aujourd'hui, Messieurs, pour compléter la symptomatologie de la syphilis secondaire, à étudier l'influence qu'exerce la diathèse sur les fonctions de *respiration*, de *circulation*, de *digestion*, comme aussi, puisque nous nous occupons spécialement de la femme, de *menstruation* et de *gestation*. Vaste programme encore inexploré sur beaucoup de points, comportant des questions du plus haut intérêt pratique, et digne à tous égards de la plus sérieuse attention.

I

De tous les systèmes que nous allons passer en revue, c'est celui de la *respiration* qui est le plus épargné par la diathèse dans le cours de la période secondaire. À son propos, en effet, je n'ai à vous signaler qu'un seul trouble morbide, consistant en des sensations passagères d'étouffement, de *dyspnée*, qu'accusent parfois certaines malades.

Cette dyspnée se produit par accès intermittents, lesquels n'ont rien de fixe dans leur apparition, n'affectent jamais qu'une intensité médiocre, et n'offrent qu'une durée éphémère. J'ai cru remarquer en certains cas (peu fréquents, il est vrai) que ces accès se manifestaient de préférence vers le soir.

Il est presque inutile de dire que cette dyspnée secondaire est un symptôme sans lésion, *sine materiâ*. Vainement vous en chercheriez l'explication dans quelque altération pulmonaire, cardiaque ou autre. La percussion et l'auscultation ne vous révéleraient rien que d'absolument physiologique et normal dans les organes thoraciques.

On a pu trouver parfois la raison de cette dyspnée, soit dans l'état chloro-anémique des malades, soit dans une gêne mécanique apportée à la libre expansion du thorax par une douleur quelconque (pleurodynie, sternalgie, épigastralgie, ostéalgie, périostite ou périostose costale, etc.). Mais le plus souvent les troubles respiratoires en question ne peuvent être expliqués par aucune de ces causes. Conséquemment ils doivent être considérés comme des phénomènes purement dynamiques, ayant leur origine probable dans le système nerveux.

II

Plus nombreux et plus intéressants sont les troubles qui affectent la *circulation* dans la période secondaire. Ces troubles, Messieurs, vous sont déjà connus, pour la plupart au moins, par ce que j'ai eu l'occasion de vous dire relativement à la chloro-anémie diathésique, à la fièvre, aux algidités, etc. Quelques-uns seulement me restent à vous signaler d'une façon spéciale.

Il est assez commun que les femmes syphilitiques, à la période secondaire de la diathèse, se plaignent de battements de cœur, de *palpitations*.

Ici comme ailleurs ces palpitations consistent en ceci: accélération momentanée des battements du muscle cardiaque; — sensation d'un choc d'une intensité insolite sur la paroi thoracique antérieure; — malaise *sui generis*, à angoisse précordiale, avec étouffement, besoin d'air, dyspnée, etc.

Ces palpitations sont essentiellement intermittentes et irrégulières dans leur apparition. Elles se produisent par crises, par *accès*, qui durent de quelques secondes à quelques minutes, et se répètent plus ou moins fréquemment. Tantôt ces accès sont provoqués par le mouvement, la marche, un déplacement subit, l'ascension d'un escalier, une émotion, etc. ; tantôt ils se manifestent sans cause, au repos, au lit même ou pendant le sommeil. Ils sont plus souvent diurnes que nocturnes; sur quelques malades cependant je les ai vus se manifester de préférence pendant la nuit.

Venez-vous à rechercher la raison organique de ces troubles circulatoires, fort souvent il arrive que vous ne constatiez rien qui puisse les expliquer (et je ne parle ici, bien entendu, que des cas simples, ceux où il n'est pas de causes étrangères à invoquer comme origine de tels phénomènes). D'une part, en effet, vous ne trouvez aucune lésion cardiaque; le cœur a son volume normal et ses bruits normaux. Impossible donc de suspecter une altération organique des orifices ou des valvules. D'autre part, absence absolue de tout souffle anémique, cardiaque ou vasculaire, comme aussi de tout signe permettant de supposer une diminution des globules. Enfin, aucun antécédent de troubles semblables ; c'est dans la période secondaire, *pour la première fois*, que ces phénomènes se sont produits. De là conséquemment cette triple conclusion toute naturelle : 1° ces palpitations sont de nature purement dynamique ; — 2° elles ne tiennent pas à un état anémique du sang; — 3° elles se rattachent comme origine à une influence diathésique; elles font partie des accidents de la période secondaire; en un mot elles sont d'*essence syphilitique.*

Elles sont d'essence syphilitique, ai-je dit. Tout le prouve, Messieurs. Apparues en effet pour la première fois dans le cours de la période secondaire, ces palpitations sont presque toujours associées chronologiquement à des manifestations franchement spécifiques ; — elles récidivent parfois à l'occasion de poussées successives ; — de plus, elles ne durent jamais qu'un certain temps, comme c'est le propre des accidents de cette période ; — elles s'atténuent sous l'influence des agents antidiathésiques ; — finalement, elles disparaissent en laissant l'organisme indemne de tous troubles de cette nature.

C'est un fait assurément des plus curieux que de voir la syphilis, même secondaire, même jeune, retentir jusque *sur le cœur.* J'ai

tenu à me rendre un compte exact du phénomène, et le sphygmographe m'en a fourni les moyens, grâce à ses précieuses indications. Dans ce but j'ai pris à tâche, depuis plusieurs années, de
recueillir les tracés sphygmographiques fournis par le pouls de la
plupart des malades syphilitiques admises dans mon service. Or ce
travail n'a pas été infructueux, je crois, car il m'a conduit à quelques résultats matériellement irréfutables qui me semblent dignes
d'un certain intérêt. Réservant encore sur nombre de points les
conclusions à tirer de ces recherches, je puis cependant dès ce jour
vous donner ceci comme démontré pour moi :

1° Il n'est pas rare (chez la femme du moins) que la syphilis secondaire éveille, en dehors de l'anémie, des troubles circulatoires
de divers ordres, troubles qui se traduisent au sphygmographe
par des *irrégularités très manifestes du pouls radial.*

Et, en effet, sur nombre de malades, dont j'ai observé l'état de la
circulation depuis le début même de l'accident primitif, du chancre,
jusqu'à une époque plus ou moins avancée de l'infection, j'ai vu
le pouls, très normal, très régulier tout d'abord, présenter dans
la période secondaire, des irrégularités sphygmographiques des
plus accentuées.

2° Ces irrégularités secondaires du pouls ne sont jamais que
temporaires. Elles ne persistent jamais au delà d'un certain laps
de temps, après lequel le pouls revient à sa teneur normale, à son
type antérieur.

3° Elles sont essentiellement *intermittentes.* Si l'on recueille le
pouls plusieurs jours de suite ou même plusieurs fois de suite
dans la même journée, on constate le plus habituellement des
différences très accentuées d'un tracé à un autre. Aujourd'hui le
pouls donne un tracé normal; demain il sera irrégulier; après
demain il pourra offrir indifféremment un type physiologique ou
morbide. Irrégulier ce matin, vous pourrez le trouver d'une régularité parfaite à une autre heure de la journée.

Disons toutefois que, dans les cas bien accentués, la modalité
morbide du pouls est assez persistante, assez uniforme dans son
irrégularité, pendant un certain temps de la période secondaire.

4° Les irrégularités sphygmographiques du pouls, — remarquez ceci, Messieurs, — ne se rencontrent pas seulement chez les femmes dont la circulation est troublée d'une façon *consciente;* elles s'observent aussi parfois *en dehors de tout trouble perçu,* indépendamment de tout désordre fonctionnel, de tout état de souffrance des organes circulatoires.

Au début de mes recherches, j'avais cru d'abord qu'il n'existait de troubles circulatoires, dans la période secondaire, que chez les malades affectées de palpitations, de dyspnée, d'étouffements ou autres phénomènes de même ordre. L'expérience m'a détrompé. M'étant astreint pendant un certain temps à observer, à l'aide du sphygmographe, l'état de la circulation chez *toutes* les femmes syphilitiques de mon service, *indistinctement,* je n'ai pas tardé à reconnaître que le pouls présentait parfois des irrégularités notables chez des malades qui ne se plaignaient de rien et qui même, interrogées avec insistance, affirmaient n'éprouver aucun trouble cardiaque.

Ces irrégularités du pouls ne s'accompagnant d'aucun phénomène *conscient* ne sont même pas rares dans la période secondaire, chez la femme du moins, et j'ai eu l'occasion déjà d'en constater de nombreux exemples. Elles n'offrent rien de fixe ni dans leur apparition ni dans leur durée. Tout ce qu'on en peut dire, c'est qu'elles sont passagères et qu'elles coïncident généralement, soit avec des poussées plus ou moins intenses de syphilis, soit avec des manifestations spécifiques affectant de préférence le système nerveux.

Il n'est donc pas douteux pour moi que la syphilis secondaire puisse produire des troubles circulatoires qui, ne s'accusant par aucun symptôme pénible, restent ignorés des malades et échappent presque nécessairement à l'attention du médecin. Le palper minutieux du pouls ne suffit pas toujours — tant s'en faut — à révéler ces troubles latents, et le sphygmographe est seul capable de les mettre en évidence. C'est là un fait curieux, car il démontre une fois de plus l'influence de la syphilis sur la vie splanchnique à une période de la diathèse où l'on ne supposait pas jusqu'ici que les viscères dussent être affectés.

A l'appui des diverses assertions qui précèdent, je vais faire actuellement passer sous vos yeux quelques-uns des nombreux tracés sphygmographiques de ma collection. Veuillez remarquer avant tout, Messieurs, que ces tracés ont été tous recueillis sur des femmes jeunes, en bonne santé, ne présentant aucune lésion cardiaque ou vasculaire. Notez aussi que les modifications, pathologiques du pouls dont témoignent ces tracés ont toujours été *passagères*, qu'elles n'ont jamais duré qu'un certain laps de temps, après lequel la circulation, momentanément troublée, a repris son type normal.

D'après ces quelques spécimens vous verrez que les irrégularités du pouls, dans la période secondaire, sont assez variées.

Tantôt elles portent sur la *durée relative des pulsations*, c'est-à-dire sur le rythme. Ainsi les figures 21, 22, 23 et 24 sont des exemples de pouls à pulsations inégales, les unes *longues* et les autres *courtes*.

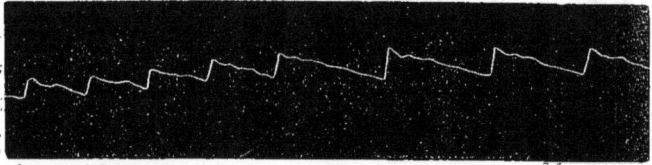

FIG. 21.

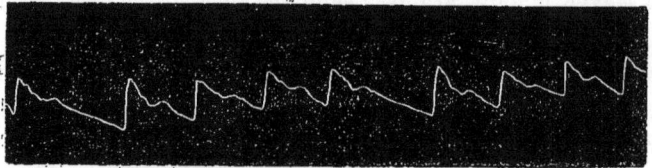

FIG. 22.

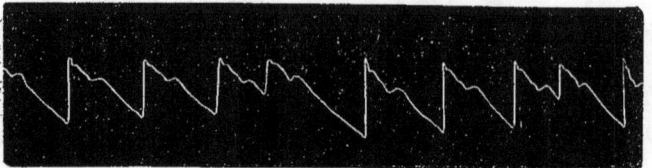

FIG. 23

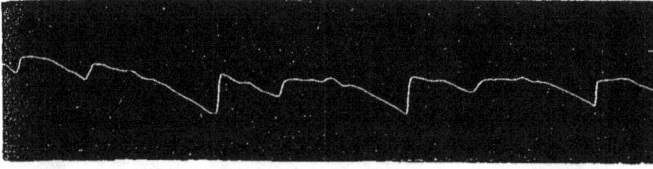

Fig. 24.

Ici, d'ailleurs, variétés nombreuses. Ces pulsations d'inégale
durée peuvent ou bien alterner par séries (exemple : fig. 21, où
une série de pulsations longues suit une série de pulsations courtes), ou bien se succéder dans un ordre particulier (exemple :
fig. 22, où une pulsation longue est suivie de trois pulsations courtes), ou bien enfin n'observer entre elles aucune méthode.

Tantôt les modifications du pouls présentent surtout, comme phénomène remarquable, l'*inégalité d'amplitude* des pulsations. Certaines pulsations très amples contrastent avec d'autres plus pe-

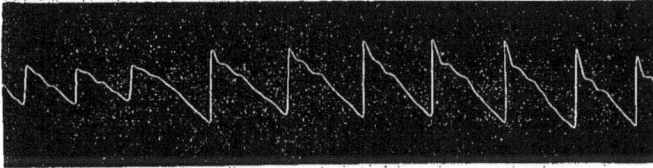

Fig. 25.

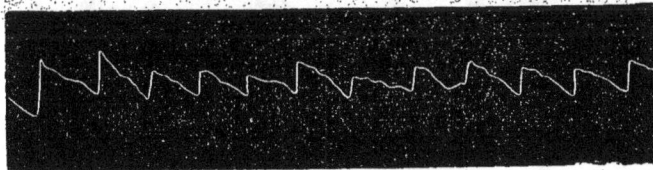

Fig. 26.

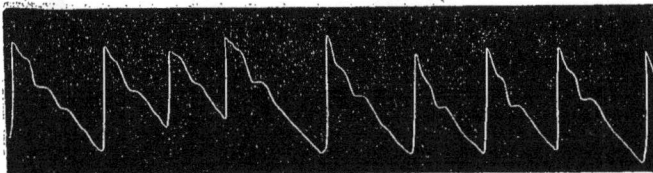

Fig. 27.

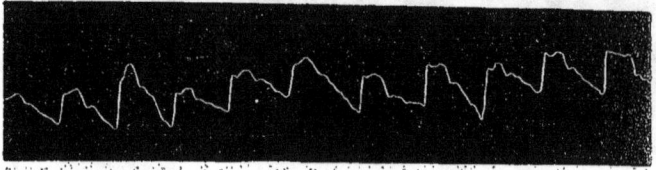

Fig. 28.

tites. Le sphygmographe traduit ces différences d'une façon très nette. Ainsi, dans les figures 25, 26, 27 et 28, on voit la ligne d'ascension offrir des inégalités marquées d'une pulsation à une autre.

D'autres fois, l'irrégularité se traduit par ce qu'on appelle une *systole avortée*, comme dans les figures 29 et 30.

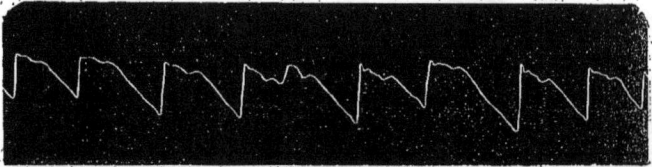

Fig. 29.

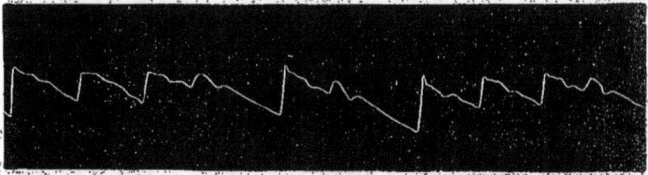

Fig. 30.

Ailleurs encore, ce qui est particulièrement remarquable, c'est

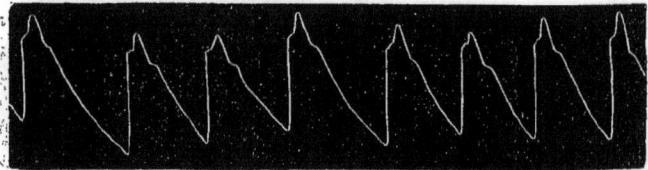

Fig. 31.

l'amplitude extraordinaire des pulsations, coïncidant ou non avec
des irrégularités d'un autre ordre (exemples : fig. 27 et 31).

Enfin, en certains cas (et j'abrège), plusieurs ordres d'irrégularités s'observent réunis, comme dans les figures suivantes :

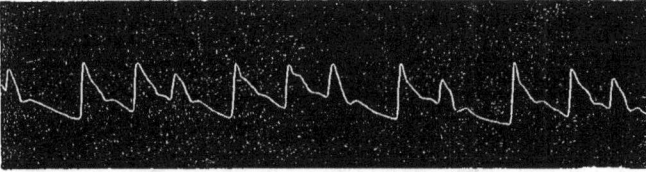

FIG. 32.

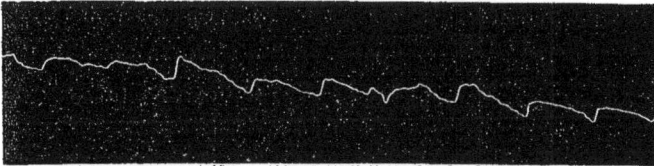

FIG. 33.

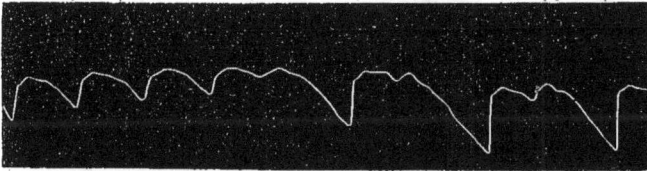

FIG. 34.

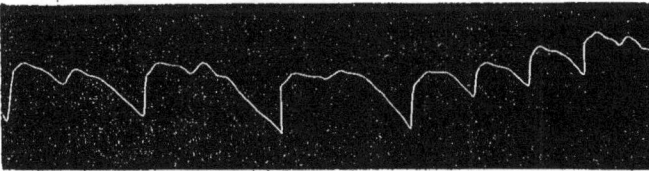

FIG. 35.

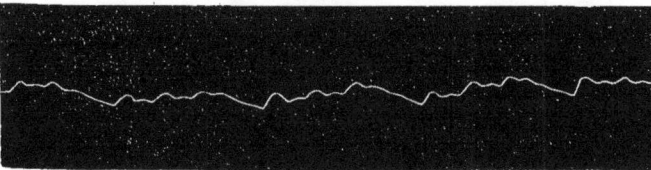

FIG. 36.

Ces diverses altérations du pouls, je suis bien loin, Messieurs,
de prétendre vous les donner comme spécifiques, c'est-à-dire
comme appartenant en propre à la syphilis. En effet, elles ne diffèrent par aucun caractère particulier de celles qu'on observe dans
une foule d'autres maladies, notamment dans les névroses, dans
les troubles généraux de l'organisme, dans les états cachectiques, etc. [1]. Elles sont ici ce qu'elles sont ailleurs, et réciproquement. Elles rentrent donc dans la catégorie des symptômes *communs* de la syphilis, communs en ce sens qu'ils peuvent être
produits par des causes très diverses et dériver d'influences non
spécifiques aussi bien que de l'influence propre de la diathèse.

Je n'ai pas à insister, je pense, pour démontrer que ces troubles du pouls ne se rattachent en rien à des lésions cardiaques.
Ils sont bien évidemment d'ordre dynamique. Certainement aussi
ils traduisent une action du *système nerveux* sur le cœur; ce sont,
en un mot, des troubles *nerveux* du cœur. Ce qui le démontre,
c'est tout un ensemble de raisons des plus probantes : la durée
passagère de ces troubles, leurs récidives possibles, leur disparition sans incidents organiques ultérieurs, leur fréquence bien
plus grande chez la femme que chez l'homme, leur coexistence
habituelle avec d'autres manifestations nerveuses, etc.

III

Le *système digestif* est sujet à des troubles nombreux dans la
période secondaire.

Constatons avant tout que ces troubles sont bien plus fréquents

1. Consultez à ce sujet le beau livre de Lorain ayant pour titre : *Études de médecine
clinique, le Pouls.* Paris, 1870.
   Dans un très intéressant travail que viennent de publier les *Archives générales de
médecine*, décembre 1872, M. le professeur Lasègue a démontré ce fait, que les intermittences cardiaques se rencontrent comme phénomène habituel dans une série d'états
morbides très divers ayant tous pour aboutissant commun un trouble grave de la
santé, notamment dans les cachexies de tout genre, cachexies passagères et curables,
ou bien cachexies persistantes et ultimes. Or, à plus d'un titre, la syphilis rentre dans

chez la femme que chez l'homme, et cela dans une proportion très accentuée.

Notons en second lieu que, même dans le sexe féminin, ils sont très inégaux d'une malade à une autre. Certaines femmes, affectées de syphilis d'une intensité moyenne ou même de syphilis assez sérieuses, sont relativement épargnées dans leurs fonctions digestives et doivent à ce privilège de supporter d'autant mieux la vérole. D'autres, inversement, soit avec des manifestations extérieures plus ou moins intenses, soit même avec des accidents d'allure essentiellement bénigne, sont rudement éprouvées dans leurs fonctions nutritives, comme vous allez le voir; auquel cas le désordre spécial de ces fonctions ne manque guère d'imprimer à la diathèse une gravité, je dirai presque une malignité particulière.

Le plus fréquent des troubles digestifs issus de la syphilis consiste dans la *diminution de l'appétit*.

C'est un fait très habituel, chez la femme, que l'appétit éprouve une dépression plus ou moins marquée à certaines époques de la période secondaire, notamment au début même de cette période, lors de l'explosion première des accidents généraux. Nombre de femmes, à ce moment, témoignent d'une inappétence insolite; « elles n'ont plus faim, disent-elles, elles ont perdu le goût du manger »; et en effet elles mangent bien moins que de coutume. Leur langue néanmoins n'est pas saburrale; elle reste nette, humide; tout au plus devient-elle légèrement grisâtre en quelques cas.

Cet alanguissement de l'appétit persiste plus ou moins longtemps, quelques septénaires en moyenne, après quoi l'état normal se rétablit. Mais il n'est pas rare que le même phénomène se reproduise une ou plusieurs fois dans le cours de la période secondaire, soit coïncidemment avec des poussées éruptives, soit sous l'in-

---

le cadre des affections susceptibles d'apporter « un trouble grave dans la santé » et d'aboutir à un état cachectique. Nous avons vu que même, en nombre de cas, elle détermine de véritables cachexies passagères. Rationnellement, donc, et d'après les idées de M. Lasègue, la syphilis peut être cause d'intermittences cardiaques. C'est en effet ce que démontre l'observation clinique. Je suis fort heureux que mes résultats concordent sur ce point avec les vues d'ensemble émises par cet éminent professeur.

fluence de la fièvre, de la chloro-anémie, de manifestations douloureuses, d'accidents nerveux, etc., soit enfin sans cause nettement déterminée.

Un second trouble plus curieux, mais infiniment plus rare, est
l'abolition complète, l'*extinction* véritable de l'appétit.

On voit parfois certaines femmes (celles notamment chez lesquelles la diathèse se traduit par une asthénie de tous les systèmes, par une atonié singulière de toutes les fonctions) perdre
l'appétit d'une façon en quelque sorte radicale. Elles en arrivent,
pour un temps, à ne plus sentir l'aiguillon de la faim. Elles ne
peuvent plus rien manger ; à les en croire, elles vivraient de rien.
L'appétit n'est pas seulement anéanti chez ces malades, il a fait
place à une véritable *répugnance pour les aliments*. Vainement
celles qui sont dans l'aisance essayent-elles de cent artifices culi-
naires propres à réveiller le sentiment de la faim ; tout les dégoûte.
La nourriture « leur fait horreur », disent-elles, et les heures des
repas leur « deviennent un supplice » .

Je me rappelle, entre autres observations de ce genre, le cas
d'une jeune malade à laquelle je donnais mes soins ces dernières
années et qui, pendant quelques semaines, m'inspira de réelles
alarmes. C'était, il faut le dire, une de ces femmes de boudoir qui
ne vivent que pour la toilette et le bal, qui ne se lèvent jamais
avant le soir, et pour lesquelles la marche et le soleil sont choses
inconnues. Affectée d'une syphilis assez grave et prodigieusement
féconde en accidents nerveux, elle perdit le peu d'appétit qu'elle
avait d'habitude, et le perdit si bien, que, pendant plus de six semaines, elle ne put tolérer un atome de pain ou de viande. Elle
se nourrissait d'un biscuit par jour, d'un fruit, de bonbons, de
quelques friandises. Cela lui suffisait, bien qu'elle fût apyrétique,
bien qu'elle conservât la langue nette et exempte de saburres.
Aussi maigrissait-elle à vue d'œil. Quoique désolée d'un tel étiole-
ment, elle se refusait obstinément à manger ; toutes mes instances, toutes ses résolutions même se brisaient devant un dégoût
invincible pour les aliments : « C'est plus fort que moi, disait-elle,
il m'est impossible d'avaler du pain ou de la viande ; cela me répugne trop. » Et, non sans anxiété, je me demandais ce qui allait

advenir d'un semblable état de choses, lorsqu'à un moment donné la détente se fit, les aliments furent supportés, et, tant bien que mal, les fonctions digestives se rétablirent.

Dans cette inappétence invincible de certaines femmes syphilitiques, dans ce dégoût insurmontable pour la nourriture, il est évidemment, Messieurs, quelque chose de spécial, témoignant d'un trouble grave survenu dans la vie splanchnique. Certainement aussi, ce phénomène se rattache à un état morbide du système nerveux, car il rappelle exactement l'anorexie singulière, absolue, de certaines névroses, de l'hystérie en particulier.

Pour le dire en passant, ces dérangements et, à fortiori, cette abolition de l'appétit ne laissent pas, en pratique, de créer au médecin des embarras sérieux. Quel traitement prescrire à des malades qui ne mangent plus? Ne tolérant pas les aliments, ils tolèrent moins encore les remèdes. Ils s'anémient, ils s'affaiblissent, ils s'étiolent, et la diathèse a beau jeu, dans de telles conditions, pour multiplier ses coups. Que faire cependant? Insister sur la médication interne? Peine perdue ; car presque toujours le mercure administré par l'estomac ne fait, en pareil cas, qu'exagérer l'intolérance gastrique. Prescrire les frictions, les injections mercurielles hypodermiques, les lavements iodurés, les préparations amères et peptiques, etc. ? J'ai essayé de tout cela sans grand profit, — réserve faite toutefois pour les frictions, qui, sur quelques malades, m'ont fourni des succès réels, — et je crois qu'en somme les ressources pharmaceutiques ne viennent ici qu'au second plan comme effets curatifs. En semblable occurrence il y a moins à compter, je l'affirme, sur les meilleurs remèdes que sur le changement de vie, d'habitudes, de milieu, d'hygiène. Ce qui est le plus rationnel et le plus efficace, c'est de s'attacher avant tout à *relever l'appétit* et à le relever par ses excitants naturels, à savoir : la marche, l'exercice, le grand air de la campagne ou de la mer, la gymnastique modérée (celle qui peut seule être conseillée en pareil cas), le massage, les douches froides, les stimulants extérieurs, etc. Ce traitement préalable aboutit presque infailliblement à rendre un certain ressort aux fonctions digestives et permet de reprendre plus tard, avec tout avantage, la médication spécifique.

En troisième lieu, la syphilis secondaire détermine parfois un trouble absolument inverse de ceux qui précèdent, consistant en une *exagération temporaire de l'appétit*, laquelle même, en certains cas, atteint les proportions d'une *boulimie* véritable. Permettez-moi d'insister avec quelques détails sur ce curieux phénomène.

Je reconnais immédiatement ce qu'un trouble morbide de ce genre peut éveiller de défiance, en raison de sa bizarrerie même. Je m'attends à ce que sa nature, son essence syphilitique, semble contestable et soit contestée. Je pressens d'autant plus les oppositions qu'il rencontrera que moi-même j'ai mis en doute tout d'abord sa connexion pathogénique avec la syphilis. Mais ces doutes n'ont pu subsister devant les faits et l'évidence clinique. L'étude scrupuleuse d'une soixantaine d'observations m'a convaincu que le phénomène singulier dont il va être question se rattache certainement à la syphilis comme un effet à sa cause, et constitue une manifestation diathésique imputable au bilan déjà si chargé de la vérole. Cette conviction, je désire et j'espère, Messieurs, vous la faire partager.

Déterminons d'abord en deux mots les conditions dans lesquelles se présente ce trouble spécial de l'appétit chez les sujets syphilitiques.

1° C'est un phénomène qui se produit exclusivement dans la période *secondaire* de l'infection, à des termes assez variés, généralement dans les premiers mois, quelquefois aussi au début même de cette période, coïncidemment avec la première poussée des accidents généraux.

2° C'est un symptôme infiniment plus commun *chez la femme* que chez l'homme.

Sans être fréquent chez la femme, il n'est pas rare cependant, puisque dans l'espace de six années je l'ai rencontré sur une soixantaine de mes malades de Lourcine. Il est, au contraire, exceptionnel dans le sexe masculin. Différence toute naturelle et qui pouvait être prévue à priori, car ce phénomène est de l'ordre des manifestations *nerveuses* de la syphilis, lesquelles, très communes dans le sexe féminin, ne s'observent jamais dans le nôtre que d'une façon rare, comme aussi avec une intensité de symptômes cliniques très amoindrie [1].

3° C'est un accident qui ne se produit guère que dans certaines formes de syphilis remarquables à la fois par la multiplicité et par le caractère *nerveux* de leurs manifestations. Dans presque tous les cas où je l'ai observé, je l'ai vu coïncider avec d'autres symptômes attestant tout particulièrement un trouble plus ou moins grave du système nerveux.

Cela dit, venons au fait clinique.

Ce fait en lui-même est des plus simples. Il consiste en ceci : une exagération morbide de l'appétit, s'élevant souvent aux proportions d'une boulimie véritable, associée quelquefois à une augmentation notable de la soif, et susceptible de déterminer à sa suite divers troubles gastriques ou intestinaux.

Cette exagération de l'appétit se manifeste en général ou paraît se manifester d'une façon assez brusque, tout au moins assez rapide. D'un jour à l'autre la malade s'aperçoit qu'elle mange davantage, qu'elle « a plus faim que de coutume », que sa ration habituelle ne lui suffit plus, qu'un appétit insolite et bizarre la sollicite à prendre des aliments entre ses repas et même la nuit. Puis cette faim singulière devient chez elle un phénomène habituel et continu, du moins pour un certain laps de temps.

Il y a des degrés dans cette exagération de l'appétit. Parfois elle reste assez modérée pour échapper à l'attention, du moins en tant que symptôme pathologique. La malade ne la remarque alors que pour s'en féliciter, la considérant comme un témoignage de favorable augure [2], interprétation que le plus souvent

---

1. Chez l'homme, toutefois, et surtout chez l'homme très jeune, on rencontre de temps à autre la boulimie syphilitique. Pour n'en citer qu'un exemple, je donne actuellement mes soins à un jeune homme de dix-neuf ans, qui, trois semaines environ après l'explosion des premiers phénomènes secondaires, a été pris subitement et sans cause d'une exagération extraordinaire de l'appétit. — Mais ce qui est à remarquer, c'est que les sujets de notre sexe sur lesquels se produit ce symptôme sont presque toujours des individus qui se rapprochent plus ou moins des attributs du sexe féminin, et cela soit par le caractère lymphatique de leur tempérament, soit par leur constitution délicate, soit surtout par une susceptibilité nerveuse exagérée.

2. Aussi, en nombre de cas, le trouble morbide en question passe-t-il inaperçu ; et

d'ailleurs le médecin ne songe pas à contredire. — Mais, d'autres fois, cet appétit insolite devient inquiétant pour les malades elles-mêmes par le seul fait de son intensité singulière. Instinctive-ment, ces femmes devenues subitement faméliques sentent qu'elles mangent au delà de leurs besoins, au delà « de leur nécessaire », comme elles le disent. Ce grand appétit ne leur semble pas « na-turel »; elles en prennent souci et s'en plaignent au médecin. On apprend d'elles alors, en descendant aux détails, qu'elles sont affamées d'une façon extraordinaire; qu'au lieu de manger quatre à cinq rations d'hôpital (ce qui constitue une dose d'aliments amplement suffisante à un adulte en bonne santé) [1], elles en ab-sorbent six, sept, huit, neuf, dix et quelquefois même davantage; qu'elles s'emparent avidement des restes de leurs compagnes et de ce qui leur tombe sous la main; qu'elles se procurent d'une façon ou d'une autre des suppléments de nourriture (gâteaux, biscuits, friandises, fruits, etc.); qu'elles mangent non seulement aux heures des repas, mais entre les repas et la nuit; qu'après avoir déjeuné ou dîné, elles ont encore faim et se remettraient volon-tiers à table; bref, qu'elles sont tourmentées d'un bout à l'autre de la journée par un appétit irrésistible et insatiable.

Quelquefois même, mais beaucoup plus rarement, cette bou-limie s'exagère encore et devient excessive, au point de pouvoir être comparée à celle du diabète. Une de nos malades nous racon-tait qu'un jour, après avoir déjeuné très copieusement, elle avait profité des restes de ses compagnes pour faire, séance tenante, un second déjeuner pour le moins équivalent au premier. — Une autre mangeait quotidiennement douze portions de pain (1200 grammes), non compris sa ration de soupe, de viande et de lé-gumes, non compris les suppléments nombreux qu'elle se procu-

cela pour la raison très simple que, prenant pour un témoignage de santé cette exagération de l'appétit, les malades s'abstiennent d'en parler au médecin.

1. D'après le nouveau règlement en vigueur dans nos hôpitaux, la ration quotidienne d'une malade bien portante (ce qu'on appelle *les quatre portions*) est composée comme il suit :

Pain blanc, 400 grammes ; — deux soupes de 30 centilitres chacune, l'une maigre et l'autre grasse ; — vin, 36 centilitres, ou, au choix des malades, vin, 18 centilitres, et lait, 1 litre.

Cette ration, comme quantité, suffit amplement à la plupart de nos malades, qui sont presque toutes des femmes jeunes et en bonne santé.

rait sur ses propres ressources. Encore restait-elle toujours sur sa faim, malgré cette absorption considérable d'aliments, car, d'après son dire, « elle eût mangé bien davantage si elle n'eût écouté que son appétit ».

Une semblable exagération de la faim est le plus souvent accompagnée d'une excitation plus ou moins vive de la *soif*. La plupart de ces malades faméliques boivent bien plus qu'à leur ordinaire (2 à 3 litres de liquide par jour et quelquefois davantage). Toutefois, il n'est pas de parité à établir entre ces deux symptômes morbides. Le premier domine toujours le second, comme importance et comme pathogénie; c'est-à-dire que la boulimie est le fait principal, le trouble primitif, et que la polydipsie, relativement moindre, semble n'être qu'un phénomène consécutif, subordonné, semble n'être qu'une conséquence de l'absorption exagérée d'aliments solides, spécialement d'aliments amylacés [1].

On serait tenté de croire à priori que l'ingestion d'une quantité excessive d'aliments ne peut manquer d'entraîner à sa suite des désordres gastriques ou intestinaux plus ou moins graves. Cette prévision rationnelle n'est pas toujours confirmée par l'expérience. Plusieurs de nos malades, affectées d'une boulimie véritable et mangeant avec un appétit extraordinaire, n'ont éprouvé, contre notre attente, aucun trouble sérieux des voies digestives. Toutefois, le fait de beaucoup le plus habituel est que cette boulimie, surtout lorsqu'elle se prolonge, détermine divers symptômes morbides vers l'estomac ou l'intestin.

Ces désordres *consécutifs*, d'après nos observations, ont con-

1. Je dois reconnaître toutefois que, dans quelques-unes de mes observations, cette exagération de la soif a existé *seule*, indépendamment de toute surexcitation de l'appétit, et que, dans quelques autres, après avoir coexisté avec la boulimie, elle a persisté *seule*, alors que cette dernière était calmée. Cela prouve que la polydipsie n'est pas toujours subordonnée à la boulimie et qu'elle peut se montrer à l'état de symptôme isolé, indépendant. Mais il est rare qu'on l'observe sous cette forme; la règle, c'est qu'elle ne se produise, comme je l'ai dit, qu'au titre d'épiphénomène d'un trouble primitif plus important et plus accentué, la boulimie.

Incidemment je dois noter que je n'ai jamais constaté la présence de la *glycose* dans les urines des malades affectés de boulimie ou de polydipsie secondaire.

sisté principalement en ceci : 1° pour l'estomac, phénomènes douloureux, variés comme expression : malaise gastrique, pesanteur après les repas; crampes, tiraillements, tortillements, véritables coliques stomacales; ou bien troubles dyspeptiques, aigreurs, éructations, lenteur et difficulté des digestions; nausées, vomituritions et vomissements; — 2° pour l'intestin, borborygmes, coliques fréquentes, sourdes, tension et ballonnement du ventre, entéralgie, et surtout diarrhée.

De ces désordres secondaires les plus communs sont les troubles dyspeptiques, les vomissements et la diarrhée.

La *diarrhée* notamment s'ajoute à la boulimie comme une complication assez fréquente. Rien d'étonnant à cela, car l'absorption d'une quantité surabondante d'aliments doit être une cause continue d'indigestion intestinale, et l'on sait d'ailleurs que la boulimie, quelle qu'en soit l'origine, devient souvent l'occasion de troubles diarrhéiques plus ou moins intenses.

Cette diarrhée, dans plusieurs de nos observations, s'est montrée singulièrement opiniâtre, entretenue qu'elle était par la cause qui l'avait provoquée. Presque toujours elle résistait à nos remèdes, ou ne s'apaisait un jour que pour reparaître le lendemain. Puis, lorsque l'appétit devenait moindre, lorsque les malades ingéraient une dose moins considérable d'aliments, alors elle se calmait tout aussitôt. Il est donc à croire qu'on en aurait facilement raison si l'on pouvait, d'une façon ou d'une autre, restreindre l'alimentation à de justes limites. C'est là ce que j'ai souvent essayé de faire, mais sans succès. L'appétit morbide est tellement impérieux en pareils cas, qu'il est presque impossible de résister à ses sollicitations incessantes.

Ce flux diarrhéique s'accompagne le plus souvent de coliques, de ballonnement et de malaise abdominal. Il fatigue alors beaucoup les malades, surtout quand il est tant soit peu abondant. Je ne l'ai vu qu'une seule fois se compliquer d'une légère entérorrhagie.

Sur une malade, que nous avions dans nos salles l'année dernière, cette diarrhée symptomatique a persisté, coïncidemment avec une boulimie violente, pendant *plus de sept mois*. Entretenue par une cause que nous étions impuissants à dominer, elle a ré-

sisté opiniâtrément à tous les remèdes, notamment à l'extrait thé-
baïque porté jusqu'à la dose quotidienne de 40 centigrammes. Elle
ne s'est calmée qu'au moment où l'excitation morbide de l'appétit
commença à s'apaiser elle-même.

Au point de vue de la nutrition, de l'état des forces et de la
santé générale, l'ingestion d'une quantité excessive d'aliments,
supérieure à celle qui doit suffire aux besoins de l'organisme, est
loin d'être avantageuse aux malades. Tout au plus reste-t-elle indifférente en quelques cas; le plus souvent elle est nuisible. Si
quelques-unes des femmes de notre service, devenues faméliques
pour un temps plus ou moins long, ont conservé presque intégralement leur embonpoint et leurs forces, beaucoup d'autres, et en
bien plus grand nombre, dans les mêmes conditions ont maigri, pâli,
et se sont affaiblies considérablement. C'est là du reste ce qu'on observe d'habitude dans les boulimies de tout genre, qui finissent toujours au bout d'un certain temps par devenir singulièrement préju-
diciables à l'économie. Règle générale, l'excès d'aliments « ne pro-
fite pas » aux faméliques; souvent d'ailleurs il est plus que largement
compensé par les troubles gastriques ou intestinaux qu'il ne manque
guère de provoquer. C'est là en espèce ce que nous avons remarqué fréquemment. Ainsi, l'une de nos malades qui pendant quatre
mois mangea d'une façon étonnante, qui « dévorait », suivant sa
propre expression, qui même était réveillée la nuit par le besoin
de la faim, subit sous nos yeux un amaigrissement très notable
et tomba dans un état de débilitation qui ne laissa pas de nous
inspirer quelques alarmes.

Un dernier détail — et celui-ci des plus curieux — me reste à
vous signaler. S'il est en pathologie deux symptômes discordants,
c'est à coup sûr la fièvre et l'exagération de l'appétit. On croirait impossible de voir s'associer jamais une faim dévorante
et un état fébrile plus ou moins accusé. Eh bien ! cette union
bizarre, extraordinaire, la vérole la réalise quelquefois. Il est
des cas où, comme je vous le disais dans notre dernière réunion,
la boulimie syphilitique coexiste avec la fièvre syphilitique de
forme intermittente ou continue. J'ai vu, chose étrange, des ma-

lades alitées par une fièvre élevant le pouls à 110, 115, 120, en même temps que la température axillaire à 39°, - 39°, 5, - 39°, 8, — j'ai vu, dis-je, ces malades être parfois tourmentées par les angoisses d'une faim vorace et absorber une quantité d'aliments double, triple ou quadruple de celle qui leur suffisait à l'état de santé! Ce fait insolite, qui renverse les données de l'observation commune, n'a pas été sans me surprendre vivement, je vous l'assure, Messieurs. Je l'ai étudié avec soin, avec rigueur, et je puis vous le donner comme absolument vrai, comme positif, quelque interprétation d'ailleurs qu'on veuille lui attribuer. Il n'est même pas très rare, car j'ai eu l'occasion de le rencontrer à des degrés divers sur un certain nombre de nos malades.

Ce qui ajoute encore à la singularité d'une telle association de phénomènes discordants, c'est que la boulimie coexiste parfois non pas seulement avec la fièvre, mais, de plus, avec un ensemble d'accidents qui impliquent en général et semblent commander, pour ainsi dire, une dépression notable de l'appétit. J'ai dans mes notes l'histoire de plusieurs malades qui, boulimiques et fébricitantes à la fois, conservèrent une faim dévorante en dépit d'un état de malaise très accentué, d'une asthénie profonde et comparable à l'accablement des fièvres graves, de douleurs aussi variées que pénibles, d'une insomnie presque continue, de sueurs profuses, d'algidités périphériques, de désordres nerveux multiples, de troubles intenses des grandes fonctions, d'un pouls défaillant et misérable, etc. ! — L'intégrité et, à plus forte raison, l'exagération de l'appétit ne font-elles pas un contraste étrange au milieu d'un tel ensemble de phénomènes?

Contraste étrange, ai-je dit; oui certes, mais contraste plus apparent que réel. Car, en somme, cette exagération de l'appétit n'est elle-même qu'un phénomène morbide. Loin d'être le témoignage d'une santé en parfait équilibre et de fonctions s'exerçant avec une énergie de bon augure, elle n'est au contraire qu'un indice de maladie, qu'un symptôme essentiellement pathologique. Rien d'étonnant donc à ce qu'elle coexiste avec d'autres symptômes également pathologiques, dont elle ne diffère que par l'apparence spécieuse d'un attribut de la santé.

La durée qu'affecte l'exaltation de l'appétit dans la syphilis se-condaire est très variable. Quelquefois elle n'est qu'éphémère, ne dépassant pas dix à douze jours. — D'autres fois, et c'est là le cas le plus habituel, les phénomènes boulimiques persistent plusieurs semaines. Il n'est même pas rare qu'ils se prolongent, avec des exacerbations et des rémissions alternantes, deux, trois ou quatre mois. — Ils peuvent être plus opiniâtres encore : ainsi je les ai vus durer au moins sept mois chez l'une de nos malades, et cela avec une intensité extraordinaire. Enfin, ils sont parfois sujets à *ré-cidives*. — Tel est, comme exemple, le cas d'une autre malade dont voici la curieuse histoire.

Cette femme entra ici en juin, une première fois, pour des chan-cres syphilitiques vulvaires. Vers la fin de juin, l'explosion des ac-cidents généraux s'annonça d'abord par des maux de tête violents, des douleurs multiples dans les membres, des accès fébriles inter-mittents, des phénomènes analgésiques, puis par une syphilide de forme papuleuse. Pendant trois à quatre semaines, cette femme « *dévora* », sans exagération, ne mangeant pas moins de dix ra-tions d'hôpital, non compris les suppléments qu'elle pouvait se procurer. Au sortir de table, après avoir copieusement déjeuné ou dîné, elle se remettait à manger avec une voracité surprenante. Tous ces phénomènes s'apaisèrent bientôt sous l'influence du trai-tement spécifique, et la malade quitta l'hôpital en bon état. Mais voici qu'en novembre se produisit une poussée nouvelle de syphi-lis, s'accusant par des syphilides buccales, par des syphilides vul-vaires, par des accès fébriles, des douleurs multiples dans la tête, le thorax, les membres, etc. Tout aussitôt la faim s'exagéra dere-chef; tout aussitôt la boulimie reparut de plus belle, pour durer ce que durèrent les accidents de cette seconde poussée et se dis-siper avec eux. — Soit dit en passant, cette double apparition de la boulimie coïncidemment avec des poussées successives de sy-philis n'est-elle pas bien faite pour nous édifier sur la pathogénie du phénomène et nous montrer l'origine dont il dérive?

La boulimie syphilitique n'est pas une manifestation grave, parce que le plus habituellement elle se dissipe avant d'avoir eu le temps de devenir grave. Ce n'est pas cependant une manifesta-

tion indifférente, car elle entraîne souvent à sa suite des désordres
gastriques et intestinaux qui sont de nature à retentir sur la nutrition et sur la santé générale. D'autre part, elle ne se produit
guère que dans les syphilis de forme nerveuse, lesquelles comportent toujours une série d'accidents plus ou moins sérieux et, sinon
graves, du moins pénibles et rebelles pour la plupart. Des manifestations de cet ordre c'est même une des plus importantes, en
raison du système qu'elle affecte et des fonctions qu'elle compromet.

Au point de vue thérapeutique, je ne crois pas que les troubles
de l'appétit dont nous venons de parler donnent lieu à des indications spéciales. Symptôme d'une diathèse, la boulimie syphilitique réclame le traitement de cette diathèse, et c'est tout. Seulement, expression habituelle de syphilis à déterminations nerveuses
multiples et généralement assez rebelles, elle me paraît légitimer
l'intervention d'un traitement *plus énergique* que celui dont on a
coutume de faire usage dans la plupart des cas. Il en est d'elle, à
cet égard comme d'un certain nombre de symptômes nerveux secondaires qui sont bien plus difficilement influencés par la médication
spécifique que les autres accidents de la diathèse, notamment que
les éruptions cutanées ou muqueuses. C'est là un fait qui ressort
de l'expérience et dont il importe en pratique d'être prévenu. Si
l'on n'oppose aux manifestations de ce genre que le traitement
usuel, aux doses courantes, on n'obtient aucun résultat. Mais si,
dépassant les doses habituelles, on proportionne l'action du remède
à la résistance connue de cet ordre d'accidents, on ne tarde guère
en général à constater les heureux effets de la médication.

Est-il avantageux, en l'espèce, d'associer au traitement spécifique quelques-uns de ces nombreux agents qui composent la
thérapeutique banale des phénomènes nerveux et des névroses? Je
ne saurais le dire. Très fréquemment dans le but de combattre
plus efficacement ces troubles de l'appétit, j'ai tenté de combiner
à l'emploi des mercuriaux et des iodiques soit l'administration de
l'opium, du bromure et d'autres antispasmodiques, soit encore
l'hydrothérapie, les douches sulfureuses, les bains sulfureux, etc.
Mais telle est, même indépendamment de l'intervention de l'art,

la variabilité des phénomènes que nous venons d'étudier, telle est surtout l'inconstance de leur marche et de leur durée, que je n'oserais encore rien affirmer de positif sur la valeur réelle de cette médication mixte et de ces derniers agents en particulier. Je ne ferai de réserve que pour l'hydrothérapie qui, en pareil cas, m'a toujours paru seconder d'une façon efficace les effets du traitement spécifique.

Quant aux accidents qui compliquent parfois la boulimie secondaire et qui sont produits par elle (troubles gastriques ou intestinaux), je crois véritablement illusoire de s'attacher à les combattre par un traitement spécial. Il est impossible de s'en rendre maître tant que persiste la cause qui leur a donné naissance et qui les entretient. Tout ce qu'on peut faire contre eux, c'est d'en modérer l'intensité en leur opposant une médication purement palliative.

Pour achever ce qui a trait aux accidents gastriques de la pé-

1. Est-il besoin, après l'exposé qui précède, de justifier la *nature syphilitique* du symptôme important que nous venons de décrire ? J'ai longuement discuté ce point dans un mémoire spécial auquel je prie le lecteur de se reporter (*Note sur certains cas curieux de boulimie et de polydipsie d'origine syphilitique*, in *Gazette hebdom. de médecine et de chirurgie*, Paris, 1871), et je ne crois pas que le moindre doute puisse subsister à cet égard. Qu'il me soit permis de reproduire ici quelques passages empruntés à ce travail.

« ... Ce n'est pas certes sans hésitation ni sans mûr examen que je suis arrivé à rattacher à la syphilis les troubles singuliers de l'appétit que je viens de décrire. Longtemps je me suis tenu en défiance, me demandant si je n'étais pas victime d'une illusion. Longtemps j'ai recherché si cette exagération morbide de l'appétit n'était pas un simple fait de coïncidence, sans relation avec la diathèse syphilitique. D'une part, en effet, j'avais affaire à des femmes *jeunes*, très jeunes même pour la plupart, que nous observions dans cette période de la vie où l'appétit est le plus vif, le plus impérieux, et dégénère parfois en de véritables fringales. Ces malades, d'autre part, étaient *femmes*, et sujettes comme telles à toutes les bizarreries d'un système nerveux facilement excitable. Surgissait donc la question de savoir si la boulimie dont elles étaient affectées n'était pas le résultat d'une perturbation nerveuse quelconque étrangère à la syphilis (hystérie, névrose, nervosisme, affections cérébrales, etc.). Puis ce phénomène ne pouvait-il pas reconnaître comme origine quelque autre cause de l'ordre de celles qui déterminent la boulimie vulgaire, non spécifique, telles que névroses gastriques, affections vermineuses, influence de certains remèdes, voire de certaines substances toxiques employées dans l'industrie (sulfure de carbone, par exemple) ? Ne pouvait-il pas enfin dériver d'autres causes plus simples encore, des privations antérieures, du changement de milieu, du séjour à l'hôpital, des modifications du régime, etc. ? Une

riode secondaire, il ne me reste plus maintenant qu'à vous signaler les deux ordres de phénomènes suivants :

1° Des troubles *dyspeptiques* ou *gastralgiques*, analogues à ceux
de la dyspepsie ou de la gastralgie commune. Ces troubles sont
excessivement communs chez la femme dans les premières années

grande réserve et un contrôle sérieux m'étaient donc imposés avant de rien conclure
sur un sujet aussi complexe et d'appréciation aussi délicate.

Or, analysant scrupuleusement à ces divers points de vue l'état de mes malades, je
ne trouvais rien sur elles à quoi pût être rapportée l'exagération insolite de leur
appétit. Nul antécédent de symptômes identiques ; — nulle affection antérieure du système nerveux ; — chez la plupart, aucun phénomène qui autorisât à soupçonner une
hystérie jusqu'alors latente ; — pas de chlorose appréciable ; — pas de diabète ; — pas
d'affection vermineuse (des remèdes vermifuges ou tænifuges administrés à plusieurs
de nos malades n'ont produit ni expulsion de vers, ni atténuation de la boulimie) ;
aucune influence médicamenteuse ou toxique à invoquer (quelques-unes de nos malades
avaient été soumises préalablement à l'action de l'iodure de potassium ou des ferrugineux ; nous avons suspendu l'administration de ces remèdes sans que l'appétit ou la soif
diminuât) ; — aucune autre condition individuelle et idiosyncrasique à suspecter ; —
aucune raison pathologique, en un mot, qui pût expliquer la production du phénomène.

Par cela seul, déjà, n'était-il pas rationnel de se demander si, en l'absence de toute
autre cause, cette boulimie ne pouvait pas être rapportée à la syphilis, au même titre
que les autres accidents contemporains que nous observions chez nos malades ?

Me plaçant à ce point de vue, je trouvais nombre de raisons qui m'autorisaient à
considérer cette interprétation comme acceptable et légitime. Ces raisons, qui me
paraissaient et me paraissent encore démontrer jusqu'à l'évidence la nature syphilitique
du symptôme à l'étude, peuvent être résumées sommairement de la façon suivante :

1° *Fréquence même du symptôme chez les sujets syphilitiques.* — Chacun conviendra
que la boulimie est un phénomène rare en médecine commune. Or, le fait seul de
l'avoir rencontrée près d'une soixantaine de fois, dans l'espace de quelques années,
chez des sujets syphilitiques ne constitue-t-il pas déjà une forte présomption en faveur
de la nature syphilitique du symptôme ? L'aurais-je observée avec une fréquence telle,
si elle n'eût eu aucune liaison avec la syphilis, si elle n'eût apparu chez nos malades
qu'au seul titre d'une fortuite coïncidence ?

2° *Identité des conditions dans lesquelles se produit ce symptôme chez les sujets
syphilitiques.* — C'est dans la période secondaire de la syphilis, et presque invariablement dans les premiers temps de cette période, souvent même à son début et coïncidemment avec les premières manifestations constitutionnelles, que se manifeste la
boulimie, ainsi que nous l'avons précisé dans les pages qui précèdent. Or, se produi-
rait-elle ainsi à terme fixe, à point nommé, pour ainsi dire, et à une époque de la
maladie aussi catégoriquement déterminée, si le hasard seul des coïncidences en dispo-
sait, si le hasard seul présidait à son apparition ?

3° *Coïncidence du phénomène boulimie avec d'autres accidents syphilitiques et*, ce qui
est plus significatif encore, *avec d'autres accidents syphilitiques de même nature, évidemment imputables à un trouble général du système nerveux.* Comment se refuser,
en effet, à considérer ce symptôme comme syphilitique, alors qu'on le voit se produire
en compagnie d'autres manifestations syphilitiques, en compagnie spécialement d'autres
accidents de même ordre, relevant comme lui d'un état pathologique des centres nerveux (céphalée, insomnie, douleurs, névralgies, viscéralgies, troubles de la sensibilité
générale ou spéciale, étourdissements, défaillances, asthénie, accès convulsifs, trem-

de la syphilis. Rien d'étonnant, du reste, à ce que la syphilis, en raison de la chloro-anémie qu'elle détermine souvent, en raison aussi de l'asthénie fonctionnelle qu'elle imprime parfois à tous les systèmes organiques, favorise ou exagère la prédisposition naturelle de la femme, de la jeune femme surtout, aux névroses de l'estomac.

blement, algidités périphériques, sueurs, fièvre, palpitations, irrégularités et faiblesse du pouls, etc., etc.)? Quoi! Coïncidant avec de tels phénomènes, faisant partie d'un tel ensemble, la boulimie devrait en être distraite, comme introduite dans ce milieu par un effet du hasard et comme relevant d'une cause différente! Quelle raison aurait-on de dissocier ce groupe de symptômes homologues et de rejeter tel d'entre eux hors du cadre de la syphilis, alors qu'on y laisserait figurer tels ou tels autres? La logique se refuse à ce partage arbitraire, et le simple bon sens nous dit que, plusieurs accidents de même ordre venant à se manifester simultanément sur un malade, il est pour le moins rationnel de les rattacher tous à la même cause.

4° *Évolution du phénomène se faisant d'une façon parallèle à celle des autres accidents contemporains et restant soumise à l'évolution générale de la diathèse.* — Dans plusieurs de nos observations, en effet, nous voyons la boulimie apparaître et disparaître en même temps que d'autres manifestations diathésiques, se produire avec elles et s'éteindre avec elles. Et ce n'est pas tout encore. Quelques-uns des cas que nous avons recueillis nous la montrent docilement subordonnée aux phases successives de la maladie, et nous font assister par exemple à une évolution telle que la suivante: développement de la boulimie coïncidemment avec une poussée d'accidents syphilitiques; disparition du phénomène avec la disparition des accidents constitutifs de cette poussée; puis, après un temps plus ou moins long, poussée nouvelle, et récidive simultanée de la boulimie.

Une telle évolution n'indique-t-elle pas aussi évidemment que possible la liaison du symptôme avec la diathèse syphilitique qui en gouverne à son gré l'apparition, la disparition et le retour, qui le dirige suivant son impulsion propre, qui le *régit* en un mot et le domine, comme une cause morbide régit et domine ses effets, ses manifestations?

De cet ensemble de considérations il ressort manifestement pour nous que la boulimie, qui, associée ou non à un certain degré de polydipsie, se produit dans le cours de la syphilis secondaire, est un accident d'*essence syphilitique*, développé sous l'influence de la diathèse et se reliant à elle comme un effet à sa cause.

Quant à la nature intime du phénomène, je ne m'aventurerai pas à essayer de la définir. Je n'agiterai pas la question de savoir si cette boulimie spécifique résulte d'une modification survenue dans les sécrétions de l'estomac, ou bien d'une névrose gastrique « constituant une forme particulière de dyspepsie », ou bien encore d'une lésion des centres nerveux, etc.; car je ne vois trop quelle solution pourrait ressortir d'une discussion de ce genre. Je me bornerai à dire que les éléments d'une pathogénie et d'une localisation précise de ce symptôme nous font absolument défaut; — que, si l'on voulait risquer une hypothèse, il y aurait plus de raison, ce me semble, à chercher le siège du phénomène dans les centres nerveux qu'à le localiser dans l'estomac; — que, dans l'état actuel de nos connaissances, cette boulimie syphilitique doit être considérée simplement comme un trouble fonctionnel, comme une *névrose*; — qu'à ce dernier titre enfin elle est complètement assimilable à ces désordres nerveux dont la syphilis, chez la femme spécialement, se montre si prodigue dans les premiers temps de la période secondaire. »

2° Un autre accident bien plus rare consiste en des *vomisse-ments*, qui, s'ajoutant aux symptômes dont il vient d'être question, se répètent pendant un temps plus ou moins long, quelquefois même avec une opiniâtreté singulière. On voit de la sorte certaines femmes syphilitiques — celles surtout chez qui la syphilis se traduit par des phénomènes de langueur, de dépression, d'adynamie fonctionnelle — être prises tout à coup et sans cause appréciable d'une véritable intolérance gastrique. Elles vomissent tout ce qu'elles prennent; elles rejettent même les aliments les plus légers, les boissons, le lait, etc. Il semble que l'estomac, frappé d'atonie, soit devenu incapable de rien digérer. Cette *impuissance digestive*, cette sorte d'*asthénie gastrique* résiste en général assez opiniâtrément aux médications les plus rationnelles. Elle ne persiste jamais moins de plusieurs semaines.

Certes il est plus que délicat de préciser exactement la pathogénie des derniers symptômes dont nous venons de parler, dans les conditions complexes où ils se produisent habituellement. Quelle part en revient soit à la maladie même, soit aux dispositions antérieures du malade et de l'organe affecté, soit encore aux remèdes dits spécifiques, qui ne sont pas toujours inoffensifs pour l'estomac? Cela est souvent difficile à déterminer avec certitude. Toujours est-il qu'en certains cas la responsabilité de ces accidents incombe à la diathèse d'une façon bien manifeste. Elle lui incombe, par exemple, alors qu'au préalable les malades ont été indemnes de tous troubles semblables, alors que ces troubles se sont produits coïncidemment avec une poussée spécifique, alors encore qu'ils ont éclaté avant toute intervention du traitement mercuriel, etc.

Du côté de l'*intestin*, ce qu'on observe le plus communément dans la période secondaire consiste en des symptômes douloureux, plus ou moins nettement définis, paraissant constituer une véritable *entéralgie* spécifique.

Il n'est pas rare en effet qu'à cette période de la diathèse certaines femmes accusent des *douleurs abdominales* assez vives et assez persistantes, douleurs produisant la sensation de coliques intestinales, s'exagérant par crises intermittentes, troublant souvent le sommeil et exigeant le repos, s'accompagnant même parfois de vomituritions ou de vomissements.

Que sont et où résident de telles douleurs? Si l'on vient à les étudier de près, on reconnaît d'abord qu'elles ne sont explicables par aucune cause incidente (telle que, par exemple, écart de régime, indigestion intestinale, influence du froid, etc.), non plus que par aucun état morbide surajouté. — De plus, en palpant l'abdomen avec le plus de soin possible, en explorant un à un les différents viscères qu'il contient, on ne découvre aucune lésion à laquelle on puisse rattacher les douleurs en question. Le foie est normal et indolent; la rate n'est pas développée; l'utérus et ses annexes sont en parfait état. — Impossible, d'autre part, d'invoquer comme origine de ces souffrances soit une myosalgie des muscles abdominaux, soit une névralgie lombo-abdominale, soit moins encore une phlegmasie péritonéale. — De sorte que, par voie d'exclusion, l'observateur est conduit à localiser *dans l'intestin* les douleurs accusées par les malades. Cette localisation d'ailleurs paraît légitimée par la nature même de ces douleurs, douleurs profondes, intermittentes, du caractère des coliques. — Enfin, l'absence de phénomènes généraux, de diarrhée, d'excrétion catarrhale ou sanguinolente, ne permettant pas de supposer une entérite, il n'est guère en définitive qu'une névrose douloureuse de l'intestin qui puisse rendre compte des symptômes observés. Force est donc de conclure à l'*entéralgie*. Tel est du moins le diagnostic auquel j'ai dû aboutir en maintes occasions, après une analyse minutieuse de l'état morbide.

Cette *entéralgie* secondaire, sur laquelle je m'étonne que l'attention n'ait pas encore été fixée, est variable et mobile à l'instar des névralgies de tout genre et plus spécialement des viscéralgies. Chez la plupart de mes malades je l'ai vue sujette à des oscillations inexplicables, à des sédations et à des recrudescences alternantes, comme aussi à des récidives imprévues. C'est dire qu'elle n'a rien de fixe comme durée. Presque éphémère chez telles femmes, elle est plus prolongée chez telles autres, qu'elle peut affliger pendant plusieurs septénaires d'une façon intermittente ou continue.

Ajoutons que parfois encore elle s'associe à des troubles de même ordre affectant l'estomac, pour constituer une véritable *gastro-entéralgie.*

De même que les névralgies ou les viscéralgies spécifiques, elle est réfractaire en général aux narcotiques communs (opium, belladone, etc.), qui ne paraissent exercer sur elle qu'une sédation artificielle et passagère. En revanche, la médication antisyphilitique, aidée au besoin de quelques révulsifs abdominaux, la soulage et la dissipe assez rapidement.

En d'autres circonstances (mais cela est beaucoup plus rare), les troubles morbides qu'on observe du côté de l'intestin rappellent tout à fait les caractères de l'*entérite*. Ce ne sont plus alors, en effet, de simples douleurs que l'on constate, comme dans le cas précédent. A ces douleurs se joignent d'autres symptômes qui témoignent d'une excitation phlegmasique de la muqueuse intestinale, à savoir : diarrhée, excrétions glaireuses, quelquefois striées de sang, vomituritions ou vomissements probablement sympathiques, sensibilité inflammatoire de l'abdomen, etc. — De ces phénomènes le plus habituel et le plus probant en faveur de l'entérite est la *diarrhée*. Cette diarrhée n'est jamais très abondante ; elle ne dépasse guère quatre à six ou huit selles par jour. Elle est jaunâtre en général plutôt que séreuse. Ce qui lui donne un caractère quelque peu spécial, c'est l'ensemble des trois particularités que voici : d'abord, elle se produit sans cause, j'entends sans cause incidente, étrangère à la diathèse, et notamment en dehors de toute influence médicamenteuse ; — en second lieu, elle est *persistante* ; elle dure plus qu'une diarrhée accidentelle et vulgaire ; presque toujours elle se prolonge plusieurs semaines ; — en troisième lieu, elle résiste aux antidiarrhéiques usuels, tels que laudanum, tannin, bismuth, astringents de tout genre, qui n'exercent sur elle aucune action ; tout au contraire elle est favorablement influencée par le mercure [1].

A quoi tient cette diarrhée ? Est-elle, comme on l'a prétendu, l'effet de lésions intestinales ? Est-il vrai qu'il se produise sur l'in-

---

1. V. Cullerier, *Érythème intestinal, entérite syphilitique* (*Précis iconographique des maladies vénériennes*, Paris, 1866).

testin, dans le cours de la période secondaire, des « exanthèmes »
hyperhémiques, analogues à ceux qui se développent sur d'autres
membranes, sur la peau ou sur le fond de l'œil, par exemple? Cela
a été dit, mais la démonstration du fait est loin d'être acquise. Il
est très admissible assurément que l'entérite secondaire soit le
résultat d'une poussée éruptive vers l'intestin, comparable aux
poussées éruptives des téguments extérieurs. Néanmoins l'existence de ces *syphilides intestinales* reste encore à l'état de simple
hypothèse [1].

Enfin, comme autre phénomène se rattachant aux troubles digestifs que nous étudions actuellement, mentionnons l'*ictère*.

Signalé par M. Ricord et bien étudié par M. Gubler [2], l'ictère
syphilitique secondaire a eu la bonne fortune d'être accepté sans
grande opposition. C'est cependant un phénomène peu commun et
auquel ne se rattache aucune particularité distinctive. Deux considérations seulement, en effet, témoignent du caractère spécifique
de cet ictère : d'une part, sa connexion chronologique habituelle
avec d'autres manifestations de la diathèse; et, d'autre part, l'absence de causes autres que la vérole auxquelles il puisse être
rapporté.

L'ictère secondaire s'observe dans les deux sexes. Peut-être est-il
un peu plus fréquent chez la femme que chez l'homme.

Il se produit généralement à une époque peu avancée de la
période secondaire, dans les deux, trois, cinq premiers mois, parfois même dès la première invasion des phénomènes généraux. En
quelques cas cependant il est plus tardif. — Le plus habituellement
il s'observe en coïncidence avec des poussées éruptives à la peau;
cela néanmoins n'a rien d'absolu.

J'ai dit qu'il n'offre aucun caractère spécial au point de vue
des symptômes. C'est un ictère analogue, identique même à l'ictère

---

1. Je n'ai en vue ici que les syphilides érythémateuses de l'intestin. Celles de forme
ulcéreuse, en effet, ne me paraissent pas contestables. Mais ces dernières, étant toujours tardives et appartenant à la période tertiaire, ne rentrent pas dans mon sujet.

2. *Mémoire sur l'ictère qui accompagne quelquefois les éruptions syphilitiques précoces*, par Ad. Gubler (*Mémoires de la Société de biologie*, 1853).

le moins spécifique, à la jaunisse la plus vulgaire. Il ne comporte
en effet d'autres phénomènes que les suivants :

Coloration jaune de la peau, plus ou moins intense, moyenne en
général, quelquefois assez légère et même plutôt jaunâtre que
jaune, de couleur paille ; — coloration ictérique des urines, lesquelles présentent les caractères physiques et chimiques des urines
bilieuses ; — selles variables, rares le plus souvent, quelquefois
décolorées ; — apyrexie habituelle ; en certains cas toutefois léger
mouvement fébrile, surtout au début ; — état de malaise plus ou
moins accentué, lassitude, courbature, céphalalgie ; — troubles
gastriques : appétit diminué ; langue un peu jaunâtre ; bouche
amère ; nausées et parfois même vomituritions ; — foie normal
et indolent dans la plupart des cas, quelquefois cependant légèrement augmenté de volume et sensible à la pression.

Du reste, variétés nombreuses dans l'intensité de ces divers
symptômes. Ainsi, j'ai vu parfois l'ictère secondaire s'atténuer
comme phénomènes au point de ne plus consister qu'en une coloration jaunâtre de la peau et des urines *sans autres accidents morbides*, sans troubles réels de la santé générale. Ailleurs, au contraire, mais cela est tout à fait exceptionnel, il s'accompagne d'un
état fébrile plus ou moins intense, de désordres gastriques très
accentués, d'une prostration véritable des forces, voire de phénomènes presque adynamiques.

Comme évolution et comme durée, cet ictère — quoi qu'on en
ait dit — n'offre rien de spécial. Le plus habituellement il se dissipe en douze à quinze jours. Sur quelques malades, il persiste trois
ou quatre septénaires. Ce n'est qu'en de rares exceptions qu'il excède
ce dernier terme.

Au total, c'est un accident sans gravité. Toujours il se termine
heureusement. Les troubles digestifs s'apaisent les premiers ; la
coloration ictérique survit quelque temps, puis s'efface, et tout
est dit.

Je n'ai jamais observé, pour ma part, qu'un seul cas d'ictère
secondaire (diagnostiqué tel du moins) qui ait abouti à des symptômes graves d'adynamie et se soit terminé par la mort. L'autopsie
n'ayant pas été faite, ce cas ne saurait avoir de signification
récise. Gardons-le cependant en souvenir, Messieurs, car s'il

venait à être confirmé par d'autres faits semblables [1], nous devrions modifier le pronostic qui précède et admettre que l'ictère secondaire est parfois susceptible de dégénérer en ictère malin.

Quelle est la raison de cet ictère ? Les interprétations sont toujours ce qui manque le moins. Pour les uns, cet ictère serait l'effet d'une « intoxication retentissant sur le foie ». Pour d'autres, il serait le résultat d'une congestion hépatique, laquelle reconnaîtrait elle-même pour point de départ de prétendues « poussées éruptives se produisant sur l'estomac et le duodénum, coïncidemment aux éruptions cutanées ». (On a même parlé d'une roséole des conduits biliaires !) Pour d'autres encore cet ictère dériverait d'une cause toute physique, à savoir, la compression des conduits biliaires par des ganglions spécifiquement hypertrophiés. D'autres enfin l'ont attribué à un pur effet moral, « à la terreur que certaines gens ont de la vérole », etc. Inutile de discuter ces diverses hypothèses. Supposition pour supposition, je préfère croire, pour ma part, que le foie est influencé par la syphilis au même titre que tout autre organe de l'économie, et que l'action exercée sur lui par la diathèse se traduit par un trouble de la sécrétion biliaire. Mais ne nous égarons pas davantage dans le champ de l'inconnu et avouons en définitive que la cause intime, le mécanisme organique de l'ictère secondaire, nous échappe encore absolument.

IV

Les divers accidents que vient de nous offrir le système digestif ne sauraient évidemment se produire sans entraîner à leur suite, comme conséquence naturelle, des troubles plus ou moins intenses

---

1. On a bien cité quelques cas *d'ictère grave, d'atrophie aiguë du foie*, survenus dans la période secondaire. Mais ces observations, je dois le dire, ne sont pas absolument probantes. Je viens de les relire en détail, et j'avoue qu'aucune d'elles ne m'a paru suffisante à démontrer la connexion de ces ictères malins avec la syphilis secondaire. — Je suis loin de nier cette connexion (j'aurais même plutôt tendance à l'admettre, d'après le cas que j'ai observé) ; je dis simplement qu'elle n'est pas encore scientifiquement établie.

En certains cas exceptionnels et d'un ordre tout particulier, on a vu des lésions hépa-

de la *nutrition*. C'est en effet ce qui a lieu. Les fonctions assimila-trices se trouvant en souffrance, l'équilibre est bientôt rompu, si je puis ainsi parler, entre les recettes et les dépenses de l'orga-nisme. Celles-ci ne sont plus compensées par celles-là. La réparation devient insuffisante, et de là résulte un ensemble de phénomènes que vous avez déjà pressentis, à savoir : amaigrissement plus ou moins notable ; — perte de poids du corps ; — diminution des forces ; — modification du teint, qui pâlit, qui perd son éclat ; — alanguissement et appauvrissement général de l'économie ; — atonie fonctionnelle de tous les systèmes ; — suppression des règles ; — chute des cheveux, etc. ; — bref, décadence vitale, altération de la *santé*, et, à un degré supérieur encore, immi-nence de dépérissement.

Ces troubles de nutrition, qui comportent tous les degrés, depuis les plus légers jusqu'aux plus graves, s'observent très fré-quemment chez la femme, bien plus fréquemment que chez l'homme. Ils sont communs surtout chez les toutes jeunes femmes, qui prennent la vérole à peine nubiles, à peine formées, chez celles de tempérament lymphatique, de constitution atonique et molle, chez celles dont la santé est déjà débilitée par une mauvaise hygiène, par une nourriture insuffisante, par l'irrégularité des habitudes, le défaut de sommeil, les excès, la débauche, etc.

Or, sachez-le bien, Messieurs, *ce sont les troubles de nutrition qui rendent la vérole particulièrement grave chez certaines femmes*, grave d'abord par elle-même, par ses dangers propres, grave aussi par ses conséquences indirectes. D'une part, en effet, l'organisme détérioré, épuisé par la vérole, se défend moins contre elle ; d'autre part, il résiste moins soit aux maladies étrangères qui vien-nent l'assaillir incidemment, soit aux germes morbides qu'il con-tient en puissance. C'est ainsi que, chez les sujets débilités par la diathèse, certaines affections intercurrentes revêtent parfois une gravité spéciale. C'est ainsi que, pour ces mêmes sujets, la vérole

tiques plus ou moins graves se produire dans la période secondaire ou du moins coïncider, comme début, avec des manifestations d'ordre secondaire. Ces lésions seront mieux à leur place, je pense, dans l'étude de la syphilis hépatique tertiaire. Je ne fais donc que les signaler ici, me réservant d'en parler tout au long dans la série de conférences qui feront suite à celles-ci.

sert parfois, si je puis ainsi parler, d'embranchement à la scrofule, à la chloro-anémie, à la tuberculose, au nervosisme, à la dartre, aux états cachectiques, aux dégénérescences morbides de tout genre. J'ai déjà longuement insisté sur ce point de vue si intéressant, si essentiel en pratique, dans l'une de nos précédentes réunions [1]; je ne fais plus que vous le rappeler aujourd'hui.

La débilitation syphilitique, résultant de troubles apportés par la diathèse dans les fonctions assimilatrices, n'est habituellement que transitoire. Elle dure plusieurs mois en moyenne, puis s'évanouit. L'appétit renaît alors, les digestions se rétablissent, le teint se ranime, l'amaigrissement se répare, les forces reprennent leur taux normal. Bref, c'est un orage passé, après lequel l'économie revient à son état antérieur.

Mais en d'autres cas, qui sont loin d'être rares chez la femme, les choses ne se passent pas aussi heureusement. L'atonie nutritive se prolonge, et se prolonge pendant un laps de temps souvent considérable, huit, dix, douze, quinze mois, voire parfois davantage. De là résulte, bien entendu, un amaigrissement marqué, un affaiblissement excessif, un état de langueur continue, une détérioration véritable de l'organisme. En général, alors, ces troubles nutritifs se montrent singulièrement rebelles, et l'on n'arrive que difficilement à les modifier. On a beau mettre en œuvre les agents les mieux éprouvés de la médication tonique, souvent on ne parvient pas de longtemps à reconstituer les malades affectées de la sorte, à les relever de l'espèce de dépression vitale que leur a imprimée la diathèse.

Aussi, très positivement, la vérole aboutit-elle en nombre de cas à *ruiner la santé* de certaines femmes, et cela pour plusieurs années. Il est des malades que, sans exagération, elle change du tout au tout, qu'elle transfigure, qu'elle étiole, qu'elle vieillit avant l'âge. — Exemple : Je donne mes soins depuis longtemps à une jeune femme qui, il y a cinq ans environ, contracta la syphilis. L'accident initial fut un tout petit chancre qui guérit en trois semaines. Plus tard, se développèrent quelques syphilides cutanées et

---

1. Voy. neuvième leçon, p. 252 et suivantes.

muqueuses, de forme superficielle et bénigne. En revanche, dès
les premiers temps de la maladie et avant même que le traitement
spécifique eût été institué (j'ai besoin de préciser cela pour les adversaires du mercure, qui ne manqueraient pas d'attribuer à ce
remède les accidents dont je vais vous parler), des troubles nutritifs assez sérieux se produisirent. La malade commença à perdre
l'appétit et à pâlir. A plusieurs reprises, elle éprouva de véritables
crises d'anorexie, pendant lesquelles aucun aliment n'était accepté
par l'estomac; dans l'une de ces crises même, elle resta trois semaines sans presque rien manger. Peu à peu elle en arriva à cet
état de langueur générale, de chloro-anémie, d'asthénie fonctionnelle, de *dénutrition*, de vitalité défaillante, que je vous décrivais
il y a quelques instants sous le nom de débilitation syphilitique.
Rien ne fut négligé, je vous l'assure, pour modifier cet état. Huile
de foie de morue, fer, bains sulfureux, toniques de tout genre, ha-
bitation à la campagne, séjour au bord de la mer, hydrothérapie,
équitation, massage, etc., etc., tout fut mis en œuvre, mais presque
inutilement, *pendant plus de trois ans*. Aujourd'hui, il est vrai,
cette malade est mieux; elle mange, elle digère, elle a repris quelques forces; elle est sur la voie, assurément, d'un rétablissement
prochain; mais combien elle est changée de ce qu'elle était autrefois! Assez grasse jadis, rosée de teint, bien portante, vive d'allure
et d'humeur, elle est encore — même actuellement — chétive,
maigre, pâle, languissante, abattue, attristée, « éteinte », suivant
sa propre expression : « Je ne me reconnais plus moi-même,
m'écrivait-elle récemment, et les gens qui ne m'auraient pas vue
depuis cinq ans ne me reconnaîtraient certes pas... Cependant je
vais bien... Mais comment cette maladie a-t-elle pu *me changer de
la sorte?* Je ne suis plus que *l'ombre de moi-même*, etc. »

C'est là en effet, je vous le répète, Messieurs, ce que fait parfois
la vérole sur certaines femmes. Elle ne se borne pas à les affliger
de douleurs, d'exanthèmes, de symptômes extérieurs. Souvent elle
les attaque *dans leur vie splanchnique*, dans leurs fonctions nutritives; et, par l'intermédiaire des troubles qu'elle excite vers le
système assimilateur, elle aboutit alors à miner sourdement les
principes de la vie, à débiliter l'organisme, à transformer l'individu, à lui conférer, si je puis ainsi dire, un tempérament nou-

veau, bref — je reprends le mot à dessein — à *ruiner la santé*
pour un temps plus ou moins long.

Et à ce propos, Messieurs, laissez-moi placer ici une remarque
incidente. Les syphilis qui dégénèrent de la sorte en *maladie con-
somptive* ne sont pas toujours celles qui sont le plus fécondes en
accidents visibles ou tangibles, en manifestations cutanées, muqueuses, osseuses, etc. Quelquefois aussi, et plus souvent qu'on ne
le croit généralement, les syphilis qui procèdent sans fracas, qui
sont avares de manifestations extérieures, s'en prennent à la vie
splanchnique et compromettent d'une façon grave les fonctions
assimilatrices (exemple, là jeune malade que je viens de vous
citer). Aussi ces dernières formes de syphilis sont-elles particulièrement insidieuses et redoutables. Bénignes d'allure, elles sont en
réalité *malignes* d'essence et de fond.

Un pas de plus sur cette pente de la débilitation progressive
amène l'organisme à ce qu'on appelle la *cachexie*.

On pourrait croire que la cachexie syphilitique, à l'instar de certains dépérissements de l'économie, n'est jamais qu'une conséquence de lésions organiques graves entravant une fonction essentielle à la vie, de suppurations prolongées, de souffrances chroniques, etc. Cette vue serait fausse. Sans doute, il est des cas où, de
par les raisons précédentes, la syphilis aboutit à la cachexie ; mais
le plus souvent elle y arrive par une voie différente, et cette voie
est celle des *troubles nutritifs* que nous venons d'étudier.

Pour moi et d'après ce que j'ai vu jusqu'à ce jour, la cachexie
syphilitique reconnaît pour origine la plus habituelle l'atteinte
portée primitivement et directement par la diathèse aux *fonctions
nutritives*. Il est bien plus rare, à mon sens, qu'elle dérive (au
moins dans la période secondaire) d'une cause matérielle, d'une
lésion quelconque, si importante et si grave d'ailleurs que puisse
être cette lésion.

Cette pathogénie de la cachexie syphilitique ressort évidemment,
ce me semble, de l'observation et de l'analyse. Voyez, en effet, ce
que nous montre la clinique. Dans tous les cas de syphilis — et ils

ne sont pas rares — où les fonctions nutritives viennent à être affectées, même légèrement, même superficiellement, il se produit d'une façon constante un certain ensemble de phénomènes qui ne sont, pour ainsi dire, qu'une *cachexie en ébauche*, qu'une cachexie embryonnaire. N'atteignant alors qu'un certain degré, ces phénomènes prennent les noms de chlorose, d'anémie, de langueur, de débilitation syphilitique. Mais, au total, ils ne diffèrent que par le degré de ce qu'on observe dans la cachexie. Supposez qu'ils s'exagèrent, ils constitueront la cachexie, et cela même en dehors de tout accident surajouté. Inversement, si les troubles nutritifs font défaut, la cachexie ne se produit pas, alors même que les malades sont affligés d'une véritable nuée d'accidents. De cela nous avons ici cent exemples par an. Que de fois déjà ne vous ai-je pas présenté de malheureuses femmes ayant le corps criblé d'éruptions, souffrant de douleurs multiples, offrant tous les symptômes extérieurs d'une vérole grave, et conservant néanmoins une santé moyenne ou même satisfaisante! Aussi, sachez-le bien, Messieurs, ce ne sont pas les malades le plus rudement éprouvés en apparence par la vérole qui sont les plus exposés à la cachexie. Les dangers de la consomption syphilitique ne sont en rien proportionnels à la quantité des manifestations; ils le seraient plutôt à la *qualité* des accidents. Et, de ces accidents, ceux qui prédisposent, qui conduisent le plus sûrement à la cachexie sont, à coup sûr, les troubles importés par la diathèse dans le système assimilateur.

Quoi qu'il en soit d'ailleurs de cette pathogénie, un fait bien certain est que la cachexie syphilitique se produit *chez la femme* d'une façon plus fréquente — pardon, je devrais dire moins rare — que chez l'homme. Pour les deux sexes, elle est assurément un aboutissant exceptionnel de la diathèse, mais il n'est pas douteux qu'on l'observe plus souvent dans le sexe féminin, soit à l'état confirmé, soit surtout à l'état d'imminence prochaine. Cela dépend-il de la force moindre de la femme, de son tempérament plus disposé à l'anémie et au lymphatisme, de ses habitudes moins hygiéniques (défaut d'exercice, vie plus sédentaire, etc.)? Il me semble rationnel de le croire; car, pour toutes ces raisons, la constitution féminine doit offrir moins de résistance à une affection chronique et dépressive telle que la vérole.

Quant à déterminer pourquoi la vérole conduit certaines femmes à la cachexie plutôt que certaines autres, c'est là un problème bien autrement difficile et délicat. Parfois on trouve la raison du fait dans l'absence de traitement et d'hygiène, les troubles antérieurs de la santé, la faiblesse de la constitution, l'appauvrissement préalable de l'organisme par les excès, la débauche, la misère, etc. Mais parfois aussi toutes ces explications font défaut, et l'on voit des malades qui ne paraissaient pas plus que d'autres prédisposées à la cachexie, qui même pouvaient y sembler moins prédisposées que d'autres, devenir néanmoins cachectiques, sans qu'il soit possible d'en trouver la cause. Cette cause existe cependant, cela est bien certain; mais elle nous échappe, comme nous échappent en général les raisons de la malignité.

Je serai bref sur les symptômes de la cachexie syphilitique, car ces symptômes ne diffèrent guère de ceux qui caractérisent toute cachexie, quelle qu'en soit d'ailleurs l'origine. Ils n'en diffèrent même que par l'addition tout éventuelle d'accidents propres à la diathèse, lesquels peuvent varier d'un sujet à un autre et même faire absolument défaut. En deux mots, ce qu'on observe est ceci :

Habitus de la consomption; — facies étique, pâle, souffreteux, « vieillot » (il est peu d'affections consomptives qui vieillissent aussi vite les malades que le fait parfois la syphilis; comme exemple, je vous invite à voir une malheureuse femme que nous avons actuellement dans nos salles et qui est devenue cachectique de par la syphilis; cette malade a vingt-trois ans; eh bien, vous lui en donneriez cinquante, si ce n'est plus); — teint plombé ou jaunâtre, de couleur paille, de couleur feuille morte; — yeux excavés, pommettes saillantes; traits tirés; rides du visage; physionomie exprimant la langueur, l'épuisement, l'affaiblissement, l'anéantissement; — peau du corps devenue terreuse, sèche, raboteuse, furfuracée, écailleuse même par places (*pityriasis tabescentium*); — alopécie crânienne et sourcilière; cheveux secs, ternes, comme pulvérulents; — amaigrissement extrême, allant jusqu'à l'émaciation véritable et ne portant pas seulement sur le tissu cellulo-adipeux, mais sur les masses musculaires, et je dirai presque sur tout l'être, qui semble comme atrophié, réduit, ratatiné; — affaiblissement proportionnel, rendant indispensable le séjour au lit, dans le décubitus horizontal; — perte d'appétit, dégénérant bientôt en une anorexie complète, invincible, absolue; — troubles digestifs multiples et variés : phénomènes dyspeptiques de tout genre, renvois, nausées, vomituritions, vomissements alimentaires ou bilieux, glaireux, séreux, etc. ; en un mot intolérance gastrique; — alternances de constipation et de débâcles diarrhéiques; puis, plus tard, diarrhée continue, incoercible, colliquative; lientérie; — pouls remarquablement faible et petit, s'éteignant peu à peu jusqu'à devenir misérable et insensible[1], — douleurs vagues des membres et du

1. Exemple : Une malade de nos salles, dont le pouls, à l'état de santé, offrait le type représenté figure 37, tomba, par le fait de la syphilis, dans une cachexie progres-

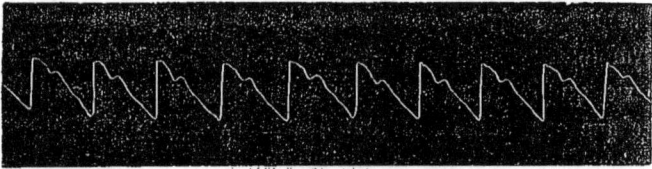

FIG. 37.

sive qui résista à tous nos efforts. Le pouls de cette femme s'affaiblit peu à peu et finit par devenir misérable, presque insensible. Il ne fournissait plus alors au sphygmographe que des tracés tels que les suivants (fig. 38 et 39) :

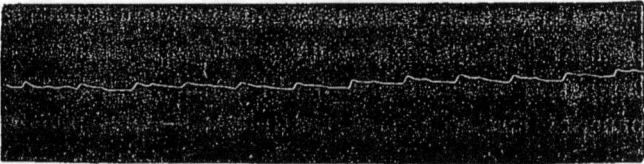

FIG. 38.

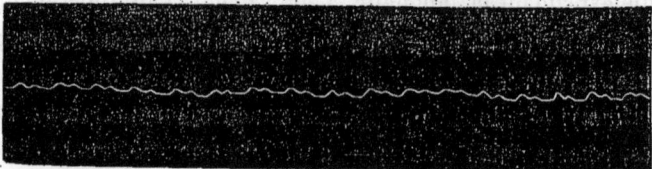

FIG. 39

tronc; — troubles du sommeil; rêves, cauchemars, agitation
nocturne, insomnie rebelle; — sueurs profuses, par poussées intermittentes; — fièvre erratique d'abord, à retours irréguliers,
capricieux; et, à une époque plus avancée, fièvre hectique continue, mais sans grande chaleur; — enfin, marasme accompli;
langue devenant rouge et sèche, se couvrant de muguet; prostration; agonie lente, avec conservation de l'intelligence, et mort
progressive, sans agitation, sans secousse. — Parfois encore,
terme ultime accéléré soit par une pneumonie de la nature de
celles qui servent de dénouement aux états consomptifs, soit par
les progrès rapides d'une tuberculose pulmonaire.

   A ces symptômes, où vous avez reconnu le tableau banal de
toute cachexie, s'ajoutent fréquemment, comme traits plus caractéristiques, des lésions propres de la diathèse. Or, ces lésions,
quel que soit l'âge de la maladie, appartiennent presque invariablement à l'ordre des manifestations *tertiaires.* Ce sont, par
exemple, des syphilides profondes de forme ulcéreuse (ecthyma,
rupia), des gommes, des gonflements osseux mal définis, des
abcès ossifluents. Car la règle, dans les cas de ce genre, est que la
vérole marche vite, précipite son évolution, devienne *galopante,*
suivant l'expression consacrée, et passe hâtivement des accidents
secondaires à ceux d'une période plus avancée.

   Je n'ai pas à vous dire, Messieurs, si un état de ce genre comporte un pronostic des plus graves. Arrivée à ce degré, la maladie
ne fait plus guère que descendre une pente fatale, pour se terminer par la mort dans un délai plus ou moins court.
   Il est des cas cependant — cas très rares, exceptionnels même,
mais qu'il importe de connaître — dans lesquels cette cachexie,
avant, bien entendu, d'avoir dépassé une certaine limite, a pu être
enrayée dans sa marche et rétrograder. Pour ma part, en de
telles conditions, j'ai vu deux fois déjà — et c'est beaucoup —
des malades que je jugeais *absolument désespérés* revenir à la vie
et guérir. J'ai dans mes salles actuellement, comme troisième
exemple, une jeune femme qui, je l'espère, est sur la voie d'un
complet rétablissement, après avoir été si bas dans la cachexie

que chaque matin je m'attendais à trouver son lit vacant [1]. Ses ca-
marades l'appellent « la réchappée », et jamais surnom, je vous
l'assure, n'aura été mieux mérité.

Je me rappelle encore à ce propos quelques paroles de mon
illustre maître, que je ne puis résister au plaisir de vous citer :
» En fait de vérole, nous disait-il dans un de ces entretiens fami-
» liers où son énorme expérience débordait en précieux enseigne-
» ments, en fait de vérole, tout est possible, voire l'impossible
» quelquefois. On n'a le droit de désespérer d'un malade que lors-
» qu'il est mort... On *rattrape* parfois de véritables moribonds.
» J'affirme avoir vu guérir, contre mes prévisions, contre toute
» prévision rationnelle et scientifique, des malades *in extremis*,
» exténués par la vérole, n'ayant plus que le souffle, cachectiques
» au dernier degré, et qui certes n'auraient pas guéri s'ils n'avaient
» eu le bonheur d'être cachectiques *de par la vérole.* »

De toutes les cachexies, en effet, « la meilleure », comme disait
encore M. Ricord, ou la moins inexorable, est celle qui résulte de
la syphilis. Car la cachexie syphilitique pardonne encore quelquefois — bien rarement, il est vrai ; — mais enfin *il n'est pas impossible qu'elle pardonne*, même dans un cas extrême où tout espoir semble devoir être abandonné.

Conséquence : il faut lutter, lutter à outrance, lutter jusqu'au
bout, contre la cachexie syphilitique. Et comment? De deux façons : 1° en combattant les *symptômes communs* de l'état cachectique; — 2° en attaquant la *cause spécifique* de cette cachexie.

Le traitement de la cachexie proprement dite n'a pas à trouver
place ici, et je vous en ferai grâce, Messieurs. C'est en effet le
traitement banal de tous les dépérissements, de toutes les con-
somptions. Cela, vous le trouverez formulé dans vos livres. Rien
de spécial à vous apprendre sur ce premier point. Passons.

Le second point, en revanche, doit nous arrêter. Combattre la
cause de la cachexie implique en l'espèce l'intervention du traitement spécifique. Or, ici commencent les difficultés. Peut-on administrer le traitement spécifique à des malades épuisés? Comment

----

1. J'ai la satisfaction de dire que cet heureux pronostic s'est vérifié.

faire accepter ce traitement par un organisme à fonctions défaillantes, à système digestif intolérant?

Donner le mercure en ces conditions, comme on le donne à des sujets bien portants, serait un non-sens thérapeutique. Non seulement, en effet, ce remède ne serait pas toléré, mais il ne ferait qu'accroître les troubles digestifs, déterminerait des vomissements, augmenterait la diarrhée, etc. Faut-il donc, et cela d'une façon absolue, renoncer au mercure? Nullement. Il faut s'abstenir seulement de l'administrer par la bouche, et le prescrire suivant une autre méthode. Cette méthode, que vous avez nommée déjà, est celle des *frictions*. C'est la seule qui soit applicable ici, la seule qui permette de faire tolérer le mercure par un organisme exténué et d'en obtenir les effets thérapeutiques qu'il peut encore produire.

Ce dernier traitement doit être institué avec une sage énergie. Ce qu'on peut en craindre, en effet, est loin de contre-balancer ce qu'on peut en attendre. Trop souvent d'ailleurs les malades, arrivés à cet état de dépérissement extrême où l'absorption ne se fait plus que d'une façon très imparfaite, restent insensibles à l'action du remède et n'éprouvent même pas les effets physiologiques habituels du mercure.

La même réserve n'est pas applicable à l'administration interne de l'iodure. Ce dernier peut, en général, être donné sans crainte aux malades, car il n'exerce sur l'économie qu'une action bienfaisante, en éveillant l'appétit et en excitant les fonctions digestives. Prescrit à doses modérées, en relation avec les forces et la tolérance de l'organisme, il est habituellement (je ne dis pas toujours) bien accepté par l'estomac. — Au besoin, d'ailleurs, reste la ressource de la voie rectale. Dans l'un des cas précités, des lavements d'iodure ont été quotidiennement administrés pendant six semaines environ.

C'est à ces deux remèdes, mercure et iodure, combinés à la médication tonique vulgaire, que je crois devoir les trois guérisons surprenantes dont je vous ai parlé.

V

Un dernier système me reste à étudier pour clore cette revue des diverses manifestations splanchniques de la syphilis secondaire : c'est le *système génital*. Lui aussi est fréquemment affecté à la période où nous envisageons la diathèse, et traduit à sa façon les troubles qu'il ressent.

I. — En premier lieu je mentionnerai, comme un accident qu'il est assez commun d'observer chez les femmes syphilitiques, la *leucorrhée*, c'est-à-dire un suintement séro-muqueux provenant des muqueuses génitales internes. Nombre de femmes, qui n'avaient jamais eu de flueurs blanches avant de contracter la syphilis, deviennent leucorrhéiques à des degrés variables et pour un certain temps dans le cours de la période secondaire. Est-ce là un résultat direct d'une influence spécifique? Je ne le crois pas. J'incline plutôt à considérer cette leucorrhée comme un effet de la chloro-anémie, de la débilitation générale que la diathèse importe le plus souvent dans l'économie féminine.

Cette leucorrhée est-elle *contagieuse?* Je n'hésite guère à répondre négativement. D'une part, en effet, j'ai vu quantité de femmes syphilitiques affectées de leucorrhée ne rien transmettre à leurs amants. D'autre part, toutes les fois que j'ai pu remonter à l'origine d'une contagion syphilitique transmise à un homme, j'ai toujours — à de très rares exceptions près — rencontré chez la femme des lésions spéciales (chancre ou syphilides), bien définies, bien manifestes. Je ne sais ce que produirait par inoculation l'écoulement leucorrhéique provenant d'un organisme entaché de syphilis; ce que j'ai vu, c'est qu'il est inoffensif dans les conditions physiologiques du rapprochement sexuel.

II. — Un phénomène de même ordre est la *névralgie utérine*, qui, elle aussi, paraît moins un effet direct de la syphilis qu'un épiphénomène de la chloro-anémie où de l'éréthisme nerveux secondaire.

Quoi qu'il en soit de cette interprétation, toujours est-il que certaines femmes syphilitiques, qui jamais au préalable n'avaient souffert de l'utérus, accusent tout à coup, dans le cours de la période secondaire, des douleurs utérines plus ou moins vives, rappelant tout à fait par l'ensemble de leurs caractères l'*hystéralgie* commune. Ce sont des douleurs continues, exacerbantes, partant d'un point fixe que les malades localisent très bien dans la région médiane et inférieure du ventre, s'exaspérant par la marche, devenant surtout très vives par le toucher du col, s'irradiant vers les lombes, le sacrum, les cuisses, redoublant d'intensité au moment des règles, etc. Aucune lésion ne venant d'ailleurs rendre compte de tels phénomènes, force est bien de les considérer comme purement névralgiques et d'en faire une névrose utérine.

Quant à la connexion de cette névrose avec la syphilis, elle ressort des conditions mêmes où se sont produits les accidents, comme aussi des symptômes contemporains. Quoi d'étonnant, d'ailleurs, à ce qu'une manifestation de cet ordre dérive d'une influence diathésique? Chacun sait, d'une part, quelle impressionnabilité singulière acquiert le système utérin chez les femmes chloro-anémiques ou débilitées par une raison quelconque; et, d'autre part, je n'ai plus à vous dire quel éréthisme morbide la syphilis imprime souvent à tout l'organisme féminin.

III. — En troisième lieu, je vous signalerai, Messieurs, les *troubles menstruels* de la période secondaire.

Déterminer l'influence de la syphilis sur la menstruation constitue, certes, un problème des plus délicats. Il est souvent très difficile, en effet, de démêler ce qui revient à l'action propre de la diathèse au milieu des causes multiples et variées qui, chez toutes les femmes et chez nos malades de cet hôpital en particulier, peuvent modifier le cours des règles : causes générales dérivant de la constitution, du tempérament, de la santé habituelle, de l'anémie, de la chlorose, des influences professionnelles, etc.; — causes locales relevant de l'état utérin, des excitations génitales, de la débauche, des habitudes vicieuses, etc., etc.; — sans parler encore de ces idiosyncrasies singulières qui souvent impriment aux règles telle ou telle modalité anomale.

J'ai tenté cependant d'élucider la question. Pour me tenir en garde le mieux possible contre toute chance d'erreur, je me suis astreint à ne prendre comme sujets d'observation que les femmes dont les règles avaient été parfaitement régulières jusqu'à l'époque de leur maladie, et celles qui, séjournant un certain nombre de mois à l'hôpital, se trouvaient nécessairement soustraites aux excitations de la vie extérieure. Procédant de la sorte et réunissant à mes observations d'hôpital celles que j'avais pu recueillir en ville dans des conditions meilleures, je crois être arrivé à quelques résultats qui me paraissent entourés de certaines garanties d'exactitude.

Ces résultats, je vais, Messieurs, vous les formuler tout d'abord, me réservant de les légitimer par une discussion subséquente.

1° Sur le plus grand nombre des femmes, la syphilis, dans ses formes habituelles, c'est-à-dire dans ses formes légères ou moyennes, ne trouble pas sensiblement les règles.

2° Sur quelques malades toutefois, même dans ses formes communes, elle détermine certains troubles bien manifestes; — et, de ces troubles, les plus habituels consistent en *retards, irrégularités, appauvrissement, suppression* plus ou moins complète du flux menstruel.

3° Si les troubles menstruels sont assez rares dans les syphilis de gravité moyenne, ils deviennent au contraire fréquents et intenses dans la plupart des cas où la maladie prend une gravité supérieure et revêt, dès la période secondaire, la forme que nous avons qualifiée de viscérale.

Quelques développements.

I.—La première des propositions qui précèdent n'est guère sujette à contestation. Chez le plus grand nombre de nos malades, simplement éprouvées par des manifestations légères et superficielles, nous avons noté que la menstruation n'était pas sensiblement troublée, ne semblait même en aucune façon influencée par la diathèse. — Inutile de citer, à ce point de vue, des observations

justificatives. C'est là un fait banal qui ressort de la pratique journalière.

II. — En revanche, il est certaines malades chez lesquelles la
syphilis, même dans ses formes légères ou moyennes, détermine
des troubles menstruels d'intensité variable. Les plus fréquents
de ces troubles consistent en ceci : *retards* et *irrégularités* des
règles.

Telle femme, par exemple, très exactement réglée tous les vingt-
huit jours, devient syphilitique. Dès le sixième mois de l'infection, ses règles *retardent*, c'est-à-dire n'apparaissent plus que
toutes les six semaines, toutes les sept semaines, tous les deux mois.

Telle autre, tout aussi ponctuellement menstruée avant de contracter la syphilis, n'a plus, dès qu'elle est sous le coup de la diathèse, que des règles *très irrégulières*, se manifestant à des intervalles de 18, 21, 35, 14, 41, 52 et 65 jours, etc.

Et ainsi de cent autres exemples analogues, qu'il serait, je crois,
superflu de citer.

En certains cas plus rares, les troubles de menstruation s'accentuent davantage. Les règles alors *se suppriment* complètement, et
cela pour une période plus ou moins longue, pour deux mois
pour trois mois, voire pour cinq mois et plus. Dans ces conditions, c'est à une véritable *aménorrhée* syphilitique que l'on a
affaire.

Je n'aurais pas été conduit par l'observation à constater cette
aménorrhée spécifique qu'une remarque indirecte me l'eût fait reconnaître. C'est une particularité fréquente, en effet, que les
femmes syphilitiques se croient enceintes sans raison. Maintes et
maintes fois il m'est arrivé d'être consulté par mes malades au
sujet de *prétendues grossesses* que rendait probables à leurs yeux
une suppression de règles plus ou moins prolongée. Or, examen
fait, la plupart de ces femmes n'étaient pas enceintes; elles étaient
simplement aménorrhéiques, et aménorrhéiques de par la syphilis.
L'une d'entre elles, guérie actuellement, me disait ces derniers
jours qu'elle « avait passé quinze mois de sa vérole à se croire enceinte à tout moment. »

En même temps que les règles se troublent au point de vue de la périodicité, il n'est pas rare qu'elles *s'appauvrissent*. D'abord, elles diminuent comme *durée*. La plupart des malades auxquelles j'ai fait allusion précédemment, au lieu d'avoir leurs menstrues pendant 4, 5 ou 6 jours, ne perdaient plus que 3 jours, 2 jours, vingt-quatre heures, quelques heures même en certains cas. Parfois aussi le flux menstruel, au lieu de se produire d'une façon continue et égale, procède par poussées intermittentes, c'est-à-dire apparaît et disparaît plusieurs fois de suite pendant quelques jours, et cela de la façon la plus irrégulière. — En second lieu, les règles s'appauvrissent comme *quantité* de sang perdu. Les malades s'en aperçoivent et s'en étonnent. Elles vous disent « perdre beaucoup moins que d'habitude, la moitié, le tiers, le quart de ce qu'elles perdaient auparavant ». Quelques-unes en arrivent à ne plus avoir besoin de se garnir, à tacher à peine leur linge, etc., et ce qu'elles appellent « leurs règles » est moins du sang véritable que de la sérosité rosée, à peine sanguinolente.

Parfois encore (mais cela est plus rare), à plusieurs suppressions consécutives succèdent des hémorrhagies plus ou moins abondantes, qu'on pourrait presque qualifier de *métrorrhagies*. Ces métrorrhagies, généralement accompagnées de coliques et de névralgies utérines, ne laissent pas de fatiguer les malades, dont elles contribuent à accroître l'état anémique.

Il n'est pas douteux, Messieurs, que les divers troubles menstruels dont je viens de parler ne soient, dans la plupart des cas, une conséquence de l'influence générale exercée par la diathèse sur l'économie. Le plus souvent en effet il existe entre ces troubles et l'état de santé des femmes syphilitiques une relation intime qu'un clinicien attentif ne saurait méconnaître. La syphilis ayant pour résultat assez habituel, chez les femmes spécialement, d'affaiblir et d'anémier l'organisme, rien de plus naturel que, dans ces conditions, les règles se troublent, s'appauvrissent et finissent même par se tarir provisoirement. Ce ne sont là, comme on le sait, que des phénomènes communs à toutes les anémies, à toutes les déglobulisations du sang, quelles qu'en soient d'ailleurs l'origine et la nature.

Mais ce qui n'est pas moins intéressant à préciser, c'est qu'en d'autres cas de semblables troubles menstruels se manifestent, et affectent même une intensité notable sans être provoqués par un état de souffrance générale de l'économie. J'en ai vu de ce genre chez des femmes syphilitiques dont la santé ne paraissait pas sensiblement altérée. J'ai plus d'une fois observé par exemple — et cela non sans étonnement — des retards et des aménorrhées rebelles chez des malades qui ne semblaient en rien anémiques, qui ne présentaient ni l'habitus extérieur ni les signes stéthoscopiques de l'anémie. Il serait donc exagéré, je crois, de rapporter exclusivement à l'anémie les troubles menstruels de la période secondaire ; ces troubles en quelques cas semblent très positivement constituer une expression directe, un effet immédiat de la diathèse.

III. — J'ai dit en troisième lieu : Si les troubles menstruels sont assez rares dans les syphilis d'intensité moyenne, ils deviennent tout au contraire communs, habituels même, dans la plupart des cas où la maladie prend une certaine gravité et revêt la forme que nous avons appelée viscérale.

Cela encore est incontestable, et sur ce point il n'est pas de désaccord possible. Toutes les fois que la syphilis devient grave, elle trouble les règles. Elle commence par les retarder, les appauvrir, les rendre irrégulières ; plus tard, elle les suspend pour des laps de temps de plus en plus considérables ; finalement elle les supprime.

Deux exemples. — Au n° 1 de notre salle Saint-Clément, vous verrez couchée une jeune femme qu'une syphilis des plus graves a conduite presque au seuil de la cachexie. Or, cette femme n'a eu que deux fois ses règles depuis onze mois, à savoir : une première fois il y a dix mois, et une seconde six semaines plus tard. Encore ces deux dernières menstruations ont-elles été si pauvres, qu'elles méritent à peine le nom de règles ; le sang n'a coulé que quelques heures, au dire de la malade, et n'a pas fait sur le linge une tache plus grande que « le creux de la main ».

Dans la même salle Saint-Clément vous pourrez observer aussi la malade dont je vous ai parlé précédemment comme convalescente d'une cachexie syphilitique. Cette femme a revu ses règles pour la première fois il y a quinze jours, après une suppression qui n'a pas duré moins de treize mois.

IV. — Mais c'est surtout, Messieurs, au point de vue des *fonctions de reproduction* que le système utérin offre, dans la période secondaire, des troubles dignes de l'attention la plus sérieuse. De nombreuses questions, toutes éminemment pratiques, vont se présenter ici à notre étude.

Tout d'abord, quelle est l'influence de la syphilis secondaire sur la faculté de conception?

On a prétendu que la syphilis peut produire la *stérilité*. Certains médecins ont avancé que, du fait seul de la vérole, la femme devient parfois impropre à la fécondation. A l'appui de ce dire on a cité quelques observations se résumant en ceci : une femme reste stérile pendant plusieurs années; on recherche la cause de cette stérilité, et l'on ne trouve, après mûr examen, que la vérole à incriminer. Un traitement spécifique est alors prescrit, et, consécutivement, la femme devient grosse. — Je n'insisterai pas sur ce que de tels faits présentent de vague et de controversable; car vous avez déjà pressenti les objections nombreuses qu'on est en droit de leur adresser. De l'aveu général, les conditions d'où résulte l'aptitude ou l'inaptitude à la reproduction ne sont encore que très imparfaitement connues. Et d'ailleurs, s'il arrive qu'une femme syphilitique ne devienne enceinte qu'après avoir suivi un traitement spécifique, cela démontre-t-il qu'avant ce traitement elle était stérile de par la syphilis et qu'elle serait restée stérile sans le mercure?

Il se peut assurément qu'en vertu de certaines lésions où même par une simple influence dynamique la vérole rende certaines femmes infécondes. Mais si cela est, cela en tout cas doit être bien rare, bien exceptionnel même. Car les femmes syphilitiques *enceintes* abondent et surabondent. Nous en avons toujours une

demi-douzaine au moins dans nos salles d'une façon permanente.
Et, d'autre part, si la syphilis était une cause de stérilité, rencon-
trerions-nous tant et tant de malheureux nourrissons syphilitiques, héritiers de la vérole de leurs mères?

Passons donc sur ce premier point, pour aborder une question
bien autrement digne d'intérêt.

Quelle influence exerce la syphilis sur la grossesse?

Il est positif que, chez un certain nombre de femmes syphilitiques, la grossesse évolue sans incident spécial. Elle est alors,
ou peu s'en faut, ce qu'elle serait à l'état sain.

Malheureusement, les choses sont bien loin de se passer toujours
ainsi, et pour la plupart, pour l'immense majorité des femmes
(je parle ici de malades à la période secondaire et de malades
non traitées ou insuffisament traitées), la grossesse est l'occasion
d'une série de troubles et d'accidents plus ou moins sérieux, plus
ou moins graves.

Localement, d'abord, la grossesse prédispose la région génitale
à des poussées de syphilides muqueuses qui prennent, je ne dirai
pas une gravité, mais une importance particulière, en raison
même des conditions physiologiques que confère la gestation à
tout l'appareil génital. L'état congestif anormal de la vulve est
pour ces accidents une cause d'appel et d'entretien. — Les papules
muqueuses, par exemple, ne se bornent pas à être très communes
chez les femmes enceintes; elles se développent sur elles avec une
exubérance singulière, prennent rapidement la forme bourgeonnante, végétante, hypertrophique, et arrivent souvent à constituer de nombreuses tumeurs qui envahissent et déforment toute
la vulve. De plus, elles sont toujours rebelles, bien plus rebelles
que d'habitude, et se résorbent plus difficilement, plus lentement
qu'elles n'ont coutume de le faire en toute autre circonstance. —
De même, et pour une raison identique, les syphilides de forme
ulcéreuse sont assez fréquentes chez les femmes grosses. Livides,
violacées, creuses et rendues plus creuses encore par la turgescence vasculaire des parties, elles persistent en général plus ou
moins longtemps et tendent souvent à progresser. On a même

parfois toutes les peines du monde à en obtenir la cicatrisation avant l'accouchement [1].

En second lieu, les conditions générales qu'importe la grossesse dans l'organisme forment un appoint singulièrement défavorable à la diathèse. Elles deviennent, en nombre de cas, l'occasion de troubles qui, sans elles, ne se seraient pas produits, qui tout au moins auraient eu chance de ne pas se produire. *La grossesse*, assurément, *complique la vérole*. Elle la complique en lui ajoutant son anémie propre, son influence débilitante, sa disposition aux névroses, ses troubles de nutrition, etc. Aussi, beaucoup de femmes syphilitiques, qui conservaient une santé moyenne ou passable tant qu'elles n'étaient que syphilitiques, voient-elles leur état général péricliter dès qu'à la syphilis s'adjoint une grossesse. Elles deviennent alors pâles, chlorotiques, hydrohémiques, faibles, alanguies, nerveuses, maladives en un mot (peut-être même vaudrait-il mieux dire *malades*). La syphilis a beau jeu, en pareille occurrence, pour donner carrière à ses manifestations propres, et elle ne s'en fait guère faute le plus souvent. C'est ainsi que, sous la double influence de la syphilis et de la grossesse, certaines femmes sont affligées parfois de symptômes aussi multiples que variés et, plus spécialement encore, de symptômes d'ordre splanchnique : asthénie fonctionnelle générale ; — langueur digestive, inappétence, troubles dyspeptiques, vomissements ; — palpitations, intermittences cardiaques ; — accès fébriles, ou bien fièvre continue paroxystique, quelquefois assez intense pour mériter le nom de typhose ; — accidents nerveux, tels que céphalée, névralgies, insomnies, vapeurs, algidités périphériques, spasmes musculaires, névroses convulsives, etc. ; — douleurs diverses, variables de siège et de nature, et spécialement douleurs abdominales mal définies, vagues ; — hystéralgie avec irradiations lombaires, pelviennes, inguinales, etc.

En un mot, il est bon nombre de femmes syphilitiques qui ont

---

1. Voy. Jules Moret, *Des manifestations syphilitiques chez la femme enceinte et les nouvelles accouchées* (Thèses de Paris, 1875). — Jean Cernatesco, *De la marche et de la durée du chancre syphilitique et des syphilides vulvaires pendant le cours de la gestation*, (Thèses de Paris, 1875). — Etc, etc.

une *grossesse pénible*, accidentée, laborieuse, douloureuse, féconde
en troubles locaux ou généraux, troubles complexes comme pathogénie, dérivant les uns de la grossesse même, les autres de la diathèse, la plupart de ces deux causes réunies, combinées.

Aussi n'est-il pas rare, — je me trompe, — aussi est-il *fréquent*,
très fréquent que, tourmentée de la sorte, la grossesse ne se continue pas, n'arrive pas à son terme, c'est-à-dire aboutisse soit à
l'accouchement prématuré, soit surtout à *l'avortement*. Cette terminaison est des plus communes chez les femmes syphilitiques, et
de cela il faut que je vous parle en détail.

C'est un fait connu de longue date, c'est un fait de notoriété
presque vulgaire que nombre de grossesses se terminent par avortement sous la seule influence de la syphilis.

Ce fait cependant — le croirait-on? — a été contesté dans ces
derniers temps. On a dit même que la syphilis appartient à « l'ordre
des maladies qui exercent l'influence la plus minime sur la durée
et la terminaison de la grossesse ». Une telle opinion, en vérité, ne
soutient pas l'examen. Elle reçoit de la pratique commune et de
l'expérience générale une contradiction formelle. Je ne crains pas,
quant à moi, de lui opposer un démenti absolu dans la double proposition suivante :

1° La syphilis crée une prédisposition indéniable à l'avortement ;
— 2° elle fournit même à la somme totale des avortements de tout
genre un contingent considérable.

Quelques développements sont indispensables ici.

Que la syphilis, tout d'abord, prédispose à l'avortement, cela ne
saurait rester un instant douteux devant les résultats de l'observation journalière. Il n'est guère de praticien qui n'ait vu une ou
plusieurs grossesses aboutir à la fausse couche sous la seule influence de la syphilis, en dehors de toutes causes étrangères. Que
de fois, pour ma part, ne m'est-il pas arrivé de donner mes soins à
des femmes syphilitiques qui n'ont pu conduire à terme leur grossesse, alors même que, par une hygiène convenable, par une médication appropriée, je m'efforçais de prévenir l'imminence redoutée d'un avortement ! L'avortement, Messieurs, est le danger

que nous prévoyons en première ligne et que nous essayons de
conjurer avant tout, chaque fois qu'une femme enceinte syphilitique
entre dans nos salles. Or, tant s'en faut que nos efforts soient toujours couronnés de succès, surtout dans les cas où nous ne sommes
appelés que tardivement à intervenir. Il n'est même pas jusqu'aux
malades de nos services spéciaux qui ne soient édifiées sur ce fait,
tant il se produit fréquemment sous leurs yeux. Dans les salles de
Lourcine, l'avortement est, pour ainsi dire, à l'ordre du jour
d'une façon permanente.

Le second terme de ma proposition n'est guère plus contestable.
J'ai dit que la syphilis fournit à la somme totale des avortements
de toute nature (des avortements d'origine pathologique, bien
entendu) un contingent *considérable*. En cela encore je ne crois
pas trop m'éloigner de la vérité. On en jugera, du reste, d'après
les chiffres suivants empruntés à mes notes d'hôpital.

Dans l'espace de quelques années, 97 femmes syphilitiques en
état de grossesse ont été admises à Lourcine.

Sur ce nombre, 44 sont sorties de l'hôpital *encore enceintes*, et
nous ignorons ce qui est advenu de leur grossesse ultérieurement.

Mais ce que nous savons, c'est que, sur un chiffre de 53
femmes syphilitiques dont la grossesse s'est terminée sous nos
yeux :

> 17 ont avorté à différents termes;
> 8 ont accouché prématurément;
> 28 ont accouché à terme.

Ainsi, sur 53 grossesses, 28 seulement sont arrivées à terme,
et 25 (25, remarquez bien ce chiffre, *près de la moitié!*) se sont
terminées soit par accouchement prématuré, soit par avortement.

Autre statistique. — Un de mes élèves, M. Le Pileur, a bien
voulu, sur ma demande, dépouiller les registres administratifs
de Lourcine, et dresser la liste des naissances ou des avortements survenus dans cet hôpital pendant une période de dix
années. En ce qui concerne la syphilis, seulement, ce long travail
lui a fourni les résultats suivants :

Sur 414 grossesses, qui se sont terminées à Lourcine, 260 (260 seulement) sont arrivées à terme, ou du moins sont déclarées comme telles sur les registres de l'Administration [1]; — et 154 ont abouti soit à l'accouchement prématuré, soit à l'avortement.

Proportion : *un cas d'accouchement prématuré ou d'avortement sur moins de trois naissances!*

Ces deux statistiques sont assez significatives par elles-mêmes pour nous interdire tout commentaire. Elles démontrent bien l'influence désastreuse exercée par la vérole sur la grossesse, et elles permettent de juger ce que doit être le contingent fourni à la somme totale des avortements par une maladie aussi commune, aussi répandue dans *toutes* les classes de la société que l'est de nos jours la syphilis. Nous manquons certes d'une base d'évaluation numérique pour affirmer que ce contingent est plus ou moins considérable relativement à celui de telle ou telle autre maladie ; mais ce qu'il nous est permis d'inférer de nos souvenirs et de notre observation journalière, c'est qu'il est peu d'états morbides qui déterminent l'avortement avec un degré de fréquence comparable.

Qu'on ne se méprenne pas, du reste, sur ma pensée. Je ne prétends pas que la syphilis ait un pouvoir abortif supérieur à celui de toute autre affection ; cela serait une hérésie. Car, pour prendre un exemple au hasard, la variole provoque l'avortement d'une façon bien autrement active que la syphilis ; la variole fait avorter presque à coup sûr, presque fatalement, tandis qu'en définitive bon nombre de femmes syphilitiques conduisent leur grossesse à terme. Ce que j'avance seulement, c'est qu'en raison de sa grande fréquence, et de sa fréquence dans un âge de la vie qui correspond précisément à la période de procréation, la syphilis aboutit à déterminer presque autant de fausses couches qu'aucune autre maladie, voire que telle maladie douée d'une puissance abortive supérieure.

Mais laissons de côté cette question de rapport, qui n'a du

---

1. Il semble même probable que, sur ces 260 grossesses déclarées à terme par les registres de l'Administration, un certain nombre ne devaient pas être à terme en réalité. Car, des 260 enfants qui leur correspondent, 141 sont morts à très bref délai, et la plupart pour cause « de faiblesse congénitale » ; 22 seulement ont survécu plus d'un mois.

reste qu'une importance très secondaire. Le fait essentiel, le seul que j'aie à cœur de bien mettre en relief ici, c'est l'influence nocive exercée par la syphilis sur la grossesse. Et ce que je viens vous dire, Messieurs, les chiffres que j'ai produits ne sont pas de nature, je crois, à laisser sur ce point le moindre doute dans vos esprits.

Ce fait primordial une fois établi, quelques questions secondaires se présentent à discuter.

1° Est-il une période de la diathèse syphilitique qui prédispose plus qu'une autre à l'avortement?

Oui; et, de l'aveu général, la période de la maladie qui expose le plus à l'avortement est celle dont nous nous sommes occupés jusqu'ici, celle qu'on désigne sous le nom de stade *secondaire*. C'est du quatrième mois de cette période à la fin de la seconde année que j'ai vu, pour ma part, se produire l'avortement syphilitique dans la grande majorité des cas.

Ce qu'il ne faut pas ignorer toutefois, parce que cela comporte un haut intérêt en pratique, c'est que la syphilis peut provoquer l'avortement à une période bien plus éloignée, bien plus distante chronologiquement de son début. Il est des femmes, très certainement, qui avortent par le fait de la syphilis trois ans, quatre ans, cinq ans, six ans après l'origine de l'infection et même plus tard encore. L'influence abortive de la diathèse s'étend donc, je n'en saurais douter, à une période plus reculée de la maladie qu'on ne le dit et qu'on ne le croit généralement. C'est là un fait très curieux et très important, sur lequel j'aurai à revenir bientôt à propos des avortements successifs; je me borne à le signaler pour l'instant.

2° Existe-t-il quelques formes spéciales de la maladie qui, plus que d'autres, prédisposent à l'avortement?

Oui encore. De par les résultats de l'observation commune, l'avortement est surtout à craindre dans les formes *graves* de la maladie ou dans certaines formes qui, sans comporter une gravité réelle, paraissent cependant plus sérieuses ou plus intenses que d'autres, soit par la multiplicité de leurs accidents, soit surtout par leur tendance à affecter prématurément les viscères. Sans contredit, les femmes qui sont rudement ou *viscéralement* éprouvées par la syphilis secondaire, si je puis ainsi parler, sont plus exposées à l'avortement ou à l'accouchement prématuré que celles dont la maladie se borne à des symptômes légers, périphériques.

Mais ce qu'il est essentiel d'ajouter aussitôt, c'est que l'avortement syphilitique peut se produire dans *toutes* les formes de la maladie, *même dans les plus légères.* Il n'est pas rare de voir des femmes qui, superficiellement éprouvées par la syphilis et non affectées dans leur état général, sont incapables, quoi qu'on fasse, de conduire leurs grossesses à terme. J'ai dans mes notes l'histoire de plusieurs malades qui ont fait de la sorte une ou plusieurs fausses couches, fausses couches sûrement imputables à l'influence exclusive de la syphilis, alors cependant que cette syphilis ne s'était jamais traduite que par des accidents des plus légers et des plus bénins.

Donc, règle générale : une syphilis étant donnée, quelle que soit la bénignité apparente de ses manifestations, l'avortement est *toujours possible*, toujours à craindre ; — et, pratiquement, il y a toujours lieu de se tenir en garde, de tout mettre en œuvre pour prévenir cette regrettable éventualité.

Il y a plus, et ceci mérite toute l'attention des praticiens. L'avortement d'essence syphilitique ne se produit pas seulement en coïncidence avec des manifestations syphilitiques contemporaines ; il se produit souvent, très souvent, en dehors de tout accident actuel, comme phénomène *isolé*, comme expression unique de la diathèse. Il est nombre de femmes qui avortent par le fait exclusif de la syphilis, sans présenter au même instant, ni même sans avoir présenté depuis un certain temps, de symptômes spécifiques appréciables. Les observations de ce genre sont tellement communes qu'il serait superflu d'en citer aucune. Rappelez-vous simplement ceci, Messieurs : qu'une syphilis dont les derniers accidents ont disparu de longue date, qu'une infection syphilitique *même latente*, est susceptible de déterminer l'avortement.

3° *Une syphilis antérieure à la grossesse favorise-t-elle plus l'avortement qu'une syphilis postérieure à la conception?*

Cela n'est pas douteux. Ainsi, une femme syphilitique qui devient enceinte est bien plus exposée à l'avortement qu'une femme enceinte qui devient syphilitique. Ce fait ressort sans conteste de l'observation. La plupart, la grande majorité des fausses couches imputables à la syphilis sont la conséquence de syphilis contractées *avant* la conception. Il est plus rare — toutes proportions gardées d'ailleurs — qu'une fausse couche soit déterminée par une contamination postérieure au début de la grossesse. Les femmes grosses qui prennent la syphilis courent certes de nombreux risques d'avortement; mais elles en courent moins que si la contagion eût précédé la grossesse. Et j'ajoute : les dangers d'avortement sont d'autant moindres pour elles que la syphilis survient à une époque plus éloignée de la conception. Si la contagion s'est exercée tout à fait au début de la grossesse, il y a péril sérieux d'avortement; — si elle se produit au delà du quatrième ou du cinquième mois, la fausse couche est beaucoup moins à craindre; — et, finalement, les chances d'expulsion prématurée du fœtus deviennent nulles ou presque nulles, lorsque l'imprégnation virulente est plus tardive encore, c'est-à-dire contemporaine des derniers temps de la gestation.

Autre fait, et celui-ci d'importance capitale, Messieurs. Ce n'est pas toujours un seul avortement que détermine la syphilis, c'est parfois aussi *toute une série d'avortements*, lesquels se succèdent à quelques mois, à quelques années d'intervalle. On a vu de la sorte de malheureuses femmes syphilitiques avorter *deux fois, trois fois, quatre fois, cinq fois, six fois*, et même jusqu'à *sept fois* de suite! On a vu des femmes syphilitiques ne pouvoir conduire à terme une seule de leurs grossesses. Il existe nombre de ces faits dans la science. Et, sans aller plus loin, sans même avoir besoin de recourir à des exemples étrangers, je puis vous montrer ici et aujourd'hui une malade éprouvée de la sorte. La voici. Cette femme est entrée récemment à Lourcine pour une lésion gommeuse de la langue, lésion que vous voyez déjà améliorée par quelques jours de traitement à l'iodure et qui sera cicatrisée avant une quinzaine. Or, en remontant dans les commémoratifs, nous avons recueilli, relativement à la question qui nous occupe actuellement, les très intéressantes particularités que je vais vous transmettre.

Cette femme s'est mariée à dix-neuf ans. Grande, vigoureuse, bien portante, elle a commencé par avoir trois « superbes enfants » (ce sont ses propres expressions). Ces trois enfants sont venus *à terme*. Deux sont vivants et jouissent d'une excellente santé; le troisième est mort en nourrice et paraît n'avoir succombé qu'à une maladie incidente de forme aiguë.

Après ses trois premières couches, cette femme a contracté la syphilis du fait de son mari. Inutile d'entrer dans le détail des divers accidents qu'elle a éprouvés; je me bornerai à vous dire que ces accidents ont été nombreux, très nombreux, assez sérieux même pour quelques-uns, et toujours insuffisamment traités.

Depuis lors, cette femme est devenue enceinte *sept fois*. Or, quelle a été la terminaison des sept grossesses postérieures à la contagion? La chose est curieuse et lugubre. Jugez-en.

Première grossesse (après la contagion) : *avortement* au cinquième mois.

Seconde grossesse : *accouchement prématuré*, à sept mois et demi. L'enfant, très chétif, rabougri, « sorte de petit vieux », meurt à quinze jours.

Troisième grossesse : accouchement « presque à terme » d'un enfant *mort-né*.

Quatrième grossesse : *accouchement prématuré* à sept mois ou sept mois et demi.—Enfant *mort-né*, ayant le corps couvert de taches.

Cinquième grossesse : *accouchement prématuré* d'un enfant mort.

Sixième grossesse : *avortement* à trois mois et demi.

Septième grossesse : *avortement* à six semaines environ.

Résumé : dix grossesses, dont trois antérieures et sept postérieures à la contamination syphilitique. — Les trois premières se terminent à terme et donnent des enfants bien portants; — les sept autres aboutissent à *quatre accouchements prématurés* et *trois avortements*[1]!

---

1. Voyez la relation *in extenso* de ce fait curieux dans l'une de mes récentes publica-

Quel fait plus instructif, quel témoignage plus probant à l'appui du pouvoir abortif de la vérole?

Eh bien! Messieurs, les cas d'*avortements multiples* d'origine syphilitique ne sont pas rares. Ils se présentent tout au contraire avec une certaine fréquence. Tant à l'hôpital qu'en ville j'en ai déjà observé près d'une quarantaine pour ma seule part.

De tels faits, vous le concevez sans peine, comportent un intérêt pratique considérable. C'est qu'en effet, Messieurs, la tendance à l'avortement est *justiciable de l'art*, alors qu'elle dérive d'une influence syphilitique. Cette tendance, cette disposition morbide, il dépend de l'art de la corriger, de l'atténuer, de la supprimer. L'art la domine, en un mot. Soumettez à un traitement spécifique telle femme qui, une ou plusieurs fois, a avorté de par la syphilis, et vous aurez toutes chances pour que cette femme, devenant enceinte derechef, *accouche à terme*, accouche d'un enfant vivant et sain[1].

tions (*Syphilis et mariage*, leçons professées à l'hôpital Saint-Louis, Paris, 1880; Pièces justificatives, note II, p. 243).

D'autres faits analogues se trouvent cités dans ce même ouvrage, tels que les deux suivants :

» Une dame de mes clientes, jeune, bien constituée, contracte la syphilis de son mari dans les premiers temps de son mariage. Elle devient enceinte *quatre fois* en trois ans, et avorte *quatre fois*.

» Une de nos malades actuelles de l'hôpital Saint-Louis a reçu, il y a quelques années, la syphilis de son mari. Depuis lors, elle est devenue enceinte *six fois;* or, elle a avorté *six fois* dans les trois, quatre ou cinq premiers mois de ses grossesses. »

Et ainsi de tant et tant d'autres cas que je pourrais produire.

1. Ce sujet comporte en pratique une importance *considérable*. Je l'ai longuement discuté dans mon livre sur *la syphilis et le mariage*, en m'attachant à combattre les objections opposées à la seule règle de conduite qui puisse sauvegarder en pareil cas la mère et l'enfant. Qu'il me soit permis de reproduire ici un des chapitres de l'ouvrage auquel je viens de faire allusion. Peut-être les jeunes praticiens y trouveront-ils quelques utiles enseignements.

«... En semblable occurrence, TRAITER LA MÈRE est l'indication capitale qui se présente à remplir.

» Eh bien! Messieurs, cette indication si simple, si rationnelle, et d'ailleurs si complètement légitimée par l'expérience, n'allez pas croire qu'elle soit acceptée de tous. Elle a soulevé des objections, elle a donné lieu à des controverses, qui récemment encore agitaient l'une de nos sociétés savantes.

» On a dit : « Quoi! Cette femme *enceinte*, vous allez la traiter, et la traiter comment? Vous allez lui prescrire *du mercure?* Mais ce mercure, ne craignez-vous pas qu'à des titres divers il ne lui devienne singulièrement préjudiciable? Est-ce que d'abord il ne va pas augmenter, compliquer les troubles gastriques de la gros-

L'expérience est acquise de longue date sur ce point. Des centaines d'exemples consignés dans la science démontrent d'une façon péremptoire l'influence puissante de la médication antidiathésique

sesse ? — Est-ce qu'il ne va pas ajouter son action anémiante propre, spéciale, à l'anémie, à l'hydrohémie de la grossesse ? — Et surtout, danger capital, ne court-il pas risque de provoquer l'avortement ? Car on voit d'une façon journalière l'avortement se produire sur des femmes syphilitiques traitées par le mercure. Etc, etc... »

» A tout cela, Messieurs, notre réponse sera aussi formelle, aussi catégorique que possible.

» Oui, sans doute, dirons-nous, le mercure *mal administré* serait passible de telles objections. Oui, sans doute, avec le mercure donné sous de certaines formes ou à de certaines doses, nous pourrions produire les accidents précités, c'est-à-dire exaspérer les troubles gastriques, accroître l'anémie, voire à la rigueur favoriser ou déterminer l'avortement. Mais là n'est pas la question, et nous n'avons en rien à nous préoccuper des résultats possibles de l'usage toxique ou de l'abus du mercure. Ce qui seulement se trouve en cause ici, c'est une administration sagace et prudente du mercure *comme remède*, c'est un traitement mercuriel approprié aux forces et aux conditions spéciales de la malade. Or, non seulement un traitement de ce genre, méthodiquement institué et surveillé, restera innocent des dangers qu'on lui suppose, mais encore il constituera en l'espèce le meilleur et le plus sûr moyen dont nous disposions pour mener à terme la grossesse et sauvegarder le fœtus.

» D'ailleurs, entrons dans les détails et discutons point par point les diverses objections qui précèdent. La chose en vaut la peine, puisque l'existence d'un enfant se trouve en jeu ici et dépend de l'intervention ou de la non-intervention médicale.

» I. — D'abord, en ce qui regarde les troubles gastriques, l'expérience démontre que nous pouvons les éviter facilement. Nous nous garderons d'administrer à nos malades le sublimé, le biiodure, le sirop de Gibert, ou toute autre préparation analogue mal tolérée par les femmes en général, mal tolérée surtout par les femmes en état de grossesse. Nous aurons soin de prescrire d'autres composés mercuriels qui ne risquent pas d'offenser au même degré les fonctions digestives. Nous prescrirons par exemple le protoiodure, remède plus doux, qui à dose moyenne de cinq à huit ou même dix centigrammes par jour, est habituellement bien accepté par l'estomac. D'une façon courante, journalière, nous administrons ici le protoiodure à nos femmes syphilitiques en état de grossesse, et, neuf fois sur dix, nous le voyons rester inoffensif sur les fonctions gastro-intestinales. Détermine-t-il par exception quelque malaise, quelque désordre gastrique ou intestinal, nous arrivons presque toujours à le faire tolérer par un expédient quelconque, soit en le donnant avant les repas ou dans le cours des repas, soit en lui associant une petite dose d'opium, soit en prescrivant quelque adjuvant digestif, tel que le vin de quinquina, le vin de gentiane, le café, etc.

» Que si, d'ailleurs, l'estomac se montrait rebelle à ce remède, que si des troubles gastriques ou intestinaux venaient à être déterminés par lui, resterait toujours une ressource pour faire bénéficier la malade de l'influence mercurielle sans nuire aux fonctions digestives. Cette ressource, vous l'avez désignée d'avance : c'est le recours aux *frictions mercurielles*, mode de traitement dont l'énergique action n'est plus à démontrer d'une façon générale et qui a été vivement préconisé d'une façon spéciale par quelques médecins, comme particulièrement favorable aux femmes syphilitiques en état de gestation.

» II. — La seconde objection est toute théorique. Jamais, pour ma part, je n'ai vu l'anémie de la grossesse s'accroître sous l'influence d'un traitement mercuriel sagement conduit. Et, quant à l'anémie spéciale de la syphilis, il est actuellement bien

sur la terminaison de la grossesse dans la syphilis. Inutile même, je crois, d'ajouter à cette collection de faits ceux que pourrait me fournir mon observation personnelle.

démontré qu'elle a son véritable remède dans le mercure. On a dit avec toute raison qu'au point de vue des phénomènes d'anémie spécifique « le mercure est le fer de la vérole ».

» III. — Enfin, il est absolument faux que le mercure favorise l'avortement dans la syphilis, comme le redoutent certains médecins.

» De ce qu'il n'est pas rare de voir des femmes syphilitiques avorter dans le cours ou à la suite d'un traitement mercuriel, on a induit qu'en pareil cas l'avortement est imputable au mercure. L'induction, en vérité, n'est rien moins que très illégitime ; elle est même, dirai-je, dénuée de tout fondement, car elle néglige, elle met hors de cause un facteur plus qu'essentiel en l'espèce, à savoir, la maladie même, la syphilis. Elle attribue au traitement ce qui est un résultat de la maladie. Inutile, en effet, de vous rappeler que la syphilis constitue une prédisposition des plus puissantes à l'avortement ; il est même peu d'états morbides qui lui· soient comparables à ce point de vue et qui fournissent un contingent aussi considérable à la somme totale des avortements. Aussi bien, lorsqu'une femme syphilitique soumise au traitement mercuriel vient à faire une fausse couche, est-on autorisé à rapporter cette fausse couche non pas à l'influence du mercure, mais à la seule influence de la diathèse spécifique.

» De cela voulez-vous la preuve ? Cette preuve, nous la trouvons dans ces deux résultats de l'expérience clinique, à savoir :

» 1° Que quantité de femmes syphilitiques avortent sans avoir pris un atome de mercure. Ce premier fait est banal à force d'être fréquent.

» 2° Que nombre de femmes syphilitiques qui, laissées sans traitement, ont fait une série de fausses couches, n'aboutissent à mener une grossesse à bon terme qu'après avoir subi un traitement mercuriel. C'est là un point sur lequel j'ai déjà insisté longuement dans ce qui précède et qu'il suffira, je pense, d'énoncer à nouveau sans plus amples développements.

» Aussi l'opinion qui considère le mercure comme une cause d'avortement dans la syphilis ne saurait-elle prévaloir contre ce que j'appellerai l'évidence clinique, c'est-à-dire contre la masse imposante de faits cliniques qui, recueillis de toutes parts, relatés par des observateurs exerçant leur art sur les théâtres les plus différents, s'accordent tous néanmoins, non pas seulement à disculper le mercure de cette accusation spéciale, mais encore à le présenter comme le meilleure sauvegarde que nous possédions contre les tendances abortives de la syphilis. Cette opinion, je la condamne énergiquement pour ma part ; je n'hésite même pas à la qualifier de désastreuse en l'espèce, car elle a pour conséquence logique de priver du bénéfice d'un remède puissant les femmes syphilitiques en état de gestation, ce qui réalise le plus sûr moyen de les condamner aux chances probables de l'avortement.

» Au reste, à de très rares exceptions près, l'accord est fait aujourd'hui sur la question ; et, sans insister davantage, je résumerai ce qu'on peut appeler l'état actuel de la science relativement au sujet qui nous occupe, en formulant les deux propositions suivantes :

» 1° Le mercure n'empêche pas toujours l'avortement de se produire chez les femmes syphilitiques ; mais rien ne démontre qu'il y contribue jamais, alors du moins qu'il est administré à doses thérapeutiques, non excessives, non toxiques ;

» 2° D'une façon très évidente, il réussit souvent à prévenir l'avortement, à prolonger la grossesse, à la conduire jusqu'à son terme normal.

» Donc, alors que nous rencontrerons dans la pratique une femme syphilitique en état

Aussi, Messieurs, rappelez-vous ceci, comme règle de conduite. S'il vous arrive (et cela vous arrivera plus d'une fois dans votre pratique) de rencontrer une de ces femmes qui, éprouvées par des fausses couches multiples, semblent incapables de mener une grossesse à terme, ne négligez jamais de suspecter la vérole comme origine possible de cette disposition fâcheuse. *Recherchez la vérole*, et souvent vous la trouverez comme cause de ces avortements réitérés. Je ne vous dis pas, certes, que la vérole sera toujours la clef du mystère en pareil cas; je vous dis simplement qu'elle peut l'être, qu'elle l'est même assez souvent. Et j'ajoute : si vous êtes tombés juste, si vous avez la chance que telle puisse être l'origine des accidents, hâtez-vous de mettre en œuvre la médication spécifique ; car, grâce à elle, il vous sera possible de rendre à une femme la faculté d'être mère.

Quelques mots encore pour compléter ce sujet.

Les femmes syphilitiques sont-elles plus exposées que d'autres aux dangers de la puerpéralité? Je n'aurai que peu de chose à vous dire sur ce point, bien qu'il ait fixé mon attention depuis quelques années[1].

Théoriquement, on a supposé que les *métrorrhagies* puerpérales sont particulièrement à redouter dans la syphilis, en raison de l'altération imprimée au sang par la diathèse. Quelques faits recueillis ici par moi dans ces dernières années m'ont semblé con-

de grossesse, notre premier soin devra être de la soumettre au traitement spécifique. Et si cette femme, comme c'est d'ailleurs le cas dans l'ordre de situations que nous étudions ici, se trouve affectée d'une syphilis encore jeune, réclamant l'emploi du mercure, nous n'hésiterons pas à prescrire le mercure. Nous le prescrirons sans doute à doses modérées, appropriées aux forces et à la tolérance gastrique de la malade, mais nous le prescrirons d'une façon active, soutenue, prolongée, véritablement efficace, suffisante en un mot pour réaliser le but que nous poursuivons.

« Et ce traitement, Messieurs, — je ne crains pas de le répéter encore en terminant, — nous l'instituerons avec d'autant plus de soin, nous le surveillerons avec d'autant plus de méthode, de sollicitude, de vigilance, qu'il ne s'agit pas ici seulement d'une malade à guérir, mais qu'avec cette malade et de par elle il est une autre existence à sauvegarder, celle de l'enfant, qui partage intimement à cette époque les destinées de sa mère. »

1. J'ai vu quatre fois l'*hydramnios* compliquer des grossesses survenues chez des femmes syphilitiques, à la période secondaire. N'est-ce là qu'une coïncidence, ou bien l'hydramnios est-elle un accident qui puisse dériver de la syphilis? Je ne saurais encore le dire. Je cite le fait néanmoins, pour le signaler à l'attention des accoucheurs. Voy. *De l'hydr. amnios*, par le Dʳ Charpentier. Paris, 1880.

firmer cette vue rationnelle. Mais, pour transformer en certitude
ce qui me paraît seulement probable, il faudrait un nombre d'observations beaucoup plus imposant que celui dont je dispose encore.
Je me borne donc à signaler ce point particulier, pour appeler sur
lui l'attention de ceux de mes collègues qui s'occupent plus spécialement d'affections puerpérales.

Quant aux phénomènes consécutifs soit à l'accouchement, soit à
l'avortement, je n'ai pas constaté qu'ils diffèrent chez la femme syphilitique de ce qu'ils sont à l'état normal. Une seule particularité
me semble digne de mention. La voici.

Si les suites de couches, chez les femmes syphilitiques, sont
quelquefois pénibles, difficiles, compliquées d'accidents divers
tenant à l'anémie, à l'alanguissement des fonctions, au nervosisme, etc., souvent aussi, bien plus souvent, elles sont remarquablement *heureuses* et coïncident avec un véritable réveil de la
santé, avec un temps d'arrêt dans l'élan de la diathèse. — Localement, d'abord, la terminaison de la grossesse a pour effet de
permettre aux syphilides vulvaires (s'il en existe à cette époque)
de se résoudre et de se cicatriser comme à l'état de vacuité utérine. Je vous ai dit que ces syphilides se montrent singulièrement
tenaces et rebelles pendant la gestation; inversement, dès l'instant
de la délivrance, elles redeviennent ce qu'elles sont normalement,
c'est-à-dire bénignes et facilement, rapidement curables. — Puis, et
cela surtout est le point essentiel à noter, l'état général se modifie parfois d'une façon des plus hâtives et des plus remarquables
dès l'instant de la délivrance. Les forces se relèvent, le teint se
ranime, l'appétit se réveille, l'éréthisme nerveux se calme, bref
l'ensemble de l'habitus témoigne d'un mieux-être évident. On dirait une convalescence succédant à un état morbide plus ou moins
sérieux. En un mot, dégagée de la complication d'une grossesse,
la syphilis prend tout aussitôt une allure autre, une forme plus
bénigne, et, sans perdre ses droits pour l'avenir, subit du moins
pour le présent une sédation marquée.

Comme exemple de ce retour à la santé, consécutivement à
l'évacuation de l'utérus, je vous citerai le fait d'une malade que
vous pourrez voir dans nos salles. Cette femme est entrée ici, il y

a quelques semaines, pour des accidents assez sérieux de syphilis secondaire, compliqués d'une grossesse de quatre mois. Sans parler de syphilides cutanées et muqueuses assez confluentes, elle était affectée de troubles nerveux et viscéraux multiples : céphalée, névralgies et douleurs névralgiformes, algidités périphériques, analgésie, fièvre spécifique de type continu, asthénie fonctionnelle générale, pâleur excessive, anémie profonde, inappétence absolue, intolérance gastrique, vomissements, palpitations, hystéralgie, etc. Dans un tel état, l'avortement était plus que probable; il était presque fatal. Et, en effet, il ne tarda pas plus de trois semaines à se produire. Or, à peine délivrée, cette femme commença à se trouver mieux; elle reprit presque immédiatement un certain air de santé. La fièvre s'apaisa, les troubles gastriques s'amendèrent, les manifestations spécifiques, jusqu'alors rebelles pour la plupart, subirent une atténuation parallèle; si bien qu'en l'espace d'une quinzaine l'état morbide se transforma du tout au tout. Cette malade était sérieusement affectée il y a quelques semaines; vous la trouverez presque bien portante aujourd'hui.

Nous avons achevé, Messieurs, la revue des troubles morbides qui composent la période secondaire de la syphilis.

Comme complément nécessaire à ce qui précède, je dois vous donner quelques notions générales sur le diagnostic, le pronostic et le traitement de la maladie, à la période où nous l'avons envisagée jusqu'alors. Ce sera là le sujet de nos deux dernières réunions.

VINGT-SEPTIÈME LEÇON.

DIAGNOSTIC. — PRONOSTIC.

Sommaire. — I. Diagnostic. — Sur quelles bases repose le diagnostic de la syphilis. — La syphilis ne s'accuse pas seulement par un certain nombre de symptômes propres ou communs ; elle s'accuse encore et surtout par un *ensemble morbide* et par une *évolution spéciale*. — Exemple. — Règles formelles à observer en pratique pour instituer le diagnostic de la syphilis: recherche des antécédents ; — recherche des accidents contemporains ; — reconstitution de la maladie dans son ensemble et dans son évolution normale.

Le diagnostic peut-il toujours être institué sur de telles bases ? — *Difficultés pratiques.* — Ces difficultés se rencontrent bien plus souvent chez la femme que chez l'homme — Pourquoi ? — Renseignements toujours plus obscurs par ignorance relative de la maladie ; — Facilité plus grande pour nombre d'accidents de passer inaperçus ou d'être méconnus comme nature ; — raisons morales, réticences, dissimulation, mensonges. — Sauf exceptions rares, une femme n'avoue jamais la vérole, même à son médecin. — Comment il convient, chez la femme, de procéder à la recherche de la vérole. — Fréquence, dans le sexe féminin, des syphilis *sans antécédents.* — De tous les commémoratifs, le chancre est celui qui fait le plus habituellement défaut. L'ensemble morbide ne peut que rarement être reconstitué. — Phénomènes *propres* et phénomènes *communs* de la syphilis. — Ces derniers, particulièrement communs chez la femme, sont les plus faciles à méconnaître. — Erreurs fréquemment commises à leur sujet. — Souvent la syphilis ne s'accuse, à un moment donné de son évolution, que par des symptômes d'ordre commun, sans manifestations propres. — Elle peut même, à un moment donné, ne se traduire que par un seul symptôme de ce genre. — Exemples cliniques.

Des syphilis sans antécédents. — En l'absence d'antécédents avoués, la science du médecin est au-dessus des allégations du malade. — Pourquoi ? — 1° Parce que la vérole peut être niée sciemment, de parti pris ; — 2° parce qu'elle peut être niée et ignorée de bonne foi. — Est-il possible qu'un malade ait eu la vérole *sans le savoir* ? — Discussion. — Comment une syphilis légère ou moyenne peut être méconnue. — Comment la syphilis peut être niée en bloc et avouée en détail. — Certaines femmes ignorent qu'elles ont eu la vérole parce qu'on a tout fait pour le leur cacher. — Scène de pratique à ce propos. — Conséquence : il est en syphilis des cas d'un certain ordre où le diagnostic doit être institué exclusivement d'après les données des symptômes actuels, sans tenir compte de l'absence des commémoratifs et en dépit des dénégations opposées par les malades.

II. Pronostic. — Le pronostic de la syphilis n'est pas corrélatif à la somme totale des manifestations qu'elle peut produire. — La syphilis n'est jamais en effet tout ce qu'elle pourrait être.

Deux ordres de dangers : 1° dangers *directs*; — 2° dangers *indirects*. Ces derniers sont quelquefois bien plus importants et plus sérieux que les premiers. — Ils dérivent de l'influence exercée par la diathèse sur les maladies ou les prédispositions morbides du sujet contaminé. — Pronostic *actuel*. — Pronostic *d'avenir*. — En ce dernier réside la gravité vraie de la diathèse. — Les dangers de la syphilis sont-ils dans l'étape secondaire? — A quelques exceptions près, la période secondaire est plutôt vexatoire que grave. Les dangers réels et graves incombent presque toujours à la période tertiaire. — Le pronostic général de la syphilis est donc subordonné surtout à celui de la période tertiaire.

Des symptômes actuels d'une syphilis est-il permis d'inférer le pronostic d'avenir de la diathèse? — Prétendus signes invoqués comme présages d'une syphilis bénigne ou grave : 1° Influence de la cause contaminante. — 2° Durée d'incubation du chancre. — 3° Caractères de la première poussée éruptive. — 4° Nombre, forme, écart chronologique des poussées ultérieures. — 5° Caractères du chancre, etc. — Discussion de ces divers signes. — Aucun n'a de valeur réelle; aucun n'autorise à préjuger d'une façon certaine l'avenir d'une syphilis.

Existe-t-il une concordance nécessaire de forme et d'intensité entre les diverses étapes de la diathèse? — Erreurs dangereuses émises à ce sujet. — Conséquences pratiques qui s'y rattachent. — Accidents tertiaires graves résultant de syphilis réputées originairement bénignes et insuffisamment traitées comme telles. — Une syphilis qui commence bien n'est pas moins exposée pour cela à mal finir. — Exemples cliniques. — Résumé, conclusions.

Bases rationnelles du pronostic. — Facteurs complexes. — 1° *Influences thérapeutiques.* — Les dangers inhérents à la diathèse peuvent être le plus souvent atténués, amoindris, conjurés par l'intervention de l'art. — La syphilis est une des maladies sur lesquelles la thérapeutique a le plus d'action. — Le traitement néanmoins ne guérit pas toujours. — 2° *Qualité du sujet infecté.* — Influence de la *santé*, du *sexe*, de l'*âge*. — 3° *Conditions hygiéniques;* etc. — Le pronostic de la vérole n'est pas contenu tout entier dans cet ordre d'éléments. — *Part de l'inconnu.* — En dehors des prévisions rationnelles, la syphilis est parfois légère ou grave sans qu'on puisse en déterminer le pourquoi. — Cela tient-il à des conditions propres à la maladie? — Un élément inconnu préside évidemment aux destinées de la vérole. — Conclusions. — Réserve imposée dans le jugement à porter sur le pronostic d'avenir d'une syphilis.

Messieurs,

Nous avons épuisé, dans la série de nos réunions précédentes, l'étude des manifestations morbides qui composent ce qu'on appelle la période secondaire. Il me reste surtout à vous parler du traitement applicable à cet ordre d'accidents et à cet âge de la diathèse. Mais, avant d'aborder cette dernière et importante partie

de mon programme, je dois vous présenter au préalable quelques
considérations d'ensemble sur le diagnostic et le pronostic de la
maladie, considérations essentiellement pratiques, toutes relatives à des questions qui s'imposent quotidiennement au médecin
dans l'exercice de sa profession, et qui exigent de nous en conséquence un examen minutieux.

I

La question diagnostique va nous occuper tout d'abord.

Comment et à quels signes reconnaître qu'un malade est entaché de syphilis? Sur quelles bases en un mot asseoir le diagnostic
de la vérole?

Le diagnostic général de la maladie repose d'abord, cela va sans
dire, sur le diagnostic spécial de ses accidents. Tel accident est,
je suppose, une syphilide, une iritis, une périostose, une alopécie
d'origine bien et dûment syphilitique; donc, le malade qui en est
affecté se trouve sous le coup de la diathèse, est en puissance de
syphilis. La syphilis est une cause qu'attestent ses effets, et cette
cause, de toute évidence, ne saurait être révélée autrement que
par les manifestations qui en dérivent.

Jusqu'ici, rien de spécial. Toute maladie en est là; toute maladie se reconnaît à certains symptômes qui lui sont ou exclusivement ou plus particulièrement propres.

Mais ce en quoi la syphilis diffère, je ne dirai pas de toutes les
maladies, mais de la plupart des maladies, c'est qu'elle ne s'accuse
pas seulement par un certain nombre de symptômes particuliers
ou communs; c'est qu'elle s'accuse encore et surtout par un *ensemble morbide*, par une *évolution spéciale*. Je m'explique par un
exemple.

Vous êtes consultés aujourd'hui, je suppose, par un malade
affecté d'une exostose. Le seul fait de cette exostose et les détails
symptomatologiques qui s'y rapportent vous conduisent déjà à
soupçonner et même à affirmer presque certainement la syphilis.
Mais vous allez voir que d'autres considérations peuvent vous ser-

vir à légitimer votre diagnostic et à l'étayer d'une façon des plus
solides. Recherchez d'une part si votre malade ne présente pas
d'autres manifestations syphilitiques *actuelles;* remontez d'autre
part dans les *antécédents,* et informez-vous si d'autres accidents
imputables à la syphilis n'ont pas précédé ceux que vous avez
sous les yeux. Or, admettons, si vous le voulez bien, que coïncidemment avec l'exostose vous trouviez sur le corps du malade une
syphilide ecthymateuse; cette autre manifestation ne vient-elle pas
déjà fournir un appoint à votre diagnostic, corroborer votre jugement, justifier le soupçon de spécificité diathésique que vous étiez
déjà tentés d'attribuer à cette exostose? Oui, bien évidemment,
n'est-ce pas? — Continuons, et admettons encore que votre malade, méthodiquement interrogé par vous sur ses antécédents,
vous raconte qu'il y a quelques années il a été affecté d'érosions
buccales, d'angine avec ulcérations, de glandes au cou, de croûtes
sur le cuir chevelu, d'alopécie, de boutons sur le corps, etc. ; que
préalablement aussi il a présenté à la verge ou ailleurs une lésion
qu'on a reconnue pour un chancre, etc., etc. Tous ces renseignements n'achèveront-ils pas de fixer votre opinion, de confirmer
votre diagnostic; n'établiront-ils pas d'une façon aussi patente
que possible l'existence, chez votre malade, d'une diathèse qui
poursuit son évolution et qui s'accuse aujourd'hui par des phénomènes identiques de nature avec ceux qu'elle a produits autrefois?
Que de témoignages, en effet, à l'appui de la nature spécifique de
la lésion pour laquelle vous êtes consulté! C'est d'abord l'ecthyma
qui confirme la spécificité de l'exostose, et réciproquement. Ce
sont ensuite les accidents antérieurs (syphilides cutanées et muqueuses, alopécie, adénopathies, etc.) qui confirment la spécificité
des manifestations actuelles. C'est enfin le chancre, exorde de
toute cette kyrielle de symptômes, qui confirme à la fois la spécificité des uns et des autres, de ceux qui lui ont succédé à bref
délai, comme de ceux qui se sont produits à plus longue échéance.
Tout se tient dans cet ensemble; chaque élément de cette série
morbide apporte à l'élément voisin une signification particulière;
et de là, comme résultante, ressort un diagnostic de la maladie
aussi complet, aussi précis, aussi formel, que vous puissiez le
désirer.

Or, Messieurs, dans le cas que nous venons de prendre comme exemple et aussi bien dans tout autre cas analogue, quels sont donc les éléments qui donnent au diagnostic de la syphilis une sûreté aussi parfaite, une certitude aussi mathématique? Ces éléments sont de deux ordres :

1° La notion d'un *ensemble* pathologique, dont les termes se confirment, se servent, pour ainsi dire, de répondants réciproques;

2° La notion d'une *évolution* morbide, où chaque symptôme est venu se placer à son rang, est apparu à son heure, suivant la hiérarchie chronologique à laquelle obéit la vérole dans la succession des accidents qui lui sont propres.

C'est qu'en effet la vérole, ainsi que je vous l'ai déjà dit tant de fois, Messieurs, ne consiste pas seulement en un accident, ni même en tels ou tels accidents isolés. La vérole est un *ensemble*, une série de manifestations qui s'appellent les unes les autres, qui se commandent réciproquement. Si telle se produit aujourd'hui, c'est que telle autre l'a précédée; et, puisque celle-ci a existé jadis, c'est une raison pour que celle-là fasse son apparition aujourd'hui. — De plus, la vérole est une *évolution*, et l'ordre dans lequel se manifestent ses divers symptômes n'est pas sans fournir au diagnostic un appoint d'une réelle valeur.

Donc, rappelez-vous bien ceci, Messieurs : le diagnostic absolu, certain, de la vérole réside moins dans la perception d'un symptôme que dans la notion d'un *ensemble*, d'une *évolution morbide*. Un symptôme, en effet, n'est jamais qu'un symptôme. Si vraisemblable, si évidente même qu'en paraisse la nature spécifique, ce symptôme peut tromper. On n'est jamais à l'abri d'une erreur quand on n'a qu'un accident pour instituer un diagnostic. Tandis qu'il n'est pas de méprise possible, quand on a pour double base de jugement : 1° un ensemble pathologique dont les divers éléments se servent de garants réciproques; 2° une évolution morbide dont les incidents successifs sont survenus chacun en son temps, chacun à son heure, suivant l'ordonnance habituelle et normale de la maladie.

Conséquemment, un accident syphilitique se présentant à vous, ne vous bornez jamais à diagnostiquer la vérole de par lui seul.

Si cet accident est bien réellement syphilitique, soyez sûrs que d'autres manifestations l'ont précédé ou l'accompagnent. Ces autres manifestations, cherchez-les; cherchez-les dans le présent, ne les cherchez pas moins dans le passé. Voyez d'abord si votre malade ne présente pas actuellement quelque autre symptôme de même nature. Voyez ensuite, par un interrogatoire rétrospectif, si d'autres accidents de même ordre n'ont pas prélude à l'accident que vous avez sous les yeux. Efforcez-vous, en un mot, de *reconstituer la maladie dans son ensemble, dans son évolution naturelle.* Car, je vous le répète encore, cet ensemble et cette évolution seront pour votre diagnostic des témoignages bien autrement significatifs, bien autrement certains, que le meilleur symptôme actuel dont vous puissiez disposer.

Cela posé en principe, voyons l'application en pratique.

Serez-vous *toujours* assez heureux pour pouvoir, à propos d'un symptôme qui se présente à votre examen, reconstituer toute la maladie, et diagnostiquer la vérole par l'ensemble de ses manifestations? Toujours? Non certes. Mais souvent, très souvent? Oui, sans aucun doute, oui.

Chez l'*homme*, d'abord, dans la plupart des cas vous arriverez à remonter la série morbide. Dans la plupart des cas, ai-je dit; précisons davantage. Dix-huit ou dix-neuf fois sur vingt, en moyenne, vous pourrez facilement, par un examen minutieux et par les données anamnestiques, reconnaître après coup les diverses étapes de la maladie et instituer le diagnostic de la syphilis sur les bases que je viens de vous signaler comme les plus sûres. L'homme, en effet, pour toutes sortes de raisons, renseigne mille fois mieux le médecin sur ses antécédents spécifiques que ne le fait jamais la femme. D'abord il n'a, sauf exceptions rares, aucun intérêt à dissimulation, à réticences. Puis il peut mieux et il sait mieux s'observer que la femme. Plus qu'elle encore il est au fait de la vérole, de ses accidents, de ses dangers; plus qu'elle il la redoute, et cherche à s'en protéger. Aussi le cas usuel est-il celui-ci, dans le sexe masculin : consultés par un malade sur une manifestation syphilitique secondaire ou tertiaire, vous apprendrez immédiatement de lui que d'autres accidents ont précédé le symptôme actuel. « A telle époque, vous dira le malade, j'ai eu ceci, puis cela, puis cela encore, et à telle autre époque, antérieurement, j'ai été affecté d'un chancre, etc. » — Aidé de tels renseignements, le diagnostic de la vérole devient en général (je ne dis pas toujours, tant s'en faut) assez facile et assez sûr chez l'homme.

Chez la femme, les choses se présentent tout différemment, et les difficultés sont bien autres, je dois vous en prévenir.

Ne parlons pas ici, bien entendu, des cas où les malades arrivent vers le médecin toutes couvertes d'accidents, affectées de symptômes multiples qui se servent de répondants réciproques. Ces cas sont tellement évidents, tellement faciles, qu'ils s'imposent aux moins experts et ne sauraient éveiller de doutes. N'ayons en vue que l'ordre de faits réellement susceptibles de donner lieu à quelque embarras diagnostique, ceux, par exemple, où les malades se présentent avec un accident isolé ou avec quelques accidents d'aspect peu significatif. Eh bien, en pareille occurrence, Messieurs, attendez-vous, chez la femme, à des difficultés que bien plus rarement vous rencontrerez chez l'homme. Et pourquoi? Le voici.

D'abord, la femme vous éclairera bien moins que l'homme sur ses antécédents, et cela même sans mauvais vouloir, sans arrière-pensée de dissimulation. C'est qu'en effet elle est bien plus ignorante que l'homme de la pathologie vénérienne et bien moins *attentive à la vérole*, si je puis ainsi parler. Elle est moins bien renseignée que lui, soit par les conversations, soit par les lectures, sur les symptômes et les conséquences de la maladie; elle s'inquiète moins que lui de la vérole, elle l'observe moins, elle s'en traite moins. Et la preuve, c'est que la *syphilophobie*, cette variété de vésanie si fréquente chez l'homme, ne s'observe jamais ou presque jamais dans le sexe féminin. — De plus, la femme n'a pas les mêmes facilités que nous pour s'examiner; certaines lésions génitales peuvent passer inaperçues chez elle. — D'autre part, les phénomènes syphilitiques dont elle est affectée le plus souvent (tels, par exemple, que les troubles nerveux) sont de nature, pour un certain nombre au moins, à être confondus avec des accidents vul-

gaires, non spécifiques, c'est-à-dire à être méconnus quant à leur
véritable essence. — Parlerons-nous enfin du côté moral ? Que de
raisons, qui n'existent pas pour l'homme, engagent souvent la
femme à dissimuler des antécédents vénériens ! Ces raisons, que
nous ne comprenons ou n'apprécions guère, sont tellement puissantes, paraît-il, que certaines malades, de parti pris et avec un
entêtement inexplicable, refusent souvent *à leur médecin* les
renseignements qui peuvent l'éclairer. Sciemment elles induisent
leur médecin en erreur, alors même que leur santé est en jeu.
Elles mentent de la sorte à leurs dépens, en toute connaissance
de cause, contrairement à tout ce qu'on pourrait croire, et cela
parfois sans l'ombre d'un mobile sérieux. Je pourrais à ce sujet
vous raconter les histoires les plus invraisemblables, les plus extraordinaires. Il faudrait véritablement la pénétration d'un Balzac
pour analyser ce travers singulier du caractère féminin.

Somme toute, ne vous attendez pas, Messieurs, à ce qu'une
femme, venant solliciter vos conseils sur un accident syphilitique,
vous dise ce que vous dirait un homme : « Docteur, j'ai eu la syphilis ; à telle époque, j'ai été affectée d'un chancre ; à telle autre
j'ai éprouvé tels ou tels symptômes, comme conséquences de ma
maladie, etc... » Tenez-vous pour heureux si, une fois sur vingt
cas, vous obtenez d'une de vos clientes une semblable confession
spontanée, et sachez bien ceci pour votre gouverne : *Sauf excep-*
tions rares, une femme n'avoue jamais la vérole, même à son mé-
decin; elle la lui laisse deviner, si elle croit avoir intérêt à ce
qu'il soit éclairé sur ce point ; au cas contraire, elle la lui cache.
Telle est la règle, tel est au moins le cas le plus commun. Aussi le
plus souvent, pour arriver à connaître des antécédents qu'il a
besoin de connaître, le médecin doit-il s'astreindre vis-à-vis de ses
clientes à un interrogatoire minutieux, patient, savamment combiné, de façon à découvrir la maladie sans la nommer et sans
paraître la chercher. L'habileté et la diplomatie ne sont pas inutiles
en pareil cas. Plus d'une fois même le médecin, se heurtant à des
dénégations obstinées, aura à décider par devers lui s'il ne doit
pas passer outre et formuler quand même son diagnostic, avec le
traitement qui en dérive, sans tenir compte d'allégations évidemment erronées ou mensongères.

Et je n'exagère rien, croyez-le. Cinquante fois par année, pour le moins, il nous arrive de recevoir ici des malades qui, affectées d'accidents syphilitiques secondaires ou tertiaires, nous disent « n'avoir jamais rien eu » au préalable. Ces femmes mentent-elles ? Quelquefois oui[1]. Mais le mensonge n'est pas le fait le plus commun, je crois, en pareil cas. Plus souvent, ces femmes pèchent par ignorance. Ou bien elles répondent sans trop comprendre ce qu'on leur demande, ou bien elles ont eu la vérole sans se rendre compte au juste de ce qu'elles avaient, *sans le savoir* même, ce qui n'est pas impossible, comme nous le verrons dans un instant.

Mais entrons dans les détails, car pas une question ne touche de plus près à la pratique que celle-ci; pas une n'intéresse plus directement le diagnostic.

Premier point. — Quand vous interrogerez une femme sur des antécédents syphilitiques, ne soyez pas, Messieurs, trop exigeants *à l'égard du chancre.* De tous les commémoratifs, en effet, c'est celui-ci qui, chez la femme, fait le plus habituellement défaut. Vous ne trouverez pas une malade sur cinquante, sur cent peut-être, qui vous accusera « le chancre » comme exorde de son mal. De cela vous savez le pourquoi. Inutile de vous répéter encore ici que le chancre est un accident bénin par essence qui, pour toutes sortes de raisons, passe souvent inaperçu, ou plus souvent encore reste méconnu quant à sa nature. Inutile de vous rappeler aussi que, pour la plupart des femmes, le terme de chancre comporte quelque chose d'effrayant, quelque chose d'analogue au cancer, à « l'ulcère », etc. Elles se garderaient bien en conséquence de dénommer ainsi l'inoffensif bouton qui a servi de prélude à leur maladie. Pour toute femme l'accident initial de la syphilis est et n'est jamais rien autre qu'un simple « bouton ».

Conséquemment, Messieurs, vous ne retrouverez « le chancre »

---

1. Exemple : une de nos malades actuelles, entrant ici il y a une huitaine de jours pour une exostose tibiale, nous déclarait de la façon la plus positive et la plus véridique en apparence n'avoir « jamais eu de mauvais mal ». Reconnue par une de nos infirmières, il se trouva, renseignements pris à des sources authentiques, que cette malade si innocente était entrée déjà *sept fois* à Lourcine pour des accidents de vérole confirmée ! ! !

dans les commémoratifs féminins que d'une façon excessivement rare, absolument exceptionnelle.

Autre point. — Moins instruite que l'homme en fait de syphilis, comme je vous le disais à l'instant, la femme ne vous donnera jamais sur l'ensemble et sur l'évolution de sa maladie que des renseignements très incomplets, tronqués, diffus, désordonnés, obscurs, incohérents, etc. Vous aurez cent fois plus de mal chez une femme que chez un homme à reconstituer l'ensemble morbide qui constitue la syphilis. Cela est un fait dont témoigne ici l'observation de chaque jour.

Troisième point. — Ce qu'il ne faut jamais perdre de vue pour le diagnostic spécial que nous étudions en ce moment, c'est que la syphilis est susceptible de deux ordres de phénomènes absolument distincts, à savoir : de phénomènes *propres* et de phénomènes *communs*. J'appelle phénomènes propres ceux que la syphilis seule est capable de produire, tels que chancre induré, syphilides cutanées ou muqueuses, gommes, etc. J'entends par phénomènes communs ceux qui résultent indifféremment soit de la syphilis, soit de telle ou telle autre cause morbifique. De ce nombre, par exemple, sont : la céphalalgie, les douleurs rhumatoïdes, les névralgies, l'iritis, la fièvre, les paralysies, les palpitations, le tremblement, les troubles des règles, l'avortement, etc., etc. Or, si les accidents du premier groupe ne peuvent guère donner le change sur leur origine et leur nature, ceux du second tout au contraire offrent des difficultés diagnostiques bien plus sérieuses. Reconnaître ceux-ci comme symptômes n'est qu'une partie insignifiante de la tâche à remplir. Reste à rattacher ces accidents communs à leur cause; reste à en déterminer le caractère, l'essence, à les diagnostiquer en un mot *spécifiques* ou *vulgaires*. Cette seconde partie du diagnostic est à coup sûr la plus importante, ou, pour mieux dire, c'est là le vrai, le seul diagnostic à instituer, car de la nature du symptôme dérivent les indications thérapeutiques auxquelles il convient de satisfaire.

Tenez-vous en méfiance, Messieurs, vis-à-vis des manifestations *communes* de la syphilis. Ce sont elles qui sont les plus insidieuses et les plus faciles à méconnaître. Elles sont, par excellence, matière

à surprises et à erreurs dans la pratique. Et ces erreurs, contre
lesquelles j'ai à cœur de vous prémunir, comment se commettent-
elles le plus souvent? De deux façons que voici : ou bien, connaissant les antécédents spécifiques du malade, on n'en tient pas compte,
et l'on passe outre pour aller à la recherche d'une cause étrangère ; — ou bien, ce qui est plus fréquent, on ne se préoccupe pas
assez des antécédents spécifiques du malade, et l'on accepte trop
facilement comme explication du symptôme actuel telle ou telle
étiologie banale. C'est ainsi, par exemple, que quantité de douleurs
et surtout de névralgies syphilitiques sont journellement prises
pour des névralgies communes, pour des douleurs rhumatismales,
« nerveuses », accidentelles, etc. ; — c'est ainsi que la céphalée est
souvent taxée de « migraine rebelle » ; — c'est ainsi que la fièvre
syphilitique est le plus habituellement confondue avec des accidents
fébriles vulgaires ; — c'est ainsi de même que l'analgésie, le tremblement, l'ictère d'origine syphilitique, etc., n'ont été rapportés
que récemment à leur cause réelle ; — c'est ainsi que la spécificité de la choroïdite et des autres ophthalmies profondes reste fréquemment ignorée ; — c'est ainsi que l'avortement déterminé par
la syphilis est imputé presque invariablement à des raisons banales,
illusoires, etc., etc. Et de même pour une foule d'autres accidents
de même genre que je pourrais vous citer.

C'est que la syphilis, en effet, — je ne saurais trop insister sur
ce point, — a toutes chances pour passer inaperçue, alors qu'elle
s'accuse seulement par une lésion commune, par un trouble fonctionnel commun. En pareil cas on ne songe pas assez à elle ; on
l'oublie ; on ne s'en préoccupe même pas. Et qu'arrive-t-il alors ?
C'est que la raison étiologique, la nature vraie de cette lésion ou
de ce trouble échappe au médecin. A qui la faute? Au médecin
d'abord, assurément, qui n'apporte pas toujours une méthode et
une rigueur suffisantes à la recherche des antécédents, à l'étiologie des symptômes. Aux malades ensuite, qui, dans bon nombre
de cas, se faisant juges eux-mêmes de la question, croient superflu d'accuser leurs antécédents spécifiques ou les dissimulent
au besoin.

Tel est, Messieurs, l'écueil de bien des diagnostics en syphilis,
ne l'oubliez pas.

Et cet écueil est d'autant plus réel, d'autant plus périlleux, que la syphilis en maintes et maintes occasions ne s'accuse à un moment donné que par des phénomènes d'ordre commun, sans mani- festations propres. Or cela, vous le savez, est particulièrement fréquent chez la femme, bien plus que chez l'homme. Très souvent ici nous voyons des malades syphilitiques ne présenter pour tous accidents, à telle ou telle époque de la diathèse, que des symptômes communs, vulgaires, qui, sans le secours d'antécédents connus, auraient pu être rapportés aux causes les moins spécifiques, les plus étrangères à la vérole.

Il y a plus encore. Les symptômes communs auxquels se limite parfois la diathèse ne sont pas toujours multiples et associés de façon que le diagnostic de l'un éclaire le diagnostic de l'autre. Tout au contraire, il arrive parfois qu'un seul de ces symptômes se produise isolément. Dans ce cas, — remarquez bien ceci, Mes- sieurs, — la syphilis n'a pour toute expression qu'un accident unique, lequel n'offre rien de spécial, lequel pourrait tout aussi bien dériver d'une origine vulgaire. Les faits de ce genre sont insi- dieux au plus haut degré, cela va sans dire. Sont-ils rares? Nulle- ment. La preuve, c'est que notre seul service me permet de vous en présenter aujourd'hui trois exemples des plus frappants.

Voici d'abord une jeune femme qui, l'année dernière, avait été traitée par nous pour divers accidents syphilitiques secondaires. Six mois environ après sa sortie de l'hôpital, elle a été affectée d'une paralysie de la troisième paire. « Ne croyant pas (c'est elle- même qui parle) que ce mal d'yeux pût avoir le moindre rapport avec son ancienne vérole », elle se garda bien de revenir à Lour- cine, et consulta un oculiste, sans lui faire part de ses antécédents spéciaux. Traitée par une série de médications qui ne pouvaient avoir d'action sur sa maladie, de guerre lasse elle revint à nous. Depuis une quinzaine qu'elle est ici, elle a été soumise au traite- ment spécifique, et déjà sa paralysie s'est considérablement amen- dée. Mais là n'est pas la question. Le point sur lequel j'appelle votre attention actuellement, est celui-ci : cette paralysie s'est pro- duite seule, comme expression exclusive de la diathèse; aucune autre manifestation syphilitique ne s'est associée à elle. A un moment donné, la diathèse ne s'est accusée que par cette lésion, une *paralysie*, laquelle, accident vulgaire, pouvait être rapportée à toute autre cause que la vérole. C'était donc, à ce moment, sur un seul symptôme d'ordre commun que le diagnostic devait être institué.

Second cas. — Cette autre femme, une de nos anciennes malades, est rentrée dans nos salles il y a huit jours pour une *névralgie faciale* qui la torturait depuis deux mois, et qui, soumise au traitement spécifique, a cédé presque immédiatement. Eh bien, examinez cette malade aussi scrupuleusement, aussi complètement que possible, vous ne trouverez sur elle aucune trace de syphilis, aucun accident actuel, aucun vestige même d'accidents passés. Elle vous déclarerait n'avoir pas eu la syphilis, que vous ne pourriez lui démontrer le contraire. Une névralgie faciale, voilà tout ce qu'elle présentait comme accident. Or, n'est-ce pas là un symptôme commun par excellence, et faut-il avoir eu la vérole pour souffrir d'une névralgie de la face?

Même cas encore sur cette troisième malade. — Ici c'est d'une *sciatique* qu'il s'agit. Cette sciatique était bel et bien d'origine spécifique, les résultats du traitement l'ont clairement établi. Or, était-elle associée à quelque autre manifestation actuelle de syphilis? Pas le moins du monde. Elle existait seule, comme expression unique, non moins que banale, de la diathèse.

Et ce que je viens de vous dire, Messieurs, de la sciatique, de la névralgie faciale, de la paralysie oculaire, je pourrais vous le répéter à propos de l'iritis et des autres ophthalmies secondaires, à propos des différents troubles nerveux, de la fièvre, de l'avortement, etc., tous symptômes *communs*, qui, dans certaines conditions, se présentent comme manifestations isolées, exclusives, de la diathèse. Jugez donc à quelles erreurs serait conduit en pratique le médecin qui ignorerait ou méconnaîtrait cette double vérité, en laquelle se résume la discussion précédente, à savoir :

1° Que la syphilis se traduit parfois exclusivement, à un moment donné de son évolution, par des symptômes d'ordre commun;

2° Qu'elle peut même, à un instant donné, ne se traduire que par une seule manifestation de ce genre.

Autre difficulté diagnostique d'un ordre particulier. — Parfois, Messieurs, il vous arrivera de reconnaître sur un malade un symptôme incontestablement syphilitique (secondaire ou tertiaire, peu importe), sans pouvoir remonter à l'origine de la diathèse, sans pouvoir reconstituer la série morbide dont ce symptôme n'est qu'une expression détachée, une conséquence ultérieure. Vainement vous examinerez alors votre malade de la tête aux pieds, pour découvrir sur lui quelque stigmate, quelque témoignage d'une affection méconnue ou dissimulée; vous ne trouverez rien. Vainement aussi vous le questionnerez sur l'existence antérieure de telles ou telles manifestations syphilitiques; vous n'obtiendrez que des renseignements, je ne dirai pas incertains, mais absolument négatifs. Et, cependant, le symptôme dont vous aurez à apprécier la nature ne vous laissera guère de doutes sur sa qualité spécifique. Qu'aurez-vous à faire en pareil cas? Vous faudra-t-il renoncer à votre impression, abandonner votre diagnostic et dire : « L'accident en question me semblait bien et me semble bien encore syphilitique; mais, en fin de compte, je ne puis le considérer comme tel, puisque le malade paraît n'avoir pas eu la vérole? » — Ou bien devrez-vous persister quand même dans votre jugement, en l'absence de tout autre signe actuel, de tout commémoratif démontrant une syphilis antérieure, en dépit même des négations qui vous seront opposées?

Point délicat assurément, et sur lequel il importe que le jeune médecin soit édifié pour sa pratique.

Or, Messieurs, de par l'expérience de nos devanciers, de par l'expérience commune et la mienne propre, je n'hésite pas (à ne considérer d'ailleurs la question que d'une façon abstraite et générale, réserves faites pour les conditions variables des cas particuliers), je n'hésite pas, dis-je, à trancher la difficulté de la façon suivante : En pareille occurrence, *la science du médecin est au-dessus des allégations du malade*. Le médecin croit à la vérole, et le malade la nie; il y a plus de chances pour que la vérité soit avec le médecin qu'avec le malade. Si donc vous avez de bonnes et scientifiques raisons pour considérer tel symptôme comme syphilitique, ne vous laissez arrêter ni par l'absence d'antécédents, ni par les témoignages négatifs. Votre droit et votre devoir sont de passer outre, de *persister dans votre diagnostic*, et d'instituer le traitement en conséquence.

Et pourquoi? Pour deux raisons qui se formulent ainsi :

1° Parce que la vérole peut être *niée sciemment*, de parti pris;

2° Parce qu'elle peut être *niée et ignorée de bonne foi*.

Je m'explique.

La vérole, d'abord, peut être niée sciemment, mensongèrement. Ai-je à revenir sur ce point, après ce que j'ai eu tant de fois déjà l'occasion de vous en dire? S'il vous restait quelques doutes à ce sujet, l'historiette suivante pourrait achever de vous convaincre. Ces jours derniers, je suis mandé près d'une dame à laquelle j'avais donné mes soins autrefois pour des accidents spécifiques secondaires. J'arrive, et trouve la malade affectée d'une iritis violente, manifestement syphilitique, et rebelle jusqu'alors à divers traitements d'ordre vulgaire. Je demande à cette dame si elle a fait part à son médecin actuel des accidents pour lesquels je l'avais traitée. — « Non certes, me répond-elle tout aussitôt, je m'en suis bien gardée. — Cependant on a dû, sans aucun doute, vous questionner sur ce point. — Oui, et plusieurs fois, réplique-t-elle; j'ai même trouvé cela assez extraordinaire. Mais *j'ai nié*, j'ai nié résolûment, et *je nierai toujours*. Croyez-vous qu'il me convienne d'aller raconter *ces choses-là* à tout le monde? »

Jugez par là, Messieurs, s'il n'est pas un certain nombre de cas où il faut que la sagacité du médecin sache faire justice des réticences, des dissimulations, des mensonges qui peuvent égarer son jugement.

Seconde proposition : *la vérole peut être niée, ignorée de bonne foi*.

Est-il possible, en vérité, qu'un malade, homme ou femme, ait eu la vérole et l'ignore? Au premier abord, une telle question semble presque dérisoire; mais on se prend à la trouver moins extraordinaire, quand on descend aux détails et aux données de la pratique. La pratique en effet apprend ceci : que certains sujets, pour une raison ou pour une autre, ont eu la vérole sans s'apercevoir qu'ils l'avaient. Cela n'est même pas absolument rare, chez la femme spécialement, et je vous en dirai le pourquoi tout à l'heure.

Et, d'ailleurs, si peu qu'on y réfléchisse, on se rend facilement compte que la vérole puisse parfois échapper à l'attention ou être méconnue. D'une part, elle n'a pas toujours de ces manifestations évidentes, patentes, qui frappent les malades, qui les instruisent forcément de leur état, qui les obligent à consulter un médecin. D'autre part, les symptômes par lesquels elle s'accuse ne sont pas toujours tellement spécifiques, tellement accusateurs, qu'ils ne puissent être confondus avec ceux d'une autre affection. De cela, Messieurs, voulez-vous la preuve? Je vais vous la fournir immédiatement.

Vous m'accorderez qu'une syphilis légère ou moyenne peut se borner au groupe déjà passablement complexe des symptômes suivants : un chancre; — une syphilide cutanée, telle qu'une roséole, par exemple, ou une syphilide papuleuse ; — quelques syphilides muqueuses; — quelques adénopathies; — quelques croûtes du cuir chevelu et un peu d'alopécie; — quelques douleurs dans la tête, à la gorge, dans les articulations, dans les membres; — quelques troubles nerveux, etc. Eh bien! prenons comme base de discussion un cas de ce genre, et voyons si des divers accidents qui le composent il en est un seul qui ne puisse être méconnu.

Vous parlerai-je du chancre tout d'abord? Non, car vous savez de reste si le chancre, chez la femme particulièrement, a de bonnes raisons pour être méconnu en tant que chancre, ou même pour passer inaperçu.

Quant aux syphilides cutanées, elles ont pour caractère de ne provoquer aucun prurit, aucune douleur. Souvent elles sont partielles, et, se bornant par exemple au tronc ou aux membres, n'atteignent pas le visage. Elles peuvent donc à divers titres ne pas attirer l'attention. La roséole, spécialement, la plus commune de toutes les syphilides, reste maintes et maintes fois ignorée; nous la montrons plus souvent aux malades que les malades ne nous la montrent. — D'autre part, sont-elles reconnues comme symptômes, les syphilides peuvent être méconnues *comme nature*[1] et rapportées alors à des éruptions vulgaires, à des dartres, voire à

---

1. Citons comme exemple l'ecthyma syphilitique, si souvent pris pour une éruption de « *clous* » par les gens du peuple, voire par des malades d'une classe plus élevée.

des causes absolument imaginaires. Que de fois n'ai-je pas
entendu certaines malades de cet hôpital nous contester, à nous-
même, la nature syphilitique de leurs syphilides, et nous les présenter, avec raisonnements à l'appui, comme de simples « éruptions de sang », des « âcretés d'humeurs » ou « des laits répandus » !

De même, les syphilides des muqueuses, lorsqu'elles ne sont pas
trop intenses, sont souvent taxées de simples « boutons », d'écorchures, d'éraillures, d'aphthes, d'échauffements, etc. Ajoutons
que fréquemment aussi elles restent latentes, comme je vous
l'ai dit, parce qu'elles ne sont pas douloureuses. — De même
encore l'angine secondaire est généralement confondue (toujours
par les malades, s'entend) avec l'angine commune, le mal de
gorge vulgaire, résultant d'un coup de froid.

Pour les adénopathies (adénopathies primitives ou secondaires),
en raison de leur indolence habituelle elles ne préoccupent
guère les malades, qui souvent ne s'en aperçoivent même pas.

Discrètes et non prurigineuses, les éruptions du cuir chevelu
sont également peu remarquées. — L'alopécie, j'en conviens,
est mieux faite pour éveiller l'inquiétude et le soupçon. Mais,
temporaire et modérée en général, elle est facilement mise au
compte d'une cause banale. Les cheveux, d'ailleurs, ne tombent-ils pas pour des motifs très divers ou même sans motifs
connus ?

Que la spécificité des troubles nerveux secondaires échappe aux
malades, rien que de très naturel à cela. Quel rapport avec un
mal vénérien pourraient avoir, aux yeux des gens du monde, une
paralysie de l'œil ou de la face, des crises hystériques ou épileptiques, des palpitations, des névralgies, etc. ? — Les maux de
tête sont-ils plus suspects ? Nullement encore. Presque invariablement, ils passent pour d'innocentes « migraines ». — Et, enfin,
quant aux douleurs des articulations et des membres, le rhumatisme n'est-il pas toujours là pour en assumer complaisamment
l'entière responsabilité ?

De sorte qu'au total, Messieurs, un malade peut avoir éprouvé,
de par la vérole, tout ou partie des accidents qui précèdent, sans
se douter qu'il ait eu la vérole. Conséquemment, il la niera en

toute conscience, si plus tard vous venez à l'interroger à ce propos ; de la meilleure foi du monde il la récusera.

Contre-épreuve. — En d'autres cas, vous entendrez certains malades nier la vérole en bloc et la confesser naïvement en détail par l'exposé de leurs antécédents morbides. « Non certes, vous diront-ils, je n'ai pas eu la vérole. Tout ce que j'ai eu est ceci : un *bouton* aux parties, lequel s'est cicatrisé tout seul et en peu de temps ; ce n'était rien. Plus tard, il m'est venu des *dartres* à la peau. Du reste, j'avais les humeurs en mouvement à cette époque, je l'avoue ; car, vers le même temps, j'ai été éprouvé par de violentes *migraines*, par des *névralgies*, par des *douleurs de gorge*, avec des *glandes au cou*. Je suis aussi devenu quelque peu sujet au rhumatisme ; je souffre souvent de douleurs dans les articulations et les muscles. Mais tout cela, comme vous le voyez, n'a rien à faire avec le mal que vous me supposez ; et, pour la vérole, vous pouvez être sûr, docteur, que je ne l'ai jamais eue. » Que pensez-vous d'un tel exposé de symptômes, Messieurs ? N'est-ce pas là une superbe observation de vérole, racontée par le malade même qui renie la vérole ? Eh bien ! sachez-le, il n'est pas rare que la syphilis soit *niée* de la sorte, quand on a soin de remonter *avec détails* aux antécédents [1].

De plus, Messieurs, en ce qui concerne la femme, ne perdez jamais de vue ce point essentiel en pratique : si certaines femmes ne savent pas qu'elles ont ou qu'elles ont eu la vérole, *c'est qu'on a tout fait pour le leur cacher*. Lorsqu'un amant ou, à plus forte raison, lorsqu'un mari a eu le malheur de communiquer la syphilis à sa maîtresse ou à sa femme, son premier soin, en général, est de tout mettre en œuvre pour dissimuler sa faute [2]. Et alors, voici comment les choses se passent : dans une visite *préparatoire*, le coupable va trouver un médecin auquel il se confesse ; puis, après force doléances et force témoignages de repentir, il annonce audit médecin qu'il reviendra le len-

---

1. Voy. *Étude sur les syphilis ignorées*, par le Dr Louis Jumon. Thèse de Paris, 1880.
2. Voy. *Syphilis et mariage*, p. 182 et suivantes.

demain avec « sa victime » ; il le supplie de traiter cette femme
avec tout son art, et surtout « sans rien lui dire, sans lui révéler
le mal dont elle est affligée ; sinon, ce serait fait de la paix d'un
ménage, du repos d'une femme, d'un bonheur domestique
jusqu'alors sans nuages, etc. » De la sorte, et au nom des intérêts
les plus respectables, le médecin se trouve engagé vis-à-vis de la
malade en question dans une véritable *conspiration du silence.* Il
traite cette malade « sans rien dire », parce qu'au total il n'a que
cela à faire. Il la traite et la guérit sans lui déclarer jamais la
maladie dont elle est affectée, au besoin même en affublant cette
maladie des pseudonymes les plus honnêtes. — Il y a plus, des
soupçons viendraient-ils à naître dans l'esprit de sa cliente, qu'il
aurait le devoir, dans ces conditions, de les dissiper ! — Et c'est
ainsi, soyez-en sûrs, Messieurs, que nombre de femmes ont la
vérole sans le savoir. Combien déjà n'en ai-je pas vu de la sorte,
pour ma seule part !... Or, supposez, Messieurs, qu'un jour à venir
vous ayez à interroger quelqu'une de ces malades sur des antécédents qu'à bon droit vous pourriez juger suspects, veuillez me dire
quelle réponse vous sera faite. Quel témoignage obtiendrez-vous
de ces femmes que tout le monde se sera accordé à si bien tromper, et qui vous nieront la vérole *de par les assurances mêmes
qu'elles auront reçues de leur médecin ?*

Morale de tout ceci : il est en syphilis des cas d'un certain ordre
à propos desquels le diagnostic doit être posé exclusivement
d'après les données des symptômes actuels, sans tenir compte de
l'absence des commémoratifs, et en dépit même des dénégations
opposées par les malades. — Commun aux deux sexes, c'est chez
les femmes surtout que ce précepte trouve son application la plus
fréquente.

II

Vous ne connaissez encore par ce qui précède, Messieurs,
qu'une faible partie des accidents qui composent la vérole, et
les moins graves de ces accidents. Le moment n'est donc pas venu

de vous entretenir du pronostic général de la maladie. Toutefois, il est dans cette importante question certains points que nous pouvons aborder dès aujourd'hui sans que l'étude en soit prématurée.

Ce serait, d'ailleurs, se faire une idée bien fausse de la vérole que de considérer son pronostic général comme équivalant à la somme totale des manifestations qu'elle peut produire. Il s'en faut en effet — et de beaucoup — que la diathèse épuise dans aucun cas *tous* ses symptômes sur le même sujet. Bien au contraire, dans un cas donné, quel qu'il soit, elle se borne toujours à un certain nombre d'accidents, nombre toujours très inférieur à celui qu'elle devrait atteindre si elle était astreinte à compléter son cadre. De sorte qu'en définitive la vérole n'est jamais *tout ce qu'elle pourrait être*. Relativement à ce qu'elle pourrait faire, elle est plutôt avare que prodigue de ses manifestations. De cela, Messieurs, vous aurez la preuve, si vous mettez en parallèle, d'une part, ce qu'on observe comme moyenne d'accidents sur un certain nombre de malades pris au hasard, et, d'autre part, le compendieux, l'inépuisable catalogue des troubles morbides qui ressortissent à la vérole.

Ainsi que je vous le disais incidemment dans l'une de nos précédentes réunions, le pronostic de la syphilis se compose de deux ordres de dangers, à savoir : de dangers propres à la diathèse, dangers *directs*, si vous me permettez de les qualifier ainsi ; — et de dangers d'un autre genre, pouvant surgir à propos, à l'occasion de la diathèse, sans être déterminés immédiatement par elle, dangers que j'appellerai *indirects*.

Les dangers directs sont ceux qui résultent des manifestations spéciales et exclusivement imputables à la diathèse. Ceux-ci, en ce qui concerne les périodes primitive et secondaire, vous les connaissez déjà, Messieurs, car je vous en ai parlé tout au long à propos de chaque ordre de symptômes ; inutile d'y revenir à nouveau.

Les dangers indirects, souvent bien plus graves que les précédents, dérivent de l'influence exercée par la diathèse sur les maladies ou les prédispositions morbides du sujet contaminé. De ceux-ci

encore je vous ai entretenus longuement dans l'une de nos conférences relative à l'état général des sujets syphilitiques. Qu'il
me suffise de vous rappeler à leur propos qu'en nombre de cas ils
chargent et assombrissent singulièrement le pronostic de la vérole, au point de devenir bien plus importants, bien plus sérieux
que la vérole même, au point de reléguer tout à fait au second
plan les dangers propres de la diathèse. Comme je vous l'ai dit,
en effet, l'expérience clinique démontre d'une façon incontestable
le double fait que voici :

1° La vérole est parfois une véritable *cause d'aggravation* (je
serais presque tenté de dire de *malignité*) pour les affections
incidentes qui peuvent sévir sur un organisme contaminé.

2° La vérole, diminuant la résistance de l'organisme, en exagère par cela même la *susceptibilité morbide*, lâche le frein aux
prédispositions organiques, ouvre le champ aux diathèses latentes. C'est de la sorte, par exemple, qu'elle conduit à la scrofule, au nervosisme, à la tuberculose, etc., certains sujets qui,
sans elle, n'y auraient peut-être pas abouti.

Ces dangers indirects de la diathèse, on les oublie trop en général, Messieurs, quand on parle du pronostic de la maladie. « La
vérole, dit-on, c'est la vérole, et rien de plus. » — Nullement,
dirai-je à mon tour. La vérole, c'est d'abord la vérole; mais
c'est ensuite et surtout, au moins pour nombre de cas, la santé
générale compromise, l'organisme débilité, la constitution défaillante, et, conséquemment, les *imminences morbides accrues* en
même temps que la *résistance vitale amoindrie.*

En second lieu, dans un cas de syphilis, il y a toujours, Messieurs, deux choses à distinguer : 1° le pronostic *actuel;* — 2° le
pronostic *d'avenir.*

Le pronostic actuel est celui de l'accident ou des accidents
qu'on a sous les yeux, celui de la période où en est arrivé le malade. Le pronostic d'avenir, c'est l'éventualité tertiaire, c'est-à-dire
la possibilité d'accidents éloignés, venant à se produire à cinq,
dix, quinze, vingt, trente ans de date, et plus encore, après le
début de l'infection.

Or, de ces deux pronostics, l'un, le premier, peut toujours

être facilement établi d'après la qualité des symptômes actuels, l'état général du malade, l'influence exercée par le traitement, etc. L'autre, bien au contraire, reste toujours plus qu'incertain et ne saurait *en aucun cas*, comme nous le verrons bientôt, être déterminé d'une façon précise. C'est ce dernier cependant sur lequel il y aurait intérêt majeur à être fixé. Et pourquoi? C'est qu'*en lui réside la gravité habituelle, la gravité vraie de la vérole.*

Dressons, en effet, si vous le voulez bien, le bilan pronostique de la maladie et voyons à quelle période, à quelle étape, la syphilis est surtout redoutable.

Les dangers de la syphilis sont-ils dans l'étape primaire? Non, cent fois non, bien évidemment.

Sont-ils dans l'étape secondaire? Non encore, du moins pour la très grande généralité des cas.

Sont-ils dans l'étape tertiaire? Oui, certainement oui.

Qu'est-ce en effet, pour reprendre un à un les termes de cette triple proposition, qu'est-ce, dis-je, que l'étape primaire? Un accident local, petit, minime, insignifiant, avec une adénopathie proportionnellement bénigne. Le phagédénisme, il est vrai, peut compliquer le chancre; mais ce n'est là, vous le savez, qu'une lésion des plus rares, tout à fait exceptionnelle, surtout chez la femme. Donc, au total, rien à craindre de la période primaire.

La période secondaire est-elle plus à redouter? Assurément. Au total, néanmoins, elle est plutôt *vexatoire* que grave, en général. Elle afflige bien les malades de symptômes multiples, visibles, affichants, pénibles, très pénibles même parfois; mais elle ne fait guère que cela, le plus fréquemment du moins, et ne comporte pas en général, surtout avec l'aide du traitement, de pronostic véritablement sérieux.

J'accorde qu'à cette étape de la vérole se rattachent certains accidents graves, trois surtout, qui sont les suivants :

1° Les *affections oculaires* (spécialement les ophthalmies profondes) qui peuvent aboutir à la cécité ;

2° L'*avortement*, qui est, sinon un danger pour la femme, du moins un deuil pour les familles et une calamité sociale;

3° Les *troubles nutritifs*, en lesquels, à vrai dire, résident les dangers les plus sérieux, les dangers véritables de la période secondaire, et cela à double titre : parce que d'abord ces troubles nutritifs peuvent conduire l'organisme à une débilitation persistante; parce qu'ensuite ils diminuent sa résistance soit aux affections incidentes, soit aux germes morbides qu'il contient en puissance.

Mais ces divers accidents (auxquels j'en aurais dû peut-être adjoindre quelques autres, tels que certaines paralysies, par exemple) ne sont pas de l'ordre de ceux qui se produisent le plus fréquemment dans la période secondaire. Ils peuvent être, sinon toujours, du moins le plus habituellement, combattus avec succès par les ressources de l'art. Et, en définitive, ils ne compromettent que très exceptionnellement l'existence.

De sorte que, tout compte fait, la période secondaire n'expose les malades qu'à un nombre restreint de manifestations graves. Ce n'est pas elle assurément qui fait le danger de la vérole.

Le danger de la vérole, il réside d'une façon sinon exclusive, au moins très habituelle, dans la *période tertiaire*. C'est la période tertiaire, en effet, qui produit ces lésions ulcéreuses, destructives, qui corrodent profondément les tissus et qui aboutissent, avec des délabrements irréparables, à des infirmités permanentes. C'est elle qui s'attaque aux viscères, de façon à compromettre les fonctions les plus essentielles, à menacer les organes indispensables à la vie. C'est elle qui met en cause, et d'une façon toujours sérieuse, les os, les muscles, le testicule, le larynx, les poumons, le foie, les reins, le cœur, le cerveau, la moelle, etc. C'est elle enfin qui se charge de fournir à la syphilis une anatomie pathologique des plus complexes et des plus variées. Rien n'est indifférent dans la période tertiaire ; tout y est ou peut y devenir grave, si le traitement n'intervient pas ; et, même avec le traitement, il est dans cette période de la maladie nombre de lésions qui, à un moment donné, s'élèvent au-dessus des ressources de l'art.

Donc :

LE PRONOSTIC GÉNÉRAL DE LA SYPHILIS EST SUBORDONNÉ SURTOUT A CELUI DE LA PÉRIODE TERTIAIRE.

Donc, aussi, dans la période où nous avons étudié jusqu'ici la diathèse, il s'ajoute toujours au pronostic actuel un *pronostic d'avenir* beaucoup plus sérieux, beaucoup plus alarmant, que le médecin ne doit jamais perdre de vue et auquel d'emblée doivent tendre ses visées thérapeutiques. Guérir un malade des accidents primaires n'est rien ; — le guérir ou le préserver des vexations de la période secondaire n'est que minime partie de l'œuvre à accomplir ; — prévenir la période tertiaire, *conjurer l'imminence tertiaire*, voilà le but essentiel à atteindre ; *tout est là.*

En conséquence, il y aurait pratiquement un intérêt majeur à être renseigné sur ce pronostic d'avenir et à savoir si telle syphilis doit ou non aboutir à l'étape tertiaire. Malheureusement, les éléments de ce diagnostic prévisionnel nous font presque absolument défaut ; et, un cas de syphilis étant donné, nous ne pouvons dire s'il conduira ou s'il ne conduira pas le malade aux accidents de cette troisième et redoutable période. Sans doute, comme vous allez le voir bientôt, il nous est permis d'émettre sur ce point quelques présomptions favorables ou défavorables, quelques espérances ou quelques craintes basées sur des inductions rationnelles ; mais il nous est interdit d'aller au delà de simples présomptions, et la certitude absolue nous échappe complètement en pareille matière. — Du reste, la discussion qui va suivre fixera pleinement vos idées à cet égard.

On a beaucoup parlé, dans ces derniers temps, de véroles *bénignes* et de véroles *graves*, de véroles *faibles* et de véroles *fortes*. «La vérole n'est pas toujours la même, a-t-on dit. Tantôt (à ne citer que les types extrêmes) elle se borne à quelques accidents légers et superficiels, après lesquels spontanément elle s'éteint ; tantôt, au contraire, elle afflige les malades de manifestations multiples autant que sérieuses, qui se succèdent ou se répètent à divers intervalles et témoignent d'une infection grave permanente. Donc il y a des degrés et des formes variées d'intoxication, etc.» Cela, Messieurs, est absolument vrai ; et cela, croyez-le, n'est pas une nouveauté, car les praticiens de tous les temps ont reconnu dans la syphilis des types très différents comme symptômes, comme évolution, comme gravité.

Jusqu'ici, rien de mieux. Mais on est allé plus loin, et l'on a

cru pouvoir inférer de certains signes empruntés aux périodes
primitive et secondaire ce que doivent être les phases ultérieures
de la maladie. On a voulu — passez-moi le mot — tirer l'horoscope
de la vérole d'après certaines particularités fournies par le chancre
ou les accidents secondaires. De louables efforts, auxquels je rends
toute justice, ont été faits en ce sens pour éclairer le pronostic
d'avenir de la diathèse. Je regrette d'avoir à dire qu'ils n'ont guère
avancé la question. Plus sévèrement, je dois même ajouter que
certaines inductions plus que téméraires, récemment émises à
ce propos, ont introduit dans la science de dangereuses erreurs.
Vous allez en juger.

Il est possible, il est « facile » même, a-t-on dit, de pronostiquer
« à première vue » l'avenir d'une syphilis, et cela d'après quelques
signes tels que les suivants : provenance de la contagion ; — caractères de la lésion primitive ; — durée de la première et de la seconde incubation ; — caractères de la première poussée d'accidents
généraux ; — nombre, forme, écart chronologique des poussées
ultérieures ; — développement de certains symptômes de fâcheux
présage (adénopathies multiples, alopécie, onyxis), etc.

Ainsi, on a donné comme indices et garanties d'une vérole
légère, destinée à s'épuiser rapidement : l'origine *secondaire* de la
maladie, ou, en d'autres termes, sa provenance par contagion
d'un accident secondaire ; — la forme érosive et l'induration minime du chancre ; — le caractère bénin de la première poussée ;
— la série peu nombreuse des poussées ultérieures, espacées les
unes des autres par de longs intervalles, etc.

Inversement, il y aurait lieu, dans le même ordre d'idées, à redouter une vérole grave et longue si la maladie dérive de la
contagion d'un accident primitif ; — si l'incubation de cet accident
a été courte ; — si le chancre est ulcéreux et fortement induré ; —
si la première poussée éruptive appartient à une autre forme que
l'érythème simple ; — s'il se produit ensuite des poussées multiples,
se succédant à courtes échéances, etc., etc.

Qu'y a-t-il de vrai et de fondé dans tout cela, Messieurs ? Nous
allons le voir en quelques mots.

I. — Existe-t-il d'abord une relation forcée, constante, entre la provenance d'une syphilis et son degré d'intensité ? Est-il démontré que toute syphilis née de la contagion d'un chancre doive être une syphilis *forte ?* Et surtout (car cela est plus important en l'espèce) est-il admissible que toute syphilis dérivée par contagion d'un accident secondaire soit astreinte à n'être dans le présent et dans l'avenir qu'une syphilis *faible ?*

Pour qu'un tel fait pût être accepté, il faudrait qu'il reposât sur un nombre considérable d'observations — et d'observations complètes, *de longue haleine,* — permettant d'établir un parallèle bien démonstratif entre les syphilis dérivées du chancre et les syphilis dérivées d'une contagion secondaire ? Or, où sont les observations de ce genre ? Vous les chercheriez vainement dans la science, Messieurs. Nous n'avons même pas les premiers éléments d'une statistique sérieuse à ce sujet [1].

La cause contaminante exerce-t-elle une influence sur les symptômes et l'intensité de la syphilis? Cela, rigoureusement, serait possible ; mais cela, dans l'état actuel de nos connaissances, n'est en rien démontré. Les avis d'ailleurs sont plus que partagés à ce point de vue, et la plupart des syphiliographes inclinent à penser qu'il est peu de compte à tenir de l'origine d'une syphilis pour apprécier l'intensité probable de ses manifestations ultérieures [2]. Pour ma part, je n'ai pas vu grande différence jusqu'ici entre la vérole née du chancre et la vérole née d'un accident secondaire. Je puis même affirmer que cette dernière, en maintes et maintes occasions, s'est présentée à moi sous une allure grave, avec les manifestations les plus alarmantes.

1. La doctrine qui soutient cette loi de concordance entre l'origine et l'intensité de la syphilis ne se montre pas toujours conséquente avec elle-même. L'un de ses partisans, par exemple, commence par insister sur « la bénignité relative de la syphilis transmise par des lésions secondaires ». Puis, comme corollaire bien inattendu, il signale plus loin la gravité particulière que prend la syphilis chez les nourrices infectées par leurs nourrissons. « Il m'a paru, dit-il, que, chez les nourrices infectées de la sorte, la maladie présentait plus de gravité, tant par la forme et l'étendue de ses lésions que par sa résistance au traitement et par une plus grande tendance à récidiver. » S'il est cependant une syphilis qui dérive d'une contagion secondaire, n'est-ce pas celle des nourrices ?

2. « J'en suis arrivé, dit M. Rollet (*Traité des maladies vénériennes,* Paris, 1865), et je crois que c'est l'avis qui finira par prévaloir, à *tenir peu de compte de l'origine de la syphilis,* et à me préoccuper beaucoup plus du malade qui en est affecté que de celui qui l'a transmise. »

Serait-il vrai et légitime d'ailleurs, le signe que nous discutons actuellement ne trouverait en pratique que d'assez rares applications. Tous les médecins qui se sont occupés de *confrontations*, c'est-à-dire qui ont pris à tâche d'instituer un parallèle entre la maladie du sujet qui transmet la contagion et la maladie du sujet qui reçoit cette contagion, tous ces médecins, dis-je, savent par expérience combien il est difficile de remonter à l'origine d'une affection vénérienne [1]. Sur cent cas il en est à peine cinq dont on puisse tirer parti, et cela pour des raisons très diverses. Les malades, par exemple, ont eu des rapports multiples, et de ces rapports lequel incriminer? Ou bien, tient-on l'un des conjoints, l'autre fait défaut, etc., etc. Mettez donc un tel signe à profit dans un service comme le nôtre! La plupart des femmes de nos salles ne savent ni quand elles ont gagné la vérole, ni moins encore *de qui elles l'ont reçue*. Et, parmi les gens du monde, bon nombre, soyez-en sûrs, ont d'excellentes raisons pour n'être pas mieux renseignés que nos malades à ce sujet.

Concluons : Rien à inférer des conséquences ultérieures de la vérole d'après la nature des accidents qui ont transmis l'infection.

II. *Second signe.* — La gravité d'une syphilis est-elle, comme on l'a prétendu, en raison inverse de la durée d'incubation du chancre? C'est-à-dire : un chancre succédant d'une façon hâtive à la contagion annonce-t-il une vérole forte; — un chancre tardant longuement à éclore présage-t-il une vérole faible?

Ici, Messieurs, nous pouvons abréger le débat, et pour cause. La science n'est pas faite sur ce point; elle n'est même pas ébauchée. Tout ce qu'on a dit à ce sujet n'est que conjectures et hypothèses. J'ajouterai même qu'à priori j'ai peu d'espoir de voir jamais un signe de cet ordre fournir un critérium de quelque valeur pour le pronostic d'une diathèse telle que la vérole.

III. *Troisième signe.* — Les caractères de la *première poussée*

---

1. Voy. *Recherches sur la contagion du chancre*, par l'auteur du présent ouvrage. Paris, 1857.

éruptive permettent-ils de préjuger l'avenir d'une syphilis?

On l'a dit. D'après M. Diday, la première syphilide « donne une juste idée de ce que sera la syphilis dont elle marque le début ». Elle est, ajoute le même auteur, comme « un premier chapitre où l'œuvre tout entière se peint fidèlement, se devine, pour qui sait lire. Si un seul signe m'était accordé pour prédire la destinée spéciale d'un homme chez qui la syphilis commence, c'est assurément celui-là que je choisirais. »

Dans cette doctrine, rien de plus facile à établir que le pronostic d'avenir de la vérole. La première poussée à la peau se fait-elle sous forme d'un érythème simple, sans mélange de papules, de squames ou de croûtes, la syphilis ultérieure sera à jamais bénigne et « la cure spontanée en est presque certaine » (!). La première syphilide, au contraire, appartient-elle aux formes papuleuses, squameuses, vésiculeuses ou pustuleuses, c'est là une menace de syphilis grave.

Avec une part de vérité, cette proposition, Messieurs, contient une bien plus large part d'erreur. Je m'explique.

Il est vrai, incontestablement vrai, qu'au début d'une syphilis secondaire une roséole érythémateuse, pure et simple, comporte un pronostic *actuel* moins grave qu'une syphilide d'autre forme, notamment qu'une syphilide suppurative, ulcéreuse.

Il n'est pas moins vrai, réciproquement, qu'une syphilide de forme tardive, ulcéreuse par exemple, inaugurant le stade secondaire, constitue un indice *actuel* défavorable, autant qu'un fâcheux présage pour un avenir plus ou moins rapproché.

Mais cela seul est vrai; et toute autre induction tirée du caractère de la poussée primitive est dénuée de fondement.

Souvent, en effet, on voit des syphilis qui, s'annonçant assez mal à leur début, s'adoucissent au delà et s'apaisent. Réciproquement, et ceci est bien plus essentiel à constater, le début bénin d'une syphilis n'est en rien une garantie d'avenir. Un malade peut commencer la syphilis par une roséole et la finir — la finir n'est même que le mot trop juste en certains cas — par un accident des plus graves. Pronostiquer aux malades qui ont la roséole un avenir sans nuages, c'est leur donner une sécurité des plus illusoires et partant des plus dangereuses. Loin de leur

dire : « Vous êtes sauvés, car vous avez eu la roséole », il serait
plus sage, je. crois, et plus conforme à l'expérience de leur tenir
un tout autre langage, tel que le suivant, par exemple : « Vous
avez la roséole et cela n'est rien, quant à présent; mais cela ne
veut pas·dire que vous serez toujours quittes de la vérole à si bon
marché; cela veut dire au contraire que vous avez la vérole avec
tous ses dangers, toutes ses conséquences possibles. Donc, méfiez-
vous, tenez-vous en garde contre l'avenir, et surtout traitez-vous. »

C'est que nombreux en effet, très nombreux sont les cas où dix,
vingt, trente ans après la roséole, des accidents tertiaires graves ont
signalé la présence permanente de la vérole dans l'organisme.
Vous en citer des exemples aujourd'hui serait empiéter sur nos
conférences de l'année prochaine; je me borne à affirmer le fait,
dont plus tard je vous donnerai la preuve.

Conséquemment, le début d'une syphilis par un exanthème bénin, tel qu'une roséole, ne constitue en rien un gage d'immunité
pour l'avenir.

IV. — Faut-il accorder plus de confiance aux caractères qu'on a
cru pouvoir tirer du nombre, de la forme, de la distance chronologique des *poussées ultérieures?*

Sans doute, des poussées multiples, intenses, se succédant à
courts intervalles, attestent de la façon la plus évidente une
« mauvaise vérole », qu'il importe de surveiller de près et de combattre énergiquement. Cependant elles n'attestent, à vrai dire,
qu'une mauvaise vérole *actuelle* et n'engagent pas nécessairement
l'avenir. D'ailleurs (car c'est toujours là le point essentiel), la
réciproque est-elle vraie? Des poussées peu nombreuses, légères
ou moyennes d'intensité, largement espacées les unes des autres,
signifient-elles que la diathèse doit s'en tenir là et que l'éventualité tertiaire n'est pas à redouter? Mille fois non. Il est des
syphilis, et en grand nombre, qui aboutissent aux lésions tertiaires
les plus graves, sans passer par la série intermédiaire de poussées
successives graves, multiples et subintrantes. Exemple, entre cent
autres du même genre : j'ai sous les yeux actuellement un malade
d'une quarantaine d'années, affecté d'une lésion cérébrale très
certainement syphilitique et diagnostiquée telle, non pas seule-

ment par moi, mais par trois de mes collègues. Eh bien, pour tous accidents antérieurs, ce malade n'a eu que ceci : un chancre induré, une syphilide papulo-squameuse assez légère, quelques syphilides de la gorge, quelques adénopathies, et rien autre. Voilà donc un cas où la syphilis pourrait se terminer par la mort, après ne s'être accusée au préalable que par un très petit nombre de manifestations des plus bénignes [1] ! — Et ne croyez pas, Messieurs, que ce soit là un fait rare, anormal, extraordinaire. C'est là tout au contraire un fait *commun*, banal, comme on en rencontre chaque jour et comme je vous en citerai d'innombrables exemples à propos des symptômes de la période tertiaire.

V. — Enfin les caractères du *chancre* permettent-ils de préjuger la gravité ultérieure de la diathèse?

« Tel chancre, telle vérole », a-t-on dit. Au chancre vrai, ulcéreux, extensif, fortement induré, succède une vérole grave, une vérole forte. Au chancre érosif, superficiel, légèrement induré, correspond une vérole faible.

Que penser, Messieurs, de cette prétendue « loi de concordance » entre le chancre et la vérole qui le suit?

Il est positif (bien que le fait dont je vais parler soit sujet à de nombreuses exceptions) qu'un chancre ulcéreux, étendu, fortement induré, et surtout un chancre à tendance phagédénique, appelle à sa suite en général une syphilis secondaire sérieuse, immédiatement féconde en accidents multiples et en accidents

---

1. A propos de la syphilis cérébrale, la plus grave des manifestations tertiaires de la diathèse, on a même fait cette remarque que les sujets qui semblent être le plus exposés « sont ceux chez qui les symptômes secondaires ont été transitoires ou légers ».

Pour ma part, examinant à ce point de vue une série d'observations personnelles, dans lesquelles les antécédents initiaux de la diathèse ont été soigneusement relevés, je suis arrivé aux résultats que voici :

Sur 47 cas de syphilis cérébrale, 3 cas de syphilis antérieurement grave ou tout au moins sérieuse, et 44 cas de syphilis moyenne ou bénigne.

Donc, la bénignité originelle d'une syphilis n'est en rien une garantie contre l'éventualité d'accidents cérébraux ultérieurs, c'est-à-dire contre l'éventualité d'avenir la plus grave qui puisse menacer le malade. Et même, à consulter les faits contenus actuellement dans la science, ce sont les syphilis originairement moyennes ou bénignes qui paraissent fournir aux accidents de cet ordre le plus fort contingent (Voy. *La syphilis du cerveau*, Leçons cliniques par A. Fournier, Paris, 1880).

précoces, c'est-à-dire devançant le terme de leur éclosion normale dans la chronologie habituelle de la diathèse.[1]

Réciproquement, il est vrai de même qu'un chancre simplement érosif, faiblement induré et d'évolution éphémère, prélude en général à de premières poussées éruptives de forme superficielle et bénigne.

Mais à cela, à cela seulement, se bornent les inductions légitimes qu'on peut tirer des caractères objectifs du chancre. Tout autre pronostic prévisionnel déduit du chancre n'est plus qu'hypothèse, illusion, prophétie d'aventure, et prophétie *dangereuse*, je vous l'affirme, dangereuse par la fausse sécurité qu'elle donne aux malades. Sans doute il est bon, à la suite d'un chancre grave, de se tenir en garde contre l'éventualité tertiaire. Mais il n'est pas moins sage de se tenir en garde *dans tous les cas*, à la suite de *tous* les chancres, *quels qu'ils soient ;* car, de par l'observation commune, *les accidents tertiaires les plus graves n'ont souvent eu pour point de départ que le chancre le plus petit, le plus faiblement induré, le plus bénin, le plus insignifiant.*

En ce point, d'ailleurs, les résultats de l'expérience clinique sont-ils en opposition avec les données des prévisions rationnelles? Nullement. Qu'un chancre bénin soit suivi de poussées secondaires bénignes, ou qu'à un chancre grave succèdent des poussées secondaires sérieuses, rien que de très naturel à cela, rien que de très normal théoriquement. Chancre et symptômes secondaires sont en effet des phénomènes qui se suivent *à courte échéance* et qui, conséquemment, surprennent l'organisme *dans un même état de santé, dans une même disposition générale vis-à-vis de la diathèse.* Cet organisme tolère bien ou mal cette diathèse, et subit dans un temps assez court des accidents qui se correspondent comme modalité pathologique, comme gravité; cela est dans la logique des choses ; cela devait être, et ce résultat (soit dit sans diminuer le mérite de ceux qui l'ont constaté cliniquement) pouvait presque être prévu, énoncé à priori. Mais cette concordance des phénomènes diathésiques initiaux a-t-elle une

---

1. Voy. Bassereau, *Traité des affections de la peau symptomatiques de la syphilis.* Paris, 1852, p. 443.

signification plus étendue ? Si la maladie, par exemple, a été facilement tolérée par l'organisme pendant un temps donné, suit-il
de là qu'elle le sera *toujours* également, de la même façon ? De
ce qu'elle a été bénigne à ses débuts, est-on autorisé à croire
qu'elle restera telle indéfiniment? De ce qu'elle a suspendu ses
manifestations à un moment donné, est-on en droit de conclure
qu'elle est à jamais éteinte? Non, certes. Rien ne légitime des sup-
positions de ce genre, et les médecins qui les ont émises n'ont pas
moins excédé les bornes de l'induction spéculative que négligé
les enseignements de la clinique.

Au total, Messieurs, le chancre ne fait que traduire une disposition actuelle de l'économie, disposition qui peut continuer à
s'exercer sur les accidents *prochains* de la période secondaire,
mais *qui n'engage en rien l'avenir;* — et surtout la bénignité du
chancre ne constitue en rien une immunité, une sauvegarde contre
les accidents graves d'une époque éloignée.

Tels sont, Messieurs, les signes principaux (je vous fais grâce
de quelques autres qui ne méritent pas discussion) sur lesquels on
a voulu baser le pronostic prévisionnel de la vérole. Aucun d'eux,
comme vous l'avez vu, n'a de valeur réelle; aucun ne fournit de
renseignements sérieux sur les éventualités possibles de la diathèse.
Là plupart de ces prétendus signes reposent sur une conception
toute théorique, à savoir : qu'il doit exister une concordance de
forme et d'intensité entre les accidents initiaux de la maladie et
ceux d'une époque postérieure. Là vérole est-elle grave originairement, on suppose qu'elle doit continuer à être grave dans ses
phases ultérieures; est-elle bénigne à ses débuts, on préjuge
qu'elle restera bénigne au delà, on se flatte même de l'espoir
qu'elle sera bientôt éteinte. Or, ce rapport théorique entre les
étapes successives de la diathèse est loin d'être légitimé par l'observation, et *le présent,* en syphilis, n'est en rien « *le miroir
de l'avenir* ».
S'il ne s'agissait ici que d'une question de doctrines, je me
bornerais à signaler l'erreur, et tout serait dit. Mais il y a plus,

et j'insiste, j'ai besoin d'insister, car en l'espèce l'erreur doctrinale aboutit à des conséquences pratiques d'un intérêt considérable que vous allez apprécier.

Lorsqu'une syphilis se borne, dans ses périodes primitive et
secondaire, à un petit nombre d'accidents et d'accidents légers,
on prend confiance et l'on se laisse aller involontairement (je dirais
presque malgré soi) à traiter la maladie d'une façon moins énergique, moins assidue, moins prolongée, que dans des conditions
différentes. Certains médecins ont même avancé qu'il est « inutile
et superflu » de la traiter en pareil cas. Rien ne s'est produit de
grave, rien ne se produit plus; il ne semble guère qu'il y ait utilité à « éterniser » le traitement. On cesse donc la médication, et
la plupart du temps d'ailleurs les malades, en suspendant leurs
visites, vous épargnent le souci de décider s'il y aurait lieu de la
continuer plus longtemps. Or, qu'arrive-t-il souvent de ces syphilis réputées bénignes et prématurément abandonnées à elles-
mêmes? C'est que cinq, dix, vingt ans après ou plus tard encore,
elles se réveillent soudain et déterminent une manifestation tertiaire toujours sérieuse, souvent grave, très grave, parfois même
fatale. De cela, Messieurs, à qui la faute? Pour une bonne part,
soyez-en sûrs, la faute en revient à la doctrine optimiste qui, dé-
chargeant de tout risque d'avenir les syphilis originairement bénignes, invite à ne leur opposer qu'un traitement provisoire, tout
à fait insuffisant.

La vérité clinique, au contraire, la grande et essentielle vérité
dont je tiendrais à bien vous convaincre, Messieurs, c'est que la
bénignité initiale d'une syphilis ne constitue en rien une immunité d'avenir; c'est qu'une syphilis qui *commence bien* n'est pas
moins exposée pour cela à *mal finir*.

J'en appelle ici à l'expérience commune. Quel médecin n'a pas
eu à constater des accidents tertiaires graves chez des sujets à
antécédents spécifiques bénins; — chez des sujets dont le chancre
n'avait été qu'un insignifiant bouton; — chez des sujets qui
n'avaient éprouvé que des manifestations secondaires sans importance; — chez des sujets enfin dont les symptômes primitifs et
secondaires avaient pu, à force même de bénignité, soit rester
méconnus comme nature, soit passer inaperçus?

Et les cas de ce genre sont-ils exceptionnels, sont-ils même rares? Nullement. Ils pullulent dans la science; ils pullulent dans la pratique courante. Je m'engage à vous en citer un grand nombre quand je vous ferai l'histoire de la période tertiaire. Mais, dès aujourd'hui, je tiens à vous en présenter quelques-uns, en raison de l'importance capitale qui se rattache à cette question.

Jetez simplement les yeux sur le tableau suivant. Il résume un certain nombre de faits que j'ai observés soit ici, soit dans ma pratique de ville. Dans la colonne de gauche j'ai reproduit sommairement tous les accidents qui ont traduit, chez mes malades, les périodes primitive et secondaire; dans celle de droite j'ai inscrit en regard les manifestations tertiaires qui se sont produites ultérieurement.

PÉRIODES PRIMITIVE ET SECONDAIRE.	PÉRIODE TERTIAIRE.
I. Chancre induré. — Roséole. — Maux de gorge; croûtes du cuir chevelu.	Syphilide tuberculo-ulcéreuse, étendue à presque tout le pharynx.
II. Chancre induré. — Plaques muqueuses buccales. — Sciatique.	Syphilide tuberculo-ulcéreuse du pharynx. — Gomme du voile palatin. — Destruction d'une grande partie du voile.
III. Accident primitif méconnu. —Roséole. — Syphilide croûteuse du cuir chevelu. — Maux de gorge.	Syphilide tuberculo-ulcéreuse du pharynx. — Syphilide tuberculo-ulcéreuse de la verge, de forme phagédénique.
IV. Contagion par cathétérisme de la trompe d'Eustache. — Syphilides cutanées légères. — Maux de gorge.	Syphilide tuberculo-ulcéreuse du pharynx. — Gomme du voile du palais. Perforation et destruction partielle du voile. — Nécrose des os nasaux. — Ozène. — Affaissement du nez.
V. Chancre méconnu. — Syphilides légères. — Arthralgies. — Céphalée.	Énorme ulcère du pharynx. — Gomme du palais. — Carie des os palatins, du vomer, d'une portion des maxillaires supérieurs, des cornets, etc. — Ozène. — Gomme de la langue. — Destruction de tout le voile du palais et d'une grande partie du palais osseux. — Sarcocèle syphilitique. — Atrophie d'un testicule.
VI Chancre érosif. — Quelques taches sur le corps. — Plaques buccales.	Vaste syphilide tuberculo-ulcéreuse de l'arrière-gorge. — Caries multiples du squelette des fosses nasales. — Ozène. — Syphilide gommeuse de la langue. — Destruction d'une partie de la langue. — Récidive d'ulcérations profondes sur la langue. — Imminence de cachexie.

VII. Chancre induré. — Syphilides muqueuses de la bouche. — Corona Veneris.

VIII. Période primitive et période secondaire méconnues.

IX. Chancre méconnu. — Taches du corps. — Iritis.

X. Chancre induré. — Plaques buccales. — Croûtes du cuir chevelu.

XI. Petit chancre, très rapidement guéri. — Psoriasis palmaire. — Maux de gorge.

XII. Chancre induré. — Accidents secondaires légers. — Érosions buccales.

XIII. Érosions chancreuses indurées. — Roséole. — Plaques buccales.

XIV. Chancre induré. — Éruptions légères. — Angine ; érosions buccales.

XV. Chancre érosif, parcheminé. — Quelques syphilides légères. — Plaques buccales. — Céphalée.

XVI. Chancre induré. — Syphilide papuleuse. — Plaques buccales.

XVII. Chancre induré. — Plaques muqueuses. — Rien autre.

XVIII. Chancre induré. — Traitement de huit mois. — Nul accident secondaire.

XIX. Chancre induré. — Syphilides buccales.

XX. Chancre induré. — Roséole. — Syphilides buccales. — Plaques anales. — Syphilide palmaire.

Caries multiples des fosses nasales. — Horrible ozène.

Syphilide tuberculo-ulcéreuse, ayant détruit tout le palais. — Exostose du radius.

Syphilide tuberculo-ulcéreuse confluente, couvrant tout le visage. — Guérison avec cicatrices profondes. — Malade défigurée.

Syphilide tuberculo-ulcéreuse de la verge. — Guérison. — Récidive. — Perforation de l'urèthre en deux points. — Double fistule uréthrale.

Syphilide tuberculo-gangréneuse du nez, de forme suraiguë. — Nécrose aiguë du squelette nasal. — Perte de tout le nez.

Ecthyma profond. — Carie des maxillaires supérieurs, des os propres du nez, des cornets, du vomer, des os palatins. — Syphilide tuberculo-ulcéreuse de la face. — Gomme du voile palatin. — Perte absolue du nez et de tout le palais. — Cachexie progressive. — Mort.

Exostose des vertèbres cervicales, faisant saillie dans le pharynx. — Dysphagie, aphonie, étouffements, menace d'asphyxie. — Guérison rapide par le traitement spécifique.

Exostose d'un métacarpien. — Exostose du maxillaire inférieur. — Énorme exostose du cubitus (extrémité supérieure); ankylose incomplète.

Syphilis cérébrale. — Hémiplégie faciale. — Troubles intellectuels, hallucinations, subdelirium. — Titubation. — Polyurie. — Guérison par le traitement spécifique.

Syphilis cérébrale. — Accès épileptiques. — Hémiplégie passagère. — Perte absolue de la mémoire. — Troubles intellectuels passagers. — Guérison par le traitement spécifique.

Syphilis cérébrale. — Accidents de tumeur intra-crânienne. — Mort.

Syphilis cérébrale. — Hémiplégie gauche guérie par le traitement spécifique. — Trois ans plus tard, hémiplégie droite guérie par le même traitement. — Récidive d'accidents cérébraux. — Mort.

Syphilis cérébrale. — Accès épileptiques. — Guérison par le traitement spécifique.

Paraplégie. — Guérison par le traitement spécifique.

PÉRIODES PRIMITIVE ET SECONDAIRE.	PÉRIODE TERTIAIRE.
XXI. Chancre induré. — Plaques muqueuses de la gorge.	Ataxie locomotrice. — Exostose du fémur. — Exostose du tibia.
XXII. Chancre induré. — Syphilides buccales. — Rien autre.	Ataxie locomotrice. — Atrophie papillaire.
XXIII. Chancre induré. — Roséole de récidive. — Psoriasis annulaire.	Céphalée violente. — Paralysie éphémère de la face et d'un bras, du côté gauche. — Hémiplégie complète. — Guérison par le traitement spécifique. — Récidive. — Mort.
XXIV. Chancre induré. — Éruptions sur le corps. — Alopécie. — Douleurs des membres.	Atrophie papillaire. — Rétinite pigmentaire. — Cécité absolue.
XXV. Accident primitif inaperçu. — Syphilides légères. — Céphalée.	Exostoses multiples. — Gommes. — Énorme carie du frontal. — Cachexie. — Mort.
XXVI. Chancre. — Éruptions à la peau. — Ulcérations buccales à plusieurs reprises.	Cinquante-deux ans après le début de l'infection, carie spécifique du maxillaire inférieur. — Cinquante-cinq ans après le début de l'infection, énorme tumeur gommeuse de la cuisse. — Guérison très rapide par l'iodure de potassium.

Que penser de tels faits, Messieurs? Ces quelques exemples — auxquels j'en pourrais joindre tant et tant d'autres — ne suffisent-ils pas à démontrer que *la vérole la plus bénigne originairement reste susceptible de se traduire à un jour donné par les accidents les plus graves?* C'est là ce dont m'a pleinement convaincu mon observation personnelle; et telle est la vérité, que, pour vous épargner de durs mécomptes, je voudrais laisser gravée dans vos esprits.

De tout ce qui précède il résulte ceci, au total : c'est que, un cas de syphilis récente, primitive ou secondaire, se présentant à notre observation, nous n'avons pas les moyens d'en mesurer la gravité future, de présager ce qu'il contient en germe pour l'avenir.

Pour ma part, si l'on me demandait ce que je pense d'une syphilis qui vient de naître, je m'empresserais tout d'abord de décliner un rôle de prophète pour lequel je ne me reconnais aucune compétence; puis, avec les plus expresses réserves et m'en tenant aux termes les plus généraux, je dirais simplement : « La syphilis, en tout état de cause, est une affection sérieuse, exigeant pour un temps très long un traitement méthodique et une surveillance assidue. Si le malade a un bon fonds de santé, s'il observe une bonne hygiène, et surtout s'il consent à se traiter d'une façon suffisante, il a toutes chances (fixons même un chiffre approximatif, si vous l'exigez), il a quatre-vingt-quinze chances sur cent pour n'éprouver de la diathèse aucun accident grave, soit dans le présent, soit dans l'avenir. Inversement, s'il est de nature faible, délicate, de constitution lymphatique et appauvrie, si son hygiène est défectueuse, et surtout s'il se traite mal ou s'il ne se traite pas, il y a probabilité pour que la diathèse le malmène assez rudement et aboutisse, dans un avenir plus ou moins éloigné, à quelque lésion importante. Puis encore, ajouterai-je, en dehors de toutes les prévisions rationnelles, reste la *part de l'inconnu*. Tout est possible en effet avec la vérole, laquelle parfois se montre légère ou grave, suivant des conditions qui nous échappent absolument. »

Cependant, si le pronostic d'avenir de la syphilis ne peut jamais être déterminé d'une façon absolue, il ne reste pas moins subordonné pour une large part — je m'empresse de le reconnaître — à certains facteurs, tels que les suivants :

1° Les *influences thérapeutiques;*

2° L'état de *santé générale;*

3° Les conditions d'*hygiène*, etc.

Ces divers facteurs, de l'ordre de ceux qui tombent sous nos sens et dont le médecin a toute compétence pour se rendre compte, exercent assurément sur la diathèse une action qui en modifie le pronostic. Quel en est, ou plutôt quel peut en être le degré d'influence, c'est là ce qu'il nous faut rechercher actuellement.

I. — Nul doute, en premier lieu, que le pronostic général de la syphilis ne soit subordonné, pour l'énorme majorité des cas, au traitement suivi. Lorsque, dans notre prochaine réunion, je vous ferai le parallèle de la vérole traitée et de la vérole non traitée, je vous montrerai sans peine combien les dangers inhérents à la diathèse peuvent être atténués, amoindris, conjurés par l'intervention de l'art et surtout par l'intervention de l'art dans les pre-

miers temps de l'infection. Certes, la syphilis est une des maladies
sur lesquelles la thérapeutique a le plus d'action; c'est une des
maladies que nous modifions le mieux, que nous réprimons le
mieux, que nous guérissons même le mieux, oserai-je dire, sinon
dans son principe, du moins dans ses manifestations. Voyez plutôt. Quelles sont les dermatoses dont nous soyons maîtres au
même degré que nous le sommes des syphilides? Quelles sont
les tumeurs qui s'évanouissent sous l'influence de nos remèdes
comme les néoplasmes de la vérole? Quelles sont les affections
osseuses, quelles sont les lésions viscérales, quelles sont les paralysies que nous sachions guérir comme les exostoses, les gommes,
les paralysies syphilitiques, etc., etc.? De sorte qu'en face d'un
accident grave dont nous ignorons la nature, mais qui pourrait
bien dériver d'une origine spécifique, nous en venons souvent à
souhaiter que le malade ait eu la vérole! « Si, par bonheur, cela
pouvait être syphilitique, disons-nous, il y aurait chance de sauver
le malade; tandis que, si cela n'est pas syphilitique, nous n'y ferons
rien. » Significatif hommage rendu à la puissance de l'art vis-
à-vis de la vérole!

Toutefois il ne faut pas exagérer cette puissance, Messieurs, et
se représenter la thérapeutique comme gouvernant et dominant
à son gré la vérole. A croire certains de nos confrères, rien de ce
qui appartient à la vérole ne résisterait au traitement spécifique,
et tout ce qui est syphilitique devrait nécessairement et infailliblement guérir sous l'influence des mercuriaux. Illusion dangereuse! Si le traitement spécifique, en effet, exerce sur la diathèse
une action des plus énergiques et des plus remarquables, une
action que je ne crains pas de qualifier de *merveilleuse*, de *prodigieuse*, il s'en faut cependant, et de beaucoup, qu'il soit tout-puissant, qu'il soit infaillible, et que, n'importe la lésion, n'importe
la période, n'importe la forme de la maladie, il guérisse à coup sûr
et toujours. Inutile de dire en premier lieu que, mis en œuvre d'une
façon tardive (comme ce n'est que trop souvent le cas) contre des
lésions accomplies, il n'a pas la vertu de réparer des destructions
faites ou de reconstituer des éléments histologiques anéantis. De
plus, il n'a pas toujours d'effets assez rapides pour sauvegarder
l'intégrité de certains organes à structure éminemment délicate

(l'œil et la moelle, par exemple), dont une altération minime suffit
à déterminer un trouble fonctionnel important. Parfois encore
il semble ne guérir que les symptômes, sans influencer la maladie,
comme dans ces cas curieux dont je vous parlerai plus tard, où
des poussées spécifiques se succèdent d'une façon presque continue. Chacune de ces poussées se trouve à merveille de l'action
du traitement; mais l'une n'est pas plus tôt éteinte qu'une autre
se reproduit, comme si le principe même de la maladie n'était
pas touché par les remèdes. Enfin (et j'abrège), il est d'autres cas
— ceux-ci très rares, exceptionnels même, bien heureusement —
qui sont réfractaires à la thérapeutique. Le traitement alors est
véritablement *inférieur* à la maladie; il reste impuissant devant
elle; il la laisse évoluer avec toutes ses conséquences.

C'est là, Messieurs, ce qu'il faut bien savoir, c'est là ce qu'il
importe de faire entrer en ligne de compte alors que l'on suppute,
vis-à-vis des dangers de la vérole, les secours à attendre de la
thérapeutique.

II. — D'autres éléments de pronostic sont encore fournis par la
considération du *malade*, de sa santé antérieure et actuelle, de sa
résistance organique, de l'hygiène qu'il observe, de ses habitudes,
du milieu où il vit, etc., etc.

D'après ce que j'ai vu dans ma pratique, il m'a toujours semblé
que la personnalité du malade joue un grand rôle dans la
maladie. En d'autres termes, la gravité de la diathèse m'a paru se
mesurer souvent à la *qualité* du sujet infecté. Je me figure volontiers
que le poison syphilitique, si je puis ainsi parler, doit produire à
même dose des effets très inégaux suivant les individus qu'il affecte, de la même façon qu'une graine venant à germer sur des
terrains différents se développe sur l'un avec exubérance et végète
misérablement sur l'autre. De cela la preuve est facile à fournir,
comme vous allez le voir.

Est-il vrai d'abord que l'état de *santé générale* réagisse sur la
diathèse? Oui, incontestablement oui, et cela d'une façon sinon
constante, absolue, du moins très habituelle. Quand je rencontre
la vérole sur un sujet jeune, fort, de constitution robuste, d'esto-

mac solide, de santé antérieure bonne, de souche saine et d'antécédents personnels satisfaisants, je n'éprouve qu'une appréhension
modérée et je me dis : « Voilà un cas favorable pour le malade et
pour moi ; avec de l'hygiène et un traitement méthodique, il y a
chance pour que tout marche bien. » Inversement, lorsque je vois
la vérole débuter sur un organisme frêle, délicat, anémique,
lymphatique, nerveux, impressionnable, affaibli, maladif, sur un
sujet à santé plus ou moins ébranlée, à antécédents suspects, à
prédispositions héréditaires fâcheuses, je suis bien moins rassuré,
ou, pour mieux dire, je ne le suis plus du tout ; je m'attends à une
vérole de la mauvaise espèce, chargée d'accidents, susceptible
de déterminer soit des manifestations locales graves, soit des
phénomènes généraux redoutables, féconde tout au moins en
longs et sérieux ennuis. Et, dans les deux cas, il est rare que mes
prévisions (qui sont du reste celles de tout le monde, car je n'ai
rien inventé sur ce point) ne se réalisent pas.

Corollaire. — C'est pour des raisons de même ordre, sans aucun
doute, que la syphilis affecte fréquemment *chez la femme* des
formes plus sérieuses que chez l'homme, des formes notamment
à accidents nerveux ou splanchniques toujours assez rebelles,
souvent même assez graves. La chloro-anémie, la débilitation
générale, les troubles de la santé, la cachexie, sont des phénomènes
auxquels prédispose manifestement le sexe féminin.

De même encore, l'influence de l'*âge* n'est pas sans jouer un
certain rôle comme élément pronostique. La syphilis est particulièrement grave aux périodes extrêmes de la vie. Elle l'est à un
notable degré, comme j'ai déjà eu l'occasion de vous le faire
remarquer, chez les jeunes femmes, ou pour mieux dire chez les
enfants rendues prématurément femmes par la débauche. Elle l'est
aussi et plus encore dans la vieillesse. « Si vous voulez avoir la
vérole, a dit M. Ricord, profitez du moins pour cela du temps
où vous êtes jeunes, car il ne fait pas bon lier connaissance avec
elle quand on est vieux. »

III. — Ce qui est vrai pour la santé, le sexe, l'âge, ne l'est pas
moins pour l'*hygiène*, et par hygiène j'entends ici tout ce qui con-

cerne le régime alimentaire, les boissons, l'exercice, le sommeil, l'habitat, etc., etc. Que de fois n'ai-je pas vu la vérole sévir avec une certaine malignité sur les sujets à hygiène mauvaise, qui mènent de front travail, plaisirs et maladie ; chez ceux qui font de la nuit le jour, et réciproquement ; qui ne dorment pas, qui ne marchent pas, qui mangent mal, qui ne mangent pas, ou inversement qui mangent trop, qui s'alcoolisent, qui se confinent dans l'atmosphère enfumée des cercles ou des cabarets, qui vivent sans lumière et sans air ; chez ceux enfin que la misère étreint et condamne à toutes les privations, à toutes les souffrances! Certes, et sans que j'aie besoin d'insister sur ce point, il n'est aucune comparaison à établir comme pronostic entre la vérole du riche bourgeois qui ne manque de rien et celle du pauvre diable qui manque de tout.

Si le pronostic de la syphilis était contenu tout entier dans les données qui précèdent et d'autres de même ordre que je passe sous silence, nous pourrions à l'avance mesurer assez exactement, à propos de chaque cas particulier, la gravité actuelle ou future de la maladie. Malheureusement les choses ne sont pas aussi simples. *En dehors de toutes les prévisions rationnelles qu'on peut tirer des considérations afférentes à l'individu (âge, santé, constitution, hygiène, etc.), la syphilis est parfois grave ou légère sans qu'on puisse en déterminer le pourquoi.* Les raisons de ces formes inégales nous échappant d'une façon absolue, nous supposons, *faute de mieux*, qu'elles résident dans une façon d'être originelle de la diathèse, dans une modalité occulte de l'infection, et provisoirement du moins nous admettons que le pronostic de la syphilis peut varier suivant des conditions *propres à la maladie.* Ce que peut avoir de légitime une telle hypothèse, je ne saurais le dire. Toujours est-il que, cliniquement, en l'absence de toute cause appréciable, la vérole est très inégale d'un sujet à un autre. C'est ainsi, à ne parler même que des termes extrêmes, qu'on la voit tantôt se borner à un petit nombre de manifestations légères, affecter avec une préférence marquée les formes les plus bénignes, puis s'éteindre (ou du moins paraître s'éteindre) comme un orage de courte durée; et tantôt, au contraire, sévir avec rage sur ses victimes, accumuler sans trêve accidents sur accidents, passer d'une lésion sérieuse à une autre plus sérieuse encore, et finalement aboutir aux conséquences les plus graves. Très certainement donc, un *élément inconnu* préside souvent aux destinées de la vérole, pour conférer à la maladie soit une bénignité, soit une malignité particulière.

Puisqu'il en est ainsi, vous concevez de reste, Messieurs, s'il convient que nous usions de circonspection dans le jugement à porter sur le pronostic d'un cas donné de syphilis. Et, en effet, des éléments complexes qui composent ce pronostic, quelques-uns seulement peuvent être appréciés par nous ; d'autres, et les plus essentiels, restent inaccessibles à notre observation.

Donc, pas d'illusions, Messieurs. Devant une syphilis qui naît, nous ne savons, nous n'avons pas moyen de savoir ce qu'est cette syphilis, ni ce qu'elle sera dans l'avenir. Voilà la vérité vraie, celle dont il est bien essentiel de se pénétrer en pratique, et pour cause, celle qui résulte de l'expérience commune. Cette vérité, je crois devoir l'affirmer d'autant plus énergiquement ici qu'elle a été méconnue ou contestée dans ces derniers temps d'une façon plus que légère, et qu'elle intéresse à un haut degré, par les conséquences qui en dérivent, la sécurité des malades non moins que la dignité de l'art.

C'est en effet, comme vous le verrez bientôt, Messieurs, sur les données du pronostic qu'est basée la thérapeutique rationnelle qui doit être opposée à la vérole et dont je vous exposerai les principes dans notre prochaine réunion.

VINGT-HUITIÈME LEÇON

TRAITEMENT.

récidives; — 2° il laisse parfois se produire des accidents divers, voire des accidents graves; — 3° il ne constitue pas un spécifique. — Réponse à ces objections. — Si le mercure ne guérit pas toujours et à coup sûr, nous n'en avons pas moins intérêt à profiter de ses effets curatifs, quelle qu'en soit d'ailleurs la mesure.

Modes d'administration du mercure. — I. Méthode des *frictions*. — C'est la plus sûre, la plus active et la plus rapide comme effets thérapeutiques. — Rarement appliquée en pratique néanmoins. — Pourquoi? — Danger de la stomatite. — Précautions à prendre pour faire tolérer les frictions. — A quelles indications répond surtout cette méthode. — II. *Injections sous-cutanées*. — Inconvénients et dangers réels de cette méthode. — Eschares du derme, tumeurs inflammatoires, névralgies. III. Méthode *par ingestion*. — La plus simple et la plus pratique. — Formes pharmaceutiques multiples sous lesquelles peut être prescrit le mercure. — Du *sublimé*. — Remède actif, mais souvent intoléré. — Du *proto-iodure*. — Préparation plus douce, facilement agréée de l'estomac en général. — Dosage. — La dose de ce remède, comme de tout autre, reste toujours soumise aux trois facteurs suivants : tolérance gastrique, tolérance buccale, effets thérapeutiques.

Quelle doit être la *durée* du traitement mercuriel, pour qu'on soit en droit d'attendre de ce traitement une préservation d'avenir? — Solutions diverses données à cette question. — Mécomptes auxquels exposent les méthodes thérapeutiques usuelles. — Nécessité de modifier ces méthodes. — Sur quelles bases? — La durée du traitement importe plus que la dose absorbée. — Pour obtenir du mercure une influence curative d'avenir, il faut l'administrer *plus longtemps* qu'on ne le fait en général. — Ce sont les syphilis insuffisamment traitées qui fournissent le plus gros contingent à la vérole tertiaire. — La continuité d'usage crée pour le mercure une *accoutumance* qui en amoindrit, qui finit même par en annuler les effets. — Preuves diverses démontrant la réalité de cette accoutumance.

Méthode des TRAITEMENTS SUCCESSIFS. — Principes de cette méthode. — Stades de thérapeutique active; stades de repos ou de désaccoutumance. — Comment la succession de ces divers stades doit être réglée. — Durée approximative d'un traitement complet institué d'après cette méthode. — A maladie chronique traitement chronique. — Il n'est rien d'excessif à laisser les malades sous l'influence mercurielle *pendant deux années*, y compris les stades intercalaires de désaccoutumance. — Utilité de la médication iodique administrée consécutivement au mercure. — Avantages réalisés par la méthode des traitements successifs: elle est facilement tolérée par l'organisme ; elle conserve au mercure l'intégrité de son action pendant toute la durée de son emploi; — elle permet de prolonger sans inconvénient l'usage du remède pendant un temps fort long, pendant tout le temps nécessaire à la cure.

Le traitement de la vérole ne consiste pas uniquement dans la médication dite spécifique. — Médications *auxiliaires*, devenant parfois principales. — Indication très fréquente chez la femme des agents toniques et reconstituants. — Surveillance de la santé et de l'hygiène.

Résultats définitifs d'un traitement méthodique longtemps poursuivi. — Guérison probable, mais impossibilité d'affirmer jamais cette guérison. — Nul traitement ne confère une garantie certaine d'immunité pour l'avenir. — Intérêt majeur qu'ont les sujets syphilitiques à être renseignés sur ce point. — Conseil d'adieu à donner aux malades lors de la fin du traitement.

C'est au traitement de la syphilis que sera consacrée, Messieurs, notre dernière conférence de cette année.

Des opinions étranges, qui se sont récemment produites à propos du traitement de la syphilis, n'ont pu renverser ni même ébranler ce qu'avaient édifié sur ce point les observations et le labeur de près de quatre siècles.

La petite insurrection qui, de nos jours, s'est élevée contre le mercure ou, d'une façon plus générale, contre les méthodes thérapeutiques usuellement opposées à la syphilis, n'a rallié qu'un si faible nombre de prosélytes et n'a invoqué à son aide que des arguments si peu sérieux, qu'en vérité elle ne laissera pas de traces dans l'histoire de l'art. Le mercure — pour ne parler que de lui actuellement — a rencontré déjà bien d'autres oppositions plus sérieuses, bien d'autres ennemis plus redoutables. Au xvɪᵉ siècle, il a vu surgir contre lui le gaïac, le gaïac qui faillit se substituer à lui, et qui, grâce à de puissantes adhésions médicales ou extra-médicales [1], parvint à l'effacer pour un temps. Dans notre siècle même, il s'est heurté à l'école physiologique, qui n'eut pas assez d'invectives contre lui, qui proclama sa déchéance et, pour quelques années du moins, réussit à le bannir de la pratique. Néanmoins il a survécu. Il a survécu grâce à l'observation, grâce surtout à ses indéniables vertus. Et n'ayez aucune crainte pour lui, en vérité. Quoi qu'on puisse dire de lui et contre lui, il survivra toujours, car c'est un grand et bienfaisant remède, qui peut faire des ingrats et qui est de force à ne redouter ni les calomnies intéressées de quelques-uns, ni les injustes mais consciencieuses préventions de quelques autres.

Je pourrais donc à la rigueur, Messieurs, passer outre sur les accusations fulminées contre le mercure, comme sur certaines doctrines contemporaines relatives à l'évolution spontanée de la syphilis; car ce ne sont là (ne vous y trompez pas) que de très vieilles choses, cent fois redites, cent fois réfutées, et qui n'ont guère besoin de réfutation nouvelle. Néanmoins, comme dans ces derniers temps l'opinion publique s'en est encore émue, comme ces erreurs du passé se sont reproduites et ont retenti à nouveau soit

1. Le livre célèbre du chevalier Ulrich de Hutten, ce vérolé légendaire du xvɪᵉ siècle, contribua certes plus que les écrits médicaux du temps à mettre le gaïac en honneur et à propager l'usage de ce nouveau remède, qui fut accueilli à l'origine par un véritable enthousiasme.

dans la presse, soit dans le monde médical, je crois devoir y consacrer une partie de l'exposé qui va suivre.

Au lieu donc de vous entretenir d'emblée du traitement applicable à la syphilis, je discuterai devant vous, au préalable, s'il y a lieu de traiter cette maladie ou de l'abandonner à sa marche naturelle; et, avant de vous dire comment on administre le mercure, j'examinerai s'il y a intérêt à le prescrire, s'il y a danger à l'introduire dans l'économie.

I

D'après ce qu'on a dit ou écrit dans ces derniers temps, il semblerait que la syphilis fût la plus simple et la plus bénigne des maladies. A entendre certains médecins de nos jours, on pourrait croire qu'elle est appelée à *guérir d'elle-même*, en vertu d'une tendance propre, et qu'il suffit d'aider hygiéniquement la nature à l'élimination spontanée de son virus. L'hygiène seule, aidée ou non de quelques toniques suivant les cas, serait toute-puissante; quant à une thérapeutique spéciale, quant à l'intervention de remèdes propres à agir directement sur la diathèse, quant à un traitement véritable de la maladie, tout cela serait ou illusoire ou superflu.

Je n'exagère rien, croyez-le. Lisez les récentes discussions soulevées à ce sujet, et vous trouverez imprimées des propositions telles que les suivantes, dont plusieurs, soit dit incidemment, sont contradictoires entre elles : « La vérole guérit seule, spontanément; — elle a, quoi qu'on fasse, une évolution fatale, une durée fatale; — les médications usuellement prescrites contre elle n'aboutissent ni à modifier, ni à atténuer ses manifestations; — c'est lui nuire même que de la traiter, car la traiter, c'est la troubler, c'est retarder son évolution naturelle, c'est l'empêcher de s'épurer spontanément; — abandonnée à sa marche normale, la vérole est bénigne, et elle n'aboutit quelquefois à des accidents graves qu'en raison des traitements perturbateurs qu'on lui a opposés; — les symptômes tertiaires ne sont pas à craindre, parce que,

FOURNIER. 50

d'une part, ils sont très rares alors qu'on a le bon esprit de permettre à la diathèse de s'épuiser, de « s'épurer naturellement » par des manifestations secondaires sans gravité, et parce que, d'autre part, on possède contre eux un spécifique certain; — le prétendu modificateur par excellence de la syphilis, le mercure, est non seulement inerte, parce qu'il ne guérit ni les accidents de la maladie, ni la maladie, mais de plus il est dangereux en ce qu'il ajoute à une intoxication son intoxication propre, etc., etc.; — enfin, l'expectation, l'expectation pure et simple, aidée d'une hygiène convenable et de quelques agents toniques au besoin, constitue la méthode la plus rationnelle et la plus sûre qu'il convienne d'opposer à la syphilis primitive et secondaire, voire (un de mes collègues me le répétait encore ces derniers jours) voire à la vérole tertiaire ! »

Toutes ces propositions, au point de vue pratique, se résument en ceci : Faut-il ou ne faut-il pas traiter un malade syphilitique? Y a-t-il ou non intérêt pour lui à être traité?

Eh bien ! pour répondre au problème ainsi posé, voyons quels risques court ce malade du fait de sa maladie. On nous dit que la syphilis est une affection bénigne, qui guérit seule et à laquelle l'expectation suffit. A merveille ! Mais examinons la question en détail, allons au fond des choses, et précisons nettement la situation faite à un malade qui vient de contracter la vérole. A quels dangers, en somme, est-il exposé? Dressons, si je puis ainsi parler, son *bilan* pathologique d'avenir, bilan sinon certain et inévitable, du moins éventuel et possible.

Que peut avoir ce malade? Quels accidents est-il susceptible de présenter un jour ou l'autre? Et ces accidents sont-ils de nature à ce qu'il y ait pour lui urgence ou avantage à se traiter?

Ce qu'il peut avoir, ce sont d'abord des accidents sans gravité réelle, mais qui ne laissent pas, pour quelques-uns du moins, d'être assez désagréables (ne serait-ce que par leur caractère d'accidents visibles et compromettants), à savoir : syphilides cutanées, très variées comme formes; — syphilides muqueuses, assez gênantes; — engorgements ganglionnaires; — alopécie, onyxis, etc.

Ce sont, en second lieu, des manifestations déjà bien moins

tolérables en ce qu'elles sont pénibles, douloureuses, très douloureuses même pour quelques-unes d'entre elles : angines ; — céphalée ; — douleurs syphilitiques diverses à exacerbations nocturnes ; — ténosites ; — périostites ; — névralgies, etc., etc.

La perspective seulement possible de tels accidents ne suffirait-elle pas déjà à légitimer l'opportunité d'une intervention thérapeutique ? Mais patience, car nous voici en regard actuellement d'un troisième ordre de lésions, et celles-ci bien plus sérieuses en ce qu'elles intéressent et peuvent compromettre des organes importants. A ne citer que les plus communes, nous trouvons dans ce groupe : les affections oculaires (iritis, choroïdite, rétinite), susceptibles d'altérer la vision et même de l'éteindre ; — les sarcocèles, pouvant amener la désorganisation, la disparition d'un testicule, des deux testicules, et conduire à l'impuissance ; — les syphilides gommeuses, qui trop souvent ouvrent ou détruisent le voile du palais, pour laisser à leur suite une double infirmité ; — les paralysies (paralysies oculaires, paralysie faciale, hémiplégie, paraplégie) ; — les ostéites, les caries, les nécroses ; — l'ozène, l'affaissement et la perte du nez, etc. ; — sans parler encore de la possibilité des transmissions héréditaires et de l'introduction de la vérole au foyer de la famille.

Est-ce tout ? Non encore. Ouvrons un recueil d'anatomie pathologique, nous y verrons figurer nombre de lésions *fatales* imputables au seul fait de la syphilis. Multiples et variées, en effet, sont les causes de *mort* dans la vérole : mort par lésions hépatiques (cirrhose, hépatite gommeuse) ; — mort par lésions des méninges ; — mort par gommes cérébrales ou par encéphalopathies spécifiques ; — mort par lésions de la moelle (et celles-ci bien plus communes qu'on ne le croit en général) ; — mort par lésions osseuses, crâniennes, vertébrales ou autres ; — mort par lésions des reins ; — mort par lésions du larynx, de la trachée ou du poumon ; — mort par lésions, plus rares, de différents organes, œsophage, intestin, rectum, etc. ; — mort par consomption et cachexie progressive, etc., etc. — Et j'en oublie.

Telles sont, en abrégé, Messieurs, les conséquences possibles de la vérole ; telle est la perspective qui s'ouvre devant tout malade venant de contracter la contagion.

Et l'on a osé appeler *bénigne* une maladie susceptible d'aboutir à de tels symptômes ! Bénigne une maladie si chargée d'accidents de tout genre ; bénigne une maladie à anatomie pathologique aussi riche et aussi variée ! Et l'on a osé proposer aux sujets affectés de ce mal de s'abandonner à l'expectation, de « *laisser aller les choses* », d'attendre en patience les résultats possibles d'une telle infection sans chercher à s'en préserver !... En vérité, c'est à n'y pas croire.

Supposez pour un instant, Messieurs, en face du tableau que je viens de vous esquisser à grands traits, un malade récemment contaminé. Supposez-le envisageant pour son propre compte l'interminable série des accidents de la vérole, et demandez-lui s'il pense qu'il y ait intérêt pour lui à essayer par un moyen quelconque de se prémunir contre de telles éventualités, ou s'il préfère attendre de sa maladie ce qui peut en résulter. Que vous répondra-t-il, lui, juge intéressé ? C'est qu'à aucun prix il n'entend rester sous le coup d'un mal aussi grave ; c'est qu'il lui semblerait dérisoire de ne pas chercher à se protéger ; c'est qu'il est fermement résolu à essayer de tous les remèdes, de toutes les méthodes, de tous les médecins, pour se guérir ; c'est, en un mot, qu'il veut *se traiter* et qu'il se traitera.

Et nous-mêmes, Messieurs, pour être mieux éclairés que ce malade sur la nature et les risques de la syphilis, raisonnerions-nous autrement que lui, si nous venions à être affligés de son mal ? Non, certes. C'est qu'en effet au-dessus de toutes les théories, il y a le simple *bon sens* qui dit à chacun : Quand on a la vérole, il est bon de s'en défaire, et il peut être imprudent de la conserver.

Mais ici interviennent quelques-uns de nos adversaires pour nous dire : « Sans doute vous auriez raison de vous effrayer et de vouloir traiter vos malades, si toujours et invariablement la vérole aboutissait aux conséquences que vous venez de signaler ; mais il y a vérole et vérole. Il est des véroles *fortes* et graves ; il est des véroles *faibles* et bénignes. Traitez vos malades s'ils ont une vérole forte ; vous pouvez avoir quelque raison de le faire. Mais ne les traitez pas s'ils ont une vérole faible ; car, dans ce cas, votre traitement a pour le moins le tort d'être superflu. »

Soit, répondrons-nous, voilà qui déjà est plus sage. Mais avez-vous les moyens de vous prononcer d'*emblée* sur la qualité d'une vérole ? Possédez-vous quelque élément d'appréciation pour porter un pronostic d'avenir sur un cas donné de syphilis ? Pouvez-vous assurer à l'avance que tel malade sera rudement éprouvé par la diathèse et tel autre relativement épargné ? Si vous êtes en mesure d'instituer ce diagnostic *prévisionnel* sur des bases véritablement sérieuses, nous pourrons consentir à ne pas traiter ceux de nos malades sur lesquels vous pronostiquerez une vérole bénigne ; car nous ne les traitons pas par plaisir, nous ne cherchons à agir qu'au mieux de leurs intérêts. Mais soyez bien assurés en revanche qu'avant de les livrer aux dangers de l'expectation, nous exigerons de vous plus que des données prévisionnelles hypothétiques et vagues ; il nous faudra pour eux des *garanties sérieuses*, reposant sur une certitude scientifique, étayées sur un ensemble d'observations de longue haleine et pleinement faites pour imposer la conviction. Sinon, nous devrons à nos malades et à nous-mêmes de les traiter.

Or, Messieurs, possédons-nous aujourd'hui, dans l'état actuel de nos connaissances, un critérium de certitude ou même un critérium de probabilité qui nous permette de préjuger l'avenir d'une vérole, qui nous autorise à dire : Telle vérole sera assurément bénigne, et telle autre sera grave ? Toute la question est là.

Quelques médecins — comme vous le savez déjà — se sont efforcés de trouver les éléments d'un diagnostic prévisionnel de la syphilis dans certains caractères de l'accident primitif et des premières poussées qui lui succèdent. C'est de la sorte, ainsi que je vous le disais dans notre dernière réunion, qu'on s'est cru autorisé à formuler les propositions suivantes : la vérole faible est celle qui succède à la contagion d'un accident secondaire, celle qui débute par une érosion superficielle, légèrement indurée, celle qui s'annonce à la période secondaire par des poussées éruptives bénignes, celle qui procède ensuite par des poussées d'ordre toujours bénin et chronologiquement espacées les unes des autres, etc. ; — la vérole forte, inversement, se préjuge à ce qu'elle dérive d'un chancre comme accident de contagion, à ce qu'elle prélude par un chancre ulcéreux, fortement induré, à ce que sa première poussée consiste en des éruptions croûteuses et suppuratives, à ce que ses poussées ultérieures se succèdent à courts intervalles en affectant ces mêmes caractères, etc.

Or, ces divers signes, ces prétendus éléments d'un diagnostic prévisionnel de la vérole, nous les avons longuement étudiés ensemble il y a quelques jours, et de leur étude il est résulté ceci pour nous, qu'aucun d'eux n'a de valeur sérieuse. Aucun d'eux ne permet de préjuger l'évolution future d'un cas de syphilis donné, aucun d'eux n'autorise le médecin à prédire une vérole forte ou une vérole faible, une vérole bénigne ou une vérole grave.

Dans ces conditions, comment serions-nous autorisés à dire à tel malade : « Traitez-vous, car vous avez tout à craindre », et à tel autre : « Ne vous traitez pas, vous n'avez rien à redouter » ? Dire cela serait *prophétiser à l'aventure*. Et, dans l'espèce, promettre à un malade une vérole bénigne, à jamais bénigne, serait lui donner une consolation dangereuse, une sécurité dont il pourrait bien se repentir quelque jour; disons le mot, ce serait le *tromper* à ses dépens. Et ne pas le traiter alors, l'abandonner aux hasards d'un avenir inconnu, ce serait le laisser exposé à des dangers graves, sur la foi de données incertaines et d'assurances illusoires.

Au total, donc, nous manquons d'éléments de certitude ou même de probabilité pour formuler *ab ovo*, dans un cas particulier, le pronostic d'avenir d'une syphilis. Et, puisqu'il en est ainsi, puisque d'autre part, comme nous l'avons établi, la syphilis la plus simple et la plus bénigne originairement est susceptible d'aboutir aux accidents tertiaires les plus graves, la plus simple prudence nous oblige à nous tenir en garde *dans tous les cas*, à conseiller dans tous les cas un traitement propre à atténuer, s'il est possible, les effets de la diathèse dans le présent et l'avenir.

Voilà ce que dit le simple bon sens; voilà aussi, n'en doutez pas, en dépit de toutes les théories, de toutes les subtilités des faiseurs de systèmes et de lois, ce que confirment l'observation et l'expérience.

II

La nécessité d'un traitement étant reconnue en principe, reste l'application. A quel traitement avoir recours? Quel remède employer? Et surtout à quel ensemble de médications soumettre les malades?

De par l'expérience ancienne et générale, le *mercure* étant le remède le mieux éprouvé contre la syphilis, c'est lui qui se recommande le premier à notre attention. Toutefois, avant de le prescrire, examinons deux questions préalables, essentielles à résoudre :

1º Ce remède peut-il nuire au malade; peut-il d'une façon ou d'une autre lui devenir préjudiciable?

2º Ce remède peut-il lui être utile?

I. — Première question : *Le mercure peut-il nuire?* Est-il susceptible, en quoi que ce soit, d'aggraver la situation du malade d'ajouter quelque danger à la vérole?

Question bien essentielle et bien pratique que celle-ci, Messieurs; question sur laquelle vous serez incessamment, quotidiennement interrogés par vos clients, et à laquelle il importe que vous sachiez donner une réponse exacte, scientifique et péremptoire.

Car, s'il est un remède qui ait mauvais renom et qui éveille la défiance du public, c'est le mercure. Et ce n'est pas assez dire. Le mercure est un remède honni, détesté, exécré, dont le nom seul est un épouvantail, pour lequel toutes les classes de la société, les plus élevées comme les plus basses, les plus cultivées comme les plus ignorantes, nourrissent une haine, une horreur native. Venez-vous à le prescrire à un malade, aussitôt surgissent des questions comme les suivantes, stéréotypées, pour ainsi dire, dans la bouche des gens du monde : « Mais c'est du mercure, docteur, que vous me prescrivez là! Alors adieu mes dents. Adieu mes cheveux! Vous allez faire de mon corps un baromètre! Et la carie des os, me garantirez-vous contre elle? Puis, ce mercure, comment me le *retirerez-vous* ensuite du corps? » Et toutes autres raisons semblables, qui ont leur origine dans une aversion profonde du mercure, aversion du reste, il faut en convenir, que le mercure a bien méritée jadis, et qui reste encore aujourd'hui comme un souvenir de ces traitements barbares auxquels étaient soumis les syphilitiques des temps passés, alors qu'on faisait résider les vertus du remède dans son action ptyalique et que l'on condamnait les malheureux patients au supplice horrible d'une salivation *entretenue*. Ce n'est pas en vain qu'on fait cracher au public ses dents et ses maxillaires; cela ne s'oublie guère, et le public d'aujourd'hui garde rancune au mercure en souvenir du passé.

Je n'entreprendrai pas à nouveau de justifier le mercure de toutes les calomnies dont on l'a chargé. Vous savez qu'on l'a accusé de produire non pas seulement la chute des dents, l'alopécie et la nécrose, mais encore des ulcérations, des éruptions, des tophus, des phénomènes nerveux de tout genre (tremblement, douleurs, paralysies, folie, que sais-je?), sans oublier aussi des troubles nutritifs graves, l'anémie, la cachexie, et presque tous les symptômes propres à la vérole, particulièrement les symptômes tertiaires. Certains auteurs en sont presque arrivés à nier la vérole pour charger de tous ses méfaits le traitement mercuriel. Il n'y aurait plus de vérole, à les en croire, il n'y aurait qu'une intoxication mercurielle d'où dériveraient tous les symptômes, toutes les lésions, qu'un aveuglement routinier ou volontaire impute à la vérole. — Ce ne sont là, Messieurs, que des exagérations ou des inepties auxquelles il n'est plus rien à répondre de nos jours. Cent fois on a fait justice de ces vieilles et tenaces erreurs. Je n'ai plus à m'en occuper ; les signaler seulement, c'est leur infliger le stigmate du ridicule.

Car, inutile de vous le dire, jamais, au grand jamais, le mercure administré *à dose médicamenteuse,* comme nous l'administrons aujourd'hui, comme les praticiens prudents l'ont administré de tout temps, n'a produit les accidents qu'on a mis à sa charge, et dont quelques rares détracteurs persistent encore à l'incriminer de nos jours.

Ce qui est vrai, en revanche, et rigoureusement vrai (cela non plus je ne dois pas vous le laisser ignorer), c'est que le mercure même donné à dose médicamenteuse, est susceptible de déterminer certains troubles essentiels à connaître. Ces troubles, je vais les spécifier d'abord et rechercher ensuite si par eux-mêmes, si par leur gravité propre ils sont de nature à contre-indiquer l'emploi de la médication hydrargyrique, à faire bannir le mercure du traitement de la vérole.

Ce qu'on peut réellement craindre dans le mercure administré aux sujets syphilitiques suivant les méthodes usuelles, ce sont les trois ordres de phénomènes suivants :

1° Effets ptyaliques (stomatite, salivation);

2° Troubles gastriques et intestinaux;

3° Troubles nutritifs ou généraux.

1° *Effets ptyaliques.* — La stomatite mercurielle est connue de tous. Chacun sait que le mercure administré soit par la peau, soit par l'estomac, est susceptible de déterminer une irritation plus ou moins violente de la bouche. Mais ce qu'affectent de ne pas savoir les ennemis du mercure, c'est que cet inconvénient, ce danger réel, peut être évité facilement. Il suffit pour le conjurer de surveiller l'action du remède, de donner le mercure à des doses ou sous des formes qui n'excitent pas les gencives, et surtout d'en suspendre l'usage aussitôt qu'on voit la bouche se prendre. La stomatite mercurielle, en effet, ne fond pas sur le malade à l'instar de la foudre; *elle s'annonce;* elle a une période prémonitoire d'agacement gingival, période où le médecin peut agir et prévenir l'inflammation buccale. Supprimez le mercure dès qu'un point de la bouche commence à devenir endolori; intervenez à temps par l'administration du chlorate de potasse, et presque à coup sûr vous éviterez de plus sérieux accidents.

Voyez d'ailleurs ce qui se passe dans nos services. Nous avons toujours ici, en permanence, plus d'une soixantaine de malades (femmes) soumises au traitement mercuriel. Si la stomatite était un accident inévitable du mercure, elle devrait être à l'ordre du jour dans nos salles. Eh bien ! elle y est presque inconnue. Sans doute, de temps à autre, nous voyons bien quelques-unes de nos malades présenter un certain degré d'irritation des *gencives;*

mais nous intervenons à temps, nous supprimons la médication, nous administrons le chlorate, et tout est dit. Jamais, *jamais*, entendez-le bien, nous n'avons eu dans nos services un exemple de ces stomatites effroyables qui ulcèrent les gencives, qui envahissent *toute la bouche*, qui déterminent une salivation incessante, qui menacent les maxillaires.

En un mot, avec de la prudence, de l'attention, et surtout (car tout le secret est là) avec de la *surveillance*, on se tient facilement à l'abri des effets ptyaliques du mercure.

La stomatite est donc un danger illusoire, du moment qu'on s'astreint à observer ses malades. En conséquence, elle ne saurait constituer un argument contre l'emploi du mercure.

2° *Troubles gastriques ou intestinaux.* — Il est positif qu'en certains cas le mercure est mal accepté par l'estomac ou par l'intestin. Cela s'observe chez la femme plus souvent que chez l'homme. Cela est vrai surtout pour certaines femmes blondes, délicates, lymphatiques, dyspeptiques, à système digestif languissant et paresseux.

Mais, d'une part, cette intolérance est assez rare. D'autre part, elle peut être prévenue, atténuée, et même efficacement combattue. Il suffit, pour atteindre ce résultat, soit de proportionner les doses du remède à la tolérance de l'estomac, soit d'associer le mercure à quelque agent correctif, tel que l'opium, les amers, le quinquina, etc., soit même, en certains cas, de varier la nature du composé mercuriel administré. Enfin, si le mercure ne peut être accepté par les voies gastro-intestinales, d'autres moyens restent encore pour l'introduire dans l'économie sans irriter le système digestif (frictions, injections sous-cutanées, etc.).

Donc, la possibilité de troubles digestifs est bien loin d'être une raison suffisante pour contre-indiquer l'administration du mercure dans le traitement de la vérole.

3° *Troubles nutritifs, généraux.* — « Le mercure, a-t-on dit, produit des troubles nutritifs sérieux. Il détermine une chloro-anémie toxique ; il défibrine le sang. C'est un agent dénutritif. »

Il y a une part de vérité dans cela. Oui, quelques malades éprouvent cette action *anémiante* du mercure, mais alors surtout (je devrais dire alors *seulement*) qu'on abuse du remède, qu'on en exagère les doses, qu'on en prolonge outre mesure l'administration, en un mot alors qu'on dirige mal le traitement mercuriel. De plus, ce n'est pas encore là, au moins pour l'énorme majorité des cas, un danger subit, qui surprend les malades d'un jour à l'autre. C'est un danger qu'on voit naître, qu'on voit se formuler, et auquel, partant, il est loisible de se soustraire, soit en suspendant à propos le remède, soit en lui associant une hygiène tonique et une médication réparatrice, etc. Et d'ailleurs, combien n'a-t-on pas exagéré cette action dénutritive du mercure! Nous avons ici chaque année plus de 500 malades traitées par les préparations hydrargyriques; or, sur ce nombre, il n'en est certes pas plus de 5 pour 100 en moyenne sur lesquelles nous observions des troubles nutritifs du genre de ceux qui nous occupent actuellement. Presque toutes les femmes de nos services supportent le mercure à ravir, même les plus jeunes, même les enfants! Presque toutes tolèrent ce remède plusieurs semaines de suite, voire plusieurs mois (avec la précaution nécessaire d'interruptions momentanées), sans en éprouver le moindre accident, le moindre dommage, le plus léger trouble de santé. Quelques-unes même engraissent et ont une mine à faire envie. Et les malades de ville (jouissant, il est vrai, d'une hygiène et d'un régime meilleurs), ne les voyons-nous pas aussi suivre leur traitement mercuriel sans en ressentir la moindre influence, sans même « s'en apercevoir », comme ils le disent; ce qui, par parenthèse, ne laisse pas de les étonner parfois et de leur inspirer quelques doutes sur l'efficacité d'une médication « aussi inoffensive » ?

Que de fois, par exemple, n'ai-je pas entendu de la bouche de mes malades le propos suivant : « Comment, docteur, espérez-vous me guérir de ma vérole avec vos petites pilules, *qui ne me font absolument rien, dont je ne ressens aucun fâcheux effet ?* »

Il y a plus : c'est que, d'après certains observateurs, le mercure ne serait pas dépourvu de vertus toniques. On a prétendu qu'il engraisse les lapins. Je ne vous garantis pas le fait, ne l'ayant pas vérifié. Mais, en tout cas, ce que je puis vous affirmer par expérience, c'est qu'administré à doses convenables, avec méthode et surveillance, le mercure est un remède *admirablement toléré* par l'économie dans la presque totalité des cas.

Donc, ce troisième danger de l'influence anémiante du mercure est plus théorique que clinique. Cette influence ne s'exerce que d'une façon très rare ou dans des conditions défectueuses d'administration. Ce n'est pas encore là un argument à opposer à la médication hydrargyrique, si tant est que, d'autre part, cette médication puisse présenter quelque avantage, ce que nous examinerons dans un instant.

Et voilà, Messieurs, tous les méfaits du mercure. Il ne produit que cela, il n'est possible que de ces trois ordres d'inconvénients (je ne dis pas de dangers), tous faciles à combattre ou à atténuer. Aucun autre accident, je vous l'affirme, ne résulte de son administration prudemment instituée, réglée avec mesure et surveillée avec vigilance.

Ah! que le mercure puisse devenir nuisible en des conditions différentes, alors, par exemple, qu'on en exagère les doses, qu'on en prolonge l'usage au delà d'un certain temps, qu'on l'impose quand même à un organisme qui se révolte contre lui, qu'on l'administre, en un mot, d'une façon abusive ou imprudente, cela peut être et cela est. Mais devons-nous conclure de là, comme certains de nos confrères le veulent, à son exclusion de la thérapeutique? A ce compte, Messieurs, il nous faudrait renoncer à prescrire un remède quelconque, car tout remède mal administré peut produire des accidents. Il n'est pas que le mercure qui soit dans ce cas. Entre des mains inhabiles ou ignorantes, l'opium, le sulfate de quinine, l'arsenic, la belladone, la digitale, etc., sont susceptibles de bien autres dangers, de bien plus redoutables méfaits. Il n'est même pas jusqu'aux agents les plus inoffensifs qui, mal maniés, ne courent risque de devenir pernicieux. Exemple, la bénigne eau de Vichy qui, prescrite sans dose ni raison, peut devenir meurtrière. Il est des gens qui se suicident à Vichy en prenant les eaux sans mesure et sans direction médicale.

Donc, raisonnons mieux que nos adversaires, et concluons en disant :

Si le mercure peut devenir parfois dangereux, c'est qu'il est actif ; or, s'il est actif, sachons profiter de son action dans la mesure où elle peut nous être utile, car il serait insensé de le proscrire pour ce seul motif qu'il possède des vertus dont on peut faire abus ou qui, mal dirigées, seraient susceptibles de nuire.

II. — Cette première question de la nocuité possible du mercure étant résolue par la négative, abordons actuellement le second problème qui s'impose à notre examen.

Celui-ci est plus délicat et plus difficile. Il se formule, vous vous le rappelez, de la façon suivante : le mercure peut-il être *utile* contre la syphilis ?

Toutes les solutions possibles, imaginables, ont été données à ce problème posé de la sorte.

Pour ne parler que des opinions extrêmes, certains médecins se refusent résolument à accorder au mercure la moindre influence curative sur la syphilis. Non seulement, disent-ils, les mercuriaux ne guérissent pas la syphilis, mais ils l'aggravent. D'autres, aux antipodes de ces *irréconciliables* du mercure, n'ont pas assez d'éloges et de panégyriques enthousiastes pour ce remède qu'ils présentent comme un spécifique. A les en croire, le mercure serait l'antidote né de la vérole. Ils lui accordent une confiance sans bornes, et il suffirait même, d'après eux, d'un poids donné de ce métal, d'un certain nombre de pilules mercurielles, pour terrasser la vérole et pour en finir à jamais avec ce redoutable ennemi. Ne vous y trompez pas, Messieurs, ces fanatiques du mercure lui ont plus nui et lui nuisent plus encore que ses adversaires les plus acharnés. Ils jouent vis-à-vis de lui le rôle des « dangereux amis » du fabuliste, dangereux amis qui compromettent les meilleures causes et qui leur font plus de mal que ne pourraient leur en faire de « sages ennemis ».

Pour dégager la vérité au milieu de ces opinions contradictoires, force nous est ici de scinder le problème que nous allons chercher à résoudre, et de discuter tour à tour les deux questions suivantes :

1° Le mercure a-t-il une action réelle, évidente, sur les manifestations *actuelles* d'une syphilis donnée?

2° Le mercure a-t-il une influence d'ensemble et d'avenir sur la syphilis, de façon à l'atténuer comme intoxication, à modérer ou à prévenir les manifestations *ultérieures* auxquelles elle peut donner lieu?

Premier point. — Le mercure a-t-il une action sur les accidents *actuels* d'une syphilis?

Précisons bien notre pensée. Voici, je suppose, un malade syphilitique présentant aujourd'hui divers accidents. Nous lui prescrivons du mercure. Ce remède va-t-il exercer une influence manifeste sur ces accidents, les atténuer et les faire disparaître plus vite qu'ils ne s'atténueraient ou ne disparaîtraient seuls, si l'on ne donnait au malade que le médicament le plus inerte, ou si on ne lui prescrivait rien?

Or, sur ce premier point, l'expérience générale a répondu : Oui, mille fois oui, le mercure administré contre des accidents actuels de syphilis exerce une influence évidente, manifeste, sur ces accidents, qui se modèrent et s'effacent plus tôt qu'ils ne se modéreraient ou ne s'effaceraient abandonnés à eux-mêmes, et qui guérissent de façon à ne pas laisser douteuse l'action qu'ils ont subie du remède.

« Illusion, disent nos adversaires, illusion ! Ce que vous attribuez ici à l'influence du mercure n'est qu'un effet du temps et de la tendance naturelle de la maladie. Les accidents de la syphilis ne sont pas permanents, éternels; ils disparaissent *sponte suâ* après avoir duré un certain temps, sans intervention du moindre remède. Que d'un sujet à un autre ils affectent une durée variable, qu'ils persistent plus longtemps chez celui-ci et moins longtemps chez celui-là, c'est là le propre de tous les symptômes, et nous n'en savons pas le pourquoi. Mais soyez sûrs que le mercure ne fait rien à la chose, et qu'avec lui, comme sans lui, ces accidents durent ce qu'ils doivent durer, ce qu'il est de leur essence propre de durer chez tel ou tel malade. »

A cela, Messieurs, il est facile de répondre.

Oui, les accidents syphilitiques (notamment les accidents dits secondaires) disparaissent spontanément sous la seule influence du temps et de l'évolution spontanée de la maladie. Cela, nous le savons, et nous ne le savons pas d'aujourd'hui, car de tout temps il y a eu des malades négligents ou inconscients de leur mal qui ne se sont pas traités et sur lesquels différentes manifestations syphilitiques se sont évanouies *sponte suâ.* Mais, établissons une comparaison, s'il vous plaît, dirons-nous aux partisans de l'expectation. Quel temps, d'une part, un accident donné de syphilis demande-t-il pour disparaître spontanément? Et, d'autre part, quelle est la durée de ce même accident alors qu'il est traité par le mercure? Donnez-nous votre moyenne ; nous vous donnerons la nôtre, et nous les mettrons toutes deux en parallèle.

Or, cette comparaison, Messieurs, a été faite. Elle a été instituée sur des bases sérieuses. Et le résultat en a été ce qu'il devait être, de par l'expérience de nos pères, de par les observations de près de quatre siècles. Inutile de vous mettre sous les yeux toutes les pièces à conviction de ce procès, car j'ai presque honte d'occuper votre temps à vous parler de choses tant de fois discutées et tant de fois jugées. Un seul exemple nous suffira.

Prenons, comme type à servir de parallèle entre la méthode expectante et le mercure, une syphilide papulo-squameuse bien accusée, à papules lenticulaires, cuivrées, desquamatives.

Quel temps cette syphilide demandera-t-elle pour disparaître, si elle est abandonnée à l'expectation? Plusieurs mois, de l'aveu même de nos opposants, quatre, cinq à six mois en moyenne.

Or, avec le mercure, cette syphilide peut être éteinte en cinq à six semaines, deux mois au maximum. — Il y a plus, et ceci n'est pas moins frappant : c'est qu'après une quinzaine de traitement il sera souvent possible de constater l'influence évidente du mercure sur cette syphilide, qui déjà commencera à pâlir, à se faner, à se flétr

Autre argument en faveur de l'action manifeste du mercure sur les accidents syphilitiques, et celui-ci certes bien fait pour imposer la conviction.

Il arrive parfois que des accidents syphilitiques soient méconnus quant à leur origine, quant à leur nature. C'est, par exemple, une

syphilide psoriasiforme qu'on prend pour un psoriasis dartreux ou
arthritique ; ou bien c'est une névralgie syphilitique qui se trouve
confondue avec une névralgie vulgaire. Or, l'erreur commise, qu'arrive-t-il ? Le psoriasis réputé dartreux ou arthritique est traité
pendant de longs mois par l'arsenic ou les alcalins, et *il ne guérit
pas*. La névralgie est longtemps traitée par l'opium, le sulfate de
quinine, le bromure, etc., et *elle persiste*. Pourquoi donc, tout
d'abord, ce psoriasis ne guérit-il pas ? Pourquoi cette névralgie
persiste-t-elle, puisque le propre de tout accident syphilitique, au
dire de nos adversaires, est de disparaître spontanément, sous la
seule influence du temps et par les seules forces de la nature ? —
Mais ce n'est pas tout. Voici que sur ces entrefaites, éclairé par
l'insuccès de sa médication, le médecin suspecte à ce psoriasis ou à
cette névralgie une origine syphilitique et prescrit le mercure
« *comme pierre de touche* ». Et alors, le psoriasis de s'effacer en
quelques semaines, la névralgie de se calmer en quelques jours.
Quel est donc, en pareils cas (et tout praticien a vu des cas de ce
genre), quel est donc le secret de cette guérison rapide et merveilleuse ? Le temps et la nature ne peuvent plus être mis en cause,
car ils avaient eu tout loisir de débarrasser le malade avant l'intervention du mercure. Est-ce là simplement un hasard, une coïncidence ? Personne n'admettra une telle fin de non-recevoir, car
personne n'ignore que ce hasard, cette coïncidence peut se reproduire à point nommé dans des conditions identiques. Est-il
vraiment possible de méconnaître là une influence médicamenteuse, de nier dans les cas de ce genre l'action curative, évidemment curative du mercure ? La nier serait aller à l'encontre
de la logique et du bon sens. La nier serait récuser à l'avance
et de parti pris tout effet thérapeutique, car il n'en est certes
pas de plus manifeste et de plus convaincant.

Mais n'insistons pas davantage, car l'action exercée par le mercure sur les accidents de la syphilis n'est plus à démontrer. Constatée par les médecins de tous les pays et de tous les âges, elle est,
je puis le dire, un fait acquis et définitivement acquis à la science.

Second point. — Le mercure exerce-t-il une *action d'ensemble* sur la syphilis ? Influe-t-il sur la diathèse de façon à la modifier, à l'atténuer comme principe morbifique, à la diluer comme poison, si je puis ainsi dire, de façon en conséquence à modérer ou à prévenir ses manifestations ultérieures, distantes, éloignées ?

Entendons-nous bien, et posons nettement la question.

Un malade syphilitique, actuellement affecté d'accidents divers de syphilis, est soumis au mercure. Ce mercure agira bien, comme nous l'avons établi précédemment, sur les phénomènes *actuels* de la diathèse ; mais fera-t-il autre chose ? Exercera-t-il une influence sur la source même de ces accidents, c'est-à-dire *sur la maladie?* Modifiera-t-il le principe du mal? Aura-t-il le pouvoir d'enrayer la diathèse dans son évolution, de prévenir d'autres accidents, de mitiger ceux qui, en dépit de lui, viendraient à se produire, de *sauvegarder l'avenir,* en un mot, après avoir soulagé le présent ? Telle est la question.

Or, cette influence *d'ensemble* et *d'avenir* sur la maladie est ce qu'on a le plus souvent et le plus vivement contesté au mercure. Car bon nombre de médecins, tout en acceptant l'action indéniable de ce remède sur les accidents de la syphilis, lui refusent la faculté d'exercer une modification générale sur la diathèse. « Oui, disent-ils, le mercure atténue et guérit les manifestations de la vérole ; mais il n'agit que sur ces manifestations et ne touche pas à la vérole. Il laisse la maladie ce qu'elle est ; il *blanchit* (suivant l'expression consacrée), et c'est tout. — Et la preuve, ajoutent-ils. c'est que, les phénomènes pour lesquels on a donné le mercure une fois effacés et disparus, d'autres reparaissent. En un mot, il ne guérit pas. C'est un palliatif d'accidents actuels, mais ce n'est que cela ; ce n'est pas un antidote, un contre-poison de la vérole. »

Nous croyons, nous, au contraire, que l'action du mercure ne se borne pas aux symptômes, mais s'étend à la maladie. Nous croyons que ce remède, d'une part, guérit les accidents actuels de la vérole, et que, d'autre part, administré suivant une méthode dont je vous parlerai bientôt, il exerce sur l'ensemble de la diathèse, sur la maladie tout entière, une influence *générale,* que je n'hésite pas à qualifier de curative. — Notre opinion sur ce point si essentiel, si important, n'est pas une simple vue de

l'esprit, une appréciation conjecturale; elle repose sur des arguments cliniques et sérieux que je vais vous soumettre.

A *priori*, je me représente difficilement comment le mercure,
exerçant une action incontestée sur les manifestations ou les
lésions syphilitiques de *tous* les systèmes vivants, pourrait pos-
séder cette action s'il n'avait prise sur la cause même de ces phénomènes, s'il n'influençait pas la *maladie*. Je conçois bien que
l'opium puisse calmer une douleur sans toucher à la cause de
cette douleur, et que la digitale soulage les affections du cœur sans
modifier les lésions des valvules ou des orifices cardiaques. Mais
mon intelligence se refuse plus opiniâtrément à comprendre
qu'un remède puisse modérer tous les effets d'un poison et poursuivre ce poison dans tous les organes où il lui plaît de se retran-
cher, qu'un remède puisse guérir les manifestations successives, variables et disséminées d'une diathèse, sans se trouver
nulle part en rapport, en conflit avec ce poison, avec le principe
de cette diathèse, avec la cause matérielle de ces troubles morbides. Toutefois comme, après tout, cela pourrait être sans que je le
comprisse, je passe outre, et je cherche ailleurs les éléments d'une
conviction.

Or, les éléments de cette conviction, je les trouve dans la clinique, qui me permet d'établir un parallèle entre ce qu'est,
d'une part, la *vérole traitée*, et ce qu'est la *vérole non traitée*,
d'autre part. Pour juger, en effet, la question qui nous occupe,
pour déterminer si le mercure exerce sur la syphilis une action
d'ensemble et d'avenir, rien ne peut être plus probant qu'un
semblable parallèle.

Instituons donc cette comparaison.

En premier lieu, qu'observons-nous d'une façon journalière,
courante, sur les sujets syphilitiques qui se traitent, j'entends
(cela va sans dire) qui se traitent avec rigueur, exactitude et per-
sévérance? Quels accidents présentent-ils? Qu'est et comment se
présente la vérole sur ces malades?

La vérole, sur eux, est peu de chose en vérité, fort peu de chose.
Je n'exagère certes pas en affirmant ici, d'après mes notes
soigneusement consultées à ce propos, que 95 fois sur 100, *pour*

le moins, la syphilis traitée est réellement bénigne. La presque totalité des malades qui se soignent sérieusement traversent la vérole à peu de frais, ne présentant guère qu'un petit nombre d'accidents sans gravité, tels que les suivants : syphilides cutanées, de forme superficielle et sèche (roséole, syphilide papuleuse ou papulo-squameuse) ; — syphilides muqueuses, se renouvelant parfois à plusieurs reprises parce qu'elles sont provoquées par une excitation locale (exemple, les plaques de la bouche chez les fumeurs), mais n'ayant en somme d'autre importance que celle d'érosions plus ou moins rebelles ; — quelques adénopathies ; — quelques douleurs passagères (céphalée, arthralgies, etc.) ; — un éclaircissement temporaire de la chevelure, et quelques autres manifestations tout aussi légères. Nombre de nos malades sont quittes à ce prix de la vérole, alors même qu'on les observe d'e longues années après le début de l'infection. Je compterais par milliers, pour ma part, ceux que j'ai vus ainsi relativement épargnés par la diathèse, grâce à un traitement convenablement suivi. Et il n'est pas de médecin qui n'ait en souvenir quantité de cas où ses malades en ont fini avec la vérole à tout aussi bon marché.

Chez les syphilitiques traités, les accidents sérieux ou graves de la vérole sont chose rare, très rare. On ne compte certainement pas 5 malades sur 100 qui, en dépit d'un traitement méthodique et prolongé, soient rudement maltraités par la diathèse.

Et c'est même là — soit dit incidemment — la raison qui rend la vérole que nous voyons *en ville* si différente de celle que nous observons *à l'hôpital*. A l'hôpital, la vérole est affreuse, immonde. Ici, les manifestations que nous apportent souvent nos malades à leur entrée dans nos salles sont véritablement hideuses, révoltantes, et parfois plus ou moins graves. La vérole de ville, celle de la clientèle privée, a une tout autre physionomie. Elle se présente sous un aspect cent fois plus bénin. Jamais, par exemple, vous ne rencontrerez chez une femme du monde cette syphilide muqueuse éléphantiasique que nous voyons si souvent ici couvrir la vulve et les régions péri-vulvaires d'énormes tumeurs végétantes, excoriées, ulcéreuses et fétides. Réserve faite pour

quelques cas assez rares, jamais encore vous ne verrez dans votre
clientèle la syphilis affecter cette incroyable multiplicité de formes
et de phénomènes que vous observez fréquemment à l'hôpital. Or,
pourquoi ces différences? C'est que la plupart des malades de ville,
à la première apparition de leur mal, accourent chez un médecin;
c'est qu'ils ont soin de leur personne, c'est qu'intelligents et
soucieux d'eux-mêmes, ils comprennent la nécessité de se traiter
et *se traitent*, les uns très bien, les autres d'une façon passable,
mais suffisante du moins à atténuer les manifestations de la
diathèse. Tandis qu'au contraire les sujets, hommes ou femmes,
qui composent le public des salles d'hôpital, ne se soignent pas,
n'arrivent à nos consultations qu'à la dernière extrémité, laissent
le mal évoluer sur eux à loisir, et finissent par aboutir à ces
formes graves d'accidents qui sont le résultat complexe de la
maladie, de la négligence, de la misère, de l'absence absolue
d'hygiène et de traitement.

Mais pardon de cette parenthèse. Je reviens à mon sujet.

Je vous ai dit ce qu'est, en général, la vérole traitée. Voyons en
second lieu ce qu'est la vérole livrée à son impulsion propre,
abandonnée à son évolution naturelle.

C'est alors surtout qu'elle n'est pas traitée, messieurs, que la
vérole devient sérieuse et redoutable, qu'elle multiplie ses coups,
qu'elle s'épanouit en accidents de tout genre, de tout siège, de
toute gravité, qu'elle détermine des lésions menaçantes ou des
infirmités incurables, qu'elle peut même aller jusqu'à compromettre l'existence. Ce qu'on la voit produire dans ces tristes
conditions, ce sont : pour la période secondaire, des éruptions cutanées de toute espèce, sèches d'abord, puis humides,
suppuratives et ulcéreuses; — des syphilides muqueuses; — des
adénopathies multiples, dégénérant parfois en cette variété de
bubons que nous avons décrits sous le nom de strumoïdes; — des
alopécies qui peuvent dénuder le crâne, voire des dépilations
générales; — des douleurs aussi variées que possible (céphalées
atroces, névralgies, périostites, myosalgies, arthralgies, etc.); —
des iritis, des choroïdites, des rétinites susceptibles de troubler à
jamais ou d'abolir la vision; — des sarcocèles, d'où résulte trop

souvent l'atrophie testiculaire ; — des désordres nerveux des plus divers ; — des paralysies ; — des accidents fébriles ; — des troubles gastriques, intestinaux, nutritifs, etc., ouvrant parfois la voie à de véritables cachexies ; — et plus tard, à une période plus avancée, dans le stade dit tertiaire, des syphilides profondes, pustulo-crustacées, ulcéro-tuberculeuses, phagédéniques, etc. ; — des gommes, suivies d'ulcérations ou de destructions d'organes ; — des exostoses, des caries, des nécroses ; — des lésions du cerveau ou de la moelle, d'où dérivent des hémiplégies, des troubles de l'intelligence, des paraplégies, des ataxies locomotri-- ces, etc. ; toutes affections entraînant à leur suite des infirmités incurables, quand elles ne déterminent pas la mort ; — des acci- dents viscéraux de tout siège et d'un pronostic des plus menaçants ; — sans parler encore de l'avortement, de l'accouchement pré- maturé, et des formes si graves, si souvent mortelles, de la syphilis héréditaire.

Et j'abrège, messieurs, j'abrège ce tableau de la vérole non traitée. Je vous en ai dit assez pour que vous soyez édifiés mainte- nant. Que pensez-vous de ce parallèle, de ce parallèle fidèlement copié sur nature , je vous l'affirme ? N'est-il pas écrasant comme contraste, alors surtout qu'on oppose à ces résultats désolants de l'expectation l'allure habituellement si bénigne de la vérole trai- tée ? Ce parallèle, hélas ! trop souvent nous avons l'occasion de l'établir ici. Trop souvent nous avons à constater, sur de pauvres malades arrivant ici ou ailleurs dans l'état le plus grave, les *con- séquences de l'expectation appliquée à la vérole*. Eh bien, je n'exa- gère rien en vous disant que ces conséquences sont *désastreuses*.

Désastreuses, oui, voilà le seul mot dont je puisse les qualifier. Jugez-en, au surplus, par les quelques exemples suivants :

Voici d'abord une jeune femme qui a contracté la syphilis à dix- huit ans. Elle ne s'est pas traitée. A vingt-six ans, il lui survint une gomme du voile palatin. Elle ne se traita pas encore. Elle per- dit alors tout le voile du palais, et vous la voyez aujourd'hui avec une double infirmité pour laquelle, de guerre lasse, elle vient ré- clamer nos soins, à savoir : nasonnement de la voix, devenue con- fuse au point d'être presque inintelligible ; régurgitation nasale des aliments et des liquides.

Cette autre femme a gagné la syphilis de son mari il y a sept ans. Le mari, pour cacher sa faute, ne fit pas traiter cette malheureuse, croyant, nous a-t-il dit, que « cela ne serait rien ». Survinrent quelques accidents auxquels on ne prêta pas plus d'attention. Puis, en avril dernier, invasion de cette horrible syphilide tuberculo-ulcéreuse, laquelle (je puis le dire à présent que cette malade ne nous écoute plus) laissera à sa suite de profondes cicatrices et défigurera cette femme, encore fort jolie, paraît-il, il y a quelques mois.

Troisième exemple : Un tout jeune artiste prend la syphilis il y a deux ans. *Sur l'avis d'un médecin*, il ne se traite pas. Il éprouve coup sur coup divers accidents spécifiques qui restent toujours sans traitement et auxquels s'ajoute plus tard une hémiplégie évidemment et exclusivement imputable à la syphilis. Le malade reste infirme, et infirme de la main droite. « Infirme à vingt ans ! Autant vaudrait la mort », me disait lui-même ce pauvre jeune homme.

Une quatrième malade, que nous avions récemment dans nos salles, contracte une syphilis assez sérieuse il y a trois ans, et se traite assidûment par l'homœopathie, c'est-à-dire ne se traite pas. Des syphilides cutanées, des syphilides muqueuses, des douleurs de tout genre, des périostites et d'autres accidents se succèdent; l'homœopathie conserve toujours les préférences de la malade. Finalement, il se produit une irido-choroïdite double et une syphilide gommeuse du voile du palais. Le voile se crève et se détruit entièrement; un des yeux s'atrophie, et c'est à peine si l'autre (où l'ophthalmoscope nous a montré des lésions évidemment syphilitiques) a pu être amélioré quelque peu par le traitement spécifique intervenu trop tardivement.

Dernier exemple (car je n'en finirais pas, si je voulais vous citer tous les cas semblables qu'il m'a été donné d'observer déjà) : Une enfant, la fille d'une très honorable famille, contracte la syphilis à la suite du cathétérisme de la trompe d'Eustache. On méconnaît le mal tout d'abord; plus tard on en méconnaît la gravité, et le traitement antisyphilitique institué par un de nos confrères n'est suivi que quelques semaines. Cinq ans plus tard, gomme du voile palatin et nécrose des os du nez. Le voile se perfore et le nez se détruit.

Et que de fois encore la syphilis abandonnée à son évolution propre n'a-t-elle pas déterminé la mort par lésions du cerveau, de la moelle, du foie, du rectum, du larynx, de la trachée, du poumon, etc, etc?

Telle est, messieurs, ou telle peut être la vérole non traitée !

Eh bien, le parallèle que nous venons d'établir entre la syphilis traitée et la syphilis abandonnée à l'expectation, ce parallèle, dis-je, nous fournit une réponse péremptoire, ce me semble, au problème dont nous cherchons la solution. Si telle est en effet l'action du mercure sur la diathèse qu'il en prévienne ou qu'il en modère la plupart des manifestations, qu'il *sauvegarde l'avenir* en guérissant le présent, il est impossible vraiment de ne pas croire qu'il doive de tels effets à une *influence d'ensemble* sur la maladie. Quoi! Le mercure transformerait une diathèse aussi riche d'accidents, et d'accidents parfois des plus graves, en une affection réduite à un petit groupe de phénomènes relativement bénins; le mercure aurait le pouvoir d'atténuer, d'amoindrir, je dirai presque d'éteindre cette diathèse ou de l'enrayer du moins dans son évolution ultérieure; et il faudrait admettre qu'il fait cela, qu'il produit ces résultats sans agir sur la maladie, sans toucher au principe même de cette maladie? « Il ne guérit, dit-on, que des symptômes. » A ce compte, il guérirait donc jusqu'à des symptômes latents, puisque, administré au début de l'infection, il coupe court parfois à tout phénomène ultérieur. — Mais n'insistons pas, car en vérité le doute n'est guère admissible, et terminons cette discussion en disant que, de toute évidence, le mercure n'agit pas seulement sur les accidents de la syphilis; il s'attaque à la cause, au principe même de ces accidents; il exerce, en un mot, une influence curative *générale* sur la maladie, sur la diathèse.

Ce qui précède, messieurs, contient, si je puis ainsi parler, ma profession de foi. Étudiant la syphilis depuis longtemps, j'ai appris par expérience *à la redouter*. En conséquence, je m'attache à la combattre. *Je suis de ceux qui la traitent, qui s'efforcent de la traiter.*

J'ai vu de près et souvent les déplorables effets de l'expectation

appliquée à cette maladie. Je condamne donc l'expectation ; je ne
saurais lui infliger de blâme assez sévère. Je le dis avec conviction,
un médecin qui, ayant vu de ses yeux des faits tels que ceux
dont je viens de vous entretenir, abandonnerait ses malades à
l'évolution naturelle de leur maladie, alors qu'il a en main un
remède capable de prévenir de si lamentables désastres, ce médecin, à mon sens, serait coupable et encourrait une responsabilité
morale des plus graves.

Et, comme je ne connais en somme rien qui vaille le mercure
(jusqu'à ce jour du moins) pour combattre la syphilis, *je suis de
ceux qui prescrivent le mercure.*

Ce mercure, je le prescris, non pas « par routine et par tradition », comme certain de nos adversaires a eu l'amabilité de le
dire, mais par expérience personnelle et conviction clinique.

Et j'ajoute encore : ce mercure, je ne l'administre pas seulement à mes malades pour les guérir ou les préserver des accidents
de la période secondaire, accidents au surplus sans gravité pour
la plupart, et dont quelques-uns même pourraient céder à de
simples traitements locaux ; je l'administre aussi et surtout *en
prévision de l'avenir.* Ce n'est ni le présent ni un avenir
prochain que je redoute pour un client affecté d'un chancre ou
d'une syphilide ; ce que je crains pour lui, c'est l'*avenir éloigné,*
l'avenir de six, dix, quinze, vingt, trente ans et plus. Ce que j'ai en
vue, c'est la période tertiaire, ce sont les accidents viscéraux d'une
étape tardive, les accidents *à longue portée* que détermine souvent
la diathèse, alors qu'elle persiste dans l'organisme, non atténuée,
non amoindrie. Le résultat que je cherche en donnant le mercure
aujourd'hui pour un symptôme primitif ou secondaire, c'est de
conjurer la possibilité lointaine d'une lésion tertiaire ; l'idéal que
je poursuis, c'est d'atténuer la diathèse dans le présent pour *sauvegarder l'avenir.*

Nous n'en avons pas encore fini, messieurs, avec les adversaires
du mercure. Force m'est de les suivre dans tous leurs arguments,
tant j'ai à cœur de ne pas laisser le moindre doute dans vos esprits
sur la cause que je soutiens. Poursuivons donc ce débat.

« Vous prescrivez le mercure, nous disent nos opposants ; mais :

1° Le mercure ne prévient pas les récidives ;

2° Il laisse parfois se produire à sa suite et à échéance plus ou moins longue des accidents divers, voire des accidents graves ;

3° Il ne constitue pas un spécifique. »

Quelle valeur ont ces diverses objections, qu'on ne manque jamais d'adresser aux partisans du mercure ?

I. — « Le mercure, dit-on, ne prévient pas les récidives. » — Oui, sans doute, répondrons-nous, on observe des récidives (ou ce qu'on appelle improprement des récidives) à la suite du traitement mercuriel ; et cela, nous le savons de reste, car c'est un fait dont nous avons des exemples chaque jour. Oui, sans doute, tel malade, à qui nous donnons aujourd'hui du mercure pour un chancre ou pour une syphilide, pourra fort bien, dans deux mois, dans six mois, dans un an, présenter de nouveaux accidents. Cela est vrai. Mais, prétendons-nous, par cela seul que nous administrons le mercure, étouffer du coup, *juguler* la syphilis, de façon qu'elle soit éteinte pour jamais ? Nullement. Nous croyons tout au contraire que, si le mercure atténue la syphilis, il n'arrive à cet immense résultat que peu à peu, pas à pas, lentement, progressivement; nous croyons que, si l'on parvient à maîtriser la diathèse, ce n'est jamais qu'au prix d'une médication longtemps, très longtemps poursuivie, et grâce à une *série de traitements successifs.* Nous savons parfaitement qu'un malade syphilitique sera exposé, quoi qu'on puisse faire, à des accidents ultérieurs prochains, accidents que vous appelez récidives et qu'avec plus de raison, je pense, on doit considérer comme des poussées, des décharges successives de la maladie. Mais ce que nous ne savons pas moins, ce que l'expérience nous a appris d'autre part, c'est que chez un sujet en voie de traitement ces décharges ultérieures sont très atténuées dans leur expression et surtout dans leurs dangers. Ce que nous voyons en effet se produire comme symptômes de retour, dans de telles conditions, ce ne sont le plus souvent que des manifestations *relativement bénignes;* — ce sont, par exemple, des éruptions superficielles et sèches, à une époque où la diathèse abandonnée à elle-même devrait se traduire par des éruptions profondes et suppuratives ; — ce sont encore et surtout des éruptions partielles, limitées, circonscrites, discrètes ; — ce sont non moins souvent des syphilides muqueuses isolées ; — ce sont, en un mot, tous phénomènes légers et insignifiants pour la plupart, témoignages non équivoques de *poussées avortées*, attestant par leurs caractères mêmes une atténuation progressive de la diathèse.

Donc, le mercure ne coupe pas court d'emblée à toute manifestation spécifique et n'éteint pas du coup la syphilis ; il n'empêche pas que les poussées ultérieures qui composent le processus normal de la maladie ne tendent à se produire ; mais il atténue progressivement ces poussées comme fréquence de retour et comme intensité ou gravité de manifestations.

II. — Seconde objection : « Le mercure laisse parfois se produire à sa suite, et à échéance variable, des accidents divers, voire des accidents graves. »

Cela est vrai, cela est incontestablement et malheureusement vrai. Oui, chez quelques malades, le traitement mercuriel le plus prolongé, le plus rigoureusement suivi, n'empêche pas toujours des manifestations ultérieures de se produire. Cela, il faut le dire, il faut le reconnaître, pour montrer un *desideratum* de notre thérapeutique, pour ouvrir la voie à de nouveaux efforts, à de nouvelles recherches.

Mais j'ajoute aussitôt : cela est rare, très rare. Comptons, s'il vous plaît. Ouvrons les recueils d'observations, les livres d'anatomie pathologique, et voyons si ces cas graves, si ces cas mortels de syphilis s'observent *souvent* chez des malades qui se sont convenablement soignés, ou s'ils ne sont pas plutôt le fait soit de l'expectation pure et simple, soit de traitements incomplets, irréguliers, insuffisants. J'ai fait ce travail, j'ai institué ce dépouillement d'observations pour mon instruction personnelle. Eh bien, je puis vous affirmer que la presque totalité de ces cas regrettables est relative à des sujets dont la maladie a été primitivement méconnue, qui ne se sont pas traités, ou qui, s'étant crus guéris après une médication de quelques semaines, de quelques mois, n'ont plus rien fait au delà contre leur mal. Ces cas de vérole grave ou mortelle incombent comme responsabilité, sinon tous, du moins pour l'énorme majorité, soit à la méthode expectante, soit à des traitements incomplets.

Mais, seraient-ils moins rares, moins exceptionnels qu'ils ne le sont à la suite de traitements mercuriels convenables, que prouverait encore cela? Cela prouverait tout simplement que le mercure, efficace et préservateur le plus souvent, se heurte parfois à certains cas rebelles; cela prouverait qu'il n'est ni tout-puissant, ni infaillible. Or, avons-nous jamais prétendu le contraire? Avons-nous jamais émis la doctrine de l'*infaillibilité* du mercure? — Mais réservons ce point, car il constitue précisément la troisième objection qu'il nous reste à discuter.

III. — « Le mercure, dit-on encore, n'est pas un *spécifique*. » — «Spécifique» est un de ces mots vagues et à double entente que chacun interprète à sa guise. Si l'on veut réserver la dénomination de spécifique à tout remède exerçant sur une maladie ou sur un symptôme donné une action propre, particulière, oui, le mercure est un remède spécifique. Mais tel n'est pas habituellement le sens qu'on attribue à ce terme, alors qu'on reproche au mercure de ne pas être un spécifique contre la vérole. Spécifique, dans les débats qui se sont élevés sur le point qui nous occupe, est devenu, par une appropriation détournée, synonyme d'*infaillible*; et, dans le langage de nos adversaires, la non-spécificité du mercure équivaut à sa non-infaillibilité. — Soit! Acceptons la discussion sur ce terrain et dans ces termes.

Je répète que nous ne considérons pas le mercure comme infaillible, que nous ne le donnons pas comme un remède qui guérisse la vérole à coup sûr et dans tous les cas. Loin de là. Nous insistons, au contraire, et nous insistons énergiquement pour dire que e mercure a ses défaillances, qu'il lui arrive parfois de ne pas produire ce qu'il produit le plus habituellement, bref qu'il connaît des cas rebelles. Ce qu'en effet nous redoutons le plus pour lui, c'est l'enthousiasme irréfléchi, l'optimisme exagéré de quelques-uns de ses partisans, qui l'exaltent comme une panacée merveilleuse, comme un incomparable remède, comme l'antidote radical et l'ennemi *invaincu* de la vérole. La vérité absolue est toujours préférable à de tels panégyriques; et cette vérité, je le répète encore, la voici : c'est que le mercure exerce sur la plupart, sur la presque généralité des sujets syphilitiques, une influence curative manifeste ; mais c'est aussi que cette influence fait défaut en quelques cas ou du moins reste insuffisante. Incontestablement, il est certains malades sur lesquels le mercure semble n'avoir pas prise, sur lesquels, en dépit de la médication le plus sagement instituée et le plus religieusement suivie, des accidents nouveaux se répètent indéfiniment, chez lesquels en un mot la diathèse persiste envers et contre tous nos efforts, multipliant et disséminant ses manifestations, poursuivant son évolution comme si elle était astreinte à une marche fatale, passant du stade secondaire au stade tertiaire, menaçant même la vie par des localisations viscérales aux conséquences les plus graves. Mais ces cas sont rares, presque exceptionnels relativement. — Telle est en somme notre pensée, tel est le résultat de notre expérience sur les véritables vertus du mercure et sur le degré de confiance que nous pouvons légitimement lui accorder.

Cela posé, les cas de véroles rebelles au mercure seraient-ils plus nombreux qu'ils ne le sont, seraient-ils même fréquents au lieu d'être rares, trouverions-nous là une raison suffisante pour condamner ce remède et le bannir de la thérapeutique ? Quoi ! parce qu'un médicament compterait des échecs, parce qu'il n'aurait qu'une puissance réelle comme 10 au lieu d'avoir une action idéale comme 20, il faudrait y renoncer, le proscrire, et ne pas bénéficier des résultats heureux qu'il peut produire ? Mais, à ce compte, quel remède trouverait grâce devant de telles exigences ? Est-ce que le sulfate de quinine guérit toutes les fièvres palustres ? Est-ce que le copahu tarit toutes les chaudepisses ? Est-ce que l'opium soulage toutes les douleurs, toujours et quand même ? Est-ce qu'il est un remède, un seul remède complètement parfait ? N'empêche que le sulfate de quinine, le copahu, l'opium, ne soient d'admirables agents dont nous faisons un très utile usage, dont tout le monde se sert et s'applaudit.

Eh bien, le mercure ne fait ni plus ni moins, ni mieux ni pis. Au lieu de l'attaquer, de le rejeter parce qu'il ne guérit pas toujours et à coup sûr, *prenons-le pour ce qu'il est*, profitons de ce qu'il vaut, et bénéficions en somme de l'influence qu'il peut exercer sur la vérole, quelle que soit d'ailleurs la mesure de cette influence.

Voilà ce que dit le simple bon sens, et nous ne disons pas autre chose.

Enfin, Messieurs, un dernier mot pour terminer ce long exposé. — Je comprendrais que nous fissions les difficiles et que nous eussions quelque raison à tenir rigueur au mercure, si nous avions par devers nous nombre d'autres agents à mettre en œuvre d'une façon efficace dans le traitement de la syphilis secondaire ou de la syphilis en général. Mais c'est que, bien malheureusement, telle n'est pas notre situation. Comme remède produisant ce que produit le mercure, nous n'avons que lui ; et après lui, rien. L'iodure de potassium même ne saurait lui servir de succédané, surtout dans la période où nous étudions actuellement la diathèse. De sorte que, tout compte fait, nous ne sommes guère gênés par l'embarras du choix. Excellente raison à ajouter à toutes les précédentes pour légitimer, s'il en était besoin, l'emploi du mercure.

III

La nécessité et l'opportunité du traitement mercuriel étant reconnues en principe, reste à savoir comment appliquer ce traitement en pratique. C'est là ce qu'il nous faut examiner actuellement.

Sous quelle forme administrer le mercure ? Comment le faire pénétrer dans l'économie ?

J'ai le regret d'entendre dire souvent autour de moi, même à des médecins expérimentés : « Moi, je n'emploie le mercure que sous forme de frictions ; » ou bien : « Moi, je ne donne le mercure que par l'estomac ; » ou bien encore : « Moi, je ne mets plus en œuvre que les injections sous-cutanées, etc., etc.. » Eh bien, ou je me trompe fort, ou cet absolutisme, ces préférences exclusives pour tel ou tel mode d'administration du mercure, sont aussi contraires que possible au véritable esprit médical.

Le bon sens, en effet, et l'expérience s'accordent sur ce point, qu'il n'est pas de règles *impératives* à formuler en pareille matière, qu'il ne saurait y avoir rien d'absolu dans la préférence à donner à telle ou telle méthode. Et cela, pour cette simple et excellente raison, *qu'il n'est pas de méthode qui soit bonne à tout*, qui s'applique également et indistinctement à tous les cas.

Le choix d'une méthode, d'un mode d'administration du mercure, doit être fait non pas sur des données théoriques et des conceptions de cabinet, mais bien d'après des indications cliniques et des considérations individuelles, relevant de conditions propres au malade, de circonstances afférentes à la maladie, d'éléments essentiellement variables et souvent impossibles à prévoir. Telle méthode bonne ici sera mauvaise là, et réciproquement. Telle conviendra à un malade et ne conviendra pas à un autre. La meilleure est celle qui, *empiriquement*, sera d'une part tolérée par le patient, et qui, d'autre part, exercera une influence thérapeutique sur les manifestations morbides. Or, cette méthode meilleure que d'autres, nous ne la connaissons pas *à priori*; la pratique seule nous la révèle. C'est là affaire d'expérience et non de raison. L'absolutisme n'est pas de mise ici, et le médecin véritablement jaloux des intérêts de son client abordera le traitement de la maladie sans esprit préconçu, sans plan invariablement déterminé à l'avance; il l'abordera, tout prêt au contraire à sacrifier ses préférences aux indications du cas actuel, à abandonner sa méthode favorite pour telle autre qui, dans l'espèce, semblerait mieux agir.

Je n'entrerai pas, Messieurs, dans le détail de tous les modes d'administration du mercure, non plus que de toutes les formes pharmaceutiques sous lesquelles ce remède a été prescrit. Cela, vous le trouverez dans vos livres de thérapeutique et de matière médicale. Il n'entre dans mon programme que de vous entretenir ici des principales *méthodes* auxquelles l'expérience commune a accordé le pas sur toutes les autres et d'en instituer la critique devant vous.

I. — La méthode externe, dite *des frictions*, est à la fois la plus ancienne et la plus active. C'est elle qui, au xvi⁰ siècle, excita cet enthousiasme dont les écrits des vieux auteurs font naïvement foi. C'est elle qui fournit un premier et utile secours contre les ravages du *Mal français*. Elle consistait alors (comme du reste elle consiste encore de nos jours) en une série de frictions journalières, pratiquées sur divers points du corps avec un certain poids de pommade mercurielle. Cette vieille méthode a pu être perfectionnée, modifiée dans quelques détails, que je passe sous silence; n'importe, elle n'a pas varié comme principe, et c'est aux premiers observateurs du Mal français que revient l'honneur d'en avoir découvert et signalé l'efficacité.

Nul doute que les frictions ne constituent le mode *le plus énergique* d'administrer le mercure, comme aussi une *méthode sûre et rapide en ses effets*. L'accord est presque unanime sur ce point, et je puis vous dire pour ma part qu'en maintes et maintes occasions j'ai vu le traitement par les frictions suivi — du moins quant à ses résultats immédiats — des plus éclatants succès.

Et cependant, messieurs, ce traitement, nous ne l'employons ici que d'une façon assez rare, relativement exceptionnelle. Pourquoi? C'est qu'il comporte deux inconvénients, ou, pour mieux dire, un inconvénient et un danger.

L'inconvénient, c'est d'être un traitement malpropre, sale, coûteux en linge, qui déplaît fort aux malades, qui les dégoûte et qu'ils finissent par prendre en horreur. Les femmes surtout sont singulièrement réfractaires à cette méthode; elles ne l'acceptent qu'avec répugnance, et bientôt elles viennent vous supplier de leur donner un traitement autre, quel qu'il soit. — Il en est de même, soit dit incidemment, de nombre d'hommes, surtout dans la clientèle de ville.

Le danger, c'est la *stomatite*. Si l'on n'y prend garde, les frictions mercurielles ne manquent guère de déterminer une violente inflammation buccale. Peu de jours se passent sans que les gencives se prennent; et, si l'on continue alors la médication, il peut se produire une de ces stomatites effroyables dont les écrits de nos pères nous ont laissé le sinistre tableau, une stomatite suraiguë, qui boursoufle, ramollit, ulcère, détruit les gencives, qui ébranle les dents, qui tuméfie démesurément la langue, qui peut même s'attaquer aux maxillaires, et qui en tout cas impose aux

malades un véritable *supplice* — remarquez le mot, je vous prie,
qui n'a rien d'exagéré — un véritable supplice de plusieurs
septénaires.

A ce propos, en effet, Messieurs, il importe au plus haut point
que vous ne perdiez jamais de vue en pratique les deux considérations suivantes : 1° C'est, d'abord, que de tous les modes d'administration du mercure le traitement par les frictions est celui qui,
sans contredit, expose le plus aux dangers de la stomatite ; — 2°
c'est, en second lieu, que la stomatite provoquée par les frictions
est en général *plus brusque* dans son apparition, plus intense et
plus grave d'emblée, moins susceptible en conséquence d'être
enrayée dans son évolution ultérieure, que la stomatite qui succède à l'ingestion du mercure ou à tout autre mode de traitement.
Quoi qu'on fasse, on court toujours un certain risque avec les fric-
tions. Quelque attention, quelque vigilance qu'on apporte à la
cure, on n'est jamais certain, avec ce procédé, de ne pas exciter
vers les gencives une fluxion inflammatoire singulièrement désagréable et pénible. Et c'est alors partie manquée, car force est
non seulement d'interrompre la médication, mais de renoncer à
l'emploi du mercure, sous quelque forme que ce soit, pour un
temps plus ou moins long. — Résultat final : le mal persiste et le
médecin se trouve désarmé.

Aussi ne parvenons-nous ici à faire tolérer ce mode de traitement, quand nous sommes forcés d'y recourir, qu'en y procédant
avec mesure et en nous entourant de précautions multiples, telles
que les suivantes :

En prescrivant, par exemple, une friction tous les deux jours
(avec 4, 6, 8 grammes de pommade mercurielle double), ou
bien trois frictions consécutives en trois jours, suivies de deux
ou trois jours de repos ; — en administrant d'une façon simultanée le chlorate de potasse à l'intérieur et en gargarismes ; —
en recommandant à nos malades des soins d'hygiène buccale
des plus minutieux ; — et surtout en surveillant chaque jour l'état
des gencives, de façon à suspendre le traitement dès la première
menace d'irritation buccale.

Et encore, malgré tous ces soins, ne sommes-nous jamais assurés de nous tenir à l'abri d'une stomatite.

Chez l'homme, il est vrai, les frictions sont bien mieux tolérées en général que chez la femme. Elles le sont même parfois d'une façon qui ne laisse pas d'être surprenante. Ainsi j'ai pu, sur certains malades, pratiquer des frictions quotidiennes avec 20 et 30 grammes d'onguent mercuriel double, et cela pendant plusieurs semaines de suite, sans que les gencives fussent influencées le moins du monde.

Du reste, la tolérance buccale pour les frictions est très inégale d'un sujet à un autre, et ne peut jamais être déterminée que par expérience. Tel malade se montre absolument réfractaire à l'action ptyalique du mercure, et tel autre a la bouche irritée pour quelques frictions légères, voire (cela s'est vu) pour une seule friction. De là cette règle de pratique : lorsqu'on prescrit les frictions, il convient de débuter toujours par une faible dose, pour tâter en quelque sorte la susceptibilité du malade, et de n'élever ensuite cette dose que d'après les effets observés.

Aussi, d'après nous, le traitement par les frictions ne saurait-il entrer dans la pratique au titre de méthode courante; c'est et ce sera toujours une méthode *d'exception*, qui doit être réservée à certains cas spéciaux et n'être mise en œuvre que sur l'une des trois indications suivantes :

1° Ou bien contre des accidents sérieux qu'il importe de modifier sûrement et rapidement;

2° Ou bien contre des accidents rebelles à d'autres traitements;

3° Ou bien dans les cas où le mercure n'est pas toléré par l'estomac.

Ces réserves faites sur les frictions, en tant que méthode thérapeutique usuelle, j'insiste derechef près de vous, Messieurs, pour vous signaler les avantages considérables que vous pourrez attendre de ce mode de traitement dans certains cas particuliers. De l'aveu presque général, je vous le répète, les frictions constituent le mode le plus actif et le plus énergique d'administration du mercure. C'est à elles que vous devrez recourir chaque fois que vous serez en présence d'une manifestation grave ou d'une forme rebelle de syphilis.

A plusieurs reprises déjà je vous ai parlé en ces termes des frictions mercurielles, à propos de certains accidents sérieux de la période secondaire. Bien plus souvent j'aurai à vous les recommander plus tard, comme *unique* traitement applicable (du moins en ce qui concerne le mercure) à nombre de lésions tertiaires. La période tertiaire, en effet, abonde en affections graves qu'il importe de réprimer promptement, sous peine de les voir soit dégénérer en destructions irréparables, soit compromettre des fonctions importantes ou menacer même l'existence. En face de périls aussi urgents, il n'est pas à marchander aux malades l'influence mercurielle. Il faut agir vite et frapper fort pour dominer la situation. Or, en pareils cas, les frictions seules permettent de donner au mercure tout ce qu'il peut produire, d'en tirer tous les résultats utiles qu'on en peut attendre. Elles constituent alors, avec l'iodure, la médication par excellence, l'unique médication capable de sauvegarder une situation grave. Elles sont cent fois préférables, en ces conditions particulières, à toute autre méthode, même à la méthode par ingestion, et très souvent elles fournissent des succès qu'on eût demandés vainement, je l'affirme par expérience, à des procédés thérapeutiques différents.

II. — Je ne ferai que signaler, comme annexe à ce qui précède, un autre mode d'administration du mercure par les voies externes; je veux parler des *injections sous-cutanées*.

Les injections mercurielles sous-cutanées sont d'une introduction trop récente encore dans le traitement de la syphilis pour qu'on puisse porter sur elles un jugement définitif. Toutefois, dès aujourd'hui, on peut sûrement prévoir qu'elles ne se substitueront dans les préférences de nos confrères ni à la méthode des frictions, ni surtout à la méthode par ingestion. Elles sont loin, en effet, d'avoir répondu, dans la pratique commune, aux espérances qu'on pouvait en concevoir et aux éloges prématurés qui leur furent décernés à l'origine par certains observateurs.

Je n'en ai, pour ma part, obtenu jusqu'à ce jour rien de satisfaisant; et bien que mes expériences ne soient pas encore assez nombreuses pour pouvoir condamner sans appel cette médication, je crois être autorisé néanmoins à la juger assez sévèrement.

C'est là, d'abord, une méthode *aussi peu pratique que possible*, exigeant chaque jour une ou deux petites opérations, exigeant donc une visite quotidienne (si ce n'est deux) du médecin au malade, ou réciproquement.

C'est de plus une méthode qui n'est pas exempte de dangers ou d'inconvénients. Lorsque j'ai pris ici le service de Lourcine, j'ai vu dans cet hôpital plusieurs femmes qui, à la suite d'injections de sublimé, pratiquées sur la région dorsale, présentaient en ce point de véritables *eschares*, eschares intéressant *tout* le derme, plus ou moins larges, mais dont l'une ne mesurait pas moins de 4 à 5 centimètres de diamètre. Depuis cette époque, je le reconnais, la méthode a été perfectionnée, et ces gangrènes ne sont plus à craindre, dit-on. Soit. Mais ce que j'ai vu, ce que j'ai produit moi-même, tout en me servant des procédés les plus « perfectionnés », des instruments et des formules de mes honorés confrères, c'est qu'à la suite de ces injections il se produit *souvent* de véritables *tumeurs* sous-cutanées, dures, douloureuses, du volume d'une noix ou même d'un petit œuf, tumeurs assez persistantes et parfois rebelles pendant plusieurs septénaires, voire pendant plusieurs mois. Ce que j'ai constaté encore non moins fréquemment, c'est que les régions sur lesquelles sont pratiquées ces piqûres multiples ne tardent guère (chez les femmes du moins) à devenir singulièrement endolories et sensibles à la moindre pression, au moindre attouchement ; et cela au point que plusieurs de nos malades ne marchaient plus qu'avec difficulté (quand les piqûres avaient été faites aux membres inférieurs), ou ne pouvaient se coucher sur le dos (quand les injections avaient porté sur les régions scapulaire, lombaire ou rachidienne [1]). Ce que je dois dire encore,

1. Exemple : une malade que je traite actuellement a subi, avant de recevoir mes soins, trente-cinq injections mercurielles qui, toutes, ont été pratiquées dans le bras gauche. Les piqûres, d'abord, au dire de la malade, ont été singulièrement douloureuses, douloureuses « à en pleurer ». De plus, elles ont laissé dans le bras des nodosités dures, sensibles spontanément, plus sensibles encore au palper, bosselant le bras de la façon la plus disgracieuse, le *déformant* sans exagération. Bien que datant aujourd'hui de quatre à cinq mois, ces nodosités ont encore pour la plupart le volume d'une noisette. — Enfin, l'une des piqûres a probablement lésé un filet nerveux, car la sensibilité tégumentaire a disparu sur une certaine étendue au niveau de l'avant-bras.

c'est que toutes nos malades témoignent une grande répugnance pour ce mode de traitement, et que plusieurs auraient quitté l'hôpital si nous n'avions modifié leur médication.

Les injections sous-cutanées ne resteront donc vraisemblablement dans la pratique qu'au titre d'une *méthode exceptionnelle*, à laquelle, *faute de mieux*, on sera heureux de recourir en certains cas (alors par exemple que, pour une raison ou pour une autre, le mercure ne pourra être administré par l'estomac). Mais, à coup sûr, elles ne se généraliseront jamais comme méthode usuelle, comme méthode à proposer d'emblée aux malades ; car, même sans rien préjuger de leur valeur thérapeutique, elles comportent comme procédé, comme application, des inconvénients des plus sérieux .

III. — Tout autre se présente la méthode dont il me reste à vous parler et à laquelle se sont rattachés, comme traitement *usuel*, presque tous les praticiens de nos jours.

C'est la méthode *par ingestion*, consistant à administrer le mercure par l'estomac, sous telle ou telle forme pharmaceutique que le médecin préfère. Celle-ci est des plus simples comme application. Elle est généralement bien tolérée par les malades. Elle offre surtout l'avantage d'être infiniment moins périlleuse pour les gencives que ne le sont les méthodes externes, les frictions spécialement. Enfin elle fournit en général des résultats thérapeutiques des plus satisfaisants.

Très nombreux sont les composés mercuriels qu'à diverses époques ou de nos jours même on a administrés par l'estomac. Il serait sans utilité de vous les citer tous, car la plupart sont déjà justement oubliés, et aucun de ceux qui ont survécu ne présente de propriétés qui le différencient à titre important des préparations le plus communément usitées, celles dont j'aurai à vous entretenir.

De tous ces remèdes, il en est deux seulement qui méritent de

---

1. Inutile d'ajouter que ces prévisions se trouvent aujourd'hui absolument confirmées par l'expérience. Les injections mercurielles sont généralement abandonnées parmi nous, après avoir joui d'une faveur momentanée.

nous occuper d'une façon spéciale, parce que c'est sur eux qu'à
bon droit se sont portées les préférences des praticiens.

1° Le *sublimé* (bi-chlorure d'hydrargyre), depuis Van Swieten
et Dupuytren, est devenu d'un usage très commun dans le traitement de la vérole. C'est en effet un remède actif, très actif, qui ne
jouit pas d'une réputation usurpée.

Malheureusement, c'est un remède assez fréquemment *intoléré*,
En ce qui nous concerne ici, je dois dire qu'en général le sublimé
est mal accepté de nos malades. Son affreux goût d'abord leur
fait horreur. Il est vrai qu'on peut parer à cet inconvénient en
prescrivant le remède sous forme de pilules. Mais, administré
d'une façon ou d'une autre, le sublimé n'aboutit pas moins,
en bien des cas, à « faire mal à l'estomac ». Il détermine des
douleurs gastriques, des crampes, des tortillements, des coliques ; si bien qu'à l'hôpital il est connu sous le sobriquet trivial, mais significatif, « de *casse-poitrine* ». J'ajouterai encore que
son administration quelque peu prolongée est suivie parfois de
véritables *dyspepsies* ou même de *gastralgies* assez persistantes.
Donc, c'est un remède qui, règle presque générale, est mal accepté
par des estomacs susceptibles ou délicats, et qui, conséquemment,
ne convient pas aux femmes. — Certes, il est infiniment mieux
toléré par l'homme, et c'est même là un fait curieux que je signale
à votre attention. Cependant, même chez l'homme, il détermine en
quelques cas des phénomènes analogues d'intolérance gastrique.

Cela dit, gardons-nous toutefois de méconnaître les services
que peut rendre parfois ce puissant remède, alors qu'il est *accepté*
par l'estomac. Le faire accepter par l'estomac, tout est là en pratique. Or, certains organismes le tolèrent sans fatigue, pour peu
qu'on ne dépasse pas (chez la femme, par exemple) une dose quotidienne d'un à deux centigrammes. D'autres fois, on réussit à
en assurer la tolérance, même à doses plus élevées, en ayant soin
de l'associer à l'opium ou de l'administrer soit immédiatement
avant le repas, soit dans le cours même du repas. Et toujours
alors, je le répète, on en obtient d'excellents résultats.

2° Le *proto-iodure* n'est pas, tant s'en faut, passible d'objections

semblables. Relativement, c'est une préparation *douce*, facilement agréée par l'estomac. Huit ou neuf fois sur dix, il ne détermine, même chez la femme, aucun phénomène d'intolérance
gastrique, surtout si l'on a soin, comme c'est l'usage, d'y associer
une faible dose d'opium (un centigramme environ pour chaque
dose).

On le donne en pilules, comme vous le savez.

Sa dose quotidienne *active*, pour une femme adulte et de
constitution moyenne, varie de 5 à 10 centigrammes environ.
Mais sur ce point il n'est pas de règle fixe, car les susceptibilités
individuelles sont très variables. — D'une part, la *tolérance gastrique* pour le proto-iodure est très inégale d'un sujet à un autre.
Telle femme supporte aisément une dose qui incommode sa
voisine, ou inversement. — D'autre part, ce qu'il faut également
consulter pour le dosage du remède, c'est la *tolérance buccale*
qui n'offre pas moins de variétés. Toutefois, on peut dire qu'en
moyenne, chez la femme, une dose de 5 centigrammes reste
presque toujours sans influence sur les gencives; qu'une dose de
10 centigrammes les excite parfois, assez souvent même, mais à un
faible degré; qu'une dose de 15 centigrammes et au delà ne manque
guère de retentir sérieusement sur la bouche. — En troisième
lieu et surtout, ce à quoi toute dose théorique reste soumise,
c'est *l'effet thérapeutique* résultant du remède. Si telle dose
exerce une influence marquée sur les symptômes, c'est *la bonne*,
quelle qu'elle soit. Nul besoin de la dépasser, du moins pendant
un certain temps, c'est-à-dire tant qu'elle conserve son action. —
Mêmes variétés aussi d'un sujet à un autre relativement à ce dernier
et très essentiel point de vue. Ainsi, bien qu'une dose de 5 centigrammes soit déjà généralement active sur la plupart des femmes,
il est bon nombre de malades qui n'en ressentent guère d'effets et
auxquelles des doses supérieures sont absolument indispensables.
Bien souvent il m'est arrivé de guérir avec 15 ou 20 centigrammes
de proto-iodure, comme dose quotidienne, des symptômes qui
avaient résisté à une administration plus timide du même remède.

Il faut donc, pour connaître la *dose tolérée* et la *dose active* (ce qui
n'est pas toujours identique, malheureusement), tâter, pour ainsi
dire, la susceptibilité de chaque malade, l'étudier, la définir, et

se conduire en conséquence. Rien ne peut être prévu, réglé, déterminé *à priori*. Tout dépend des particularités du cas individuel; et, en définitive, *la dose du remède reste toujours et nécessairement soumise à ces trois facteurs : tolérance gastrique, tolérance buccale, effets thérapeutiques*.

Avec un peu d'habitude et d'attention, le médecin vient facilement à bout de ces difficultés pratiques. Un seul cas embarrassant se présente, à savoir : celui où il y a inégalité marquée entre la dose tolérée du remède et sa dose active, alors que la bouche ou l'estomac se refuse à tolérer la dose qu'il serait nécessaire d'administrer pour obtenir un effet curatif. Ce cas, par bonheur, est assez rare. En pareille occurrence, c'est affaire d'habileté et d'expédients pour louvoyer entre des écueils opposés. Ici encore il n'est pas de règles de conduite tracées à l'avance. Tantôt on se trouvera bien de changer la méthode d'administration du remède; tantôt il suffira de changer, non pas la méthode, mais seulement le choix du composé mercuriel; ailleurs il sera bon, pour *forcer* la tolérance, d'associer au mercure une dose élevée d'opium, ou de le combiner au chlorate, ou bien encore (ce qui m'a quelquefois réussi) de procéder par traitements interrompus, c'est-à-dire de donner le mercure pendant quelques jours à dose suffisante, puis d'en cesser brusquement l'usage pour le reprendre et l'abandonner successivement, etc.— Mais ce ne sont plus là que des détails secondaires de la médication mercurielle, sur lesquels je n'ai pas à insister dans un exposé aussi général que celui-ci.

La méthode par ingestion, dont je viens de vous esquisser les bases à grands traits, est certes moins active que la méthode des frictions. Elle est surtout bien moins rapidement active. Il y a lieu cependant de la préférer à cette dernière comme traitement usuel, comme traitement à essayer *en premier lieu*, car elle est plus simple, plus commode, plus douce, plus facilement acceptée des malades, et surtout mieux tolérée par les gencives et l'estomac. C'est donc par elle que je vous conseille de débuter toujours, empiriquement sans doute, mais avec toutes chances probables de succès.

Il est, dans le traitement mercuriel, une question plus importante encore, plus essentielle pratiquement, que le choix d'une méthode, que la détermination d'un dosage. C'est la question de *durée* de ce traitement.

Combien de temps faut-il qu'un sujet syphilitique reste soumis au traitement mercuriel, pour que le mercure exerce sur sa maladie cette action générale dont nous avons parlé, cette préservation *d'avenir* qui doit être, en somme, le but de nos efforts? Là n'est pas, Messieurs, le moindre embarras du médecin, là n'est pas la moindre difficulté du sujet que nous traitons.

Le problème se pose de la sorte :

Voici un malade syphilitique auquel, pour divers accidents, nous avons, je suppose, prescrit le mercure. Ces accidents ont disparu aujourd'hui. Qu'allons-nous faire actuellement, que devons-nous faire? Faut-il continuer l'emploi du mercure ou le cesser? Et, s'il faut le continuer, comment, dans quelles conditions, combien de temps, etc.? Questions essentiellement pratiques, comme vous le voyez, et qui méritent d'être discutées à fond; questions majeures par excellence, car de leur solution dépend l'avenir de ce syphilitique, la guérison ou la non guérison de ce malade.

Ouvrez vos livres, Messieurs, et vous trouverez diverses solutions données à ces graves problèmes.

Dupuytren, par exemple, voulait qu'après la cicatrisation du chancre on continuât à administrer le mercure autant de temps qu'il en avait fallu pour obtenir la guérison de ce chancre. — D'autres praticiens ont formulé des doses fixes qu'il suffirait d'atteindre pour en avoir fini avec la vérole. Pour Broussonnet, 80 à 100 cuillerées de liqueur de Van Swieten, pour Vidal, 100 à 110 pilules de Dupuytren, devaient suffire à éteindre tout principe virulent, tout germe spécifique dans l'organisme. — Esprit plus médical, Chomel tenait moins à la dose ingérée qu'à la durée totale et à la continuité du traitement. Cinq à six mois de médication mercurielle non interrompue, voilà ce qu'il imposait à ses malades comme condition indispensable de guérison et comme sauvegarde probable pour l'avenir. — M. Ricord, enfin, dans un livre que j'ai eu l'honneur de rédiger pour lui, a résumé sur ce point le résultat de sa longue pratique dans les termes suivants : « *Six mois de traitement mercuriel*, à une dose journalière qui influence les accidents à combattre et qui indique, après qu'ils ont été détruits, que le médicament agit encore par ses effets physiologiques connus; puis *trois mois d'un traitement ioduré*, destiné à prévenir les accidents éloignés de la diathèse; telle est la médication qui donne les cures les plus soutenues, qui réussit, dans l'énorme majorité des cas, à neutraliser véritablement le virus toxique, je dirais volontiers à guérir la vérole, au moins dans la généralité de ses manifestations [1]. »

Or, à mon sens, Messieurs, ce sont ces prescriptions absolues, ces formules quasi mathématiques, qui ont le plus contribué à faire tort au mercure, qui l'ont le mieux desservi. Car, lorsqu'après avoir fait choix de tel ou tel de ces programmes, après l'avoir rempli religieusement, on a éprouvé la déception d'un insuccès, on n'a guère manqué d'accuser alors, non pas la méthode, mais le remède, et de conclure à l'impuissance, à l'inefficacité (relative au moins) du mercure.

Pour ma part, je comprends d'une façon tout autre le traitement mercuriel de la syphilis. J'ai été amené du moins par la force des choses à l'administrer différemment, non sans avoir marché d'abord dans la voie de mes prédécesseurs. C'est pour avoir subi de nombreux mécomptes des méthodes thérapeutiques usuelles que je me suis efforcé d'introduire dans ces méthodes quelques modifications, de leur imprimer une direction autre, et, sans changer le remède, d'en tirer un parti meilleur. Y suis-je parvenu? Vous en jugerez, et mes confrères en jugeront. Voici en tout cas ce que m'a appris une expérience déjà longue.

Ce dont je suis bien persuadé, d'abord, c'est, comme l'a dit Chomel, que la durée du traitement fait plus que la dose totale absorbée. Il vaut mieux, cent fois mieux, traiter un malade longtemps (à dose suffisante, bien entendu) que lui administrer à bref délai de fortes doses de mercure. — Mais passons sur ce point, qui n'est guère sujet à contestation.

Ce dont je suis aussi pleinement convaincu, c'est que, pour

1. *Leçons sur le chancre*, 2e édition. Paris, 1860.

obtenir du mercure tout ce qu'il peut donner, pour obtenir de lui surtout ce qu'on a intérêt à lui demander, c'est-à-dire une influence curative *pour l'avenir*, il faut l'administrer *longtemps*, plus longtemps qu'on ne le fait en général, plus longtemps que ne le prescrivent les formules thérapeutiques dont je viens de vous parler.

Et cela, je l'ai appris à mes dépens, par mes insuccès personnels, par une série d'échecs que je déplore, mais qui du moins ont fait mon éducation à ce point de vue. Ce que j'ai vu, en effet, c'est que :

1° Si l'on donne le mercure comme le voulait Dupuytren (un temps égal après la guérison des accidents à celui qu'ont exigé ces accidents pour guérir), on ne produit rien de sérieux, on laisse subsister la maladie en son entier, avec toutes ses conséquences ultérieures.

2° Si l'on administre le mercure à la façon de Broussonnet, Vidal et autres, on n'obtient encore qu'un demi-résultat, ou plutôt — disons les choses crûment — on n'obtient rien de bon. On n'arrive avec cette méthode fixe, avec ce traitement écourté (100 cuillerées de liqueur de Van Swieten, 100 à 110 pilules de sublimé), qu'à éteindre les accidents présents et à reculer les manifestations futures; mais on n'agit pas sur la diathèse d'une façon suffisante, on ne parvient pas à l'influencer assez énergiquement pour tarir la source d'accidents ultérieurs.

Consultez, en effet, les recueils d'observations, et vous y trouverez qu'un très grand nombre de malades, traités de la sorte au début de l'infection pendant deux ou trois mois, ont été affectés plus tard d'accidents sérieux, graves ou mortels. Ce sont même, je puis le dire, les malades de cette catégorie qui fournissent le plus gros contingent à la vérole tertiaire, car assez rares en somme sont les sujets qui s'abandonnent pleinement et absolument à l'expectation. L'histoire la plus commune de la vérole tertiaire est la suivante : Un jeune homme prend la vérole ; il se traite au début de son mal pendant quelques semaines, deux mois, trois mois, quatre mois. Tout disparaît. Ce malade alors se croit guéri; il ne fait plus rien, il vit sur la garantie illusoire d'une immunité plus ou moins prolongée. Puis surviennent tout à coup, au milieu d'une sécurité parfaite, des accidents nouveaux, et ceux-ci parfois graves, quelquefois très graves, d'autant plus redoutables en tout cas que, n'offrant plus ce qu'on pourrait appeler la physionomie vénérienne, simulant des lésions communes, ils courent risque d'être méconnus comme nature, d'être soumis aux traitements qui leur conviennent le moins, et d'aboutir à une catastrophe terminale.

3° Ce que j'ai vu encore (moins souvent, il est vrai), c'est qu'à la suite de traitements plus prolongés, à la suite, par exemple, du traitement formulé par mon illustre maître. — à qui je demande humblement pardon de cette critique nécessaire, — la diathèse peut encore s'accuser par des décharges ultérieures et témoigner ainsi de sa présence persistante dans l'organisme. J'ai dans mes notes nombre de cas où des malades, après s'être régulièrement traités par le mercure pendant cinq ou six mois d'une façon non interrompue, ont été affectés plus tard d'accidents plus ou moins sérieux. Il est donc certain qu'une mercurialisation assidue de cinq à six mois n'est pas toujours suffisante, tant s'en faut, à éteindre la diathèse et à conjurer tout péril d'avenir. Cela, je le déclare, je l'affirme, malgré tout le respect dû à mon maître, parce que l'expérience clinique me l'a bien des fois démontré.

A un autre point de vue, ce que j'ai encore observé et ce dont je suis certain aujourd'hui, c'est que le mercure administré longtemps *d'une façon continue* perd singulièrement de son efficacité. Pour le mercure, comme pour tant d'autres remèdes d'ailleurs, la continuité d'usage crée une *accoutumance* qui affaiblit, amoindrit et finit par annuler les effets thérapeutiques. A l'appui de ce dire j'invoquerai plusieurs ordres de preuves :

1° Des *preuves d'analogie*, tout d'abord. Il est évident et incontestable qu'on s'accoutume à certains médicaments, lesquels, très actifs dans les premiers temps, arrivent à ne plus exercer ensuite aucune influence sur un organisme blasé. Prenez ce soir une pilule d'opium, vous en ressentirez un certain effet. Prenez une de ces mêmes pilules huit ou quinze jours de suite, vous n'en n'éprouverez presque plus rien. Continuez-en l'usage sans interruption pendant quelques mois, vous pouvez être sûrs qu'au bout de ce temps cette pilule n'exercera plus sur vous la moindre action narcotique ou sédative. Eh bien, le mercure est de même un remède auquel l'économie s'accoutume et qui, après un certain temps, finit par perdre toute influence sur elle, ainsi du reste que je vais l'établir.

2° *Preuves directes.* — Un malade se présente avec un accident syphilitique; une certaine dose quotidienne de mercure lui est administrée et exerce sur cet accident une action évidente. On continue le remède; puis voici qu'à un moment donné l'action thérapeutique se ralentit, se suspend, et le symptôme morbide subsiste, comme si l'on ne faisait plus rien, comme si la maladie était abandonnée à son impulsion propre. Les choses en étant là, on élève notablement la dose du remède, on la double, je suppose; tout aussitôt l'action thérapeutique se rétablit et le symptôme s'amende à nouveau. — Or, ce fait que chacun de nous a constaté cent fois, quelle interprétation plus rationnelle et plus simple à lui donner que celle-ci : une certaine dose de mercure qui, pendant un certain temps, avait exercé une action manifeste sur la maladie, perd au delà de ce temps son influence première, parce que l'organisme s'est habitué à ce remède et à cette dose, parce qu'il a contracté vis-à-vis de l'un et de l'autre une sorte d'état réfractaire aux effets d'une médication prolongée, état qu'en thérapeutique générale on appelle *accoutumance?*

Autre fait déposant dans le même sens. Il n'est pas rare que, dans le cours d'un traitement mercuriel institué de longue date et poursuivi sans interruption, de nouveaux accidents syphilitiques viennent à surgir. Qu'arrive-t-il alors si, en vue même de ces accidents, on insiste sur la médication, si l'on continue le traitement? C'est que l'on n'obtient plus du mercure, dans de telles conditions, que des effets très peu sensibles, lents, incomplets, non satisfaisants; c'est que parfois même on n'en obtient plus rien, et qu'en dépit de doses mercurielles accumulées les accidents persistent. En pareil cas, au contraire, suspendez tout traitement; attendez, sans rien faire, trois, quatre, cinq semaines; puis, alors, reprenez la médication première, de la même façon, sous la même forme, aux mêmes doses, et vous verrez le remède, dont l'économie se sera *déshabituée,* recouvrer tout à coup, comme par enchantement, son énergie primitive et

ses vertus habituelles, momentanément amoindries ou suspen-
dues par le seul fait de l'accoutumance.

N'est-il pas évident, d'après cela, que des traitements mercuriels longtemps prolongés doivent perdre une bonne part de
leur influence? J'en ai acquis la conviction pour mon compte. Je
crois que, lorsqu'on a soumis un malade à de certaines doses
mercurielles pendant deux ou trois mois consécutifs, les doses
nouvelles qu'on lui administre ensuite sont données à peu près
en pure perte, et que le remède, à cette époque, est devenu par
accoutumance, sinon tout à fait inerte (ce que je n'oserais dire),
du moins bien moins actif, bien moins puissant qu'au début. Je
crois, pour spécifier, que six mois d'une médication mercurielle
continue produisent infiniment moins d'effets curatifs que six
mois de la même médication répartis par traitements de six
semaines dans une durée de douze à quinze mois. J'ai vu même
des malades qui, pendant une année entière, n'avaient cessé de
prendre du mercure, retirer moins de bénéfice de ce traitement
énorme qu'ils n'en eussent vraisemblablement obtenu d'un traitement moitié moindre, mais plus intelligemment distribué.

Or, Messieurs, il est des conclusions pratiques à déduire de
tout cela. Ces conclusions, nous allons les formuler actuellement.

Réunissant ces deux données majeures qui ressortaient pour moi
de mon expérience personnelle, à savoir : d'une part, nécessité
d'une médication mercurielle *longtemps prolongée*, et, d'autre
part, désavantage évident d'une médication mercurielle *continue*;
réunissant, dis-je, ces deux données essentielles, je suis arrivé
par la force des choses à combiner pour mes malades une méthode de traitement quelque peu différente de celles de mes
devanciers, et que d'un mot je puis vous qualifier sous le titre
de MÉTHODE DES TRAITEMENTS SUCCESSIFS.

Rien que de très simple dans cette méthode, application naturelle des principes qui précèdent. Un exemple pris sur le vif vous
la fera comprendre mieux que tout commentaire.

Voici un malade qui, je suppose, est venu réclamer mes soins
pour une syphilide secondaire, accompagnée de quelques autres

accidents de même ordre. Je lui ai prescrit un traitement mercuriel (5 à 10 centigrammes de proto-iodure, quotidiennement). Dans trois à quatre semaines environ, la syphilide aura disparu, suivant toute vraisemblance, ainsi que les autres manifestations concomitantes. Le traitement, néanmoins, sera continué. Nous le prolongerons deux mois environ.

Mais au delà, que ferai-je? — Au delà, *quoi qu'il arrive* (remarquez bien ceci), je cesserai le traitement, bien certain par expérience que mon malade aura commencé déjà à prendre l'accoutumance du mercure, et que de nouvelles doses du remède n'exerceraient plus sur lui qu'une influence relativement moindre, peu active. Je le laisserai donc sans médication plusieurs semaines ; mettons, pour fixer une mesure, un mois au minimum.

Ce mois passé, je reprendrai le traitement, et je le reprendrai (notez encore ceci) *quoi qu'il soit advenu*, c'est-à-dire que le malade ait eu ou n'ait pas eu de nouveaux accidents. Car, n'aurait-il éprouvé rien autre, il n'en serait pas moins exposé dans un avenir prochain à des manifestations que j'ai à cœur de prévenir.— Donc, nouveau traitement avec le même remède ; nouveau traitement de six semaines à deux mois.

Cela fait, trois mois de répit en moyenne pourront être accordés, d'une part sans grande crainte de manifestations sérieuses pouvant se jeter à la traverse, et d'autre part avec tout bénéfice d'une désaccoutumance favorable à l'action ultérieure du remède.

Au delà, j'administrerai de nouveau le mercure pour six, sept ou huit semaines ; — puis je le suspendrai pour quelques mois ; — puis je le prescrirai derechef ; — et ainsi de suite, toujours avec la précaution de faire succéder à chaque stade de traitement actif un stade intercalaire de repos ou de *désaccoutumance*.

En procédant de la sorte, je réaliserai ce que je cherche à produire, c'est-à-dire *je conserverai au mercure, pendant toute la durée du traitement, l'intensité d'action qui lui est propre*. C'est là une des visées auxquelles tendent mes efforts ; et quant à l'autre, quant au second but que je poursuis, nous verrons dans un instant que cette méthode des traitements interrompus ne lui est pas moins favorablement appropriée.

Mais, avant de passer outre, j'ai besoin de spécifier que le programme de traitement dont je viens de vous entretenir ne saurait avoir rien de fixe, rien d'absolu. Un traitement, en effet, ne se prête pas à des règles inflexibles, et ne peut être déterminé à l'avance comme la marche d'un chronomètre ou les scènes d'une comédie. Il va sans dire, en conséquence, que, comme toute autre méthode, la méthode des traitements interrompus reste subordonnée dans son application aux exigences spéciales de chaque cas particulier. C'est ainsi que, suivant les sujets ou suivant les incidents qui peuvent se produire, la durée des stades de thérapeutique active devra être prolongée ici et abrégée là ; — c'est ainsi de même qu'il y aura convenance tantôt à augmenter et tantôt à diminuer la durée des stades de repos ou de désaccoutumance ; — c'est encore ainsi que l'ordonnance réciproque de ces divers stades sera nécessairement modifiée par des circonstances particulières, telles que l'intensité de la maladie, la tolérance du malade, la fréquence et le caractère des récidives, la période de la diathèse, et cent autres indications impossibles à prévoir. Tout cela, fort important certes en pratique, ne saurait être l'objet de prescriptions générales.

Il est toutefois, dans la direction de ce traitement, un point essentiel sur lequel je dois arrêter votre attention. L'expérience m'a appris ceci : il y a nécessité, au début de la médication, à rapprocher le plus possible les stades de thérapeutique active ; — il y a intérêt, tout au contraire, à les espacer de plus en plus, à mesure qu'on s'éloigne de la période initiale de la maladie. Ainsi, au début, entre les deux ou trois premiers stades de traitement, tout au plus pourrez-vous intercaler des stades de repos d'une durée de six à huit semaines ; plus tard, déjà, il vous sera loisible de prolonger ces stades, sans inconvénient et sans crainte d'accidents, jusqu'à trois et quatre mois ; *a fortiori*, trouverez-vous avantage, dans une phase plus avancée de la maladie, à interposer aux stades de thérapeutique active des stades de repos d'une durée de cinq ou six mois. — C'est là du moins ce qui, empiriquement, m'a paru le plus profitable aux malades.

La seconde intention de la méthode thérapeutique que nous étudions actuellement est de conférer aux malades les avantages d'une médication *longtemps prolongée*. Or, la méthode des traitements interrompus se prête mieux que toute autre à cette indication essentielle. Mieux que toute autre, en effet, elle permet de traiter longtemps les malades sans les fatiguer et de leur faire accepter pour longtemps, aussi longtemps que cela peut être nécessaire, un remède qui, administré d'une façon continue, ne tarderait guère soit à ne plus être toléré, soit à perdre une partie de son action curative.

Longue en effet, très longue doit être la médication mercurielle, *si l'on ne se contente pas de lui demander un effet actuel*, si l'on veut en obtenir une *action d'ensemble et d'avenir* sur la diathèse.

Sa durée totale, certes, ne saurait être déterminée d'une façon fixe et invariable. Elle reste soumise aux indications spéciales de chaque cas particulier, aux incidents divers qui peuvent se produire, à l'intensité de la maladie, à ses formes, à sa résistance, à la fréquence et au caractère des poussées successives, à l'évolution générale de la diathèse, etc. Ici donc, encore, rien d'absolu. Chez tel malade, il y aura nécessité urgente à insister sur le traitement pendant un temps fort long; tandis que, chez tel autre, la bénignité de l'affection ou l'absence prolongée d'accidents pourra inviter à cesser plus tôt l'intervention thérapeutique.

Mais ce que je puis vous dire, c'est qu'*en moyenne* il y aura presque toujours lieu de laisser les malades soumis à l'action du mercure pendant *deux ans*. Deux ans! Vous allez vous récrier. Entendons-nous bien toutefois. Ce n'est pas un traitement mercuriel de deux ans que je vous propose, mais bien une série de cures mercurielles se succédant à intervalles divers dans le cours de deux années, avec stades alternants de *désaccoutumance*.

Deux ans, oui, et je ne crois pas exagérer. Je ne crois pas exagérer, car, d'une part, il est certains cas plus ou moins rebelles où l'on est amené par la force des choses, où tout le monde est amené à prescrire le mercure bien au delà de la deuxième année. Et, d'autre part, si nous nous inspirons de la pathologie générale, nous voyons que, pour s'éteindre, pour guérir, la plupart des affections constitutionnelles, diathésiques, exigent des médications démesurément longues, plus longues même que celle dont a besoin la vérole pour imposer silence à ses manifestations. *A maladie chronique il faut traitement chronique,* c'est la loi. Croyez-vous donc, par exemple, qu'on guérisse la goutte par une station de quelques semaines à Vichy, ou par une médication de quelques mois? Non sans doute, et tous les praticiens sont d'accord pour ne promettre au goutteux, je ne dirai pas la guérison, mais l'apaisement de ses souffrances, qu'au prix de plusieurs saisons de Vichy, qu'au prix d'un traitement fort long et d'une hygiène indéfinie. Croyez-vous de même qu'on vienne à bout de la scrofule par une saison de quelques semaines au bord de la mer, ou par une médication de quelques mois à l'huile de foie de morue et aux iodiques? Non encore, et, de l'aveu général, plusieurs années sont nécessaires pour modifier le tempérament scrofuleux. Eh bien, il en est de même du *tempérament syphilitique,* si je puis ainsi dire. Celui-ci ne se modifie, ne se corrige, ne s'amende, ne s'efface qu'au prix d'une médication longue, d'une dépuration longtemps entretenue, d'un véritable traitement *chronique.* Et, comme en pratique force est bien d'aboutir à un chiffre (quitte à modifier ce chiffre suivant les exigences inattendues des cas particuliers), je ne crois pas, je vous le répète, être coupable d'exagération en fixant à deux années en moyenne la durée pendant laquelle les malades syphilitiques devront rester soumis à l'influence mercurielle, de la façon précédemment indiquée.

Encore n'est-ce pas tout. Car je suis de ceux qui sont d'avis qu'au traitement mercuriel doit être ajouté plus tard le traitement ioduré. Je suis de ceux qui considèrent l'iodure de potassium comme essentiellement favorable aux malades à une certaine époque de la diathèse. Par expérience, je crois l'iodure déjà indiqué vers la fin de la première année de la maladie; je le crois très utile dans le cours de la seconde; je le juge indispensable dans la troisième, non plus alors associé au mercure ou alternant avec lui, mais administré seul, à titre de succédané du mercure, à titre de curatif ou de préservatif des manifestations tertiaires, à titre en un mot d'agent antidiathésique, antisyphilitique par essence. — De l'iodure, toutefois, je ne vous parlerai pas actuellement, ne voulant pas empiéter ici sur le traitement de la période tertiaire que je me réserve de vous exposer dans nos conférences de l'année prochaine. Qu'il me suffise de vous mentionner seulement pour aujourd'hui les avantages de la médication iodique administrée consécutivement au mercure.

Ainsi doit être comprise, à mon sens, la médication antisyphilitique ; ainsi doit être institué et dirigé, d'après moi, le traitement mercuriel de la vérole.

Cette méthode, veuillez le remarquer, Messieurs, je n'y ai pas été conduit par des conceptions théoriques ; j'y ai abouti par la force des choses, par tâtonnement, par empirisme, et aussi — pourquoi ne le dirai-je pas, bien que cela me coûte à dire ? — par insuffisance manifeste des traitements que, sur la foi de mes devanciers, j'ai tout d'abord mis en usage, au début de ma pratique.

Susceptible, sans aucun doute, de perfectionnements multiples, cette méthode offre déjà des avantages sérieux qui ne sauraient, me semble-t-il, lui être contestés. Mieux que les traitements continus, elle est agréée des malades ; — elle est facilement tolérée par l'organisme ; — elle conserve au mercure l'intégrité de son action pendant toute la durée de son emploi ; — elle permet de prolonger sans inconvénients l'usage du remède pendant un temps fort long, pendant tout le temps nécessaire à la cure ; — elle met à profit tous les effets utiles des médications prescrites.

Sans doute elle n'est pas infaillible, cette méthode ; sans doute elle a ses cas rebelles, je ne le sais que trop. Je puis dire cependant que j'en ai retiré des effets satisfaisants, satisfaisants en général sur la grande majorité des malades, très satisfaisants surtout d'une façon relative, quand on les met en parallèle avec les résultats fournis par d'autres modes de traitement.

J'ai traité de la sorte, depuis une vingtaine d'années, des milliers de malades ; et, à quelques exceptions près, tous ceux en grand nombre que j'ai pu revoir, dont j'ai pu suivre l'état de santé ultérieure, n'ont plus éprouvé aucun accident diathésique ; beaucoup se sont mariés et ont eu des enfants sains. Sont-ils guéris, absolument guéris ? Je ne le sais et ne voudrais le dire toujours est-il que le traitement leur a rendu la syphilis légère dans le passé, muette pour le présent, et peu redoutable vraisemblablement pour l'avenir.

Dernier point : A quelle époque de la maladie le traitement qui précède doit-il être mis en œuvre pour avoir le plus de chances de succès?

La réponse à cette question n'est pas douteuse pour moi. Plus tôt ce traitement sera institué, mieux il exercera sur la diathèse l'influence atténuante, corrective et répressive, que nous en attendons. Cela ressort de l'expérience. Bien des fois, en effet, j'ai eu à constater sur mes malades le double résultat que voici :

1° Les syphilis originairement traitées se montrent en général (réserves faites pour quelques exceptions) facilement accessibles au traitement, bénignes comme symptômes actuels, peu redoutables comme manifestations d'une période éloignée.

2° Les syphilis tardivement traitées, au contraire, sont bien plus rebelles à l'influence thérapeutique, plus chargées d'accidents plus fécondes en récidives, *moins curables* au total et plus dangereuses.

Lorsque vous prenez une syphilis *ab ovo* et que vous la traitez avec méthode, il est assez rare, relativement du moins, que vous ne réussissiez pas à épargner au malade la plupart des accidents secondaires, surtout des accidents secondaires sérieux, et à conjurer les manifestations de l'étape tertiaire.

Inversement, si vous n'êtes appelés à intervenir que d'une façon plus tardive, soit à un terme avancé de la période secondaire, soit à fortiori en pleine période tertiaire, attendez-vous à trouver la diathèse moins docile, plus rebelle à vos moyens thérapeutiques. Vous parviendrez moins facilement alors à la maîtriser, à l'enrayer dans son impulsion acquise, à prévenir des rechutes, des récidives. Vous aurez plus de mal à dominer la situation, vous aurez affaire, pardon de l'expression, *à plus forte partie*, et vous vous sentirez moins puissants, comme si la maladie avait pris droit de domicile dans l'organisme et qu'il fallût plus d'efforts pour l'en expulser.

Aussi, quand vous en aurez le choix, Messieurs, attaquez la

vérole plus tôt que plus tard. On en vient à bout plus facilement,
je vous le garantis, quand on la combat dès ses prémices. Les cas
graves ne sont pas, en général, ceux qui sont traités (j'entends
suffisamment traités) dès le début. Presque toujours les cas
graves sont, au contraire, ceux qu'on a négligés tout d'abord, dont
on n'a entrepris la cure que tardivement, après avoir laissé la
diathèse évoluer à loisir, prendre pied et, pour ainsi dire, se forti-
fier dans l'organisme. En fait de syphilis, je vous l'affirme par
expérience, *prévenir est plus facile que guérir.* Mais c'est là un
point sur lequel j'aurai longuement à revenir dans nos conférences de l'année prochaine ; je me borne donc pour l'instant à
vous le signaler.

IV

J'en ai fini, Messieurs, avec ce qui constitue le traitement *spécifique,* mais je n'en ai pas fini pour cela avec le traitement général
de la vérole.

Il ne suffit pas, en effet, pour traiter un syphilitique, de lui administrer du mercure ou de l'iodure de potassium. Il faut encore
observer la *santé* de ce malade, surveiller son tempérament, sa
constitution, l'état de ses forces, les incidents divers qui peuvent
se produire au cours de l'évolution morbide , et satisfaire à toutes
ces indications. De là, dans bon nombre de cas, des médications
auxiliaires (je ne dis pas accessoires) à formuler et à combiner
avec le traitement spécifique.

Chez la femme surtout ces médications auxiliaires prennent souvent une grande importance, au point de devenir presque *principales,* au point de reléguer presque au second plan le traitement
spécifique. C'est qu'en effet, ainsi que je vous l'ai déjà répété bien
des fois, la syphilis de la femme diffère surtout de celle de l'homme
en ce qu'elle retentit davantage sur l'organisme, en ce qu'elle l'influence plus intimement et plus profondément, si je puis ainsi
parler. Bien plus souvent que chez l'homme, la syphilis trouble
chez la femme les fonctions de digestion, de circulation; d'assimi-

lation, de nutrition, d'innervation, etc. Bien plus souvent que l'homme, la femme syphilitique est exposée à ces troubles viscéraux secondaires que je vous ai décrits dans l'une de nos réunions précédentes. C'est sur elle — non pas exclusivement, mais le plus habituellement — que nous voyons la vérole aboutir à l'anémie, à l'asthénie, à la perte des forces, à l'amaigrissement, à la langueur, à la détérioration de tout l'être, voire parfois à des troubles généraux assez graves pour compromettre l'existence. Sans doute la syphilis ne revêt pas ces formes alarmantes chez toutes les femmes; mais elle les revêt dans le sexe féminin beaucoup plus souvent que dans le nôtre. Donc, la *santé* de la femme syphilitique demande à être surveillée par le médecin avec une attention spéciale, et donne lieu fréquemment, en dehors de la médication anti-diathésique, à des indications diverses auxquelles il est urgent de satisfaire.

En conséquence je ne saurais assez insister près de vous, Messieurs, sur le conseil que voici : Donnant vos soins à une femme syphilitique, ne vous bornez pas à la traiter en tant que syphilitique; *ne croyez pas avoir tout fait quand vous lui aurez prescrit du mercure*, car il y a pour vous autre chose à faire. Observez cette femme comme une malade; interrogez toutes ses fonctions; ayez l'œil sur son état général, en un mot veillez *à sa santé*. Cela, croyez-moi, est tout aussi important et bien plus médical que de limiter son horizon aux symptômes purement extérieurs de la diathèse.

C'est dans ce but, Messieurs, qu'il vous faudra d'abord donner toute votre attention à l'*hygiène* de vos clientes, vous informer des détails de leur vie habituelle, de leur régime, de leurs occupations, du temps qu'elles consacrent à la marche, au sommeil, etc.; c'est dans ce but qu'il vous faudra leur faire comprendre — ce qui n'est pas toujours facile dans un certain monde — la nécessité d'une vie calme et d'habitudes régulières, leur recommander une alimentation tonique, où la viande et le vin entreront pour une large part, un exercice quotidien, un temps de sommeil suffisant, etc, etc.

C'est dans ce but aussi que vous aurez souvent à leur prescrire les divers agents de la médication tonique et reconstituante : le *fer*, en premier lieu, le fer qui nous est éminemment précieux pour combattre la chloro-anémie, l'asthénie syphilitique, et tous ces phénomènes de langueur, de dépression générale, qui sont si communs chez la femme pendant la période secondaire ; — le quinquina ; — les amers ; — l'huile de foie de morue ; — les bains stimulants, révulsifs de la circulation capillaire (bains salés, sulfureux, etc.); — les eaux minérales sulfureuses (Uriage, Cauterets, Aix en Savoie, Luchon et autres); — les douches froides et l'hydrothérapie, qui m'ont souvent donné d'excellents résultats; — les bains de mer ; — le séjour à la mer, à la campagne, etc., etc. Je vous le répète encore, Messieurs, tous ces agents reconstituants sont, dans bien des cas, les auxiliaires *indispensables* de la médication spécifique, et contribuent souvent autant qu'elle au succès définitif que poursuivent nos efforts.

Enfin, un dernier conseil.

Ce long programme thérapeutique ponctuellement suivi, religieusement observé, que vous restera-t-il à répondre au malade qui, après tant de traitements et d'épreuves, viendra vous rendre une dernière visite et ne manquera jamais (soyez-en sûrs) de vous poser la question suivante : « Enfin, docteur, suis-je quitte avec la vérole ? Suis-je enfin délivré de ma maladie ? Me croyez-vous *guéri*, radicalement guéri ? »

Ce que vous devrez répondre en pareil cas, Messieurs, c'est ce que vous pensez, ce que la science vous donne le droit de croire ou d'espérer.

Or, ce que vous pensez, c'est que votre malade, traité suivant la rigoureuse méthode que nous venons de spécifier, a toutes chances pour être délivré de son mal dans le présent et l'avenir, pour ne plus éprouver d'accidents, pour « être quitte » avec la diathèse. — Cela, vous pouvez le dire, vous êtes moralement autorisés à le dire.

Mais ce que vous pensez aussi, c'est qu'en dépit de tous vos efforts, en dépit de votre long et actif traitement, il ne serait pas impossible que ce malade fût exposé quelque jour, dans un avenir plus ou moins éloigné, à un accident nouveau, à une manifestation ultérieure de la diathèse. Car, bien malheureusement, il n'est aucun signe qui nous permette, en syphilis, d'*affirmer la guérison;* car il n'est, ainsi que l'a écrit M. Ricord, « ni dose, ni forme pharmaceutique, ni durée de traitement, qui confère à coup sûr l'immunité, qui soit la garantie de l'extinction complète, absolue, radicale, de la vérole ». — Or, cela aussi, Messieurs, il faut le dire, il faut le répondre à votre malade.

Qu'à un malade condamné, expirant, qu'à un phthisique ou à un cancéreux qui a déjà un pied dans la tombe, nous promettions la santé, nous affirmions la guérison, soit! Cela est un mensonge pieux, cela est une consolation que, dans notre impuissance, nous devons au malheureux patient et qu'il serait cruel de refuser à sa facile crédulité. Mais à un sujet en pleine santé, à un sujet *compos sui*, qui jouit de toutes ses facultés, et que d'ailleurs nous avons presque le droit de croire à jamais débarrassé de sa maladie, nous, ne devons que la vérité sur son état; et cette vérité, il faut la lui dire, la lui dire tout entière.

Il faut d'autant plus la lui dire — notez bien ceci — qu'il a tout intérêt à la connaître et à s'en pénétrer. Pourquoi? Le voici.

Advienne chez ce malade (contre notre attente et contre le but de nos efforts) un accident diathésique nouveau, à une époque plus ou moins tardive, dix, quinze, trente, quarante ans après le début de l'infection, il pourra se faire que cet accident n'éveille en rien dans l'esprit dudit malade le souvenir d'une affection depuis longtemps évanouie et presque oubliée. Il pourra se faire même que le médecin, non averti des antécédents spéciaux de son client, méconnaisse le caractère syphilitique de cet accident, et cela d'autant mieux, d'autant plus facilement, que les manifestations diathésiques d'une période éloignée sont loin, comme on l'a dit, d'avoir l'allure suspecte et la *physionomie* vénérienne. Cet accident sera, par exemple, une lésion viscérale, une tumeur crânienne, une hémiplégie, une paralysie, une sclérose de la moelle, une amaurose, une cirrhose, une néphrite, etc., etc. Or, quel rapport, aux yeux d'un homme du monde, de tels phénomènes sauraient-ils avoir avec un péché de jeunesse qu'il croit expié et périmé de longue date? Quel besoin, à leur propos, d'aller faire au médecin une confession complète, et de tirer de l'oubli de compromettants souvenirs? Conséquence : le malade taira, dissimulera même au besoin ses antécédents spéciaux; et le médecin, non prévenu, si ce n'est trompé, courra grand risque de méconnaître la nature de la lésion. Et alors, non traitée par la seule médication qui lui convienne, cette lésion persistera, suivra son évolution normale, et pourra aboutir à une terminaison grave ou fatale, tandis qu'elle aurait eu toute chance de guérir si elle eût été rattachée à sa véritable origine et soumise d'emblée au traitement spécifique. — Soyez sûrs en effet de ceci, Messieurs, c'est que nombre de syphilitiques tertiaires sont conduits à des infirmités incurables ou même à la mort par ce seul fait qu'une lésion tardive de leur maladie a été méconnue et non traitée comme elle aurait dû l'être.

Or, c'est contre cette éventualité possible qu'il vous faut tenir en garde vos clients. C'est en raison de la possibilité (serait-elle même improbable) d'accidents tertiaires se manifestant à une époque reculée, qu'il y a intérêt majeur pour les malades à être édifiés, pleinement et sincèrement édifiés sur leur situation véritable, à l'époque où, jugeant leur traitement accompli et suffisant, vous les congédierez.

Né négligez donc jamais, Messieurs, alors qu'un de vos malades viendra, lors de sa dernière visite, vous poser cette périlleuse question : « Suis-je guéri? », ne négligez jamais de lui ouvrir votre pensée à découvert, et de lui donner comme adieu ce salutaire et très essentiel avis :

« Oui, je vous crois guéri; je vous crois guéri, autant que scientifiquement j'ai droit de le croire. Mais, *quoi qu'il vous advienne dans l'avenir*, quel que soit le trouble qui puisse survenir dans votre santé, *souvenez-vous de votre ancienne maladie*. Accusez-la à votre médecin; ne négligez à aucun prix d'éclairer ce médecin sur vos antécédents spéciaux. Dites-lui bien, dites-lui dix fois plutôt qu'une, qu'autrefois vous avez eu la vérole. Il est très probable certes que ce renseignement lui sera inutile; mais il n'est pas impossible que telle circonstance se présente où ce renseignement aurait pour lui et pour vous surtout une utilité majeure, capitale. De l'aveu de vos antécédents pourrait alors dépendre votre guérison, votre vie. »

Telles sont, Messieurs, les considérations très sommaires que je tenais à vous présenter, à la fin de mes conférences de cette année, sur le traitement de la syphilis, considérations que je me propose de compléter l'année prochaine en vous faisant l'histoire de la syphilis tertiaire.

Je vous ai dit de quelle façon je comprenais ce traitement et ce à quoi m'avaient conduit sur ce point mes observations personnelles. Il ne me reste qu'un regret en terminant ce rapide exposé, c'est de ne pouvoir l'étayer d'une autorité plus grande. Ce que j'ai vu, je suis sûr de l'avoir scrupuleusement et religieusement observé. Mais à vous et à l'avenir de juger en dernier ressort si j'ai bien vu ce que j'ai cru voir, et si j'en ai tiré de légitimes conclusions thérapeutiques.

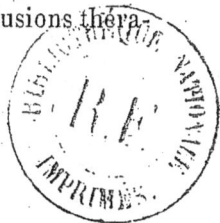

FIN

TABLE DES MATIÈRES

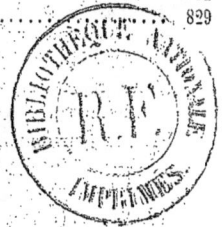

FIN DE LA TABLE DES MATIÈRES

PARIS. — IMPRIMERIE ÉMILE MARTINET, RUE MIGNON, 2.

Fig. I.

Pl. II.

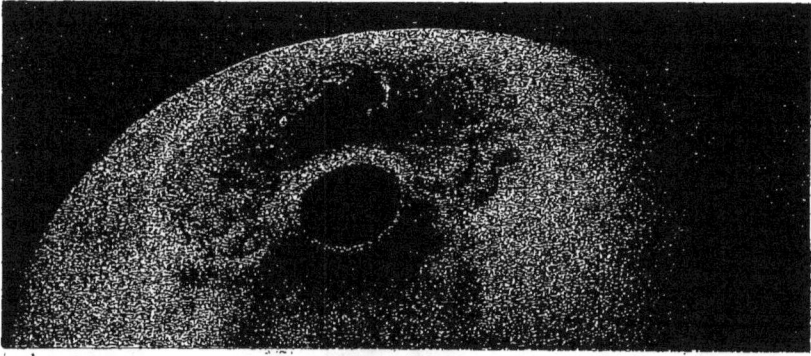

Fig. II.

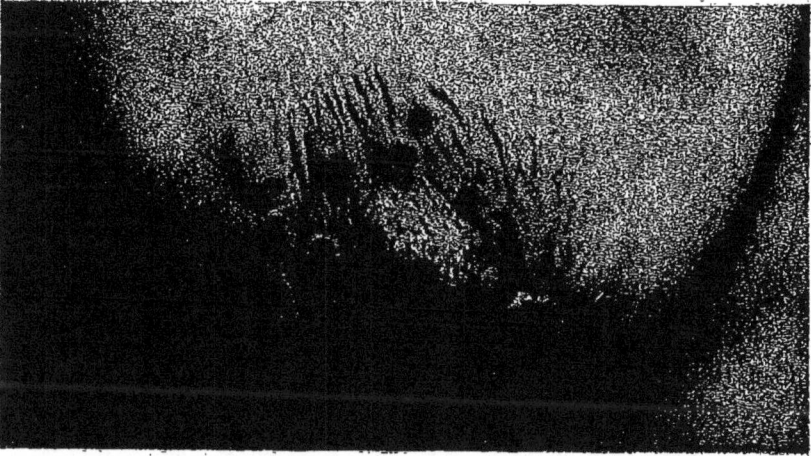

Fig. III.

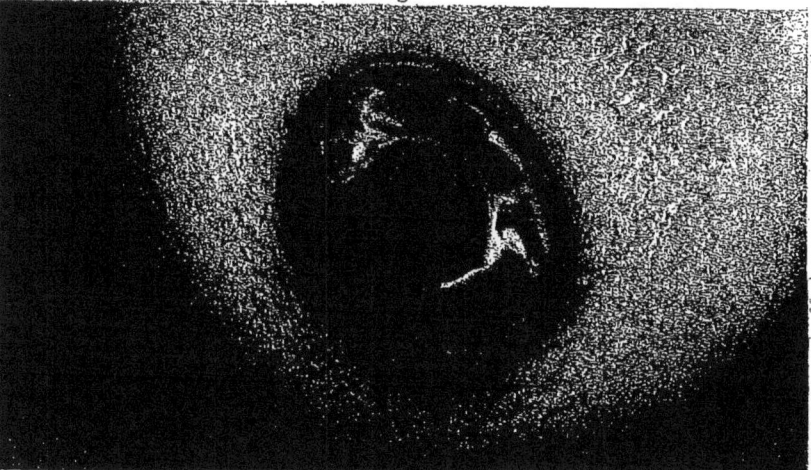

F. Méheux chromolith.

Imp. Lemercier & Cie Paris.

Fig. I _ Chancre syphilitique. _ Fig. II _ Chancres syphilitiques confluents.
Fig. III _ Chancre syphilitique de forme phagédénique.

Delahaye & Lecrosnier Edit.rs

Fig. I.

Fig. II.

Pl. III

Fig. I. Syphilide érosive.

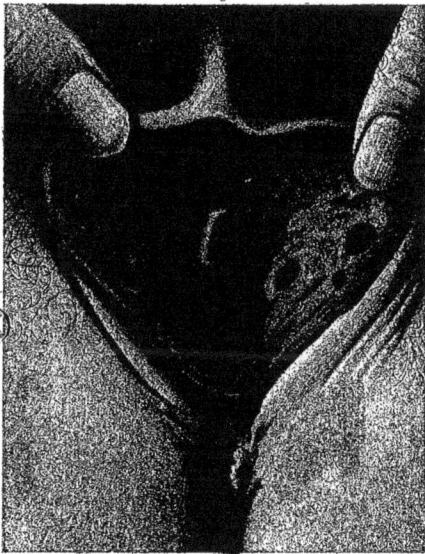

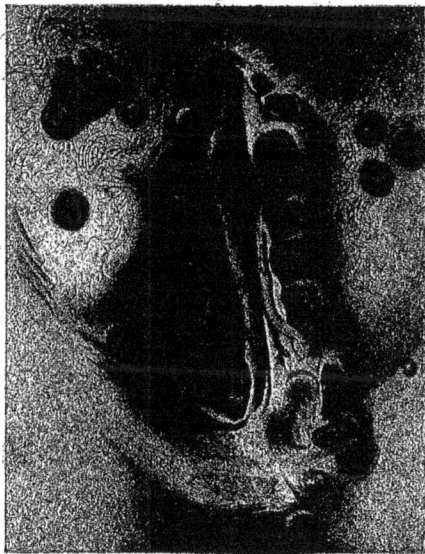

Fig. II. Syphilide papulo-érosive.

Pl. IV.

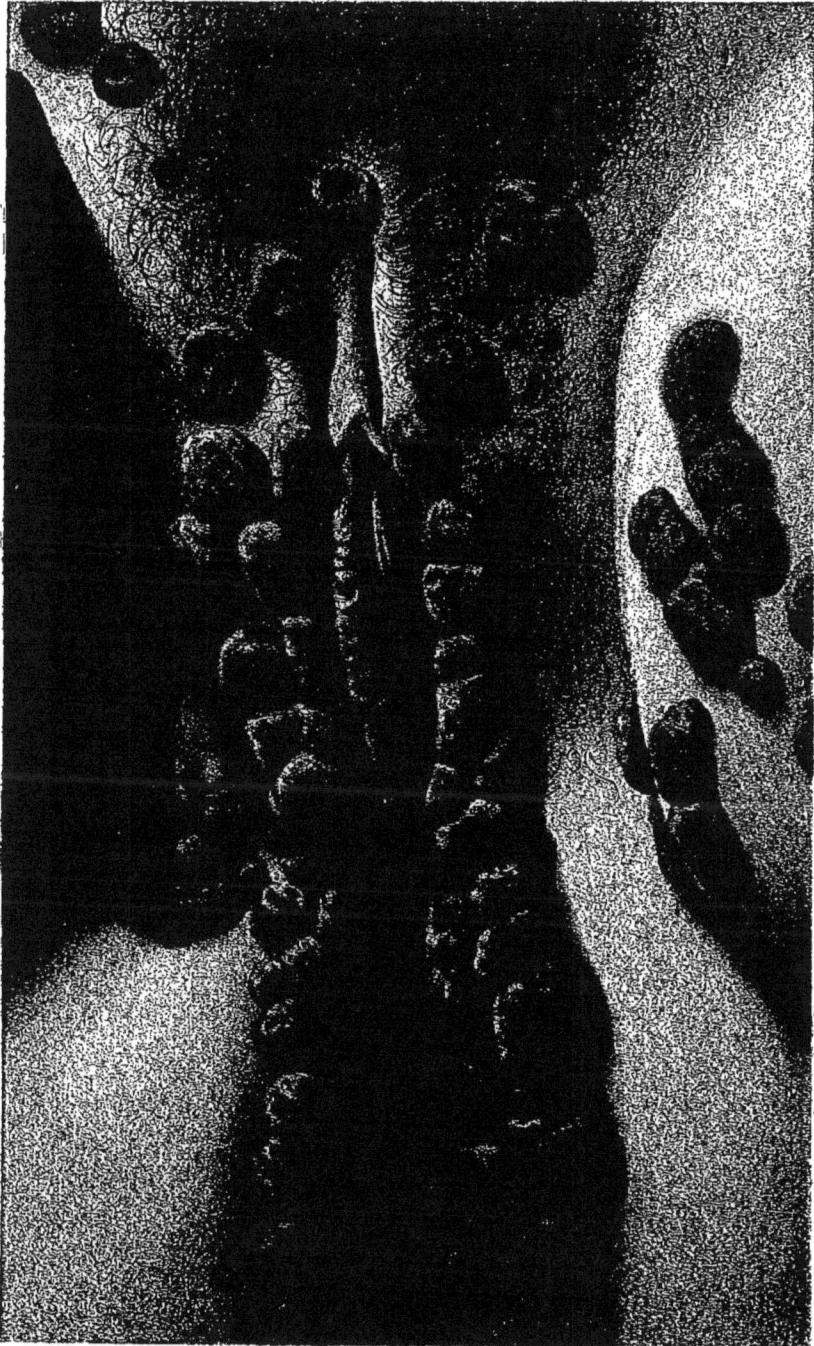

Syphilide papulo-hypertrophique.

Delahaye & Lecrosnier Edit.rs

Fig. I   Fig. II

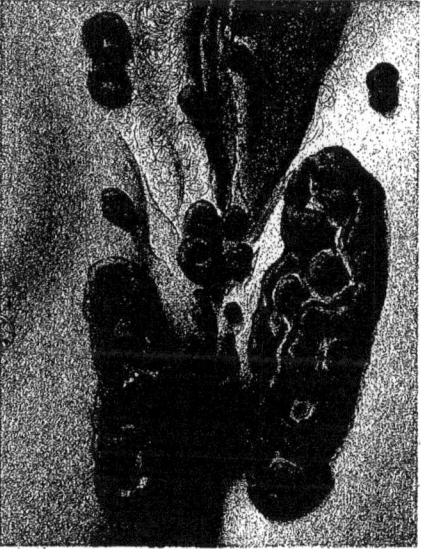

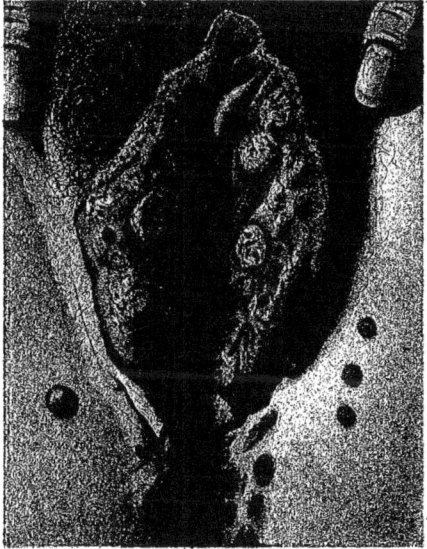

Fig I, Syphilide papulo-ulcéreuse.   Fig II, Syphilide opaline ou diphthéroïde.

Pl. VI.

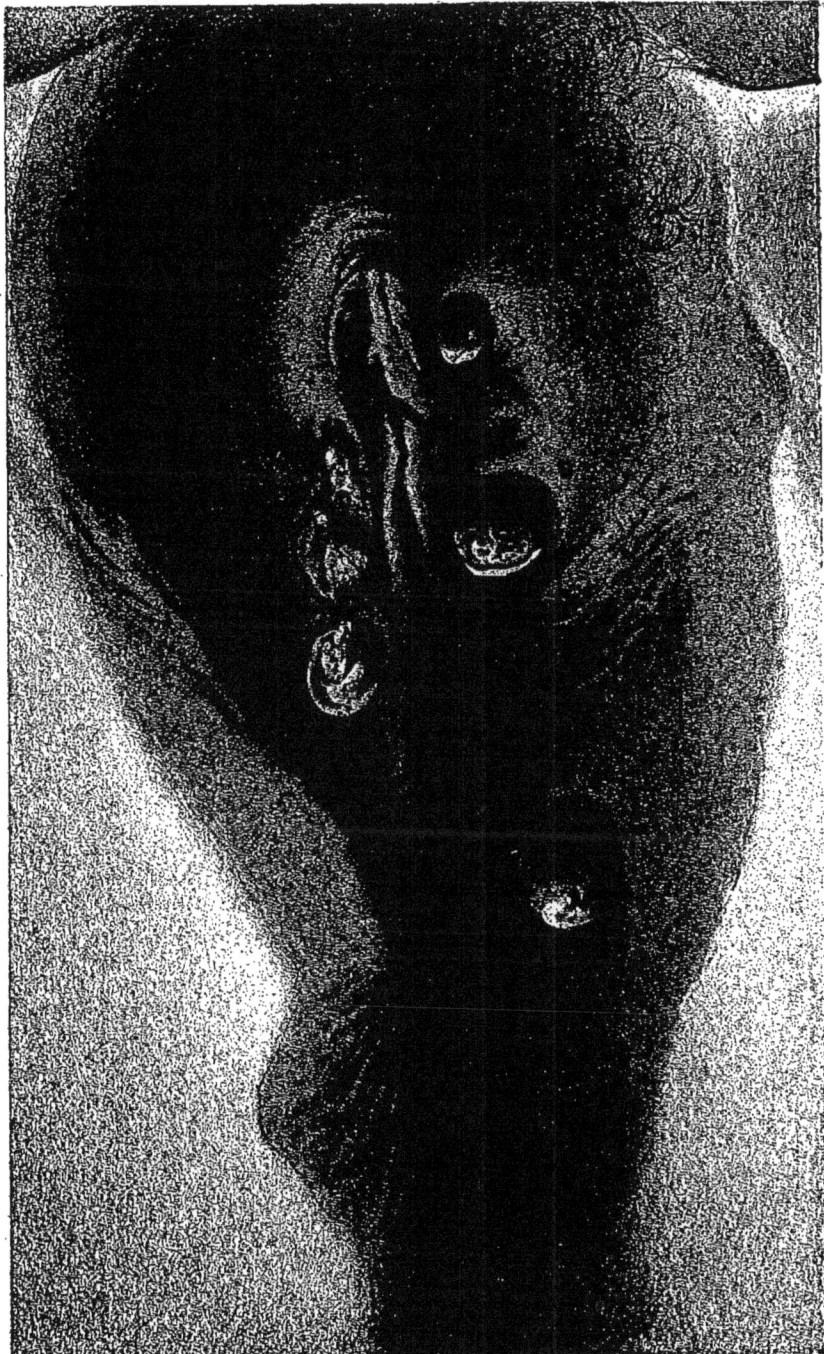

F. Méheux chromolith.

Imp. Lemercier & C.ie Paris.

Syphilide ulcéreuse.

Delahaye & Lecrosnier Edit.rs

Fig. II.

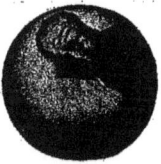

Fig. III.

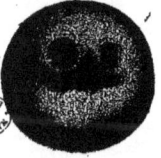

Fig. IV.

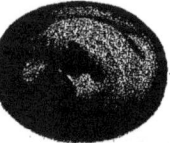

Fig. I.

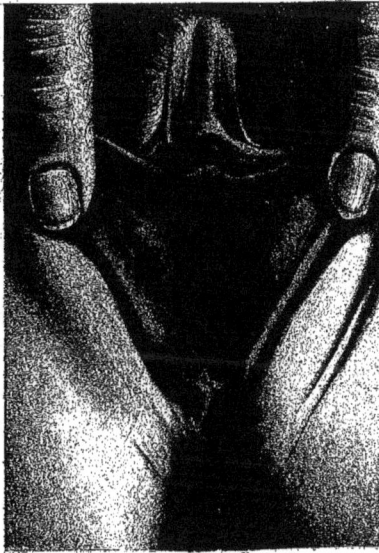

Fig V.

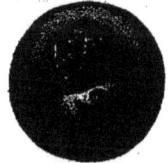

Fig. VI.

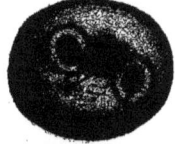

Fig. VII.

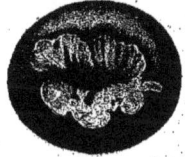

Fig. I _ Syphilides érosives de forme circinée. _ Fig. II _ Chancre syphilitique _ Fig. III, Syphilides érosives.
Fig. IV _ Syphilide papulo-érosive. _ Fig. V _ Syphilide papulo-hypertrophique _ Fig. VI _ Syphilides opalines

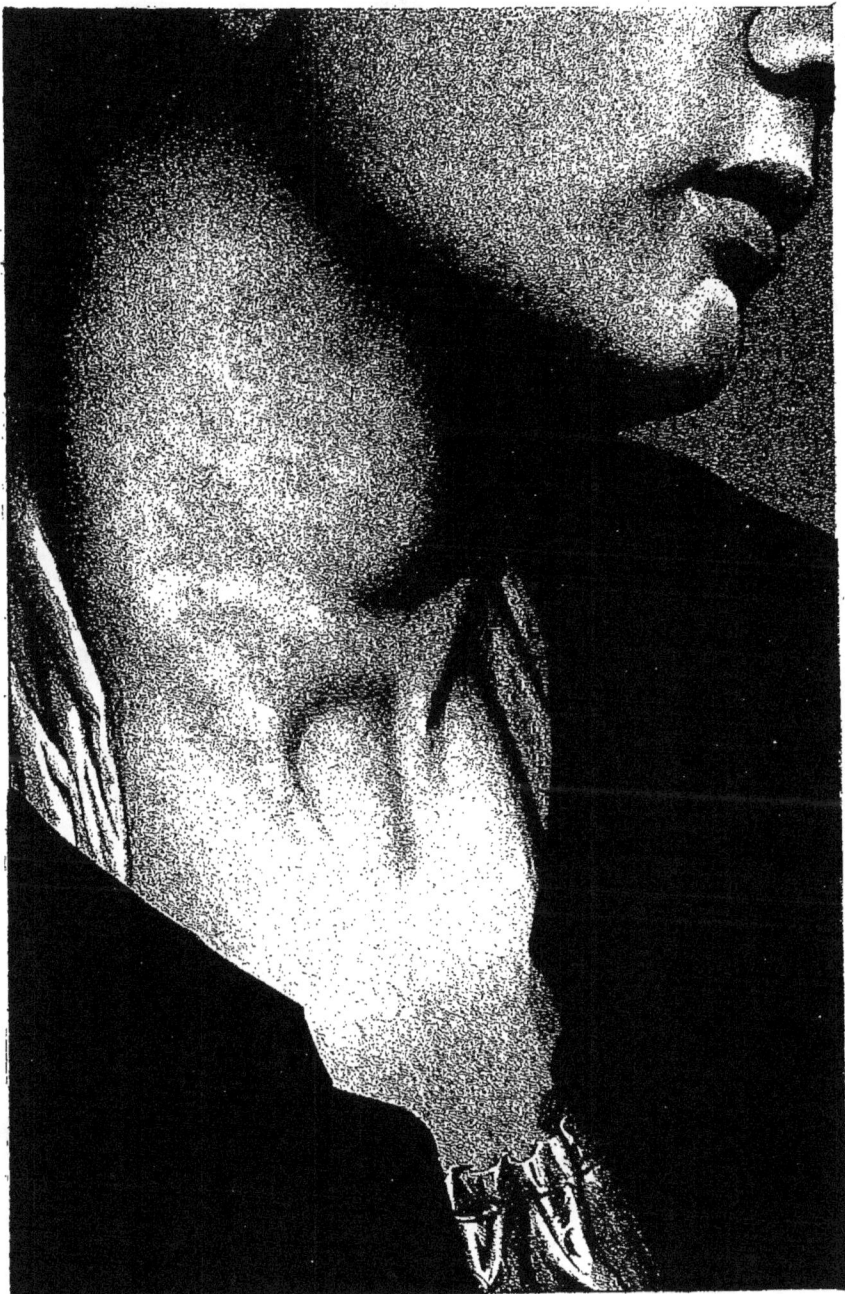

Imp.Lemercier & C.ie Paris

Syphilide pigmentaire

Delahaye & Lecrosnier Edit.rs